临床常见疾病护理基础与实践

主 编 丁 艳 刘彩云 解赛娜 徐 静
柯红娟 周慧敏 孙爱云 赵爽爽

U0190191

中国海洋大学出版社
·青岛·

图书在版编目(CIP)数据

临床常见疾病护理基础与实践 / 丁艳等主编. —青岛:中国海洋大学出版社,2024.2
ISBN 978-7-5670-3801-1

Ⅰ.①临…　Ⅱ.①丁…　Ⅲ.①护理学　Ⅳ.①R47

中国国家版本馆 CIP 数据核字(2024)第 045054 号

出版发行	中国海洋大学出版社
社　　址	青岛市香港东路 23 号　　　邮政编码　266071
出版人	刘文菁
网　　址	http://pub.ouc.edu.cn
电子信箱	369839221@qq.com
订购电话	0532—82032573(传真)
责任编辑	韩玉堂　张瑞丽　　　　　　电　话　0532—85902349
印　　制	青岛国彩印刷股份有限公司
版　　次	2024 年 2 月第 1 版
印　　次	2024 年 2 月第 1 次印刷
成品尺寸	185 mm×260 mm
印　　张	57
字　　数	1530 千
印　　数	1~1000
定　　价	268.00 元

发现印装质量问题,请致电 0532—58700166,由印刷厂负责调换。

《临床常见疾病护理基础与实践》编委会

李新英　中国人民解放军总医院第八医学中心

杨连清　山西省大同市第二人民医院

贾彩虹　山西省大同市第二人民医院

崔丽萍　山东省济南医院

王红宇　陆军军医大学士官学校附属医院

赵金荣　陆军军医大学士官学校附属医院

樊云凤　中国人民解放军总医院第五医学中心

杨善泽　辽宁省沈阳菁华医院有限公司

胡彦明　中国人民解放军总医院第五医学中心

王　欢　中国人民解放军总医院第五医学中心

白　雪　中国人民解放军总医院第五医学中心

张华明　中国人民解放军总医院第五医学中心

夏月芹　中国人民解放军总医院第五医学中心

张翠娜　中国人民解放军总医院第八医学中心

张　巍　中国人民解放军总医院第五医学中心

李　婷　中国人民解放军总医院第五医学中心

宋明辉　中国人民解放军总医院第五医学中心

唐永春　中国人民解放军总医院第五医学中心

柳　娟　湖北医药学院附属襄阳市第一人民医院

喻小清　中国人民解放军总医院第八医学中心

王　倩　中国人民解放军总医院第八医学中心

王　颖　湖北医药学院附属襄阳市第一人民医院

王春蓉　湖北医药学院附属襄阳市第一人民医院

刘淑英　内蒙古自治区赤峰市松山区妇幼保健院

吴燕芳　山西省太原市精神病医院

李佳佳　中国人民解放军总医院第八医学中心

常蒙蒙　中国人民解放军总医院第八医学中心

编　委　敏　捷　内蒙古自治区鄂尔多斯市中心医院

马翠云　中国人民解放军总医院第五医学中心

李　萍　贵州中医药大学第一附属医院

贾文华　内蒙古自治区第三医院

　　　　内蒙古自治区精神卫生中心

孙海霞　山西省大同市第三人民医院

邵盼盼　河南省西平县人民医院

李　斌　山东省鄄城县人民医院
倪　越　山西省长治市人民医院
兰　燕　中国人民解放军联勤保障部队第九八七医院
沈兆媛　中国人民解放军联勤保障部队第九八七医院
李玉翠　山东省青岛市市南区珠海路街道
　　　　海口路社区卫生服务中心
高建平　湖北医药学院附属襄阳市第一人民医院

前　言

　　临床护理学是现代医学的一个重要分支。随着国内医疗卫生体制改革的推进和现代医学理论与实践技术的发展和进步,适时进行临床护理工作及相关知识经验的总结势在必行。为此我们本着以人为本的思想,以先进护理理念和程序为基础框架,认真总结自身的相关经验,编写了这本《临床常见疾病护理基础与实践》。

　　本书论述了呼吸内科、消化内科、肾内科、血液内科、内分泌科、神经内科等疾病的病因和发病机制,临床表现,诊断要点,护理措施及康复指导等,重点介绍了护理工作的要旨和细节,尤其是对患者的健康指导方面。本书科学性与实用性强,在贴近临床护理工作实际的同时,又紧密结合了国家医疗卫生事业的最新进展和护理学的发展趋势。希望本书的出版对促进临床护士工作的规范化、系统化及科学化能起到一定促进作用。同时我们本着简明实用、深入浅出、理论联系实际的原则,力求更多介绍新知识和新技术。

　　本文设置:主编丁艳编写了前言、第十三章,共 103.80 千字;主编刘彩云编写了第十四章第四节至第九节,共 33.55 千字;主编解赛娜编写了第八章第一节至第十四节、第八章第十七节至第二十一节、第八章第二十四节至第二十五节,共 103.12 千字;主编徐静编写了第一章第二节至第六节、第二章第二节至第六节、第十一章第一节至第六节,共 102.15 千字;主编柯红娟编写了第十五章第一节、第十五章第四节至第五节、第十五章第七节至第八节,第十五章第十一节、第十五章第十八节、第十五章第二十五节,共 53.76 千字;主编周慧敏编写了第十八章第二节至第三节,共 21.13 千字;主编孙爱云编写了第十一章第十二节至第十四节,共 20.40 千字;主编赵爽爽编写了第十七章第一节至第五节,共 21.50 千字;副主编孟效伶编写了第十八章第七节至第十四节,共 52.17 千字;副主编胡海霞编写了第五章,共 22.37 千字;副主编张英编写了第六章第五节至第七节,共 15.39 千字;副主编王鸿英编写了第二十一章,共 104.82 千字;副主编马超飞编写了第八章第十五节至第十六节、第八章第二十六节至第二十九节、第八章第三十五节至第三十六节,共36.52千字;副主编赵晓婷编写了第十九章第一节至第十一节,共 51.32 千字;副主编赵晓倩编写了第十一章第八节至第九节,共10.60千字;副主编张玲编写了第十一章第十节至第十一节,共 10.58 千字;副主编张蓓编写了第十九章第十二节至第十五节、第二十二章第一节至第三节,共 34.92 千字;副主编战静编写了第三章,共 15.30 千字;副主编王艳编写了第十二章第二节,共6.21千字;副主编王彦文编写了第二章第七节,共 6.17 千字;副主编靳瑞华编写了第十八章第十五节,共 6.13 千字;副主编高南南编写了第十六章,共 12.45 千字;副主编高晓丽编写了第六章第二节至第四节,共 12.32 千字;副主编张笑琰编写了第十二章第三节,共 6.15 千字;副主编徐洁编写了第十二章第四节,共 6.07 千字;副主编屈世杰编写了第十二章第五节,共 6.12 千字;副主编张雪编写了第二十二章第五节,共 6.11 千字;副主编田昕编写了第十八章第四节,共 6.09 千字;副主编熊钰珍编写了第十八章第五节至第六节,共 6.05 千字;副主编李微编写了第八章第三十九节,共6.10千字;副主编李新英编写了第十一章第七节,共 6.04 千字;副主编杨连清编写了第二十三章,共 103.30 千字;副主编贾彩虹编写了第十五章第二节至第三节、第十五章第六节、第十五章第九节至第十节、第十五章第十二节至第十七节、第十五章第十九节至第二十节、第十五章第二十二节至第二十四节,共 102.67 千字;副主编崔丽萍编写了第一章第一节、第二章第八节,共 12.26 千字;副主编王红宇编写了第十四章第三节,共 6.03 千字;副主编赵金荣编写了第二十六章第一节至第二节,共 5.88 千字;副主编樊云凤编写了第十五章第二十一节,共 5.23 千字;副主编杨善泽编写了第八章第三十八节、第八章第四十二节,共 11.85 千字;副主编胡彦明编写了第二十章第一节,共 5.92 千字;副主编王欢编写了第二十章第二节，共 5.90 千字；副主编白雪编写了第二十章第三节，共 5.88 千字；副主编张华明编写了第二十章第四节至第五节，共5.80千字；副主编夏月芹编写了第二十二章第四节，共 5.76千字；副主编张翠娜编写了第十七章第六节，共 5.75 千字；副主编张巍编写了第二十二章第六节，共 5.74 千字；副主编李婷编写了第二十二章第七节，共 5.72 千字；副主编宋明辉编写了第二十二章第八节，共5.71千字；副主编唐永春编写了第四章第一节，共5.25千字；副主编柳娟编写了第九章第二节至第三节，共 5.68 千字；副主编喻小清编写了第十四章第一节，共 5.62 千字；副主编王倩编写了第十二章第一节，共 10.67 千字；副主编王颖编写了第十章第一节，共 5.60 千字；副主编王春蓉编写了第十章第二节，共5.32千字；副主编刘淑英编写了第八章第二十二节至第二十三节、第八章第三十节至第三十四节、第八章第三十七节、第八章第四十节至第四十一节，共 52.65 千字；副主编吴燕芳编写了第七章第二节，共 5.27 千字；副主编李佳佳编写了第九章第四节至第五节，共5.56 千字；副主编常蒙蒙编写了第十四章第二节，共 5.57 千字；编委敏捷编写了第四章第二节，共 5.55 千字；编委马翠云编写了第二章第九节，共5.54千字；编委李萍编写了第十五章第二十六节，共4.26千字；编委贾文华编写了第七章第一节，共 3.20 千字；编委孙海霞编写了第二章第一节，共 4.23 千字；编委邵盼盼编写了第九章第一节，共 3.15 千字；编委李斌编写了第二十四章，共3.12千字；编委倪越编写了第十八章第一节，共 2.85 千字；编委兰燕编写了第六章第一节，共 6.14 千字；编委沈兆媛编写了第二十六章第三节，共 5.86 千字；编委李玉翠编写了第九章第六节，共5.62千字；编委高建平编写了第二十五章，共 5.54 千字。

但由于我们的知识水平有限，书中难免存在不足和疏漏，诚恳希望专家和读者批评指正。

编　　者
2024 年 1 月

目　录

第一章　呼吸内科疾病护理

第一节　急性上呼吸道感染

急性上呼吸道感染是指鼻腔、咽或喉部急性炎症的概称,是呼吸道最常见的一种传染源。常见病因为病毒,少数由细菌引起。全年皆可发病,但冬、春季节多发,可通过含有病毒的飞沫或被污染的手和用具传播,多为散发,但可在气候突变时流行。由于病毒的类型较多,人体对各种病毒感染后产生的免疫力较弱且短暂,并无交叉免疫,同时在健康人群中有病毒携带者,故一个人一年内可有多次发病。

一、病因与发病机制

急性上呼吸道感染有70%~80%由病毒引起。细菌感染可直接或继发于病毒感染之后发生,以溶血性链球菌为多见,其次为流感嗜血杆菌、肺炎链球菌和葡萄球菌等。当有受凉、淋雨、过度疲劳等诱发因素,使全身或呼吸道局部防御功能降低时,原已存在于上呼吸道或从外界侵入的病毒或细菌可迅速繁殖引起本病,尤其是老幼体弱或有慢性呼吸道疾病如鼻窦炎、扁桃体炎者更易罹患。

二、临床表现

(一)普通感冒

普通感冒俗称"伤风"或"感冒"。以鼻咽部卡他性症状为主,又称急性鼻炎。最常见的病原体是鼻病毒。潜伏期为1~3 d,起病较急,早期有咽干、喉痒,继而出现打喷嚏、鼻塞、流涕,可伴咽痛,有时由于耳咽管炎使听力减退,伴有流泪、呼吸不畅、声嘶、干咳或咳少量黏液。可有全身不适,不发热或有低热,轻度畏寒或头痛,食欲缺乏,便秘或腹泻,鼻和咽部黏膜轻度充血和水肿,少数患者可伴发单纯性疱疹。本病常能自限,如无并发症,1周左右痊愈。

(二)病毒性咽炎和喉炎

临床特征为咽、喉部发痒和烧灼感,单纯咽炎无明显疼痛。有吞咽疼痛时,常提示有链球菌感染。伴发喉炎时,可有声音嘶哑,说话困难,咳嗽时疼痛加剧,常有发热、乏力和咳嗽。体检咽部明显充血和水肿,颌下淋巴结肿大,可有触痛,腺病毒感染时可伴有眼结膜炎。

(三)疱疹性咽峡炎

疱疹性咽峡炎常由柯萨奇病毒引起。临床表现为明显咽痛、发热。检查可见咽部充血,软腭、腭垂、咽及扁桃体表面有灰白色疱疹及浅表溃疡,周围有红晕。多发生于夏季,儿童多见,偶见于成人。

(四)咽结膜热

咽结膜热常为腺病毒、柯萨奇病毒引起。临床表现有发热、咽痛、畏光、流泪、咽及结膜明显充血。常发生于夏季,游泳传播为主,儿童多见。

(五)细菌性咽-扁桃体炎

细菌性咽-扁桃体炎常由溶血性链球菌引起。起病急,有明显咽痛、畏寒、发热,体温可达39 ℃以上。体检咽部明显充血,扁桃体充血、肿大,表面有黄色点状渗出物,颌下淋巴结肿大、压痛。

三、护理评估

(一)病史

主要询问病前有否受凉、淋雨等诱因或与感冒患者接触史。

(二)身体状况

急性上呼吸道感染可见下列几种类型,但各型之间并无明显界限。

1.普通感冒

俗称"伤风",又称急性鼻炎或上呼吸道卡他症状为主要表现。成人大多数为鼻病毒引起,次为副流感病毒、呼吸道合胞病毒、柯萨奇病毒等引起。常见于秋、冬、春季。起病较急,初期咽部干痒或灼热感、喷嚏、鼻塞、流涕,经 2~3 d 后变稠,可伴有咽痛、低热、头痛不适。检查可见鼻黏膜充血、水肿,有较多的分泌物,咽部轻度充血,如无并发症,一般经 5~7 d 痊愈。

2.病毒性咽炎和喉炎

亦称急性呼吸道疾病。成人常由腺病毒、副流感病毒、呼吸道合胞病毒等引起。常发生于冬春季。

主要症状有咽痛、声嘶、轻度干咳、发热(39 ℃)、全身酸痛不适。病程 1 周左右。检查可见咽充血,有灰白色点状渗出物,咽后壁淋巴滤泡增生,颌下淋巴结大,肺部无异常体征。此外,柯萨奇病毒和埃可病毒亦可引起急性呼吸道疾病,但症状较轻,常发生在夏季,称为"夏季流感",多见于儿童。

3.疱疹性咽峡炎

多由柯萨奇病毒 A 引起,多见于儿童,多于夏季发生,有明显咽痛、发热,病程约 1 周。检查可见咽充血,软腭、悬雍垂、咽及扁桃体表面有灰白色丘疱疹及浅表溃疡,周围有红晕。

4.咽-结膜热

主要由腺病毒、柯萨奇病毒、流感病毒等引起。多见于儿童。有发热、咽痛、流泪、畏光、咽及结膜明显充血,病程为 4~6 d。常发生于夏季。游泳池是常见的传播场所。

5.细菌性咽-扁桃体炎

多由溶血性链球菌、肺炎球菌、葡萄球菌等引起。起病急,有明显咽痛、畏寒、发热,体温达39 ℃以上。检查可见咽明显充血,扁桃体大、充血,表面有黄色点状渗出物,颌下淋巴结大、压痛,肺部无异常体征。

四、护理措施

(一)一般护理

(1)全身症状较重、年老体弱者,应适当卧床休息,注意保暖。室内应安静,空气新鲜。

(2)进清淡易消化食物。鼓励患者多饮水。高热患者,每日进水量保持在 2 500~3 000 mL。

(3)注意皮肤卫生,高热患者出汗过多时,除应换洗内衣、内裤外,应经常用温水擦洗。

(4)急性上呼吸道感染易于传染,应进行呼吸道隔离,避免交叉感染。

(二)病情观察与护理

(1)密切观察病情变化,有发热及伴有其他症状时,应按时测量体温。如体温过高伴有全身不适、头痛等时,按发热护理给予物理降温或酌情药物降温,对年老体弱者,应用退热药物时,应注意适当减量,以免体温骤降或因出汗过多,而引起脱水或虚脱。服用该药物时,应嘱患者多饮水。

(2)发现患者鼻涕为黄色脓样,鼻塞,前额或两面颊部疼痛、发热等。则应考虑为鼻旁窦炎,应及时报告医师,按医嘱应用抗生素治疗。

(3)发现患者退热后又复升,呈不规则热、咳嗽、气急、全身乏力,脉搏快而弱或不规则,检查有心律不规整,第一心音降低,应注意心肌炎的发生。应及时报告医师并协助进行详细检查,给予相应处理。护士应嘱患者卧床休息,及时测量血压、脉搏、呼吸及心电图变化等。

五、健康教育

(1)平时应加强体育锻炼,增强体质,提高抗病能力。

(2)避免受凉、淋雨及与感冒患者接触。感冒流行期间,外出要戴口罩,勿去公共场所,防止交叉感染。室内应经常开窗通风及进行空气消毒。

(3)室内用食醋 5~10 mL/m³ 加等量水稀释,关闭门窗加热熏蒸,每日 1 次,连用 3 次。

(4)流感疫苗行鼻腔喷雾,也可用贯众、板蓝根、野菊花、桑叶等中草药熬汤饮用。

(5)恢复期若出现眼睑水肿、心悸、关节痛等症状,应及时诊治。

(崔丽萍)

第二节 支气管哮喘

支气管哮喘(bronchial asthma)简称哮喘,是由多种细胞和细胞组分参与的呼吸道慢性炎症性疾病。这种慢性炎症导致气道高反应性,出现可逆性气流受限,引起反复发作的喘息、气急、胸闷和咳嗽等。哮喘为一种常见的呼吸系统疾病。据统计,我国成人发病率为 0.7%~1.5%,儿童为 0.7%~2.03%,并且发病率有逐年增高的趋势。

一、病因与发病机制

哮喘病因复杂,受遗传和多种环境因素影响。该病有明显家族聚集倾向,目前认为是一种多基因遗传性疾病。具有哮喘相关遗传基因者谓之哮喘体质,哮喘体质者在环境因素的激发下即可发病。激发哮喘发病的环境因素如下:①吸入变应原包括吸入特异性变异原(如花粉、尘埃、真菌、动物毛屑等)和非特异性变应原(如二氧化硫、氨气、甲醛、干冷空气等)。②感染:反复的呼吸道感染,尤其是病毒感染与哮喘的形成和发作有关。③食物:食物过敏引起的哮喘发作临床时常可见,最常引起过敏的食物有虾蟹类、鱼类、蛋类、牛奶和蜂蜜等。④药物:有些药物可引起哮喘发作,如普萘洛尔等 β_2-受体阻断剂、阿司匹林等非甾体类抗感染药,由后者所引起的哮喘称阿司匹林哮喘。⑤其他:气候条件影响哮喘发作,在寒冷季节或秋冬气候转变时较多发病;情绪激动、紧张时会促使哮喘发作;剧烈运动可诱发大多数哮喘的发作,称运动性哮喘。不少女性患者在经前3~4 d有哮喘加重现象。

哮喘的本质是由 IgE 介导和非 IgE 介导的变态反应性炎症。发病机制非常复杂。多种炎性细胞、炎性介质和支配支气管的自主神经参与发病。

二、临床表现

(一)症状

典型哮喘表现为发作性伴有哮鸣音的呼气性呼吸困难。严重者被迫采取坐位或呈端坐呼吸干咳或咳大量白色泡沫样痰,甚至出现发绀等。哮喘症状可在数分钟内发作,经数小时至数天,用支气管扩张药后可自行缓解。早期或轻症的患者多数以发作性咳嗽和胸闷为主要表现。这些表现缺乏特征性。哮喘的发病特征如下:①发作性:当遇到诱发因素时呈发作性加重。②时间节律性:常在夜间及凌晨发作或加重。③季节性:常在秋冬季节发作或加重。④可逆性:平喘药通常能够缓解症状,可有明显的缓解期。

(二)体征

缓解期可无异常体征。发作期胸廓膨隆,叩诊呈过清音,多数有广泛的呼气相为主的哮鸣音,呼气延长。严重哮喘发作时常有呼吸费力、大汗淋漓、发绀、胸腹矛盾运动、心率增快、奇脉等体征。

(三)分期及病情评价

根据临床表现,哮喘分为急性发作期、慢性持续期和缓解期。

1.急性发作期

急性发作期是指喘息、气急、咳嗽、胸闷等症状突然发生或原有症状急剧加重。

2.慢性持续期

慢性持续期是指在一段时间内,每周或每月均不同程度、不同频率地出现症状。

3.缓解期

缓解期是指经过治疗或未经治疗症状、体征消失,肺功能恢复到急性发作前的水平,并维持4周以上。

三、辅助检查

1.血常规检查

发作时嗜酸性粒细胞(E)可增多。并发感染时常有白细胞增多,分类中性粒细胞增高。

2.呼吸功能检查

发作时有关呼气流速的指标均显著下降,如 1 s 用力呼气容积(FEV_1)、FEV_1占用力肺活量(FVC)的比值(FEV_1/FVC)、最大呼气中期流速(PEF)等。支气管扩张试验阳性,即吸入支气管扩张剂(如沙丁胺醇)后 FEV_1 增加≥15%,且绝对值增加 200 mL 或以上。

3.动脉血气分析

严重发作时动脉血氧分压(PaO_2)、血氧饱和度(SaO_2)下降。过度通气时呈呼吸性碱中毒表现。呼吸道阻塞严重时呈呼吸性酸中毒表现。严重低氧血症者可合并代谢性酸中毒。

4.影像学检查

发作时主要表现为双肺透亮度增加,并发呼吸道感染时肺纹理增加。

四、常见护理诊断与医护合作性问题

1.气体交换受损

气体交换受损与支气管痉挛、呼吸道炎症、黏液分泌增加有关。

2.清理呼吸道无效

清理呼吸道无效与痰液黏稠、支气管痉挛、呼吸道黏液栓形成有关。

3.活动无耐力

活动无耐力与缺氧、疲惫有关。

4.有体液不足危险

有体液不足危险与张口呼吸、大汗、进食进水减少有关。

5.潜在并发症

自发性气胸、肺不张、呼吸衰竭。

五、护理措施

（一）一般护理

1.休息与活动

提供安静、舒适、适宜温湿度的环境。室内保持清洁、空气流通；避免布置花草、地毯；避免使用羽绒、羊毛或丝织物；整理床铺时避免尘埃飞扬。哮喘发作时协助患者采取舒适体位，如半卧位、坐位或桌边、床边使患者伏桌休息，以减轻体力消耗。

2.饮食

哮喘患者的饮食以清淡、易消化、高蛋白、富含维生素和钙的食物为主；避免进食硬、冷、油炸食物；不宜食用鱼、虾蟹、蛋类、牛奶、蜂蜜等食物；部分哮喘发作可因不当饮食诱发或加重，应帮助患者寻找与哮喘发作有关的食物并避免食用。哮喘发作时应鼓励患者饮水2 000～3 000 mL/d，必要时遵医嘱静脉补液。

3.保持皮肤清洁舒适

哮喘发作者常大量出汗，应每天温水擦浴，勤换衣服、床单、被褥等，保持皮肤的清洁、干燥。

4.氧疗

重症哮喘患者多有不同程度的低氧血症，应予氧疗。

（二）病情观察

注意哮喘发作的前驱症状，如咽痒、喷嚏、流涕等。哮喘发作时要严密监护，尤其是在夜间和凌晨易发和易加重的时间段内。观察患者意识状态，呼吸频率、幅度、节律，发绀情况，心率、血压；注意呼吸音、哮鸣音的变化；监测动脉血气分析等。了解病情和治疗效果，如经治疗病情无改善，要做好机械通气准备。

（三）MDI 的正确使用

正确使用 MDI 是保证吸入治疗效果的关键。根据患者文化素质、学习能力提供 MDI 的学习资料；演示 MDI 的正确使用方法：打开 MDI 盖子，摇匀药液，深呼气至不能再呼时，张口将 MDI 喷嘴放入口中，双唇紧含喷嘴，经口缓慢吸气，吸气的同时用手按压喷药驱动装置，直至不能再吸时，屏气经 5～10 s 再呼气。指导患者反复练习并观察其使用方法是否正确，直至患者完全掌握。

(四)用药护理

1.β_2-受体激动剂

指导患者按医嘱用药,告诫患者不可长期单独使用,否则会导致支气管平滑肌β_2-受体功能下调,产生耐药现象;不可用量过大,尤其是全身用药时,否则可引起严重心律失常,甚至发生猝死。β_2-受体激动剂的主要不良反应有头晕、头痛、心悸、肌肉震颤等,继续用药一段时间或停药后即可消失,一般无需特殊处理。

2.糖皮质激素

吸入用药效果好,不良反应少,但要指导患者吸入用药后立即漱口,否则少数患者可出现口咽部真菌感染;全身用药时告诫患者严格按医嘱用药,不得自行停药或随意减量。注意观察高血压、糖尿病、骨质疏松、消化道出血、类库欣综合征等不良反应,定期监测血电解质,积极预防继发感染。

3.茶碱类

茶碱类药物治疗窗口窄(即有效浓度与中毒浓度接近),有效血浆浓度为$10\sim20\ \mu g/mL$,超过$20\ \mu g/mL$即可引起毒性反应且其代谢个体差异较大。肝、肾功能障碍及老年、妊娠者,合用组胺H_2-受体拮抗剂、喹诺酮类、大环内酯类等药物者,均可影响其代谢,使其排泄减慢。故最好在血药浓度监测下用药。其毒性反应多见恶心、呕吐、头痛、不安、失眠、易激动等,严重时出现心律失常、惊厥,甚至心脏停搏。用药过程中要密切观察,一旦发现毒性症状应立即停药。静脉注射时浓度不宜过高,速度不宜过快,注射时间不能短于$10\ \min$,否则可能突然出现心脏停搏。茶碱缓释片或控释片对控制夜间发作效果较好,用药时必须整片吞服。

(五)心理护理

哮喘发作时患者常精神高度紧张、恐惧、烦躁,而不良情绪又会加重哮喘发作。医护人员应尽量守护于患者身边,多安慰患者,使其产生安全和信任感;通过诱导、暗示或现身说法等方式使患者身心放松;必要时采用背部按摩的方法使患者感觉呼吸轻松。稳定的情绪有利于症状的缓解,不少有经验的哮喘患者在有先兆症状时立即放松、静坐,可避免发作。频繁发作或慢性持续期的哮喘患者,社会活动和工作能力减弱,易产生抑郁、焦虑及性格的改变,应给予心理疏导和教育,向患者解释不良情绪的危害性,多用鼓励性语言,减轻患者心理压力,提高治疗的信心和依从性。

六、健康教育

1.疾病知识指导

让患者了解哮喘虽难以根治,但通过适当的治疗是可以有效控制的,使患者达到没有或仅有轻度的症状,能从事日常工作和学习。

2.生活指导

针对个体情况,指导患者有效控制可触发哮喘发作的各种因素。如保持合适的居住环境:无尘、无烟、不用加垫料的家具、不用加湿器和除臭剂、不用地毯,窗帘、床单、枕头及时清洁更换,有条件的卧室安装空调。避免使用香水、化妆品、发胶等可能的变应原;戒烟,避免吸入刺激性气体和尘埃;避免食用虾蟹等可能引起过敏的食物。回避宠物,不用皮毛制成的衣物和被褥。避免接触花粉。避免强烈的精神刺激和剧烈运动等。

3.出院指导

指导患者用药。哮喘患者要了解自己所用每种药的药名、用法及使用时的注意事项,了解药物的不良反应及避免措施。嘱患者随身携带 MDI,强调出现哮喘先兆时,立即用 β_2-受体激动剂 MDI,后用糖皮质激素 MDI;与患者共同制订有效、可行的长期管理和治疗计划,并定期随访指导正确用药。

指导患者学会自我病情监测。识别哮喘加重的早期表现,指导患者做好哮喘日记,为疾病的防治提供参考资料。哮喘日记除记录每日症状、用药情况外,有条件时利用峰速仪监测 PEF 值并做好记录。峰速仪为一便携式设备,可帮助患者发现呼吸道狭窄,争取早期用药,避免哮喘的严重发作,并了解对治疗的反应。

4.心理-社会指导

保持乐观的情绪和有规律的生活,特别是向患者说明精神因素与哮喘的关系;鼓励患者参加体育锻炼,最大限度恢复其工作和生活能力;动员与患者关系密切的家庭和社会力量,为其身心健康提供多方面的支持。

（徐　静）

第三节　支气管扩张

支气管扩张(bronchiectasis)是指中等大小的支气管因管壁肌肉和弹力支撑结构破坏引起的慢性异常扩张。临床表现为慢性咳嗽、咳大量脓痰和反复咯血。多起病于儿童或青年时期的百日咳、麻疹、迁延不愈的支气管肺炎等。随着计划免疫的接种和及时抗感染药物的应用,支气管扩张的发病呈逐渐减少的趋势。

一、病因与发病机制

1.支气管-肺组织的感染和支气管阻塞

支气管-肺组织的感染和支气管阻塞是支气管扩张的重要发病因素。儿童时期因支气管管腔细、管壁薄,发生麻疹、百日咳及支气管肺炎等感染性疾病时,极易导致支气管阻塞,支气管阻塞又使炎性分泌物引流不畅而加重感染。

持续感染触发的呼吸道炎症反应,引起支气管壁结构和功能的破坏,又使呼吸道防御功能低下,更易反复感染,形成恶性循环。另外,肺结核纤维组织的收缩牵拉使支气管扩张变形,支气管内膜结核等阻塞呼吸道,呼吸道周围肿大的淋巴结等压迫呼吸道,亦为支气管扩张的病因。

2.支气管先天发育缺陷和遗传因素

支气管先天发育缺陷如巨大气管-支气管症、Kartagener 综合征(鼻炎、支气管扩张、右位心)等可为支气管扩张的病因,但临床少见。某些遗传性疾病,如肺囊性纤维化、遗传性 α_1-抗胰蛋白酶缺乏症等可伴有支气管扩张。

3.免疫功能异常

机体免疫功能缺陷如 HIV 感染可发生支气管扩张。机体免疫功能失调的疾病如系统性红斑狼疮等可伴支气管扩张。有些原因不明的支气管扩张患者,存在体液和(或)细胞免疫功能异常,提示可能与机体免疫功能失调有关。

二、临床表现

支气管扩张呈慢性临床经过,慢性咳嗽、大量脓痰、反复咯血、反复肺部感染为其主要表现。

(一)症状

1.慢性咳嗽、大量脓痰

支气管扩张的咳嗽、咳痰量取决于支气管病变轻重、感染程度。感染急性发作时,痰量可达每日数百毫升,痰呈黄绿色脓性,静置后可见分层现象:最上层为泡沫,下悬脓性黏液,中为混浊黏液,底层为坏死组织沉积物;伴有厌氧菌感染时,痰及呼出气有恶臭。咳痰与体位改变有关,如晨起或卧床转动体位时,痰量常明显增多。

2.咯血

有50%～70%的支气管扩张患者反复咯血,部分患者咯血为其唯一表现,谓之"干性支气管扩张"。咯血量多少不等,可从痰中带血至大咯血。咯血与支气管扩张病变轻重并不完全一致。

3.反复肺部感染

支气管扩张者易发生肺部感染,常为同一肺段的反复感染并迁延难愈。

4.其他

继发感染时常有发热等全身中毒症状;病程长者可有乏力、消瘦、贫血等慢性消耗症状。

(二)体征

支气管扩张患者少有阳性体征。部分患者可有杵状指(趾),肺部可有局限性湿啰音。

三、辅助检查

1.血常规检查

久病且病情重者常有贫血的改变,继发感染时常有白细胞增多,分类中性粒细胞增高。

2.痰液检查

患者出现脓痰时均应做痰涂片和细菌培养,分离出病原菌以指导临床使用抗菌药物。

3.影像学检查

肺部 X 线常规检查常无明显异常或仅见肺纹理增多,有时可见卷发状或蜂窝状阴影。支气管碘油造影是传统诊断支气管扩张的金标准,但若侵入性检查,患者耐受性差,现基本被高分辨率计算机 X 线体层摄影(HRCT)取代。

四、常见护理诊断与医护合作性问题

1.清理呼吸道无效

清理呼吸道无效与痰液黏稠、痰多、咳嗽无力有关。

2.有窒息危险

有窒息危险与痰液黏稠、痰多、大咯血有关。

3.营养失调

低于机体需要量,与慢性感染导致机体消耗增加有关。

五、护理措施

(一)一般护理

1.休息与活动

患者在病情稳定时(无咯血、无继发感染),可以从事日常的工作和生活自理,但应该避免屏气用力,以免诱发咯血;少量的咯血者应该静卧休息;中等量和大咯血的患者应绝对卧床休息。

2.饮食

患者因反复继发感染,病程长者多有营养不良,应进食高热量、高蛋白、高维生素饮食,以供机体所需;多进食富含纤维素的蔬菜和水果,以避免便秘;鼓励患者多饮水,以利于排痰。咯血者,饮食、饮水温度要适宜,指导患者咳痰后及进食前后漱口,以祛除口中异味,促进食欲。

(二)病情观察

注意患者全身状态,如消瘦、贫血、发热等。记录24 h排痰量,观察痰液的性状、气味、静置后有无分层。要密切观察病情变化,有无呼吸急促或费力、面色变化等,警惕窒息的发生,并备好抢救用品。

(三)对症护理

对合并感染,呼吸道痰液较多者,指导患者深呼吸和有效咳嗽,协助翻身拍背,如痰液黏稠不易咳出,可雾化吸入,湿化呼吸道,促进排痰。哮喘患者不宜用超声波雾化吸入,因颗粒过小,较多的雾滴易进入肺泡或过于饱和的雾液进入支气管作为异物刺激,引起支气管痉挛导致哮喘症状加重。对发作频繁、持续时间长者,给予鼻导管或面罩吸氧,一般患者吸氧流量为 $2\sim4$ L/min,伴有高碳酸血症者应低流量($1\sim2$ L/min)吸氧。吸氧时应注意湿化、保温,避免气道干燥和寒冷气流刺激而导致气道痉挛。

(四)用药护理

(1)遵医嘱应用抗感染药、祛痰剂、支气管扩张剂等,注意观察药物的不良反应。

(2)遵医嘱使用垂体后叶激素止血。

(五)心理护理

支气管扩张因疾病反复发作、迁延不愈,患者易产生悲观、焦虑心理,护理人员要以亲切的态度多安慰患者,讲明支气管扩张反复发作的原因,帮助患者树立战胜疾病的信心,以解除不良心理。咯血时,尤其是咯血量大时,患者常感对生命构成威胁而极度恐惧,护理人员应陪伴患者,保持其情绪稳定,避免因情绪激动、焦虑不安而加重出血。

六、健康教育

1.疾病知识指导

帮助患者了解疾病发生、发展与治疗、护理过程,正确对待疾病。呼吸道感染是支气管扩张发病和加重的重要原因。应向患者及其家属宣传防治百日咳、麻疹、肺结核等呼吸系统感染性疾病的重要性。按计划免疫的要求按时接种疫苗。及时治疗口腔、上呼吸道的慢性病灶,如龋齿、鼻窦炎等。注意保暖,避免受凉。

2.生活指导

劝告患者不吸烟或戒烟,不饮酒。让患者充分理解营养对机体康复的作用,使患者自觉、主动地摄取足够的营养物质。鼓励患者参加适当的体育锻炼,以增强机体的抗病能力,防止病情进一步恶化。

3.出院指导

指导患者掌握有效咳嗽、体位引流、雾化吸入的方法;学会病情的自我监测。一旦出现发热、咳嗽加剧、痰量增多、血痰、呼吸困难等,应及时就诊。告知患者抗菌药物的作用、适应证和不良反应,避免长期、反复滥用抗菌药物。

4.心理-社会指导

向患者说明随着抗菌药物的广泛应用,本病预后良好,以消除其紧张心理,与患者及其家属共同制订长期的防治计划。

(徐 静)

第四节 呼吸衰竭

呼吸衰竭(respiratory failure)是指各种原因引起的肺通气和(或)换气功能严重障碍,以致在静息条件下不能进行有效的气体交换,导致缺氧伴(或不伴)二氧化碳潴留,从而引起一系列生理功能和代谢紊乱的临床综合征。

在海平面大气压下,于静息条件下呼吸室内空气,并排除心内解剖分流和原发于心排出量降低等情况后,动脉血氧分压(PaO_2)低于 8 kPa (60 mmHg),或伴有二氧化碳分压($PaCO_2$)高于 6.65 kPa(50 mmHg),即为呼吸衰竭(简称呼衰)。它是一种功能障碍状态,而不是一种疾病,可因肺部疾病引起,也可能是各种疾病的并发症。

一、急性呼吸衰竭

急性呼吸衰竭因呼吸衰竭发生突然,进展迅速,机体不能充分代偿,若抢救不及时,将很快危及患者的生命。

(一)病因

1.支气管-肺疾病

如呼吸道异物、急性喉梗塞、严重肺炎、急性肺水肿、肺动脉栓塞。

2.胸廓、胸膜疾病

如张力性气胸、肋骨骨折等。

3.中枢神经系统疾病

如脑血管意外、脑外伤、脑炎、中枢抑制类药物中毒等。

4.神经-肌肉疾病

如格林-巴利综合征、重症肌无力、有机磷酸酯类农药中毒等。

(二)临床表现

急性呼吸衰竭的主要表现是由低氧血症所致的呼吸困难和多器官功能障碍。

1.呼吸困难

呼吸困难是呼吸衰竭最早的表现。周围性呼吸衰竭表现为呼吸的频率和幅度的改变,如呼吸频率增快、呼吸幅度变深、吸气性呼吸困难伴"三凹征"等；中枢性呼吸困难尚有呼吸节律改变,如出现陈-施氏呼吸、毕奥氏呼吸、叹气样呼吸等。

2.发绀

外周血还原蛋白>50g/L 时出现发绀。中心性发绀是急性呼吸衰竭低氧血症的典型表现。但严重贫血者发绀不明显或不出现。

3.精神-神经症状

急性呼吸衰竭的急性缺氧和急性 CO_2 潴留,可迅速出现明显的精神-神经症状,如精神错乱、狂躁、昏迷、抽搐等。

4.循环系统症状

急性呼吸衰竭早期常有心动过速、血压升高等。严重低氧血症、酸中毒可出现周围循环衰竭、心律失常甚至心脏停搏。

5.其他

急性呼吸衰竭可致急性胃肠黏膜病变；肝功能检查可有丙氨酸氨基转移酶增高；可出现蛋白尿、血浆尿素氮增高等。

二、慢性呼吸衰竭

慢性呼吸衰竭由于缺氧和 CO_2 潴留系逐渐加重,一般机体代偿适应充分,多能从事日常活动和生活自理,此为代偿性慢性呼吸衰竭；若在代偿性慢性呼吸衰竭的基础上并发如急性呼吸系统感染等疾病,则缺氧和 CO_2 潴留在短时间内明显加重,称慢性呼吸衰竭急性加重,也属慢性呼吸衰竭。

(一)病因

慢性呼吸衰竭的病因以支气管-肺疾病占绝大多数,如 COPD、严重肺结核、尘肺、肺间质纤维化等,其中以 COPD 最为常见。

胸廓、胸膜疾病也可引起,如严重胸廓畸形、广泛胸膜增厚等。偶可由神经-肌肉疾病引起,如肌萎缩侧索硬化症等。

(二)临床表现

1.呼吸困难

COPD 所致的呼吸困难,一般表现为呼气性呼吸困难；发展为严重呼吸衰竭时呈浅快呼吸,常有点头、提肩等呼吸辅助肌参与呼吸的表现；当严重 CO_2 潴留处于麻醉状态时,可由浅快呼吸转为浅慢呼吸或潮式呼吸。

2.发绀

慢性呼吸衰竭多有代偿性红细胞增多,故发绀更明显。

3.精神神经症状

慢性缺氧多表现为智力下降和定向功能障碍。 CO_2 潴留先表现为失眠、睡眠颠倒、烦躁等中枢兴奋症状；随 CO_2 潴留的加重,出现表情淡漠、肌肉震颤、间歇抽搐、昏睡乃至昏迷等肺性脑病的表现。

4.循环系统表现

慢性缺氧和 CO_2 潴留引起肺动脉高压,可发生右心衰竭；脑血管扩张产生搏动性头痛； CO_2 潴留使外周血管扩张,出现皮肤红润、温暖多汗、脉搏洪大等。

（三）治疗要点

慢性呼吸衰竭的治疗原则和措施与急性呼吸衰竭的治疗原则和措施基本一致。慢性呼吸衰竭其原发病一般难以根除，但对其诱因要积极消除，若继发呼吸系统感染，要积极使用强有力的抗感染药物控制感染。

三、呼吸衰竭患者的护理

（一）常见护理诊断与医护合作性问题

1.气体交换受损

气体交换受损与通气不足、气体弥散障碍、通气/血流比例失调有关。

2.清理呼吸道无效

清理呼吸道无效与痰液过多、痰液黏稠、意识障碍、呼吸肌麻痹有关。

3.营养失调

低于机体需要量，与呼吸困难、食欲减退、机体消耗增加有关。

4.焦虑

焦虑与呼吸困难、人工呼吸道、关注病情严重程度及预后有关。

5.有受伤危险

有受伤危险与意识障碍、人工呼吸道及机械通气有关。

（二）护理措施

1.一般护理

（1）休息与活动：因活动必增加机体耗氧量，故对呼吸衰竭的患者应严格限制其活动量。病情轻者可从事生活自理方面的轻微活动，活动量以不加重患者呼吸困难、心率增快为度；重者宜绝对卧床休息，协助患者采取舒适体位如半卧位、坐位或跨床小桌，以利于呼吸和减少机体耗氧量。

（2）饮食：呼吸衰竭者由于食欲减退、进食加重呼吸困难而畏惧进食、消化吸收障碍等致营养供应不足；呼吸功增加等导致机体营养消耗增加，故机体代谢处于负营养平衡状态，营养支持治疗对提高呼吸衰竭患者的抢救成功率和患者的生活质量有重要意义。

能经口进食者应鼓励患者进食高蛋白、高脂肪、高维生素、易消化的饮食，必要时佐以助消化药如多酶片等帮助消化，有 CO_2 潴留者不宜进食过多的糖类；为防止因进食加重缺氧和呼吸困难，宜进流质、少食多餐、进餐时应维持或增加给氧量。不能经口进食者（如呼吸困难严重而不能进食者、意识障碍者）应常规鼻饲，必要时遵医嘱给予静脉高营养。

（3）预防受伤：许多因素可导致患者受伤，如长期卧床和营养不良可导致皮肤受压部位出现压疮；人工呼吸道和机械通气可造成患者气管和肺的损伤；鼻导管或鼻塞高流量给氧可导致鼻黏膜损伤等，患者意识障碍更增加受伤的危险性。

2.病情观察

观察患者自主呼吸情况（呼吸的频率、幅度和节律）、肺部体征（呼吸的形式、"三凹征"、呼吸音及啰音等），使用呼吸机的情况，血压、心率、心音的变化，有无心律失常；注意患者神志的变化，有无肺性脑病的表现；准确记录尿量；观察皮肤黏膜情况（发绀、潮红、出汗、水肿等）；重症病例需 24 h 监测生命体征、意识状态、瞳孔的变化、SaO_2 等，及时了解血气分析、酸碱平衡和电解质检查的结果，有异常情况及时通知医师。

3.氧疗的护理

(1)氧疗的意义和原则:氧疗能提高肺泡内氧分压,增大肺泡静脉血氧分压差,从而加快氧的弥散速度,提高PaO_2和SaO_2,增加组织氧供应,提高机体的运动耐力;亦可扩张缺氧性肺毛细血管痉挛,降低肺动脉高压,从而减轻右心后负荷。临床上根据患者病情、血气分析结果采取不同的氧疗方法,原则上是在保证提高PaO_2到60 $mmHg$以上的前提下,尽量降低给氧浓度。Ⅰ型呼吸衰竭因无CO_2潴留可短时间内间歇高浓度吸氧;Ⅱ型呼吸衰竭往往需要低浓度持续给氧,以避免加重CO_2的潴留。

(2)氧疗的方法:氧疗的方法有鼻导管、鼻塞、面罩、气管内(经人工呼吸道)和呼吸机给氧。鼻导管和鼻塞给氧简单、方便,不影响患者咳痰、进食;缺点是氧浓度不恒定,易受呼吸影响,其吸入氧浓度与给氧流量的关系一般为:吸入氧浓度(%)$=21+4\times$氧流量(L/min);高流量给氧时对局部黏膜有刺激;故氧流量不能大于$7L/min$。面罩给氧包括简单面罩、带储气面罩和文丘里面罩,其吸氧浓度相对稳定,可按需调节,局部黏膜刺激小;但在一定程度上影响患者咳嗽和进食,部分患者不能接受。

(3)氧疗的观察:氧疗过程中应密切观察氧疗的效果,如患者的神志、发绀、呼吸困难、心率等表现的好转情况,密切监测血气分析结果,注意根据病情的变化和血气分析结果及时调整吸氧流量或浓度,以防发生氧中毒或加重CO_2潴留。保持吸入氧合适的温度和湿度;以避免呼吸道干燥和寒冷气流的刺激而导致呼吸道痉挛和痰液黏稠。注意给氧器械的定期消毒。

4.用药护理

(1)支气管扩张剂:临床常用茶碱类、β_2-受体激动剂。

(2)呼吸中枢兴奋剂:临床常用尼可刹米(可拉明)、洛贝林、二甲弗林(回苏灵)等,静脉用药,根据其呼吸频率、节律、神志变化、睫毛反应及动脉血气分析结果等调整用量;并注意观察其不良反应,当出现恶心、呕吐、烦躁、面色潮红、皮肤瘙痒、肌肉颤动等现象时宜减慢滴速。

(3)中枢抑制类药:呼吸衰竭患者常因咳嗽、咳痰、呼吸困难等影响睡眠;中枢神经系统缺氧和CO_2潴留等可致烦躁不安。护理人员执行医嘱时要注意对药物的判别,除机械通气患者外,禁止使用对呼吸中枢有抑制作用的药物。

(三)心理护理

由于对病情和预后的顾虑,患者常有忧郁、恐惧心理,尤其是人工呼吸道和机械通气的患者,不能进行语言表达,与人沟通障碍,极易情绪烦躁、痛苦、悲观,对治疗失去信心,甚至产生绝望的心理。护理人员要多与患者交流,鼓励患者说出或写出其内心感受和要求,教会患者自我放松的各种缓解焦虑的办法,如想象疾病已经好转、缩唇呼吸等;营造适当的周边环境吸引患者注意力,减少患者对自身疾病的关注程度;对人工呼吸道和机械通气的患者要向患者解释各种仪器、器械、各项操作的作用,争取患者的配合以取得最佳疗效;护理人员要学会应用手势、书写等非语言方式与患者进行有效的沟通,以缓解患者的焦虑情绪;对严重躁动的机械通气者产生"人机对抗"时,可遵医嘱适当使用镇静剂,以保证呼吸机采用最适宜的通气方式。

四、健康教育

1.疾病知识指导

向患者及家属讲解本病的发病机制、病程发展和转归,语言力求通俗易懂,尤其是对一些文化素质不高的老年患者更应细致、反复讲解,力求患者深刻理解康复保健的意义和目的。指导患者提高自我康复保健和自我护理能力,教会患者缩唇呼吸、腹式呼吸、有效咳嗽、体位引流的方法,以及合理应用氧疗等技术,从而延缓肺功能恶化,促进康复。

2.生活指导

教会患者减少氧耗量的活动方式,指导患者制订合理的活动和休息计划,有规律地生活,以增强体质。指导患者预防呼吸道感染的方法,如冷水洗脸等个人耐寒训练、居室空气的净化和消毒方法、尽量避免人群聚集场所的活动等;劝告吸烟者戒烟;避免吸入刺激性气体;避免对机体的不良刺激,如激动等。

3.出院指导

指导患者严格遵医嘱用药,熟悉各种药物的用量、用法和注意事项。提高患者对病情的自我监测能力,指导患者和家属识别病情变化。若咳嗽加剧、咳痰增多、痰液变黄、气急加重或出现神志改变等,应及早就医。

（徐　静）

第五节　慢性阻塞性肺病

慢性阻塞性肺病(chronic obstructive pulmonary emphysema disease,COPD)是一种以气流受限为特征,呈进行性发展的肺部疾病。慢性气流受限是呼吸道疾病(阻塞性细支气管炎)和肺实质破坏(肺气肿)共同作用所致。COPD 通常是指具有气流受限的慢性支气管炎(chronic bronchitis,简称慢支)和阻塞性肺气肿(obstructive pulmonary emphysema,简称肺气肿)。慢支是指气管、支气管黏膜及周围组织的慢性非特异性炎症,临床上以反复发作的咳嗽、咳痰,或伴有喘息的慢性过程为特征,诊断标准为每年持续咳嗽、咳痰超过 3 个月,连续 2 年,并能排除其他已知原因的慢性咳嗽者。慢支患者咳嗽、咳痰先于气流受限,只有当慢支出现气流受限且不能完全可逆时才能视为 COPD,故慢支患者只能视为 COPD 的高危人群。阻塞性肺气肿是指终末呼吸单位过度充气呈永久性扩张,并伴有肺泡间隔的破坏,实为 COPD 所致肺结构的改变。哮喘也有气流受限,但其气流受限是可逆的,不属 COPD。

一、病因与发病机制

COPD 病因尚未完全阐明,一般认为系多种环境因素和宿主因素协同所致。吸烟、职业性接触粉尘和有害气体、空气污染等因素,都可刺激和损害呼吸道黏膜,使呼吸道清除异物和病原体能力降低,导致呼吸道炎性疾病,其中吸烟是 COPD 最重要的发病因素之一。呼吸道感染是 COPD 发病和加重的一个重要因素。遗传因素也影响 COPD 的发病,如遗传性 α_1-抗胰蛋白酶缺乏症者,极易发生 COPD。

二、临床表现

（一）慢性支气管炎的表现

临床表现为以慢性支气管炎为病因的患者,有多年咳嗽、咳痰史,咳嗽常以晨起为重,痰呈白色黏液样痰,若并发呼吸道感染,痰常呈黏液脓性,部分患者在急性加重时喘息明显。其临床症状多在冬季加重,病情严重时常年存在。主要体征为肺部可闻及干性啰音,喘息者可闻及哮鸣音。

(二)肺气肿的表现

典型症状是劳力性气促,在原有咳嗽、咳痰等慢支炎症的基础上出现逐渐加重的呼吸困难。早期多在活动时(如快步行走、登楼梯等)感气急,以后逐渐发展至走平路,甚至穿衣、说话乃至静息时也感气急。胸部体检:早期体征不明显。随着病情的发展,可出现桶状胸,双肺语颤减弱,叩呈过清音,心浊界缩小,肝浊界下降,呼吸音减弱,有时可闻及干、湿性啰音。

(三)COPD 的病程分期

在 COPD 病程中,可分为急性加重期和稳定期。

1.急性加重期

急性加重期是指咳嗽、咳痰、气急加重,痰量增加且呈黏液脓性,可伴发热等全身症状。

2.稳定期

稳定期是指咳嗽、咳痰、气急等症状稳定或轻微。

三、辅助检查

1.肺功能检查

通气功能测定是判断气流受限的客观指标,以 FEV_1/FVC 最有意义,佐以支气管扩张试验,可判断气流受限的可逆性。

2.影像学检查

胸部 X 线常规检查:慢支主要表现为肺纹理增多、紊乱;肺气肿表现为肋间隙增宽、膈低平、双肺透亮度增加、肺纹理纤细,可有肺大疱等。

四、常见护理诊断与医护合作性问题

1.气体交换受损

气体交换受损与通气功能障碍、呼吸道阻塞、呼吸肌疲劳、肺顺应性降低、残气量增加有关。

2.清理呼吸道无效

清理呼吸道无效与无力咳嗽、痰液黏稠有关。

3.活动无耐力

活动无耐力与机体氧气供应与消耗失衡、疲劳有关。

4.睡眠型态紊乱

睡眠型态紊乱与咳嗽、焦虑、呼吸困难有关。

5.营养失调

低于机体需要量,与食欲减退、营养吸收障碍、呼吸困难致能量消耗增加有关。

五、护理措施

(一)一般护理

1.休息与活动

COPD 早期可以视病情安排适当的活动量,活动强度以不加重症状、患者没有疲劳感为度。急性加重期应该卧床休息。晚期则不宜从事任何体力活动,协助患者取舒适的体位,一般半卧位或身体前倾位,借重力作用使膈肌下降,胸腔容积增大,同时利于呼吸辅助肌参与呼吸运动。

2.饮食

患者因呼吸困难、反复呼吸道感染等使机体能量消耗增加;食欲减退而进食量不足、食物消化吸收障碍等致营养摄入不足,多数患者营养不良。要向患者及家属宣讲合理饮食的意义,解释摄取足够营养对保持和恢复体力、增强机体免疫功能的重要性。鼓励患者进易消化的高热量、高蛋白、高维生素饮食;便秘者鼓励多进食高膳食纤维的蔬菜、水果,同时供应足够的水分以满足机体所需。每日正餐应安排在患者最饥饿、休息最好的时间;进餐前至少要休息30 min;餐前和进餐时避免过多饮水;提供舒适的就餐环境和适于患者口味的食物,并经常更换食谱,以刺激患者的食欲;避免进食产气食物和过饱,做到少量多餐,以免因腹胀而影响呼吸;餐后漱口,必要时口腔护理以保持口腔清洁、舒适,减少异味,促进食欲。

3.呼吸运动训练指导

患者进行腹式呼吸和缩唇呼吸训练,能有效加强膈肌的运动能力,增加通气量,改善呼吸功能,减轻呼吸困难.提高活动耐力,具体训练方法如下。

腹式呼吸训练:患者取立位(体弱者可以取坐位或半卧位),左、右手分别置于腹部和胸前,全身肌肉放松,静息深吸缓呼。吸气时用鼻吸入,尽力挺腹,胸部不动;呼气时用口呼出,收缩腹部,胸廓保持最小活动度,呼吸频率为每分钟 7～8 次。开始每日 2 次,每次训练10～20 min,熟练后,以后逐渐增加训练次数和时间,如此反复训练,使腹式呼吸成为其不自觉的呼吸习惯。

缩唇呼吸训练:用鼻吸气和用口呼气,呼气时口唇缩拢似吹口哨状,缓慢呼气。缩唇程度与呼气流速由患者自行调整,以能使距口唇15～20 cm 处与口唇等高水平的蜡烛火焰随气流倾斜又不致熄灭为度。吸气与呼气时间比为1/3～1/2。

4.氧疗

呼吸困难伴低氧血症($PaO_2 < 60$ mmHg)者,应遵医嘱给予氧疗,一般采用鼻导管或鼻塞低流量(氧流量1～2 L/分或氧浓度25％～29％)持续给氧。对慢性呼吸衰竭者进行家庭氧疗(LTOT),其指针为:①$PaO_2 \leqslant 55$ mmHg 或 $SaO_2 \leqslant 88\%$,有或无高碳酸血症。②PaO_2 55～60 mmHg或 $SaO_2 < 89\%$,并有肺动脉高压、心衰竭、水肿或红细胞增多(血细胞比容> 0.55)者。LTOT 对改善肺呼吸生理和血流动力学,提高运动耐力,改善精神状态等有益,从而提高其生活质量,延缓病程进展。

COPD 患者若二氧化碳潴留严重,则主要依靠低氧血症刺激呼吸中枢维持呼吸,此时不宜吸入高浓度氧。因吸氧只能提高 PaO_2 和 SaO_2,而排出二氧化碳使$PaCO_2$ 下降的作用甚微,若高浓度吸氧使 PaO_2 和 SaO_2 迅速上升,解除了对呼吸中枢的刺激使呼吸频率和幅度降低,肺泡通气量减少,则更加重二氧化碳的潴留。而低流量持续吸氧维持 PaO_2 在 60 mmHg 以上①,既能改善组织缺氧,也能防止因低氧血症状态的解除而抑制呼吸中枢,$PaCO_2$ 亦呈逐渐下降的趋势;吸氧过程中,要注意观察吸氧效果,监测动脉血气分析结果。

(二)病情观察

①临床上仍习惯以毫米汞柱(mmHg)作为血压的单位。1 mmHg≈0.133 kPa,1 kPa＝7.5 mmHg。全书同。

掌握患者的营养状况;观察咳嗽、咳痰的情况,注意痰液的量、性状及咳痰是否顺畅;了解呼吸困难的程度、与体力活动的关系、能否平卧、有无加重;了解患者肺部体征,注意有无呼吸衰竭、自发性气胸、肺源性心脏病等并发症发生及机体内环境状态。

(三)对症护理

保持患者呼吸道通畅,有痰者协助患者及时排除痰液。

(四)用药护理

遵医嘱应用祛痰药、支气管扩张药、抗感染药等,注意观察疗效及不良反应。

(五)心理护理

COPD是一慢性进行性发展的疾病。患者因长期患病而劳动能力下降或丧失,社会活动减少,经济负担加重等,而产生压抑、焦虑的心理状态。护理人员详细了解患者及其家属对疾病的态度,了解患者的心理、性格、生活方式等方面发生的变化,与患者及其家属共同制订和实施康复计划,包括消除诱因、呼吸运动训练、合理用药等,从而减轻患者的痛苦,增强战胜疾病的信心。对焦虑者,教会患者缓解焦虑的方法,如听音乐、下棋、多与朋友交流等方式以分散注意力。

六、健康教育

1.疾病知识指导

指导患者和家属了解本病发生、发展和治疗的知识。戒烟是预防COPD的最重要且简单易行的措施,应鼓励患者戒烟;保持室内空气新鲜,避免刺激性气体和粉尘的吸入;在呼吸道传染病的流行季节,尽量减少人群聚集场所的活动,要根据季节气候变化及时增减衣物。

2.生活指导

使患者理解康复锻炼的意义,指导患者进行康复锻炼,充分发挥患者的主观能动性,教会患者和家属根据呼吸困难与活动之间的关系,判断病情的严重程度,合理安排生活和工作。指导患者坚持全身锻炼和呼吸功能锻炼。根据患者的自身条件,制订个性化的锻炼计划,如选择空气新鲜、安静的环境进行散步、慢跑、气功锻炼等。但在严寒、潮湿、大风的气候,不宜进行室外活动。

3.出院指导

对实施LTOT者应指导患者和家属做到以下几点:①注意安全,供氧装置周围严禁烟火,防止氧气燃烧、爆炸;②了解氧疗的必要性和方法,告诉患者采取低流量给氧,注意监测氧流量,禁止随意调高氧流量;每日吸氧时间不宜少于15 h,尤其是夜间吸氧不宜间断,因部分患者睡眠时低氧血症更明显;③吸氧鼻导管须每日更换,防止导管堵塞和继发感染;④了解氧疗有效的指标。氧疗有效的指标为:活动耐力增加、呼吸困难减轻、呼吸频率减慢、发绀减轻、心率减慢。

4.心理-社会指导

应使患者认识到本病虽无法治愈,但积极的康复锻炼可减少疾病的急性发作、改善呼吸功能、延缓病情进展、提高生活质量,为此必须付出耐心、持之以恒,避免产生急躁、焦虑情绪。要让其家属理解家庭配合的重要性,鼓励患者家属参与护理和康复计划的制订,为患者提供良好的生活环境和康复环境。

(徐　静)

第六节　肺脓肿

肺脓肿(lung abscess)是指微生物引起肺组织发生坏死性病变,形成包含坏死物或液化坏死物的脓腔,常表现有气液平面。早期为肺组织的化脓性炎症,继而坏死、液化,由肉芽组织包绕形成脓肿。临床特点为高热、咳嗽和咳大量脓臭痰。本病可见于任何年龄,青壮年男性及年老体弱有基础疾病者多见。自抗生素广泛应用以来,肺脓肿发病率明显降低。

一、病因及发病机制

肺脓肿的发生途径主要为吸入性感染,占 60％ 以上,其次为血源性和继发性。急性肺脓肿的主要病原体是细菌,常为上呼吸道和口腔的定植菌,包括厌氧、需氧和兼性厌氧菌。厌氧菌感染占主要地位,有核粒梭形杆菌、消化球菌等。常见的需氧和兼性厌氧菌有金黄色葡萄球菌、化脓性链球菌、肺炎克雷伯杆菌、大肠埃希菌、铜绿假单胞菌等。免疫力低下者如接受化学治疗、白血病或艾滋病患者其病原菌也可为真菌。根据不同病因和感染途径,肺脓肿可分为以下 3 种类型。

1.吸入性肺脓肿

临床上最多见的类型。最常见的为口咽内容物吸入,误吸是主要原因。大多数情况下肺脓肿是口腔厌氧菌引起的吸入性肺炎的并发症。牙龈裂缝处的细菌侵入下呼吸道,如宿主防御机制不能清除细菌,可发生感染,并导致吸入性肺炎,进一步在经 7～14 d 可导致组织坏死,从而导致肺脓肿形成。在神志不清、意识障碍、全身麻醉或气管插管等情况下容易发生误吸,龋齿、牙槽脓肿、鼻窦炎等脓性分泌物,口鼻咽部手术后的血块、呕吐物等,经气管吸入肺内,造成细支气管阻塞远端肺组织萎缩引起化脓性炎症。麻醉、药物过量、脑血管意外;或有食管、神经系统疾病所致的吞咽困难;或在受寒、醉酒、极度疲劳时,致使全身免疫状态与气管防御清除功能低下;亦可使吸入的病原菌致病。吸入性肺脓肿常为单发性,其发病部位与支气管解剖形态和吸入时的体位有关。右主支气管较左侧粗且陡直,吸入物易进入右肺,故发病多见于右肺。吸入性肺脓肿早期为含致病菌的污染物阻塞细支气管,继而形成小血管炎性栓塞,肺组织化脓性炎症、坏死,形成肺脓肿,继而坏死组织液化破溃到支气管内。若脓肿靠近胸膜,可发生局限性纤维蛋白性胸膜炎,引起胸膜粘连。位于肺脏边缘部的张力性脓肿,可破溃到胸膜腔,引起脓胸、脓气胸和支气管-胸膜瘘。

2.继发性肺脓肿

在某些细菌性肺炎、支气管扩张、支气管脓肿、支气管肺癌、肺结核空洞等继发感染所致的继发性肺脓肿,由于病原菌毒力强、繁殖能力快,肺组织广泛化脓、坏死而形成肺脓肿。肺部邻近器官化脓性病变,如膈下脓肿、肾周围脓肿、脊柱脓肿等穿破至肺所形成肺脓肿。支气管异物堵塞,是导致小儿肺脓肿的重要因素。

3.血源性肺脓肿

皮肤外伤感染、疖痈、骨髓炎所致的败血症,脓毒菌栓经血行播散到肺,引起血管栓塞、炎症坏死而形成肺脓肿,致病菌多为金黄色葡萄球菌或链球菌。泌尿道、腹腔或盆腔感染产生败血症可导致肺脓肿,其病原菌常为革兰阴性杆菌或少数厌氧菌。

急性肺脓肿经积极合理抗生素治疗以及充分引流,气管通畅,脓液经气道排出,病变可逐渐吸收,脓腔缩小甚至消失,或仅剩少量纤维瘢痕。若急性肺脓肿治疗不彻底,或支气管引流不畅,导致大量坏死组织残留在脓腔内,炎症持续存在 3 个月以上不能愈合的肺脓肿,则称之为慢性肺脓肿。脓腔周围纤维组织增生,周围细支气管受累导致其变形或扩张;成纤维细胞和肉芽组织增生使脓腔壁增厚。

在肺脓肿形成过程中,坏死组织中存在的血管失去肺组织支持,管壁损伤,部分可形成血管瘤,此为反复中、大量咯血的病理基础。

二、辅助检查

1.血常规

急性肺脓肿患者血常规白细胞计数可达$(20\sim30)\times10^9/L$,中性粒细胞在 90% 以上,核明显左移,常有中毒颗粒。慢性肺脓肿患者血白细胞可稍高或正常,红细胞和血红蛋白减少。血源性肺脓肿患者的血培养可发现致病菌。并发脓胸时,可做胸腔脓液培养及药物敏感实验。

2.影像学检查

(1)胸部 X 线检查:胸部 X 线片早期可见大片浓密模糊浸润阴影,边缘不清或团片状浓密阴影。脓肿形成,脓液排出后,可见圆形透亮区及液平面。经脓液引流和抗生素治疗后周围炎症先吸收,最后可仅残留纤维条索状阴影。如脓肿转为慢性,空洞壁变厚,周围纤维组织增生,邻近胸膜肥厚,纵隔可向患侧移位。血源性肺脓肿典型表现为两肺外侧有多发球形致密阴影,大小不一,中央有小脓腔和气液平面。

(2)肺部 CT:CT 能更准确地定位及发现体积较小的脓肿。

(3)病原学诊断:肺脓肿的病原学诊断依赖于微生物学检查。痰细菌学检查,气道深部痰标本细菌培养可有厌氧菌和(或)需氧菌存在。

(4)纤维支气管镜检查:目前用于经正规治疗病情无改善或高度怀疑支气管内膜癌或存在异物时,有助于明确病因、病原学诊断及治疗。通过活检、刷检及细菌学、细胞学检查获取病因诊断证据,还可进行脓液吸引和病变部位注入抗生素,以提高疗效与缩短病程。

三、治疗原则

肺脓肿的治疗应根据病原体和相应情况进行。治疗的原则是早期应用有针对性的强有力的抗生素,辅以良好的痰液引流。

1.抗生素治疗

一般选用青霉素。肺脓肿的致病厌氧菌中,仅脆弱拟杆菌对青霉素不敏感。对青霉素过敏或不敏感者,可用林可霉素、克林霉素或甲硝唑等药物。开始给药采用静脉滴注,体温通常在治疗后经 $3\sim10$ d 降至正常,然后改为肌内注射或口服。如抗生素有效,宜持续 $8\sim12$ 周,直至胸片上空洞和炎症完全消失,或仅有少量稳定的残留纤维化。若疗效不佳,要注意根据细菌培养和药物敏感实验结果选用有效抗菌药物。

2.引流排痰

可缩短病程,提高疗效。身体状况较好者可采取体位引流排痰;有条件可尽早应用纤维支气管镜冲洗及吸引治疗,脓腔内还可注入抗生素,加强局部治疗。

3.外科治疗

手术适应证:

(1)肺脓肿病程超过 3 个月,经内科治疗病变未见明显吸收并有反复感染或脓腔过大

(直径＞5 cm)不易吸收者。

(2)大咯血内科治疗无效或危及生命者。

(3)并发支气管胸膜瘘或脓胸经抽吸、冲洗治疗效果不佳者。

(4)怀疑肿瘤阻塞时。

四、常见护理诊断/问题

1.体温过高

体温过高与肺组织炎症性坏死有关。

2.清理呼吸道无效

清理呼吸道无效与脓痰黏稠、聚集有关。

3.气体交换受损

气体交换受损与气道内痰液积聚、肺部感染有关。

4.胸部疼痛

胸部疼痛与炎症延及胸膜有关。

5.营养失调(低于机体需要量)

营养失调与肺部感染导致机体消耗增加有关。

五、护理措施

(一)一般护理

1.环境与休息

急性期应绝对卧床休息,患者卧床时教其双手上举,置于床垫上,以助胸部扩张,有利于痰液排出。痰量大、有恶臭者,应注意保持环境清洁、卫生及房间空气流通,必要时应用空气清新剂。护理和治疗尽量安排在同一时间进行,使患者有充足的时间休息。环境应安静舒适。限制探视,使患者保持情绪稳定。

2.饮食与营养

患者应增加营养,给予高蛋白、高维生素、易消化的食物,以增强机体抵抗力。对慢性肺脓肿有消瘦、贫血等表现的患者营养补充更为重要。必要时可给予复方氨基酸等静脉营养。

3.口腔护理

肺脓肿患者高热时间较长,唾液分泌较少,口腔黏膜干燥;又因咳大量脓臭痰,利于细菌繁殖,易引起口腔炎及黏膜溃疡;大量抗生素的应用,易因菌群失调诱发真菌感染。因此要在晨起、饭后、体位引流后、临睡前协助患者漱口,做好口腔护理。

4.保持身体清洁和舒适

因患者发热会大量出汗,因此应给予清洁皮肤,勤更换衣服及床单,以确保皮肤的完整与身体的舒适。

(二)专科护理

1.病情观察

急性肺脓肿起病急、症状明显,应注意观察患者的生命体征、咳嗽、咳痰以及痰液的性质等。肺脓肿患者通过咳嗽可排出大量脓痰,要注意观察痰的颜色、性质、气味和静置后是否分层,准确记录 24 h 痰液排出量。当发现血痰时,应及时报告医师;咯血量大时需严密观察病情变化,准备好抢救药品和用品,嘱患者取患侧卧位,头偏向一侧,警惕大咯血或窒息的突然发生。

2.维持呼吸道通畅

指导患者进行有效咳嗽,促使痰液咳出,必要时可采用雾化吸入、体位引流、拍背等促进痰液的咳出,维持呼吸道通畅。

(1)雾化吸入疗法:利用雾化器将药物加入湿化瓶中,使液体分散成极细的颗粒,吸入呼吸道以增强吸入气体的湿度,达到湿润气道黏膜、稀释气道痰液的作用。在湿化过程中,气道内黏稠的痰液和分泌物可湿化而膨胀,如不及时清除,有可能导致气道阻塞。在吸入疗法过程中,应密切观察病情,协助患者翻身拍背,以促进痰液排出。

(2)体位引流:按病灶部位,协助患者取适当体位,使病灶部位开口向下,利用重力作用,借助有效咳嗽和胸部叩击将分泌物排出体外。引流多在早餐后 1 h,晚餐前及睡前进行,每次10~15 min,引流时防止头晕或意外危险发生,观察引流效果,注意神志、呼吸及有无发绀。对脓痰甚多,且体质虚弱的患者应做监护,以免大量排脓涌出但无力咳出而导致窒息。年老体弱、呼吸困难明显者或在高热咯血期间不宜行体位引流。

必要时,应用负压吸引器经口吸痰或支气管镜吸痰。痰量不多,中毒症状严重,提示引流不畅,应积极进行体位引流。

(3)叩击法:通过叩击震动背部,间接地使附在肺泡周围及支气管壁的痰液松动脱落。

3.脓胸患者的护理

(1)遵医嘱合理应用抗生素。

(2)协助实施胸腔闭式引流置管术,根据引流管及引流瓶的种类实施护理。

(3)胸腔闭式引流护理:对距胸壁较近的肺脓肿应及早行经皮闭式引流治疗。护理要点包括:准确记录每日引流量,观察引流液颜色,引流瓶内液应每天更换无菌蒸馏水或生理盐水,要保持引流管的密闭状态,防止引流液倒流和引流管开放,以防气体进入胸腔。避免脓栓坏死物等阻塞引流管,定时挤压胸引流管,必要时用生理盐水冲洗引流管。注意观察引流口皮肤,必要时涂氧化锌软膏,防止发生皮炎。

(4)合理安排体位:取半坐卧位,以利呼吸和引流,有支气管胸膜瘘者取患侧卧位,以免脓液流向健侧或发生窒息。减轻疼痛,增加舒适感。

当移动或更换体位时应避免牵引加重疼痛。止痛药的使用应以不会抑制呼吸或咳嗽反射,而减轻疼痛为原则。鼓励患者有效地咳嗽、排痰、吹气球、呼吸功能训练,促使肺充分膨胀,增加通气容量。

(5)高热者给予冷敷、酒精擦浴等物理降温措施,鼓励患者多饮水,必要时应用药物降温。

(6)定期检查穿刺点伤口敷料情况,定时换药,保持伤口敷料干燥清洁。

(三)药物护理

肺脓肿患者应用抗生素时间较长,应向患者强调坚持治疗的重要性、疗程及可能出现的不良反应,使患者坚持治疗。用药期间密切观察药物疗效及不良反应。

(四)心理护理

肺脓肿患者经常因咳出大量脓痰而对个体产生不良刺激,导致患者出现焦虑、忧郁。对此,护士应给予极大的关心,讲解疾病治疗的过程、配合方法,指导患者进行心理放松训练及有效咳嗽、咳痰技巧,减轻焦虑、紧张情绪,增加战胜疾病的信心,增强自信心。

（五）健康教育

1.疾病预防指导

指导患者不要过度疲劳,定期到医院复诊,遵医嘱用药。患者应彻底治疗口腔、上呼吸道慢性感染病灶,如龋齿、化脓性扁桃体炎、鼻窦炎、牙周溢脓等,以防止病灶分泌物吸入肺内诱发感染。重视口腔清洁,经常漱口,预防口腔炎的发生。积极治疗皮肤外伤感染、疖痈等化脓性病灶,不挤压疖痈,防止血源性肺脓肿的发生。

2.疾病知识指导

向患者说明肺脓肿抗菌治疗的重要性及治疗疗程应足够长,以预防复发。采取体位引流的患者应向其说明重要性、目的及注意事项。指导患者练习深呼吸,鼓励患者以有效咳嗽方式进行排痰,保持呼吸道通畅,及时排出呼吸道异物,防止吸入性感染,促进病变愈合。患者出现高热、咯血、呼吸困难等表现时应警惕大咯血、窒息的发生,需立即就诊。

（徐　静）

第二章　消化内科疾病护理

第一节　胃食管反流病

胃食管反流病是指胃、十二指肠内容物反流入食管引起胃灼热等症状,可引起反流性食管炎以及咽喉、气道等食管邻近的组织损害。

一、临床表现

(一)胃灼热和反流

胃灼热和反流是本病最常见的症状。胃灼热和反流常在餐后 1 h 出现,卧位、弯腰或腹压增高时可加重,部分患者胃灼热和反流症状可在夜间入睡时发生。

(二)胸痛

疼痛发生在胸骨后。严重时可为剧烈刺痛,可放射到后背、胸部、肩部、颈部、耳后,有时酷似心绞痛。吞咽困难可呈持续性或进行性加重。有严重食管炎或并发食管溃疡者,可伴吞咽疼痛。

(三)食管处的刺激症状

咽喉炎、慢性咳嗽和哮喘。

二、诊断

胃食管反流病的诊断如下。

(1)有反流症状。

(2)内镜下可能有反流性食管炎的表现。

(3)内镜检查如发现有反流性食管炎并能排除其他原因引起的食管病变,本病诊断可成立。

三、治疗

(一)一般治疗

改变生活方式与饮食习惯,并加用抗反流治疗。

(二)药物治疗

(1)胃肠促动药:如多潘立酮、莫沙必利、依托必利等。

(2)抑酸药:H_2 受体拮抗药如西咪替丁、雷尼替丁、法莫替丁等。疗程 8～12 周。

(3)质子泵抑制药:包括奥美拉唑、兰索拉唑、泮托拉唑、雷贝拉唑和埃索美拉唑等。适用于症状重、有严重食管炎的患者。疗程 4～8 周。

(4)抗酸药仅用于症状轻、间歇发作的患者作为临时缓解症状用。

(三)抗反流手术治疗

不同术式的胃底折叠术。

四、护理措施

(一)一般护理措施

(1)向患者介绍胃食管反流病的基本知识,让患者了解疾病的发展过程和预后。

(2)应避免精神刺激,少食多餐,选择高蛋白、高纤维、低脂肪饮食为主,不宜过饱,特别是晚餐,睡前禁食。忌烟酒和咖啡等刺激性食物。宜选择新鲜蔬菜、水果、瘦肉、鱼、鸡蛋清、牛奶和各种大豆制品等,增加维生素 A、维生素 C 及蛋白质的摄入。餐后不要立即平躺,睡眠时将床抬高,以减少胃酸反流的机会。

(3)过度肥胖者会增大腹压而促成反流,所以防治胃食管反流病应避免摄入促进反流的高脂肪食物,建议积极锻炼身体,可选择慢跑、散步、健身操、太极拳等运动,增强体质,减轻体重。

(4)睡觉时将床头抬高 20～30 cm。这对夜间平卧时的反流甚为重要,利用重力来清除食管内的有害物。

(5)避免生活中长久增加腹压的各种动作和姿势,平常不过度弯腰、穿紧身衣裤、扎紧腰带等,有助于防止胃食管反流病发作。

(6)按时作息,保证充足睡眠。重视季节变化对病情的影响,避免受凉。

(7)戒烟、戒酒,少食巧克力和咖啡等。

(二)反流护理措施

(1)应将床头抬高 15～20 cm,使床头至床尾有一个斜形坡度,这样即使反流也能较快消除。

(2)避免睡前 2 h 内进食,白天进餐后亦不宜立即卧床。

(3)注意减少一切引起腹压增高的因素,如肥胖、便秘、紧束腰带等。

(4)按医嘱使用降低反流物刺激的药物。改善食管下端括约肌的功能,餐前 15～30 min 服用甲氧氯普胺或多潘立酮,可增加食管下段括约肌的压力,加速胃的排空,减少反流。

(5)避免应用降低 LES 压的药物及引起胃排空延迟的药物。如一些老年患者同时合并有心血管疾患而服用硝酸甘油制剂或钙拮抗药可加重反流症状,应适当避免。

一些支气管哮喘患者如合并胃食管反流可加重或诱发哮喘症状,尽量避免应用茶碱及多巴胺受体刺激药。

(三)治疗过程中可能出现的情况及应急措施

1.食管狭窄

(1)炎症反复发作致使纤维组织增生,导致瘢痕狭窄,是严重食管炎的表现,常见于食管远端。

(2)临床表现:下咽障碍、进餐费劲、进餐时间增长、食物嵌顿、恶心、呕吐等,严重者体重下降。

(3)为了解决食管狭窄的痛苦,缓解吞咽困难,延长患者寿命。采用食管扩张术及食管支架置入术。

2.出血与穿孔

(1)食管黏膜炎症、糜烂、溃疡均可导致上消化道出血,患者表现为呕血、黑便以及不同程度贫血。一般为少量出血,当食道溃疡时可有大出血,偶可有食道穿孔。

(2)食管支架置入术后 1 周,尤其是第 1～3 d 应严密观察病情变化,如出现胸骨后剧烈疼痛、气胸、皮下血肿、呕血、黑便或吞咽困难未能缓解等情况时,应考虑可能发生上述并发症,要通知医师,必要时需手术治疗。

(3)为了预防胃酸反流及出血,术后即给制酸药,如洛赛克 20～40 mg,每晚 1 次,同时服用胃黏膜保护药。

(四)健康教育

1.简介疾病知识

胃食管反流病为慢性疾病,是消化系统一种常见病、多发病,主要因胃内容物反流入食管而产生的临床症状群,如胃灼热、反酸、非心源性胸骨后疼痛和(或)组织病理学有改变者。胃食管反流病的复发率/再发率很高,其原因可能是现有的大部分治疗都是针对病理学的结果,而非针对其主要病因学进行治疗。该病主要病因是一种还不十分了解的、可能起源于机械学和电学的机制。

因此当食管下段括约肌受到一定程度的损伤后,抑酸治疗可减轻症状并使损伤部位或已经形成的瘢痕组织保持一个稳定的状态,但胃、幽门瓣和食管下段括约肌的动力异常却依然持续存在。

2.饮食指导

(1)尽量选择清淡、柔软、易消化的食物,避免食用油腻、煎炸及腌制食物。可以适当进些面食,如馒头、面条等,需要说明适当吃些猪瘦肉、鸡肉、鱼肉一般不会加重病情,反而对补充营养有好处。

(2)少食用延缓胃排空的食物,主要包括一些质地黏腻的食物,如粽子、年糕、元宵、酒酿等。

(3)少食用对胃黏膜有明显刺激的食物,主要指过冷、过热、过酸、过甜食物及辛辣刺激食物,其中包括大葱、大蒜、糖果等。对于酒、咖啡、浓茶等对胃有明显刺激的饮品必须格外注意,尽量少饮用。

(4)少食用粗粮、坚果(包括开心果、瓜子、栗子等)、各种零食、膨化制品、奶油蛋糕、巧克力等。这些食物会刺激胃黏膜,增加反流机会。

(5)蔬菜一般不会引起或加重反流,可自行选择使用,但对于韭菜、香菜、蚕豆等中医认为可能导致上火或疾病复发的蔬菜要适当控制。

(6)水果一般不会引起或加重反流,但每次食用的水果不可过多过杂,不可过冷过甜,如香蕉、甘蔗等最好避免食用。

(7)餐后尽量不要剧烈活动,尽量减少弯腰、下蹲、收腹等姿势,而选择放松、舒缓的活动方式,如散步。当然,绝对不允许餐后睡、卧、久坐等行为。

(8)实在条件不允许,可轻轻抚摩上腹部,以有助于胃内食物下行排空。

3.心理指导

(1)疾病的痛苦会使患者产生焦虑、抑郁等负性情绪,护理人员应对患者及其家属做好心理指导,加强与患者沟通,注意患者的情绪改变,指导患者学会自我疏泄的方法。与患者建立良好的护患关系,耐心帮助患者,以亲切、真诚、理解和支持的态度对待患者,让患者感受到自己是被关心和接纳的。

(2)护士采用口头、小册子或讲座等形式向患者讲解有关治疗方案、药物的主要不良反应及药物的量,告知患者应在何种情况下就医,并尽量不要进食可影响食管动力和降低食管下括约肌压力的药物,使患者减轻心理压力与不良情绪。同时鼓励患者积极参与集体活动,从而增强其社会适应能力。

(3)若患者出现躯体化症状时,医护人员应高度关注,及时进行体格检查以客观评价,即使是由心理因素导致的症状,护士也应细心倾听与理解,必要时以安慰剂解除患者症状。患者应减少白天卧床时间,适当增加活动时间,从而转移患者的注意力,减少其对疾病的过分担忧与注意。

4.出院指导

(1)饮食均衡,多吃蔬菜、水果,保持大便通畅,防止便秘,避免腹压增加诱发反流。戒烟节酒,少量多餐,避免饱餐及摄入过多促进反流和胃酸过量分泌的高脂肪食物。避免过多进食刺激胃酸分泌的食物,如巧克力、薄荷、浓茶、碳酸饮料等。过烫、烤炙、油炸加工的食物可直接刺激甚至损伤食管黏膜导致反流的发生。

(2)鼓励患者适当咀嚼口香糖,通过正常吞咽动作改善食管清除功能,增加唾液分泌量以刺激吞咽功能,协调食管的运动功能。

(3)睡眠时抬高床头 15～20 cm,利用重力作用改善平卧位食管的排空功能。某一角度的体位,比如身体屈曲、鞠躬、头低位等姿势时,可能诱发或加剧胃食管反流患者的症状,睡前3 h避免进食以减少睡眠期间的胃酸分泌和 LES 短暂松弛。

(4)按医嘱定时服药,不可擅自加量或减量。

(5)保持心情舒畅,避免过喜过悲,勿急躁,减少不良情绪影响,心态平和。

(6)定期复查,如有不适,及时就诊。

(孙海霞)

第二节　急性胃炎

急性胃炎(acute gastritis)是由多种病因引起的急性胃黏膜炎症。临床上急性发病,常表现为上腹部症状。内镜检查可见胃黏膜充血、水肿、出血、糜烂(可伴有浅表溃疡)等一过性病变。病理组织学特征为胃黏膜固有层见到以中性粒细胞为主的炎症细胞浸润。

一、病因

1.药物

最常引起的药物是非甾体消炎药(non-steroid anti-inflammatory drug,NSAID),阿司匹林、吲哚美辛、布洛芬、吡罗昔康等。此外,皮质类固醇、某些抗生素、氯化钾、洋地黄和抗代谢类药物等,均可引起胃黏膜糜烂。

2.急性应激

急性应激可由各种严重脏器疾病、严重创伤、大面积烧伤、大手术、颅脑病变和休克,甚至精神心理等因素引起。

3.急性感染

某些细菌、病毒或其毒素可造成胃黏膜的急性炎症。如 α-链球菌、葡萄球菌或大肠埃希菌感染可引起急性化脓性胃炎；幽门螺杆菌（Hp）感染也可引起急性胃炎（acutegastritis）。

4.胆汁和胰液的反流

常见于 Billroth Ⅱ 式胃切除术后，胆汁和胰液中的胆盐、磷脂酶 A 和其他胰酶破坏残胃黏膜，产生多发性糜烂。

5.其他

如胃内异物、胰腺癌放疗后引起的物理性损伤、腹腔动脉栓塞治疗后血管闭塞等均可导致急性胃炎的发生。

二、护理评估

(一)健康史

询问患者有无急性细菌、病毒等感染史；发病前是否服用过能引起胃黏膜损害的药物如阿司匹林、铁剂、抗肿瘤药及抗生素等；机体是否处于应激状态，如严重的脏器疾病、大手术、大面积烧伤、休克或颅内病变等。

(二)身体状况

常有上腹痛、胀满、恶心呕吐和食欲缺乏，严重者可有呕血、黑便、发热、脱水、酸中毒甚至休克。

部分患者可无症状。药物或应激性引起者，有时以突然黑便或呕血为首发症状。细菌及其毒素污染食物引起的常伴有急性肠炎，故腹泻也是突出的症状。体检时上腹部可有不同程度的压痛。

(三)辅助检查

1.血常规检查

细菌感染者白细胞及中性粒细胞升高。出血明显者因为血液浓缩，近期内红细胞及血色素正常或升高，待补充血容量后较前下降。

2.大便及呕吐物隐血试验

有出血者可呈阳性。

3.胃镜检查

胃镜检查一般应在出血后 24～48 h 内进行，但对病因未明大出血者常在病床边行急诊胃镜检查以明确病因或在胃镜直视下止血治疗。镜下可见胃黏膜多发性糜烂、出血和水肿，表面时有黏液或炎性渗出物附着。本病的确诊有赖于纤维胃镜检查。

4.X 线钡餐造影检查

出血完全停止后进行。但一般诊断价值不高。

(四)心理-社会状况

评估患者的心理状态，是否存在因对疾病知识缺乏了解及解黑便等情况产生焦虑情绪，害怕胃镜检查时的疼痛感及结果，另外，因停药引起原有疾病的复发或者加重等情况均可带给患者精神上的困扰。

(五)处理原则

1.去除病因

因药物引起的应立即停止用药；有急性应激者，在积极治疗原发病的同时可使用抑制胃酸分泌的药物，以预防急性胃黏膜损害的发生。

2.对症治疗

有恶心、呕吐、腹痛、出血等情况应予禁食、止吐、解痉、止血等对症治疗。

3.杀 Hp 治疗

对因 HP 感染的急性胃炎应予三联抗菌治疗。

三、常见护理诊断/问题

(1)知识缺乏:缺乏有关本病的防治知识及胃镜检查知识。

(2)营养失调:低于机体需要量与消化不良、恶心、呕吐、出血等有关。

(3)焦虑与消化道出血及担心原发疾病复发或加重等有关。

(4)潜在并发症上消化道大出血等。

四、护理措施

(一)一般护理

1.休息与活动

提供安静舒适的环境,注意休息,减少活动,急性应激造成者或有出血倾向的患者应卧床休息。

2.饮食指导

急性大出血或呕吐频繁者应禁食,一般可进少渣、温凉流质或半流质饮食。有少量出血者可给米汤、藕粉等以中和胃酸,有利于黏膜的修复。但急性期一般不主张应用牛奶或红枣汤,因容易引起胀气、腹泻等情况,红枣也有活血功能影响止血效果。应指导患者建立合理良好的饮食习惯,应定时有规律进餐,不可暴饮暴食。

3.去除病因和诱因

停服对胃黏膜有刺激的食物和药物。保持口腔卫生,尤其是禁食期间应做好口腔护理。

(二)病情观察

注意观察生命体征及腹部体征情况,呕吐物及大便颜色、量、性状等变化。有无腹胀、腹痛、嗳气、恶心、呕吐等情况,出血者血压、脉搏是否稳定,大便是否转黄等。

(三)用药护理

遵医嘱给患者用制酸剂、保护胃黏膜药物、根除 Hp 感染的药物,观察药物疗效及不良反应。临床应用的制酸剂以质子泵抑制剂为主,如奥美拉唑、泮托拉唑、奥西康、埃索美拉唑(耐信)等针剂及片剂。而 H_2 受体阻滞剂,如法莫替丁等已较少应用于临床。这类药物的口服制剂应空腹服用(饭前或睡前服)。不能去除胶囊服药。而针剂一般有专用溶媒溶解,要求 $20\sim60$ min 滴入,不易过快,以免引起恶心头晕等不适,但奥美拉唑只能静推,要求缓慢注射至少 2.5 min。同时,应注意该类针剂溶解和稀释后必须在 4 h 内使用,因此要现配现用。胃黏膜保护制剂因不同药物其服法也不同,如达喜(铝碳酸镁)片应在饭后 $1\sim2$ h 嚼碎后服用或胃部不适时服用,其不良反应主要是大剂量服用可导致软糊状便和大便次数增多;硫糖铝片则应在餐前 1 h 及睡前嚼碎后服用,其不良反应较常见的是便秘。用于幽门螺杆菌感染的抗生素一般用三联药物。

(四)心理护理

帮助患者熟悉有关疾病的防治知识,了解其心理动态,及时解答患者的疑问,做好心理疏导,解除其紧张、焦虑心理。

(五)健康指导

根据患者的具体情况向患者及家属介绍急性胃炎的病因,如避免使用胃黏膜刺激性药物,必须使用时应同时使用制酸剂保护胃黏膜;进食有规律,避免过冷、过热、过辣等刺激性食物及浓茶、咖啡等饮料;戒烟酒。

(徐　静)

第三节　慢性胃炎

慢性胃炎(chronic gastris)是以淋巴细胞和浆细胞浸润为主的胃黏膜慢性炎症性病变,活动期时可见中性粒细胞浸润增多。按解剖部位分为慢性胃窦胃炎(B型胃炎)和慢性胃体胃炎(A型胃炎)。

一、病因

病因尚未完全阐明,常见病因如下。

1.物理因素

长期因浓茶、烈酒、咖啡,食过热、过冷、过于粗植的食物,可导致胃黏膜的损伤。

2.化学因素

长期大量服用非甾体类药物,如阿司匹林、吲哚美辛等可抑制胃黏膜前列腺素的合成,破坏黏膜屏障,吸烟烟雾中的尼古丁不但可影响黏膜的血液循环,还可导致幽门括约肌功能紊乱,造成胆汁反流,各种原因的胆汁反流均可破坏黏膜屏障。

3.生物因素

细菌尤其是幽门螺杆菌感染,与慢性胃炎密切相关。其主要机制是:幽门螺杆菌呈螺旋形,具有鞭毛结构,可在黏膜层中自由活动,并与上皮组织紧密接触,直接清洗胃黏膜;幽门螺杆菌产生多种酶及代谢产物,如尿素酶及其代谢产物氨、过氧化物歧化酶、蛋白溶解酶、磷脂酶A等,可破坏胃黏膜;细胞毒素(cytotoxin)可致细胞空泡变性;幽门螺杆菌抗体可造成免疫损伤。

4.免疫因素

慢性萎缩性胃炎患者的血清中能检出壁细胞抗体(PCA)和内因子抗体(IFA),其使壁细胞破坏,造成胃酸和内因子减少或丧失,最后引起维生素 B_{12} 吸收不良导致恶性贫血。

5.其他

心力衰竭、肝硬化并发门静脉高压可引起慢性胃炎,糖尿病、甲状腺疾病、慢性肾上腺皮质功能减退、肝肾综合征等患者常同时伴有萎缩性胃炎。

二、护理评估

1.健康史

询问患者有无咽部的慢性感染病灶,或存在幽门螺杆菌感染;有无削弱胃黏膜屏障功能的因素如不规则饮食、嗜酒、服用非甾体抗炎药、十二指肠液反流、营养不良等。

2. 身体状况

缺乏特异性症状,主要表现为持续性或者进食后上腹部饱胀不适或疼痛、嗳气、反酸、食欲减退,部分患者也可出现上腹部节律性疼痛,也可无任何症状。有胃黏膜糜烂者,可反复少量出血或大出血,长期少量出血可引起缺铁性贫血。体检:可有上腹部轻度压痛。部分患者无明显体征。

3. 辅助检查

(1)实验室检查:①胃液分析:A 型胃炎均有胃酸缺乏。B 型胃炎胃酸正常,有时增多。大量 G 细胞被破坏时胃酸可降低。此法临床上少用。②血清学检查:A 型胃炎促胃液素水平明显增高,抗壁细胞抗体和抗内因子抗体均可测得。B 型胃炎者根据 G 细胞破坏程度,血清促胃液素水平有不同程度下降,抗壁细胞抗体或可测得,但滴度低。此法临床上少用。③幽门螺杆菌检查:可通过以下六种方法进行检查:a. 胃黏膜直接涂片或组织切片。b. 快速尿素酶试验:因其灵敏度和特异性均很高且价廉简便,临床上应用最多,是胃镜检查侵入性诊断法。一般为进食 2 h 后才可检查。临床上常用于杀 Hp 后的复查项目。c. 多聚酶联反应法(PCR 法)。

(2)胃镜检查是最可靠的诊断胃炎的方法:①浅表性胃炎:黏膜充血、水肿呈花瓣状红白相间的改变,可有局限性糜烂和出血点。②萎缩性胃炎:黏膜可呈淡红色、灰黄色或者灰绿色,重度萎缩呈灰白色,皱襞变细、平坦,黏膜下血管透见。③慢性糜烂性胃炎:又称疣状胃炎,主要表现为胃黏膜出现多个疣状、膨大皱襞状或丘疹样隆起,直径为 5～10 mm,顶端可见黏膜缺损或脐样凹陷,中心有糜烂,隆起周围多无红晕,以胃窦部多见。

4. 心理-社会状况

评估患者及家属心理状态。因病情呈慢性经过,症状有时不明显,有时又持续存在,患者往往怀疑自己患"胃癌"而产生忧虑、焦急的情绪,四处求医,忽视那些致病因素。

5. 处理原则

慢性胃炎尚无特效疗法,无症状者无须治疗。主要采取消除病因、缓解症状、控制胆管系统感染防治胆汁反流、纠正低胃酸及短期抗菌(杀 Hp)治疗,有癌变可疑者考虑手术治疗。另外,也可以行中医药治疗。

三、常见护理诊断/问题

(1)疼痛与胃黏膜炎症有关。

(2)营养失调:低于机体需要量,患者消瘦、贫血,与畏食、消化吸收不良等有关。

(3)缺乏有关胃炎的病因和防治知识。

四、护理措施

1. 一般护理

(1)饮食:鼓励患者少量多餐,予高热量、高蛋白、高维生素、易消化饮食,避免摄入刺激性食物,戒烟酒。向患者说明摄取足够营养的重要性,与患者共同制订饮食计划,指导患者及家属改进烹饪技巧,变化食物的色、香、味,刺激患者食欲。胃酸低者,食物应完全煮熟后食用,以利于消化吸收,并给刺激胃酸分泌的食物,如肉汤、鸡汤等;高胃酸者应避免酸性、多脂肪食物;易胀气患者,应避免进大豆等易产气食物。保持进食环境清洁,空气新鲜,温度适宜。避免在进食中讨论重要事情、争吵唠叨等不良刺激影响食欲。鼓励患者晨起、睡前、进食前后刷牙或漱口以保持口腔清洁,以促进食欲。

(2)休息与保暖:生活有规律,注意劳逸结合,避免过度疲劳。急性活动期应注意休息,提供安静、舒适环境,安排舒适体位以减轻腹部不适。注意腹部保暖以缓解腹痛,必要时予针灸穴位及热敷腹部止痛。

(3)祛除病因和诱因:不服用对胃黏膜有刺激的食物、药物。

2.病情观察

观察腹部不适、恶心呕吐、反酸、嗳气等症状有无改善,腹痛有无缓解,定时测量体重、血红蛋白等情况,以了解病情。

3.用药护理

Hp 阳性者应予抗菌治疗。

4.心理护理

患者因症状反复出现,不了解病情而产生焦虑、恐惧、不安等,应及时向患者讲解有关知识,及时了解其心理,如部分患者因担心自己得了"胃癌",则应劝慰解释,以解除患者的心理负担。

5.健康指导

(1)向患者及家属讲解有关病因,并指导患者避免诱发因素,如患者平时生活要有规律,劳逸结合。保持身心愉快,加强营养,注意饮食卫生,养成良好的饮食习惯。避免使用对胃黏膜有刺激的药物,戒烟、酒。

(2)指导患者按时、足量、足疗程服用抗菌药物及制酸剂、胃黏膜保护剂,并向患者介绍药物的不良反应及处理方法。定期门诊复查。

(徐　静)

第四节　胃、十二指肠溃疡

消化性溃疡主要指发生于胃和十二指肠黏膜的慢性溃疡,即胃溃疡(GU)和十二指肠溃疡(DU)。全世界约有 10% 的人口一生中患过此病。临床上 DU 较 GU 多见,两者之比为 3:1。DU 好发于青壮年,GU 的发病年龄一般较 DU 约迟 10 年。秋、冬和冬、春之交是本病的好发季节。

一、病因及病理

(一)病因

消化性溃疡病因较为复杂,发病原理迄今尚未完全阐明。主要认为是由于对胃十二指肠黏膜有损害作用的侵袭因素与黏膜自身防御-修复因素之间失去平衡的结果。

1.胃酸和胃蛋白酶的消化作用

消化性溃疡的最终形成是由于胃酸/胃蛋白酶对黏膜自身消化所致,而胃酸又在其中起主要作用。只有在正常的黏膜防御和修复功能遭到破坏时,胃酸的损害作用才会发生。胃酸分泌受迷走神经和促胃液素的调控,应激和心理因素可刺激迷走神经中枢过度兴奋。当胃液 pH 为 1.5～2.5 时,胃蛋白酶消化蛋白质的作用最强。

2.幽门螺杆菌感染

Hp 感染是消化性溃疡发病的主要原因。GU 与 DU 患者的 Hp 感染率分别高达 80% 和 90%。根除 Hp 可促进溃疡愈合和显著降低复发率。目前认为 Hp 的致病原因是:Hp 凭借尿素酶、磷脂酶和蛋白酶、黏液酶、空泡毒素(VacA)蛋白或细胞毒素相关基因(CagA)蛋白等毒力因子的作用,在胃黏膜定植,诱发局部炎症反应和免疫反应,损害黏膜上皮细胞。同时 Hp 感染使胃窦 D 细胞数量减少,生长抑素分泌亦减少,使之对 G 细胞释放促胃液素的抑制作用减弱,引起高促胃液素血症,导致胃酸分泌过多。总之,HP 感染引起黏膜损害和胃酸分泌过多是形成溃疡的重要病因。

3.非甾体消炎药(NSAID)

服用 NSAID 患者发生消化性溃疡及其并发症的危险性显著高于普通人群。NSAID 可直接作用于胃、十二指肠黏膜,透过细胞膜弥散入黏膜上皮细胞内,细胞内高浓度 NSAID 产生细胞毒而损害胃黏膜屏障。NSAID 还可通过抑制胃黏膜生理性前列腺素 E 合成,削弱后者对黏膜的保护作用。

4.胃黏膜屏障

黏膜的防御-修复因素包括:①黏膜-碳酸氢盐屏障;②黏膜屏障;③黏膜血流;④前列腺素和表皮生长因子等。NSAID、糖皮质激素、胆汁酸盐、酒精类可破坏胃黏膜屏障。此外,机械性损伤、胃壁缺血、营养不良等因素可减弱黏膜的屏障功能。GU 的发生主要与胃黏膜屏障受损有关。

5.其他因素

(1)吸烟:可能与吸烟增加胃酸分泌、减少十二指肠碳酸氢盐分泌、降低幽门括约肌张力和增加黏膜损害性氧自由基等因素有关。

(2)遗传因素:消化性溃疡有家庭聚集现象,O 型血者易得 DU。

(3)胃十二指肠运动异常:部分 GU 患者胃排空延缓,可引起十二指肠液反流入胃而损伤胃黏膜;部分 DU 患者胃排空增快,可使十二指肠酸负荷增加。

(4)应激急性应激:可引起应激性溃疡,长期精神紧张、焦虑或情绪容易波动的人或过度劳累,可能通过神经内分泌途径影响胃十二指肠分泌、运动和黏膜血流调节,而使溃疡发作或加重。

(二)病理

消化性溃疡大多是单发,也可多个,呈圆形或椭圆形。DU 多发生在球部,前壁比较常见;GU 多在胃角和胃窦部的小弯侧。GU 直径多小于 1 cm,DU 则稍大。溃疡浅者累及黏膜肌层,深者则可贯穿肌层,甚至浆膜层,穿破浆膜层时可致穿孔,血管破溃可引起出血。溃疡边缘常有增厚,基底光滑、清洁,表面覆有灰白或灰黄色纤维渗出物。

二、护理评估

(一)健康史

询问患者有无导致胃黏膜屏障功能下降的因素,如幽门螺杆菌感染、长期服用非甾体消炎药、喜食刺激性食物、十二指肠液反流、嗜烟酒等,以及机体是否处于应激状态,如发生严重创伤、休克、烧伤或脑血管意外等。这些因素损害局部黏膜的防御/修复机制,破坏胃黏膜屏障及胃酸的分泌规律,均可引起消化性溃疡的发病和复发。

(二)身体状况

1.症状

(1)消化性溃疡三大特征:①慢性反复发作:病史可达几年、十几年。②周期性发作:发作期与缓解期相互交替,缓解期长短不一,可以是几周、几月或几年。多在秋冬、冬春之交发作,有季节性。也可因精神与情绪不佳、饮食不节、服药不当而诱发。③节律性上腹疼痛:为本病特征。上腹疼痛多为钝痛、灼痛、胀痛,有的仅饥饿样不适感,少数为剧痛。典型患者呈节律性疼痛:DU 患者在餐后 3~4 h 发作,持续至进餐或服药才缓解,半数患者有午夜痛。GU 患者约在餐后 0.5~1 h 出现,至下次餐前消失,午夜痛不如 DU 多见。

(2)其他:尚可有反酸、嗳气、恶心、呕吐、食欲减退等消化不良症状,也可有失眠、多汗、脉缓等自主神经功能失调表现。少数患者可无症状,以出血、穿孔等并发症为首发症状。

2.体征

溃疡活动期可有剑突下固定而局限的压痛点,缓解期则无明显体征。

3.并发症

(1)出血:15%~25%的患者会发生。常因服用 NSAID 而诱发,部分患者(10%~25%)以上消化道出血为首发症状。出血引起的临床表现取决于出血的速度和量,轻者表现为黑便、呕血,重者出现周围循环衰竭,甚至低血容量性休克。

(2)穿孔:见于 2%~10%的病例。消化性溃疡穿孔的后果有 3 种:①溃疡穿透浆膜层达腹腔致弥散性腹膜炎,称游离穿孔;②溃疡穿透并与邻近实质性器官相连,称为穿透性溃疡;③溃疡穿孔入空腔器官形成瘘管。游离穿孔引起突发的剧烈腹痛,多自上腹开始迅速蔓延至全腹,腹肌呈板样僵直,有明显压痛和反跳痛,肝浊音区消失,肠鸣音减弱或消失,部分患者出现休克。穿透性溃疡所致的症状不如游离穿孔剧烈,往往表现为腹痛规律发生改变,变得顽固而持久。

(3)幽门梗阻:见于 2%~4%的病例,大多由 DU 或幽门管溃疡引起。急性梗阻多因炎症水肿和幽门部痉挛所致,梗阻为暂时性,随炎症好转而缓解。慢性梗阻主要由于溃疡愈合后瘢痕收缩而呈持久性。

幽门梗阻使胃排空延迟,患者可感上腹饱胀不适,疼痛于餐后加重,且有反复大量呕吐,呕吐物呈酸腐味的宿食,大量呕吐后疼痛可暂缓解。严重频繁呕吐可致失水、低氯、低钾和碱中毒,常继发营养不良。上腹饱胀和逆蠕动的胃型,以及空腹时检查胃内有振水音、抽出胃液量大于 200 mL,是幽门梗阻的特征性表现。

(4)癌变:少数 GU 可发生癌变,癌变率在 1%以下,DU 癌变则极少见。对长期 GU 病史,年龄在 45 岁以上,经严格内科治疗经 4~6 周症状无好转,大便隐血试验持续阳性者,应怀疑是否癌变,需进一步检查和定期随访。

(三)辅助检查

1.实验室检查

上消化道出血者血常规可有红细胞、血红蛋白减少。大便隐血试验阳性提示溃疡有活动,如 GI 患者持续阳性,应怀疑癌变的可能。

幽门螺杆菌检测方法主要包括快速尿素酶试验、组织学检查、^{13}C 或 ^{14}尿素呼气试验和血清学试验等。其中，^{13}C 或 ^{14}C 尿素呼气试验检测 HP 感染的敏感性和特异性均较高，常作为根除治疗后复查的首选方法。取胃液分析基础胃酸分泌量（BAO）和最大胃酸分泌量（MAO）是否增高。

2.影像学检查

X 线钡餐检查消化性溃疡的直接征象是龛影，对溃疡诊断有确诊价值。

3.内镜检查

纤维胃镜可直接观察溃疡部位、病变大小、性质，并可在直视下取活组织做病理检查和 HP 检测。其诊断的准确性高于 X 线钡餐检查。

（四）心理-社会状况

消化性溃疡患者常因病程呈慢性经过、反复发作，产生悲观、茫然的情绪；也可因发病时间长，时好时坏而不当作一回事，不重视治疗和保健；当发生严重并发症时，患者自感危及生命，常有焦虑不安或恐惧感。

（五）处理原则

消化性溃疡治疗的目的在于消除病因、控制症状、愈合溃疡、防止复发和预防并发症。

1.一般治疗

生活有规律，劳逸结合，避免精神紧张，必要时可给镇静药。定时进餐，避免粗糙、辛辣、过咸食物及烈酒、浓茶、咖啡等饮料，戒烟。

2.药物治疗

（1）根除 Hp 的治疗方案：大体上可分为以质子泵抑制剂（PPI）为基础和以胶体铋剂为基础的两类方案。一种 PPI（奥美拉唑、兰索拉唑）或一种胶体铋剂加上克拉霉素、阿莫西林、甲硝唑、呋喃唑酮 4 种抗菌药物中的 2 种，组成三联疗法方案。初次治疗失败患者，可用 PPI、胶体铋剂和两种抗菌药物的四联疗法。

（2）抑制胃酸分泌药：目前常用的有 H_2 受体拮抗剂（H_2RA）和 PPI 两大类。常用的 H_2RA 有西咪替丁、雷尼替丁、法莫替丁和尼扎替丁，因药物在肝脏代谢，经肾脏排出，肝肾功能不全者慎用或减量。目前已用于临床上的 PPI 有奥美拉唑、兰索拉唑、泮托拉唑和拉贝拉唑四种，PPI 致使壁细胞膜 H^+K^+-ATP 酶失去活性，其抑制胃酸分泌的作用最强，且持久。

（3）胃黏膜保护剂：主要有硫糖铝、枸橼酸铋钾和前列腺素类药物米索前列醇三种。通过与黏膜渗出的蛋白结合并在黏膜表面形成保护膜，阻止胃酸和胃蛋白酶对溃疡面的侵袭，而促进内源性前列腺素合成和刺激表皮生长因子分泌。枸橼酸铋钾除了具有硫糖铝类似的作用机制外，尚有较强的抗 Hp 作用。铋剂在体内有积蓄作用，肾衰竭者不宜长期服用。米索前列醇具有抑制胃酸分泌、增加胃十二指肠黏膜黏液-碳酸氢盐分泌和增加黏膜血流的作用，但可引起子宫收缩，孕妇忌服。

三、常见护理诊断/问题

（1）疼痛与胃、十二指肠溃疡刺激有关。

（2）焦虑与病情反复发作或发生严重并发症等有关。

（3）营养失调：低于机体需要量与上腹部疼痛、食欲缺乏等有关。

（4）知识缺乏：缺乏合理饮食、健康生活行为方式及相关自我护理的知识。

（5）潜在并发症上消化道出血、急性穿孔、幽门梗阻及癌变。

四、护理措施

（一）一般护理

1. 休息与活动

疼痛剧烈时嘱患者卧床休息，并为患者创造舒适良好的休息环境；情况许可的患者鼓励适当下床活动，以分散注意力。当消化性溃疡患者发生如上消化道出血、幽门梗阻、急性穿孔等并发症时，需绝对卧床或卧床休息，并协助做好生活护理。

2. 饮食与营养

向患者解释加强营养、调整饮食可以促进溃疡的愈合，加快疾病康复。

（1）规律进餐和少量多餐：养成定时进餐的习惯，在急性活动期，以少食多餐为宜，每日4～6餐，避免餐间零食和睡前进食，使胃酸分泌有规律。症状得到控制后，尽快恢复正常的饮食规律，每餐不宜过饱，以免胃窦部过度扩张而刺激胃酸分泌。除患者合并出血或症状较重外，鼓励患者按日常习惯饮食。症状较重的患者以面食为主，因面食较柔软、含碱、易消化并能中和胃酸，不习惯于面食者则以软饭、米粥替代。进餐时保持心情舒畅，充分咀嚼。

（2）忌食机械和化学刺激性强的食物：机械性刺激强的食物指生冷、硬、粗纤维多的蔬菜、水果，以及产气性食物如葱头、芹菜、韭菜、未经加工的豆类和粗糙的米、面、玉米及干果等。化学性刺激强的食物有浓肉汤、咖啡、巧克力、油炸食物，味精、酸辣、香料等调味品，碳酸饮料，含大量蔗糖的食物、烟酒等。溃疡活动期，为减少对胃黏膜的刺激，尽量禁食刺激性强的食物，以减少胃酸分泌，保护胃黏膜。过冷、过热的食物会引起反射性胃肠蠕动增强，刺激溃疡面，故食物的温度应以45 ℃左右为宜。

（3）选择营养丰富易消化的食物：在不刺激溃疡的原则下多摄入营养物质，以增强胃黏膜的抵抗力。蛋白质类食物具有中和胃酸的作用，适量摄取脱脂淡牛奶能稀释胃酸，宜安排在两餐之间饮用；但牛奶中的高钙质被吸收后，反过来刺激胃酸分泌，故不宜多饮。脂肪到达十二指肠虽能刺激小肠黏膜分泌肠抑胃蛋白酶，抑制胃酸分泌，但脂肪又可引起胃排空减慢，胃窦扩张，从而使胃酸分泌增多，所以脂肪的摄入量应适当。

3. 缓解躯体不适

与患者及其家属共同讨论可能诱发疼痛的诱因和预防措施；指导患者避免过度劳累和不良的精神刺激，保持良好的精神状态。十二指肠溃疡患者表现空腹痛或午夜痛时，指导患者准备制酸性食物，如苏打饼干等，在疼痛前进食，或服制酸剂以防疼痛发生。

（二）病情观察

注意观察腹痛的部位、性质、发作的规律，与饮食、服药的关系，呕吐物及粪便的颜色、性质和数量，并做相应的处理。当发现上消化道出血、幽门梗阻、急性穿孔等并发症或患者出现进行性消瘦、上腹疼痛的节律性消失及大便隐血试验持续阳性，应及时通知医师。

（三）用药护理

1. 制酸剂

常用的制酸剂为氢氧化铝凝胶，指导患者在餐后1～2 h服药，部分患者在睡前加服一次，也可与抗胆碱类药物同用。因制酸剂与奶制品相互作用可形成络合物，避免同服。酸性食物及饮料不宜与抗酸药同服。如患者需同时服用西咪替丁等H_2受体拮抗剂，则两药应间隔1 h以上服用，因制酸剂能使西咪替丁等吸收减少。该药能阻碍磷的吸收，老年人长期服用应警惕引起骨质疏松。

2.抗胆碱能药

常用药物有颠茄合剂、溴丙胺太林、阿托品等,主要用于十二指肠球部溃疡,宜在饭前半小时和睡前服用。该类药物有口干、视物模糊、心动过速、汗闭、尿潴留等不良反应,青光眼、幽门梗阻、前列腺肥大者禁用。

3.H_2受体拮抗剂

常用药物有西咪替丁、雷尼替丁、法莫替丁等。该类药空腹吸收快,宜在进餐时与食物同服或睡前服用。长期使用有乏力、腹泻、粒细胞减少、皮疹、男性患者轻度乳房发育等不良反应,应注意观察并予以解释。如用于静脉给药时可发生心律失常,应缓慢注射。长期且大量服用者,不可突然停药,以防反跳作用,反而使胃酸分泌突然增加。

4.胶体铋

常用制剂为枸橼酸铋钾,于餐前 0.5 h 口服,睡前加服 1 次;向患者说明在服药前 1 h 至服药后 0.5 h 内不应进食,尤禁牛奶,并解释本药可致粪便呈黑色及可能引起便秘;因胶体铋需在酸性介质中方起作用,不宜与制酸剂同服,胶体铋服用以不超过 8 周比较恰当。

5.其他抗溃疡药物

有胃泌素受体拮抗剂丙谷胺、保护胃黏膜药硫糖铝、减少胆汁反流药物多潘立酮和甲氧氯普胺、H^+-K^+-ATP 酶抑制剂奥美拉唑等。奥美拉唑抑酸作用强烈,维持时间长,主要用于对 H_2 受体拮抗剂无效的患者。该药可引起头晕,用药初期,嘱患者避免开车或做注意力必须高度集中的事。

6.抗菌药物

阿莫西林使用前需做皮肤过敏试验,并观察有无迟发性过敏反应的出现。如皮疹等。甲硝唑可引起恶心、呕吐等胃肠道反应,可按医嘱用甲氧氯普胺、维生素 B6 等拮抗。

(四)并发症护理

1.出血

发现患者上消化道大量出血,立即通知医师,安置患者平卧位,建立静脉通道,做好输血准备。严密观察脉搏、血压和出血情况,按医嘱使用止血药物。临床常用的止血措施有:去甲肾上腺素 8 mg 加入 150～250 mL 的冷生理盐水中分次口服或用 0 ℃～4 ℃的冷盐水反复洗胃,使血管收缩、减少血流量和抑制胃液分泌从而达到加快止血的目的;或用凝血酶溶液口服,凝血酶溶解于 37 ℃以下的生理盐水或冷牛奶中服下,服药后需嘱患者适当转动身体以利药物与创面充分接触,提高止血效果。洗胃过程中密切观察有无急性腹痛、心率和呼吸的变化,发现异常及时做相应的处理。呕血后行口腔护理,清除血迹和呕吐物,以免引起患者不良心理反应。出血期间应密切观察患者大便的颜色、量、性质等情况。

2.穿孔

一旦确定立即禁食,插置胃管抽吸引流胃内容物行胃肠减压;若血压平稳,将患者的床头抬高 35°～45°,使患者腹肌松弛,以减轻腹痛不适并有利于胃肠漏出物向下腹部及盆腔处引流。迅速建立静脉通路、输液和备血,并做好手术前准备。

3.幽门梗阻

轻者可进流质饮食;重者则需禁食、放置胃管进行连续的胃肠减压。观察患者呕吐量、性质、气味,准确记录出入液量,并注意监测电解质变化。静脉补液,每日 2 000～3 000 mL,加强支持疗法,保证机体的能量供给。清晨和睡前用 3% 盐水或 2% 碳酸氢钠溶液洗胃,保留 1 h 后排出,可减轻炎症水肿,缓解梗阻症状。经胃肠减压,纠正水和电解质紊乱,抗溃疡治疗后无缓解的,应做好手术前准备。

(徐　静)

第五节　溃疡性结肠炎

溃疡性结肠炎(ulcerative colitis,UC)是慢性非特异性溃疡性结肠炎的简称,为一种原因未明的直肠和结肠慢性炎性疾病。

病情轻重不等,多反复发作或长期迁延呈慢性经过。本病可发生于任何年龄,以 20~50 岁为多见,男女发病率无明显差别。本病在欧美较常见,但我国的发病率较低且病情一般较轻。

一、病因

病因尚未完全阐明,目前认为可能是免疫、遗传等因素与外源性刺激相互作用的结果。

1.自身免疫

现多认为是一种自身免疫性疾病。①自身免疫反应:患者多并发结节性红斑、关节炎、眼色素层炎、虹膜炎等自身免疫性肠外表现,在部分患者血清中可检测到抗结肠上皮细胞抗体,肾上腺皮质激素治疗能使病情获得缓解。②细胞免疫异常:发现部分患者血清中存在抗大肠杆菌抗体,该抗体和人的结肠上皮细胞抗原起交叉免疫反应,当抗大肠杆菌抗体的耐受性降低时,可引起结肠黏膜损伤;病变的结肠组织中有淋巴细胞浸润,经组织培养显示患者的淋巴细胞对胎儿结肠上皮细胞有细胞毒作用。

2.变态反应

溃疡性结肠炎活动期,肠壁的肥大细胞增多,该细胞受到刺激后释放出大量组胺,导致肠壁充血、水肿、平滑肌痉挛,黏膜糜烂与溃疡。属速发型超敏反应,使溃疡性结肠炎急性起病或骤然复发。

3.遗传因素

在血缘家族的发病率较高,5%~15%患者的亲属中有本病;在种族间的发病率亦有明显差异。

4.感染因素

病理变化及临床表现和结肠感染性疾病如细菌性痢疾等相似;发病可能与病毒感染的可能性较大,在溃疡性结肠炎的肠段中分离出一种物质,其大小近似于病毒颗粒,当其注入动物肠段时可引起类似类病变;可能与难辨梭状芽孢杆菌的毒素有关。细菌和毒素的存在是一种继发性感染,故感染可能是继发或诱发因素。

5.神经精神因素

部分患者有精神异常或精神创伤史,可能与精神抑郁与焦虑有关,但其并不比一般人群多见。

二、护理评估

(一)健康史

详细询问患者的婚姻、生育、月经史(女性),评价影响溃疡性结肠炎发生、发展的相关因素。

(二)身体状况

起病多数缓慢,少数急性起病。病程呈慢性经过,数年至十余年,常有反复发作或持续加重。精神刺激、劳累、饮食失调常为发病的诱因。

1. 消化系统症状

(1)腹泻:系因炎症刺激使肠蠕动增加及肠腔内水、钠吸收障碍所致。腹泻的程度轻重不一,轻者每日 3~4 次,或腹泻与便秘交替出现;重者每日排便次数可多至 30 余次,粪质多呈糊状及稀水状,混有黏液、脓血,病变累及直肠则有里急后重。

(2)腹痛:轻型及病变缓解期可无腹痛,或呈轻度至中度隐痛,少数绞痛,多局限左下腹及下腹部,亦可全腹痛。疼痛的性质常为痉挛性,有疼痛、便意、便后缓解的规律,常伴有腹胀。

(3)其他:严重病例可有食欲缺乏、恶心及呕吐。

2. 体征

轻型患者左下腹有轻压痛,部分患者可触及痉挛或肠壁增厚的乙状结肠或降结肠。重型和暴发型者可有明显鼓肠、腹肌紧张、腹部压痛及反跳痛。

3. 全身表现

急性期或急性发作期常有低度或中度发热,重者可有高热及心动过速,病程发展中可出现消瘦、衰弱、贫血、水与电解质平衡失调及营养不良等表现。

4. 肠外表现

常有结节性红斑、关节炎、眼色素葡萄膜炎、口腔黏膜溃疡、慢性活动性肝炎、溶血性贫血等免疫状态异常之改变。

5. 并发症

(1)中毒性结肠扩张:在急性活动期发生,发生率约 2%。其是由于炎症波及结肠肌层及肌间神经丛,以致肠壁张力低下呈阶段性麻痹,肠内容物和气体大量积聚,从而引起急性结肠扩张,肠壁变薄,病变多见于乙状结肠或横结肠。

诱因有低血钾、钡剂灌肠及使用抗胆碱能药物或鸦片类药物等。临床表现为病情迅速恶化,中毒症状明显,伴腹胀、腹痛、肠鸣音减弱或消失;血检白细胞增多;X 线腹平片可见肠腔加宽、结肠袋消失等。易并发肠穿孔,病死率高。

(2)肠穿孔:发生率为 1.8% 左右。多在中毒性结肠扩张的基础上发生,出现膈下游离气体,引起弥散性腹膜炎。

(3)消化道大出血:发生率为 1.1%~4.0%,溃疡累及血管和低凝血酶原血症而发生出血是重要原因。

(4)息肉:发生率为 9.7%~39%。可分为黏膜下垂型、炎症息肉型、腺瘤样息肉型。好发于直肠、降结肠及乙状结肠,向上肠段依次减少。其可随炎症的痊愈而消失,随溃疡的形成而破坏,长期存留或癌变,癌变主要是来自腺癌息肉型。

(5)癌变:多见于结肠炎病变累及全结肠、幼年起病和病史超过 10 年者。

(6)小肠炎:小肠炎的病变主要在回肠远端,表现为脐周或右下腹痛,水样便及脂肪便,使患者全身衰竭进度加速。

(7)自身免疫反应:①关节炎:并发率为11.5%左右,多在肠炎病变严重阶段并发,以大关节受累较多见,且常为单个关节病变。出现关节肿胀、滑膜积液,而骨关节无损害。且常与眼部及皮肤特异性并发症同时存在,但无风湿病血清学方面的改变。②皮肤黏膜病变:以结节性红斑为多见,发生率为4.7%～6.2%。其他可有多发性或局限性脓肿、脓疱性坏疽、多形红斑及口腔黏膜顽固性溃疡等。③眼部病变:有虹膜炎、虹膜睫状体炎、葡萄膜炎、角膜溃疡等。④其他:结肠腔狭窄、肛门脓肿、瘘管、贫血、肝肾损害、心肌炎、栓塞性血管炎、胰腺萎缩及内分泌障碍等。

(三)辅助检查

1.血液检查

可有轻、中度贫血,严重者血清蛋白及钠、钾、氯降低,白细胞计数增高及红细胞沉降率加速。缓解期如有血清 α_2 球蛋白增加及 γ-球蛋白降低,常是病情复发的先兆。

2.粪便检查

活动期有黏液脓血便,反复检查包括常规、培养、孵化等均无阿米巴包囊、血吸虫卵等特异病原体发现。

3.免疫学检查

IgG、IgM可稍有增加,可出现抗结肠黏膜抗体阳性,T淋巴细胞与B淋巴细胞比率降低,血清总补体活性(CH50)增高。

4.钡剂灌肠X线检查

钡剂灌肠X线检查为重要的诊断方法。急性期因肠黏膜充血、水肿可见皱襞粗大紊乱;有溃疡和分泌物覆盖时,肠壁边缘呈毛刺状或锯齿状,后期肠壁纤维组织增生可见结肠袋消失、肠壁变硬、肠腔缩短、变窄而呈铅管状;如有假息肉形成,可呈圆形或卵圆形的充盈缺损。暴发型一般不宜做X线检查,以免加重病情或诱发中毒性巨结肠。

5.纤维结肠镜检查

纤维结肠镜检查是最有价值的诊断方法,通过结肠黏膜活检,可明确病变的性质。镜检可见病变外黏膜呈弥散性充血、水肿、粗糙或呈细颗粒状,黏膜脆弱易出血,可有黏液、血液、脓性分泌物附着,并有多发性糜烂、浅小溃疡。重症者溃疡较大并可融合成片,边缘不规则。缓解期黏膜粗厚,肠腔狭窄,可见假性息肉。

(四)心理-社会状况

反复腹泻、腹痛等可致患者烦躁不安、焦虑等心理反应,了解患者对疾病的认知程度。了解家属对疾病的认知、心理反应及对患者的关心和支持程度。

(五)处理原则

原则是控制急性发作,减少复发,防止并发症。主要采用内科综合治疗。

1.一般治疗

急性发作期及时纠正水与电解质平衡紊乱,重者应禁食,给予静脉内高营养治疗,待病情好转后酌情给予流质饮食或易消化、少纤维、富营养饮食。若有显著营养不良,低蛋白血症者可输全血或血清蛋白。腹痛明显者可给小剂量的解痉剂如阿托品、溴丙胺太林等,但应防止诱发中毒性巨结肠。

2.药物治疗

(1)水杨酸偶氮磺胺类药物:一般是以水杨酸偶氮磺胺吡啶(简称 SASP)为首选药物,适用于轻型或重型经肾上腺糖皮质激素治疗已有缓解者,疗效较好。该药在结肠内经肠菌分解为 5-氨基水杨酸(简称 5-ASA)与磺胺吡啶,前者是主要的有效成分,能消除炎症。用药方法在发作期每日 4～6 g,分 4 次口服,待病情缓解后改为每日 2 g,分次口服,维持 1～2 年,防止复发。

(2)肾上腺糖皮质激素:适用于暴发型或重型患者,可控制炎症,抑制自体免疫过程,减轻中毒症状,有较好疗效。常用氢化可的松 200～300 mg,或地塞米松 10 mg 每日静脉滴注,疗程为 7～10 d;症状缓解后改用泼尼松,每日 40～60 mg,分 4 次口服;病情控制后,递减药量,停药后可给水杨酸偶氮磺胺吡啶,以免复发。

(3)硫唑嘌呤:为免疫抑制剂,适用于慢性反复发作者,或用磺胺及激素治疗无效者。用药每千克体重每日 1.5 mg,分次口服,疗程 1 年。不良反应主要是骨髓抑制和并发感染。

(4)抗生素:对暴发型及重型者,为控制继发感染,可用庆大霉素、氨苄西林、甲硝唑等抗菌治疗。

3.灌肠治疗

适用于轻型而病变局限于直肠、左侧结肠的患者。常用氢化可的松 100 mg 溶于 0.25% 普鲁卡因溶液 100 mL 或林格液 100 mL 保留灌肠,每日 1 次,疗程为 1～2 个月。亦可用琥珀酸钠氢化可的松 100 mg 及地塞米松 5 mg,加生理盐水 100 mL 保留灌肠。此外,有用 SASP 1～2 g 灌肠及中药灌肠。

由于本病主要侵犯肠黏膜或黏膜下层,伴有糜烂和浅表性溃疡的非特异性病变,且病变以远端结肠为主,灌肠能使药物直达病处,又可避免上消化道酸碱度和酶对药物的影响,保持药物性能,使药物吸收更为完善,并能延长药物作用时间,从而使黏膜修复、溃疡愈合而达治愈的目的。灌肠是治疗溃疡性结肠炎的常用方法,以保留灌肠法最常用。

4.手术治疗

并发癌变、肠穿孔、脓肿与瘘管、中毒性巨结肠及经内科治疗无效者均是手术的适应证。一般行全结肠切除术或回肠造瘘术。

三、常见护理诊断/问题

(1)泻与炎症导致肠黏膜对水、钠吸收障碍以及结肠运动功能失常有关。

(2)疼痛与肠道炎症、溃疡有关。

(3)营养失调:低于机体需要量与长期腹泻及营养吸收障碍有关。

(4)有体液不足的危险与肠道炎症致长期频繁腹泻有关。

(5)焦虑与病情反复、迁延不愈有关。

(6)潜在并发症中毒性巨结肠、肠癌变、大出血和肠梗阻。

四、护理措施

(一)一般护理

1.饮食

饮食总原则是高热量、高蛋白、高维生素、低脂及少渣膳食。需注意四大饮食禁忌:①少吃粗纤维食物,不宜吃油腻食物,慎吃海鲜;②对可疑不耐受的食物,如鱼、虾、蟹、蛋、牛奶、花生等应尽量避免食用;③忌食冰冻、生冷食品,忌辣椒等刺激性食物;④戒除烟酒嗜好。提供安静舒适的就餐环境,以增进食欲。

2.营养

鼓励患者多食清淡、柔软易消化而富有营养的饮食,以保证足够的热量、蛋白质、无机盐和维生素。对病情较重,脓血便明显,营养不良的患者,可采取肠内营养加肠外营养的方法。总之尽可能避免出现营养不良,以增强体质,有利于病情缓解。

(二)病情观察

观察患者腹泻的次数、性质、伴随症状如发热、腹痛及监测粪便检查结果,以了解病情的进展;严密观察腹痛的性质、部位以及生命体征的变化,如腹痛性质突然改变,应注意是否发生大出血、肠梗阻、中毒性巨结肠、肠穿孔等并发症;观察患者进食情况,定期测量患者的体重;监测血红蛋白、血清电解质和清蛋白的变化,了解患者营养状况的变化。

(三)用药护理

遵医嘱给予 SASP、糖皮质激素、免疫抑制剂等治疗,以控制或缓解病情。注意药物的疗效及不良反应,如服用 SASP 期间,观察是否出现恶心、呕吐、皮疹、白细胞减少、溶血反应及再生障碍性贫血等不良反应,应嘱患者餐后服药,服药期间定期复查血常规。应用糖皮质激素者,要注意激素不良反应,不可随意停药,防止反跳现象。应用硫唑嘌呤或巯嘌呤时需注意监测白细胞计数,以及时发现骨髓抑制的现象。

(四)灌肠

提供整洁、安静、舒适的环境,注意病室的温、湿度,灌肠时关好门窗并用屏风遮挡,注意保暖以免受凉。灌肠前应嘱患者先行排便,保持肠道清洁。根据病变位置选择合适体位,病变在直肠、乙状结肠、降结肠者取左侧卧位;病变在横结肠、升结肠者取右侧卧位;用小枕抬高臀部 10 cm。选择质地柔软、无破损较细肛管或 12~14 号导尿管,用液状石蜡润滑肛管前端后插管,动作要轻,插入肛门内 20~25 cm,灌入量适中,压力要低,灌肠液面距肛门不超过 30 cm,保留 2~4 h,期间每 15 min 更换体位 1 次。灌药时放松腹肌,可做深呼吸,如患者出现便意,嘱其大口呼气,放松腹肌,降低腹内压,解除肠道痉挛。保留灌肠完毕后,全身放松,卧床休息。由于溃疡性结肠炎患者每天排便频繁及插管,因此应特别注意肛周护理。每次大便之后再以软纸轻轻揩拭后,使用温开水清洗,可每日用 1∶5 000 高锰酸钾溶液坐浴 1 次,可以保护肛周黏膜。

(五)心理护理

溃疡性结肠炎的病程比较长,发作期及缓解期交替,往往由于情绪紧张、生活不规律等因素诱发疾病发作;患者通常具有内向、离群、保守、严谨、悲观、抑郁、焦虑紧张、情绪不稳定、易怒及对各种刺激情绪反应强烈等心理问题。因此,必须全面评估患者的性格特征,以及致病心理形成的发展情况,有针对性地进行疏导,减轻其心理压力,安慰和劝导患者接受现实,向患者说明病情,以积极的态度和行为面对疾病。及时解答患者的各种疑问,消除不必要的顾虑和误解,针对患者存在的问题提出建议和指导,从医学和心理学角度出发进行解释,为患者提供新的思维和方法,重新认识问题。根据患者的临床表现、病情程度以及心理特点,可以分别采取听音乐、看电视、闲谈等不同方式,使患者得以在轻松愉快的气氛中消除紧张、焦虑等不良情绪。

(六)健康指导

(1)向患者及其家属宣教有关疾病的知识,提高认知水平,增加患者对临床治疗的依从性,降低疾病复发率,巩固治疗效果。

(2)嘱咐患者保持心情舒畅,起居规律,改变生活方式,防止肠道感染,避免诱发疾病的因素,加强锻炼,劳逸结合,增强机体抵抗力,树立战胜疾病的信心,预防疾病的发作。

(徐　静)

第六节　肝硬化

肝硬化(liver cirrhosis)是各种原因引起的肝细胞变性、坏死,继而出现纤维组织增生和肝细胞结节状再生。这三种病变反复交错进行,导致肝小叶结构破坏和血液循环途径改建,使肝组织变形、变硬。肝硬化是一种常见的慢性肝病。早期无明显症状,后期则出现不同程度的门静脉高压和肝功能障碍。

一、病因

1.病毒性肝炎

病毒性肝炎是我国肝硬化的主要原因,尤其是乙型和丙型肝炎。肝硬化患者肝细胞HBsAg阳性率可高达76.7%。

2.慢性酒精中毒

长期酗酒是引起肝硬化的另一个重要因素,欧美国家60%～70%的肝硬化由酒精性肝病引起。

3.胆汁淤积

因结石等引起胆管持续阻塞,高浓度胆酸及胆红素导致肝细胞损害而形成肝硬化。

4.毒物中毒

某些化学毒物如砷、四氯化碳、黄磷等中毒引起肝硬化。

5.血吸虫病

虫卵主要沉积在汇管区,虫卵及其毒性产物引起大量结缔组织增生,但再生结节不明显,称之为血吸虫病性肝纤维化。

6.非酒精性脂肪性肝病(NAFLD)

非酒精性脂肪性肝病也是常见的肝硬化前期病变。NAFLD 是一种与胰岛素抵抗(insulin resistance,IR)和遗传易感密切相关的代谢应激性肝脏损伤。危险因素包括肥胖、糖尿病、高脂血症等。

7.其他

自身免疫性肝病、肝脏血液循环障碍、遗传与代谢性肝病、营养不良等均可导致肝细胞炎症坏死,继而发展为肝硬化。

二、分类

按病因分类为肝炎后性、酒精性、胆汁性和隐匿性肝硬化。按形态分类为小结节型、大结节性、大小结节混合型及不全分隔型肝硬化。我国常用的分类是结合病因和病变的综合分类，分为门脉性、坏死后性、胆汁性、淤血性及寄生虫性肝硬化等。以上除坏死后性肝硬化相当于大结节型及大小结节混合型外，其余均相当于小结节型。其中以门脉性肝硬化最常见。本节重点讲述门脉性肝硬化(小结节型肝硬化)。

三、护理评估

（一）健康史

引起肝硬化的病因很多，见本节的病因。

（二）身体状况

临床上将肝硬化分为肝功能代偿期和失代偿期，但两期界限并不明显。起病隐匿，病程进展缓慢，可隐伏数年至数十年，少数病例因大片肝坏死，在 3～6 个月间便形成肝硬化。

1.肝硬化代偿期

症状较轻，缺乏特征性，早期较突出症状为乏力、食欲缺乏，可伴有腹胀不适、上腹隐痛或腹泻等。一般多呈间歇性，在疲劳或发病时表现明显，经休息或治疗后缓解。患者营养状态一般，肝轻度大，质地偏硬，脾轻、中度大。肝功能检查结果正常或轻度异常。

2.肝硬化失代偿期

(1)肝功能减退症：①全身症状：一般情况及营养状况差，消瘦、乏力、面色灰暗，部分患者可有低热、水肿等。②消化道症状：食欲明显减退，甚至厌食，上腹饱胀不适、恶心呕吐等，对脂肪和蛋白质耐受性差，稍进油腻肉食可引起腹泻。上述症状的产生与肝硬化门静脉高压时胃肠道淤血水肿、消化吸收障碍和肠道菌丛群失调等有关。半数以上患者有轻度黄疸，少数可有中或重度黄疸，提示肝细胞有进行性或广泛坏死。③出血倾向及贫血：轻者可有鼻出血、牙龈出血、皮肤紫癜；重者胃肠道出血引起黑便等，系肝合成凝血因子减少、脾功能亢进和毛细血管脆性增加所致。患者常有不同程度的贫血，是由营养不良、肠道吸收障碍、胃肠失血和脾功能亢进等因素引起。④内分泌失调：男性常有睾丸萎缩及乳房发育，女性月经不调、闭经和不孕等。此外还可出现毛细血管扩张、蜘蛛痣、肝掌、色素沉着等表现，是由肝功能减退时对激素的灭能作用减弱所致。少数患者皮肤色素沉着与肾上腺皮质功能受损有关。

(2)门静脉高压症(portal hypertension)：门静脉压正常值为 13～24 cmH_2O (1.27～2.35 kPa)，当门静脉血流受阻，血液瘀滞，压力高于此界限而出现一系列临床症状时，称为门静脉高压症。主要临床表现为脾大、脾功能亢进、侧支循环的建立和开放、腹壁静脉曲张、痔核形成。

(3)肝脏情况：早期肝脏增大，表面尚平滑，质中等硬；晚期肝脏缩小，表面可呈结节状，质地坚硬；一般无压痛，但在肝细胞进行性坏死或并发肝炎和肝周围炎时可有压痛与叩击痛。

（三）辅助检查

1.实验室检查

红细胞或全血细胞减少，白/球蛋白比例降低或倒置，谷丙转氨酶(ALT)升高，谷草转氨酶(AST)活力常高于 ALT，可有水、电解质、酸碱失衡，血氨升高等，腹腔积液检查一般为漏出液。

2.影像学检查

X线食管钡餐检查有食管、胃底静脉曲张现象,显示虫蚀样或蚯蚓状充盈缺损等;B超、CT、MRI检查显示肝硬化、脾大、腹腔积液等。

3.内镜检查

内镜检查直接观察食管和胃底静脉曲张的程度及范围,并发上消化道出血时急诊检查可判明出血部位和原因,并可进行止血治疗。

4.肝穿刺活组织

检查肝脏病理若有假小叶形成者即可确诊为肝硬化。

(四)心理-社会状况

患者因疾病迁延不愈,进入失代偿期后,反复住院造成经济上和家庭劳力上困难,身心均遭受较大打击,思想负担较重,出现抑郁、悲观失望;特别在并发急性大出血时,会出现焦虑、惊慌、恐惧的心理,甚至失去战胜疾病的信心,常出现不配合治疗或过分依赖医护人员的情况。另外,担心手术效果和预后也会使患者焦虑不安。了解家庭能否提供足够的生理、心理支持,家庭经济承受能力,医疗费用来源等。

(五)处理原则

本病无特效疗法,关键是早期诊断,针对病因治疗和加强一般治疗,以缓解和延长代偿期。对失代偿期者主要是对症治疗,改善肝功能和防治并发症。

四、常见护理诊断/问题

(1)焦虑/恐惧与担心疾病预后、经济负担等有关。

(2)营养失调:低于机体需要量与肝功能减退、营养物质摄入不足、消化吸收功能障碍等有关。

(3)体液过多与肝功能减退导致低蛋白血症、醛固酮和抗利尿激素增多、淋巴回流受阻等有关。

(4)知识缺乏:缺乏预防上消化道出血的知识。

(5)潜在并发症上消化道出血、肝性脑病、肝肾综合征、自发性腹膜炎等。

五、护理措施

(一)一般护理

1.休息与活动

休息可减少患者能量消耗,减轻肝脏代谢的负担,增加肝脏的血流量,有助于肝细胞修复,改善肝脏循环,减轻腹腔积液和水肿。应根据患者的病情适当安排休息和活动,代偿期患者可参加轻便工作;失代偿期应卧床休息,但过多的躺卧易引起消化不良、情绪不佳,应适量活动,活动量以不感到疲劳为宜。

2.饮食与营养

合理营养可保护肝脏,饮食原则是高蛋白、高热量、含丰富维生素易消化的饮食,并根据病情变化及时调整。蛋白质来源以豆制品、鸡蛋、牛奶、鱼、瘦肉为主,每日 1~1.5 g/kg,血氨升高时应限制或禁食蛋白质,待病情好转后再逐渐增加摄入量,并选择植物蛋白如豆制品,因其含蛋氨酸、芳香氨基酸和产氨氨基酸较少。补充足够的维生素 B、维生素 C、维生素 A、维生素 D、维生素 E。

必要时遵医嘱静脉补充如氨基酸、清蛋白或新鲜血等营养支持。禁烟酒,少喝咖啡、浓茶,避免进食粗糙、干硬、带骨、渣或鱼刺、油炸及辛辣食物,饮食不宜过热,以免损伤食管黏膜而诱发上消化道出血。

(二)病情观察

观察生命体征、意识、性格、精神状态,注意有无休克、肝性脑病的发生。观察呕吐物、排泄物的次数、量、性状,以便及时发现上消化道出血。每天测腹围一次,每周称体重一次,测量腹围时注意测量的部位、时间、体位均相同,记录 24 h 出入液量。动态监测血常规、肝肾功能、电解质、血氨等。

(三)用药护理

按医嘱给予肌苷、乙酰辅酶 A 等护肝药物,避免使用红霉素、巴比妥类、盐酸氯丙嗪等对肝脏有损害的药物。腹腔积液患者使用利尿剂时应特别注意维持水、电解质和酸碱平衡,定时监测血钾、钠、氯化物;利尿速度不宜过快,以每日体重减轻不超过 0.5 kg 为宜。

上消化道出血应用血管活性药物如生长抑素、奥曲肽、特利加压素及垂体后叶素时,应注意滴速,观察有无恶心、便意、心悸、面色苍白等不良反应;防止药液漏出血管外,造成组织坏死;高血压、冠心病患者以及孕妇不宜使用。

(四)腹腔积液的护理

1.体位

尽量取平卧位,以增加肝、肾血流灌注,并抬高下肢,减轻水肿。大量腹腔积液可取半卧位,使膈肌下降,增加肺活量,减轻呼吸困难。

2.限制水、钠摄入

一般食盐每日不超过 2 g 为宜,少食含钠高的食物如咸肉、酱油、酱菜等,进水量限制在每日 1 000 mL。

3.皮肤护理

保持床铺干燥、平整;水肿部位的皮肤防止受压和破损。皮肤瘙痒者及时给予止痒处理,避免用手搔抓,用温水擦拭身体,保持皮肤的清洁,防止感染。

4.观察腹腔积液

正确记录 24 h 液体出入量,定期测量腹围、体重,观察腹腔积液情况。

5.促进腹腔积液消退

按医嘱使用利尿剂,小量多次静脉输注血浆或清蛋白;协助医师腹腔放液或腹腔积液浓缩回输,术中、术后均应监测心肺功能与生命体征变化,酌情减缓甚至中断处理,术后注意穿刺部位局部渗漏、出血情况,及时处置。

(五)上消化道大出血的护理

上消化道大出血是本病最常见的并发症。

1.立即抢救准备

立即置患者于抢救室,准备好各种抢救药品和物品,如三腔二囊管、静脉切开包、吸引器等。

2.一般护理

予平卧、禁食、吸氧,保持安静,维持呼吸道通畅,防止呕吐物误吸。

3.严密观察病情

监测生命体征、神志、尿量、中心静脉压(CVP);呕吐物及粪便的量、性状和色泽;注意有无肝性脑病先兆等,并做好记录。

4.恢复血容量

迅速建立两条静脉通路,静脉输液、输血,补充血容量。输血宜输鲜血,有利于止血及预防肝性脑病。

(六)心理护理

患者因长期患病,症状逐渐加重,患者常有消极悲观情绪,感到孤独无助、无能为力,对战胜疾病缺乏信心,一旦发生急性大出血,会出现极度的恐慌。因此,应做好患者的心理护理,稳定其情绪,使患者处于最佳的状态配合治疗和护理。

(七)健康指导

(1)保证身、心两方面的休息。保持心情乐观愉快,避免情绪波动;保证足够的休息和睡眠,生活起居有规律,活动量以不感疲劳为度。

(2)切实遵循饮食治疗原则,安排好营养食谱。

(3)注意自我保护,用软牙刷刷牙,避免牙龈出血;避免用力大便、打喷嚏、抬重物等使腹内压增加因素;口服药片时,应研成粉末后冲服。

(4)注意保暖和个人卫生,预防感染。

(5)按医嘱使用保肝药,以免用药不当加重肝脏负担和肝功能损害,定期来院复查。

(徐　静)

第七节　感染性腹泻

感染性腹泻是由病原微生物及其产物或寄生虫所引起的、以腹泻症状为主的一组急性肠道传染病,是一组综合征群。其病原至少有50余种,但在临床表现方面可归纳为痢疾样综合征和霍乱样综合征。本节仅就细菌性食物中毒、难辨梭状芽孢杆菌相关性腹泻和空肠弯曲菌肠炎进行阐述。

一、细菌性食物中毒

细菌性食物中毒系指由于进食被细菌或其细菌毒素所污染的食物而引起的急性中毒性疾病。临床上以腹泻及呕吐为主要表现,特征为潜伏期短、病程短、恢复快,常为集体发病。临床上有胃肠型及神经型2种,以胃肠型多见。在此仅阐述胃肠型细菌性食物中毒。

(一)病原学

食物中毒的病原菌众多,按其致病机制不同可分成3类。

(1)沙门菌为肠杆菌科沙门菌属,是最常见的食物中毒病原菌之一,其中又以鼠伤寒沙门菌、肠炎沙门菌和猪霍乱沙门菌较为多见。该菌为革兰阴性杆菌,需氧,绝大多数有鞭毛,能运动。其常见载体为蛋、肉、家禽、西红柿、甜瓜等,细菌在这些载体上能存活很长时间。此菌不耐热,55 ℃,1 h 或 60 ℃,10~20 min 死亡,5％石炭酸或 1：500 升汞 5 min 内即可将其杀灭。

(2)副溶血弧菌为革兰阴性多形态球杆菌。无芽孢,一端有鞭毛,运动活泼。本菌嗜盐,在含 3％~3.5％氯化钠的培养基,37 ℃及 pH 7.5~8.5 条件下进行孵育则生长迅速,对酸敏感,食醋中 3 min 即死。不耐热,56 ℃,5 min 即可杀死,90 ℃,1 min 灭活。在 7％氯化钠的兔血或人血琼脂上产生完全溶血,此为"神奈川"试验阳性,阳性株引起腹泻,而阴性株则不引起腹泻。本菌的主要载体是墨鱼、海鱼、海虾、海蟹、海蜇等海产品,以及含盐分较高的腌制食品如咸菜、腌肉等。

(3)金黄色葡萄球菌(简称金葡菌)为常见食物中毒病原菌,主要是由能产生血浆凝固酸的金葡菌引起,少数可由表皮(白色)葡萄球菌引起。该菌为革兰阳性,不形成芽孢,无荚膜。它至少能产生 7 种抗原性各异的肠毒素:A、B、C、C2、C3、D 和 E,均为单股多肽。该毒素对热的抵抗力很强,经加热煮沸 30 min 仍能致病,但不能抵御胃蛋白酶及胰蛋白酶的破坏。其常见载体为火腿肠、鲜猪肉、罐头牛肉及各种奶油酥皮点心等。

(二)流行病学

1.传染源

带菌的动物如家畜、家禽及其蛋品、鱼类及野生动物为本病主要传染源,患者带菌时间较短,作为传染源意义不大。

2.传播途径

通过进食被细菌或其毒素污染的食物而传播。食品本身带菌,或在加工、储存过程中污染。苍蝇、蟑螂亦可作为沙门菌、大肠埃希菌污染食物的媒介。

3.人群易感性

普遍易感,并可重复感染。

4.流行特征

本病在 5~10 月份发病较多,7~9 月尤易发生。此与夏季气温高、细菌易于大量繁殖密切相关。病例可为散发,亦可呈暴发流行。

(三)发病机制

细菌在被污染的食物中大量繁殖,产生大量肠毒素或细菌裂解后释出的内毒素是发生食物中毒的基本条件。是否发病及病情轻重,则与细菌或其毒素污染的程度,进食量的大小,人体的抵抗力强弱等因素有关。因此,沙门菌食物中毒的基本因素是细菌在被污染的食物或肠道中大量繁殖,向外排菌,具传染性,而且患者有感染表现,属于感染性食物中毒;金葡菌食物中毒则主要是由细菌产生的肠毒素激活肠上皮细胞膜上的腺苷酸环化酶,而引起一系列酶反应,抑制上皮细胞对钠和水的吸收,促进肠液和氯离子的分泌,导致腹泻,属于毒素性食物中毒。所以沙门菌食物中毒与金葡萄食物中毒两者有所不同。

(四)病理变化

主要病理改变为胃、小肠黏膜充血、水肿;重症病例可有胃和小肠充血、糜烂、出血;部分有结肠炎症与出血;肺、肝、肾等重要脏器亦可有中毒性病变。

(五)临床表现

各种食物中毒的潜伏期均较短,超过 72 h 的病例可基本排除食物中毒。其中以直接中毒者最短,一般为1~5 h,如金葡菌及蜡样芽孢杆菌食物中毒。侵袭性细菌如志贺菌、弯曲菌、沙门菌等食物中毒,则潜伏期较长,为24~72 h。而感染后产生肠毒素致病的食物中毒,其潜伏期介于上述两者之间。

食物中毒的临床症状大致相似,以急性胃肠炎为主,主要为恶心、呕吐及腹痛、腹泻等胃肠道症状。一般起病急,腹部不适,上、中腹持续或阵发性绞痛。继之恶心、呕吐,呕吐物多为进食之食物,严重者可吐出肠内容物。尔后腹泻,轻重不一,每天数次至数十次,大便性状因细菌而异,多为稀便、水样便。亦有黏液脓血便,副溶血弧菌食物中毒的部分病例大便呈血水样。有些细菌如变形杆菌可引起大面积皮肤潮红及荨麻疹样皮疹。感染性食物中毒可有发热、全身不适等全身感染中毒症状,体温38 ℃~40 ℃。吐泻严重者可出现口干、舌燥、眼眶下陷、皮肤弹性差等脱水表现,血压下降、酸中毒,甚至休克。

(六)并发症

并发症可有溶血尿毒综合征(HUS),格林-巴利综合征(GBS),血栓性血小板减少性紫癜(TTP)以及瑞特尔综合征等。

(七)实验室检查

对可疑食物、患者呕吐物、粪便做细菌培养,找到病原体即可确诊。

(八)诊断要点

根据流行病学资料,集体伙食单位短期内暴发大量急性胃肠炎患者,结合季节及饮食情况(厨房卫生情况、食物质量、保管及烹调方法的缺点);临床表现为急性胃肠炎症状,病程较短,恢复较快;实验室检查取患者吐泻物及可疑的残存食物、粪便等标本做细菌培养,能分离到同一病原菌可确诊。

(九)治疗要点

1.一般治疗

严重者应住院治疗,卧床休息。对侵袭性细菌食物中毒应予消化道隔离,早期饮食应为易消化的流质或半流质饮食,病情好转后逐渐恢复正常饮食。

2.对症治疗

严重呕吐、腹痛者可用解痉药,高热者可用小量退热药,如阿司匹林等。

3.补液治疗

补液治疗是治疗腹泻的重要措施。凡有液体丢失,不管有无脱水症状,均给口服补液,对剧吐不能进食或腹泻频繁者,可静脉补液。维持水、电解质及酸碱平衡。

4.病原治疗

一般可不用抗生素,食物中毒多数能自愈。肠毒素细菌引起的食物中毒,抗生素的治疗和预防作用很小。侵袭性细菌引起的食物中毒,可按不同的病原菌选用有效的抗菌药物,常用的有氟喹诺酮类、第三代头孢类及氨基苷类等。

(十)护理

1.护理评估

①一般情况。年龄、性别、身高、体重、营养状况、籍贯、文化程度、职业等。②健康史。病史:了解起病缓急,有无发热及发热程度和热型,腹痛、腹泻性质,大便次数、颜色、性状、量,有无里急后重,病后神志状态,尿量、尿比重。患者的体质强弱,用药、治疗情况及疗效。②流行

病学资料。询问是否多发季节,当前流行情况;饮食、饮水及个人卫生习惯;是否为集体暴发大量急性胃肠炎。③体格检查。体温、血压、脉搏、呼吸,精神、营养、体质状况,神志、面容、表情,腹部有无压痛,肠鸣音是否亢进,皮肤(颜色、温度、弹性)情况等。④实验室资料。可疑食物、患者呕吐物、粪便作细菌培养结果。⑤心理社会资料。患者对复腹泻的认识及了解程度、对腹痛、腹泻等症状的心理反应、应对措施及效果、对住院隔离的认识及适应情况,患病对工作、学习的影响,支付医疗费用有无困难;支持系统对患者的态度及对消毒隔离的认识。

2.主要护理诊断

①疼痛:腹痛与肠道炎症及痉挛有关。②体液不足(或有体液不足的危险):与呕吐、腹泻引起大量体液丢失有关。③潜在并发症:代谢性酸中毒、电解质紊乱、休克。

3.护理目标

①患者腹痛、腹泻缓解或(和)消失。②患者体温正常,大便正常,无肛周、骶尾部皮肤破损。③患者及其亲属了解腹泻相关知识和消毒、隔离方法,并能按要求实施预防并发症的措施,积极配合治疗和护理。

4.主要护理措施

①消化道隔离。②休息:急性期卧床休息,尽量少活动。③饮食:剧吐不能进食或腹泻频繁者,暂禁食,可静脉滴注葡萄糖氯化钠注射液。呕吐停止后给予易消化的流质或半流质饮食,鼓励患者多饮淡盐水,以补充体液,促进毒素的排泄;恢复期后逐渐恢复到正常饮食。④病情观察:严密观察呕吐及腹泻的次数、量及性状等;即时协助将呕吐物和大便送检;注意观察伴随症状:如畏寒、发热、恶心、腹痛的部位和性质等;严重者密切监测生命体征神志、面色、皮肤弹性及温、湿度,记 24 h 出入水量,及时发现脱水、酸中毒、周围循环衰竭等征象及配合处理。

(十一)健康指导

(1)向群众宣传预防细菌性食物中毒的卫生知识。尤其是在夏秋季节,应注意不要暴饮暴食,生吃瓜果蔬菜要洗净,不吃不洁和腐败变质的食物。消灭蟑螂、苍蝇、老鼠等传播媒介,防止食品被污染。

(2)贯彻《食品卫生法》,加强对食品生产、流通、销售过程的卫生管理。除卫生检疫部门应对食品的生产、加工、储存、运输等过程实行严格监督外,群众应自觉抵制出售病死牲畜和腐败变质事物。对从事服务性行业的人员应定期健康检查,及时发现和治疗带菌者。

(3)发现可疑病例及时送诊,沙门菌感染所致着应严格执行消化道隔离措施。

二、难辨梭状芽孢杆菌相关性腹泻

难辨梭状芽孢杆菌(CD)是抗生素相关性腹泻(AAD)的主要致病细菌,与此菌相关的腹泻被称为难辨梭状芽孢杆菌相关性腹泻(CDAD)。

其表现相差悬殊,轻者或可表现为无症状的携带状态,或只是自限性的结肠炎性腹泻,重者可发展为假膜性结肠炎(PMC),病程中可并发中毒性巨结肠及结肠穿孔,危及生命,但很少见。

(一)病原学

难辨梭状芽孢杆菌是革兰阳性专性厌氧菌,有芽孢,能够产生两种外毒素:毒素 A 和毒素 B,这两种毒素共同作用而导致腹泻。多数难辨梭状芽孢杆菌均能产生这两种外毒素,少数(10%～25%)的难辨梭状芽孢杆菌不产生这两种毒素,因而不引起结肠病变及腹泻。

（二）发病机制

关于 CDAD 的发病机制，存在两种观点。一种观点是依据难辨梭状芽孢杆菌能在无腹泻的正常人及新生儿粪便及外环境中均能分离到，因此而推测该菌很可能是人体肠道中的正常菌群，只是因为数量不多而未引起腹泻。一旦抗生素应用导致菌群失调，致使该菌过度生长繁殖，产生外毒素而引起腹泻，所以认为是内源性的条件致病菌。另一种观点认为，难辨梭状芽孢杆菌是一种外源性的肠道病原菌，与一般志贺菌属、沙门菌、霍乱弧菌等相似，能引起轻重悬殊的临床表现：感染、无症状的携带状态、腹泻直到严重的肠道病变。

CDAD 的发生一般有 3 个必备条件：①有重要疫源地（医院等）；②有由肠道正常菌群提供的肠道屏障的破坏。这种屏障破坏多数是抗生素应用而导致的。③机体对难辨梭状芽孢杆菌毒素的敏感性、机体的免疫状况及抗生素的种类、应用的时机、持续时间等。因而推测 CDAD 的发病机制可能是：住院患者，接触难辨梭状芽孢杆菌的机会增多，在接受抗生素治疗后而获得难辨梭状芽孢杆菌。以后有两种可能，一种是发展成无症状的难辨梭状芽孢杆菌携带状态，另一种发展成 CDAD，视患者机体状况等因素而定。

（三）临床表现

CDAD 临床表现相差悬殊。轻者仅仅表现为无症状的难辨梭状芽孢杆菌携带状态，有的为无结肠炎的轻度腹泻，重者则有典型的假膜性结肠炎或是伴中毒性巨结肠的暴发性结肠炎。

（1）无结肠炎的抗生素相关性腹泻：常于抗生素应用 1 周内发生，但也有例外。表现为轻度痉挛性腹痛，大便稀，2～3 次/日或稍多，粪便略呈绿色，带少许黏液。一般无全身症状，停用抗生素，腹泻即逐渐停止。

（2）结肠炎腹泻：起病缓慢，不知不觉中开始腹泻，伴下腹痛、便急，大便稀，可有发热、乏力等全身症状。体查腹部有压痛。重者可有脱水表现。

（3）假膜性结肠炎：一般有较重的痉挛性腹痛，腹泻呈水样，便次可多可少，视直肠受累程度而定，并有发热等全身症状。弥散性下腹部疼痛，类似外科急腹症。直肠指检可触及直肠黏膜粗糙不平（小片假膜覆盖于黏膜表面所致）。

（4）暴发性结肠炎：病情严重，起病突然，腹泻频繁便量多，常有血便，假膜呈大片或管状，可有脱水、低蛋白血症、电解质紊乱等。腹部检查局限性压痛、肌紧张、肠鸣音减弱。病变如深达肌层，可引起结肠的穿孔而导致局限性腹膜炎。

严重暴发性结肠炎时，结肠深肌层受累而失去其肌张力，从而形成肠扩张，即为中毒性巨结肠。如此时仍不能及时治疗，可迅速导致肠穿孔，造成弥散性腹膜炎、败血症，甚至死亡。患者可因中毒性肠扩张而出现麻痹性肠梗阻表现，此时患者腹泻反而减轻，但全身状态却恶化，这应该引起特别注意。严重的中毒性结肠炎预后差，病死率可高达 30%～40%。

（四）实验室及其他检查

（1）血常规检查：白细胞增多，可达 $30 \times 10^9/L$。

（2）粪便检查：常规检查粪中有白细胞，隐血试验阳性。

（3）细菌培养：早期粪便的难辨梭状芽孢杆菌培养阳性。

（4）腹部 X 线片：可见在一个很长的麻痹的结肠段中存在大量肠腔积气。

（5）结肠镜检查：结肠炎腹泻可见弥散性或斑片状黏膜充血性炎症，但无典型假膜。假膜性结肠炎镜检查可发现直径为 2～5 mm 的黄白色隆起小斑片，散在分布于黏膜表面（特征性伪膜），间杂正常黏膜或黏膜红肿。

(五)诊断要点

对难辨梭状芽孢杆菌相关性腹泻的诊断结合抗生素应用史、临床表现、结肠镜检查及粪便培养进行综合判断,抗生素应用史对诊断本病有重要意义。

(六)治疗要点

一般性治疗与其他感染性腹泻相似,但禁忌应用解痉药、麻醉药(止痛)及止泻药。支持治疗应包括补液纠正水、电解质紊乱,偶尔需要静脉高营养,对重患者的激素效用目前尚未能确定。

(1)无结肠炎的抗生素相关性腹泻:立即停用抗生素,多数可自行恢复而无须特殊治疗。

(2)抗生素相关性结肠炎或假膜性结肠炎:立即停用广谱抗生素,并于症状重而持续时加用抗厌氧菌的抗生素。首选万古霉素,亦可用甲硝唑,对于肠梗阻、禁食、药物不耐受者,可给予上述抗生素静脉应用。

(3)外科治疗:一般的内科治疗常常有效。对于暴发性结肠炎、中毒性巨结肠的进展(恶化)期或者肠梗阻经内科治疗无好转时,应考虑外科治疗。如发生少见的肠出血、肠穿孔等,必要时也应及时外科治疗。

(七)护理

1.护理评估

(1)一般情况:年龄、性别、身高、体重、营养状况、籍贯、文化程度、职业等。

(2)健康史:应询问患者的住院史,住院期间的药物治疗情况;了解起病缓急,有无发热及发热程度和热型,腹痛的部位和性质、大便次数、颜色、性状、量;病后神志状态,尿量、尿比重。患者的体质强弱,治疗情况及疗效。

(3)体格检查:体温、血压、脉搏、呼吸、精神、营养、体质状况、神志、面容、表情、腹部有无压痛,肠鸣音是否亢进还是减弱或消失。皮肤情况(颜色、温度、弹性)等。

(4)实验室资料:血常规检查、粪便检查、粪便细菌培养、腹部X线片、结肠镜检查等结果。

(5)心理-社会资料:患者对腹泻的认识及了解程度,对腹痛、腹泻等症状的心理反应、应对措施及效果,对住院隔离的认识及适应情况,患病对工作、学习的影响,支付医疗费用有无困难;支持系统对患者的态度及对消毒隔离的认识。

2.主要护理诊断

(1)疼痛:腹痛与肠道炎症及痉挛有关。

(2)体液不足(或有体液不足的危险):与呕吐、腹泻引起大量体液丢失有关。

(3)潜在并发症:代谢性酸中毒、电解质紊乱、休克、弥散性腹膜炎。

(八)效果评价

(1)患者及其亲属能否说出腹泻相关知识和消毒、隔离方法。

(2)患者的体温、大便是否正常,腹痛是否消失;有无肛周、骶尾部皮肤破损。

(3)患者及其亲属能否按要求实施预防并发症的措施,积极配合治疗和护理。

(王彦文)

第八节　急性胰腺炎

急性胰腺炎(AP)是比较常见的一种急腹症,是由胰腺消化酶对胰腺自身消化所致的急性化脓性炎症。其发生与胆道结石、胆道蛔虫病、胆道感染等使胆汁及十二指肠内容物反流入胰管,激活胰酶和卵磷脂而引起的炎症密切相关,酗酒、暴饮暴食也可诱发本病。

根据病理变化可分为急性水肿型和出血坏死型两类。发病率占急腹症的第3～5位。其中80%以上的患者病情较轻,即急性水肿性胰腺炎,可经非手术治愈,基本上是一种内科病。10%左右的患者属于重症胰腺炎,即急性出血性坏死性胰腺炎(AHNP),胰腺的炎症已非可逆性或自限性,常须手术治疗,应视为外科病。由于对急性胰腺炎的认识较前深入,诊断技术和治疗方法更有了较大的发展,已成为外科医师很感兴趣的问题,同时因病死率仍居高不下,达30%～60%,且易发生各种严重合并症,对医师是一个严峻的挑战。

一、病因病理

引起急性胰腺炎的病因甚多,存在地区差异。在我国半数以上由胆道疾病引起,在西方国家,除胆石症外,酗酒亦为主要原因。

1.胆道系统疾病

正常情况下,胆总管和胰管共同开口于Vater壶腹者占80%,汇合后进入十二指肠,这段共同管道长为2～5 mm,在此"共同通道"内或Oddis括约肌处有结石、胆道蛔虫或发生炎症、水肿或痉挛造成阻塞,胆囊收缩,胆管内压力超过胰管内压力时,胆汁便可反流到胰管内激活胰酶原引起自身消化,即所谓"共同管道学说"(common duct theory),50%的急性胰腺炎由此引起,尤其是以胆管结石最为常见。若胆石移行过程中损伤胆总管、壶腹部或胆管炎症引起Oddis括约肌功能障碍,如伴有十二指肠腔内高压,导致十二指肠液反流入胰管,激活胰酶产生急性胰腺炎。此外,胆道炎症时,细菌毒素释放出激肽可通过胆胰间淋巴管交通支激活胰腺消化酶引起急性胰腺炎。

2.酒精或药物

在欧美国家酗酒是诱发急性胰腺炎的重要病因之一,在我国近年也有增加趋势。酒精能刺激胃窦部G细胞分泌胃泌素,使胃酸分泌增加,十二指肠内pH下降,使胰泌素分泌旺盛,胰腺外泌增加;长期酗酒可刺激胰液内蛋白含量增加,形成蛋白"栓子"阻塞胰管。同时,酒精可刺激十二指肠黏膜使乳头发生水肿,妨碍胰液排出,其原因符合"阻塞-分泌旺盛学说"。

有些药物和毒物可直接损伤胰腺组织,或促使胰液外分泌亢进,或促进胰腺管上皮细胞增生、腺泡扩张、纤维性变或引起血脂增高,或促进Oddis括约肌痉挛而引起急性胰腺炎,如硫唑嘌呤、肾上腺皮质激素、四环素、噻嗪类利尿药、L-门冬酰胺酶、有机磷杀虫剂等。

3.感染

很多传染病可并发急性胰腺炎,症状多不明显,原发病愈合后,胰腺炎自行消退,常见的有腮腺炎、病毒性肝炎、传染性单核细胞增多症、伤寒、败血症等。蛔虫进入胆管或胰管,不但可带入肠液,还可带入细菌,能使胰酶激活引起炎症。

4.高脂血症及高钙血症

家族性高脂血症患者合并急性胰腺炎的机会比正常人明显升高。高脂血症时,脂肪栓塞胰腺血管造成局部缺血,毛细血管扩张,损害血管壁;在原发性甲状旁腺功能亢进症患者,7%合并胰腺炎且病情严重,病死率高;25%~45%的患者有胰腺实质钙化和胰管结石。结石可阻塞胰管,同时钙离子又能激活胰酶原,可能是引起胰腺炎的主要原因。

5.手术创伤

上腹部手术或外伤可引起胰腺炎。手术后胰腺炎多见于腹部手术,如胰、胆道、胃和十二指肠手术,偶尔见于非腹部手术。其原因可能为术中胰腺损伤、术中污染、Oddis括约肌水肿或功能障碍,术后使用某些药物,如抗胆碱能、水杨酸制剂、吗啡、利尿药等。此外,ERCP也可并发胰腺炎,多发生于选择性插管困难和反复胰管显影的情况下。

一般情况下,ERCP时胰管插管成功率在95%以上,但偶有在胰管显影后,再行选择性胆管插管造影时不顺利,以致出现多次重复胰管显影,刺激及损伤胰管开口;或因无菌操作不严格,注入感染性物达梗阻胰管的远端;或注入过量造影剂,甚至引致胰腺腺泡、组织显影,诱发ERCP后胰腺炎。国外学者认为,反复胰管显影3次以上,ERCP后胰腺炎的发生率明显升高。轻者只有血尿淀粉酶升高,重者可出现重症胰腺炎,导致死亡。

6.其他

(1)血管因素:动脉粥样硬化及结节性动脉周围炎,均可致动脉管腔狭窄,胰腺供血不足。

(2)妊娠后期:妇女易并发胆结石、高脂血症,增大的子宫可压迫胰腺,均能致胰液引流障碍、胰管内高压。

(3)穿透性溃疡:十二指肠克罗恩病波及胰腺时,可使胰腺腺泡破坏释放并激活胰酶引起胰腺炎。

(4)精神、遗传、过敏和变态反应、糖尿病昏迷和尿毒症:精神、遗传、过敏和变态反应、糖尿病昏迷和尿毒症也是引起急性胰腺炎的因素。

(5)胰管阻塞:胰管结石、狭窄、肿瘤等可引起胰液分泌旺盛,胰管内压增高,胰管小分支和胰腺腺泡破裂,胰液与消化酶渗入间质,引起急性胰腺炎。少数胰腺分离时主胰管和副胰管分流且引流不畅,也可能与急性胰腺炎有关。

(6)特发性胰腺炎:原因不明占8%~25%。

二、临床表现

(一)症状

1.腹痛

急性胰腺炎多数为突然发病,表现为剧烈的上腹痛,并多向肩背部放射,患者自觉上腹及腰背部有"束带感"。腹痛的位置与病变的部位有关,如胰头的病变重者,腹痛以右上腹为主,并向右肩放射;病变在胰尾者,则腹痛以左上腹为重,并向左肩放射。疼痛强度与病变程度多相一致。

若为水肿性胰腺炎,腹痛多为持续性伴有阵发加重,采用针刺或注入解痉药物而能使腹痛缓解;若为出血性胰腺炎,则腹痛十分剧烈,常伴有休克,采用一般的止痛方法难以止痛。腹痛常在3~5 d消失,有时亦可有反复或拖延较长。若病情恶化,胰腺周围广泛坏死,则可产生腹胀,肠蠕动音消失,全腹广泛压痛,腹肌紧张等急性腹膜炎征象,甚至出现腹水。

2.恶心呕吐

急性胰腺炎发病之初即出现恶心呕吐,其特点是呕吐后不能使腹痛缓解。呕吐的频度亦与病变的严重程度一致。水肿性胰腺炎中,不仅有恶心,还常呕吐1~3次;在出血性胰腺炎时,则呕吐剧烈或为持续性频频干呕。

3.全身症状

可有发热,黄疸等。发热程度与病变严重程度多一致。大多数患者有中等度发热,超过39℃者较少见,并在3~5d间热退。水肿性胰腺炎,可不发热或仅有轻度发热;出血坏死性胰腺炎则可出现高热,若发热不退,则可能有并发症出现,如胰腺脓肿等。黄疸的发生,可能为并发胆道疾病或为肿大的胰头压迫胆总管所致。

以上这两种原因引起的黄疸需要结合病史、实验室检查等加以鉴别。有极少数患者发病非常急骤,可能无明显症状或出现症状不久,即发生休克或死亡,称为猝死型或暴发性胰腺炎。

(二)体征

1.全身体征

(1)体位:多平卧或侧位,但喜静卧。

(2)血压、脉搏、呼吸:在水肿性胰腺炎时,多无明显变化,但在出血坏死性胰腺炎时,可有血压下降,脉搏及呼吸加快,甚至出现休克。值得提出的是,在急性出血坏死胰腺炎时,可以出现急性呼吸窘迫综合征(ARDS)。这是一种十分危险的综合征,需要根据病史、实验室检查等方法,做到早期诊断与治疗。

(3)舌苔:舌质多淡红,伴有感染时多红或紫红;舌苔多薄白或白腻,严重病例则黄腻或黄燥。

2.腹部体征

(1)视诊:腹部多平坦,但出血坏死性胰腺炎可因肠麻痹而出现腹胀,并发胰腺囊肿或脓肿时,可有局限性隆起。

(2)触诊:压痛、反跳痛与肌紧张可因病变程度和部位不同而各异。一般情况下,多在上腹部有程度不同的压痛,但压痛部位与病变部位有关。病变在胰头者,压痛在右上腹;病变在胰尾者,压痛在左上腹;病变累及全胰腺者,全上腹有压痛。若出血坏死性胰腺炎,腹腔渗液多时,常为全腹的压痛、反跳痛和肌紧张。

急性胰腺炎时,也常在上腹部发现肿块。肿块的原因可能有:胀大的胆囊,位于右上腹胆囊区;肿大的胰头,位于右上腹,但位置较深;胰腺囊肿或脓肿,多为圆形的囊性肿物;水肿的发炎组织,如大网膜、肠管或小网膜囊内的积液。

(3)叩诊:有肠胀气时,叩诊呈鼓音,若腹腔有渗液时,则叩诊呈浊音,并可测出移动性浊音。

(4)听诊:肠音多减弱,当出现肠麻痹时,可呈"安静腹"。

三、护理评估

(一)健康史

应了解患者有无胆道结石、感染、蛔虫等胆道疾病史;有无胰、十二指肠病史;有无腹部手术、严重创伤、内分泌代谢病、高脂血症、高钙血症、使用噻嗪类利尿剂与糖皮质激素等情况;有无暴饮暴食等诱因。

(二)身体状况

急性胰腺炎患者多数在饱餐后或大量饮酒后突然起病,其临床表现因病理类型,病情和诊治是否及时等不同而异。

1. 腹痛

为本病的主要表现和首发症状。特点是急性上腹或持续性疼痛,性质多呈刀割样痛、钻痛或绞痛,一般解痉药无效,进食常使疼痛加剧,取弯腰卷腿体位可减轻,疼痛可向左肩或腰背部放射。水肿型的腹痛 3~5 d 即可缓解,出血坏死型则腹痛剧烈,甚至全腹痛,持续时间较长。但年老体弱者可无腹痛或轻微腹痛。

2. 恶心、呕吐及腹胀

多数患者起病后即出现,呕吐常较频繁,吐后腹痛常不减轻。出血坏死型腹胀常见。

3. 发热水肿型

多表现为轻至中等度发热,持续 3~5 d。若持续高热不退,多见出血坏死型,或继发感染如胰腺脓肿或胆道感染。

4. 水、电解质及酸碱平衡紊乱

水肿型多为较轻的脱水和代谢性酸中毒。出血坏死型则脱水和代谢性酸中毒较明显,血钾、血镁、血钙均降低。后者的降低患者常出现手足抽搐。

5. 其他

低血压或休克,仅见于出血坏死型和暴发起病者,低血压或休克可在病程中出现,也可起病即进入低血压或休克状态。

6. 护理体检

水肿型可有上腹压痛,肠鸣音减弱,而肌紧张和反跳痛不明显。出血坏死型,上腹或全腹性压痛明显,腹肌紧张及反跳痛。伴麻痹性肠梗阻时,腹胀明显,肠鸣音减弱或消失。腹水量较多时,可出现移动性浊音。两侧肋腹部皮肤呈暗灰蓝色,称 Grey-Turner 征,或脐周围皮肤青紫,称 Cullen 征。胰腺脓肿或假性囊肿形成则可触及压痛性肿块。

7. 并发症

出血坏死型在病程中可出现胰腺脓肿、假性囊肿等局部并发症;重症患者可出现胰性腹膜炎、胸膜炎、消化道出血、肾衰竭、心力衰竭、胰性脑病、急性呼吸窘迫综征等全身性并发症。

(三)心理状况

因本病起病急,病情进展快,自觉症状明显,加之患者缺乏思想准备,常出现焦虑、恐惧、急躁情绪,希望能尽快解除病痛;加之缺乏本病知识,患者终日惶惶不安,甚至出现死亡危险感。

(四)实验室及其他检查

1. 血象检查

白细胞总数和中性粒细胞增多,可有核左移现象。

2. 淀粉酶测定

(1)血清淀粉酶:是早期诊断本病的敏感指标。发病后 5~12 h 开始升高,48 h 始下降,持续 3~5 d。血清淀粉酶超过正常值的 3 倍可确定诊断,但升高的程度与病情的严重性无相关性。

溃疡病穿孔或穿透性溃疡,胆石症、胆囊炎等血清淀粉酶也可升高,但多不超过正常值的 2 倍。有腹水或胸腔积液时,腹水和胸水中的淀粉酶常明显升高。

(2)尿淀粉酶:升高晚于血清淀粉酶,但下降较慢,持续时间较长,并受尿量的影响,适合就诊较晚病例的诊断。

3.血清脂肪酶

基本与淀粉酶升高相平行,但出现较晚,适合就诊较晚病例的诊断。

4.血清正铁清蛋白

对水肿型和出血坏死型胰腺炎有鉴别价值。前者为阴性,后者起病 72 h 内阳性。但肝脾破裂、异位妊娠破裂、出血坏死性肠炎等也出现阳性。

5.生化检查

血糖升高常见,多为暂时性,若持久空腹血糖大于 10 mmol/L 提示胰腺坏死,预后不良;血清钙常下降并与病情严重程度呈正相关,若低于 1.5 mmol/L,提示预后不良。血清 AST、LDH 可增高,血清清蛋白降低,高胆红素血症仅见少数患者。

6.其他检查

腹部 X 线片可发现肠麻痹或麻痹性肠梗阻征象;腹部 B 型超声和 CT 显像可见胰腺弥漫性肿大,其轮廓与周围边界模糊不清,坏死区呈低回声或低密度图像。增强 CT 对胰腺坏死的诊断最具价值。

(五)诊断要点

具有胆道疾病、暴饮暴食或大量饮酒病史;临床急性发病,突发剧烈而持续的上腹部疼痛,不为一般解痉药所缓解,同时伴有恶心、呕吐、发热;中上腹有不同程度的压痛而无明显肌紧张;血清淀粉酶和(或)尿淀粉酶明显升高,并排除其他急腹痛者,即可诊断本病。

若腹痛剧烈持久,腹部压痛和肌紧张明显,高热持续不退;出现 Grey-Turner 征和 Cullen 征;具有局部和全身并发症,可考虑出血坏死型胰腺炎的诊断。

四、护理措施

(一)疼痛解除的护理

患者应绝对卧床休息,协助患者更换体位,按摩背部,以增加舒适感。禁食、胃肠减压,以减少胰液的分泌,减轻对胰腺及周围组织的刺激。遵医嘱给予抗胰酶药、解痉药或者止疼药。

(二)基础护理

禁食期间患者常有口干,咽部不适,向患者解释禁食禁水及胃肠减压的意义,使其接受,可用棉签蘸水湿润口唇或含漱,对不能洗漱者予口腔护理,每日 2 次。做好皮肤护理,若体温超过 39 ℃,则给予物理降温并遵照医嘱给予退热药,患者出汗较多时,及时擦干汗液,更换清洁衣服和被褥,增加患者舒适度,注意保暖,避免受凉。密切观察患者神志、生命体征、腹部体征变化以及有无出血倾向并做好记录,反复监测血尿淀粉酶、血糖、肝肾功能及血气分析,记录 24 h 出入量,为治疗提供依据。体温过高时,注意观察发热的类型及伴随症状。休克是急性胰腺炎常见的致死原因,往往是突发性的。在实施治疗过程中,要密切观察生命体征的变化,及时向医师反映,协助医师积极抢救。通过补液、输血、止血等抗休克治疗及加强营养支持,维持水电解质平衡和补充热量等使患者转危为安。

(三)营养护理

急性胰腺炎的患者均采取禁食,一般禁食 7～20 d。早期治疗时应用全胃肠外营养(TPN),营养主要以糖、脂肪、蛋白质、维生素、胰岛素等为主。

1.中心静脉导管操作

妥善固定导管,每日定时检查导管的深度,防止脱出。每天消毒静脉穿刺部位,更换敷料,加强局部护理。观察穿刺部位有无红、肿、热、痛等感染征象,若患者发生不明原因的发热、寒战等现象时,应通知医师,协助医师拔出导管并作微生物培养和药敏实验,避免在导管处抽血或者输血及血浆,想要输血或者血浆时,在外周另建输液通路。

2.营养液的配置和管理

营养液应在层流环境中配置,如无上述条件可用消毒液擦拭处置台后,紫外线消毒30 min后配置,TPN的配置时一定要严格按照顺序配置:将电解质溶液分别放入葡萄糖和氨基酸溶液内,水溶性维生素加入葡萄糖液内,脂溶性维生素加入脂肪乳内,将葡萄糖液和氨基酸混入3 L营养袋内,最后把脂肪乳混入3 L营养袋内,配置的营养液应保证在24 h内输完,可应用输液泵,在输注过程中应保证输注系统和输注过程连续性,期间不宜中断,避免将营养液长时间暴露于阳光和高温下,配置后暂时不输注的。放在4 ℃的冰箱内保存。输注过程中容易引起血糖升高,可用血糖仪按时监测血糖的变化。

(四)胃管护理

重症急性胰腺炎由于应激反应,腹腔神经丛受刺激和渗液直接作用于肠管,可导致不同程度的肠运动受抑制,患者常腹胀明显。大承气汤药液中含生大黄,大黄对胰腺有明显的抑制作用,能降低狄奥括约肌张力,改善微循环,提高血流灌注,增强黏膜屏障,促进胃肠运动,加速肠腔内容物排出。给患者放置胃管,间断行胃肠减压,并可从胃管中注入中药大承气汤药液加减,每天1~3剂,喂药后夹管1 h再开放,保持引流通畅,观察引流液的色、量和性质。操作时注意将负压引流器妥善固定,以免活动时将胃管脱出。

(五)应激性溃疡的防护

应激性溃疡并出血是急性胰腺炎的主要并发症之一。为减少其发生,主要防护措施是保持胃肠减压管的通畅,并持续负压,记录胃液总量、颜色,每日检查腹肌紧张、压痛程度及范围。及时检测白细胞记数、尿淀粉酶、电解质,注意观察出血前的前驱症状。将病情变化及时向医师汇报,配合预防性使用奥美拉唑等药物治疗。

(六)心理护理

患者对疾病产生焦虑、急躁、挑剔、恐惧、悲观失望心理,甚至有拒医拒护行为。因此,进行心理护理,使患者情绪稳定,配合治疗与护理,对提高疗效极为重要。应建立良好的护患关系,多关爱、多安慰、多倾听,耐心解释急性胰腺炎的病理特点、治疗方法及治疗过程中的反复性。使患者及家属从思想上充分认识该病,并树立良好的态度,以积极配合治疗,提高疗效。

五、健康指导

因人而异,对患者及其家属进行有关疾病的诱因预防和治疗护理知识的讲解,以减少复发。

对胆道疾病患者指导其积极治疗、进食清淡饮食,定期复查肝胆B超;酗酒者劝其戒酒;暴饮暴食者指导患者节制饮食,戒除暴饮暴食的不良习惯,减轻胰腺负担。介绍出院后的饮食、休息、活动以及复诊时间,出院后给予电话回访,了解疾病恢复情况,增加护患关系。

(崔丽萍)

第九节 消化内科常见诊疗技术及护理

一、上消化道内镜检查术的护理

上消化道内镜可分为食管镜、胃镜和十二指肠镜。是消化内镜检查中应用最广、进展最快的一种诊疗技术。近年来电子胃镜、超声胃镜、放大胃镜等技术相继问世并应用于临床,极大地提高了上消化道疾病的诊断可靠性和准确性,同时也为上消化道疾病的治疗开创了新的治疗方法和手段。

（一）适应证

(1)上消化道症状明显而原因不明者。

(2)不明原因的上消化道出血。

(3)疑有上消化道肿瘤者。

(4)需要随访观察的病变,如反流性食管炎、萎缩性胃炎、消化性溃疡、药物治疗前后、上消化道手术后等。

(5)需内镜进行治疗者,如上消化道出血的止血、异物摘取、息肉摘除、食管狭窄的内镜下扩张与支架治疗等。

(6)疑有胰腺、胆道系统疾病,通过十二指肠镜进行逆行胰胆管造影。

（二）禁忌证

(1)严重心肺疾病和生命危重状态,如严重心律失常、哮喘发作、脑出血、昏迷等。

(2)已知或怀疑有上消化道穿孔者。

(3)意识障碍或精神失常等不能配合者。

(4)咽喉部、食管、胃有严重急性炎症,特别是腐蚀性炎症。

(5)严重止血和凝血功能障碍、活动性肝炎。

(6)明显胸主动脉瘤、重度食管静脉曲张、高位食管癌、严重颈胸段脊柱畸形等。

（三）操作前护理

1.心理指导

向患者解释检查的目的、方法、安全性、注意事项等,教会患者配合检查的方法,消除患者紧张、恐惧等心理,主动配合检查。

2.用物准备

检查镜检用物、药物、抢救物品等是否准备齐全。

3.患者准备

(1)仔细了解病史、体格检查和实验室等检查情况,以掌握适应证和禁忌证。

(2)术前禁食、禁饮 12 h,有幽门梗阻者应先抽空胃内容物并清洗。

(3)指导患者检查前取下活动性义齿,以免检查中误吸或误吞。

(4)检查前 30 min,对过度紧张者可遵医嘱肌内注射或静脉注射地西泮 5～10 mg。

(5)了解有无麻醉药过敏史,检查前 5～10 min 用 2‰利多卡因喷雾咽喉部,每 3 min 1 次共 2～3 次,或缓慢吞服 1‰丁卡因糊剂 10 mL。嘱患者做吞咽动作,当患者感觉咽部麻木、吞咽似有梗阻感时,表明局部麻醉已妥。

(四)操作中护理

1.体位协助

患者取左侧卧位,头稍后仰,与肩同高,解松腰带和衣领,口边放弯盘,嘱患者咬紧牙垫。

2.协助镜检

协助医师缓慢地将上消化道内镜从患者口腔插入,插镜过程中应嘱患者头部位置保持不动。让患者做吞咽动作时,嘱不可将唾液咽下,应协助患者将唾液流入弯盘或用吸管吸出。

插镜过程中应密切观察患者的反应,当出现恶心、呕吐时,应指导患者做深呼吸、全身肌肉放松。当镜面被黏液、泡沫血迹或食物遮挡时,应注水冲洗,视野立即清晰。当观察到某处病变时,遵医嘱对病变部位进行摄像、活检等处理以明确诊断,协助医师做好内镜下治疗检查中患者出现面色、呼吸、脉搏、血压等改变,应立即停止检查,遵医嘱做好相应的护理。检查完毕退出胃镜时应按压吸引钮尽量抽出胃内气体防止腹胀,并手持纱布将镜身外黏附的黏液等擦净。

(五)操作后护理

1.术后饮食

术后因咽喉部麻醉作用尚未消退,嘱患者不要吞咽唾液,以咽喉部无麻木感,吞咽反射恢复,可让患者先饮少量水,无呛咳则可进食;术后当日以流质、半流质为宜,行活检的患者宜进温凉饮食;无特殊变化次日即可恢复正常饮食。

2.术后不适

若出现咽痛、咽喉部异物感等嘱患者不要用力咳嗽,可用温水含漱。术后患者若出现腹胀腹痛,可进行腹部按摩促进肠道气体排出。检查后数日内,严密观察、及时发现和处理可能出现的并发症,如消化道穿孔、消化道出血、麻醉意外等。

3.消毒

器械彻底清洗、消毒内镜及有关器械,避免交叉感染,并妥善保管。

二、结肠镜检查术的护理

结肠镜检查可分为乙状结肠镜及全结肠镜检查,可观察到直肠、乙状结肠、降结肠、横结肠、升结肠、盲肠直至回肠末端的肠黏膜,并协助下消化道疾病的诊断与治疗。

(一)适应证

(1)原因不明的下消化道出血。

(2)原因不明的慢性腹痛、腹泻或便秘。

(3)原因不明的低位肠梗阻。

(4)大肠或回肠末端肿瘤的诊断。

(5)钡灌肠检查怀疑有异常需进一步确诊。

(6)大肠出血、息肉、肿瘤等病变需在肠镜引导下治疗。

(7)大肠肿瘤普查。

(二)禁忌证

(1)严重心肺功能不全、休克及身体极度衰竭者。

(2)女性月经期和妊娠期。

(3)肠道准备不完全者。

(4)大肠炎症急性活动期、急性腹膜炎及腹腔脏器穿孔者。

(5)腹部手术后有严重粘连、腹主动脉瘤或其他腹部疾病影响检查者。

(6)肛门、直肠严重狭窄者。

(7)精神或心理原因不能配合者。

（三）操作前护理

1.心理指导

向患者解释检查的目的、方法、过程、注意事项，教会患者配合检查的方法，解除患者的思想顾虑，减轻患者的紧张恐惧心理以取得配合。

2.用物准备

检查镜检用物、药物、抢救物品等是否准备齐全。

3.患者准备

(1)详细了解病史、体格检查和实验室等检查情况，全面阅读有关临床资料，以掌握适应证和禁忌证。若是镜下电切结肠息肉病例应检查血常规血型、出血时间凝血时间、血小板、凝血酶原时间等。

(2)术前2～3 d开始少渣半流质饮食，检查当天早晨禁食。

(3)清洁肠道可根据患者的具体情况选择灌肠法或导泻法，患者排泄物为水样时即可进行检查。

1)灌肠法：术前1 d晚服蓖麻油20～30 mL，同时饮水1 000 mL；术前1 h用温开水800～1 000 mL，清洁灌肠2～3次，直至排出物无粪渣为止。

2)导泻法：术前1 d晚服缓泻药，番泻叶10 g用500～1 000 m沸水冲泡饮用；也可采用检查前2～3 h口服50%硫酸镁50～60 mL，同时在20 min内饮水1 000～1 500 mL；或于检查前2～3 h口服20%甘露醇250 mL，再饮水1 000～1 500 mL；或于20～30 min内饮用含氯化钠的洗肠液3 000～4 000 m，水泻3～5次后，即可实施检查值得注意的是甘露醇虽可有效导泻，但在肠内经细菌分解可产生易燃气体，如行高频电凝治疗有引起爆炸的危险，因此，行高频电凝治疗前肠道准备禁用甘露醇，以免发生危险。

(4)必要时根据医嘱术前10～30 min对精神过度紧张患者肌内注射或静脉注射地西泮5～10 mg；术前5～10 min肌内注射阿托品0.5 mg或丁溴东莨菪碱10 mg，以抑制肠蠕动，有利于操作，有青光眼或明显前列腺肥大者忌用阿托品。

（四）操作中护理

1.体位协助

患者取膝胸卧位或左侧卧位，取左侧卧位时，双腿屈曲，臀部和肛门尽量靠近检查台边缘。

2.协助镜检

术前先做直肠指检，了解有无肿瘤、狭窄、肛裂等。助手将镜前端涂上润滑剂（常用硅油）后，嘱患者张口呼吸，放松肛门括约肌，右手持镜，用示指按压镜头，使镜头滑入肛门，然后按操作者的指令，遵照循腔进镜、适量注气与反复抽气、追逐肠腔、去弯取直、急弯变慢弯、防襻、解襻等操作原则逐渐缓慢插入肠镜，直至盲部。根据镜下观察情况进行摄片、录像、取活组织或刷取细胞活检。

插镜过程中根据需要协助患者变换体位。检查过程中应密切观察患者反应，出现腹胀不适时嘱患者做缓慢深呼吸；若患者出现面色、呼吸、血压、脉搏等改变，应随时停止插镜，同时快速建立静脉通道以备抢救。检查完毕退镜时,应尽量抽气以减轻腹胀症状。

（五）操作后护理

1.术后饮食

术后进少渣饮食 3 d,如行息肉摘除、电凝止血、活检者,术后 1～2 d 应进流质或半流质饮食,同时给予抗生素治疗。

2.术后不适检查

结束后,患者稍休息,观察 15～30 min 无异常情况方可离去,嘱患者注意卧床休息,做好肛门清洁护理。术后应观察患者生命体征变化和腹胀、腹痛、排便情况,如出现剧烈腹痛、腹胀、大便次数增多呈黑色和心率增快、面色苍白、血压下降等表现,提示肠穿孔、肠出血,应及时报告,配合抢救并做好相应的护理。

3.消毒

器械彻底清洗、消毒内镜及有关器械,避免交叉感染,并妥善保管。

三、肝穿刺活组织检查术的护理

肝穿刺活组织检查术简称肝活检,是由穿刺采取肝组织标本进行组织学检查或制成涂片做细胞学检查,以明确肝病诊断或了解肝病演变过程、观察治疗效果及判断预后。目前临床应用抽吸式活检针方法。

（一）适应证

(1)原因不明的肝大、肝功能异常者。

(2)不明原因的黄疸、门静脉高压者。

(3)用于明确肝病诊断、判断疗效和预后。

（二）禁忌证

(1)全身状况衰竭者。

(2)严重黄疸尤其是肝外梗阻性黄疸、肝功能严重异常、大量腹腔积液者。

(3)严重贫血、有出血倾向者。

(4)肝包虫病、肝血管瘤、肝周围化脓性感染者。

（三）操作前准备

1.心理指导

向患者解释检查的目的、方法和意义,教会患者配合检查的方法,消除患者的顾虑,减轻患者的紧张情绪。

2.用物准备

检查穿刺用物、药物、抢救物品等是否准备齐全。

3.患者准备

(1)训练患者深呼吸及屏息呼吸方法(深吸气、呼气、憋住气片刻),以利穿刺中配合。

(2)详细了解病史、体格检查和实验室等检查情况,检查患者肝大小及上下界位置,胸腔有无积液,有无肺气肿,是否能较长时间憋气等,掌握适应证和禁忌证。检测血小板、出凝血时间、凝血酶时间等,若有异常应遵医嘱肌内注射维生素 K_1 10 mg,连续用 3 d 后复查,待检查指标达到允许范围后方可穿刺,同时测定血型以备必要时输血。

(3)术前测血压和脉搏;情绪紧张者可于术前 1 h 遵医嘱口服地西泮 10 mg。

（四）操作中护理

1.体位

协助患者取仰卧位，身体右侧靠近床沿，将右手置于枕后，嘱患者保持体位的固定。

2.协助穿刺

穿刺部位一般取右侧腋中线第8～9肋间肝实音最明显处，疑为肝癌、肝脓肿者，应在B超定位下进行穿刺。确定穿刺点后做好标记并嘱患者不再移动体位。常规消毒局部皮肤，戴无菌手套，铺无菌洞巾，用2%利多卡因由皮肤至肝包膜进行局部麻醉。备好快速穿刺套针，以橡皮管将穿刺针连接于10 mL注射器，吸取无菌生理盐水3～5 mL。操作者先用穿刺锥在穿刺点皮肤上刺孔，再持穿刺针经此孔沿肋骨上缘与胸壁垂直方向刺入0.5～1.0 cm，然后将注射器内生理盐水推出0.5～1.0 mL，以冲出针内可能存留的皮肤和皮下组织，防止针头堵塞。穿刺针进入肝前，将注射器造成负压并嘱患者深吸气，于深吸气末屏气，术者在患者屏气的同时迅速将穿刺针刺入肝内并立即拔出，穿刺深度一般不超过6.0 cm，进出针时间需1 s。拔针后在穿刺部位盖上无菌纱布，立即按压5～10 min，再以胶布固定，压上小沙袋并以多头腹带扎紧。将吸得的肝组织标本制成玻片，或置于95%乙醇或10%甲醇固定液中送检。术中嘱患者控制咳嗽、深呼吸，以免针头划伤肝组织引起出血；并观察患者面色、呼吸、脉搏、血压等，如有变化应遵医嘱及时处理。

（五）操作后护理

1.术后生活护理

术后患者卧床休息24 h，若无不适可术后12 h去除沙袋和多头腹带24 h后还渐恢复活动。

2.术后监测

密切观察血压、脉搏、面色的变化，术后最初4 h，每隔15～30 min测脉搏、血压1次，尔后每2 h 1次至术后24 h。若发现患者脉搏细速、血压下降、面色苍白、出汗、烦躁不安等内出血征象，应立即报告医师并配合做好相应的护理。

3.穿刺部位护理

注意观察穿刺部位有无伤口渗血、红肿、疼痛等，若出现异常，应做相应处理。穿刺部位疼痛时应仔细查找原因。若为一般组织创伤性疼痛，可遵医嘱给予镇痛药；若发生气胸或胆汁性腹膜炎时，应及时处理。

（马翠云）

第三章 肾内科疾病护理

第一节 肾小球肾炎

一、急性肾小球肾炎

急性肾小球肾炎简称急性肾炎,是以急性肾炎综合征为主要表现的一组疾病。其特点为起病急,患者出现血尿、蛋白尿、水肿和高血压,可伴有一过性氮质血症。

本病好发于儿童,男性居多。常有前驱感染,多见于链球菌感染后,其他细菌、病毒和寄生虫感染后也可引起。

(一)常见病因

急性肾小球肾炎常发生于上呼吸道感染(多为扁桃体炎)或皮肤感染(多为脓疱疮)后,感染导致机体产生免疫反应而引起双侧肾脏的炎性反应。

(二)临床表现

1.尿液异常

几乎所有的患者都有肾小球源性血尿,约30%出现肉眼血尿,且常为首发症状或患者就诊的原因。可伴有轻、中度蛋白尿,少数(<20%)患者可呈大量蛋白尿。

2.水肿

80%以上患者可出现水肿,常为起病的初发表现,表现为晨起眼睑水肿,可伴有下肢轻度凹陷性水肿,少数严重者可波及全身。

3.高血压

约80%患者患病初期水钠潴留时出现一过性轻、中度高血压,经利尿治疗后血压可恢复正常。少数患者可出现高血压脑病、急性左侧心力衰竭等。

4.肾功能异常

大部分患者起病时尿量减少(每日400~700 mL),少数为少尿(每日<400 mL)。可出现一过性轻度氮质血症。一般于1~2周及以后尿量增加,肾功能于利尿后数日恢复正常,极少数出现急性肾衰竭。

(三)治疗原则

以休息、对症处理为主,缩短病程,促进痊愈。本病为自限性疾病,不宜用肾上腺糖皮质激素及细胞毒性药物。急性肾衰竭患者应给予透析。

1.对症治疗

利尿治疗可消除水肿,降低血压。利尿后高血压控制不满意时,可加用其他降压药。

2.控制感染灶

可使用青霉素类抗生素10~14 d。对于反复发作的慢性扁桃体炎,待肾炎病情稳定后,可做扁桃体摘除术,手术前后2周应注射青霉素。

3.透析治疗

对于少数发生急性肾衰竭患者,应给予血液透析或腹膜透析治疗,帮助患者度过急性期,一般不需要长期维持透析。

(四)护理

1.评估

(1)健康史:询问发病前 2 个月有无上呼吸道感染史以及起病的急缓、就诊原因等。

(2)身体状况:评估水肿部位、程度、特点,血压增高程度,有无局部皮肤感染灶存在。

(3)心理及社会因素:患者多为儿童及青少年,对疾病认识不足,配合困难,家属往往表现急躁情绪,患者因病休学、不能参加正常活动易导致患者产生不良情绪。根据患者具体情况评估患者及家属的情绪表现类型及原因。

(4)辅助检查:评估尿液检查异常程度及变化过程。

2.护理要点及措施

(1)一般护理:急性期患者应绝对卧床休息,以增加肾血流和减少肾脏负担。尿液检查只有蛋白尿的镜下血尿时,方可活动。病情稳定后逐渐增加运动量,1~2 年避免强体力劳动和剧烈运动。水肿、高血压或心力衰竭时,应严格限制盐的摄入,每日<3 g;急性期为减少蛋白质的分解代谢,应限制蛋白质的摄入,每日 30~40 g;当血压下降、水肿消退,尿蛋白减少后,即可逐渐增加盐和蛋白的摄入,但仍应低于正常。限制液体摄入量,每日入量＝尿量＋500 mL;饮食注意热量充足易于消化和吸收;长期卧床,注意观察皮肤变化情况,防止压疮发生。

(2)病情观察:观察水肿范围、程度,有无胸腔积液、腹腔积液,有无呼吸困难、肺部湿啰音等急性左侧心力衰竭的征象;监测高血压动态变化,观察有无头痛、呕吐、颈项强直等高血压脑病的表现;观察尿液及肾功能的变化,及时发现有无肾衰竭的可能。

(3)用药护理:使用利尿药要观察有无低血钾、低血钠以及低血容量性休克的表现,用药期间严密观察生命体征,准确记录出入量,定期查看电解质及血气分析结果,防止并发症发生。

(4)心理护理:患者尤其是儿童对长期卧床会产生抵触和焦虑的反应,表现为急躁、不能配合治疗。应给予关心,解释,随时注意患者的情绪变化,给予积极地引导,尽量解决患者卧床期间所需;为患者提供良好休养环境,采取读书、听音乐等分散患者注意力的活动。

3.健康教育

(1)预防指导:注意加强健康观念,适当锻炼,增强体质。少去封闭的公共场所,预防呼吸道感染。

(2)生活指导:注意个人卫生,防止皮肤化脓感染,养成良好规律的作息习惯,掌握饮食护理的意义和原则,能够复述低盐饮食和低蛋白饮食的标准。掌握皮肤水肿的观察和护理方法。

(3)用药指导:遵医嘱正确使用抗生素、利尿药及降压药等,掌握不同药物的名称、剂量、给药方法,观察各种药物的疗效和不良反应。

(4)心理指导:增强战胜疾病的信心,保持良好的心境,积极配合诊疗计划。

二、慢性肾小球肾炎

慢性肾小球肾炎简称慢性肾炎,是指起病方式不同、病情迁延、病变进展缓慢,最终发展呈慢性肾衰竭的肾小球疾病。

患者以青、中年男性居多。基本临床表现为蛋白尿、血尿、水肿、高血压、肾功能损害。由于不同的病例类型及病程阶段,疾病表现可多样化。

(一)常见病因

仅少数人是由急性肾小球肾炎发展而来。一般认为本病的起始因素为免疫介导性炎症,但随疾病的进展,也有非免疫非炎症因素参与。

(二)临床表现

1.水肿

水肿程度不一,主要由水钠潴留或低蛋白血症所致。表现为晨起眼睑、颜面水肿明显,下午及晚上上、下肢水肿明显,卧床休息后可使水肿减轻。重症者偶有胸腔或腹腔积液。

2.蛋白尿

蛋白尿是慢性肾炎必有的表现。患者排尿时泡沫明显增多,并且静置后不易消失,尿蛋白越多泡沫也越多,个别患者尿液可有异味。

3.血尿

血尿多为镜下血尿,也可见肉眼血尿。

4.高血压

高血压的出现与水钠潴留、血中肾素-血管紧张素的增加有关。部分病例高血压为首发症状或突出表现,多为持续性中度以上高血压(160～180/90～110 mmHg)。部分病例高血压也可出现于肾功能正常时。肾衰竭时,90%以上的患者有高血压。严重高血压可致高血压危象、高血压脑病及高血压性心脏损害。

5.肾功能损害

肾功能损害呈慢性进行性损害,进展速度主要与相应的病理类型有关,表现为肾小球滤过率下降。内生肌酐清除率在正常的50%以上,血肌酐与尿素氮在正常范围或仅轻度升高,稍后即有肾小管功能不全的表现,如夜尿增多、尿渗透压、尿比重降低等。已有肾功能不全的患者当遇应急状态时(如感染、劳累、血压增高、肾毒性药物的应用等),肾功能可急剧恶化,如能及时去除这些诱因,肾功能可在一定程度上恢复。

(三)治疗原则

慢性肾炎的治疗应以防止或延缓肾功能进行性恶化,改善或缓解临床症状以及防治严重并发症为目标。

1.一般治疗

首先避免加重肾损害的因素,如避免劳累、治疗感染、避免或终止妊娠、停用肾毒性药物(如氨基糖苷类抗生素)等;其次,限制食物中蛋白质及磷的摄入量,低蛋白及低磷饮食可减轻肾小球内高压力、高滤过状态,延缓肾小球的硬化。

2.对症治疗

主要是降压治疗,患者应该限盐,有明显水钠潴留的容量依赖型高血压患者选用噻嗪类利尿药。对肾素依赖型高血压患者应首选血管紧张素转化酶抑制药(ACEI),也可用血管紧张素Ⅱ受体拮抗药。ACEI除具有降压作用外,还有减少尿蛋白和延缓肾功能恶化的肾保护作用。

3.特殊治疗

肾上腺糖皮质激素和细胞毒性药物的应用。对于病例类型较轻,肾体积尚正常,肾功能轻度受损,尿蛋白较多的患者,在无禁忌时可使用。

(四)护理

1.评估

(1)健康史:询问患者有无感染、劳累、妊娠和使用肾毒性药物的诱因存在;发病前有无呼吸道感染和皮肤感染等病史。既往有无急性肾炎病史,发病时间及治疗后情况。

(2)身体状况:评估患者的皮肤、眼睑有无苍白;有无水肿,水肿的部位、程度、特点;有无高血压及程度;有无心肌损害体征。

(3)心理及社会因素:慢性肾炎病程长。长期服药治疗效果不理想,容易使患者及家属感到焦虑不安,后期并发症多,病情呈恶化趋势,肾功能逐渐走向衰竭,患者情绪容易受到影响,产生悲观情绪。

(4)辅助检查:尿蛋白程度、肾功能的程度,有无贫血、血脂改变。

2.护理要点及措施

(1)一般护理:慢性肾炎患者应保证充分的休息和睡眠,并应有适度的活动。肥胖患者应通过活动减轻体重,减少肾脏和心脏的负担。病情急性加重及伴有血尿、心力衰竭、感染的患者,应限制活动。

慢性肾炎的患者肾小管重吸收作用不良,在尿量正常的情况下,应充分饮水,增加尿量以排泄体内废物。在肾功能减退,尿量减少的情况下,应限制饮水量为每日尿量+500 mL。

保持正常饮食,高血压及肾功能损害患者应限制食盐量每日 3～4 g,蛋白质每日15～25 g,且应以优质蛋白为主,使之既能保证身体所需的营养,又可达到低磷饮食的需要,起到保护肾脏的作用。另外,提供足够的热量、富含维生素、易消化的食物,适当调节高糖和脂类在饮食热量中的比例,以减轻自体蛋白质的分解,减轻肾脏负担。

(2)病情观察:密切观察血压变化,血压的突然升高或持续高血压状态可加重肾功能的恶化。注意观察水肿的消长情况,注意患者有无胸闷、气急及腹胀等胸腔积液的征象。监测患者的尿量变化及肾功能,警惕肾衰竭的发生。

(3)用药护理:使用利尿药注意监测有无电解质、酸碱平衡紊乱,如低钾血症、低钠血症等;肾功能不全患者使用 ACEI 降压时,应检测电解质,防止高血钾。另外,注意观察有无持续性干咳的不良反应,严重的要及时报告医师并更换药品;用抗血小板聚集药时,注意观察患者有无出血倾向,监测出血、凝血时间等;激素或免疫抑制药用于肾炎伴肾病综合征的患者,应观察糖皮质激素类药物的不良反应。

(4)心理护理:本病病程长,病情反复,长期服药疗效差、不良反应大,预后不良。患者易产生悲观、恐惧、抑郁等不良情绪。且长期患病使患者的生活、工作能力下降,经济负担加重,进一步增加了患者及其家属的思想负担。护士应积极主动与患者沟通,鼓励其说出内心感受,对提出的问题予以耐心的解答。与亲属一起做好患者的疏导工作。建立长期联系沟通方式,关注居家康复护理,使患者以良好的心态面对现实。

3.健康教育

(1)预防感染:保持环境清洁、空气流通;注意休息,避免剧烈运动和过重的体力劳动;减少前往封闭公共场所机会,预防呼吸道感染,注意个人卫生习惯,预防尿路感染;出现感染症状,应立即就医。

(2)生活指导:严格按照饮食计划进餐;劳逸结合,从事力所能及的工作和家务;学会与疾病有关的家庭护理常识,如控制饮水量、限盐饮食等。

（3）妊娠指导：在血压和肾功能正常情况下，在医师的指导用药情况下，可妊娠。服用免疫抑制以及细胞毒性药物，或肾功能异常情况下应严格避孕，必要时行人工流产。

（4）用药指导：掌握利尿药、降压药等各种药物的使用方法、用药过程中的注意事项；在医师指导下用药，不随意使用不明配方的中药，不轻信偏方。

（5）心理指导：明确不良心理对疾病危害和对治疗效果的影响，学会有效地调适心态的方法，主动配合治疗，建立积极的生活心态。

（战　静）

第二节　肾病综合征

肾病综合征（NS）简称肾综，是指由多种病因引起的、以肾小球基底膜通透性增加伴肾小球滤过率降低等肾小球病变为主的一组综合征。肾病综合征不是一独立性疾病，而是肾小球疾病中的一组综合征。肾病综合征典型表现为大量蛋白尿、低清蛋白血症、高度水肿、高脂血症。

一、常见病因

肾病综合征根据病因分为原发性和继发性。前者之诊断主要依靠排除继发性肾病综合征。继发性肾病综合征的原因很多，如感染、药物损害、过敏及免疫异常、新生物、系统性疾病、代谢性疾病、遗传性疾病等。

二、临床表现

（一）蛋白尿

肾病综合征时血浆清蛋白持续降低，较大量从尿液中丢失，是本证生理和临床表现的基础。尿蛋白每日＞3.5 g。

（二）低蛋白血症

肾病综合征时大量清蛋白从尿中丢失；饮食减退、蛋白质摄入不足、吸收不良或丢失，是加重低清蛋白血症的原因。血浆清蛋白低于 30 g/L（贫血貌，看指尖、球结膜）。

（三）高脂血脂

高胆固醇和（或）高三酰甘油血症，血清中 LDL、VLDL 和脂蛋白（a）浓度增加，常与低蛋白血症并存。其发生机制与肝脏合成脂蛋白增加和脂蛋白分解减弱相关，目前，认为后者可能是高脂血症更为重要的原因。

（四）水肿

肾病综合征时低清蛋白血症、血浆胶体渗透压下降，使水分从血管腔内进入组织间隙，是造成肾病综合征水肿的基本原因。颜面及双下肢、足背、胫前水肿。

三、治疗原则

全面治疗，纠正病生理紊乱，减少并发症、保护肾功能。

(一)蛋白尿的治疗

降尿蛋白的主要药物为糖皮质激素(泼尼松、泼尼松龙等)、细胞毒类(环磷酰胺、苯丁酸氨芥)、免疫抑制药(环孢素、他克莫司、霉酚酸酯、来氟米特等)。

(二)水肿的治疗

限盐是治疗的基本措施,重度水肿每日盐摄入量为 $1.7 \sim 2.3$ g;轻、中度水肿每日盐摄入量为 $2.3 \sim 2.8$ g。利尿药的应用,利尿药可分为如下。

1.襻利尿药

呋塞米和布美他尼(丁脲胺)。

2.噻嗪类利尿药

氢氯噻嗪。

3.排钠潴钾利尿药

螺内酯。

4.渗透性利尿药

右旋糖酐-40、甘露醇。肾病综合征患者的利尿药物首选呋塞米。

(三)降压治疗

血管紧张素转化酶抑制药(ACEI)或血管紧张素 I 型受体拮抗药(ARB)。

(四)降脂治疗

肾病综合征的高脂血症使用降脂药物如下。

1.纤维酸类药物

非诺贝特、吉非贝齐。

2.Hmg-CoA 还原酶抑制药

洛伐他汀、辛伐他汀。

3.血管紧张素转化酶抑制药(ACEI)

此外,ACEI 尚可有不同程度降低蛋白尿的作用。

(五)抗凝治疗

(1)肾病综合征患者由于凝血因子改变处于血液高凝状态,尤其是当血浆清蛋白在 $20 \sim 25$ g/L 时,即有静脉血栓形成可能。目前临床常用的抗凝药物有:肝素、尿激酶(UK)、华法林、双嘧达莫。

(2)有静脉血栓形成者:①手术移去血栓。②介入溶栓。③全身静脉抗凝,即肝素加尿激酶,疗程为 $2 \sim 3$ 个月。④口服华法林至肾病综合征缓解以防血栓再形成。

四、护理

(一)护理评估

水肿:颜面、双下肢及全身轻、中、重度水肿。

(二)护理要点及措施

1.病情观察

(1)意识状态、呼吸频率、节律、呼吸音、心率。

(2)自理能力和需要,有无担忧、焦虑异常心理。

2.症状护理(水肿皮肤的护理)

(1)衣服宜柔软、宽松;内衣为棉织品,勤洗换。

(2)床单位保持清洁干燥,平整无褶皱。

(3)定期修剪指甲,防止划或抓伤皮肤引起感染。

(4)鼓励患者经常更换卧位,防止压疮发生。自行翻身困难,护士协助翻身。动作轻柔,避免拖、拉、拽,防止皮肤擦伤。鼓励患者适当下床活动,有利于促进水肿消退、改善消化系统功能,增进食欲。

(5)尽量避免肌内注射,如必须注射时,应严格无菌操作,注射后按压针孔至无渗液为止。

(6)皮肤破溃感染严重者用生理盐水清洗创面,清洗后用呋喃西林湿敷,症状减轻后,每天用碘棉签消毒,保持创面干燥。

(7)阴囊水肿严重者呋喃西林湿敷,防破溃。

(8)高度水肿患者,详细记录出入量。肾脏穿刺时严格控制入量,防止心力衰竭发生。

3.一般护理

(1)肾病综合征时以卧床休息为主,减少外界接触以防交叉感染;但应保持适度床上及床旁活动,以防血栓形成。当肾病综合征缓解后可逐步增加活动,如活动后尿蛋白增加则酌情减少活动。

(2)水肿时给予低盐饮食,每日食盐摄入量低于 3 g。重度水肿,应忌盐,严格控制入量。少尿和高钾时必须限制含钾多的食物,如豆类、肉类、香蕉、葵花籽。

(3)做好口腔护理,皮肤护理,保持衣裤清洁,勤更换内衣内裤。

(4)鼓励患者表达心中的焦虑,给其提供适当的帮助。

(5)使用糖皮质激素及免疫抑制剂过程中切忌随意性,即不完成疗程随意停药,致使疗效不能显现或盲目延长疗效,加大剂量造成严重的不良反应。

(三)健康教育

(1)注意休息,避免劳累,防止感冒。

(2)按医嘱服药,禁用肾毒性药物,如新霉素、链霉素、庆大霉素等。

(3)定期复查尿常规、血生化、24 h 尿蛋白定量。

(4)如口服激素,禁止自行停用或减量。

(5)如为肾穿刺后,需按肾穿刺宣教的要求限制活动。

(6)在治疗期间,如有感冒、发热、感染等情况出现,应及时就医,避免并发症加重。

(7)适当运动,禁止剧烈运动、重体力劳动,散步为宜。

(战 静)

第三节 IgA 肾病

IgA 肾病(IgA nephropathy,IgAN)是肾小球系膜区以 IgA 为主的免疫复合物沉积,以肾小球系膜增生为基本组织学改变,是一种常见的原发性肾小球疾病。其临床表现多种多样,主要表现为血尿,可伴有不同程度的蛋白尿、高血压和肾脏功能受损,是导致终末期肾脏病的常见的原发性肾小球疾病之一。

一、常见病因

IgA肾病的病因不明,目前尚未发现与IgA抗体反应的稳定抗原。IgA肾病通常呈散发性,一般不认为是一种家族性疾病,但有些家族性聚集的报道,提示免疫遗传因素可能在IgA肾病的发病中起到一定的作用。

近年来,对IgA肾病发病机制的研究有了不少新的进展,主要归纳为两点:①黏膜免疫缺陷;②IgA分子异常。

二、临床表现

(1)起病前,多有感染,常为上呼吸道感染(24~27 h,偶可更短)。

(2)发作性肉眼血尿:肉眼血尿持续数小时至数日不等。肉眼血尿有反复发生的特点,发作间隔随年龄延长而延长。肉眼血尿常继发于咽炎与扁桃体炎后,亦可以在受凉、过度劳累、预防接种、肺炎、胃肠炎等影响下出现。

(3)无症状镜下血尿伴或不伴蛋白尿:30%~40%的IgA肾病患者表现为无症状性尿检异常,多为体检时发现。

(4)蛋白尿:多数患者表现为轻度蛋白尿,10%~24%的患者出现大量蛋白尿,甚至肾病综合征。

(5)高血压:成年IgA肾病患者高血压的发生率为9.1%,儿童IgA肾病患者中仅占5%。IgA肾病患者可发生恶性高血压,多见于青壮年男性。

三、治疗原则

(一)一般治疗

(1)注意保暖,感冒要及时治疗。

(2)避免剧烈运动。

(3)控制感染:感染刺激可诱发IgA肾病。因此,积极治疗和去除口咽部(咽炎、扁桃体炎)、上颌窦感染灶,对减少肉眼血尿反复发作有益。

(4)控制高血压:控制高血压是IgA肾病长期治疗的基础,目标血压控制在130/80 mmHg以下;若蛋白尿>1 g/24 h,目标血压控制在125/75 mmHg以下;血管紧张素转化酶抑制药(ACEI)或血管紧张素Ⅰ型受体拮抗药(ARB)为首选降压药物。降压药应用同时,适当限制钠盐摄入,可改善和增强抗高血压药物的作用。

(5)饮食疗法,避免过度钠摄入及过量蛋白质摄入,保证足够热量供应。

(二)调整异常的免疫反应

(1)糖皮质激素:包括泼尼松和甲泼尼龙等。糖皮质激素和免疫抑制药在IgA肾病的应用。激素和免疫抑制药对肾脏有明显的保护作用。

(2)免疫抑制药:包括环磷酰胺和环孢素A等。激素联合细胞毒性药物在IgA肾病治疗中的应用。可明显延缓IgA肾病肾功能的进展和降低尿蛋白、改善病理损伤。

(三)清除循环免疫复合物

血浆置换能迅速清除IgA免疫复合物,主要用于急进性IgA肾病患者。

(四)减轻肾小球病理损害,延缓其进展

(1)抗凝、抗血小板聚集及促纤溶药物:IgA 肾病患者除系膜区有 IgA 沉积外,常合并有 C_3、IgM、IgG 沉积,部分还伴有纤维蛋白原沉积,故大多数主张用抗凝、抗血小板聚集及促纤溶药物治疗,如肝素、尿激酶、华法林、双嘧达莫等。

(2)血管紧张素转化酶抑制药(ACEI):该类药物的作用主要是扩张肾小球出球小动脉,降低肾小球内高灌注及基底膜的通透性,抑制系膜增生,对于减少 IgA 肾病患者尿蛋白,降血压,保护肾功能有较肯定的疗效。ACEI/ARB 在 IgA 肾病治疗中的应用。可明显减少患者蛋白尿的排出或改善和延缓肾功能进展。

(3)鱼油:鱼油含有丰富的多聚不饱和脂肪酸,可减轻肾小球损伤和肾小球硬化。

四、护理

(一)护理评估

1.水肿

患者眼睑及双下肢水肿。

2.血尿

肉眼血尿或镜下血尿。

3.蛋白尿

泡沫尿,尿蛋白(＋～＋＋＋)。

4.上呼吸道感染

扁桃体炎、咽炎等。

5.高血压

(二)护理要点及措施

1.病情观察

(1)意识状态、呼吸频率、心率、血压、体温。

(2)肾穿刺术后观察患者的尿色、尿量、腰痛、腹痛、有无出血。

(3)自理能力和需要,有无担忧、焦虑、自卑异常心理。

(4)观察患者水肿变化。详细记录 24 h 出入量,每天记录腹围、体重,每周送检尿常;规2～3 次。

(5)严重水肿和高血压时需卧床休息,一般无须严格限制活动,根据病情适当安排文娱活动,使患者精神愉快。

2.症状护理(肾穿刺术后的护理)

(1)监测生命体征、血压及用药反应。注意观察有无出血及感染现象。

(2)观察疼痛的性质、部位、强度、持续时间等,解释疼痛的原因。协助患者变换体位以减轻疼痛。让患者听音乐、与人交谈来分散注意力以减轻疼痛。遵医嘱给予镇痛药并观察疗效及不良反应。

(3)长时间卧床休息时注意皮肤的护理,预防压疮的出现,肾穿刺后 4～6 h,在医师允许的情况下可翻身侧卧。

(4)观察尿色,如有血尿,立即告知医师,遵医嘱给予止血药物。

(5)观察患者排尿情况,对床上排尿困难的患者先给予诱导排尿,如患者仍排不出,可给

予导尿。

3.一般护理

(1)患者要注意休息:卧床休息可以松弛肌肉有利于疾病的康复。剧烈活动可见血尿,因剧烈活动时,肾脏血管收缩,导致肾血流量减少,氧供应暂时不足,导致肾小球毛细血管的通透性增加,从而引起血尿,使原有血尿加重。

(2)每日监测血压:密切观察血压、水肿、尿量变化;一旦血压上升,尿量减少时,应警惕慢性肾衰竭。

(3)观察疼痛的性质、部位、强度、持续时间等:疼痛严重时可局部热敷或理疗。

(4)加强锻炼:锻炼身体,增强体质,预防感冒,积极预防感染和疮疖等皮肤疾病。

(5)注意扁桃体的变化:急性扁桃体炎能诱发血尿的发作,扁桃体摘除后血尿明显减少、蛋白尿降低,血清中的 IgA 水平也降低。

(6)注意病情的变化:一要观察水肿的程度、部位、皮肤情况;二要观察水肿的伴随症状,如倦怠,乏力、高血压、食欲减退、恶心呕吐;三要观察尿量、颜色、饮水量的变化,经常监测尿镜检或尿沉渣分析的指标。

(7)注意避免使用对肾脏有损害的药物:有很多中成药和中草药对肾脏有一定的毒性,可以损害肾功能,应注意。

(三)健康教育

(1)患者出院后避免过度劳累、外伤、保持情绪稳定,按时服药,避免受凉感冒及各种感染。在呼吸道感染疾病流行期,尽量少到公共场所。

(2)在医师的指导下合理使用糖皮质激素(包括泼尼松和甲泼尼龙)免疫抑制药等药物,不得私自减药,必须在医师的指导下,方可减药。

(3)注意可适量运动,锻炼身体增强体质,但不能运动过量,特别注意腰部不要过度受力,以免影响肾穿部位,导致出血。患者要根据自己的情况选择一些有助于恢复健康的运动。

(4)定期复查,随时门诊就医看诊。

(5)不能过于劳累,作息有规律,要保持健康、宽容的心态;季节交换时,注意加减衣服,以避免感冒;少食辛辣、高蛋白食物等。通过综合调节,达到治愈或延缓疾病进展的目的。

(战 静)

第四章　血液内科疾病护理

第一节　弥散性血管内凝血

一、概述

弥散性血管内凝血(DIC)是一种在多种疾病发展过程中的病理状态,是由致病因素激活凝血系统,导致全身微血栓形成,从而消耗了大量凝血因子和血小板,并继发纤溶亢进,造成全身出血、栓塞、微循环衰竭的临床综合征。引起 DIC 的病因很多,其中最常见的有感染性疾病、恶性肿瘤、产科意外、手术及创伤、内科与儿科疾病。由于老年人是恶性肿瘤的高发人群,又有多种病等特点,所用药物较多,易发生各种感染,因此弥散性血管内凝血在老年人群中较为常见。

二、临床表现

按起病缓急、症状轻重可分为急性与慢性两类,以急性为主,可在数小时至 1～2 d 发病,病情凶险,表现为严重广泛的出血,常伴短暂或持久的血压下降,可见于严重感染、羊水栓塞、溶血性输血反应、外科大手术后等情况。慢性型起病缓慢,病程较长,可持续几周以上,症状隐匿,以栓塞为主,症状可被原发的症状掩盖,早期出血不严重,可见于癌肿播散、死胎潴留、系统性红斑狼疮(SLE)等。DIC 的主要症状表现为出血、休克、栓塞、溶血 4 个方面。

(一)出血

急性型发生率占 84%～100%,慢性型不严重。在 DIC 早期可无出血症状,相反血液凝固性增高,静脉采血常出现针筒内血液凝固现象;在消耗性低凝血期、尤其是伴继发性纤溶时,发生大量广泛的出血,出血可随原发病变而不同,皮肤出血呈一处或多处的大片瘀斑或血肿,产科意外有大量的阴道流血,在手术中发生时,伤口可渗血不止或血不凝固。在局部注射的部位则有针孔持续渗血。严重的病例也可有胃肠、肺或泌尿道出血,颅内出血是致死的主要病因之一。特殊少见的暴发性紫癜多发生于感染,特别是儿童流行性脑膜炎的患者从皮肤紫癜可发展成界限清楚的紫黑色皮肤坏死及下肢坏疽,出血以两下肢及臀部为主。

(二)休克

DIC 的基础疾病和 DIC 本身都可诱发休克。急性型占 2%～83%,表现为一时性或持久性血压降低,原因如下。

(1)由于微循环障碍,回心血量减少。

(2)大量出血致血容量不足。

(3)DIC 的病理过程中激肽生成,补体激活,可致血管扩张,血管床增加,血流灌注更趋不足。此外,血管通透性增加,血浆外渗,进一步降低血管内血容量。

(4)微循环障碍,血流淤滞,局部营养代谢障碍,引起小血管调节功能紊乱,小血管扩张。

见于严重的病例,休克的程度与出血量不成比例,以革兰阴性杆菌败血症引起的 DIC 最常见,可与 DIC 形成恶性循环;是病情严重、预后不良的征兆。休克一旦发生后会加重 DIC,引起器官功能障碍。

(三)微血管栓塞症状

微血管栓塞症状可发生于全身各脏器,器官内血管中有血栓时可伴有相应器官的缺血性功能障碍甚至功能衰竭,如肾(肾功能受累者占 25% ~ 67%)、肺、肾上腺和皮肤、肝(22%~57% DIC 患者可因肝小血管血栓形成并发肝细胞功能障碍,并伴黄疸)、脑(如微栓子、大栓子、低血容量和脑出血等能引起非特异性神经症状,包括昏迷、谵妄、短暂灶性神经症状或脑膜炎样脑膜刺激症状)、胃肠道、胰及心脏等。在慢性的病例中比较明显,如恶性肿瘤中见到的 Trousseau 综合征,可见到临床有游走性血栓性静脉炎、血管瘤患者可伴有 Kasabach-Merritt 或卡-梅综合征。以肺部及肾脏最常见,肾脏有血栓时常有腰痛、血尿、蛋白尿、少尿甚至尿毒症及急性肾衰竭,肺栓塞可引起呼吸困难、发绀、呼吸窘迫综合征。脑组织受累可表现为神志模糊、嗜睡、昏迷;静脉受累可发生动静脉血栓栓塞的症状。

(四)溶血

溶血又称红细胞破碎综合征,引起的贫血也可称为微血管病性溶血性贫血,近年来认为内毒素、纤溶降解产物、D 碎片可以通过激活补体-粒细胞-自由基途径损伤红细胞膜参与溶血过程。常较轻微,一般不容易觉察。

三、治疗原则

(一)对病因及原发病的治疗

治疗原发病是 DIC 治疗的一项根本措施,如积极控制感染、抗肿瘤治疗等。

(二)支持疗法

支持疗法与 DIC 同时存在的缺氧、血容量不足、低血压、休克等可影响治疗的结果,应当尽力加以纠正,提高疗效。如吸氧、输液、输血、补充血容量,解除血管痉挛,改善微循环,保证微循环灌流充足,维持血压以及纠正电解质酸碱平衡失调等支持疗法也是治疗 DIC 的重要措施。

(三)抗凝治疗

阻断血管内凝血的进行,终止 DIC 病理过程、减轻器官功能损伤。

(四)补充血小板

补充血小板及凝血因子。

(五)纤溶抑制药物

一般宜与抗凝药同时应用。

(六)溶栓疗法

主要用于 DIC 后期、脏器功能衰竭明显及上述治疗无效者。可使用尿激酶或 t-PA。

(七)其他治疗

糖皮质激素不做常规应用,但下列情况予以考虑。

(1)基础疾病需糖皮质激素治疗者。

(2)感染致中毒性休克合并 DIC 已经抗感染治疗者。

(3)并发肾上腺皮质功能不全者。

四、护理评估

评估患者有无原发病(感染、休克、酸中毒)、出血部位,有无诱因,是否合并内脏出血,出血的量,出血是否停止或继续,有无缺血、缺氧及组织坏死的表现。观察生命体征,体温、意识状态、皮肤出血点分布情况,伤口和注射部位有无渗血。

五、护理要点及措施

(一)病情观察

(1)出血时注意观察患者生命体征、意识状态,皮肤、黏膜出血范围,若有呕血、便血、咯血时要记出血量,并警惕脑出血。记出入量,注意观察原发病症状及体征。

(2)组织灌注不足时,注意观察意识、表情、皮肤色泽和肢端温度、脉搏、血压与脉压、尿量、中心静脉压、动脉血气等,并详细记录。

(3)栓塞时,观察皮肤有无点状或块状瘀点,四肢末端有无发绀、疼痛。观察口腔黏膜、肛门及胃肠道等黏膜栓塞表现。观察有无腰背部疼痛、少尿、无尿或血尿。是否出现恶心、呕吐、意识障碍。观察患者有无肺血管栓塞、心脑血管栓塞等症状。

(二)出血的护理

给予肝素抗凝和预防低血压的药物,维持静脉输液,以防止血压降低后进一步减少末梢循环血量。

在肝素抗凝过程中,补充新鲜凝血因子并注意观察输血反应。

(1)绝对卧床休息,意识障碍者应采取保护性措施。

(2)减轻血压袖带或衣服的紧束,选择柔软的衣服。

(3)减少活动,当血小板$<20\times10^9$/L时,限制活动,避免外伤,以防出血。

(4)指导患者剪短指甲,以免抓破皮肤出血不止,保持皮肤清洁,定期用温水擦洗。

(5)鼓励患者注意休息:血红蛋白<30 g/L应卧床休息,目的是减少机体耗氧量。指导患者学会改变体位的方法。

(6)牙龈出血时,可用冷水、冷盐水漱口,平时用棉签蘸水擦洗牙齿,不用牙签剔牙,也不用牙刷刷牙。出血停止后用软毛牙刷刷牙。

(三)饮食护理

(1)增加营养,供给足够的能量、蛋白质与维生素。

(2)贫血患者多进食富含铁的食物,如绿叶蔬菜、动物肝脏。

(3)有消化道出血者应酌情进冷流质饮食或暂禁食。

(4)昏迷者应予鼻饲,并注意做好鼻饲的常规护理。

(四)皮肤护理

(1)预防压疮,每小时翻身 1 次,有条件者用气垫床。

(2)做好尿、便失禁的护理,保持局部皮肤干燥、清洁,必要时导尿。

(3)抬高患处,避免受压而加重皮肤损害。必要时按医嘱给予微波或红外线治疗。

(五)心理护理

由于病情危重,症状较多,患者常有濒死感,此时心理状态不一,有的表现为高度紧张和恐惧,有的表现为烦躁不安或精神失常,有的表现为悲观失望、抑郁淡漠,甚至拒食和拒绝治疗。因此,护理上应针对上述心理进行解释,对患者只谈疾病良性转化规律。并列举抢救成功的范例,取得患者合作,保持心身安宁,增强战胜疾病的信心。

六、健康教育

(1)教育患者进食营养丰富、易于消化的流质或半流质饮食,避免生、冷、油炸及具有刺激性的食物,以免对消化道造成刺激,引起出血。

(2)指导患者规律作息,安全用药。学会观察抗凝药物不良反应的表现,如发热、脱发、过敏、血小板减少、出血等。

(3)指导家属掌握皮肤护理的注意事项,掌握翻身的方法。会阴部用温水清洗后,用干毛巾擦干,必要时涂爽身粉,以保持干燥,避免细菌滋生及局部破损。

(4)教育患者使用电动剃须刀,避免使用牙签剔牙,选用软牙刷或海绵棒清洁口腔。

(5)向家属及患者讲解保持伤口局部干燥清洁的重要性、刺激性药物输注时的注意事项。输注刺激性药物应严防外渗,以免引起局部组织炎症甚至坏死。

(6)告知患者定期门诊复查血常规,指导患者日常活动。

(康永春)

第二节　缺铁性贫血

缺铁性贫血是由于体内贮存铁缺乏,使血红蛋白合成减少所致的一种小细胞低色素性贫血,是贫血最常见的类型。缺铁性贫血可发生于各年龄组,以育龄妇女和婴幼儿的发病率最高。

一、护理评估

(一)致病因素

铁是人体生理过程中不可缺少的微量元素,铁的来源包括内源性和外源性2种。内源性铁来自衰老破坏的红细胞;外源性铁主要来源于食物。铁吸收的主要部位在十二指肠和空肠上段;吸收的主要形式是二价的亚铁离子。健康成人体内总铁量为3~4.5 g,其中65%参与合成血红蛋白,30%为贮存铁,5%左右为组织铁。正常情况下,体内铁的吸收和排泄维持动态平衡,人体一般不会缺铁,贮存铁很少被动用。只有在铁的需要量增加、铁的摄入不足及丢失过多的情况下,才会导致缺铁。

1.铁的需要量增加而摄入不足

正常成人每天铁的需要量为1~2 mg,育龄妇女、婴幼儿、青少年的需铁量增加,尤其是早产儿、孪生儿体内铁贮量明显不足更易缺铁。生理情况下,铁主要来源于食物,如长期食物中铁的含量不足,则使体内贮存铁缺乏而引起缺铁性贫血。

2.铁的吸收不良

胃大部切除及胃空肠吻合术后,由于食物迅速通过胃到达空肠而影响铁的吸收;萎缩性胃炎、胃全切术后,因胃酸缺乏不能使食物中的铁游离而导致铁的吸收不良;小肠黏膜病变、肠道功能紊乱等均可影响铁的吸收。

3.慢性失血

慢性失血是缺铁性贫血最常见的原因。反复多次小量出血可丧失大量的铁,使体内贮存铁逐渐消耗。消化道慢性失血如消化性溃疡、消化道肿瘤、食管-胃底静脉曲张出血、钩虫病、痔出血等是引起缺铁性贫血的常见病因,而女性则以月经量过多为常见。

铁是主要的造血原料,发育中的红细胞需要铁原卟啉和珠蛋白以合成血红蛋白,当体内贮存铁缺乏时,可因血红蛋白合成减少而致低色素性贫血;多种酶都需要铁,缺铁可致含铁酶的活性下降,影响细胞的氧化还原功能,造成多方面的功能紊乱,产生一系列临床表现。

(二)身体状况

缺铁性贫血多数起病缓慢,其临床表现与贫血的程度、进展的速度有关。

1.引起贫血的原发病表现

如消化性溃疡、肿瘤或痔疮等导致的黑便、血便或腹部不适;肠道寄生虫感染所致的腹部疼痛及大便性状改变;月经量过多、血红蛋白尿等。

2.贫血共有的表现

主要有皮肤黏膜苍白、头晕、乏力、耳鸣、眼花、心悸、活动后气促等,长期严重贫血可引起贫血性心脏病,出现心脏增大甚至心力衰竭。伴有冠状动脉硬化者可促发心绞痛,女性患者可有月经不调、闭经等。

3.组织缺铁的表现

因为铁质与指甲、毛发、黏膜等的营养有关,缺铁时,组织含铁酶及铁依赖酶的活性降低、营养障碍。可出现如下表现。

(1)皮肤、毛发干燥无光泽。

(2)指甲扁平、薄脆易裂,甚至呈勺状,亦称反甲。

(3)口角炎、舌炎、舌乳头萎缩,严重者吞咽困难。

(4)儿童青少年生长发育迟缓、体力及耐力下降、智商低、容易兴奋、注意力不集中,烦躁易怒或淡漠。

(5)少数患者有异食癖,喜食生米、泥土、石子等。

(三)心理-社会状况

由于缺乏有关缺铁性贫血的相关知识,患者可不同程度地存在焦虑和恐惧心理。

(四)实验室及其他检查

1.血常规

典型血常规为小细胞低色素性贫血,血红蛋白降低比红细胞减少更明显。血涂片可见红细胞体积较正常为小,形态不一,大小不等,染色浅淡,中心淡染区扩大。网织红细胞计数正常或略增多,白细胞计数正常或略减少;血小板计数高低不一,近期内有大出血者常偏高,婴儿及儿童多偏低。

2.骨髓象

骨髓增生活跃,以红系增生为主,中、晚幼红细胞数量增多,体积较小,核染色质致密,胞质少且偏蓝色,边缘不整齐,血红蛋白形成不良,呈"核老浆幼"现象;粒细胞系和巨核细胞系无明显变化;骨髓铁粒幼细胞减少或消失,为缺铁的可靠诊断依据。

3.生化检查

(1)血清铁测定:降低,通常<8.95 μmol/L(5 000 μg/L)。

(2)血清总铁结合力测定:增高,通常>64.44 μmol/L(>40 500 μg/L)。

(3)血清转铁蛋白饱和度测定:降低,通常<15%。

(4)血清铁蛋白测定:降低,通常<14 μg/L,是反映缺铁的较灵敏指标,该项检查也可用于人群铁缺乏症的筛检。

二、护理诊断及医护合作性问题

(一)活动无耐力

活动无耐力与贫血及组织缺铁有关。

(二)营养失调,低于机体需要量

营养失调,低于机体需要量,与铁的需要量增加而摄入铁的不足或吸收不良或丢失过多有关。

(三)潜在并发症

贫血性心脏病,潜在药物不良反应。

(四)焦虑

焦虑与记忆力减退、学习及工作能力下降有关。

(五)知识缺乏

缺乏缺铁及补充铁的相关知识。

三、治疗及护理措施

(一)治疗要点

缺铁性贫血的治疗原则为治疗病因,补充铁剂,防止复发。

1.病因治疗

积极寻找和治疗病因是纠正缺铁性贫血、防止复发的关键措施。

2.补充铁剂

补充铁剂是治疗缺铁性贫血的重要措施,足量铁的补充可使血红蛋白恢复正常并补足体内铁贮存量。

(1)口服铁剂:铁剂的补充以口服铁剂为首选,因缺铁时肠黏膜对铁的吸收增加,口服给药安全方便,且能取得满意疗效。

常用制剂为硫酸亚铁,0.9 g/d,分次服用;也可用富马酸亚铁、葡萄糖酸亚铁、10%枸橼酸铁胺、多糖铁复合物(力蜚能)、琥珀酸亚铁等口服。一般需要治疗2个月左右,血红蛋白才可恢复正常。贫血纠正后,仍应继续服用小剂量铁剂3~6个月,以补充铁贮备,防止复发。

(2)注射铁剂:对口服铁剂后胃肠反应严重无法耐受、严重消化道疾病铁剂吸收不良或口服铁剂后症状加重、急需迅速纠正缺铁如妊娠晚期的患者等,可考虑注射铁剂。

常用右旋糖酐铁或山梨醇铁肌内注射。因注射铁剂不通过肠黏膜屏障而直接入血,故必须精确计算注射剂量,以免过量导致铁中毒。有严重肝肾疾病及对铁过敏者禁用。

3.其他疗法

增加食物中铁的供应,中药治疗,严重贫血者可适当输血。

(二)护理措施

1.病情观察

主要监测患者原发病是否控制,致缺铁的病因是否去除;有无心悸、气促加重及心脏增大、心力衰竭等并发症出现;补铁后面色、口唇、甲床等颜色有无改善,自觉症状是否减轻,有无严重不良反应、能否耐受等。

2.生活护理

(1)适当休息:充分的休息可减少氧的消耗,轻、中度贫血患者活动量以不感到疲劳、不加重症状为度,待病情好转后逐渐增加活动量。重度贫血伴显著缺氧者应卧床休息,协助患者取舒适卧位,妥善安排各种护理计划及治疗时间,使患者能充分休息,减少疲劳与体力消耗。指导患者在活动中自测脉搏,当脉搏超过 100 次/分钟时,应停止活动。

(2)合理饮食:饮食宜高热量、高蛋白、高维生素、易消化,尤其应富含铁。含铁量丰富的食物主要有瘦肉、动物血、动物肝、蛋黄、鱼、豆类、海带、木耳、香菇、紫菜、芝麻酱、黄豆及其制品、韭菜、芹菜、香蕉、核桃、大枣等。嘱患者养成均衡饮食的习惯,荤素搭配,不挑食不偏食,并注意烹饪方法;消化不良者应少量多餐,口腔炎或舌炎者避免进食过热或辛辣刺激性食物。

(3)注意个人卫生,防止感染:加强口腔护理,防止发生口角炎、舌炎。保持床单被褥衣服整洁舒适,避免皮肤摩擦及肢体受压而引起出血。

3.铁剂治疗的护理

(1)应用口服铁剂的护理。正确指导服用铁剂如下。

1)应向患者说明空腹时服用铁剂吸收较好,但对胃肠道有刺激性,有消化道疾病或有胃肠道反应者应于进餐时或餐后服用。

2)为减少铁剂对胃部的刺激反应,可从小剂量开始服用。

3)口服液体铁剂时需用吸管,避免牙齿染黑。

4)避免与牛奶、茶水、钙盐及镁盐同服,以免影响铁的吸收。

5)口服较大剂量维生素 C 能将食物中的三价铁转变成二价铁,促进铁剂吸收。

观察口服铁剂的反应:①口服铁剂对胃肠道有刺激性,易引起恶心、呕吐、上腹痛、腹泻或便秘。②口服铁剂期间,大便可呈黑色,是由于铁与肠道内硫化氢作用生成黑色的硫化铁所致,属正常现象,应事先与患者沟通,消除患者的顾虑。

判断铁剂疗效:铁剂治疗有效最早的表现是患者自觉症状好转,最早的血常规改变是网织红细胞上升。口服铁剂 3～4 d 或之后,网织红细胞计数开始上升,10 d 达高峰;随后血红蛋白开始上升,2 个月左右恢复正常。在此期间,应注意观察患者的面色、口唇、甲床等颜色有无改善,询问自觉症状如头晕、乏力、心悸等有无好转,定期检测血常规、血清铁等,以判断药物的疗效。若治疗 3 周仍无治疗反应,应考虑检查及诊断是否准确、病因是否去除、是否按医嘱用药、护理是否得当等。

(2)应用注射铁剂的护理。遵医嘱严格掌握注射剂量,以免剂量过大致铁中毒。

1)正确选择注射部位和方法:宜深部肌内注射并经常更换注射部位,以促进吸收,避免硬结形成,必要时行局部热敷。由于药液溢出可引起皮肤染色,故注射时应避免药液外溢,并注意不要在皮肤暴露部位注射。

2)观察处理注射铁剂的不良反应:主要表现有局部肿痛、面色潮红、恶心、头痛、肌肉痛、腹痛、荨麻疹、低血压等,严重者可发生过敏性休克,注射时应备好肾上腺素以便急救。部分患者可出现尿频、尿急,应嘱其多饮水。

4.对症护理

贫血的护理参阅本章第一节;如患者出现心脏并发症或严重贫血需输血时,应做好相应护理。

5.心理护理

针对不同病因予以解释,并说明缺铁性贫血大多预后良好,去除病因及补充铁剂后多较快恢复正常,消除患者思想顾虑。

6.健康指导

(1)帮助患者及家属掌握本病的有关知识和护理方法,说明消除病因和坚持用药的重要性,使其主动配合。

(2)注意休息与营养,合理膳食,避免偏食;尤其对妊娠、哺乳期妇女和生长发育期儿童更应强调增加营养,多进食含铁丰富的食物;妊娠及哺乳期妇女可适当补充铁剂。

(3)遵医嘱规律用药,服药时避免同时食用影响铁剂吸收的食物。

(4)及时根治各种慢性出血性疾病。

(敏　捷)

第五章 内分泌科疾病护理

第一节 腺垂体功能减退症

腺垂体功能减退症是因腺垂体激素分泌减少、缺乏所引起。因下丘脑病变,使下丘脑促腺垂体激素的释放激素(或因子)的分泌受到阻碍或下丘脑-垂体间的联系(垂体门脉系)中断,下丘脑的促腺垂体激素的释放激素不能到达腺垂体,致腺垂体细胞因得不到兴奋而功能减退,称继发性腺垂体功能低下。因垂体病变所致的腺垂体激素分泌减少,称原发性腺垂体功能低下。

一、护理评估

(一)病因

1.垂体瘤

这是最常见的原因,如嫌色细胞瘤、颅咽管瘤等,也可以是转移癌。腺瘤增大可压迫正常腺体组织,使其功能减退或功能亢进和减退合并存在。

2.下丘脑病变

如下丘脑肿瘤、炎症及淋巴瘤、白血病等,可直接破坏下丘脑神经内分泌细胞,使释放激素分泌减少。

3.垂体缺血性坏死

妊娠期腺垂体增生肥大、血供丰富,围生期发生大出血、休克、血栓形成,使腺垂体大部分缺血性坏死和纤维化,称希恩综合征;糖尿病血管病变使垂体供血障碍,也可导致垂体缺血性坏死。

4.感染和炎症

巨细胞病毒、艾滋病病毒、结核分枝杆菌、真菌等感染引起的脑炎、脑膜炎及流行性出血热、梅毒、疟疾等,均可损伤下丘脑和垂体。

5.先天遗传性

腺垂体激素合成障碍可有基因遗传缺陷,如垂体先天发育缺陷、胼胝体及前联合发生异常、漏斗部缺失;转录因子突变可见于特发性垂体单一或多激素缺乏症。

6.其他

手术、放疗或长期应用糖皮质激素后突然停用,可引起医源性腺垂体功能低下;严重头部创伤,可损毁垂体柄和垂体门静脉血液供应;自体免疫性垂体炎、空泡蝶鞍、海绵窦处颈内动脉瘤等,也可引起腺垂体受损。

(二)临床表现

50%以上腺垂体组织破坏才会出现症状,最早为促性腺激素、生长激素和催乳素缺乏症状,其次为促甲状腺素缺乏,然后出现促肾上腺皮质激素缺乏表现。

1.靶腺功能减退表现

(1)性腺(卵巢、睾丸)功能减退症状群:①女性:希恩综合征发生在围产期大出血后,出现产后无乳(最早表现)、月经不再来潮、性欲减退或消失、阴道分泌物减少、外生殖器和子宫萎缩、乳房萎缩、毛发脱落(尤以阴毛、腋毛为甚)等;②男性:有性欲减退、阳痿、睾丸松软缩小、前列腺萎缩,胡须稀少,无男性气质、肌力减弱、皮脂分泌减少,骨质疏松等。

(2)甲状腺功能减退症状群:与原发性甲状腺功能减退症相似,表现为疲乏无力,畏寒、少汗、皮肤干燥、记忆力减退、嗜睡、纳差、表情淡漠、面部虚肿苍黄、反应迟钝、动作迟缓,严重者出现典型黏液性水肿等。

(3)肾上腺功能减退症状群:与原发性慢性肾上腺皮质功能减退症相似,表现为极度疲乏、软弱无力、厌食、恶心、呕吐、体重减轻、血压偏低,对胰岛素敏感可有血糖降低,生长激素缺乏时可加重低血糖(胰岛素敏感);由于缺乏黑素细胞刺激素,故皮肤色素减退、面色苍白、乳晕色素浅淡,与原发性慢性肾上腺功能减退症时皮肤色素加深不同。

(4)垂体危象:在全垂体功能减退症基础上,各种应激因素,如感染(最常见)、腹泻、呕吐、失水、饥饿、寒冷、急性心肌梗死、脑血管意外、手术、外伤、麻醉及使用镇静药、安眠药、降糖药等,均可诱发垂体危象。临床可表现为:①高热型(40 ℃以上);②低温型(30 ℃以下);③低血糖型;④低血压、循环虚脱型;⑤水中毒型;⑥混合型。各种类型可伴有相应的症状,突出地表现为消化系统、循环系统和神经精神方面的症状,如高热、循环衰竭、休克、恶心、呕吐、头痛、神志不清、谵妄、抽搐、昏迷等。

2.并发症

出血、感染、低血糖、侏儒症(生长激素缺乏所致)、骨质疏松、黏液性水肿、尿崩、垂体卒中、垂体危象等。

3.心理状态

由于腺垂体功能减退为终身疾病,出现男女性征、器官功能衰退及体貌改变等表现,使患者家庭生活、社会交往受到影响,心理负担加重,常出现焦虑、自卑、悲观、抑郁等心理问题。

(三)辅助检查

1.性腺功能测定

①女性:血雌二醇水平降低,无排卵及基础体温改变,阴道涂片未见雌激素作用的周期性改变;②男性:血睾酮水平降低或正常低值,精液检查精子数量减少,形态改变,活动度差,精液量少。

2.肾上腺皮质功能测定

24 h 尿 17-羟皮质类固醇及游离皮质醇排量减少,血浆皮质醇浓度降低,但节律正常,葡萄糖耐量试验示血糖低平曲线。

3.甲状腺功能测定

血清总 T_4、游离 T_4 均降低,而总 T_3、游离 T_3 可正常或降低。

4.腺垂体功能测定

①腺垂体激素测定:GH、PRL、TSH、ACTH、FSH、LH 等,均呈低水平;②垂体储备功能测定:采用 TRH、PRL、CRH 等兴奋试验,如相应垂体激素水平无明显升高提示腺垂体功能减退,如延迟上升提示下丘脑病变。

5.影像学检查

CT 检查、核素显像检查、视野检查、头颅 X 线检查、MRI 检查等,可了解垂体下丘脑区有无占位病变,以 MRI 检查价值最大;肾上腺和盆腔 B 超检查,可能发现病变。

(四)治疗

1.病因治疗

①垂体肿瘤:根据病情采取手术、放疗或化疗;②鞍区占位性病变:首先必须解除压迫和破坏作用,减轻和缓解颅内高压症状;③产妇出血、休克而引起缺血性垂体坏死,关键在于预防,加强产妇围生期的监护,及时纠正产科病理状态。

2.激素替代治疗

采用相应靶腺激素替代治疗,能改善精神和体力活动,改善全身代谢及性功能,防治骨质疏松,提高生活质量,但需要长期甚至终身维持治疗。治疗时,首先使用糖皮质激素,再补充甲状腺激素,以防止发生肾上腺危象。①糖皮质激素:首选氢化可的松 20～30 mg/d,或泼尼松 5～7.5 mg/d,应激状态下应适当增加剂量;②甲状腺激素:应从小剂量开始逐渐增加。左甲状腺素 50～150 μg/d,甲状腺干片 40～120 μg/d;③性激素:生育期妇女进行人工周期性月经形成治疗,月经周期第 1～25 d 使用妊马雌酮(结合型雌激素)0.625～1.25 mg/d,第 12～25 d 使用甲羟孕酮(安宫黄体酮)5～10 mg/d,以恢复第 2 性征及性功能;男性,联合使用促甲状腺素和黄体生成激素,诱导精子生成,应用丙酸睾酮 50 mg/周、肌内注射,或十一酸睾酮 40 mg 口服、3 次/天,可提高性腺功能,但应预防前列腺癌的发生;④生长激素:仅适用于儿童生长激素缺乏性侏儒症。

3.垂体危象的抢救

①首先给予静脉推注 50% 葡萄糖溶液 40～60 mL 以抢救低血糖;继而补充 10% 葡萄糖盐水,每 500～1 000 mL 10% 葡萄糖盐水中加氢化可的松 50～100 mg 静脉滴注,以解除急性肾上腺功能减退危象;②有循环衰竭者按休克原则治疗,有感染败血症者应该积极抗感染治疗,有水中毒者主要应加强利尿,可给予泼尼松或氢化可的松;低温与甲状腺功能减退有关,可给予小剂量甲状腺激素,并用保暖毯逐渐加温;③禁用或慎用麻醉剂、镇静药、催眠药或者降糖药等。

二、主要护理问题

1.活动无耐力

活动无耐力与肾上腺皮质功能和甲状腺功能减退有关。

2.营养失调(低于机体需要量)

营养失调与食欲减退、恶心、呕吐有关。

3.性功能障碍

性功能障碍与促性腺激素分泌不足有关。

4.焦虑

焦虑与内分泌紊乱所致的身心失调有关。

5.潜在并发症

垂体危象等。

三、护理措施

1.一般护理

①注意休息、保暖,轻症患者可参加轻工作,有明显头晕、乏力及胃肠道症状者应卧床休

息,必要时生活专人协助;②避免各种应激因素,如预防感染、避免精神刺激、注意冬季保暖;③摄取高热量、高蛋白质与富含多种维生素的食物,适当补充电解质。

2.心理护理

重视患者的情绪变化,多倾听、多解释,给予精神安慰和心理支持,告知患者本病为终身性疾病,坚持按医嘱正确服药可以控制症状,以消除其思想顾虑,安定情绪,鼓励患者参加正常的社交活动,提高适应能力;鼓励家属主动与患者沟通,互相表达内心的感受,减轻患者的抑郁感,主动参与对患者的护理,促进家庭和谐,改善互动关系。

3.用药护理

①告知患者激素需长期替代治疗,应按医嘱需定量、定时服药,不可私自停药与加减用量。指导氢化可的松的正确服用方法:早晨服用全天剂量的 2/3,16:00～17:00 服用余下的 1/3,以符合皮质醇生理性分泌规律;②慎用或禁用巴比妥类安眠药、氯丙嗪等中枢神经抑制药以及胰岛素、降糖药、吗啡等麻醉剂,以防诱发昏迷。

4.垂体危象护理

①安置患者于重症监护室,密切观察生命体征、意识状态,准确记录 24 h 液体出入量,全面检查有无皮肤黏膜(特别是会阴部及肛门周围)隐匿的感染灶。②保持呼吸道通畅,昏迷患者取平卧位、头偏向一侧,备好吸引器及吸氧管,必要时给予吸痰、持续吸氧。③迅速建立静脉通路,遵医嘱补液和给予氢化可的松、抗生素治疗;出现低血糖,及时给予 50% 葡萄糖溶液静脉输注。④低体温者,加强保暖措施;高热者,以物理降温为主,避免使用解热镇痛药。⑤保持尿路通畅,防止尿路感染,做好口腔护理和皮肤护理。

5.病情观察

①观测体温、脉搏、血压,注意低体温、脉缓、低血压;监测营养状态、体重、尿量、液体出入量;②询问患者有无疲劳、倦怠、食欲缺乏和便秘;③观察情绪变化、精神症状、注意有无低血糖、肿瘤压迫症状,如头痛、恶心、呕吐、痉挛、视力障碍、视野缩小等;④监测有无垂体性昏迷、急性肾上腺皮质功能不全症状,如急剧脱水、电解质紊乱、低血压、低血糖、意识障碍、虚脱等。

四、健康教育

(1)指导患者保持情绪稳定,注意生活规律,避免过度劳累;冬天注意保暖,少去公共场所或人多之处,以预防呼吸道感染;更换体位时动作应缓慢,以免晕厥,预防意外损伤;注意皮肤黏膜的清洁,防止感染。

(2)指导患者摄取高热量、高蛋白质、高维生素、易消化的饮食,少量多餐,以保证能量和营养的需求,增强机体抵抗力。

(3)阐明腺垂体功能减退症为终身性疾病,需长期药物替代治疗,教会患者熟悉所服药物的名称、剂量、用法及不良反应,如肾上腺糖皮质激素过量易致欣快感、失眠;服甲状腺激素应注意心率、心律、体温、体重变化等。告知随意停药的危险性,必须严格遵医嘱按时按量服用药物,不得随意增减药物。避免应用镇静药、降血糖及降压药,以免加重病情,诱发垂体危象。

(4)指导患者识别垂体危象的征兆,若有感染、发热、外伤、腹泻、呕吐、头痛等情况发生时,应立即就医,以便及时调整肾上腺皮质激素的用量。定期门诊复诊,外出时随身携带疾病卡,注明姓名、年龄、联系电话,标明疾病名称,以便意识不清时他人能及时协助送医院急救。

(胡海霞)

第二节 甲状腺功能减退症

甲状腺功能减退症,简称甲减,是由各种原因导致的低甲状腺激素血症或甲状腺激素抵抗而引起的全身性低代谢综合征。按起病年龄分为三型:呆小病、幼年型甲减、成年型甲减。本节主要介绍成年型甲减,多见于中年女性,男女之比为 1:(5~10)。

一、护理评估

(一)病因

1.原发性甲减

此型占 90% 以上,系甲状腺本身疾病所引起,大多为获得性甲状腺组织被破坏的后果。①自身免疫损伤:最常见的原因,包括桥本甲状腺炎、萎缩性甲状腺炎、产后甲状腺炎等;②甲状腺破坏:如手术、^{131}I 治疗;③碘过量:碘过量可引起具有潜在性甲状腺疾病者发生甲减,也可诱发和加重自身免疫性甲状腺炎;④抗甲状腺药物:如锂盐、硫脲类、咪唑类等;⑤其他:含单价阴离子的盐类和含 SCN-前体的食物抑制甲状腺摄碘,以及遗传因素、甲状腺内广泛转移性癌等。

2.中枢性甲减

由下丘脑和垂体病变引起的促甲状腺素释放激素(TRH)或者促甲状腺素(TSH)产生和分泌减少所致的甲减。

垂体外照射、垂体大腺瘤、颅咽管瘤及产后大出血等引起的甲减,称垂体性甲减;由于下丘脑肿瘤、肉芽肿、慢性炎症和放疗等导致"TRH 分泌不足,TSH 和 TH 相继减少"而发生的甲减,称三发性甲减。

3.甲状腺激素抵抗综合征

由于甲状腺激素在外周组织的生物效应障碍引起的综合征。

(二)临床表现

起病隐匿,病情进展缓慢。

1.一般表现

①症状:易疲劳、怕冷、少汗、少言、体温偏低、食欲减退而体重无明显减轻,便秘等;②体征:表情淡漠、面色苍白、颜面、眼睑水肿、皮肤干燥、发凉、增厚、粗糙、脱屑、毛发稀疏、眉毛外1/3 脱落;少数患者指甲厚而脆,多裂纹,踝部呈非凹陷性水肿,手足掌面呈姜黄色。

2.各系统表现

①精神神经表现:记忆力减退、智力低下、反应迟钝、嗜睡、精神抑郁、有神经质表现;严重者发展为猜疑型精神分裂症;后期呈痴呆、幻觉、木僵、昏睡或惊厥,出现共济失调、眼球震颤等。②心血管系统:心肌黏液性水肿导致心肌损伤,出现窦性心动过缓、心浊音界扩大、心音减弱,可伴发心包积液、胸腔积液或腹腔积液,久病者由于血胆固醇增高,易并发冠心病。③血液系统:主要表现为贫血,与甲状腺激素缺乏引起血红蛋白合成障碍、胃酸缺乏和肠道吸收障碍引起铁和叶酸缺乏有关,恶性贫血则与自身免疫性甲状腺炎伴发的器官特异性自身免疫病有关。④消化系统:有厌食、腹胀、便秘,严重者出现麻痹性肠梗阻或黏液水肿性巨结肠。⑤内分泌系统:有性欲减退,女性月经过多、经期延长和不育,约 1/3 患者有溢乳;男性可出现阳痿。

长期严重的病例可导致垂体增生、蝶鞍增大。⑥肌肉与关节:肌肉乏力,寒冷时可有暂时性肌强直、痉挛、疼痛等,嚼肌、胸锁乳突肌、股四头肌和手部肌肉可有进行性肌萎缩,可伴发关节病变,偶有关节腔积液。腱反射的弛缓期呈特征性延长,延长至 350 ms(正常为 240~320 ms),跟腱反射的半弛缓时间明显延长。

3.黏液性水肿昏迷

见于病情严重者,诱发因素有寒冷、感染、手术、严重躯体疾病、中断 TH 替代治疗和使用麻醉、镇静剂等。

表现为嗜睡、低体温(低于 35 ℃)、呼吸徐缓、心动过缓、血压下降、四肢肌肉松弛、反射减弱或消失,甚至昏迷、休克、心肾功能不全而危及生命。

4.心理状态

因肢体软弱无力等多种症状,常使患者迷惑不解,郁郁寡欢,为生活而担忧,加之容貌改变、反应迟钝、智力低下,使患者缺乏自信、精神抑郁,影响参与社交活动。

(三)辅助检查

1.血液检查

①血红蛋白测定:轻、中度正细胞性正色素性贫血;②生化检查:血清三酰甘油、总胆固醇、低密度脂蛋白胆固醇(LDL-C)增高,高密度脂蛋白胆固醇(HDL-C)降低,同型半胱氨酸增高,血清肌酸激酶(CK)、乳酸脱氢酶(LDH)增高。

2.甲状腺功能检查

①血清甲状腺激素和 TSH:血清 TSH 增高、TT_4、FT_4 降低(诊断本病的必备指标),严重病例血清 TT_3 和 FT_3 也减低;亚临床甲减仅有血清 TSH 增高,血清 T_4 或 T_3 正常;②甲状腺摄^{131}I 率降低,为避免^{131}I 对甲状腺进一步损伤,一般不做此项检查。

3.判定病变部位的检查

①血 TSH:原发性甲减者增高;下丘脑-垂体性甲减者常降低。②TRH 刺激试验:静脉注射 TRH 后,血清 TSH 无升高反应,提示为垂体性甲减;延迟升高,为下丘脑性甲减;TSH 基值已增高,TRH 刺激后更高,提示为原发性甲减。③血清 T_3、T_4 增高,血清 TSH 基值或对 TRH 兴奋试验反应正常或增高,临床无甲亢表现,提示为甲状腺激素不敏感性甲减。④影像学检查:有助于异位甲状腺、下丘脑-垂体病变等的确定。

4.甲状腺自身抗体检查

血清 TPOAb 和 TgAb 阳性,提示为自身免疫性甲状腺炎所致的甲减。

(四)治疗

1.左甲状腺素(L-T_4)替代治疗

基本的治疗方法,需终身替代。治疗的目标是用最小剂量纠正甲减而不产生明显不良反应,使血 TSH 值恒定在正常范围内。成年患者 L-T_4 替代治疗剂量为 50~200 $\mu g/d$(平均 125 $\mu g/d$),按照体重计算的剂量为 1.6~1.8 $\mu g/(kg \cdot d)$;儿童需要较高的剂量,大约为 2.0 $\mu g/(kg \cdot d)$;老年患者则用较低的剂量,大约为 1.0 $\mu g/(kg \cdot d)$;妊娠时,替代剂量需要增加 30%~50%;甲状腺癌术后患者,剂量加大,需 2.2 $\mu g/(kg \cdot d)$。初始剂量为 25~50 $\mu g/d$,每 1~2 周增加 25 $\mu g/d$,重建下丘脑-垂体-甲状腺轴的平衡一般需 4~6 周,所以治疗初期每 4~6 周测定 1 次激素指标,然后根据结果调整 L-T_4 剂量,直到达到治疗的目标。长期维持量为 75~150 $\mu g/d$,每 6~12 个月复查 1 次激素指标。

2.亚临床甲减的处理

亚临床甲减,可引起血脂异常、促进动脉粥样硬化的发生、发展,部分患者可进展为临床甲减;所以,当出现高胆固醇血症、血清 TSH>10 mU/L 时,可给予 L-T₄ 治疗。

3.黏液水肿性昏迷的抢救

①补充甲状腺激素:首选 T_3 静脉注射,每 4 h 给予 10 μg,直至患者症状改善,清醒后改为口服;或 L-T₄ 静脉注射,首次 300 μg,以后 50 μg/d,至患者清醒后改为口服。如无注射剂可给予片剂鼻饲,T_3 20~30 μg,每 4~6 h 给药 1 次,以后每 6h 给予 5~15 μg;或 L-T₄ 首次 100~200 μg,以后 50 μg/d,至患者清醒后改为口服;②保温、供氧、保持呼吸道通畅,必要时行气管切开、机械通气等;③氢化可的松 200~300 mg/d 持续静脉滴注,患者清醒后逐渐减量;④根据需要补液,但是入水量不宜过多;⑤控制感染,治疗原发疾病。

二、主要护理问题

(1)体温过低与机体基础代谢率降低有关。
(2)活动无耐力与甲状腺激素合成分泌不足有关。
(3)便秘与形成代谢率降低致肠蠕动减慢有关。
(4)社交障碍与甲状腺功能减退致精神情绪改变有关。
(5)皮肤完整性受损与皮肤组织营养障碍有关。
(6)潜在并发症:黏液性水肿昏迷等。

三、护理措施

1.一般护理

①保持病室环境清洁、光照充足,调节室温在 22 ℃~23 ℃;加强保暖,适当加穿衣服,包裹毛毯,睡眠时加盖被等,以防体温过低,冬天外出时,戴手套、穿棉鞋,以免四肢暴露在冷空气中。鼓励患者适度运动,病情重时需卧床休息。②给予高蛋白质、高维生素、低钠、低脂肪饮食,细嚼慢咽、少量多餐,食物注重色、香、味,以增加患者食欲;鼓励患者摄取足够水分以防止脱水,多吃水果、新鲜蔬菜等,以利病情缓解;桥本甲状腺炎所致甲状腺功能减退症者应避免摄取含碘食物,以免诱发严重黏液性水肿。③加强皮肤护理,每天观察皮肤弹性与水肿情况,有无皮肤发红、发绀、水疱或破损等;皮肤干燥、粗糙,局部涂抹乳液和润肤油,洗澡时避免使用肥皂;按摩皮肤受压部位,保持皮肤清洁,经常翻身或下床活动,避免血液循环不良而造成压疮。

2.心理护理

①以真挚、诚恳的态度与患者沟通,关爱患者,鼓励患者倾诉自己的心理感受,交谈时注意语速缓慢,观察患者反应,不可操之过急,随时给予鼓励和夸奖,使患者心情舒畅和感到受尊重,增强自信心;②告诉患者用替代疗法可以达到较好的效果,使患者树立配合治疗的信心;③鼓励家属多与患者沟通,提供心理支持,使患者感受到家庭的温暖和关怀;④鼓励患者参与社交活动,多结交朋友,以降低社交障碍的危机。

3.便秘的护理

①创造良好的排便环境,定时排便,养成规律排便的习惯;②在病情许可的情况下,指导患者适量运动,如散步、慢跑;适当按摩腹部或肛周,以促进胃肠蠕动,引起便意;③摄取高纤维素食物,如蔬菜、水果、全麦制品、燕麦食品等,促进胃肠蠕动,同时摄入足够的水分,以利于排便;④按医嘱给予导泻剂、开塞露等;⑤观察大便的次数、性质变化,注意观察有无腹胀、腹痛等肠

梗阻表现。

4.用药护理

①指导患者按时、准确服用左甲状腺素,注意观察有无药物服用过量的症状,如出现脉率加快至 100 次/分钟以上、心律失常、血压升高、多食消瘦、呕吐、腹泻、发热、大量出汗、情绪激动等,应立即报告医师;②对于伴有冠心病、肾炎、高血压的患者,强调必须按医嘱剂量准确给药,不可任意减量或增量;③同时服用利尿剂时,需记录 24 h 时液体出入量;④告知患者用药前后测脉搏、体重及观察水肿情况,每 6～12 个月检测 1 次 TSH,以便观察药物疗效。

5.黏液性水肿昏迷的护理

①迅速建立静脉通道,按医嘱静脉注射左甲状腺素,至患者清醒后改口服左甲状腺素片;静脉滴注氢化可的松,病情稳定后遵医嘱减量;同时每天静脉滴注 5%～10% 葡萄糖盐水,必要时输血;②注意保暖,主要采用升高室温的方法,尽量不采用局部加热方法,以免烫伤;③保持呼吸道通畅,及时吸氧,必要时配合医师行气管插管或气管切开;④监测生命体征,尿量,24 h液体出入量,水、电解质、酸碱平衡,动脉血气分析,并做好记录;⑤按医嘱应用抗感染药,做好休克、昏迷的抢救配合工作。

6.病情观察

①监测生命体征变化和观察精神、神志、语言状态、体重、动作、皮肤等情况,注意胃肠道症状,如大便的次数、性质、量的改变,以及腹胀、腹痛等麻痹性肠梗阻的症状有无缓解;②出现体温在 35 ℃以下、呼吸浅慢、心动过缓、血压降低、嗜睡等表现,应考虑有可能发生黏液性水肿昏迷,应立即通知医师,并配合抢救。

四、健康教育

(1)告知患者自我护理的注意事项,如做好个人卫生,注意皮肤防护,防止皮肤干裂;外出注意保暖、防止受凉,避免出入公共场所,预防感染和创伤;多食高纤维食物,定时排便,防止便秘;慎用催眠、镇静、止痛、麻醉等药物,以免加重病情。

(2)解释坚持终身服药的重要性和必要性,强调随意停药或变更药物剂量的危害;告诉患者甲状腺激素服用过量的表现、黏液性水肿昏迷的原因及表现,使患者学会预防和自我观察,如出现低血压、心动过缓、体温降低(体温低于 35 ℃)等,应及时就医;长期用甲状腺激素替代者每 6～12 个月到医院检测 1 次。

(胡海霞)

第三节　代谢综合征

代谢综合征是指腹部肥胖、糖调节受损或 2 型糖尿病、高血压和血脂紊乱、胰岛素抵抗、高尿酸血症、微量清蛋白尿等以引起多种物质(糖、蛋白质、脂肪)代谢异常为基础的病理生理改变,促发动脉粥样硬化等多种危险因素的聚集,最终导致各种心脑血管疾病的发生和发展的临床综合征。包括腹部肥胖或超重,高三酰甘油(TG)血症及高密度脂蛋白胆固醇(HDL-C)低下,高血压及胰岛素抵抗和(或)葡萄糖耐量异常。有些标准中还包括微量清蛋白尿、高尿酸血症及促炎症状态(C-反应蛋白 CRP)增高及促血栓状态、纤维蛋白原增高和纤溶酶原抑制物-1(简称 PAI-1)增高。

一、护理评估

(一)病因

代谢综合征的核心是胰岛素抵抗。从普通意义上来说,胰岛素抵抗即胰岛素促进葡萄糖利用能力的下降。由于葡萄糖利用减少引起血糖水平升高,继而胰岛素代偿性增多,表现为高胰岛素血症,这是胰岛素抵抗的直接表现。产生胰岛素抵抗的原因有遗传性(基因缺陷)和获得性(环境因素)两个方面。基因缺陷可发生在胰岛素受体和受体后信号转导的各个途径,获得性因素包括胰岛素受体抗体、某些升糖激素、胰岛淀粉样多肽、慢性高血糖、高血脂毒性、生活方式西方化以及饮食结构不合理等。

目前测量胰岛素抵抗水平的方法主要有以下几种。

(1)高胰岛素钳夹试验。

(2)间歇采样静脉葡萄糖耐量试验(FSIGT)。

(3)HOMA-IR 测定,它的计算公式为＝胰岛素(μU/mL)×葡萄糖(mmol/L)＋22.5。

(4)口服葡萄糖耐量试验。

其中高胰岛素钳夹试验是检验胰岛素抵抗的金标准,但是由于操作烦琐,难以在临床上施行,所以目前应用最广泛的还是 HOMA-IR 测定。

(二)治疗要点

代谢综合征是对一组高度相关疾病的概括性和经济的诊断与治疗的整体概念,要求进行包括生活方式的干预(如减轻体重、增加体育锻炼和精神协调)、降血糖、调脂和抗高血压治疗都同等重要的综合治疗。

所有的治疗都应围绕降低各种危险因素。包括有效减轻体重;减轻胰岛素抵抗;良好控制血糖;改善脂代谢紊乱,控制血压等。

(1)生活方式的干预:包括减轻体重、合理饮食和运动等。

(2)减轻胰岛素抵抗。

(3)改善代谢紊乱:降糖治疗、调脂治疗。

(4)降低血压:宜选用不影响糖和脂肪代谢的降血压药物。首选血管紧张素转换酶抑制剂(ACEI)和(或)血管紧张素Ⅱ受体拮抗剂(ARB),其次可以选用 β 受体阻滞剂、噻嗪类利尿剂和钙通道阻滞剂。

二、主要护理问题

1.活动无耐力

活动无耐力与代谢紊乱导致肥胖有关。

2.营养失调高于机体需要量

营养失调高于机体需要量与代谢紊乱有关。

3.呼吸形态改变

呼吸形态改变与肥胖导致气道周围脂肪沉积引起呼吸道狭窄有关。

4.有受伤的危险

有受伤的危险与血压高有关。

5.自我形象紊乱

自我形象紊乱与肥胖有关。

6.潜在并发症

糖尿病、冠心病、脑卒中、高血压、痛风等。

三、护理目标

(1)增加体力活动和体育运动,患者体重控制能够得到改善。

(2)患者血糖、血压、血脂控制达标。

(3)患者不发生脑卒中、心脏病等心血管事件。

四、护理措施

(一)饮食护理

控制总热量,减低脂肪摄入,使体重控制在合适范围。

(1)控制总热量:对于 $25 \leqslant BMI \leqslant 30 \ kg/m^2$ 者,给予每日 5 021 kJ(1 200 kcal)的低热量饮食。

(2)低脂饮食,同时限制饱和脂肪酸的摄入。

(3)保证饮食营养均衡,做到粗细搭配、荤素搭配。多食蔬菜和水果,选择全谷物、高纤维的食物。

(4)高血压者控制盐的摄入。

(二)运动指导

1.目的

减轻体重,增加胰岛素敏感性;纠正代谢紊乱;强健体魄,增加身体抵抗力。

2.强度

轻至中等强度体力活动。从较低强度开始,循序渐进,逐渐增加。

3.频率

提倡每日进行,20 min开始,逐渐增加到每日 1~2 h。

4.方式

有氧运动,如骑自行车、擦地板、散步、跳舞、行走、跑步、骑车、爬楼梯等,同时在生活中增加运动的成分,如以步代车、以爬楼梯代替坐电梯等。

(三)用药护理

护士要了解各类药物的作用和代表药物及作用机制。

1.减肥药物

目的是减轻体重。常用药物有西布曲明(抑制去甲肾上腺素和5-羟色胺再摄取,减少摄食)和奥利司他(抑制胃肠道胰脂肪酶,减少脂肪吸收)。

2.二甲双胍和噻唑烷二酮类药物(TZDS)

胰岛素增敏剂,通过增加外周组织对胰岛素的敏感性而减轻胰岛素抵抗,二甲双胍还有降低血糖的作用。

3.降脂药常用药物

有贝特类和他汀类。

4.降压药

降压目标是收缩压≥130 mmHg,舒张压≥80 mmHg。

(1)ACEI和ARB:ACEI的代表药有卡托普利、依那普利、培哚普利、福辛普利等。ARB的代表药物有科素亚、安搏维和代文等,它们不仅有较好的降压作用,还可增加胰岛素敏感性。

(2)β受体阻滞剂和噻嗪类利尿剂:如普萘洛尔,剂量偏大时可影响糖耐量及增加胰岛素抵抗,升高TC和TG。使用中注意监测患者心率和尿量。

(3)钙离子拮抗剂:常用其长效制剂如氨氯地平、非洛地平和硝苯地平控释片等。

(四)病情观察

(1)注意严密监测患者的脉搏、心率、血压等生命体征以及血糖、血脂、体重、体型的变化,及时发现各种危险因素,提供诊疗依据。

(2)嘱咐患者坚持按时按量服药,观察疗效和不良反应。

(3)观察患者的饮食、睡眠、排便及活动状况,及时给予干预和协助。

(4)定期进行心电图、凝血系列、血黏度、血管B超的检查,及时发现异常,去除潜在/存在的各种危险因素。

(五)心理护理

很多疾病与心理和情绪因素有密切关系,又称心身疾病,这类疾病的发生、发展都不同程度受到心理-社会、情绪等方面的影响。正确评估和分析代谢综合征(MS)患者的心理,理顺环境因素对代谢综合征(MS)的影响,进行有效地针对教育,疏通心理,解除生活、工作压力,鼓励保持愉快的心态,培养健康向上的人生观,以积极的心态面对疾病。

(六)健康指导

1.向患者讲解代谢综合征的危害

代谢综合征有多种危险因素聚集,且其效应不是简单相加,而是协同加剧。代谢综合征的危害使发生糖尿病和冠心病与其他心血管病的危险明显增加。由于代谢综合征中的每一种成分都是心血管病的危险因素,它们的联合作用更强,所以有人将代谢综合征称为"死亡四重奏"(向心性肥胖、高血糖、高三酰甘油血症和高血压)。

2.预防代谢综合征

归纳为"一、二、三、四、五、六、七、八"。

(1)一规律:一日生活规律化,勿过度劳累,劳逸结合,不开夜车。

(2)二个戒除:即不抽烟、不酗酒。

(3)三搭配和三平衡:三搭配即粗细粮搭配,荤素食搭配,主副食搭配;三平衡即酸性、碱性饮食平衡,营养平衡,热量平衡。

(4)饮食要近"四黑"、远"四白":近"四黑"即常吃黑米、黑豆、黑芝麻、黑木耳;远"四白"即少吃白糖、白盐、白肥肉、白味精。

(5)"五大疗法"结合进行:防治代谢综合征要进行文娱疗法、体育疗法、药物疗法、精神(心理)疗法、新知识疗法,不要依靠单一预防治疗。

(6)防"六淫":即按中医的观点,生活中预防急骤的气候变化,防过度的风、寒、暑、湿、燥、火气候对人体的侵袭而造成损害。

（7）避"七情"：生活中应尽量避免强烈的喜、怒、忧、思、悲、恐、惊的精神刺激（心理）所导致的疾病。

（8）八项检查：贯彻"早防、早查、早治"，每半年至一年在临床全面体检的基础上查体重、血压、血脂、血糖、血尿酸、心功能、肾功能、肝功能。

3. 建立科学的生活方式

（1）控制体重在理想范围。

（2）合理饮食：限制总热量，限制饱和脂肪酸和食盐的摄入。多食蔬菜和水果，选择全谷物、高纤维的食物。

合理分配营养：总热量的 40％～50％ 由糖类饮食提供，减少简单糖类（如水果、果汁、麦芽糖等）摄入，增加复合糖类（如谷物、薯类、大豆、麦片）摄入。每千克体重每天摄入蛋白质 0.8～1.0 g，脂肪及饱和脂肪酸供能分别小于总热量的 30％ 及 10％，增加膳食纤维含量（20～35 g/d），通过选择瘦肉、蔬菜、脱脂或低脂（含脂量为 1％）奶制品等保证每天摄入的胆固醇 <300 mg，尽量少食用添加糖的饮料及食物，少摄取食盐，并注意补充可溶性纤维及富含异黄酮、木质素的植物雌激素食物，如大豆、葛根。特别对于妇女，富含植物雌激素的食物可减少停经后妇女 TG 的升高，减少代谢综合征（MS）的发生。

（3）运动指导：提倡每日进行轻至中等强度体力活动 30 min，如骑自行车、擦地板、散步、跳舞等。

（4）控烟、戒烟、早戒烟。

（5）适量饮酒：代谢综合征发病主要与其饮酒量有关，适量饮酒通过减少胰岛素抵抗，提高高密度脂蛋白胆固醇（HDL-C）水平，改善高凝和炎症前状态，有利于代谢综合征（MS）的防治，而过量饮酒则可增加肥胖、糖尿病、高三酰甘油血症、高血压的发病率，从而促进代谢综合征（MS）的发生，要提高饮酒对健康危害性的认识，消除社会上不良因素的影响，倡导健康的生活方式。

4. 用药指导

（1）指导患者遵医嘱服药，不可随意停药或减量，尤其是降压、降糖、降脂药。

（2）教会患者认识所服用药物的名称、剂量、用法及不良反应，如双胍类药物可引起胃肠道反应，使用噻唑烷二酮类药物部分患者可能出现体重增加、水肿甚至心功能不全等，用药期间需严密观察。

（3）定期复查相关指标，及时、准确提供相关依据，遵医嘱调整用药。

5. 观察与随访

指导患者定期监测体重、腰围、腹围、血糖、血压、血脂、血黏度、血尿酸、凝血系列、心电图等，如出现心电图异常、高凝状态、心慌、气促、头晕、血压急剧增高等不适时及时就医。外出时随身携带健康卡片，以防意外发生。

（胡海霞）

第四节　嗜铬细胞瘤

嗜铬细胞瘤(pheochromocytoma)起源于肾上腺髓质、交感神经节或其他部位的嗜铬组织,瘤组织持续或间断地释放大量儿茶酚胺(catecholamine,CA)入血,引起持续性或阵发性高血压和多个器官功能及代谢紊乱。近年来随着对本病的认识和诊断技术不断提高,发现病例逐渐增多。以 20～50 岁最多见,男女发病率无明显差异。

一、护理评估

(一)病因与发病机制

嗜铬细胞瘤产生的原因仍不清楚。80%～90% 的肿瘤位于肾上腺髓质,多为一侧性,少数为双侧性或一侧肾上腺瘤与另一侧肾上腺外瘤并存,这种多发性嗜铬细胞瘤多见于儿童和有家族史的患者,肾上腺外嗜铬细胞瘤又称为副神经节瘤,主要位于腹部,腹外者较少见。嗜铬细胞瘤大多为良性,恶性嗜铬细胞瘤约占 10%。肾上腺髓质的嗜铬细胞瘤可产生去甲肾上腺素和肾上腺素,以前者为主,极少数只分泌肾上腺素。肾上腺外的嗜铬细胞瘤除主动脉旁嗜铬体所致者外,只产生去甲肾上腺素,不能合成肾上腺素。因为将去甲肾上腺素转变为肾上腺素的苯酒精胺 N-甲基转移酶需要高浓度的皮质醇才能激活,只有肾上腺髓质及主动脉旁嗜铬体才具备此条件。嗜铬细胞瘤还可产生多种肽类激素如舒血管肠肽、P 物质、鸦片肽、生长抑素、血管活性肠肽、神经肽 Y 等,引起面色潮红、便秘、腹泻、面色苍白、血管收缩及低血压或休克等不典型症状。

(二)诊断要点

(1)有以下病史及临床表现的患者,应高度考虑嗜铬细胞瘤的可能。阵发性或持续性高血压患者,伴头痛、心悸、多汗、面色苍白及胸、腹部疼痛、紧张、焦虑及高代谢症状。头痛、心悸、多汗三联症对诊断有重要意义。患急进型或恶性高血压的青少年患者。原因不明的休克,高、低血压反复交替发作,阵发性心律失常,体位改变或排大、小便时诱发血压明显增高。在手术、麻醉、妊娠、分娩过程中出现血压骤升或休克,甚至心搏骤停者;按摩或挤压双侧肾区或腹部而导致血压骤升者。服用常规抗高血压药物治疗血压下降不满意,或仅用 P 肾上腺能阻滞剂治疗反而使病情加重者。有嗜铬细胞瘤、多发性内分泌腺瘤的家族史;或伴有甲状腺髓样癌、神经纤维瘤、黏膜神经瘤或其他内分泌腺瘤的高血压患者。

(2)如有上述情况之一者,收集 24 h 尿液测定尿 CA 及代谢产物、抽血测血浆 CA,如尿 CA 及代谢产物和血浆 CA 超过正常上限 3 倍考虑为嗜铬细胞瘤。

(3)如有上述临床表现,尿 CA 及代谢产物、血浆 CA 处于临界水平时,可考虑作药理试验。

(4)如生化测定支持嗜铬细胞瘤的诊断,则进行定位诊断,首选 CT 扫描。

(三)治疗要点

1.手术治疗

确诊并定位后手术是首选的治疗方法。

2.药物治疗

常用的口服制剂有 α 受体阻滞剂酚苄明和哌唑嗪。不必常规应用 β 受体阻滞剂,可以在

α 受体阻滞剂应用后有心律失常和心动过速时采用。

二、主要护理问题

1.组织灌注无效

组织灌注无效与去甲肾上腺素分泌过量致持续性高血压有关。

2.疼痛、头痛

疼痛、头痛与血压升高有关。

3.便秘

便秘与儿茶酚胺增高使肠蠕动及张力减弱有关。

4.焦虑

焦虑与患病早期病因诊断不明有关。

三、护理目标

(1)患者的血压控制在合适的范围内,头痛减轻。

(2)能描述高血压预防、保健方面的知识,坚持合理用药。

(3)患者能描述预防便秘的措施,排便通畅,无便秘发生。

(4)焦虑减轻或消失,情绪平稳,无意外发生。

四、护理措施

(一)饮食护理

(1)给予高热量、高蛋白质、高维生素、易消化饮食。

(2)避免饮含咖啡因的饮料。

(二)休息和运动

(1)急性发作时应绝对卧床休息,保持环境安静,避免刺激。

(2)室内光线宜偏暗,减少探视。

(3)护理人员操作应集中进行以免过多打扰患者。

(4)高血压发作间歇期患者可适当活动,但不能剧烈活动。

(三)病情观察

高血压是本病患者的特征性表现,可表现为阵发性高血压或持续性高血压伴阵发性加剧。护士要注意以下几方面。

(1)密切观察血压变化,注意阵发性或持续性高血压或高血压和低血压交替出现,或阵发性低血压、休克等病情变化,定时测量血压并做好记录,测量时应固定使用同一血压计,嘱患者采用同一体位,并尽可能做到同一人进行测量。

(2)观察有无头痛及头痛的程度、持续时间,是否有其他伴随症状。

(3)观察患者发病是否与诱发因素有关。

(4)记录液体出入量,监测患者水、电解质变化。

(四)用药护理

(1)α 受体阻滞剂在降低血压的同时易引起直立性低血压,增加患者发生意外的危险性。护士要严密观察患者的血压变化及药物不良反应,指导患者服药后平卧 30 min,缓慢更换体位,防止跌伤等意外。另外患者还可能出现鼻黏膜充血、心动过速等,要及时发现和处理。

(2)头痛剧烈者按医嘱给予镇静剂。

(五)手术患者的护理

(1)术前遵医嘱用药控制血压。

(2)麻醉诱导期、手术过程中尤其是在接触肿瘤时,可诱发高血压危象、心律失常和休克。在血压骤升时可采用酚妥拉明静脉注射,然后静脉滴注或以硝普钠静脉滴注控制血压。

(3)嗜铬细胞切除后,血压一般降至 90/60 mmHg。若血压骤降,周围循环不良,应立即给予补充全血或血浆,必要时可用适量去甲肾上腺素静脉滴注,但不可用缩血管药物来代替补充血容量。

(六)心理护理

(1)因本病发作突然,症状严重,患者常有恐惧感,渴望早诊断早治疗。

(2)护士要主动关心患者,向其介绍有关疾病知识、治疗方法及注意事项。

(3)患者发作时,护士要守护在患者身边,使其具有安全感,消除恐惧心理和紧张情绪。

五、健康指导

1.保持身心愉快

指导患者充分休息,生活有规律,避免劳累,保持情绪稳定、心情舒畅。

2.术后的配合治疗

告知患者当双侧肾上腺切除后,需终身应用激素替代治疗,并说明药物的作用、服药时间、剂量、过量或不足的征象、常见的不良反应。指导患者定期复诊,以便及时调整药物剂量。

3.携带疾病识别卡

嘱患者随身携带识别卡,以便发生紧急情况时能得到及时处理。

(胡海霞)

第六章 神经内科疾病护理

第一节 动脉粥样硬化性血栓性脑梗死

动脉粥样硬化性血栓性脑梗死是脑梗死中最常见的类型。在脑动脉粥样硬化等原因引起的血管壁病变的基础上,管腔狭窄、闭塞或有血栓形成,造成局部脑组织因血液供应中断而发生缺血、缺氧性坏死,引起相应的神经系统症状和体征。

一、病因

血栓性脑梗死最常见病因为动脉粥样硬化,其次为高血压、糖尿病和血脂异常。另外,各种性质的动脉炎、高半胱氨酸血症、血液异常或血流动力学异常也可视为脑血栓形成的病因。

二、临床表现

该病常在安静休息时发病,一般意识清楚;但发生基底动脉闭塞或大面秘脑梗死时,则病情严重,常出现意识障碍,甚至死亡。临床表现因发生闭塞的血管不同而异,颈动脉系统脑梗死常表现为病灶对侧中枢性偏瘫、偏身感觉障碍,如发生在优势半球可出现失语;椎-基底动脉系统脑梗死则表现为脑干及小脑受累的症状和体征,如交叉性瘫痪、交叉性感觉障碍、颅神经麻痹和共济失调等。

三、辅助检查

1.血液检查

血液检查包括血常规、血流变、血糖、血脂、肾功能、凝血功能等这些检查有助于发现脑梗死的危险因素并对病因进行鉴别。

2.头颅 CT 检查

头颅 CT 检查是最常用的检查。脑梗死发病 24 h 内一般无影像学改变,24 h 后梗死区呈低密度影像。发病后尽快进行 CT 检查,有助于早期脑梗死与脑出血的鉴别。脑干和小脑梗死及较小梗死灶,CT 难以检出。

3.MRI 检查

MRI 检查与 CT 相比,此检查可以发现脑干、小脑梗死及小灶梗死。功能性 MRI,如弥散加权成像(DWI)可以早期(发病 2 h 以内)显示缺血组织的部位、范围,甚至可显示皮质下、脑干和小脑的小梗死灶,诊断早期梗死的敏感性为 88%～100%,特异性达 95%～100%。

4.血管造影检查

DSA 和 MRA 可以发现血管狭窄、闭塞和其他血管病变,如动脉炎、动脉瘤和动静脉畸形等。

其中 DSA 是脑血管病变检查的金标准,但因对人体有创且检查费用、技术条件要求高,临床不作为常规检查项目。

5. TCD 检查

TCD 检查对评估颅内外血管狭窄、闭塞、血管痉挛或侧支循环建立的程度有帮助。用于溶栓治疗监测,对判断预后有参考意义。

四、诊断要点

根据以下临床特点可明确诊断。

(1)中、老年患者,存在动脉粥样硬化、高血压、高血糖等脑卒中的危险因素。

(2)静息状态下或睡眠中起病,病前有反复的 TIA 发作史。

(3)偏瘫、失语、感觉障碍等局灶性神经功能缺损的症状和体征在数小时或数日内达高峰。

(4)多无意识障碍。

(5)结合 CT 或 MRI 可明确诊断。应注意与脑栓塞和脑出血等疾病鉴别。

五、治疗原则

治疗流程实行分期、分型的个体化治疗。

1. 超早期溶栓治疗

超早期溶栓治疗包括静脉溶栓和动脉溶栓治疗。静脉溶栓操作简便,准备快捷,费用低廉。动脉溶栓因要求专门(介入)设备,准备时间长,费用高而推广受到限制。其优点是溶栓药物用药剂量小,出血风险比静脉溶栓时低。

2. 脑保护治疗

如尼莫地平、吡拉西坦、维生素 E 及其他自由基清除剂。

3. 其他治疗

超早期治疗时间窗过后或不适合溶栓患者,可采用降纤、抗凝、抗血小板凝聚、扩血管、扩容药物、中医药、各种脑保护剂治疗,并及早开始康复训练。

六、护理评估

1. 健康史

(1)了解既往史和用药情况:①询问患者的身体状况,了解既往有无脑动脉硬化、原发性高血压、高脂血症及糖尿病病史。②询问患者是否进行过治疗,目前用药情况怎样,是否按医嘱正确服用降压、降糖、降脂及抗凝药物。

(2)询问患者的起病情况:①了解起病时间和起病形式。②询问患者有无明显的头晕、头痛等前驱症状。③询问患者有无眩晕、恶心、呕吐等伴随症状,如有呕吐,了解是使劲呕出还是难以控制的喷出。

(3)了解生活方式和饮食习惯:①询问患者的饮食习惯,有无偏食,嗜食爱好,是否喜食腊味、肥肉、动物内脏等,是否长期摄入高盐、高胆固醇饮食。②询问患者有无烟酒嗜好及家族中有无类似疾病史或有卒中、原发性高血压病史。

2. 身体状况

(1)观察神志、瞳孔和生命体征情况:①观察神志是否清楚,有无意识障碍及其类型。②观察瞳孔大小及对光反射是否正常。③观察生命体征。起病初始体温、脉搏、呼吸一般正常,病变范围较大或脑干受累时可见呼吸不规则等。

(2)评估有无神经功能受损:①观察有无精神、情感障碍。②询问患者双眼能否看清眼前的物品,了解有无眼球运动受限、眼球震颤及眼睑闭合不全,视野有无缺损。③观察有无口角㖞斜或鼻唇沟变浅,检查伸舌是否居中。④观察有无言语障碍、饮水反呛等。⑤检查患者四肢肌力、肌张力情况,了解有无肢体活动障碍、步态不稳及肌萎缩。⑥检查有无感觉障碍。

3.心理-社会状况

观察患者是否存在因疾病所致焦虑等心理问题;了解患者和家属对疾病发生的相关因素、治疗和护理方法、预后、如何预防复发等知识的认知程度;了解患者家庭条件与经济状况及家属对患者的关心和支持度。

七、护理诊断

1.躯体活动障碍

躯体活动障碍与运动中枢损害致肢体瘫痪有关。

2.语言沟通障碍

语言沟通障碍与语言中枢损害有关。

3.吞咽障碍

吞咽障碍与意识障碍或延髓麻痹有关。

4.有失用综合征的危险

有失用综合征的危险与意识障碍、偏瘫所致长期卧床有关。

5.焦虑/抑郁

焦虑/抑郁与瘫痪、失语、缺少社会支持及担心疾病预后有关。

6.知识缺乏

缺乏疾病治疗、护理、康复和预防复发的相关知识。

八、护理措施

1.一般护理

急性期不宜抬高患者床头,宜取头低位或放平床头,以改善头部的血液供应;恢复期枕头也不宜太高,患者可自由采取舒适的主动体位;应注意患者肢体位置的正确摆放,指导和协助家属被动运动和按摩患侧肢体,鼓励和指导患者主动进行有计划的肢体功能锻炼,如指导和督促患者进行 Bobath 握手和桥式运动,做到运动适度,方法得当,防止运动过度而造成肌腱牵拉伤。

2.生活护理

卧床患者应保持床单位整洁和皮肤清洁,预防压疮的发生。尿便失禁的患者,应用温水擦洗臀部、肛周和会阴部皮肤,更换干净衣服和被褥,必要时洒肤疾散类粉剂或涂油膏以保护局部皮肤黏膜,防止出现湿疹和破损;对尿失禁的男患者可考虑使用体外导尿,如用接尿套连接引流袋等;留置导尿管的患者,应每日更换引流袋,接头处要避免反复打开,以免造成逆行感染,每 4 h 松开关定时排尿,促进膀胱功能恢复,并注意观察尿量、颜色、性质是否有改变,发现异常及时报告医师处理。

3.饮食护理

饮食以低脂、低胆固醇、低盐(高血压者)、适量糖类:丰富维生素为原则。少食肥肉、猪油、奶油、蛋黄、带鱼、动物内脏及糖果甜食等;多吃瘦肉、鱼虾、豆制品、新鲜蔬菜、水果和含碘食物,提倡食用植物油,戒烟酒。

有吞咽困难的患者,药物和食物宜压碎,以利吞咽;教会患者用吸水管饮水,以减轻或避免饮水呛咳;进食时宜取坐位或半坐位,予以糊状食物从健侧缓慢喂入;必要时鼻饲流质,并按鼻饲要求做好相关护理。

4.安全护理

对有意识障碍和躁动不安的患者,床铺应加护栏,以防坠床,必要时使用约束带加以约束;对步行困难、步态不稳等运动障碍的患者,应注意其活动时的安全保护,地面保持干燥平整,防湿防滑,并注意清除周围环境中的障碍物,以防跌倒;通道和卫生间等患者活动的场所均应设置扶手;患者如厕、沐浴、外出时需有人陪护。

5.用药护理

告知药物的作用与用法,注意观察药物的疗效与不良反应,发现异常情况,及时报告医师处理。

(1)使用溶栓药物进行早期溶栓治疗需经 CT 扫描证实无出血灶,患者无出血。溶栓治疗的时间窗为症状发生后 3 h 或 3～6 h。使用低分子量肝素、巴曲酶、降纤酶、尿激酶等药物治疗时可发生变态反应及出血倾向,用药前应按药物要求做好皮肤过敏试验,检查患者凝血机制,使用过程中应定期查血常规和注意观察有无出血倾向,发现皮疹、皮下瘀斑、牙龈出血或女患者经期延长等立即报告医师处理。

(2)卡荣针扩血管作用强,需缓慢静脉滴注,6～8 滴/分钟,100 mL 液体通常需 4～6 h 滴完。如输液速度过快,极易引起面部潮红、头晕、头痛及血压下降等不良反应。前列腺素 E 滴速为 10～20 滴/分钟,必要时加利多卡因 0.1 g 同时静脉滴注,可以减轻前列腺素 E 对血管的刺激,如滴注速度过快,则可导致患者头痛、穿刺局部疼痛、皮肤发红,甚至发生条索状静脉炎。葛根素连续使用时间不宜过长,以 7～10 d 为宜。因据报道此药连续使用时间过长时,易出现发热、寒战、皮疹等超敏反应,故使用过程中应注意观察患者有无上述不适。

(3)使用甘露醇脱水降颅内压时,需快速静脉滴注,常在 15～20 min 滴完,必要时还需加压快速滴注。滴注前需确定针头在血管内,因为该药漏在皮下,可引起局部组织坏死。甘露醇的连续使用时间不宜过长,因为长期使用可致肾功能损害和低血钾,故应定期检查肾功能和电解质。

(4)右旋糖酐 40 可出现超敏反应,使用过程中应注意观察患者有无恶心、苍白、血压下降和意识障碍等不良反应,发现异常及时通知医师并积极配合抢救。必要时,于使用前取本药0.1 mL 做过敏试验。

6.心理护理

疾病早期,患者常因突然出现瘫痪、失语等产生焦虑、情感脆弱、易激惹等情感障碍;疾病后期,则因遗留症状或生活自理能力降低而形成悲观抑郁、痛苦绝望等不良心理。应针对患者不同时期的心理反应予以心理疏导和心理支持,关心患者的生活,尊重他们的人格,耐心告知病情、治疗方法及预后,鼓励患者克服焦虑或抑郁心理,保持乐观心态,积极配合治疗,争取达到最佳康复水平。

7.健康教育

(1)保持正常心态和有规律的生活,克服不良嗜好,合理饮食。

(2)康复训练要循序渐进,持之以恒,要尽可能做些力所能及的家务劳动,日常生活活动不要依赖他人。

（3）积极防治原发性高血压、糖尿病、高脂血症、心脏病。原发性高血压患者服用降压药时，要定时服药，不可擅自服用多种降压药或自行停药、换药，防止血压骤降骤升；使用降糖、降脂药物时，也需按医嘱定时服药。

（4）定期门诊复查，检查血压、血糖、血脂、心脏功能以及智力、瘫痪肢体、语言的恢复情况，并在医师的指导下继续用药和进行康复训练。

（5）如果出现头晕、头痛、视物模糊、言语不利、肢体麻木、乏力、步态不稳等症状时，请随时就医。

（兰　燕）

第二节　腔隙性脑梗死

腔隙性脑梗死是长期高血压引起脑深部白质及脑干穿通动脉病变和闭塞，导致缺血性微梗死，缺血、坏死和液化的脑组织由吞噬细胞移走而形成腔隙，约占脑梗死的 20%。病灶直径小于 2 cm 的脑梗死，病灶多发可形成腔隙状态。

一、临床表现

常见临床综合征有：①纯感觉性卒中。②纯运动性卒中。③混合性卒中。④共济失调性轻偏瘫。⑤构音障碍-手笨拙综合征。

二、辅助检查

1.血液生化检查

血液生化检查可见血糖、血清总胆固醇、血清三酰甘油和低密度脂蛋内增高。

2.TCD 检查

TCD 检查可发现颈动脉粥样硬化斑块。

3.影像学检查

头部 CT 扫描可见深穿支供血区单或多个病灶，呈腔隙性阴影，边界清晰，MRI 显示腔隙性病灶呈 T_1 等信号或低信号、T_2 高信号，是最有效的检查手段。

三、诊断要点

目前诊断标准尚未统一，以下标准可供参考：①中老年发病，有长期高血压病史。②临床表现符合常见腔隙综合征之一。③CT 或 MRI 检查可证实存在与神经功能缺失一致的病灶。④预后良好，多在短期内恢复。

四、治疗原则

目前尚无有效的治疗方法，主要是预防疾病的复发。

（1）有效控制高血压及各种类型脑动脉硬化是预防本病的关键。

（2）阿司匹林等抑制血小板聚集药物效果不确定，但常应用。

（3）活血化瘀类中药对神经功能恢复有益。

(4)控制其他可干预危险因素,如吸烟、糖尿病、高脂血症等。

五、护理评估

1.健康史

(1)了解既往史和用药史:询问患者既往是否有原发性高血压病、高脂血症、糖尿病病史;是否针对病因进行过治疗,能否按医嘱正确用药。

(2)了解患者的生活方式:询问患者的工作情况,是否长期精神紧张、过度疲劳,询问患者日常饮食习惯,有无嗜食、偏食习惯,是否长期进食高盐、高胆固醇饮食,有无烟酒嗜好等,因为上述因素均可加速动脉硬化,加重病情。

(3)评估起病形式:询问患者起病时间,了解是突然起病还是缓慢发病,起病常较突然。

2.身体状况

(1)评估有无神经功能受损:询问患者有无肢体乏力、感觉障碍现象,询问患者进食、饮水情况,了解有无饮水反呛、进食困难或构音障碍现象。病灶位于内囊后肢、脑桥基底部或大脑脚时,常可出现一侧面部和上下肢无力,对侧偏身或局部感觉障碍;病变累及双侧皮质延髓束时可出现假性延髓性麻痹的症状,如构音障碍、吞咽困难、进食困难、面部表情呆板等。

(2)评估患者的精神与智力情况:询问患者日常生活习惯,与患者进行简单的语言交流,以了解患者有无思维、性格的改变,有无智力的改变,脑小动脉硬化造成多发性腔隙性脑梗死时,患者表现出思维迟钝,理解能力、判断能力、分析能力和计算能力下降,常有性格改变和行为异常,少数患者还可出现错觉、幻觉、妄想等。

3.心理-社会状况

本疾病可导致患者产生语言障碍,评估患者是否有情绪焦躁、痛苦的表现。

六、护理措施

1.一般护理

轻症患者注意生活起居有规律,坚持适当运动,劳逸结合;晚期出现智力障碍时,要引导患者在室内或固定场所进行活动,外出时一定要有人陪伴,防止受伤和走失。

2.饮食护理

予以富含蛋白质和维生素的低脂饮食,多吃蔬菜和水果,戒烟酒。

3.症状护理

(1)对有肢体功能障碍和感觉障碍的患者,应鼓励和指导患者进行肢体功能锻炼,尽量坚持生活自理,并注意用温水擦洗患侧皮肤,促进感觉功能恢复。

(2)对有延髓性麻痹进食困难的患者,应给予制作精细的糊状食物,进食时取坐位或半坐位,进食速度不宜过快,应给患者充分的进餐时间,避免进食时看电视或与患者谈笑,以免分散患者注意力,引起窒息。

(3)对有精神症状的患者,床应加护栏,必要时加约束带固定四肢,以防坠床、伤人或自伤。

(4)对有智力障碍的患者,外出时需有人陪护,并在其衣服口袋中放置填写患者姓名、联系电话等个人简单资料的卡片,以防走失。

(5)对缺乏生活自理能力的患者,应加强生活护理,协助其沐浴、进食、修饰等,保持皮肤和外阴清洁。对有延髓性麻痹致进食呛咳的患者,如果体温增高,应注意是否有吸入性肺炎发生;同时还应注意观察患者是否有尿频、尿急、尿痛等现象,防止发生尿路感染。

4.用药护理

告知药物的作用与用法,注意药物的疗效与不良反应,发现异常情况及时报告医师处理。

(1)对有痴呆、记忆力减退或精神症状的患者应注意督促按时服药并看到服下,同时注意观察药物疗效与不良反应。

(2)静脉注射尼莫同等扩血管药物时,尽量使用微量输液泵缓慢注射(8～10 mL/h),并注意观察患者有无面色潮红、头晕、血压下降等不适,如有异常应报告医师及时处理。

(3)服用安理申的患者应注意观察有无肝、肾功能受损的表现。

(4)定时检查肝、肾功能。

5.心理护理

关心体贴患者,鼓励患者保持情绪稳定和良好的心态,避免焦躁、抑郁等不良心理,积极配合治疗。

6.健康教育

(1)避免进食过多动物油、黄油、奶油、动物内脏、蛋黄等高胆固醇饮食,多吃豆制品、鱼等优质蛋白食品,少吃糖。

(2)做力所能及的家务,以防自理能力快速下降;坚持适度的体育锻炼和体力劳动,以改善血液循环,增强体质,防止肥胖

(3)注意安全,防止跌倒、受伤或走失。

(4)遵医嘱正确服药。

(5)定期复查血压、血脂、血糖等,如有症状加重须及时就医。

(高晓丽)

第三节　三叉神经痛

三叉神经痛是指三叉神经分布区域内反复发作的阵发性、短暂性剧痛。多发于中老年人,女性略多于男性。三叉神经痛分为原发性和继发性两种类型。原发性的病因尚不明确,可能为致病因子使三叉神经脱髓鞘而产生异位冲动或伪突触传递所致。继发性是指有明确的病因,如邻近三叉神经部位发生的肿瘤(胆脂瘤)、炎症、血管病等引起三叉神经受累,多发性硬化的脑干病灶也可引起三叉神经痛。

一、临床表现

(1)本病多见于中老年人,女性较多。

(2)疼痛严格局限于三叉神经感觉支配区内,以第2、第3支最常见,多为单侧性,极个别患者可先后或同时发生两侧三叉神经痛。

(3)呈短暂发作性闪电样、刀割样、烧灼样、撕裂样疼痛;常伴患侧面肌抽搐,历时几秒至1～2min,每次发作性质相似,间歇期无症状。

(4)发作时患者常紧按患侧面部或用力擦面部以减轻疼痛,可致局部皮肤粗糙、眉毛脱落。

(5)常有触发点或称扳机点,多位于上唇外侧、鼻翼、颊部、舌缘等处。洗脸、刷牙易诱发

第 2 支疼痛发作；咀嚼、哈欠和讲话诱发第 3 支发作。患者因而不敢大声说话,洗脸或进食,严重影响患者生活,甚至导致营养状况不良,有的产生消极情绪。

(6)部分患者发作时不断做咀嚼动作,严重病例伴同侧面部肌肉的反射性抽搐,称为痛性抽搐,可伴面红、皮温高、结膜充血和流泪等。

(7)病程可呈周期性,每次发作为数日、数周或数月,缓解期数日至数年。病程初期发作较少,间歇期较长。随病程进展,间歇期逐渐缩短。

(8)神经系统检查通常无阳性体征。通常自一侧的上颌支(第 2 支)或下颌支(第 3 支)开始,随病情进展而影响其他分支。由眼支起病者极少见。个别患者可先后或同时发生两侧三叉神经痛。

二、辅助检查

可针对病况选择颅底或内听道 X 线片、鼻咽部检查、听力和前庭功能检查、CT 或 MRI 检查,以明确病因。

三、三叉神经痛与其他头面部疼痛的鉴别

1. 牙痛

牙痛一般为持续性钝痛,可因进食冷、热食物而加剧。

2. 鼻窦炎

鼻窦炎也表现持续钝痛,可有时间规律,伴脓涕及鼻窦区压痛,鼻窦 X 线片有助诊断。

3. 偏头痛

偏头痛以青年女性多见,发作持续时间数小时至数天,疼痛性质为搏动性或胀痛,可伴恶心呕吐。先兆性偏头痛患者发作前有眼前闪光、视觉暗点等先兆。

4. 舌咽神经痛

疼痛部位在舌根、软腭、扁桃体、咽部及外耳道,疼痛性质与三叉神经痛相似,为短暂发作的剧痛。局麻药喷涂于咽部,可暂时镇痛。

5. 蝶腭神经痛

蝶腭神经痛又称 Sluder 综合征,鼻与鼻窦疾病易使翼腭窝上方的蝶腭神经节及其分支受累而发病,表现鼻根后方、上颌部、上腭及牙龈部发作性疼痛并向额、颞、枕、耳等部位扩散,疼痛性质呈烧灼样、刀割样,较剧烈,可持续数分钟至数小时,发作时可有患侧鼻黏膜充血、鼻塞、流泪。

四、治疗原则

1. 药物治疗

(1)卡马西平:为抗惊厥药,作用于网状结构、丘脑系统,可抑制三叉神经系统的病理性多神经元反射。初剂量为 0.1 g,2 次/日,以后每日增加 0.1 g,分 3 次服用,最大剂量为 1.0 g/d,疼痛停止后维持治疗剂量 2 周左右,逐渐减量至最小有效维持量。不良反应有头晕、嗜睡、走路不稳、口干、恶心等。孕妇忌用。

(2)苯妥英钠:0.1 g,3 次/日,口服。如无效可加大剂量,每日增加 0.1 g(最大量不超过 0.6 g/d)。如产生中毒症状(如头晕、步态不稳、眼球震颤等)应立即减量到中毒症状消失为止。如仍有效,即以此为维持量。

（3）氯硝西泮：开始每日 1 mg，逐渐增至每日 6～8 mg，分次口服，亦有一定疗效。

（4）维生素 B_{12}：500 μg，1 次/日，肌内注射，2 周为一疗程。

（5）七叶莲（野木瓜）：一种草药，属木通科，制成针剂及片剂。针剂每次 4 mL，每日 2～3 次，待疼痛减轻后改服口服药片，每次 3 片，每日 4 次，连续服用。有时与苯妥英钠、卡马西平合用可提高疗效。

2.封闭治疗

将无水酒精或其他药物，如甘油、维生素 B_{12}、泼尼松等，注射到三叉神经分支或半月神经节内，可获镇痛效果。适应证为药物疗效不佳或不能耐受不良反应、拒绝手术或不适宜手术者，疗效可持续 6～12 个月。

3.半月神经节射频热凝治疗

在 X 线或 CT 导向下，将射频电极经皮插入半月神经节，通电加热 65 ℃～80 ℃，维持 1 min。适应证同封闭治疗。

4.手术治疗

用于其他治疗方法无效的原发性三叉神经痛，或继发性三叉神经痛的病因适于手术者。原发性者手术方式如下。

（1）三叉神经感觉根部分切断术。

（2）三叉神经脊髓束切断术。

（3）三叉神经显微血管减压术。

5.伽马刀或 X 线刀治疗

药物与封闭治疗效果不佳、不愿或不适于接受手术者，也可采用伽马刀或 X 线刀治疗，靶点是三叉神经感觉根。起效一般开始于治疗后 1 周。

五、护理评估

1.健康史

了解三叉神经痛的产生原因及以前是否有该病史。

2.身体状况

询问患者疼痛的部位、性质及频率；了解起病形式及病程特点；了解其发病时局部是否有伴随症状，如伴有面部发红、皮温升高、结膜充血和流泪等；了解神经系统有无阳性体征；了解患者的病程长短，一般病程越长，发作越频繁、越重。

3.心理-社会状况

评估患者的精神状态、心理状态、文化程度、对所患疾病的认识、心理状态及家庭经济状况等。三叉神经痛严重时可昼夜发作，使患者夜不成眠或睡后痛醒，同时很多动作可以诱发疼痛发作，常导致患者面色憔悴，甚至精神抑郁或情绪低落。

六、护理诊断

1.疼痛

主要由于三叉神经受损引起面颊、上下颌及舌痛，与三叉神经受损（发作性放电）有关。

2.焦虑

焦虑与疼痛反复频繁发作有关。

七、护理措施

1. 一般护理

保持室内光线柔和,周围环境安静、清洁、整齐和安全,避免患者因周围环境刺激而产生焦虑,加重疼痛。

2. 饮食护理

饮食宜清淡,保证机体营养,避免粗糙、干硬、辛辣食物,严重者予以流质饮食。

3. 症状护理

观察患者疼痛的部位、性质,与患者进行交谈,帮助患者了解疼痛的原因与诱因;与患者讨论减轻疼痛的方法,如精神放松,听轻音乐,指导性想象,让患者回忆一些有趣的事情等,使其分散注意力,以减轻疼痛。

4. 药物治疗护理

注意观察药物的疗效与不良反应,发现异常情况及时报告医师处理。原发性三叉神经痛首选卡马西平药物治疗,其不良反应为头晕、嗜睡、口干、恶心、皮疹、再生障碍性贫血、肝功能损害、智力和体力衰弱等,护理者必须注意观察,每1~2个月复查肝功能和血常规。偶有皮疹、肝功能损害和白细胞减少,需停药。也可按医师建议单独或联合使用苯妥英钠、氯硝西泮、巴氯芬片、野木瓜等治疗。

5. 经皮选择性半月神经节射频电凝术术后并发症的观察护理

术后观察患者的恶心、呕吐反应,随时处理污物,遵医嘱补液补钾;术后询问患者有无局部皮肤感觉减退,观察其是否有同侧角膜反射迟钝、咀嚼无力、面部异样不适等感觉,并注意给患者进软食,洗脸水温要适宜;如有术中穿刺方向偏内、偏深误伤视神经引起视力减退、复视等并发症,应积极遵医嘱给予治疗,并防止患者活动摔伤、碰伤。

6. 心理护理

由于本病为突然发作的、反复的、阵发性剧痛,易出现精神抑郁和情绪低落等表现,护士应根据患者不同的心理给予疏导和支持,帮助患者树立战胜疾病的信心,积极配合治疗。

7. 健康教育

(1)注意药物疗效与不良反应,在医师指导下减量或更改药物。

(2)服用卡马西平期间应每周检查血常规,每月检查肝、肾功能,有异常及时就医。

(3)积极锻炼身体,增加机体免疫力。

(4)指导患者生活有规律,合理休息、娱乐;鼓励患者运用指导式想象、听音乐、阅读报刊等分散注意力,消除紧张情绪。

(高晓丽)

第四节　特发性面神经麻痹

特发性面神经麻痹又称贝尔(Bell)麻痹或面神经炎,是指病因不明的、面神经管内面神经的急性非化脓性炎症所致的单侧周围性面神经麻痹。

本病的病因尚不完全清楚，多认为由风寒、病毒感染和自主神经功能障碍致面神经内的营养血管痉挛，引起面神经缺血、水肿。由于面神经通过狭窄的骨性面神经管出颅，故受压而发病。另外，带状疱疹、单纯疱疹、流行性腮腺炎、巨细胞病毒等神经病毒感染一直是被怀疑的致病因素。

一、临床表现

（1）本病可发生于任何年龄，男性略多，通常急性起病，症状可于数小时至 1～3 d 内到高峰。病初可伴麻痹侧乳突区、耳内或下颌疼痛。

（2）患侧表情肌瘫痪，可见额纹消失，不能皱额蹙眉，眼裂变大，眼睑不能闭合或闭合不全；闭眼时眼球向上外方转动，显露白色巩膜，称为 Bell 征；鼻唇沟变浅，口角下垂，示齿时口角偏向健侧；口轮匝肌瘫痪使鼓腮和吹口哨漏气；颊肌瘫痪可使食物滞留于病侧齿颊之间。多为单侧性，双侧多见于吉兰-巴雷综合征。

（3）鼓索以上的面神经病变出现同侧舌前 2/3 味觉丧失；发出镫骨肌支以上受损时出现同侧舌前 2/3 味觉丧失和听觉过敏；膝状神经节病变除有周围性面瘫、舌前 2/3 味觉障碍和听觉过敏外，还可有患侧乳突部疼痛、耳郭和外耳道感觉减退、外耳道或鼓膜疱疹，称 Hunt 综合征。

（4）通常在起病后 2 周进入恢复期。

二、辅助检查

为除外脑桥小脑三角肿瘤、颅底占位病变、脑桥血管病等颅后窝病变，部分患者需做颅脑 MRI 或 CT 扫描。发病后经 14～21 d 肌电图检查及面神经传导功能测定，可协助判断疗程及预后。

三、诊断及鉴别诊断

根据急性发病、一侧的周围性面瘫，而无其他神经系统阳性体征即可诊断。但需与下列疾病鉴别。

1.吉兰-巴雷综合征

吉兰-巴雷综合征可出现周围性面瘫，多为双侧性，对称性肢体下运动神经元瘫痪和脑脊液蛋白细胞分离现象是特征性表现。

2.各种中耳炎、迷路炎、乳突炎等并发的耳源性面神经麻痹

各种中耳炎、迷路炎、乳突炎等并发的耳源性面神经麻痹多有原发病的特殊症状及病史。

3.颅后窝的肿瘤或脑膜炎引起的周围性面瘫

颅后窝的肿瘤或脑膜炎引起的周围性面瘫大多起病缓慢，且有其他脑神经受损或原发病的表现。

4.莱姆病

伯氏包柔螺旋体感染导致的面神经麻痹，多经蜱叮咬传播，伴慢性游走性红斑或关节炎史。可应用病毒分离及血清学试验证实。

5.糖尿病性神经病变

有糖尿病史，常伴其他脑神经麻痹，以动眼、展及面神经麻痹居多，可单独发生。

四、治疗原则

1. 糖皮质激素治疗

急性期口服糖皮质激素可减轻面神经水肿、缓解神经受压和促进神经功能恢复。泼尼松，剂量为 30 mg/d，顿服或分 2 次口服，连续 5 d，随后在 7～10 d 内逐渐减量。也可用地塞米松 10～15 mg/d，7～10 d，如系带状疱疹感染引起 Hunt 综合征可口服阿昔洛韦 5 mg/kg，3 次/日，连服 7～10 d。

2. 维生素治疗

维生素 B_1 100 mg、维生素 B_{12} 500 μg 均每次 1 次肌内注射，可促进神经髓鞘恢复。

3. 巴氯芬治疗

每次 5 mg，每日 3 次口服，可逐渐增量至 30～40 mg/d，分 3 次服。可通过减低肌张力改善局部血液循环，但个别患者不能耐受不良反应，如恶心、呕吐和嗜睡等。

4. 理疗

急性期行茎乳孔附近超短波透热疗法、红外线照射等有利于改善局部血液循环，消除神经水肿。恢复期可行碘离子透入疗法、针刺或电针治疗。

5. 康复治疗

患侧面肌活动开始恢复时应尽早进行功能训练，对着镜子皱眉、举额、闭眼、露齿、鼓腮和吹口哨等，每日数次，每次数分钟，辅以面部肌肉按摩。

6. 手术疗法

病后 2 年仍未恢复者可行面神经-副神经、面神经-舌下神经或面神经-膈神经吻合术，但疗效尚难肯定，宜在严重病例试用。严重面瘫患者可行整容手术。

7. 预防眼部并发症

由于不能闭眼、瞬目，角膜长期暴露，易发生感染，可用眼罩、眼药水和眼膏加以防护。

五、护理评估

1. 健康史

询问患者的起病情况。面神经炎患者通常急性起病，症状可于数小时或 1～3 d 间达到高峰。常于起床后刷牙时，从病侧口角漏水而发现。病初可伴有麻痹侧耳后乳突区、耳内或下颌角的疼痛。

2. 身体状况

评估神经功能受损情况；评估患者有无味觉和听觉障碍。

3. 心理-社会状况

评估患者的精神、心理状态。突起的口角歪斜、流涎等面部形象改变常可导致患者焦急、烦躁或情绪低落，甚至离群索居，羞于见人。

六、护理诊断

1. 自我形象紊乱

自我形象紊乱与面神经麻痹所致口角歪斜等有关。

2. 疼痛

下颌角或乳突部疼痛与面神经病变累及膝神经节有关。

七、护理措施

1. 一般护理

急性期注意休息,防风、防受寒,特别是患侧茎乳孔周围应加以保护,如出门穿风衣或系围巾等,避免诱因。

2. 饮食护理

饮食宜清淡,保证机体营养,避免粗糙、干硬、辛辣食物,严重者予以流质饮食;有味觉障碍的患者,应注意食物的冷热度,防烫、冻伤口腔黏膜。

3. 症状护理

(1)对因不能闭眼而角膜长期暴露的患者,应以眼罩加以防护,局部涂以眼膏,滴眼药水,以防感染。

(2)口腔麻痹侧食物残存时应漱口或行口腔护理,及时清除,保持口腔清洁,预防口腔感染。

(3)应尽早加强面肌的主动和被动运动,可教患者对着镜子做皱眉、举额、闭眼、露齿、鼓腮和吹口哨等动作,每日数次,每次 5~15 min,并辅以面部肌肉按摩。

4. 用药护理

(1)使用糖皮质激素治疗的患者,应注意药物的不良反应,观察有无胃、肠道出血、感染征象,并及时测量血压等。

(2)使用阿昔洛韦的患者,应定期检查血常规,肝、肾功能等。

5. 心理护理

患者因口角歪斜而难为情,心理负担加重,护士应解释病情的过程、治疗和预后,开导患者积极配合治疗,使患者树立战胜疾病的信心。

6. 健康教育

(1)激素治疗不能突然停药,应遵医嘱逐渐减量。

(2)遵医嘱定期检查肝、肾功能。

(3)加强体育锻炼,避免受凉。

(4)加强面肌功能锻炼,并持之以恒。

(高晓丽)

第五节　颅脑外伤

颅脑外伤(traumatic brain injury,TBI)也称为脑外伤,是一种由于外来的机械性暴力撞击而导致的脑部损伤,可造成永久性或暂时性的认知、运动和社会心理功能损伤,并伴有不同程度的意识障碍。颅脑外伤是一种发病率高、病死率高、致残率高的损伤。

一、病因

引起颅脑外伤的主要原因为暴力直接或间接作用于头部,战时多属火器伤、利器伤、爆炸形成的高压与浪冲击、工事或建筑物倒塌撞击,和平时期多属交通事故、工伤、运动损伤、跌倒和撞击、失足坠落、外伤等。

二、主要功能障碍

（一）身体方面

1. 运动障碍

（1）瘫痪：由于负责肌张力和肌肉反射的大脑高级中枢受损所致，可累及所有肢体，初期多为软瘫，后期多出现痉挛。

（2）运动失调：肌肉收缩和张力失调导致运动失调，多由小脑损伤引起肌肉收缩的不协调和速度、时间和方向的不准确。

（3）震颤：由于锥体外系损伤所致。

（4）平衡和直立反应的障碍：大脑中枢受损使保持平衡的姿势调整反应产生紊乱。

2. 感觉障碍

由于大脑皮质的感觉区域受损，引起感觉异常或缺失，可出现触觉辨别（痛觉、温度觉、实体觉）的紊乱，也可因脑部中枢损伤，出现特殊感觉的功能紊乱，如视觉、听觉、味觉、嗅觉和触觉的异常。

3. 言语功能障碍

言语功能障碍包括言语错乱、构音障碍、失语、命名障碍、言语失用、阅读困难和书写困难等，构音障碍多见。

（二）认知方面

（1）觉醒和注意障碍：在颅脑外伤中最常见。觉醒是指在环境刺激下的一般应答能力，如在网状系统部位损伤，可发生昏迷和难以觉醒，表现为注意力和集中力下降。

（2）学习和记忆障碍：颅脑外伤可导致逆向和顺向记忆的综合障碍，逆向遗忘是不能回忆在受伤前的事，愈是远的记忆愈完整。随着时间的推移，这种障碍可逐渐恢复。更为常见的是顺向记忆障碍，即不能记忆新的事情。

（3）知觉障碍：空间关系问题、体象障碍，失认和失用。

（4）语言障碍：失语最常见。

（三）心理和社会方面

颅脑外伤的恢复早期阶段，患者可能表现出行为上的紊乱和心理社会能力方面的功能低下，包括攻击性行为、定向力障碍、情绪不稳、冲动和焦虑不安、挫败感、否认和抑郁等。

三、康复评定

（一）颅脑外伤严重程度评定

1. 昏迷期间

根据格拉斯哥昏迷评定量表（Glasgow coma scale，GCS）评定颅脑外伤的严重程度，最低分值为 3 分，最高分值为 15 分。重度脑损伤：小于或等于 8 分，伤后昏迷时间在 6 h 以上，或在伤后 24 h 内出现意识恶化并昏迷在 6 h 以上。中度脑损伤：9～12 分，伤后昏迷时间为 20 min 至 6 h。轻度脑损伤：13～15 分，昏迷时间为 20 min 以内。

2. 清醒后

依据损伤后遗忘（post-traumatic amnesia，PTA）时间长短评定颅脑外伤的严重程度。遗忘时间小于 10 min 为极轻型,10 min 至 1 h 为轻型,1 h 至 1 d 为中型,1 至 7 d 为较重型,1 至 4 周为重型,大于 4 周为极重型。

(二)恢复阶段的评定

1.认知功能水平评定

由 Rancho Los Amigos 医疗中心建立,它描述 TBI 神经行为恢复顺序及在每一个阶段提出认知康复的原理。从无反应到有反应分为 8 个等级。

2.预后评定

根据格拉斯哥预后量表(Glasgow outcome scale,GOS)进行颅脑外伤的预后评定。

(三)认知障碍评定

损伤初期可以采用精神状态简易速检表(MMSE)进行初测和筛选,后期可根据患者认知障碍的情况选择有关的评估方法。

(四)其他

心理障碍、运动功能障碍、言语功能障碍评定见相关内容。

四、康复护理措施

颅脑外伤患者的康复护理包括急性期和恢复期两个阶段。

(一)急性期

(1)良肢位:头抬高 30°,并处于中间位,以利于颅内静脉回流。异常的卧位姿势易加重患者运动功能的障碍,以致影响恢复期的运动功能康复,要定时翻身、改换体位,维持合理的卧位姿势,给予良肢位。

(2)预防并发症:呼吸系统感染、泌尿系统感染、压疮、下肢深静脉血栓形成和关节挛缩、肌肉萎缩等并发症最为常见。

(3)促醒治疗:对严重颅脑外伤后的患者可以采用一些外周的信息刺激,以帮助患者苏醒、恢复意识。

(二)恢复期

颅脑外伤恢复期的康复目的是促进患者的运动功能和认知能力,使患者恢复生活自理,甚至重新工作,以提高生活质量。

1.运动功能训练

对瘫痪的肢体进行运动基本功能的训练。运动基本功能的训练包括恢复与增强肌力练习、抗肌痉挛的训练、改善关节活动度的练习等。

2.日常生活能力训练

重点是对患者各种日常生活能力进行训练和指导,包括穿衣、起居、进食和盥洗能力的训练,有严重功能障碍的患者,需配置支具和辅助具才能完成进食和盥洗等自理活动。

3.认知障碍的训练

临床可根据颅脑外伤后认知障碍程度的不同,采用相应的治疗。

(1)记忆力训练。

1)内在记忆法:利用时空顺序、首词记忆法、编故事法帮助记忆。

2)外在辅助物记忆法:利用笔记本、地图、记号、闹钟、手表、清单、时间表、标签等帮助记忆。

（2）注意力训练。如猜测游戏、删除字母或数字训练等。

4.感知障碍的治疗

针对颅脑外伤后的失认症和失用症，如地理定向障碍、物体视觉失认、视觉空间失认、体像失认等进行治疗。康复的方法是采用单侧视觉失认训练、视觉空间失认训练、空间关系辨认训练等，反复多次，通过特定的感觉刺激，使大脑对感觉输入产生较深印象，提高感知能力。

5.言语障碍的治疗

颅脑外伤的部分患者会出现完全失语或不完全失语，言语功能的训练包括以下练习。①各种信息接受能力练习。②发声功能练习。③构音能力练习。④语言综合能力练习。⑤精神心理因素的训练。

6.行为障碍的治疗

行为障碍的治疗可分正性行为障碍的治疗和负性行为障碍的治疗。正性行为障碍常表现为攻击他人，而负性行为障碍常表现为情绪低落、感情淡漠，对一些能完成的事情不愿意做。护理方法主要采用发作期隔离法和药物治疗，缓解期可组织患者参加模拟的小社会活动，并对每两次完成指定的练习活动均给予象征性的奖励，以提高患者主动参与社会活动的积极性。

五、健康教育

颅脑外伤患者的预后与损伤的程度、康复治疗介入的早晚、家庭的支持程度等众多因素有关。

1.早期诊断、早期治疗

颅脑外伤后的早期急救、手术治疗及药物治疗，为防止并发症、减少后遗症，提供了必要的条件。早期治疗不仅可以促使受损的中枢神经系统得到进一步的恢复，而且可避免继发性残疾的发生。因此，只要病情稳定，应尽早介入康复治疗。

2.综合康复、持之以恒

既要选择适当的运动疗法进行反复训练，又必须配合其他措施，如心理康复、生活护理、药物治疗等。实践证明使用单一康复治疗措施，很难达到预期效果。

3.家庭参与、协作进行

对颅脑外伤者，应把康复训练贯穿于家庭日常生活中去，保证患者在家庭中得到长期、系统、合理的训练。家属或陪护人员要掌握基本的训练方法和原则，了解训练的长期性、艰巨性及家庭康复的优点和意义。

（张　英）

第六节　脑性瘫痪

脑性瘫痪(cerebral palsy)简称为脑瘫，是指在产前、分娩时或产后1个月内，由于损伤或疾病导致脑发育障碍，以中枢运动障碍及姿势异常为主要表现，同时伴有智力、语言、视觉、听觉、摄食等多种障碍以及癫痫和行为异常的临床综合征。

一、病因

常见的导致脑瘫的原因包括产前因素(母亲智力低下、多胎、先天畸形等)、分娩期因素(早产、难产等)和新生儿期因素(新生儿惊厥、呼吸窘迫综合征等)。脑瘫的分类方法目前国际上尚未统一,最为常用的是依据运动障碍的部位和特征进行分类。

1.痉挛型

痉挛型也称为高张力型,最常见,占脑瘫患者的 60%~70%,以肌张力异常增高和痉挛为主要特征,表现为肌肉僵硬,可见上肢屈曲、下肢内收或交叉成剪刀状。

2.手足徐动型

手足徐动型约占脑瘫 20%,主要病变在锥体外系,以不随意运动为特征,表现为紧张兴奋时,不自主运动增多,无法控制的上肢、手、脚、面部颤抖和不自主运动,走路时摇晃不定,上肢内旋,前臂旋后,累及颜面则出现挤眉弄眼、口齿不清、流涎等表现。

3.弛缓型

弛缓型也称为软瘫,见于婴幼儿,以肌张力低下为主要特征,表现为手脚或身体过分松软,少活动,缺乏保护性的头部侧旋转反应,容易发生呼吸道堵塞、窒息的危险。

4.共济失调型

共济失调型较为少见,通常表现为肌张力低下、动作不协调,行走时两足间距加大,步态不稳,摇晃不定,平衡性差。

5.混合型

以上某几种类型的典型表现同时存在,如痉挛型伴手足徐动型等。各型的表现程度可相仿,也可以某一种类型的症状为主。

二、主要功能障碍

1.运动障碍

(1)运动发育异常:脑瘫儿翻、坐、爬、走等运动明显落后于正常儿童。

(2)肌张力异常:脑瘫儿肌张力受到损伤,可出现肌张力增高导致肢体僵硬;肌张力降低导致肢体松软,不能维持正常体位;肌张力波动导致肢体徐动;肌张力不协调导致共济失调。

(3)神经反射异常:脑瘫儿原始反射及病理反射不能如期消失。

2.感觉障碍

脑瘫患儿常伴有听力障碍和视力障碍。

3.生活功能障碍

不能完成进食、行走、更衣等日常活动。

4.智力障碍

痉挛性脑瘫患儿多伴有智力低下。癫痫可发生在任何年龄阶段的脑瘫患儿。

5.语言障碍

脑瘫患儿的言语障碍包括发音障碍、共鸣障碍及发音迟缓等。

6.学习障碍

智力障碍、运动障碍、感觉障碍均可导致学习障碍。

7.情绪及行为障碍

不能与他人正常交往,使脑瘫患儿的人格发展受到影响,性格上表现为内向、畏缩、依赖、孤僻、固执等。

8.伴发障碍

脑瘫患儿除上述障碍外常伴有癫痫和生长发育迟缓等。

三、康复评定

脑瘫儿童的康复评定应包括整体发育水平和各项功能状态的评定,同时也要了解患儿家属对疾病的认知和对治疗的要求和希望,以判断其对治疗的依从性和参与性。

(一)整体发育水平的评定

评定常采用适合患儿年龄阶段的发育量表,判断患儿发育损害的范围和程度,确定患儿是否存在智力低下、语言障碍和交往障碍等伴发障碍。根据小儿语言发育规律进行评估,通过听力检查、构音器官检查、语言发育检查来评定言语情况及听力情况。部分脑瘫儿伴有智力障碍,运用智力量表进行智力测定是评估的重要手段。

(二)运动功能状态的评定

1.肌张力评定

肌力、肌张力的评定,包括肌力和肌张力的类型、强度与分布。

(1)肌力增高触摸肌肉硬度增加,被动运动时阻力增加,有僵硬感,关节活动时有较大的抵抗感,肢体摆动幅度小,关节屈伸受限。肌张力增高引起的异常姿势包括下肢剪刀状交叉、站立时股内收、角弓反张、被提起时下肢屈曲及异常的仰卧姿势和爬行姿势等。

(2)肌力减低触摸肌肉松软,被动运动时无阻力,活动关节无抵抗,肢体摆动幅度大,关节屈伸过度。肌张力减低引起的异常姿势包括仰卧时呈蛙位姿势、折刀状坐姿、两腋下被抱起时出现翼状肩姿势及被托起时的异常姿势等。

2.异常姿势和运动模式的评定

观察仰卧位、俯卧位、坐位、跪立位及立位行走的姿势和运动模式,以及手足徐动的程度。

3.协调能力与精细动作

指鼻试验、对指试验、轮替动作可反映四肢的共济活动及手指的基本功能状况。

4.原始反射与自动反应

原始反射与自动反应可用于判断神经发育与动作发育的水平。原始反射包括惊吓反射、非对称性紧张性颈反射、握持反射、躯干侧弯反射、紧张性迷路反射等,自动反应包括翻正反应、平衡反应及保护性伸展反应等。

四、康复护理措施

(一)康复护理目标

康复护理目标是综合利用各种康复治疗和教育方法,在身体现有条件下,促进儿童正常运动、姿势发育和心理健康发育,控制病态异常,提高儿童日常生活能力和社会适应能力,最大限度地接近和达到正常生活。

(1)早期发现脑瘫的临床表现,为早期诊断提供可靠依据。

(2)纠正异常姿势,恢复正常肌张力,为 ADL 能力训练创造条件。

(3)进行 ADL 能力训练和护理,患儿能逐步提高 ADL 自理能力。

(4)防止发生关节挛缩、畸形或因跌伤造成二次损伤等并发症。

(二)护理措施

因脑瘫的表现多种多样,康复护理人员应根据患儿的情况,在康复治疗师的指导下,采用具有针对性的护理方案。

1.运动疗法

运动功能训练遵循由上到下、由近到远、由粗到细的顺序进行,按抬头、翻身、坐、爬、站立、行走逐项进行训练。

(1)头部控制训练:可利用色彩、声响的吸引或指压脊柱两旁的肌肉进行诱导,双手托住患儿头部两侧,先使患儿颈部拉伸,再用双手轻轻向上抬起头部。可给患儿胸部垫楔形垫,用双手控制患儿面部,使其头部保持垂直位,然后做前屈、后伸、旋转等动作。

(2)翻身训练:通过响声玩具的吸引,引导患儿翻身,以训练躯干的伸展、旋转能力。

(3)坐位姿势、坐位平衡、坐起训练:双侧瘫痪的患儿喜欢取"W"形和"裁缝"形的坐姿。正确的坐姿是髋部屈曲90°,背部挺直,两大腿外旋分开。

(4)站立姿势、站立平衡、站起训练:固定膝、髋站立或扶杠绳站立。

站立平衡训练是站在平衡板上做左右、前后摆动平衡板训练。

从跪到站立:四点跪训练-双膝跪训练-蹲起训练。

扶助站立训练:从坐位站起-从跪位站起-从椅子上站起-单腿站立。

(5)爬行训练:固定患儿骨盆,左右交替上提,呈四肢跪位。首先要进行单肢体按一定顺序地向前迈出训练,即右手-左膝-左手-右膝。下肢痉挛者利用爬行车训练下肢。

(6)行走训练:平地行走,可用助行器或在双杠内训练,还可进行上下楼梯、步态矫正训练。

2.作业治疗

脑瘫儿童作业治疗主要针对患儿运动发育延迟落后,缺乏感觉、知觉运动体验,日常生活能力障碍,缺乏社会生活体验等,与运动治疗协同进行,通过有目的地从日常生活、学习、游戏活动中选择一些作业进行训练,以发展各种精细运动能力,解决日常生活、学习、交往等各方面的实际困难。

穿着训练:先从穿简单衣物开始,穿衣时先穿患侧,脱衣时先脱健侧。

进食训练:首先让患儿保持良好的姿势,用手或汤匙进食,训练上肢的主动伸展、眼手协调、抓握与放开、手口协调、咬切、合唇、吞咽和咀嚼等动作。

梳洗训练:首先让患儿知道身体各部位的名称、位置及方位;熟悉常用的梳洗用具并知道如何使用;再训练患儿上肢的运动能力和控制能力,尤其是手的精细动作和控制能力。

如厕训练:一般先训练小便,再训练大便;先训练使用痰盂,后训练坐厕;再训练脱穿裤、清洁等技巧。

精细活动功能训练:如抓、握、捏不同质地、不同大小的物体,书写和绘画,进行双手协调活动(如球类、叠纸等)。

3.言语功能训练

脑瘫儿童言语障碍的发生与全身运动功能和感知功能的异常有关。临床症状因脑损伤部位和范围的不同而不同,但主要表现为语言发育迟缓和构音障碍。首先要找出言语障碍的原因,然后再在全身运动功能训练的基础上进行治疗。治疗强调个体化和简捷化,如示范和模仿等。提倡早期治疗和家庭成员参与。

(张　英)

第七节　帕金森病

帕金森病(Parkinson disease,PD)又名震颤麻痹,是一种常见于中老年人的神经系统变性疾病,临床上以静止性震颤、运动迟缓、肌强直和姿势步态异常为主要特征。目前的治疗手段仅限于缓解症状,无法阻止疾病的进行性发展。疾病后期患者常丧失日常生活能力,因此,早期康复训练和晚期护理对改善患者生活质量十分重要。

一、病因

震颤麻痹的主要病变是黑质变性,其病因尚不明确。一般认为与脑炎、脑外伤、基底节肿瘤或钙化,一氧化碳、二硫化碳、锰、汞、氰化物,利血平、吩噻嗪类、丁酰苯类药物及单胺氧化酶抑制剂的中毒有关。遗传和环境因素与本病的发生也有一定关系。此外,多巴胺羟化酶的活性可随年龄的增长而减弱,导致抑制性递质多巴胺(DA)的生成减少,这提示年龄的增长也是患震颤麻痹的一个因素。本病的发病机制与纹状体的抑制性递质 DA 的含量减少有关。DA 和乙酰胆碱(Ach)是纹状体中两种功能相互拮抗的神经递质。DA 为纹状体的抑制性调节递质,而 Ach 为纹状体的兴奋性调节递质,患者因黑质破坏而致神经纤维发生变性,使神经末梢囊泡内的 DA 不足而 Ach 的含量不变,造成 Ach 系统功能相对亢进,使这一对神经递质的平衡遭到破坏,从而产生震颤麻痹的症状。

二、康复评估

1. 主要功能障碍

帕金森病多数起病缓慢,逐渐加重,主要临床表现如下。

(1)震颤:常为首发症状,因为肢体的原动肌与拮抗肌连续发生节律性收缩与松弛所致。多由一侧上肢远端开始,逐渐扩展到同侧下肢及对侧肢体。手指的节律性震颤形成所谓"搓丸样动作"。安静和休息时出现或明显,活动时减轻或停止,精神紧张可加剧震颤,入睡后消失。

(2)肌强直:由于屈肌和伸肌的肌张力均增高,在做被动关节活动时,可感到均匀的阻力,称为"铅管样强直";如果合并有震颤,检查时可感到在均匀的阻力上出现断续的停顿,如同转动齿轮一样,称为"齿轮样强直"。若四肢、躯干、颈部及面部的肌肉均强直,则患者可出现特殊姿态。

(3)运动迟缓:表现为随意动作减少,如面肌运动减少,面无表情、不眨眼、双目凝视,形成"面具脸",可有吞咽功能障碍和言语含糊不清。起床、翻身、步履蹒跚等始动困难和运动迟缓。常无法完成系鞋带、扣纽扣等精细动作。

(4)姿势步态异常:患者行走时起步困难,但一旦迈步后,即以小碎步向前冲,越走越快,不能及时停止或转弯,呈"慌张步态",同时上肢摆动减少或完全消失,很容易跌倒。

晚期患者可出现肌萎缩、关节挛缩畸形、骨质疏松、心肺功能下降、周围循环障碍、营养不良、压疮和位置性低血压等并发症。

2. 康复评估内容

(1)康复对象评估:包括身体功能、日常生活能力、认知功能、心理状况等。

(2)社区及家庭状况评估:包括家庭住房环境、家庭设施、家庭成员对疾病相关知识的了解、经济收入、社区交往及社区卫生保健设施等。

（3）心理评估：由于帕金森病病程呈进行性发展，至晚期全身僵硬不能下床，健康状况一天不如一天，心理变化由紧张、焦虑到满怀康复的希望，再到烦躁、失望，最后淡漠、绝望。可根据病程不同阶段进行评估。

三、康复护理措施

康复护理的目标是教会患者及其家属掌握康复训练及护理的方法，预防和减少继发性损伤的发生，学会代偿策略，维持患者最大范围的活动能力，帮助患者及其家属调整心理状态。

1.家庭环境设施改造

帕金森病是慢性进展性疾病，患者出院回家后，应从有利于患者康复和生活活动的角度，考虑对家庭设施进行适当的改造。如地面应平整、干燥、防滑，最好安置无障碍设施；在床、沙发、桌旁及走廊上安装扶手，以利于患者转换姿势，防止跌倒；便器最好改为坐式，高度适中；电器应带有遥控装置，灯的开关应容易触及，光线应充分，沙发和座椅要避免过于柔软或低矮深凹，方便患者起立，最好配备摇椅或转椅，因为反复摇动可有效降低患者的肌张力。此外，患者使用的各种生活用品应力求简单、方便、牢固，行走困难的患者应备手杖。

2.关节活动训练

重点是加强患者的肌力训练，伸展肌肉运动范围，牵引缩短、绷紧的屈肌，特别是挛缩的肌肉。因此，关节的主动或被动训练是每天不可缺少的，活动时应注意依患者的耐受性来确定活动的次数、时间，避免过度牵拉，骨质疏松者应注意避免活动造成骨折。

3.步行训练

步行训练的目标是加大步伐幅度及起步速度，协调躯干运动与上肢摆动，训练平衡协调功能，纠正异常步态。在做步行训练前，应让患者保持精神愉快，以信心十足的心理状态主动锻炼。练习行走时，步幅及宽度控制可通过在地板上设标记来调整。行走的节奏可用口令、音乐或节拍来控制。注意，当患者血压波动、头痛、头晕及合并心力衰竭、肺部感染时不宜做步行训练。此外，在训练时间以外，也要求患者按正确步态来完成每一动作，以保证训练的效果。

4.日常生活活动

日常生活活动的独立完成，对提高患者的生活质量及增强康复信心意义重大。应鼓励患者积极地反复训练和反复体验。鼓励患者多活动，可进行一些作业治疗，如捏橡皮泥、做实物模型、编织等，以训练手的功能。日常生活活动如洗脸、漱口、梳头、穿衣、上厕所等也应进行训练，家庭照顾者所起的作用是保护、协助患者，而不是成为患者生活上的依赖。

5.并发症

帕金森病晚期患者常合并肌萎缩、关节畸形（驼背最常见）、压疮、直立性低血压、便秘等。

6.观察药物不良反应

抗震颤麻痹的药物主要有多巴胺类和抗胆碱能类，均需长期服用，存在的问题是疗效逐渐减低和不良反应逐渐增大。各种抗震颤麻痹药物的使用应从小剂量开始，缓慢递增。用药期间，应注意症状改善程度以及药物的不良反应，及时调整药物的种类和剂量。

四、健康教育

帕金森病患者的康复治疗是一个长期的过程，除了在康复治疗机构的康复训练外，帮助患者在家中进行康复治疗是必不可少的。由于本病的特点之一是呈进行性加重，随着躯体障碍和精神障碍的逐渐加重，约50%的患者会有忧郁和焦虑等精神方面的困扰。因此，患者家属应当尊重其人格和生活习惯,抽时间陪伴、照顾患者,家人应最大限度地满足其心理、精神上的需求,使患者生活在祥和安宁的氛围之中,拥有良好的心境和家庭的理解与支持是延缓病程进展的重要因素。康复治疗时应注意:①注意药物治疗与康复治疗的密切配合,只有在药物治疗的前提下,康复治疗才能取得显著的疗效;②康复治疗对帕金森病功能障碍的改善是渐进性的,需要患者在家中进行长期的、有规则的训练,因此,需要患者及其家属的主动参与和积极配合;③训练要循序渐进,持之以恒,避免疲劳,因为疲劳一旦发生,则消失很慢;④避免抗阻运动,因为抗阻运动可引起肌紧张,而帕金森病患者出现肌紧张后不但恢复慢,而且会重新出现原来所有的症状并引起不愉快的感觉;⑤帕金森病患者的心理问题会影响康复训练的效果,因此,在训练时应加强心理辅导;⑥康复治疗中要注意对患者的保护,随时观察患者反应,以及时调整治疗方案。

（张　英）

第七章　精神科疾病护理

第一节　偏执型精神分裂症

一、护理评估

(1)健康史:患者病史2年余,曾住院治疗1次以好转出院,治疗后服药无规律,病情复发,不能坚持工作。家族成员中否认有精神障碍患者。

(2)生理评估:患者生命体征正常;睡眠差,食欲、大小便正常。患者衣着整洁,生活自理。查体无特殊的阳性体征。辅助检查无阳性发现。

(3)心理评估:患者病前性格内向、随和,交际一般。个人无特殊嗜好及爱好。患者认为自己没有病,对疾病没有认识,对住院治疗不合作。患者存在言语性幻听、被害妄想,被监视感。患者情绪不稳定、焦虑,有时坐立难安,情感反应与周围环境欠协调。

(4)社会功能评估:患者社会交往能力正常。

二、护理诊断

(1)有自杀的危险:有自杀的危险与精神症状有关。

(2)焦虑:焦虑与无价值感、自责等因素有关。

(3)思维过程的改变:思维过程的改变与妄想有关。

(4)睡眠形态紊乱:睡眠形态紊乱与幻觉、妄想、睡眠规律紊乱等有关。

三、护理目标

①患者住院期间不发生自杀、冲动行为;②患者睡眠得到改善,能按时入睡,保证睡眠每日7~8 h,学会应对失眠方法;③患者的症状得到最大程度减轻,日常生活尽可能不被精神症状所困扰。

四、护理措施

1.自杀危险的护理

(1)该患者自杀危险因素评估结果为中度危险,安排患者住在易观察的病房看护,24 h在护士视线范围内活动。

(2)与患者建立良好的信任关系,注意沟通的方式,交谈时态度诚恳亲切,鼓励患者说出内心的想法,疏导患者的不良情绪。

(3)严格执行安全检查制度,做好药品及危险物品保管工作,外出检查时密切观察,确保安全。

(4)做好探视家属告知,不得将危险品交给患者。

(5)严密观察患者的言语、情绪及行为表现,发现异常迹象时,及时采取有效的预防措施,必要时给予约束性保护,并按约束护理常规护理。病情变化时要严格做好交接班。

2.焦虑的护理

(1)提供支持性心理护理,耐心倾听患者的诉说,了解患者的感受和体验,对患者的痛苦给予理解。

(2)鼓励患者表达自己的情绪和不愉快的感受,协助其识别和接收负性情绪及相关行为。

(3)患者因幻觉而出现焦虑不安时,护士应主动询问并提供帮助。帮助患者学会放松技巧,教给患者应用意向引导、深呼吸等技巧逐步放松肌肉。

3.幻觉状态的护理

(1)护士要加强护患交流,建立治疗性信任关系,了解患者的言语、情绪和行为表现,以掌握幻觉出现的次数、内容、时间和规律,并评估幻觉对患者行为的影响。

(2)在护理过程中要注意使用恰当的方法,在疾病早期不轻易批评患者的幻觉或向患者说明幻觉的不真实性,鼓励患者说出幻觉的内容,从而预防意外的发生。

(3)在病情好转期,试着与患者讨论幻觉在其生活上所带来的困扰,鼓励患者表达内心感受,帮助患者辨别病态的体验,区分现实与虚幻,增进现实感,并促使患者逐渐学会自我控制,对抗幻觉的发生。向患者讲解关于幻觉的基本知识,并指导患者学会应对幻觉的方法,如通过看电视或听音乐,做手工等转移注意力,可通过大声阅读、打枕头等方式来宣泄情绪;同时可以寻求医护人员的帮助。

(4)鼓励患者参加集体活动,淡化不良刺激因素对其影响,安排合理工娱活动,转移其注意力,缓解其负性情绪。

4.妄想状态的护理

(1)护士要关心、体谅、尊重患者,让患者感到护士的亲切及病区的安全、温暖。在疾病早期尽量不触及患者的妄想内容。若患者自行谈及妄想内容时,护士做好倾听,不要急于纠正或与其争辩,也不要在患者面前低声交谈,防止强化妄想内容,增加对护士的敌意,妨碍良好护患关系的建立。

(2)护士要了解患者妄想产生的原因,让患者依据原因的重要性排序,然后与患者共同讨论其他可能的解释方法。随着治疗的进行,患者对妄想的病理信念开始动摇时,应抓住时机与患者进行治疗性沟通,启发者进一步认识病态思维,帮助分析病情,批判症状,讨论妄想对生活的不良影响,使其逐步恢复自知力。

5.服药护理

(1)发药时确认患者将药物服下,提防患者藏药、弃药。

(2)密切观察患者服药后的反应:发现不良反应时,应及时报告医师并采取相应的护理措施对症处理。

(3)如果患者在服药期间出现不良反应,易产生沮丧、悲观等负性情绪体验:此时护士要密切观察患者的言谈举止,严防意外事件的发生。同时给予患者积极的心理护理、消除不安和恐慌。

6.睡眠护理

(1)创造良好的睡眠环境,保持环境安静,温湿度适宜,护士巡视病房时做到"四轻",即说话轻、走路轻、操作轻、关门轻。

(2)鼓励患者白天多参加工娱活动。减少白天的睡眠时间;晚上睡觉前可以用热水泡脚,促进血液循环；晚上睡前避免饮茶、咖啡、兴奋性饮料等。

(3)护士夜间巡视时要认真仔细，防止患者蒙头睡觉和假睡；如果睡眠差经诱导后无效，可报告医师，遵医嘱予以药物治疗。

（贾文华）

第二节　创伤后应激障碍

一、护理评估

（一）应激源评估

应评估应激源的发生原因、种类、强度、持续时间、发生频率、当时情景、与患者的切身利益关系是否密切、与疾病发生的关系等。

（二）生理方面

1. 一般情况评估

生命体征、文化程度、仪表、思维、情感和行为表现，以及自主神经功能紊乱的现象。

2. 各种症状的评估

包括躯体不适、精神症状、性格改变等。

3. 评估患者的发病原因

如精神刺激的种类、当时的场景、频率、程度，以及疾病发作与心理创伤的关系等。

（三）心理方面

自杀危险评估。

1. 病理化因素

可能导致自杀的因素，可能导致营养不良的因素等。

2. 情景因素

威胁性的情景等。

（四）社会方面

社会心理因素，如家属对本病的认识以及家属所持的态度等。

二、护理诊断/问题

（一）创伤后综合征

创伤后综合征与所发生的事件超出一般人承受的范围，遭受躯体和心理-社会的虐待，经历多人死亡的意外事故，被强暴，面临战争，目击断肢、暴力死亡或其他恐怖事件，感受到对自己或所爱者的严重威胁和伤害有关。

（二）恐惧

恐惧与经历强烈刺激、反复出现闯入症状有关。

（三）有暴力危险（针对自己或针对他人）

有暴力危险（针对自己或针对他人）与精神严重创伤、无助、愤怒有关。

(四)睡眠形态紊乱

睡眠形态紊乱与应激事件导致的情绪不稳、主观感觉不安、无法停止担心、环境改变、精神运动性兴奋有关。

(五)言语沟通障碍

言语沟通障碍与情感麻木、木僵有关。

(六)社会退缩

社会退缩与自卑、意志、性格改变有关。

(七)生活自理缺陷

生活自理缺陷与抑郁、躯体不适、木僵有关。

(八)焦虑或抑郁

焦虑或抑郁与长期面对应激事件、主观感觉不安、无法停止担心有关。

(九)有营养失调的危险

有营养失调的危险与情绪低落、食欲缺乏、生活不能自理有关。

三、护理计划

(1)患者未出现自伤、自杀、伤人行为,未受到伤害等。

(2)患者生活能够自理,保持良好的个人卫生和睡眠,未出现营养不良。

(3)患者情绪稳定无焦虑、紧张、恐惧等情绪。

(4)患者对该疾病知识的了解有所增强,能够面对创伤性事件。

(5)患者能应用所学的技巧控制身体症状和情绪。

(6)患者能够认知哪些是触发创伤性体验的情景。

(7)患者对环境改变的应激能力有所增强。

四、护理措施

(一)生理方面

1. 安全护理

(1)让个体尽快摆脱创伤性环境、避免进一步的刺激。

(2)连续评估自杀、自伤和冲动伤人的危险因子。

(3)提供安全、安静、舒适的环境。

(4)减少外界刺激,避免接触到危险物品。

(5)尊重和保护隐私。

(6)保持接触、传递关心、鼓励表达不良情绪。

2. 生活护理

(1)帮助满足生活需要,如洗漱更衣、个人卫生、营养的补充。

(2)皮肤、口腔的护理。

3. 特殊护理

(1)遵医嘱给予相应的药物,注意药物的不良反应。

(2)有意识障碍的患者要预防坠床、跌伤和走失。

(3)有行为紊乱和兴奋躁动的患者适当的限制,保证安全,必要时专人护理。

(二)心理方面

(1)与患者建立良好的信任和合作关系:和蔼诚恳的态度,认真地聆听,接纳患者的焦虑和抑郁的感受,鼓励患者用可接受的方式表达焦虑、激动,允许自我发泄,但不要过分关注。

(2)增加与患者的接触次数:通过语言交流,鼓励回忆疾病发作时的感受和应对方法,对患者目前的防御机制表示认同、理解和支持,讨论和交流应对创伤后应激障碍的其他简易方法。

(3)给予支持性的心理护理:积极的语言暗示,指导学习适应性的技巧控制症状和管理情绪,如深呼吸、放松技术和参加工娱活动等转移注意力的方法。

(4)帮助患者分析创伤后应激障碍以及恶劣心境的原因和危害,配合医师进行认知行为治疗,帮助患者度过困境。

(5)帮助患者列出可能解决问题的各种方案,并协助分析各种问题的优缺点,辅导患者有效地应对困难。

(6)运用正确的强化方式,强化疾病可治愈的观点,教会正确应对创伤性体验和困难,给患者以肯定和鼓励,帮助患者树立信心。

(7)帮助患者认识和正确对待致病因素和疾病性质,克服个性缺陷,提高自我康复能力。

(三)社会方面

(1)帮助家属学习相关疾病知识,使其对创伤后应激障碍的发生有正确地认识,消除模糊观念引起的焦虑和抑郁,以免担心疾病会演变成"精神病"。

(2)使家属理解患者的痛苦和困境,既要关心和尊重患者,又不能过分地迁就或强制患者。

(3)协助患者和家属制订切实可行的生活目标,指出希望,促进患者恢复社会功能。

(四)生活环境

脱离创伤环境,是减轻创伤性体验的有效措施。然后进行娱疗和工疗,娱疗应选择舒缓而乐观向上的曲子;工疗能帮助患者建立生活的信心和乐趣,改善人际关系。另外规律的生活节奏亦有利于患者的精神康复。对儿童患者,环境治疗更为重要,安全而充满童趣的治疗环境是其他治疗措施所不能替代的。

(五)综合措施

完善综合护理方案,给予患者基础护理方面的保障,专科护理方面的支持,协助患者尽快建立社会支持系统。基础护理、专科护理、心理护理措施和社会支持系统有机结合,提高患者的应激适应能力和应对能力,使患者能够顺利的度过应激阶段,预防 PTSD 的发生或减轻患者症状。

(五)护理评价

1.生理方面

患者的生理需要是否得到满足。

2.心理方面

(1)患者是否发生自杀自伤、冲动伤人行为,是否发生跌伤、走失后果。

(2)患者是否学会调整和控制情绪。患者能否正确认识和应对应激事件。

3.社会方面

患者的社会功能是否改善。

(吴燕芳)

第八章　妇产科疾病护理

第一节　外阴部炎症

一、外阴炎

外阴炎主要是指外阴部的皮肤与黏膜的炎症。

(一)病因与发病机制

①体液的长期刺激,局部潮湿;②内衣过紧,经期使用卫生巾造成会阴部通透性差。

(二)临床表现

1.症状

外阴瘙痒、疼痛、红肿、烧灼感,严重者可出现外阴溃疡。

2.体征

外阴部充血、肿胀、糜烂,有抓痕,重者溃疡或湿疹;慢性患者外阴皮肤或黏膜增厚、粗糙、皲裂。

(三)辅助检查

①阴道分泌物检查。在阴道分泌物中寻找病原体,必要时做细菌培养。②必要时检查血糖,以及除外蛲虫病。

(四)治疗要点

1.病因治疗

消除局部刺激来源。

2.局部治疗

使用1:5 000高锰酸钾液坐浴,有溃疡者局部可涂抹抗生素软膏。

(五)护理措施

1.一般护理

①针对病因指导患者消除刺激的来源;②患病期间减少辛辣食物的摄入;③局部不使用刺激性的药物或清洗液清洗,避免搔抓。

2.疾病护理

(1)治疗指导。教会患者坐浴方法及注意事项。

①局部使用1:5 000高锰酸钾溶液坐浴,水温在40 ℃左右,每次15～30 min,每日2～3次,若有溃疡可用抗生素软膏涂抹。②坐浴时应将会阴部浸没于药液中。③月经期间禁止坐浴。

(2)指导患者做好外阴部的护理,减少局部摩擦和混合感染的发生。

3.健康教育

①讲解引起外阴炎症的原因及预防护理的相关知识;②指导患者保持外阴清洁、干燥,注

意经期、孕期、产褥期卫生;③指导患者纠正不正确的饮食及生活习惯。

二、前庭大腺炎

前庭大腺炎是前庭大腺的炎症,包括前庭大腺脓肿和前庭大腺囊肿。

(一)病因及发病机制

1.病原体

病原体常为葡萄球菌、大肠埃希菌、链球菌、肠球菌、淋病奈瑟球菌及厌氧菌的混合感染。

2.急性炎症发作时

细菌先侵犯腺管,管口因炎症肿胀阻塞,渗出物不能外流,积存而形成脓肿。

3.急性炎症消退后

腺管口粘连闭塞,分泌物不能排出,脓液逐渐转为清液而形成前庭大腺囊肿。

(二)临床表现

1.症状

局部皮肤红肿、疼痛、灼热感、行走不便,可出现发热等全身症状。

2.体征

局部皮肤红肿、发热、压痛明显,当脓肿形成时,表面皮肤发红、变薄、可触及波动感、周围组织水肿。

(三)治疗要点

1.急性期

卧床休息,给予抗生素治疗,局部使用1:5 000高锰酸钾液坐浴或热敷。

2.手术治疗

脓肿形成后切开引流并行前庭大腺造口术。

(四)护理措施

1.一般护理

(1)急性期嘱卧床休息,减少局部压迫和摩擦。

(2)指导患者做好会阴部的护理,保持外阴部干燥、清洁。

2.疾病护理

(1)教会患者坐浴的方法及注意事项。

(2)按医嘱给予抗生素及镇痛药。

(3)注意体温变化,协助医师进行检查、治疗。

(4)切开术后,局部用引流条引流,引流条需每日更换,保持外阴清洁。

3.健康教育

(1)讲解引起前庭大腺炎的原因及预防护理的相关知识。

(2)指导患者保持外阴清洁、干燥。

(3)指导患者做好外阴部的护理减少局部压迫和摩擦。

(4)教育患者遵医嘱合理使用抗生素,避免阴道炎的发生。

(解赛娜)

第二节　阴道炎症

一、滴虫阴道炎

滴虫阴道炎是由阴道毛滴虫引起的常见的阴道炎症,属性传播疾病。

(一)病因及发病机制

滴虫呈梨形,后端尖,为多核白细胞的 2～3 倍大,虫体顶端有鞭毛纺根,体部有波动膜,后端有轴柱凸出。活的滴虫透明无色,呈水滴状,诸鞭毛随波动膜的波动而摆动。适宜滴虫生长的温度为 25 ℃～40 ℃,pH 为 5.2～6.6 的潮湿环境。

滴虫的生活史简单,只有滋养体而无包囊期,滋养体生命力较强,能在 3 ℃～5 ℃生存 21 d,46 ℃生存 20～60 min,在半干燥环境中约生存 10 h;在普通肥皂水中也能生存 45～120 min。在 pH 为 5.0 以下或 7.5 以上的环境中则不生长。滴虫阴道炎患者的阴道 pH 一般在 5～6.6,多数>6.0。月经前后阴道 pH 发生变化,经后接近中性,故隐藏在腺体及阴道皱襞中的滴虫于月经前后常得以繁殖,引起炎症的发作。它能消耗或吞噬阴道上皮细胞内的糖原,阻碍乳酸生成。滴虫不仅寄生于阴道,还常侵入尿道或尿道旁腺,甚至膀胱、肾盂以及男性的包皮皱褶、尿道或前列腺中。

(二)传染方式

(1)经性交直接传播。

(2)经公共浴池、浴盆、浴巾、游泳池、坐式便器、衣物等间接传播。

(3)医源性传播:通过污染的器械及敷料传播。

(三)临床表现

1.潜伏期

潜伏期为 4～28 d。25％～50％患者感染初期无症状,其中 1/3 将在 6 个月内出现症状。

2.症状

稀薄的泡沫状白带增多及外阴瘙痒,可伴有烧灼感,疼痛和性交痛,如伴尿道感染时,有尿频、尿急、尿痛或血尿。

3.体征

阴道黏膜充血;严重者有散状出血斑点;白带呈灰白色、黄白色或黄绿色脓性泡沫状。

(四)辅助检查

1.0.9％氯化钠注射液悬滴法

低倍显微镜下找寻滴虫,阳性率可达 60％～70％。

2.培养法

可疑者但悬滴法多次未找到滴虫时,可送培养,阳性率可达 98％左右。

3.聚合酶链反应(PCR)

该方法较培养法简单,且敏感性、特异性与培养法相似。

(五)治疗要点

1.全身用药

口服甲硝唑,治愈率为 90％～95％。

2.局部用药

甲硝唑泡腾片阴道放药,单独局部用药疗效较差,其治愈率≤50%。

3.性伴侣治疗

性伴侣需要同时治疗,治疗期间禁止性交。

(六)护理措施

1.一般护理

(1)保持外阴阴道卫生,避免不洁的性生活。

(2)饮食指导。治疗期间避免进食辛辣等刺激性的食物。

(3)教会患者自我护理的方法,保持外阴清洁干燥,避免交叉感染。

2.疾病护理

(1)治疗期间勤换内裤,避免性生活。

(2)指导患者注意局部用药前、后手的卫生,减少感染的机会。

(3)指导阴道用药的患者在放药前,用酸性溶液灌洗阴道后再采取下蹲位将药片送入阴道后穹窿部。

(4)指导患者配偶同时进行治疗,如:口服甲硝唑或替硝唑 2 g 顿服。并告知患者服药期间及停药 24 h 内禁酒。

(5)因甲硝唑可透过胎盘到达胎儿体内,故孕 20 周前禁用此药。

(6)哺乳期全身用药,因甲硝唑可通过乳汁排泄,服药期间及服药后 24 h 内不宜哺乳。

(7)及时发现用药后的不良反应,并报告医师停药。

3.健康教育

(1)指导患者配合检查,讲解滴虫的特性,提高滴虫检出率。

(2)告知患者治愈的标准及随访要求是:滴虫性阴道炎易于月经期后复发,应在月经干净后复查,连续 3 次滴虫检查阴性者为治愈。

(3)教育患者养成良好的卫生习惯,避免无保护性交,减少疾病的发生。

二、外阴阴道假丝酵母菌病(VVC)

外阴阴道假丝酵母菌病是假丝酵母菌在一定条件下侵犯人体组织引起阴道、外阴的炎症。

(一)病因及发病机制

引起 VVC 的病原体 80%~90%为白假丝酵母菌,10%~20%为光滑假丝酵母菌,近平滑假丝酵母菌等。假丝酵母菌是一种机会致病菌。它适宜在温度为 25 ℃~40 ℃、酸性、潮湿环境中生长。当机体抵抗力下降,阴道内糖原增加,阴道 pH 下降或性激素水平增高时,均可引起假丝酵母菌的生长繁殖。

常见于妊娠、糖尿病患者及大量接受雌激素或大量应用免疫抑制药治疗者。VVC 可通过自身传染;性交直接传染;接触被污染的衣物间接传染。

(二)传染途径

1.内源性传染

VVC 主要通过自身传染。

2.性交直接传染

少部分患者可通过性交直接传染。

3.接触性传染

接触被污染的衣物间接传染。

(三)临床表现

1.症状

外阴瘙痒,灼痛,可伴有尿频、尿痛及性交痛,部分患者阴道分泌物增多。外阴瘙痒的程度居各种阴道炎症之首。VVC患者的白带呈豆渣样。

2.体征

外阴有抓痕,黏膜有白色膜状物,急性期可见糜烂及浅表溃疡。

(四)辅助检查

1.悬滴法

将阴道分泌物涂片滴入10％ KOH 镜下找芽孢和假菌丝,阳性率为70％～80％。

2.革兰染色法

革兰染色法阳性率为80％。

3.培养法

培养法阳性率很高,多用于难治性 VVC 或复发性 VVC 患者的检查。

(五)治疗要点

1.消除诱因

积极治疗糖尿病,及时停用广谱抗生素、雌激素、类固醇皮质激素。

2.局部用药

2％～4％ 碳酸氢钠溶液坐浴或冲洗阴道并阴道上药。

3.全身用药

全身用药适用于未婚无性生活女性;外出不方便局部用药或月经来潮者。

4.性伴侣的治疗

对于难治性 VVC、复发性 VVC 患者或性伴侣有真菌性龟头炎者应给予该项治疗。

(六)护理措施

1.一般护理

(1)温水清洗外阴,避免使用刺激性洗液。

(2)保持外阴清洁干燥,非月经期不使用卫生护垫,选择使用棉制且通透性好的内裤。

(3)饮食指导:患病期间避免进食辛辣等刺激性的食物。

2.疾病护理

(1)基本同滴虫性阴道炎,强调坚持用药,按时复查。

(2)妊娠期合并感染者,为避免胎儿感染,应坚持局部治疗。

(3)患者治疗同时性伴侣也应进行假丝酵母菌的检查和治疗以免重复感染。

(七)健康教育

(1)向患者讲解引起 VVC 发生的因素及疾病治疗护理的相关知识。

(2)为妊娠患病妇女讲解坚持治疗的意义,消除顾虑配合治疗。

(3)教育患者养成良好的卫生习惯,平日切勿进行阴道冲洗。

(4)教育患者避免长期使用或滥用抗生素。

(5)告知患者随访要求是:VVC 容易在月经前复发,经过治疗后应在月经前复查阴道分泌物。

三、细菌性阴道病(BV)

细菌性阴道病是生育年龄妇女最常见的阴道感染,它的自然病史表现为自愈性或复发性。未予治疗,部分 BV 患者可自愈。BV 不是性传播疾病,无性经历女性也可发生 BV。

(一)病因及发病机制

细菌性阴道病为阴道内菌群失调所致的一种混合感染,当阴道内的优势菌乳酸杆菌减少,其他细菌如加德纳菌、各种厌氧菌等大量繁殖,破坏了正常阴道菌群之间的相互平衡时将引起阴道疾病。

(二)临床表现

1.症状

10%～40% 患者无任何症状,有症状者主诉白带增多并有难闻的臭味或鱼腥味。可有轻度外阴瘙痒或烧灼感。

2.体征

白带为均匀一致的量较多的稀薄白带,阴道黏膜无红肿或充血等炎症表现。

(三)辅助检查

1.氨试验

将阴道分泌物涂抹在玻片上,滴 1～2 滴 KOH 产生烂鱼样腥臭味即为阳性。

2.线索细胞检查

将阴道分泌物涂抹在玻片上,滴 1 滴 0.9%氯化钠注射液混合后,高倍显微镜下寻找线索细胞,当线索细胞>20%时为阳性。

3.阴道 pH 检查

pH 在 4.7～5.7。

(四)治疗要点

无症状者可不予治疗。

1.全身用药

口服甲硝唑连续 7 d。

2.局部用药

甲硝唑置于阴道内,连续 7 d。

3.性伴侣治疗

对于反复发作或难治性 BV 患者方给予性伴侣治疗。

4.妊娠妇女的治疗

因本病在妊娠期有合并上生殖道感染的可能,故对于有无症状的孕妇都应给予治疗。口服甲硝唑连续 7 d。

(五)护理措施

1.一般护理

(1)注意性卫生避免过频或无保护的性生活。

(2)孕期注意个人卫生,保持外阴阴道卫生。

(3)教会患者自我护理的方法,保持外阴清洁干燥,避免交叉感染。

2.疾病护理

同滴虫阴道炎。

(六)健康教育

(1)向患者讲解 BV 发生的原因及疾病治疗护理的相关知识。

(2)为妊娠患病妇女讲解治疗的必要性,消除顾虑配合治疗。

(3)教育患者养成良好的卫生习惯,平日切勿进行阴道冲洗。

四、老年性阴道炎

老年性阴道炎常见于自然绝经及卵巢去势后妇女。

(一)病因及发病机制

绝经后妇女卵巢功能减退,雌激素水平降低,阴道黏膜萎缩变薄,乳酸杆菌减少,阴道 pH 上升,局部抵抗力下降,引起致病菌的侵入和繁殖,而引发阴道炎症。

(二)临床表现

1.症状

阴道分泌物增多,白带呈稀薄淡黄色或血性白带,外阴瘙痒,灼热感。

2.体征

检查见阴道呈老年性改变;上皮萎缩;皱襞消失;上皮平滑;菲薄;阴道黏膜充血;常有小出血点。

(三)实验室检查

1.阴道分泌物检查

显微镜下可见大量白细胞及基底层细胞,无滴虫及假丝酵母菌。

2.宫颈防癌涂片检查

与子宫恶性肿瘤相鉴别。

3.局部活组织检查

阴道溃疡者与阴道癌相鉴别。

(四)治疗要点

原则:增加阴道抵抗力,抑制细菌的生长繁殖。

1.增加阴道酸度

1%乳酸或 0.1%～0.5%醋酸液冲洗阴道每日 1 次。

2.局部用药

甲硝唑 200 mg 阴道内放药,共用 7～10 d。

3.雌激素替代疗法

乳癌及子宫内膜癌者禁用。

(五)护理措施

1.一般护理

(1)注意个人卫生,常换内裤,保持会阴部清洁干燥。

(2)加强锻炼,增强机体抵抗力。

(3)不用过热或有刺激性的清洗液清洗外阴。

2.疾病护理

基本同滴虫阴道炎护理常规,由于老年人阴道放药有一些困难,应将放药的方法告之亲属或护士按医嘱给药。

(六)健康教育

(1)教育患者养成良好的卫生习惯,尽量避免使用盆浴,必要时专人专盆。

(2)指导患者便后擦拭应遵循从前到后的顺序,防止粪便污染外阴。

(3)教育患者注意性生活卫生,必要时可用润滑剂以减少对阴道的损伤。

五、婴幼儿外阴阴道炎

婴幼儿阴道炎是由大肠埃希菌及葡萄球菌、链球菌、淋病奈瑟菌、滴虫等病原体通过患病母亲或保育员的手、衣物、浴盆、毛巾等引起的炎症,多与外阴炎同时存在。常见于 5 岁以下幼女。

(一)病因及发病机制

婴幼儿外阴未发育,不能遮盖尿道口及阴道前庭,加之缺乏雌激素阴道上皮较薄细菌极易侵入;阴道 pH 呈中性适合病原菌的生长和繁殖;婴幼儿卫生习惯不良、大便污染、外阴不洁、外阴损伤或蛲虫感染,阴道异物等都会引起炎症。

(二)临床表现

(1)外阴痛痒,患儿烦躁不安、哭闹不止或手抓外阴部。

(2)分泌物增多,外阴、阴蒂、尿道口、阴道口黏膜充血、水肿有脓性分泌物自阴道口流出。

(三)实验室检查

1.阴道分泌物检查

找滴虫或假丝酵母菌。

2.阴道分泌物涂片染色

做病原学检查。

3.阴道分泌物培养

细菌培养。

(四)治疗要点

(1)针对病原体选择相应的口服抗生素治疗。

(2)局部用 0.5%～1%乳酸液通过小号导尿管做阴道冲洗。

(3)如有异物,可在麻醉下取出。

(五)护理措施

1.一般护理

(1)保持外阴清洁、干燥,减少摩擦。

(2)避免穿开裆裤,减少污染机会。

(3)养成良好的卫生习惯,便后清洗外阴。

(4)防止交叉感染,专盆专用。

2.疾病护理

(1)指导家长对患儿外阴护理。

(2)指导家长用药的方法。

(六)健康教育

(1)教育家长及时治疗所患疾病,防止将病原体传染给孩子。

(2)教会家长对所用物品及双手进行消毒。

(解赛娜)

第三节　子宫颈炎症

子宫颈炎症是常见的生殖道炎症,包括子宫颈阴道部炎症及子宫颈管黏膜炎症,以子宫颈管黏膜炎症多见。子宫颈阴道部为鳞状上皮,与阴道的鳞状上皮相延续,因此阴道炎症可引起宫颈阴道部炎症。

子宫颈管黏膜上皮为单层柱状上皮,抵抗力差,容易发生感染。子宫颈炎症多数为急性,少数因急性炎症未能及时诊治或病原体持续感染,引起慢性子宫颈炎症。

一、病因及发病机制

(一)急性宫颈炎病因及发病机制

常见病因是由淋病奈瑟菌,沙眼衣原体引起的感染。它们均感染宫颈柱状上皮,可累及宫颈黏膜的腺体,并沿着黏膜表面扩散或致浅层感染。以宫颈病变最为明显,淋病奈瑟菌同时还会侵袭尿道上皮、尿道旁腺及前庭大腺;其他病原体如链球菌、葡萄球菌和肠球菌等可直接侵入宫颈间质深部,通过宫颈淋巴管引起急性盆腔结缔组织炎,常见于感染性流产和产褥感染。

(二)慢性宫颈炎病因及发病机制

该病的病原体主要为葡萄球菌、链球菌、大肠埃希菌及厌氧菌,近年来淋病奈瑟菌及沙眼衣原体也已成为常见的病原体。

慢性宫颈炎是最常见的妇科疾病,多由急性宫颈炎治疗不彻底转变而来,多见于流产、分娩或手术损伤宫颈后,病原体侵入而引起感染。此外,局部卫生不良或雌激素缺乏以及局部抵抗力差,也会引起慢性宫颈炎。

二、临床表现

(一)急性宫颈炎临床表现

大量脓性白带;腰酸;下腹坠痛;尿频;尿急;体温升高;检查见宫颈充血;肿大;有脓性白带从宫口流出。

(二)慢性宫颈炎临床表现

1.症状

白带增多;腰骶部疼痛;盆腔部下坠痛或者不孕;尿路刺激症状。

2.体征

妇科检查可见宫颈糜烂;肥大;有时质较硬;有时可见息肉;裂伤;外翻及宫颈腺囊肿。

(三)宫颈糜烂分度和分型

根据糜烂面积大小分为3度。

1.轻度

糜烂面积小于整个宫颈面积的1/3。

2.中度

糜烂面积占整个宫颈面积的1/3～2/3。

3.重度

糜烂面积占整个宫颈面积2/3以上。根据宫颈糜烂的深浅程度分为:单纯型、颗粒型和乳突型。

三、辅助检查

1.阴道分泌物悬滴法

显微镜下找滴虫及多形核白细胞。

2.宫颈分泌物涂片检查

行革兰染色查找淋病奈瑟菌,此法女性患者的检出率低。

3.培养法

阳性率较高,同时可做药敏试验。

4.聚合酶链反应(PCR)

此方法灵敏度高,特异性强,是检测和确诊淋病奈瑟菌感染的主要方法。

5.宫颈脱落细胞学检查

(1)已婚妇女每年1次宫颈癌筛查。

(2)宫颈及宫颈管炎症需除外恶变者。

四、治疗要点

(一)急性宫颈炎的治疗

针对病原给予全身抗生素治疗,治疗期间禁止性生活。

(二)慢性宫颈炎的治疗:以局部治疗为主

1.物理治疗

激光、冷冻、微波。

2.药物治疗

局部上药。

3.手术治疗

宫颈锥切术。

五、护理评估

(一)病因

1.急性子宫颈炎

急性子宫颈炎常因分娩、流产、性交或手术操作损伤宫颈后,病原体侵入繁殖而引起子宫颈急性炎症。

病原体主要有:①性传播疾病病原体:淋病奈瑟菌及沙眼衣原体,主要见于性传播疾病的高危人群。②内源性病原体:部分患者与细菌性阴道病病原体及生殖道支原体感染有关。也有部分患者病原体不清楚。

2.慢性子宫颈炎

病原体与急性子宫颈炎相似。病理类型有慢性子宫颈管黏膜炎、子宫颈息肉、子宫颈肥大。

（二）身体状况

1.急性子宫颈炎

多数患者无症状。有症状者主要表现为阴道分泌物增多,呈黏液状、淡黄色脓性或血性分泌物。可伴有外阴瘙痒及灼热感,有时可出现经间期出血、性交后出血,合并尿路感染者可有尿频、尿急及尿痛。妇科检查:子宫颈充血、水肿、黏膜外翻,有黏液脓性分泌物附着或从子宫颈管流出,宫颈管黏膜质脆,易诱发出血。

2.慢性子宫颈炎

慢性子宫颈炎多无症状,少数患者阴道分泌物增多、淡黄色或脓性,性交后出血,月经间期出血,可伴有外阴瘙痒不适。妇科检查:子宫颈呈糜烂样改变,有黄色分泌物附着或从子宫颈管流出。也可表现为子宫颈息肉或子宫颈肥大,息肉呈单个或多个,色红、质软而脆,可有蒂,蒂粗细不一。

（三）辅助检查

取分泌物行淋病奈瑟菌及衣原体检测,并应检测有无细菌性阴道病及滴虫阴道炎,以明确炎症的病原体。

（四）心理状况

因白带增多、外阴瘙痒而烦躁,因性交后出血、怀疑恶变及担心治疗效果不佳而焦虑。

六、护理诊断/问题

1.组织完整性受损

组织完整性受损与炎症及分泌物刺激有关。

2.焦虑

焦虑与出现血性白带及性交后出血,担心癌变有关。

七、治疗及护理措施

（一）治疗要点

1.急性子宫颈炎

急性子宫颈炎治疗原则是抗生素治疗,根据情况采用经验性抗生素治疗或针对病原体的抗生素治疗。单纯淋病奈瑟菌性子宫颈炎常用药物为第三代头孢菌素,主张大剂量、单次给药。沙眼衣原体感染所致子宫颈炎常用药物有四环素类,如多西环素;奎诺酮类如氧氟沙星或左氧氟沙星;红霉素类如阿奇霉素或红霉素。

2.慢性子宫颈炎

根据病变采用不同治疗方法。对糜烂样改变伴有分泌物增多、乳头状增生或接触性出血者,可进行局部物理治疗,常用方法有激光、冷冻、微波等,也可采用中药保妇康栓阴道局部用药治疗,但治疗前需进行子宫颈细胞学检查和(或)HPV 检测,必要时做阴道镜和活组织检查,以排除子宫颈上皮内癌变和子宫颈癌。子宫颈息肉行息肉摘除术,术后送病理组织学检查。子宫颈肥大一般不需要治疗。

（二）护理措施

1.一般护理

嘱患者宫颈分泌物检查前 24～48 h 避免性生活、阴道冲洗和局部用药,检查所用窥器不用润滑剂。保持外阴清洁干燥,禁忌搔抓,勤洗外阴,勤换内裤。

2.治疗配合

①急性子宫颈炎患者遵医嘱给予抗生素治疗。②物理治疗的注意事项:治疗时间选择在月经干净后 3～7 d;急性生殖器官炎症者禁忌物理治疗;术后可有阴道排出物较多,呈黄水样,1～2 周脱痂时可有少量出血,出血多者应及时到医院就诊;术后保持外阴清洁,2 个月内禁止性生活和盆浴,于 2 次月经干净后复查。

3.心理护理

关心、安慰患者,解释发病原因及防治措施,解除思想顾虑,缓解焦虑情绪,增强信心。

4.健康指导

保持良好的个人卫生习惯,注意性生活卫生。定期妇科检查,及时发现子宫颈炎症并积极治疗。对治疗后症状持续存在者,告知患者及时随诊。

（解赛娜）

第四节　盆腔炎性疾病

盆腔炎性疾病(PID)指女性上生殖道及其周围结缔组织、盆腔腹膜炎症性疾病,主要包括子宫内膜炎、输卵管炎、输卵管卵巢脓肿、盆腔腹膜炎。炎症可局限于一个部位,也可同时累及几个部位,最常见的是输卵管炎及输卵管卵巢炎。若患者未得到及时、彻底治疗,可导致炎症反复发作、不孕、输卵管妊娠、慢性盆腔疼痛等,称为盆腔炎性疾病后遗症,既往称慢性盆腔炎。

一、护理评估

（一）病因

盆腔炎性疾病的病原体有内源性和外源性两个来源,多数患者为两者混合感染。①内源性病原体:来自寄居于阴道内的菌群,包括厌氧菌(脆弱类杆菌、消化球菌等)和需氧菌(溶血性链球菌、金黄色葡萄球菌等);②外源性病原体:主要是性传播疾病的病原体,如淋病奈瑟菌、沙眼衣原体、支原体等。盆腔炎性疾病多发生于性活跃期、有月经的妇女。病原体可经生殖道黏膜上行蔓延、经淋巴系统蔓延、血行播散、直接蔓延。

（二）身体状况

1.盆腔炎性疾病

(1)症状:常见症状为下腹痛,呈持续性,活动或性交后加重,伴发热及阴道分泌物增多。病情严重者可有寒战、高热、头痛、食欲缺乏等全身症状。若月经期发病可出现月经量增多、经期延长。若有腹膜炎可出现恶心、呕吐、腹胀、腹泻等消化系统症状。若有脓肿形成可有下腹包块及局部压迫刺激症状。

(2)体征:轻者无明显体征,或仅妇科检查发现子宫颈举痛或子宫体压痛或附件区压痛。

　　重者呈急性病容、体温升高、心率加快、下腹部压痛、反跳痛及肌紧张、肠鸣音减弱或消失。妇科检查见：①阴道有脓性臭味分泌物；②子宫颈充血水肿，有脓性分泌物从子宫颈口流出，举痛明显；③阴道后穹隆触痛明显、可饱满；④子宫体稍大、有压痛、活动受限；⑤子宫两侧压痛明显，单纯输卵管炎时可触及增粗的输卵管、压痛明显，若输卵管积脓或输卵管卵巢脓肿，可触及包块且压痛明显，不活动；⑥子宫旁结缔组织炎时，可扪及子宫一侧或两侧片状增厚或两侧宫骶韧带增粗、压痛明显。

　　2.盆腔炎性疾病后遗症

　　(1)症状：常见症状为慢性盆腔痛，表现为下腹部坠胀、疼痛及腰骶部酸痛，常在月经前后、劳累及性交后加剧。可引起输卵管积水、输卵管卵巢囊肿、不孕、输卵管妊娠及盆腔炎性疾病反复发作。

　　(2)体征：根据病变不同而有不同表现。①子宫后倾、活动受限或粘连固定、触痛。②一侧或两侧输卵管呈条索状增粗并有压痛。③盆腔一侧或双侧触及活动受限的囊性肿物、触痛。④子宫一侧或两侧有片状增厚及压痛，宫骶韧带增粗、变硬，有触痛。

(三)辅助检查

　　血液检查红细胞沉降率升高、血 C-反应蛋白升高。分泌物检查检测病原体。子宫内膜活组织检查有子宫内膜炎症。阴道超声检查显示输卵管增粗、输卵管积液、盆腔积液、输卵管卵巢肿块。腹腔镜检查发现盆腔炎性疾病征象。

(四)心理状况

　　发热、疼痛使患者烦躁不安，因担心治疗效果不佳或遗留后遗症而焦虑。

二、护理诊断/问题

　　1.疼痛

　　疼痛与急性炎症或炎症后遗症有关。

　　2.焦虑

　　焦虑与担心治疗效果不佳或遗留后遗症有关。

　　3.知识缺乏

　　缺乏盆腔炎性疾病的预防、治疗、预后等相关知识。

三、治疗及护理措施

(一)治疗要点

　　1.盆腔炎性疾病

　　盆腔炎性疾病以及时、足量的抗生素治疗为主，选择广谱抗生素并联合用药。轻症患者可门诊治疗，给予口服或肌内注射抗生素。推荐方案：氧氟沙星(或左氧氟沙星)口服，同时加服甲硝唑；或第三代头孢菌素肌内注射，同时口服甲硝唑。

　　重症患者住院治疗，常用第二代及第三代头孢菌素药物静脉给药。对药物治疗无效、脓肿持续存在或脓肿破裂者需手术治疗。

　　2.盆腔炎性疾病

　　后遗症应根据不同情况选择合适治疗方案，如对症治疗、中药治疗、物理疗法等综合治疗。输卵管积水应手术治疗。不孕者可借助辅助生育技术受孕。

（二）护理措施

1.治疗配合

①遵医嘱正确使用抗生素,注意观察疗效及不良反应。②抗生素控制不满意或盆腔脓肿,需经腹或腹腔镜手术治疗者,为患者提供手术前后的护理措施。③指导盆腔炎性疾病后遗症患者采取综合治疗措施,提高机体抵抗力,防止炎症反复发作。

2.对症护理

①急性炎症应卧床休息,提倡半卧位,以利于分泌物排出或脓液积聚于直肠子宫陷凹,使炎症局限。②高热时给予物理降温。③腹胀者给予胃肠减压。④给予高热量、高蛋白、高维生素、易消化饮食,补充液体,提高机体抵抗力。⑤避免不必要的妇科检查防止炎症扩散。⑥注意观察病情变化,及时向医师汇报,并做好记录。

3.心理护理

耐心倾听患者诉说,讲解疾病相关知识,告知经正确治疗绝大多数患者可治愈,解除顾虑,鼓励积极配合治疗。关心、体贴患者,满足其各种需求。

4.健康指导

①注意月经期、孕期及产褥期卫生,宫腔手术后注意外阴清洁,防止病原体上行感染。②经期禁止阴道检查、性交、盆浴及游泳,以防止上行感染;注意性生活卫生,禁止性乱,防止性传播疾病,提倡用避孕套避孕,防止性交直接传播。③有下生殖道感染者及时接受正规治疗,避免引起上生殖道炎症,急性盆腔炎性疾病要及时正规治疗,防止后遗症发生。④加强公共卫生宣传教育,提高对生殖道炎症的认识,强调预防感染的重要性。

（解赛娜）

第五节　尖锐湿疣

尖锐湿疣是由人乳头瘤病毒（HPV）感染引起的鳞状上皮增生性疣状病变。属性传播疾病。近年来发病率呈上升趋势。该病常与多重性传播疾病如滴虫、淋病、外阴阴道假丝酵母菌病等并存。

一、病因及发病机制

尖锐湿疣是由人乳头瘤病毒（HPV）感染引起的鳞状上皮增生性疣状病变。HPV约有100多个型别,其中30多个型别与生殖道感染及生殖道恶性肿瘤有关。生殖道尖锐湿疣主要与低危型HPV6、HPV11有关。HPV可通过性交损伤的皮肤黏膜到达基底层细胞,其DNA是游离于宿主染色体外,随细胞分化,复制大量病毒,使表皮增生、变厚。过早性交、多个性伴侣、性激素水平过高、免疫功能低下、吸烟等是HPV感染的高危因素。

二、传播途径

1.性交直接传播

性交直接传播为主要的传播途径。

2.间接传播

间接传播主要通过污染的物品传播。

3.母婴传播

通过母亲软产道感染。

三、临床表现

1.潜伏期

0.5～8 个月,平均 3 个月。

2.好发部位

舟状窝附近、大小阴唇、肛门周围、阴道前庭、尿道口、阴道和宫颈。

3.症状

临床症状不明显,部分患者有外阴瘙痒、烧灼痛或性交后疼痛。

4.体征

初为微小散在的乳头状疣,病灶逐渐增大、增多,互相融合成鸡冠状或菜花状表面凹凸不平,疣体常呈白色、粉红色或污灰色,质脆,表面可有溃疡或感染。

5.对妊娠、分娩及胎儿的影响

(1)尖锐湿疣病灶易寄生细菌,上行感染可导致绒毛膜、胎盘炎或导致会阴伤口感染。

(2)个别病例病毒可通过胎盘、羊水、血液及分泌物使胎儿感染,出现畸胎或死胎。

(3)新生儿感染该病毒后可引起幼儿喉乳头瘤。

(4)阴道内疣疣体过大,可因损伤而大出血。

四、辅助检查

1.细胞学检查

细胞学涂片可见挖空细胞。该项检查特异性高但敏感性低。

2.醋酸发白试验

局部涂抹 3%～5% 的醋酸液,3～5 min 感染组织变白即为阳性。

3.阴道镜检查

阴道镜检查有助于发现亚临床病变,尤其是对宫颈病变颇有帮助。辅以醋酸试验可提高阳性率。

4.病理检查

病理检查主要表现为鳞状上皮增生。

5.核酸检测

PCR 及核酸 DNA 探针杂交。该方法简便、快速、敏感性高、特异性强。

五、治疗要点

目前尚无根除 HPV 方法,治疗仅为去除外生疣体,改善症状和体征。

1.局部药物治疗

消除疣体。

2.物理或手术治疗

物理或手术治疗适合于任何部位的病灶物理治疗有微波、激光、冷冻。对数自多、面积广及对其他治疗失败的尖锐湿疣可用微波刀或手术切除。

3.干扰素治疗

干扰素有抗病毒及调节免疫的作用,适用于病情严重或反复发作的患者。

4.剖宫产

孕妇若病灶过大影响阴道分娩者,可行剖宫产手术。

六、护理问题

1.焦虑

焦虑与疾病本身及担心治疗效果有关。

2.组织完整性受损

组织完整性受损与病变组织破溃,湿疹等改变有关。

七、护理措施

(一)一般护理

(1)尊重患者,了解患者的心理状况,减轻患者思想负担。

(2)保持外阴清洁,每日清洗外阴。

(3)内裤及毛巾进行煮沸消毒,防止交叉感染。

(4)保护患者隐私,做好心理疏导,提高患者的复诊率。

(二)疾病护理

(1)指导患者治疗后用药及伤口的护理,促进伤口愈合。

(2)手术治疗时应严格执行无菌操作,防止感染。

(3)手术后每日清洗外阴,按时涂药,定期随访。

(4)患病孕妇的护理,由于分娩后病灶有可能消退,故孕期可暂不处理。

(三)健康教育

(1)尊重患者,解除患者的思想顾虑,使患者及早接受治疗。

(2)教育患者保持外阴清洁卫生,避免混乱的性关系。

(3)指导患者对污染的衣被进行消毒,防止交叉感染。

(4)教育患者坚持工具避孕,防止与性伴侣相互传播。

(5)讲解尖锐湿疣的发病机制、疾病转归及预防措施,以消除患者的恐惧心理,积极配合治疗。

(解赛娜)

第六节　淋　病

淋病是由淋病奈瑟菌(简称淋菌)引起的感染,它是以侵袭泌尿中生殖系统黏膜的柱状上皮和移行上皮为特点的性传播疾病。近年其发病率在我国性传播疾病居榜首。

一、病因及发病机制

淋菌对柱状上皮和移行上皮有特殊的亲和力,淋菌在上皮细胞内大量繁殖,引起细胞损伤崩解,同时淋菌的脂多糖内毒素与体内补体协同作用,共同引起局部反应,形成脓液。女性感染淋菌后首先侵犯宫颈管、尿道、尿道旁腺和前庭大腺,然后沿生殖道黏膜上行感染,引起子宫内膜炎、输卵管炎、盆腔腹膜炎等任何年龄均可发生,以 20～30 岁居多。淋菌喜潮湿,怕干燥,最适宜的培养温度为 35 ℃～36 ℃,在潮湿的环境中可生存 10～17 h,完全干燥情况下 1～2 h 死亡。一般消毒剂或肥皂均能使其迅速灭活。

二、临床表现

潜伏期为 1～10 d,平均为 3～5 d,约 60% 的患者无临床症状,但仍然具有很强的传染性。按病理过程分为急性和慢性两种。

(一)急性淋病的临床表现

首先表现为宫颈黏膜炎、急性尿道炎、前庭大腺炎。继而病情发展至上生殖道。

1.宫颈黏膜炎

阴道分泌物增多、外阴烧灼感或外阴瘙痒,偶有下腹痛。体检发现宫颈充血、水肿、糜烂、宫颈口有脓性分泌物排出,触及宫颈易出现出血及触痛。

2.急性尿道炎

尿频、尿急、尿痛,排尿时尿道口有烧灼感。检查可见尿道口红肿、触痛,挤压尿道或尿道旁腺有脓性分泌物流出。

3.前庭大腺炎

腺体开口处红肿、触痛、溢脓,当腺口阻塞时可形成前庭大腺脓肿。

4.上生殖道感染

患者主要表现为发热、寒战、恶心、呕吐、下腹部疼痛等。

(二)慢性淋病的临床表现

慢性尿道炎、尿道旁腺炎、前庭大腺炎、慢性宫颈炎、慢性输卵管炎、输卵管积水等。此期阴道分泌物中可无淋菌,但可长期潜伏在尿道旁腺、前庭大腺或宫颈黏膜腺体中引起反复急性发作。

(三)妊娠期感染淋菌

妊娠期感染淋菌可引起不良后果,妊娠早期感染可导致感染性流产与流产后感染。妊娠晚期易发生胎膜早破,羊膜腔感染综合征引起滞产,分娩后产妇抵抗力下降,可出现播散性淋病;胎儿感染淋菌易发生胎儿窘迫,胎儿宫内发育迟缓,甚至死胎、死产。

三、实验室检查

1.分泌物涂片检查

宫颈管分泌物涂片并行革兰染色。

2.淋病奈瑟菌培养

阳性率为 80%～90.5% 同时可做药物敏感试验。

3.核酸检测

PCR 技术检测淋病奈瑟菌 DNA 片段,此方法特异性及敏感性高。

四、治疗要点

以及时、足量、规范应用抗生素为治疗原则。急性期以药物治疗为主,性伴侣同时治疗。慢性淋病需采用综合治疗方案,如:对症疗法、支持疗法、物理疗法及手术治疗等。

五、护理问题

1.焦虑

焦虑与疾病本身及担心预后有关。

2.舒适的改变

舒适的改变与尿道刺激征、下腹部不适等症状有关。

3.知识缺乏

缺乏疾病相关知识。

六、护理措施

(一)一般护理

(1)做好患者的心理护理,向患者讲解有关疾病的常识,解除患者思想顾虑,积极配合治疗。

(2)做好生活护理,急性患者绝对卧床休息。

(3)做好严密的床旁隔离,对患者接触过的物品严格消毒灭菌,防止交叉感染。

(二)疾病护理

(1)急性期积极治疗,指导患者及时、足量、规范用药,确保疗效。

(2)指导患者患病期间禁止性生活防止播散性淋病的发生。

(3)患病孕妇的护理。孕早期常规筛查淋菌,争取早发现、早治疗。

(4)做好淋病孕妇分娩后新生儿的护理,特别是新生儿眼部护理。

(三)健康教育

(1)告知患者治愈的标准:①临床症状和体征全部消失;②治疗结束后经 4～7 d 取宫颈管分泌物涂片及复查淋病奈瑟菌培养为阴性。每月复查 1 次,连续 3 次阴性则确定治愈。

(2)教育患者治疗期间严禁性交,并指导患者治愈后按时随访。

(3)教会患者自行消毒的方法,如内衣裤、毛巾、浴盆应用煮沸消毒 5～10 min,患者接触的物品可用消毒液浸泡消毒。

(4)告知患者急性期及时、彻底治疗的重要性和必要性,防止病情恶化。

(解赛娜)

第七节　梅　毒

梅毒是由梅毒螺旋体(又称苍白密螺旋体)引起的慢性全身性的性传播疾病。苍白密螺旋体在体外干燥条件下不易生存,一般消毒剂和肥皂即可将它杀灭。

一、病因及发病机制

梅毒可累及全身各器官,产生各种症状和体征,并可通过胎盘传染给胎儿,导致流产、早产、死产及先天梅毒。梅毒螺旋体在体外干燥条件下不易生存,一般消毒剂和肥皂即可将它杀灭。其耐寒力强,4 ℃存活 3 d。90%的梅毒患者是通过性交经皮肤、黏膜破损处被传染的,潜伏期一般为 6～8 周。未经治疗的患者在感染后 1 年内最具传染性,随着病程的延长,传染性越来越小,病程超过 4 年者基本无传染性。但孕妇仍可通过胎盘感染给胎儿。孕妇软产道有梅毒病灶时,新生儿也可以通过软产道而被感染。偶有经过哺乳、输血、衣物等间接传播。

二、临床表现

潜伏期平均为 6～8 周。

(一)早期梅毒

1.硬性下疳(Ⅰ期梅毒)

大小阴唇内侧或子宫颈可见圆形或椭圆形硬结,表面糜烂,有浆液性分泌物,内有大量梅毒螺旋体,具有很强的传染性。

2.丘疹斑、脓疱等皮疹(Ⅱ期梅毒)

此期梅毒螺旋体侵入到血液及淋巴液中引起全身发疹,外阴丘疹形成小圆形糜烂面。Ⅱ期梅毒晚期,外阴及肛门周围出现扁平疣,其表面湿润有黏液分泌物,内有大量梅毒螺旋体,传染性很强。

(二)晚期梅毒(Ⅲ期梅毒)

病变累及多个系统的组织和器官,形成神经系统梅毒、梅毒瘤、马鞍鼻等。

(三)潜伏期梅毒

无临床表现,只有血清梅毒检查阳性。1 年内为早期潜伏梅毒,1 年以上者为晚期潜伏梅毒。

三、实验室检查

1.涂片检查

取病损处分泌物涂片,经银染色法染色后镜检。

2.梅毒血清学检查

梅素螺旋体进入机体后产生两种抗体,非特异的抗心脂质抗体和抗梅毒螺旋体特异抗体。可进行非螺旋体抗原试验及血清螺旋体抗原试验。

3.脑脊液检查

该项检查用于怀疑神经梅毒者。神经梅毒患者脑脊液中淋巴细胞$\geqslant 10 \times 10^6$/L,蛋白质>500 mg/L,为阳性。

四、治疗要点

1.药物治疗

以青霉素治疗为主,用药应尽早、足量、规范。

2.性伴侣治疗

应用同法进行检查、治疗。

3.禁止性生活

治疗期间应禁止性生活。

五、护理问题

1.焦虑

焦虑与担心疾病预后有关。

2.知识缺乏

缺乏与疾病相关的治疗、预防及护理知识。

3.组织完整性受损

组织完整性受损与疾病引起外阴局部组织糜烂有关。

六、护理措施

(一)一般护理

①尊重患者,讲解有关疾病的常识,帮助患者建立治愈的细心。②严格执行消毒隔离制度,对患者污染的用物进行严格终末消毒,防止交叉感染。③做好染病孕妇的心理护理,及早接受正规、足量治疗。

(二)疾病护理

①注意观察患者用药后的反应,积极预防过敏反应。②孕妇治疗时禁止使用四环素类药物。③复查如发现血清学复发或症状复发时应及时治疗。

(三)健康教育

①教育患者治疗期间禁止无保护性生活,性伴侣应同时接受检查和治疗。②告知患者治疗后随访的时间,第 1 年每 3 个月复查 1 次,以后每半年复查 1 次,连续2~3 年。

(解赛娜)

第八节　子宫内膜异位症

当具有生长功能的子宫内膜组织出现在子宫腔被覆黏膜以外部位时,称为子宫内膜异位症(endometriosis,EMT),简称内异症。异位的子宫内膜组织绝大多数位于盆腔内的卵巢、子宫骶骨韧带、子宫下部后壁浆膜面以及覆盖直肠子宫陷凹、乙状结肠的腹膜层和阴道直肠隔,其中以侵犯卵巢最常见,约占80%。如异位的子宫内膜组织生长于子宫肌层,称子宫腺肌病,常见于 40 岁以上的经产妇,部分患者两者合并存在。

子宫内膜异位症的发病率近年来明显升高。慢性盆腔疼痛及痛经患者中子宫内膜异位症的发病率为 20%~90%;因不孕而行腹腔镜检查的患者中,25%~35%有子宫内膜异位症存在;在妇科手术中,5%~15%的患者被发现患有子宫内膜异位症。

一、病因

该病多见于生育期妇女,以 25~45 岁妇女居多,绝经或切除双侧卵巢后,异位的子宫内膜组织可逐渐萎缩吸收,妊娠或使用性激素抑制卵巢功能,可暂时阻止疾病的发展,故子宫内膜异位症是激素依赖性疾病。子宫内膜异位症的病因尚未明确,目前主要的学说有子宫内膜种植学说、淋巴及静脉播散学说、体腔上皮化生学说、遗传学说等。

二、临床表现

1.症状

因人而异,约 25％患者无明显症状。

(1)痛经:特点为继发性和进行性加重,疼痛多位于下腹部及腰骶部,有时可放射至会阴、肛门及大腿处。当异位的子宫内膜组织侵犯直肠子宫陷凹和子宫骶骨韧带时,可有肛门坠胀感或性交痛,月经期加重;卵巢子宫内膜异位囊肿破裂时,可引起急性腹痛和腹膜刺激症状;腹壁瘢痕子宫内膜异位症,可出现月经期瘢痕增大和疼痛。

(2)月经失调:15％~30％患者有月经量增多、月经期延长或月经前点滴出血。

(3)不孕:约占 40％。可能是盆腔组织粘连、输卵管闭锁或蠕动受限、子宫后位固定及卵巢功能失调所致。

(4)性交痛:多见于直肠子宫陷凹有异位病灶或因病变导致子宫后倾固定的患者,且以月经来潮前性交痛更为明显。

2.体征

盆腔检查典型患者子宫多后倾固定,直肠子宫陷凹、子宫骶骨韧带或子宫后壁下段等部位可扪及触痛性结节,在子宫的一侧或双侧附件处可扪及与子宫相连的囊性包块,活动度差。

三、治疗原则

应根据患者的年龄、症状、病变部位和范围以及生育要求等不同情况全面考虑。原则上症状轻微者可采用期待疗法;有生育要求的轻度患者先行药物治疗,重度患者行保留生育功能手术;年轻无生育要求的重度患者可采用保留卵巢功能手术并辅以性激素治疗;症状和病变均严重的无生育要求患者可考虑根治性手术。

四、护理评估

(一)病史

询问有无痛经、性交不适和不孕,有无流产、多次妊娠分娩或过度刮宫史、剖宫产史、输卵管通液术、输卵管碘油造影检查等可能的诱因;了解有无宫颈管粘连、阴道闭锁等引起经血潴留的因素。

(二)身体评估

1.症状

询问有无继发性、进行性加重的痛经,疼痛是否放射至阴道、肛门或大腿;有无性交痛和肛门坠胀感等;疼痛是否明显发生在某次手术或宫腔操作之后;有无月经失调、不孕等表现。

2.体征

进行双合诊检查和三合诊检查。判断子宫的位置、大小、质地、有无压痛、活动度,附件处有无肿块、肿块的大小和性质;阴道后穹隆是否扪及痛性结节,是否见蓝紫色斑点或结节。

3.辅助检查

(1)腹腔镜检查:腹腔镜检查是目前诊断子宫内膜异位症的最佳方法,在腹腔镜下见到典型病灶或对可疑病变行活组织检查即可确诊。

(2)血清 CA_{125} 测定：子宫内膜异位症患者血清 CA_{125} 浓度可能增高,临床上主要用于重度子宫内膜异位症和疑有深部异位病灶者。

(3)B超检查:有助于明确囊肿位置、大小和形状。

(三)心理-社会评估

由于痛经进行性加重,影响生活、工作和学习;药物治疗疗程长、费用高且有不良反应,患者压力大,情绪低落。了解患者紧张、焦虑程度,判断其对疼痛恐惧的程度。有不孕、流产病史者观察和询问相关心理反应。

五、护理问题

1.疼痛

疼痛与异位的子宫内膜出血刺激周围组织中的神经末梢有关。

2.恐惧

恐惧与反复疼痛、不孕、病程长、药物不良反应及手术效果不佳有关。

3.知识缺乏

缺乏疾病、手术及性激素治疗相关知识。

六、护理措施

(一)预防措施

(1)积极治疗某些易引起经血潴留或引流不畅的疾病,如严重子宫后倾、宫颈管狭窄甚至闭锁、阴道闭锁等,以免潴留的经血倒流诱发腹腔子宫内膜异位症。月经期避免性交及盆腔检查,若有必要,应避免重力挤压子宫,防止经血倒流。

(2)计划生育手术、输卵管通液术、宫颈糜烂的物理治疗及其他妇科手术应在月经干净后3~7 d进行,手术操作应轻柔。人工流产术应避免造成宫颈损伤导致宫颈粘连。切开子宫的手术应注意保护好腹壁切口,特别是中期妊娠剖宫取胎手术,防止子宫内膜组织异位。

(二)心理护理

关心理解患者,倾听患者对疾病的感受,向患者说明用药或手术的必要性,鼓励其树立信心,积极配合治疗。对尚未生育的患者,应给予指导和帮助,促使其尽早受孕,缓解和消除患者的焦虑。

(三)医护配合

子宫内膜异位症的治疗方案应依据患者的年龄、症状、病变部位和范围、生育要求等综合考虑,包括期待治疗、药物治疗、手术治疗与护理等。

1.期待治疗

期待治疗适用于病变轻微、无症状患者,一般可数月随访 1 次。希望生育的患者,应促其尽早受孕。期待疗法中,若患者病情加重,应改用其他治疗方法。嘱患者随访。

2.药物治疗

假孕或假绝经疗法已成为临床治疗本病的常用方法。主要使用性激素抑制治疗,使子宫内膜萎缩、退化,达到假孕或假绝经的效果。该法服药时间长,停药后复发。

用药注意事项:用药前告诉患者在孕激素治疗过程中可能出现低热、恶心、乏力、潮热、闭经等不良反应,停药后可逐渐恢复。达那唑的不良反应有恶心、头痛、潮热、乳房缩小、体重增加、性欲减退、多毛、痤疮等,患者一般能耐受。有肝功能损害、高血压、心力衰竭、肾功能不全、妊娠患者不宜应用药物治疗。

3.手术治疗与护理

手术治疗是本病的首选治疗方法,目前认为以腹腔镜确诊、手术加药物为本病治疗的金标准。手术治疗适用于药物治疗后症状不缓解、局部病变加剧或生育功能未恢复者;较大的卵巢内膜异位囊肿,直径介于 5～6 cm,特别是迫切希望生育者,根据手术范围的不同,可分为保留生育功能手术、保留卵巢功能手术和根治性手术 3 类。做好手术前、手术后护理,为减轻腹壁手术后伤口张力,可协助患者取半坐卧位。

(四)健康教育

加强疾病知识的教育,月经期避免过度或过强运动,禁止性生活,以防经血倒流;月经期注意休息、保暖、保持心情舒畅。有生育要求的患者,促其尽早受孕;行保留生育功能手术的患者,指导术后半年至一年内受孕;使用性激素治疗期间,应向患者介绍服药的注意事项及可能出现的反应;手术后应加强营养、多休息,注意卫生与锻炼。

(解赛娜)

第九节 功能失调性子宫出血

功能失调性子宫出血(DUB)简称功血,是由于下丘脑-垂体-卵巢轴功能失调而并非器质性病变引起的异常子宫出血。按发病机制可分为无排卵性功血和排卵性功血两大类。前者占70%～80%,多见于青春期及绝经过渡期妇女。后者占 20%～30%,多见于育龄妇女。

一、病因与发病机制

(一)无排卵性功能失调性子宫出血

无排卵性功能失调性子宫出血是由于机体受到内部和外部各种异常因素,诸如精神过度紧张、情绪变化、环境气候改变、营养不良、贫血、代谢紊乱、甲状腺功能、肾上腺功能变异等疾病影响时,通过中枢神经系统引起下丘脑-垂体-卵巢轴功能调节异常,从而导致月经失调。无排卵性功血主要包括青春期功血和绝经过渡期功血,育龄期少见。其发病机制各不相同。

1.青春期功血

青春期无排卵功血的主要原因是下丘脑-垂体对雌激素的正反馈反应异常。同时青春期功血患者下丘脑-垂体-卵巢轴尚未成熟,未能建立稳定的周期性调控机制,如果此时受到机体内部和外界等诸多因素的应激刺激或肥胖等遗传因素的影响,就可能引起功血。

2.绝经过渡期功血

绝经过渡期无排卵功血的主要原因是,卵巢功能逐渐减退,卵泡逐渐耗尽,剩余卵泡对垂体促性腺激素的反应性减低,雌激素分泌量波动,不能形成排卵前高峰,排卵停止。

3.育龄期功血

可因某种内外环境刺激,如劳累、应激、流产、手术或疾病等引起短暂阶段的无排卵功血。亦可因肥胖、多囊卵巢综合征、高催乳素血症等长期存在的因素引起持续无排卵性功血。

4.其他因素

无排卵性功血还与子宫内膜出血的自限性机制缺陷有关,如子宫内膜组织脆性增加、子宫内膜脱落不全、血管结构与功能异常、凝血与纤溶异常、血管舒缩因子异常等。

(二)排卵性功能失调性子宫出血

排卵型功能失调性子宫出血较无排卵性功能失调性子宫出血少见,多发生于生育期妇女,患者有排卵,但黄体功能异常。常见两种类型。

1.黄体功能不足(LPD)

黄体功能健全发育的前提是足够水平的促卵泡激素(FSH)和黄体生成素(LH),LH/FSH 比值以及卵巢对 LH 的良好反应,而黄体功能不全的因素主要有卵泡发育不良,LH 排卵高峰分泌不足,LH 排卵峰后低脉冲缺陷。

2.子宫内膜不规则脱落

子宫内膜不规则脱落又称黄体萎缩不良,是由于下丘脑-垂体-卵巢轴调节功能紊乱或溶黄体机制异常引起黄体萎缩不全,内膜持续受孕激素影响,使子宫内膜不能如期完全脱落。

二、临床表现

(一)无排卵性功能失调性子宫出血

临床上最主要的症状是子宫不规则出血。出血间隔长短不一,短者几日,长者数月,常误诊为闭经;出血量多少不一,出血量少者只是点滴出血,多者大量出血,不能自止,导致贫血或休克。出血期间一般无腹痛或其他不适。体征:贫血貌,盆腔检查子宫大小正常。

(二)排卵性功能失调性子宫出血

1.黄体功能不足者

黄体功能不足者表现为月经周期缩短,月经频发。有时月经周期虽在正常范围内,但是卵泡期延长,黄体期缩短,故不孕或早孕期流产发生率高。

2.子宫内膜不规则脱落者

子宫内膜不规则脱落者表现为月经周期正常,但经期延长,多达 9~10 d 且出血量多,后几日常常表现为少量淋漓不断出血。

三、辅助检查

1.诊断性刮宫

诊断性刮宫简称诊刮,其一方面能刮取内膜组织送病理检查,以明确诊断;另一方面将内膜全部刮净后达到止血的目的,有治疗的作用。为了确定排卵或黄体功能,应在经前期或月经来潮 6 h 内刮宫;若怀疑子宫内膜脱落不全,则应在月经来潮第 5~6 d 刮宫;不规则出血者可随时刮宫。

2.基础体温测定

基础体温测定是观察排卵的最简易的方法。基础体温呈单项型,提示无排卵。基础体温呈双相型,排卵后体温上升缓慢且幅度低,升高时间短,提示黄体功能不全。基础体温呈双相型,但下降缓慢,提示子宫内膜不规则脱落。

3.超声检查

超声检查可了解子宫大小、形态,宫腔内有无赘生物,子宫内膜厚度等。

4.阴道脱落细胞涂片检查

月经前见底层细胞增生，表层细胞出现角化，整个上皮的厚度增加，提示无排卵性功血。如见到脱落的阴道上皮细胞为中层或角化前细胞，但缺乏典型的细胞堆集和皱褶，提示黄体功能不足。

5.激素测定

可通过血、尿标本测定体内的性激素和神经内分泌激素，了解下丘脑-垂体-卵巢轴的功能。

6.宫腔镜检查

宫腔镜下可见到子宫内膜情况，在直视下选择病变区域进行活检，比盲目地刮取内膜的诊断方法价值更高。

7.宫颈黏液结晶检查

经前检查出现羊齿植物叶状结晶提示无排卵。

四、治疗要点

(一)无排卵性功能失调性子宫出血

1.一般治疗

轻度贫血者补充铁剂、维生素 C 和蛋白质，严重贫血者需输血。出血时间长者给予抗生素预防感染。同时加强营养，避免过度劳累和剧烈活动。

2.药物治疗

青春期及生育期无排卵性功血以止血、调整周期、促排卵为主;绝经过渡期功血以止血、调整周期、减少经量、防止子宫内膜病变为治疗原则。

3.手术治疗

(1)刮宫术:适用于急性大出血或存在子宫内膜癌高危因素的功血患者。

(2)子宫内膜切除术:适用于经量多的绝经过渡期功血和经激素治疗无效且无生育要求的生育期功血或对实施子宫切除术有禁忌证的患者。

(3)子宫切除术:适用于药物治疗效果不佳，年龄 40 岁以上，病理诊断为子宫内膜复杂性增生甚至伴有不典型增生者，由患者和亲属知情选择。

(二)排卵性功能失调性子宫出血

(1)黄体功能不足。治疗原则为促进卵泡发育，刺激黄体功能及黄体功能替代。分别应用 CC、hCG 和孕酮。CC 可促进卵泡发育，诱发排卵，促使正常黄体形成。hCG 以促进及支持黄体功能。孕酮补充黄体分泌孕酮的不足，用药后使月经周期正常，出血量减少。

(2)子宫内膜不规则脱落。治疗原则为调节下丘脑-垂体-卵巢轴的反馈功能，使黄体及时萎缩，常用药物有孕激素和 hCG。孕激素作用是调节下丘脑-垂体-卵巢轴的反馈功能，使黄体及时萎缩，内膜及时完整脱落。hCG 有促进黄体功能的作用。

五、护理措施

(一)基础护理

1.一般资料评估

询问病史、了解年龄、月经史、婚育史、避孕措施、精神创伤史等。

2.身体评估

了解功血患者的临床表现。

3.心理-社会评估

评估患者的心理顾虑、焦虑程度等。

4.心理护理

患者因月经过多或合并经期延长,导致头晕、心慌、全身无力等一系列重度贫血的症状,甚至出现失血性休克,影响患者正常生活,使之出现恐惧不安的心理状态,从而影响了患者的工作、学习和正常生长发育。护士可通过心理支持,帮助其消除恐惧心理,树立战胜疾病的信心,使其能较好地配合治疗。

(二)疾病护理

1.疾病护理

①维持正常血容量:观察记录生命体征,出血量,遵医嘱执行治疗方案(配血,输血,止血),注意输血反应。②补充营养,注意休息:纠正贫血,补充铁剂、维生素C、蛋白质等。

2.专科护理

指导患者严格遵医嘱使用性激素。治疗一般分止血、调整周期、诱发排卵3个阶段。由于应用性激素治疗时,要求严格、疗程较长,服药时间要准确,因此护士要做好药物指导,督促患者按时按量,不停服、漏服,按规定减量。维持量服用时间,按停药后发生撤退性出血的时间,与患者上一次行经时间相应考虑,注意服药期间的不良反应,治疗期间出现阴道出血要及时就诊。

3.预防感染

监测感染征象,观察体温,脉搏,腹痛及血常规结果等,及时发现并报告医师处理。做好会阴护理,合理使用抗生素。

4.讲解疾病相关知识

使患者及亲属了解疾病知识,积极配合治疗。

5.观察阴道情况

出血量,出血持续时间、颜色,腰痛的部位、性质。保留会阴垫以备检查。重度贫血患者或出血增多者,遵医嘱及时测量出血量,监护生命体征变化,观察全身情况的变化,有异常情况及时处理。

6.健康教育

(1)术前后指导:急性大出血的患者可行刮宫术,术前对患者讲解手术的安全性与必要性,以提高患者对手术的认知。术后嘱患者卧床休息,观察阴道出血,记录患者的生命体征。

(2)饮食指导:给予健康补血的食物,高蛋白、高维生素、高热量及含矿物质铁和钙的饮食,如奶制品、蛋、禽类、动物肝脏、菠菜、豆类食物等,以纠正贫血,改善体质。

(3)个人卫生指导:注意经期卫生,防止上行感染,指导患者勤换内裤及月经垫,每日用温水冲洗外阴部,严禁坐浴,保持外阴清洁,防止感染。

(4)活动指导:保证患者充分休息,体位变换时注意防止发生体位低血压;出血较多的患者要绝对卧床休息,以减少盆腔充血。

(5)出院指导:指导患者出院后遵医嘱服药,注意个人卫生,并告之复诊时间。

(解赛娜)

第十节　闭　经

闭经是妇科疾病中的常见症状，并非一种独立疾病，根据月经是否来潮，将闭经分为原发性和继发性两类。年龄超过 16 岁(有地域性差异)，第二性征已发育，或年龄超过 14 岁，第二性征尚未发育，且无月经来潮者称为原发性闭经，约占 5%；以往曾建立正常月经，但以后因某种病理性原因而月经停止 6 个月以上者，或按自身原来月经周期计算停经 3 个周期以上者称为继发性闭经，占 95%。根据闭经发生的原因分为生理性闭经和病理性闭经两类，病理性闭经按病变部位可分为 4 种。①中枢神经-下丘脑性闭经。②卵巢性闭经。③垂体性闭经。④子宫性闭经。按促性腺激素水平又可分为高促性腺激素闭经和低促性腺激素闭经；按闭经严重程度，可将闭经分为Ⅰ度闭经和Ⅱ度闭经。闭经的病因复杂，影响身心健康，应确定病变部位和疾病种类，对因治疗。青春期前、妊娠期、哺乳期及绝经后的月经不来潮均属生理性闭经，不属本节范畴。

一、病因及发病机制

原发性闭经较少见，往往由于遗传学原因或先天性发育缺陷引起，如米勒管发育不全综合征、雄激素不敏感综合征、对抗性卵巢综合征、低促性腺激素性腺功能减退和高促性腺激素性腺功能减退。继发性闭经发生率明显高于原发性闭经，经常是由继发的器官功能障碍或肿瘤引起。本节按照下丘脑-垂体-卵巢-子宫轴解剖部位介绍闭经的相关病因。

(一)下丘脑性闭经

下丘脑性闭经是最常见的一类闭经，其病因最复杂，包括精神应激性、体重下降、神经性厌食、过度运动、药物等引起的下丘脑分泌垂体促性腺素释放激素(GnRH)功能失调或抑制。另外，还有先天性疾病或脑发育畸形及肿瘤引起的下丘脑 GnRH 分泌缺陷。

1. 精神应激性

精神打击、环境改变、过度劳累、情感变化等强烈的精神因素可引发机体应激反应，使促肾上腺皮质激素释放激素(CRH)和皮质素的分泌增加，扰乱内分泌的调节功能而发生闭经。闭经多为一时性，通常很快自行恢复，也有持续时间较长者。

2. 下丘脑多巴胺分泌下降

引起垂体催乳素病理性分泌增加，对生殖轴产生抑制。

3. 神经性厌食

神经性厌食是一种精神神经内分泌紊乱性疾病。病因尚不清楚，起病于强烈惧怕肥胖而有意节制饮食，体重骤然下降导致促性腺激素低下。

当体重下降到正常体重的 15% 以上时即可发生闭经。多发生于 25 岁以下年轻女性，病死率高达 9%。

4. 运动性闭经

竞争性的体育运动以及强运动和其他形式的训练，引发闭经称运动性闭经。原因是多方面的。初潮发生和月经的维持有赖于一定比例(17%～20%)的机体脂肪，若运动员机体肌肉/脂肪比率增加或总体脂肪减少，而脂肪是合成甾体激素的原料，故可使月经异常。另外，运动加剧后 GnRH 释放受到抑制而引起闭经。

5. Kallmann 综合征

Kallmann 综合征是一组以低促性腺素、低性激素为主,伴有嗅觉减退或缺失的综合征。临床表现为原发性闭经,性发育缺如,伴嗅觉减退或丧失。

6. 药物性闭经

除垂体腺瘤可引起闭经溢乳综合征外,长期应用某些药物如吩噻嗪及其衍生物(奋乃静、氯丙嗪)、利舍平以及甾体类避孕药,也可出现继发性闭经和异常乳汁分泌,其机制是药物抑制了下丘脑分泌 GnRH 或通过抑制下丘脑多巴胺使垂体分泌催乳素增加。

药物性闭经常常是可逆的,一般是在停药后 3~6 个月月经自然恢复。如未恢复月经者,应注意排除其他疾病。

7. 颅咽管瘤

颅咽管瘤是垂体、下丘脑性闭经的罕见原因,瘤体增大压迫下丘脑和垂体柄时,可引起闭经、生殖器官萎缩、肥胖、颅压增高、视力障碍等症状,称为肥胖生殖无能营养不良症。

(二)垂体性闭经

垂体性闭经指垂体病变促使性腺激素降低引起的闭经。

有先天性和获得性两大类,先天性很少见。常见的获得性垂体病变有垂体肿瘤、空蝶鞍综合征、希恩综合征。

(三)卵巢性闭经

卵巢性闭经指卵巢功能异常,不能对促性腺激素发生反应并合成性激素,造成卵巢性激素水平低落,子宫内膜不发生周期性变化而导致闭经。如特纳综合征、单纯性腺发育不全、卵巢功能早衰及多囊卵巢综合征等。

(四)子宫性闭经

子宫性闭经由先天性子宫畸形或获得性子宫内膜破坏所致闭经。闭经的原因在子宫。如先天性无子宫缺陷、Asherman 综合征、子宫内膜结核等。

(五)先天性下生殖道发育异常

先天性下生殖道发育异常包括无孔处女膜、阴道下 1/3 段缺如,均可引起经血引流障碍而发生闭经。

(六)其他内分泌功能异常

肾上腺、甲状腺、胰腺等功能异常也可引起闭经。常见的疾病为甲状腺功能减退或亢进、肾上腺皮质功能亢进、肾上腺皮质肿瘤、糖尿病等均可通过下丘脑影响垂体功能而造成闭经。

二、辅助检查

育龄妇女首先应查尿或血 hCG 除外妊娠。

(一)评估雌激素水平以确定闭经程度

1. 宫颈评分法

根据宫颈黏液量、拉丝度、结晶及宫颈口开张程度评分,每项 3 分,共 12 分。

2. 阴道上皮脱落细胞检查

根据阴道上皮脱落细胞中伊红染色或角化细胞所占比例了解雌激素影响程度。

3. 孕激素试验

可用孕酮肌内注射或甲羟孕酮口服。

(二)雌激素试验

如病史及妇科检查已排除子宫性闭经及下生殖道发育异常,此步骤可省略。

(三)激素测定

主要有催乳素(PRL)测定、促性腺激素测定、垂体兴奋试验。

(四)其他激素测定

肥胖或临床上存在多毛、痤疮等高雄激素体征时须测定胰岛素、雄激素和17-羟孕酮。

(五)基础体温测定

基础体温测定了解卵巢排卵功能。

(六)子宫内膜活检

子宫内膜活检了解子宫内膜有无增生性病变。

(七)子宫输卵管造影

子宫输卵管造影了解有无子宫腔病变和宫腔粘连。

(八)染色体检查

对怀疑有先天畸形者需做染色体核型分析及分带检查。

三、治疗要点

明确病因,对因治疗并根据患者有无生育要求制订具体治疗方案。

(一)全身治疗

(1)疏导神经精神应激引起的精神心理,以消除患者精神紧张、焦虑及应激状态。

(2)低体重或节制饮食消瘦至闭经者应调整饮食,加强营养,恢复标准体重。

(3)运动性闭经者应适当减少运动量及训练强度,必须维持运动强度的,应供给足够营养及纠正激素失衡。

(二)内分泌药物治疗

根据闭经的病因极其病理生理机制,采用天然激素及其类似物或其拮抗药,补充机体激素不足或拮抗其过多,以恢复自身的平衡而达到治疗目的。主要有抑制垂体催乳素过多分泌治疗、诱发排卵药物治疗、雌孕激素替代治疗。

(三)手术治疗

闭经若由器质性病变引起,应针对病因治疗。如宫颈-宫腔粘连者可行宫腔镜宫颈-宫腔粘连分离后放置避孕环。先天性畸形如处女膜闭锁、阴道横膈或阴道闭锁均可手术切开或成形术,使经血畅流。结核性子宫内膜炎者应积极接受抗结核治疗。卵巢或垂体肿瘤者应按所制订的相应治疗方案。

(四)辅助生育

辅助生育是指采用超促排卵法即采用促性腺激素刺激多卵泡发育后直接从卵巢取卵的所有技术,包括体外受精、配子输卵管内移植术、合子输卵管内移植术、胚胎输卵管移植术。

四、护理评估

1.一般资料评估

回顾患者婴幼儿期生长发育过程,有无先天性缺陷或其他疾病。询问家族中有无相同疾病者。详细询问月经史,包括初潮年龄、第二性征发育情况、月经周期、经期、经量、有无痛经,了解闭经前月经情况。已婚妇女询问其生育史及产后并发症。此外,特别注意询问闭经期限及伴随症状,发病前有无引起闭经的诱因如精神因素、环境改变、体重增减、剧烈运动、各种疾病及用药影响等。

2.身体评估

评估患者的营养情况、全身发育状况,测量身高、体重、智力情况、躯干和四肢的比例,五官生长特征,检查有无多毛,患者第二性征发育情况,如音调、乳房发育、阴毛及腋毛情况、骨盆及是否具有女性体态,并挤双乳观察有无乳汁分泌。

3.心理-社会评估

评估患者的心理顾虑、焦虑程度,了解患者及亲属的压力原因及对治疗的信心。

五、护理问题

1.自我形象紊乱

自我形象紊乱与较长时间的闭经有关。

2.功能障碍性悲哀

功能障碍性悲哀与治疗效果反复,亲人不理解有关。

3.营养失调

营养失调与不合理的节食有关。

六、护理措施

(一)心理护理

注意观察患者精神状态,闭经对患者的自我概念有较大的影响,患者担心闭经对自己的健康、性生活和生育能力的影响。病程过长及反复治疗效果不佳时会加重患者和亲属的心理压力,表现为情绪低落,对治疗和护理丧失信心,反过来又会加重闭经。因此,要加强心理护理,多做解释工作,消除患者的思想顾虑,保持心情舒畅,使患者配合治疗。

(二)疾病护理

1.对症护理

劳逸结合,注意休息,不可过于劳累,加重病情。加强营养,多食鱼、肉、蛋、奶类食品,多食新鲜蔬菜。加强体育锻炼,增强体质。

2.专科护理

指导合理用药,说明性激素的作用、不良反应、剂量、具体用药方法、时间等问题。鼓励患者加强锻炼,供给足够的营养,保持标准体重,增强体质。行宫腔镜检查、腹腔镜检查、阴道成形术者,按各种手术术前后护理常规给予护理措施。

3.健康教育

加强身体锻炼,合理摄取营养。指导基础体温测定方法。向患者讲解引起闭经原因多,诊断周期长,因此,要耐心地按时按规定接受有关检查,获取正确检查结果,才能有满意的治疗。

(解赛娜)

第十一节　痛　经

痛经是指月经期发生在下腹部的一种痉挛性的疼痛,为妇科最常见的症状之一,可在行经前后或月经期出现下腹疼痛坠胀、腰酸或合并头痛、乏力、头晕、恶心等其他不适,影响生活和工作。常发生在年轻女性,其发生率约为 50%,其中 15% 的严重痛经限制了患者的日常活动。痛经分原发性和继发性两类,原发性痛经是无盆腔器质性病变的痛经患者,又称功能性痛经,多发生初潮的几年内;继发性痛经通常是器质性盆腔疾病的后果,又称器质性痛经,如子宫内膜异位症、生殖道畸形、盆腔炎或宫颈狭窄等引起的痛经。本节只讨论原发性痛经。

一、病因及发病机制

原发性痛经多见于青少年期,病因和病理生理并未完全明了,其疼痛与子宫肌肉活动增强所导致的子宫张力增加和过度痉挛性收缩有关。主要有以下几种解释。

(一)前列腺素合成与释放异常

许多研究表明,子宫合成和释放前列腺素增加,是原发性痛经的主要原因。其中 $PGF_{2\alpha}$ 使子宫肌层及小血管过强收缩,甚至痉挛而出现痛经,因此原发性痛经仅发生在有排卵的月经期。$PGF_{2\alpha}$ 进入血循环引起胃肠道、泌尿道等处的平滑肌收缩,从而引发相应的全身症状。

(二)子宫收缩异常

正常月经周期子宫的基础张力小,收缩协调,痛经时,子宫平滑肌不协调收缩,子宫张力升高,造成子宫血流量减少,供血不足,导至厌氧代谢物积蓄,刺激 C 类疼痛神经元,发生痛经。

(三)血管加压素及缩宫素的作用

月经期妇女体内血管加压素的水平升高造成子宫过度收缩及缺血,引发痛经。

(四)精神、神经因素

内在或外来的应激可使机体痛阈降低,精神紧张、焦虑、恐惧、寒冷刺激、经期剧烈运动以及生化代谢产物均可通过中枢神经系统刺激盆腔疼痛纤维。

(五)遗传因素

女儿与母亲发生痛经有相关关系。

(六)其他因素

白细胞介素被认为会增加子宫纤维对疼痛的敏感性;垂体后叶加压素可能导致子宫肌层的高敏感性,减少子宫血流,引发痛经。

二、临床表现

原发性痛经经常发生在年轻女性,初潮后 6~12 个月开始,30 岁后发生率下降。患者于月经来潮前数小时即感疼痛,经期疼痛逐步或迅速加剧,持续数小时至 2~3 d,疼痛多数位于下腹中线或放射至腰骶部、外阴与肛门,少数人的疼痛可放射至大腿内侧。疼痛的性质以胀坠痛为主,重者呈痉挛性。可伴随恶心、呕吐、腹泻、头晕、乏力等症状,严重时面色发白、四肢厥冷、出冷汗。妇科检查无异常发现,偶有触及子宫过度前倾、前屈或过度的后倾、后屈位。

三、治疗要点

主要目的是缓解疼痛及其伴随症状。

（一）一般治疗

应重视精神心理治疗,阐明月经期轻度不适是生理反应。必要时给予镇痛、镇静、解痉治疗。低脂的素食和鱼油可以减少一些妇女的痛经。

（二）药物治疗

1.抑制排卵药物

抑制排卵药物适用于要求避孕的患者,其原理可能是通过抑制下丘脑-垂体-卵巢轴,抑制排卵,从而预防痛经。约有50%的原发性痛经可完全缓解,90%明显减轻。

2.前列腺素合成酶抑制药

前列腺素合成酶抑制药适用于不要求避孕或对口服避孕药效果不好的原发性痛经患者。其原理是通过阻断还氧化酶通路抑制PG合成,达到治疗痛经的效果。有效率60%～90%。

3.钙拮抗药

钙拮抗药可干扰钙离子通过细胞膜,并阻止钙离子由细胞释放,从而抑制子宫收缩。

（三）手术治疗

1.宫颈管扩张术

宫颈管扩张术适用于已婚宫颈管狭窄的患者。

2.骶前神经切断术

对于顽固性痛经患者,最后可选骶前神经切断术,33%的痛经可减轻。

四、护理评估

1.一般资料评估

了解患者的年龄、月经史与婚育史,询问与诱发痛经相关的因素,疼痛与月经的关系,疼痛发生的时间、部位、性质及程度,是否服用镇痛药缓解疼痛,用药量及持续时间,疼痛时伴随的症状以及自觉最能缓解疼痛的方法和体位。

2.身心评估

一般妇女对痛经不适都能耐受,但对此不适的反应因人而异,个性不同的人对事物的看法不同,痛阈和耐痛阈也有差异,而且对痛的表达方式或行为反应也不相同。情绪不稳定与精神质的人,对事物可能有过强的,偏激的反应,对月经期出现的轻微下腹部不适应强烈,缺乏足够的认识,夸大疼痛、紧张、焦虑和抑郁。较长时间的焦虑和身体上的不适,刺激内分泌轴,通过肾上腺皮质释放皮质激素,垂体后叶分泌加压素、催产素增多,引起子宫过度收缩,疼痛加重。

五、护理问题

1.疼痛

疼痛与痛经有关。

2.恐惧

恐惧与长期痛经造成的精神紧张有关。

六、护理措施

（一）心理护理

关心并理解患者的不适和恐惧心理,阐明月经期可能有一些生理反应如小腹坠胀和轻度腰酸,讲解有关痛经的生理知识,疼痛不能忍受时提供非麻醉性镇痛治疗。

(二)对症护理

可进行腹部热敷和进食热的饮料如热汤或热茶。遵医嘱给予镇痛药物,必要时,还可配合中医中药治疗。

(三)专科护理

应用生物反馈法:增加患者的自我控制感,使身体放松,以解除痛经。纠正不良的饮食习惯,按时吃早餐,不吃冷饮、零食,少吃有刺激性的食物特别是经期尤为重要。注意保暖,患者在经期应保持身体暖和,可以多喝热水,也可在腹部放置热水袋。这样会加速体内的血液循环并松弛肌肉,尤其是可使痉挛、充血的骨盆部位得到放松,从而收到缓解痛经的效果。可服用镇痛药,痛经患者在疼痛发作时可对症处理,可服用阿司匹林及对乙酰氨基酚来缓解疼痛。适当进行体育锻炼女性在月经期间可进行适宜的运动,同时应注意缩短运动的时间,在运动时应放慢速度、减少运动量,一般以不感到特别劳累为宜。

(四)健康教育

1. 饮食指导

注意经期的营养应以清淡、易消化的食物为主,应尽量少食多餐,多吃蔬菜、水果、鸡肉、鱼肉等食物,避免食用辣椒、生葱、生蒜、胡椒、烈性酒等生冷、刺激性食物。

2. 避免摄入咖啡因

咖啡因可使女性神经紧张、加重痛经的症状。患有痛经的女性应尽量少食含有咖啡因的食物,如咖啡、茶、巧克力等。

3. 经期避免过劳

经期避免参加过重体力劳动和剧烈的体育活动。

4. 注意经期卫生

保持外阴部清洁,预防感染。注意保暖,避免受凉。保证足够的睡眠,生活有规律,可消除恐惧焦虑和各种心理负担。

(解赛娜)

第十二节　经前期综合征

经前期综合征(PMS)是指在月经前,周期性发生的影响妇女日常生活和工作、涉及躯体精神及行为的综合征,月经来潮后,症状自然消失。伴有严重情绪不稳定的经前期综合征称为经前焦虑性障碍。80%的 PMS 发生在生育年龄的妇女,发病率为 2.5%～5%。

一、病因及发病机制

PMS 的病因尚不清楚,推测与环境压力、个人的精神心理特征、中枢神经递质与卵巢类固醇激素的相互作用以及前列腺素水平的变化有关。

1. 脑神经递质学说

研究发现,一些与应激反应及控制情感有关的神经递质如 5-羟色胺、阿片肽、单胺类等在月经周期中对性激素的变化敏感。

2.卵巢激素学说

PMS症状与月经周期黄体期孕酮的撤退变化相平行,因而认为中、晚黄体期,孕酮水平的下降或雌/孕激素比值的改变可能诱发 PMS。但近年来研究并未发现 PMS 患者卵巢激素的产生与代谢存在异常。

3.精神社会因素

临床上 PMS 患者对安慰剂的治愈反应高达 30％～50％,接受精神心理治疗者也有较好疗效,表明患者精神心理因素与 PMS 的发生有关。

4.前列腺素作用

前列腺素可影响钠潴留、精神行为、体温调节及许多 PMS 的有关症状,前列腺素合成抑制药能改善 PMS 躯体症状,但对精神症状的影响尚不肯定。

5.维生素 B_6 缺乏

维生素 B_6 是合成多巴胺和 5-羟色胺的辅酶,对减轻抑郁症状有效。

二、临床表现

典型 PMS 症状出现于经前 1～2 周,逐渐加重,至月经前 2～3 d 最为严重,月经来潮后迅速减轻直至消失,有周期性和自止性的特点。

多见于 25～45 岁妇女,主要表现为周期性出现的易怒、抑郁和疲劳,伴有腹部胀满、四肢水肿、乳房触痛。主要症状有三方面。

1.精神症状

精神症状可有焦虑型和抑郁型两种类型,表现为易怒、焦虑、抑郁、情绪不稳定、疲乏以及饮食、睡眠、性欲改变。

2.生理症状

生理症状主要表现为头痛、乳房胀痛、腹部胀满、肢体水肿、体重增加、运动协调功能减退。

3.行为改变

行为改变主要表现为:思想不集中,工作效率低,意外事故倾向,易有犯罪行为或自杀意图。

三、治疗要点

先采用心理疏导及饮食治疗,若无效可给予药物治疗。

1.心理疏导

帮助患者调整心理状态,保持良好的精神状态,认识疾病并建立勇气及自信心,可以缓解一部分人的病情。

2.饮食治疗

选择高糖类低蛋白饮食,限制盐及咖啡的摄入量,补充维生素 E、维生素 B_6 和微量元素镁。

3.药物治疗

以解除症状为主,如利尿、镇静、镇痛等。常用药物有镇静药(艾司唑仑)、抗抑郁药(氟西汀)、利尿药(螺内酯)、激素(孕激素)、溴隐亭及维生素 B_6。

四、护理评估

1. 一般资料评估

询问患者既往生理、心理方面的疾病史,既往妇科、产科等病史,排除精神痛及心、肝、肾等疾病引起的水肿。

2. 身体评估

了解患者经前是否有乳房胀痛不适、水肿、体重增加、腹胀、疲劳、腰背疼痛、头痛等经前期综合征的症状。

3. 心理-社会评估

PMS 的发生、发展与心理-社会因素有着密切联系,经历较多负性心理应激和较少的社会支持,PMS 妇女心理健康状况较差,并存在着一定的人格缺陷,即情绪不稳定、不良个性和适应不良性应付方式。

五、护理问题

(1)焦虑:焦虑与对疾病的担心有关。

(2)体液过多:体液过多与体内激素失调有关。

六、护理措施

(一)心理护理

月经期的疼痛或羞耻感使得一些妇女对月经出血异常反感,由此产生的恐惧、担心、害怕心理,又增加了她们对经前主诉和适应不良性逃避习性的易感性。这是由于这些妇女把月经看成是一种持久的反复发作的不良事件有关。

实际上,PMS 患者的多数症状是其固有心理特征的表现,是她们不能有效地适应环境和控制自我的表现。

(二)疾病护理

1. 心理指导

配合医师指导患者进行应付技巧训练、生物反馈、放松训练及合理化情绪疗法等。采取积极的社会心理干预措施,有效开展 PMS 妇女心理咨询及其干预,提高 PMS 妇女生活及其生存质量,心理健康。

2. 饮食指导

减少盐、糖、乙醇和咖啡因的摄入,增加糖类的摄入。在黄体后期给予糖类与低蛋白质饮食,可改善抑郁、紧张、易怒、悲伤、全身乏力、敏感及迟钝症状。

3. 活动指导

进行有氧运动,例如舞蹈、慢跑、游泳等。有氧运动可致内啡肽增高,可能改善情绪症状。

4. 药物指导

遵医嘱指导患者正确使用药物。

(三)健康教育

向患者和亲属讲解可能造成经前期综合征的原因、识别诱发因素和目前处理措施,指导患者记录月经周期,帮助患者获得家人的支持,增加女性自我控制的能力。

(解赛娜)

第十三节　围绝经期综合征

围绝经期是指妇女自生殖年龄过渡到无生殖年龄的生命阶段,包括从出现与绝经有关的内分泌、生物学和临床特征起,至最后 1 次月经后 1 年。绝经综合征(MPS)是指妇女绝经前后出现性激素波动或减少所致的一系列躯体及心理症状,是每一个妇女生命进程中必然发生的生理过程。

绝经可分为自然绝经和人工绝经两种。自然绝经是由于卵巢卵泡活动的丧失引起月经永久停止,无明显病理或其他生理原因。实践中将 40 岁及以后自然绝经归为生理性,40 岁以前月经自动停止为过早绝经,视为病理性。人工绝经是指手术切除双侧卵巢(切除或保留子宫)或因其他方法停止卵巢功能(如化学治疗或放射治疗)。单独切除子宫而保留一侧或双侧卵巢者,不作为人工绝经。判断绝经,主要根据临床表现和激素的测定。人工绝经较自然绝经更易发生围绝经期综合征。

一、病因及发病机制

绝经年龄的早晚与卵泡的储备数量、卵泡消耗量、营养、地区、环境、吸烟等因素有关,而与教育程度、体形、初潮年龄、妊娠次数、末次妊娠年龄、长期服用避孕药等因素无关。

1.内分泌因素

卵巢功能减退,血中雌-孕激素水平降低,使正常的下丘脑-垂体-卵巢轴之间平衡失调,影响了自主神经中枢及其支配下的各脏器功能,从而出现一系列自主神经功能失调的症状。在卵巢切除或放疗后雌激素急剧下降,症状更为明显,而雌激素补充后可迅速改善。

2.神经递质

血 β-内啡肽及其自身抗体含量明显降低,引起神经内分泌调节功能紊乱。神经递质5-羟色胺(5-HT)水平异常,与情绪变化密切相关。

3.种族、遗传因素

个体人格特征、神经类型,以及职业、文化水平均与绝经期综合征的发病及症状严重程度可能有关。围绝经期综合征患者大多神经类型不稳定,且有精神压抑或精神上受过较强烈刺激的病史。

另外,经常从事体力劳动的人发生围绝经期综合征的较少,即使是发生症状也较轻,消退较快。

二、临床表现

约有 2/3 的围绝经期妇女出现临床症状。

1.月经紊乱

月经周期改变是围绝经期出现最早的临床症状,多数妇女经历不同类型和时期的月经改变后,逐渐进入闭经,而少数妇女可能突然绝经。月经改变的形式取决于卵巢功能的变化。

2.血管舒缩症状

主要表现为潮热、出汗,是围绝经期最常见且典型的症状。约有 3/4 的自然绝经或人工绝经妇女可出现。患者感到起自胸部的,向颈及面部扩散的阵阵上涌的热浪,同时上述部位皮肤有弥散性或片状发红,伴有出汗,汗后又有畏寒。持续时间短者 30 s,长则 5 min,一般潮红与潮热同时出现,多在凌晨乍醒时、黄昏或夜间,活动进食、穿衣、盖被过多等热量增加的情况下或情绪激动时容易发作,影响情绪、工作、睡眠,患者感到异常痛苦。此种血管舒缩症状可历时1年,有时长达5年或更长。自然绝经者潮热发生率超过50%,人工绝经者发生率更高。

3.精神神经症状

焦虑、抑郁、多疑、缺乏自信、注意力难以集中、烦躁易怒、恐怖感均可发生于围绝经期女性。围绝经期是抑郁症高发的一个时期,卵巢激素低落是造成这一现象的主要原因,社会经济状况、家庭生活和自身健康状况也对这些心理症状产生了重要影响。

4.心血管系统症状

一些绝经后妇女血压升高或血压波动;心悸时心率不快,心律失常,常为期前收缩,心电图表现为房性期前收缩,或伴有轻度供血不足的表现。绝经后妇女冠心病发生率及心肌梗死的病死率也随年龄增长而增加。

5.泌尿生殖系统症状

泌尿生殖系统症状主要表现为泌尿生殖道萎缩,外阴瘙痒、阴道干燥疼痛、性交困难,子宫脱垂;膀胱、直肠膨出;排尿困难,尿急,压力性尿失禁,反复发作的尿路感染。

6.骨质疏松

妇女从围绝经期开始,骨质吸收速度大于骨质生成,促使骨质丢失而骨质疏松。骨质疏松出现在绝经后9~13年,约1/4的绝经后妇女患有骨质疏松。患者主诉为不同程度、不同部位的骨骼和关节疼痛,常伴有腰腿乏力、下肢抽筋、翻身、行走、弯腰、下蹲等活动受到限制或困难。骨质疏松严重时,反复发生骨折,甚至轻微外力即可导致骨折,出现剧烈骨痛和肢体活动受限。

7.皮肤和毛发的变化

皮肤皱纹增多,毛发脱落,面部和手臂色素沉着;上皮菲薄,皮肤干燥、瘙痒,易受损伤。

8.视力下降

绝经后视力下降,眼睛干、红、反复出现干性眼炎。

9.阿尔茨海默病

阿尔茨海默病是一种神经退行性疾病,表现在脑功能逐渐衰退,造成记忆力受损并严重影响日常生活。

三、辅助检查

1.促卵泡激素(FSH)测定、LH、E_2

绝经过渡期 FSH>10 U/L,提示卵巢储备功能下降,FSH>40 U/L 提示卵巢功能衰竭。

2.B超检查

B超检查排除子宫、卵巢肿瘤,了解子宫内膜厚度。

3.影像学检查

影像学检查可测定骨密度等,确诊有无骨质疏松。

4.子宫内膜病理检查

子宫内膜病理检查除外子宫内膜肿瘤。

四、治疗要点

2/3的围绝经期妇女出现综合征,但由于精神状态、生活环境各不相同,其轻重差异很大,有些妇女不需任何治疗,有些只需要一般性治疗,就能使症状消失,少数妇女需要激素替代治疗才能控制症状。

（一）一般治疗

围绝经期精神症状可因神经类型不稳定或精神状态不健全而加剧,故应进行心理治疗。心理治疗是围绝经期治疗的重要组成部分,它使围绝经期妇女了解围绝经期是自然的生理过程,以积极的心态适应这一变化。

必要时可辅助使用适量的镇静药以助睡眠,谷维素调节自主神经功能,治疗潮热症状。为预防骨质疏松,应坚持体育锻炼,增加日晒时间,饮食注意摄取足量蛋白质及含钙丰富食物,并补充钙剂。

（二）激素替代治疗（HRT）

绝经综合征主要是卵巢功能衰退,雌激素减少引起,HRT是为解决这一问题而采取的临床医疗措施。在有适应证,无禁忌证的情况下科学、合理、规范的用药并定期监测。

1.适应证

（1）绝经相关症状。

（2）泌尿生殖萎缩的问题。

（3）低骨量及绝经后骨质疏松症。

2.禁忌证

（1）已知或怀疑妊娠。

（2）原因不明的阴道出血或子宫内膜增生。

（3）已知或怀疑患有乳腺癌。

（4）已知或怀疑患有与性激素相关的恶性肿瘤。

（5）6个月内患有活动性静脉或动脉血栓栓塞性疾病。

（6）严重肝肾功能障碍。

（7）血卟啉症、耳硬化症、系统性红斑狼疮。

（8）与孕激素相关的脑膜瘤。

3.用药时机

在卵巢功能开始减退及出现相关症状后即可应用。

4.药物种类

（1）雌激素:如雌二醇、戊酸雌二醇、雌三醇等。

（2）孕激素:如炔诺酮、甲羟孕酮等。

（3）雌、孕、雄激素复方药物:如利维爱等。

5.用药途径

有经肠道和非肠道两种,各有优、缺点,可根据病情及患者意愿选用。

五、护理评估

1.一般资料评估

详细询问并记录病史,包括月经史、生育史、肝病、高血压以及其他内分泌腺体疾病等。了解患者的年龄职业和文化程度等;了解患者的家庭状况,如患者在家庭中的地位、家庭成员关系及经济收入等。

2.身体评估

进行全身状况的体格检查,包括精神状态、贫血程度、出血倾向、高血压程度及症状、肺部及泌尿系统检查,皮肤、毛发改变,乳房萎缩、下垂等。

3.心理评估

患者的心态千差万别,复杂多变,通过观察了解患者病情,掌握患者的心理需要,满足其合理部分,对不合理部分子以正确引导。

六、护理问题

1.自我形象紊乱

自我形象紊乱与围绝经期综合征的症状有关。

2.有感染的危险

有感染的危险与围绝经期内分泌及局部组织结构改变,抵抗力下降有关。

3.焦虑

焦虑与内分泌改变引起的精神神经症状有关。

七、护理措施

(一)心理护理

提供精神心理支持解除患者的思想顾虑。向患者讲解清楚更年期是一个生理现象,更年期综合征是一过性的病理现象,经过一段时期,通过神经内分泌的自我调节,达到新的平衡,症状就会消失。

应与患者建立良好的护患关系,倾听她们的诉说,并给予充分的理解和支持。同时向周围人特别是亲属讲解更年期综合征的有关知识,对患者出现的不良情绪应予谅解,避免冲突,帮助患者安全度过更年期。

(二)疾病护理

1.血管舒缩失调症状的护理

鼓励患者参加有益身心健康的活动,以转移注意力、消除心理症状。提醒患者衣被冷暖要适度,发热出汗时不可过度地减少衣服,适当进食冷饮,症状消失后要立即增加衣被。病室宜清静,空气要新鲜,光线勿过强。饮食在避免辛辣油腻刺激、不易消化的前提下,提倡增加食物的花样品种,强调食物的色、香、味,以增进患者食欲,顺从患者的心意。

2.泌尿生殖系统症状的护理

注意个人卫生,保持皮肤、阴部清洁,温水洗浴,内裤勤换洗并于阳光下曝晒。鼓励患者多饮水以冲洗尿道,减轻炎症反应,症状严重者应卧床休息。此外,应保持和谐的性生活,注意避孕。饮食应富于营养易于消化,勿食生冷隔餐饭菜及辛辣刺激食物。

3.心血管系统症状的护理

合理安排工作,劳逸结合;清淡饮食,少食高脂、高糖食物,绝对禁烟忌酒,以保护心血管的功能。

4.皮肤症状的护理

避免皮肤冻伤、烧伤;外出行动小心谨慎,以免造成创伤难愈合;常食新鲜易消化的蔬菜、瓜果,多进含钙、蛋白质、维生素丰富的食物。

5.保证充足睡眠

指导患者注意安排好工作、生活与休息,睡眠时间要充足。对于心悸、失眠者应保持周围环境的安静舒适,光线柔和,避免声、光、寒冷等刺激,睡前避免喝浓茶、咖啡,看紧张、刺激的小说或电视等。

6.指导正确用药

近年来,国内外多项研究成果表明补充雌激素类药物治疗是针对病因的预防性措施。因此应让患者了解雌激素替补治疗的机制、药物剂量,用药途径及不良反应,告诫患者严格按医嘱用药。并定期随访指导用药。调整用药量以适合个体的最佳用药量,防止不良反应的发生。

7.注意补充营养

饮食上注意荤素搭配、粗细搭配,多食蔬菜和水果。由于更年期妇女易发生骨质疏松,应给予蛋白质饮食,如豆类、鱼、牛奶、瘦肉等,必要时补充钙剂,应让其到户外活动,如晒太阳等,以补充骨钙的丢失。

8.积极参加体育活动

指导患者参加适当的体育活动,如跑步、打太极拳、羽毛球、散步等,并选择适合自己的运动方式。研究表明适度的运动可减轻思想压力,消除紧张情绪。也可以听音乐、跳舞等分散注意力,以缓解身体的不适。

9.情绪疗法

可培养患者做各种适合自己的工作,从而取得心理平衡。

(解赛娜)

第十四节 女性盆底功能障碍性疾病

女性盆底功能障碍(female pelvic floor dysfunction,FPFD)性疾病包括一组因盆腔支持结构缺陷或退化、损伤及功能障碍造成的疾病。

以盆腔器官脱垂、女性压力性尿失禁和生殖道损伤为常见问题。女性生殖道损伤与其相邻的泌尿道或肠道相通时,形成尿瘘或粪瘘。

一、盆腔器官脱垂

女性生殖器官正常位置的维持需依靠盆底多层肌肉、筋膜及子宫韧带解剖和功能正常。当盆底组织退化、创伤、先天发育不良或某些疾病引起损伤,张力减低导致其支持功能减弱,使女性生殖器官和相邻脏器向下移位,称为盆腔脏器脱垂(pelvic organ prolapse,POP),包括阴道前壁脱垂、阴道后壁脱垂和子宫脱垂。盆腔脏器脱垂危险因素有妊娠、阴道分娩损伤、长期腹压增加(肥胖、咳嗽)、先天缺陷及盆底肌肉退化薄弱,而支持盆底器官的盆底肌肉组织结构和功能异常为主要因素。

(一)护理诊断

1.焦虑

焦虑与长期的子宫脱出导致行动不便、工作及性生活受影响有关。

2.疼痛

疼痛与子宫下垂牵拉韧带及宫颈、阴道壁溃疡有关。

3.尿失禁、尿潴留

尿失禁、尿潴留与子宫脱垂压迫膀胱、尿道有关。

(二)护理措施

1.病情观察

观察患者的宫颈及阴道溃疡有无好转,阴道分泌物的量及性状;对于采用非手术治疗的患者,要观察其疗效,询问患者自觉症状有无好转;术后患者要密切观察阴道伤口的愈合情况。

2.治疗配合

(1)手术患者的护理

1)术前准备:①阴道准备:术前 5 d 指导患者采用 1∶5 000 的高锰酸钾或 1∶20 的碘附液坐浴,2 次/天。Ⅱ、Ⅲ度子宫脱垂的患者,在阴道冲洗以后局部涂抗生素软膏或 40 g 紫草油。冲洗液温度一般在 41 ℃~43 ℃,避免烫伤。②肠道准备:术前 3 d 进无渣饮食,手术前行清洁灌肠。③按医嘱使用抗生素控制感染。④术前半小时,在无菌操作下将脱垂的子宫还纳于阴道内,并嘱患者平卧于床上半小时。

2)术后护理:①指导患者卧床休息 7~10 d,取平卧位为宜。②留置尿管 10~14 d,避免尿液污染伤口。③行外阴冲洗,每日 3 次,注意观察阴道分泌物的量及性状。④避免增加腹压的动作,如咳嗽、下蹲等。⑤按医嘱应用抗生素预防感染,用缓泻剂预防便秘。其他护理同一般外阴、阴道手术患者的护理。

(2)指导患者正确使用子宫托

1)放置及取出方法:①放置前患者先排尽大小便,洗净双手。②患者取蹲位,两腿分开,手持托柄,托盘向上,使托盘呈倾斜位进入阴道内,将托柄边向内推,边向阴道顶端旋转,直至(托盘)达子宫颈。③将托柄弯度朝前,对正耻骨弓后面即可。若阴道松弛,可用丁字带支持固定。④取出方法为手指捏住子宫托的柄部,上、下、左、右轻轻摇动,待负压消失后向后外方牵拉,子宫托即可自阴道滑出。

2)注意事项:①选择大小适宜的子宫托,用 1∶5 000 高锰酸钾溶液浸泡 10 min,或用肥皂、清水洗净。②每天早晨将子宫托放入阴道,临睡前取出,洗净后放置于清洁杯内备用,以免因放置过久压迫生殖道而致生殖道糜烂、溃疡,甚至坏死,造成生殖道瘘。③月经期及妊娠期停止使用。④绝经后妇女按医嘱长期服用雌激素,增加肌肉筋膜组织的张力。

3)定期随访:上托后分别于 1 个月、3 个月、6 个月到医院检查1 次,以后每 3~4 个月到医院检查 1 次,按情况更换子宫托型号。

3.一般护理

(1)指导患者多注意休息,避免参加重体力劳动。

(2)嘱患者加强营养,改善全身营养状况。多饮水、多食含粗纤维的食物,保持大小便通畅,防止便秘。

(3)教会患者进行盆底肌肉、肛门肌肉的运动锻炼,每日 3 次,每次 10 min,以增加盆底肌肉组织张力。

4.心理护理

子宫脱垂一般发生于老年女性,病程较长,症状重,患者往往有烦躁情绪而又不愿向别人诉说。护士应亲切地对待患者,理解患者的疾苦。解释子宫脱垂的治疗方法和预后,教会患者使用子宫托的方法,提高患者的应对能力。同时,做好家属的工作,让家属也理解患者,多给予患者情感支持,协助患者渡过难关,早日康复。

5. 健康教育

(1)指导患者及早就医,及时将脱出物回纳,避免过久摩擦。病情重不能回纳者需卧床休息,减少下床活动的次数、时间。避免患者进行提、挑等重体力劳动,告诉患者家属,以取得家属的理解和照顾。

(2)平时注意营养和体育锻炼,增强体质有利于子宫脱垂的恢复。养成良好的排便习惯,预防泌尿系统感染。

(3)持外阴部的清洁、干燥,每日用清水进行外阴冲洗,禁止使用酸性或碱性等刺激性药液。穿干净的棉质紧内裤,或用清洁的丁字带、卫生带,可用效地支托下垂的子宫,避免或减少摩擦。

(4)术后休息 3 个月,出院后 1 个月和 3 个月到医院复诊,医师确认完全恢复后方可有性生活,半年内避免重体力劳动。

二、压力性尿失禁

尿失禁是年长妇女的常见症状,对妇女的精神心理造成很大伤害。尿失禁有充溢性尿失禁、功能性尿失禁、压力性尿失禁、急迫性尿失禁、结构异常性尿失禁和混合性尿失禁等类型,以压力性尿失禁最常见,占 $50\%\sim70\%$。压力性尿失禁(stress urinary incontinence,SUI)是指增加腹压甚至休息时,膀胱颈和尿道不能维持一定压力而有尿液溢出。

(一)护理诊断

1. 焦虑

焦虑与压力性尿失禁本身及其对工作和生活的影响有关。

2. 知识缺乏

缺乏压力性尿失禁相关知识。

3. 自我形象紊乱

自我形象紊乱与压力性尿失禁引起的身体异味有关,甚至可引起患者社交障碍。

4. 有感染的危险

有感染的危险与尿失禁引起的外阴部皮肤感染、湿疹有关。

(二)护理措施

1. 心理护理

护士必须注意工作态度,绝不能因为患者身上有异味而疏远患者。通过和患者交流,了解其心理变化,进行针对性的解答和正面鼓励,同时向患者介绍压力性尿失禁的有关知识,解除患者的心理顾虑,增强治疗信心。

2. 协助检查

压力性尿失禁往往伴有其他疾病,明确诊断需要烦琐的检查。护士应该热心地帮助患者,详细解释各项检查的意义、作用、方法和注意事项,协助患者完成检查,以明确诊断。

3. 术前护理

(1)加强外阴部清洁护理,应用 1∶1 000 苯扎溴铵溶液进行外阴擦洗,每日 2 次;必要时应用抗生素以防治感染。

（2）遵照医嘱,指导患者用药,并观察药物治疗效果,防止出现不良反应。指导患者进行盆底肌肉锻炼,协助进行电刺激疗法。

（3）需手术治疗者,按阴部手术的一般护理进行术前准备。

4.术后护理

按阴部手术的一般护理进行术后观察和护理工作。

5.健康指导

①盆底肌肉锻炼应尽早、足量进行。②药物治疗者,需定期复查,评估治疗效果和药物的不良反应。对于效果不理想者,尽快安排手术治疗。

（解赛娜）

第十五节　葡萄胎

葡萄胎（hydatidiform mole）又称水泡状胎块,是指妊娠后胎盘绒毛滋养细胞发生变性,终末绒毛转变成大小不一的水泡,水泡间相连成串,形如葡萄。葡萄胎可发生于生育期的任何年龄,好发于大于 35 岁或小于 20 岁的女性。研究发现葡萄胎的发生与患者营养状况、年龄、孕卵异常、细胞遗传异常等因素有关。

一、病理

1.完全性葡萄胎

大体检查宫腔内充满水泡状物,无胎儿及其附属物或胎儿痕迹。镜下见滋养细胞增生,间质水肿,未见胎源性血管。

2.部分性葡萄胎

大体检查仅部分绒毛变为水泡,常合并胚胎或发育畸形的胎儿或已死亡的胎儿。镜下见绒毛水肿,轮廓不规则,滋养细胞增生程度轻,间质内可见胎源性血管。

由于滋养细胞的过度增生,产生大量绒毛膜促性腺激素（HCG）,刺激卵巢产生过度黄素化反应,形成黄素囊肿,多为双侧,在葡萄胎排出数周或数月后自然消失。

二、临床表现

1.症状

（1）停经后阴道不规则流血:最常见,常在停经 8～12 周出现,有时可在血液中发现水泡状物。大出血可导致休克。若流血时间长又未及时治疗,可致贫血及感染。

（2）妊娠呕吐:多发生在子宫异常增大和 HCG 水平异常增高者,呕吐出现时间一般较正常妊娠早,症状严重且持续时间长。不及时纠正可发生水、电解质紊乱。

（3）腹痛:因葡萄胎增长迅速致子宫过度膨胀所致,多为阵发性下腹部隐痛,一般发生在阴道流血前。若发生卵巢黄素囊肿急性扭转,则为急性腹痛。

（4）妊娠期高血压病征象:多发生在子宫异常增大和 HCG 水平异常增高者。出现时间较正常妊娠早,持续时间长,可在妊娠 20 周前出现高血压、蛋白尿和水肿。症状严重,容易发展为子痫前期,但子痫罕见。

2.体征

(1)子宫异常增大、变软:大多数患者的子宫大于停经月份,质地极软。由于大量水泡形成或宫腔内积血所致。但也有少数患者子宫大小与停经月份相符或小于停经月份,其原因可能与水泡退行性变有关。

(2)卵巢黄素囊肿:多为双侧卵巢囊性增大,大小不等,表面光滑,偶可发生扭转。

三、治疗原则

一经确诊,应迅速清除宫腔内容物。对下列高危病例需行预防性化疗:①年龄超过40岁;②HCG＞100 000 U/L;③子宫明显大于相应孕周;④卵巢黄素囊肿直径超过 6 cm;⑤无条件随访者。卵巢黄素囊肿一般不须处理,但卵巢黄素囊肿扭转且卵巢血运发生障碍时应手术切除一侧卵巢。

四、护理评估

(一)病史

了解患者年龄、营养状况,有无滋养细胞疾病史,询问月经史、生育史、本次妊娠的反应、有无剧吐、阴道流血,是否有水泡状物排出。

(二)身体评估

1.症状

了解患者有无不规则阴道流血、水泡状物排出、腹痛、胎动情况。

2.体征

检查有无血压升高伴水肿,腹部检查是否扪及胎体,妇科检查可了解子宫是否大于孕龄、变软,双附件有无触及囊性包块等。

3.辅助检查

(1)B超检查:B超检查是诊断葡萄胎的重要辅助检查方法,可见增大的子宫腔内充满"落雪状"回声,未见胎体影像。

(2)绒毛膜促性腺激素(HCG)测定:HCG 水平超过正常,常超过 100 000 U/L 且持续不降。

(三)心理-社会评估

评估患者对疾病的心理承受能力,患者及家属常担忧此次妊娠的结局及今后是否能生育正常孩子,并表现出对清宫手术的焦虑和恐惧。

五、护理问题

1.焦虑

焦虑与担心清宫术及预后有关。

2.有感染的危险

有感染的危险与长期阴道流血、贫血造成机体抵抗力下降有关。

3.知识缺乏

缺乏葡萄胎的治疗及随访知识。

六、护理措施

(一)一般护理

加强营养,指导进食高蛋白、高热量、高维生素饮食,注意休息,利于手术后恢复。保持外阴清洁,用温开水擦洗外阴每日 1~2 次,勤换会阴垫。

(二)心理护理

通过护理活动与患者建立良好的护患关系,鼓励其说出内心感受,向患者及其家属解释疾病的性质、治疗、预后等知识,说明尽快行清宫术的必要性。向患者介绍已康复的病例,以增强治疗信心,消除恐惧感。

(三)观察病情

密切观察阴道流血情况,留意阴道排出物内有无水泡状物并保留会阴垫,以便准确估计出血量,水泡状物送病理检查。阴道流血量多时,应密切监测生命体征,尤其应注意体温、血常规变化;注意血压情况,重视患者头痛、眼花、恶心、呕吐等症状,警惕子痫前期发生。发现大出血时,应立即报告医师,并做好清宫术准备。

(四)医护配合

1.清宫术的护理

告知患者清宫术的重要性,术前应配血备用,建立静脉通道,备齐抢救药物和物品;做好手术中配合,同时密切观察患者的面色、呼吸、腹痛情况,发现子宫收缩不良、出血过多,遵医嘱在宫颈口扩张后应用缩宫素静脉滴注,以加强子宫收缩减少失血。子宫大于妊娠 12 周者,一般吸刮 2 次,1 周后行第 2 次刮宫,每次刮出物选取靠近宫壁的组织送病理检查,并做好术后护理。

2.化疗护理

高危病例行预防性化疗。

(五)健康教育

1.指导随访

向患者家属宣传定期随访的重要意义、内容、时间及注意事项,以便及早发现滋养细胞肿瘤并及时治疗。

(1)随访意义:葡萄胎的恶变率较高,为 10%~25%,通过随访可及早发现恶变,及早治疗。

(2)随访时间:葡萄胎清宫术后应每周随访 1 次,直至连续 3 次正常后改为每个月 1 次,持续至少半年,此后可每半年 1 次,共 2 年。

(3)随访内容:①血 HCG、尿 HCG 定量测定。②注意月经是否规则,有无异常阴道流血、咳嗽、咯血及其他转移灶症状。③妇科检查:注意有无阴道流血、阴道壁紫蓝色转移结节、子宫大小、卵巢黄素囊肿是否缩小或消失。④定期或必要时做盆腔 B 超、胸部 X 线片或 CT 检查。

2.指导避孕

随访期间应坚持避孕。最好使用避孕套,不宜使用宫内节育器(避免引起子宫穿孔或混淆子宫出血的原因)及避孕药。

(马超飞)

第十六节 妊娠滋养细胞肿瘤

妊娠滋养细胞肿瘤包括侵蚀性葡萄胎、绒毛膜癌与胎盘部位滋养细胞肿瘤。本节主要叙述前两者。侵蚀性葡萄胎(invasive mole)是指葡萄胎组织侵入子宫肌层或转移至子宫以外，继发于良性葡萄胎，多数在葡萄胎清除术后 6 个月内发生，病理检查可在子宫肌层或转移的组织内见到水泡状物或血块，镜检可见绒毛结构。侵蚀性葡萄胎恶性程度不高，多数只造成局部侵犯，远处转移仅 4％，预后较好。

绒毛膜癌(choriocarcinoma)简称绒癌，早期即可发生血行转移，破坏组织或器官，是一种高度恶性的肿瘤，其恶性程度远高于侵蚀性葡萄胎。其中 60％继发于葡萄胎(多在葡萄胎排空后 1 年以上)，30％继发于流产，10％继发于足月产或异位妊娠。病理可见肿瘤组织侵犯宫壁、突入宫腔或突出于浆膜层，但也有未发现子宫内原发病灶而出现转移者，显微镜下找不到绒毛结构，可见高度异型增生、排列紊乱的滋养细胞，侵犯子宫肌层和血管，造成出血坏死。

一、临床表现

1.无转移妊娠滋养细胞肿瘤

可表现为阴道不规则流血、子宫复旧不全或不均匀增大、卵巢黄素囊肿等。

2.转移性妊娠滋养细胞肿瘤

多为绒毛膜癌，血行播散是其主要的转移途径，因此转移发生早且广泛，最常见的转移部位是肺(80％)，其次是阴道(30％)、盆腔(20％)、肝(10％)和脑(10％)等。其临床表现根据不同转移灶有不同的症状与体征。

(1)肺转移:咳嗽、咯血、胸痛、呼吸困难。

(2)阴道转移:阴道前壁见紫蓝色结节，破溃时引起不规则阴道流血，甚至大出血等。

(3)脑转移:为死亡的主要原因。先后出现一过性脑缺血症状(如暂时性失语、失明，突然跌倒等)、头痛、呕吐、抽搐及昏迷，甚至死亡。

二、治疗原则

化疗为主，手术为辅。

三、护理评估

(一)病史

询问患者有无葡萄胎病史，重点收集葡萄胎清宫术后随访资料;了解有无肺、阴道、脑等转移症状的主诉，有无预防性化疗及化疗的时间、药物、剂量、疗程、疗效、用药后的机体反应情况等。

(二)身体评估

1.症状

了解患者有无不规则阴道流血、有无转移灶症状(咳嗽、咯血、头痛、呕吐、抽搐、偏瘫、昏迷等)。

2.体征

通过妇科检查评估阴道、宫颈局部有无紫蓝色结节;子宫大小、质地，有无卵巢黄素囊肿等。

3.辅助检查

(1)血 β-HCG 测定:在葡萄胎清除术后 8 周,血 β-HCG 仍持续高水平或一度下降至正常又迅速升高,可结合发病时间、必要时行组织学检查,诊断为侵蚀性葡萄胎或绒毛膜癌。在足月产、流产、异位妊娠后,血 β-HCG 仍持续高值并有上升,应诊断为绒毛膜癌。

(2)影像学检查:B 超检查可见宫壁有局灶性或弥散性强光点或光团与暗区相间的蜂窝样病灶。

胸部 X 线片作为肺转移的常规检查,最初可见肺纹理增粗,很快出现小结节状阴影,典型表现为棉球状、团块状阴影。CT 可用于诊断肺部较小病灶和脑等部位的转移灶。MRI 主要用于脑、肝和盆腔病灶的诊断。

(3)组织学检查:侵蚀性葡萄胎与绒毛膜癌的区别在于有无绒毛结构。

(三)心理-社会评估

患者长期阴道不规则流血,一直处于焦虑、紧张状态,疾病确诊后,开始会极力否认自己的病情甚至愤怒,随之感到极度的恐惧。

应评估患者及其家属对疾病、医疗费用的反应,能否承受多次化疗及其不良反应,是否担心疾病预后不佳或对化疗感到无助与担忧。

四、护理问题

1.恐惧

恐惧与担心疾病预后不良及化疗不良反应有关。

2.潜在并发症

如肺转移、阴道转移、脑转移等。

3.活动无耐力

活动无耐力与转移灶症状及化疗不良反应有关。

4.营养低下

营养低下与化疗不良反应有关。

五、护理措施

(一)一般护理

病房应空气流通、清洁、安静舒适,帮助患者保持外阴清洁,每天用温开水擦洗外阴 1~2 次,勤换消毒会阴垫。卧床休息,鼓励患者进高蛋白、高维生素、易消化食物,对不能进食或进食不足者,应遵医嘱静脉补充营养。足够营养、休息和睡眠是保证治疗效果的前提。

(二)心理护理

护士应主动与患者交流,鼓励其说出内心恐惧与悲哀,给予理解、同情、关爱。告知患者及其家属有关的化疗药物、不良反应及护理措施,介绍妊娠滋养细胞肿瘤是目前化疗效果最好的疾病,以增强患者战胜疾病的信心,鼓励患者积极配合治疗。

(三)观察病情

严密观察腹痛与阴道流血情况,记录出血量,注意转移灶症状的出现和变化。一旦发现阴道破溃,大量出血时,应密切监测生命体征,及时通知医师并配合处理。

(四)医护配合

1. 化疗护理

首选治疗措施。目前常用的一线药物有甲氨蝶呤(MTX)、氟尿嘧啶(5-FU)、放线菌素-D(Act-D)或国产放线菌素 D(KSM)、长春新碱(VCR)等,低危患者首选单一药物化疗,高危患者首选联合化疗。

2. 手术护理

无生育要求、病变在子宫、化疗无效者可切除子宫。做好相应术前准备和手术后护理。

3. 转移灶的护理

(1)肺转移。

1)卧床休息,遵医嘱积极化疗。

2)呼吸困难者予半卧位并吸氧。

3)大咯血者取头低侧卧位以保持呼吸道畅通,叩击患者背部,排出积血,防止窒息。

(2)阴道转移。

1)密切观察阴道有无破溃出血,避免不必要的阴道检查,以防损伤结节表面黏膜。

2)病灶破溃出血时,用无菌长纱条填塞阴道压迫止血,纱条须在 24～48 h 内取出。出血量多时,密切观察生命体征,做好输血、输液准备,配合医师积极抢救。

3)限制走动。

(3)脑转移。

1)严密观察生命体征与病情变化,记录液体出入量,预防各种并发症的发生。

2)昏迷、偏瘫者按相应的护理常规进行护理。

3)配合医师实施各项诊疗措施。

(五)健康教育

(1)出院后严密随访,警惕复发。出院后 3 个月第 1 次随访,之后每 6 个月随访 1 次直至 3 年,3 年后每年随访 1 次直至 5 年,5 年后可每 2 年随访 1 次。随访内容同葡萄胎。

(2)告知患者随访期间应坚持避孕,应于化疗停止时间超过 12 个月方可妊娠。③加强营养,摄入高蛋白、高维生素、易消化食物,足够休息,注意外阴清洁。

(马超飞)

第十七节　外阴、阴道损伤

外阴、阴道损伤主要是与创伤、分娩、性交和腐蚀性药物有关。外阴是女性生殖器的外露部分,皮下组织疏松,血管丰富,一旦受到外力作用,容易发生血管破裂而形成血肿;部分妇女会阴过紧、缺乏弹性,分娩时容易发生会阴裂伤。阴道与外阴相毗邻,既是胎儿娩出的通道,又是性交器官。分娩造成的阴道损伤十分常见,且多合并外阴裂伤;性交引起的阴道损伤少见,初次性交时发生处女膜裂伤,但损伤不重,绝大多数能够自愈;暴力性行为或幼女受到性侵犯可导致小阴唇、阴道及阴道穹窿损伤。疾病治疗时,将腐蚀性药物放入阴道可引起阴道药物性损伤。

一、疾病特点

1. 处女膜裂伤

处女膜为一层较薄的黏膜皱襞,内含结缔组织、血管及神经末梢,其厚薄存在个体差异,处女膜中央有一孔,其形状与大小也有很大变异。处女膜裂伤多在初次性交时发生,突发性外阴疼痛,伴有少量流血,无需处理,数日后症状消失。妇科检查可见处女膜裂口自膜的游离缘向基底部延伸,裂伤口边缘自行修复愈合,留有清晰裂痕。暴力性行为或异常性交姿势可造成处女膜过度裂伤,伤及小阴唇、阴道及阴道穹窿,引起大量出血。幼女的生殖器官尚未发育成熟,遇到暴力奸污时,可引起会阴、处女膜、阴道甚至肛门的广泛撕裂。

2. 外阴、阴道分娩损伤

分娩导致的外阴、阴道损伤,以急产、巨大儿分娩、产妇会阴体过长及过度肥厚且缺乏弹性、阴道狭窄或有陈旧性瘢痕、产力过强、阴道手术助产(如产钳助产、臀牵引术等)或手术助产操作不当等常见。临床表现为外阴、阴道流血及疼痛,出血多在胎儿娩出时或娩出后立即发生,色鲜红,呈持续性。若出血量多、出血时间长,患者可出现面色苍白、心率加快、血压下降等失血性休克征象。妇科检查可见前庭部、尿道口周围、小阴唇内侧、会阴部及阴道有裂伤口,会阴、阴道裂伤按损伤程度分 4 度:Ⅰ度裂伤仅为会阴部皮肤及阴道入口黏膜撕裂,出血不多;Ⅱ度裂伤已达会阴体筋膜及肌层,阴道后壁黏膜受累,可至阴道后壁两侧沟并向上撕裂,不易辨认解剖结构,出血较多;Ⅲ度裂伤向会阴深部扩展,肛门外括约肌撕裂,但直肠黏膜完整,出血较多;Ⅳ度裂伤为最严重的会阴、阴道裂伤,肛门、直肠和阴道完全贯通,直肠肠腔外露,组织损伤严重,但出血量可不多。

3. 外阴及阴道创伤性损伤

外阴及阴道创伤性损伤以女性骑跨或摔跌伤、车祸引起骨盆粉碎性骨折、暴力性伤害事件等导致外阴受硬物撞击或外阴及阴道被刺伤居多。临床表现为局部剧痛及阴道流血,患者常坐卧不安、行走困难,若累及邻近器官形成生殖道瘘,患者排尿与排便异常,可有尿液或粪便自阴道排出;妇科检查外阴及阴道可见裂伤及活动性出血,注意有无异物插入及邻近器官损伤。

4. 阴道性交损伤

阴道性交损伤较少见,主要发生于粗暴性交或存在阴道损伤诱因的妇女,如月经期、妊娠期、产褥期和绝经后期妇女,由于内分泌的改变,阴道黏膜变软、组织脆性增加,特别是阴道后穹窿弹性差、抵抗力弱,为裂伤的好发部位;老年妇女阴道黏膜菲薄,组织弹性差,容易发生阴道裂伤;阴道发育不良、阴道肿瘤及阴道手术后患者也可发生性交时阴道损伤。主要症状为性交中或性交后阴道流血,伴局部疼痛。若阴道穹窿裂伤严重可导致腹膜撕裂,出现腹痛及恶心、呕吐、下腹坠胀、头晕、心悸等腹腔内出血症状,查体注意血压、心率、呼吸等生命体征变化,腹部查体时若发现下腹部压痛、反跳痛明显、移动性浊音阳性,应考虑有腹腔内出血。妇科检查注意阴道裂伤部位、程度及范围,一般多位于阴道后穹窿处,伤口可为新月形、横形或环形,注意有无邻近器官累及,若有膀胱或直肠累及,则有清亮液体或粪便自阴道内排出。

5. 阴道药物性损伤

在治疗阴道或宫颈疾病或非法堕胎时,因放入阴道内的药物剂量过大、用药方法不当、药物过敏或使用腐蚀性药物等,可导致阴道黏膜溃疡、出血,继发感染,延误治疗可导致阴道粘连、瘢痕性狭窄,甚至阴道闭锁。主要表现为阴道放置药物后出现烧灼感,疼痛逐渐加重,伴阴道分泌物增多,呈脓血性,有臭味,可有腐烂组织排出。延误治疗可出现阴道积脓,患者寒战、高热及下腹痛,若有生殖道瘘形成,可有尿液或粪便自阴道排出。后期可发生阴道狭窄,性交困难。

妇科检查可见阴道内有药物,轻者阴道黏膜充血水肿,脓血性分泌物,带臭味的腐烂组织;重者阴道黏膜坏死、剥脱,形成溃疡。阴道粘连、瘢痕狭窄程度与部位依损伤程度和部位而定。若发生阴道脓肿,肛诊可触及阴道膨胀,触痛明显;生殖道瘘形成时,阴道检查可见瘘孔。

6.阴道放射性损伤

接受阴道内照射治疗恶性肿瘤的患者,自觉乏力、食欲缺乏、头晕、恶心、阴道分泌物增多呈脓血性,妇科检查可见阴道溃疡形成;治疗结束数月后,妇科检查可见照射部位组织纤维化导致阴道狭窄,宫颈及宫体缩小,宫口闭锁。患者常合并直肠放射性损伤,出现里急后重、肛门灼痛、排便困难及便血等症状,重者形成直肠阴道瘘;也常出现膀胱放射性损伤,出现尿频、尿痛、排尿困难及血尿等症状。

二、治疗原则

止血、止痛、预防或纠正休克、抗感染。

三、护理措施

1.诊疗配合

(1)掌握诊疗原则:护理人员应掌握外阴及阴道损伤的处理原则。对重症复合伤患者应配合医师做简单的生殖器损伤的止血处理,优先治疗危及生命的关键性损伤,待患者的生命体征平稳后再处理其他部位的生殖器损伤;若出血量大,可同时处理者,应立即清创伤口、缝合止血。较小血肿可加压包扎止血;较大血肿应切开,取出血块并找到出血点缝合止血。

(2)配合公安机关采取物证:对被强暴的患儿需从阴道和内裤上收集分泌物,检查精子和酸性磷酸酶或者 DNA,外阴照相,以便提供法医学证据,并行性传播疾病病原体检查或培养。

(3)协助取出异物:幼女阴道异物可用小弯钳夹取;或将导尿管插入阴道,用 40% 紫草油100 mL 加压冲洗阴道,常能冲出异物。

(4)预防、纠正休克及控制感染:遵医嘱输血、输液,应用抗生素、止血药物等。

2.严密观察病情

密切观察并准确记录体温、血压、脉搏、呼吸等生命体征及尿量的变化。特别注意观察外阴及阴道有无活动性出血、阴道分泌物量及性状、伤口敷料有无渗透、裂伤部位有无红肿及是否有脓性分泌物、外阴或阴道血肿大小及局部疼痛程度有无变化,若出现下腹痛或异常变化,应及时报告医师。

3.外阴及阴道护理

(1)体位:嘱外阴及阴道分娩裂伤或外阴及阴道血肿患者健侧卧位休息;手术后患者应去枕平卧 12 h,头偏向一侧,防止呕吐物误吸。

(2)保持清洁及预防粘连:每日外阴及阴道冲洗 1～2 次,排便后及时清洁外阴;术后用0.2% 甲硝唑液冲洗阴道、外阴后,阴道内置入红霉素软膏及己烯雌酚纱条,24～48 h 后取出。

(3)增进舒适:按医嘱及时给予止痛药以缓解疼痛。外阴损伤发生 24 h 内宜局部冷敷,可降低局部神经敏感性,减轻患者疼痛及不适感;24 h 后改用 50% 硫酸镁湿热敷或理疗,促进水肿或血肿吸收。指导患者采用按摩、放松或听音乐等方法减轻疼痛。

4.心理护理

由于突然性损伤,导致患者及家属担忧、恐惧,患儿常哭闹不安,护士应对此表示理解,用温和的语言安慰患者及其家属,取得他们的信任;鼓励患者积极配合治疗。对被强暴的患儿,嘱家长应对其进行长时间的心理健康教育以及性防护教育,必要时应咨询心理医师。

5.健康教育

做好婚前性生活指导,避免粗暴的性行为。加强安全防护教育,避免发生意外事故。嘱患者1个月后复诊。

(解赛娜)

第十八节　子宫损伤

根据损伤部位,子宫损伤可分为宫颈损伤、子宫内膜损伤、子宫肌层损伤或穿孔;根据损伤因素,子宫损伤可分为分娩性损伤、器械性损伤、炎症性损伤、肿瘤性损伤、创伤性损伤、放射性损伤等。

本节重点介绍分娩性宫颈损伤、炎症性子宫内膜损伤及损伤后子宫内膜粘连及器械性子宫损伤。子宫损伤是妇产科的严重并发症,若处理不当,可直接危害妇女的生命,应引起高度重视。护理人员在工作中应加强预防,避免发生医源性子宫损伤,一旦发生应争取及时发现和处理。

一、疾病特点

1.宫颈损伤

宫颈是内生殖器官与外界沟通的重要部位,也是炎症、肿瘤、创伤的好发部位。多种原因可引起宫颈损伤,如分娩、宫腔操作、宫颈手术或药物治疗、意外伤害等。宫腔操作引起宫颈损害的环节较多,可出现宫颈钳夹伤或撕裂伤;扩张宫颈时未按宫颈扩张器顺序隔号进行而导致宫颈裂伤;子宫探针穿透宫颈导致宫颈穿孔;负压吸宫术时吸管对宫颈黏膜损伤;钩取宫内节育器时环钩裂伤宫颈等。宫颈锥切术、宫颈活组织检查等,均可造成宫颈损伤。治疗宫颈疾病应用腐蚀性药物波及宫颈管黏膜可引起宫颈溃疡及瘢痕形成,导致宫颈粘连。

分娩造成的宫颈损害最常见,几乎所有的阴道分娩均引起不同程度的宫颈损伤,多见于宫颈两侧。轻者裂伤很小,出血不多,产后自愈,仅见宫颈外口呈"一"字形改变;重者可引起产后大出血,裂伤可达整个宫颈、阴道穹窿及子宫下段。阴道手术助产及子宫下段剖宫产术也可引起宫颈裂伤。分娩引起宫颈撕裂伤的主要表现为产后阴道流血,胎儿娩出后立即有新鲜血液流出,重者可出现腹痛及腹腔内出血症状。妇科检查子宫收缩良好,会阴与阴道裂伤无活动性出血,阴道检查多在宫颈3点、9点处发现裂伤,注意检查裂伤顶端,卵圆钳钳夹裂伤的出血处,出血停止。有盆腔血肿形成或出血量多的患者可出现血压下降、面色苍白、心率加快等休克征象。若重度宫颈撕裂伤未能及时修补或修补不当,可形成宫颈陈旧性裂伤,临床症状不明显,可有性交后阴道流血、反复性妊娠中期流产等,妇科检查宫颈外口呈鱼嘴状或部分宫颈呈舌状、花瓣状,宫颈管黏膜外翻。

2.子宫内膜损伤

炎症、肿瘤、宫腔医疗操作等均可引起子宫内膜损伤,子宫内膜损伤后可发生宫腔粘连。本节重点讨论炎症性损伤和损伤引起的宫腔粘连。急性子宫内膜炎主要由细菌、病毒、衣原体和支原体等经生殖道逆行感染所致,好发于产后、流产后、剖宫产术后、人工流产术后、宫腔操作术后或月经期。主要临床症状为下腹痛及白带异常,伴有发热、月经异常、产后恶露长时间不净、不孕等;体格检查发现体温升高,下腹部压痛明显。妇科检查可见阴道分泌物增多,呈脓性或脓血性,子宫增大、有压痛。

子宫内膜结核患者轻者无明显阳性体征,重症晚期患者子宫缩小、变硬,若合并输卵管结核,可触及附件增厚、有结节状或串珠状表面不光滑的肿块。宫腔粘连多见于人工流产术后或自然流产刮宫术后或产后出血刮宫术后,由于过度搜刮宫腔、吸宫负压过大、吸刮时间过长而损伤子宫内膜基底层,产生术后宫腔粘连;感染等任何因素导致的子宫内膜损伤也可造成宫腔粘连。宫腔粘连的临床表现与粘连的部位、范围和程度有关。主要症状表现为月经稀少或闭经、周期性下腹痛、继发性不孕及反复流产或早产,周期性下腹痛多出现在宫腔操作术后1个月左右,突发下腹部痉挛性疼痛,伴有肛门坠胀感或里急后重感,疼痛持续经 3～7 d 缓解,系宫腔大部分粘连,经血潴留于宫腔所致。妇科检查多无明显阳性体征,探针检查发现宫腔狭窄和阻塞,宫腔镜检查可明确诊断。

3.器械性子宫损伤

器械性子宫损伤多发生于人工流产术、放(取)宫内节育器、宫腔镜检查、钳刮术等,常见的器械有子宫探针、刮匙、负压吸管、卵圆钳等。器械性子宫损伤常导致子宫穿孔。临床上若进入宫腔的器械明显超过宫腔深度或器械通过宫颈内口曾遇到阻力,向前推送时阻力消失且有子宫无底感,应考虑子宫穿孔,若发现吸刮出大网膜或肠管等组织,即可明确诊断。

子宫穿孔的好发因素有以下几个方面。

(1)子宫过度前屈或过度后屈。

(2)子宫发育异常:如双子宫或双角子宫。

(3)哺乳期或长期口服避孕药,子宫软、组织脆弱。

(4)子宫炎症、恶性肿瘤等病理情况。

(5)近期曾行宫腔操作手术,组织修复不佳。临床表现与穿孔部位、大小、有无出血、感染及其他脏器损伤有关。主要症状有腹痛,伴不同程度阴道流血及盆腹腔脏器损伤表现。腹痛在宫腔操作过程中立即出现,探针引起的子宫穿孔腹痛较轻或无腹痛,刮匙或吸管引起的穿孔腹痛较重,若吸引或钳刮腹腔内脏器组织,腹痛剧烈,伴恶心、呕吐等症状。穿孔小且未伤及血管,多无明显出血,若累及较大血管,可出现大量阴道流血或内出血,若形成阔韧带血肿,患者出现腰痛,重者可出现失血性休克征象。子宫穿孔伴肠管或膀胱损伤时,可出现气腹或血尿,继而发展为弥散性腹膜炎。子宫穿孔后,患者常并发严重感染,出现寒战、高热、剧烈腹痛,甚至发生感染性休克。体格检查发现体温升高,休克患者出现血压下降、脉搏细数、呼吸增快、意识不清等,腹部有压痛、反跳痛及腹肌紧张,若有腹腔内出血,移动性浊音阳性。妇科检查阴道后穹隆饱满,有触痛,宫颈举痛,宫体拒按,若宫体一侧触及软性压痛性包块,应考虑有阔韧带内血肿形成。若伴有直肠损伤,肛诊检查指套染血。

二、治疗原则

根据子宫损伤部位、范围、程度,采取保守治疗或手术治疗。

三、护理措施

1.诊疗配合

对于保守治疗的患者,护理人员应密切观察病情,遵医嘱输液、输血及应用药物,向患者及其家属详细讲解治疗过程中可能出现的症状与体征,一旦发现病情变化,应及时通知医师。对于手术治疗的患者,应做好围手术期护理。

2.密切观察病情

分娩性宫颈损伤引起的产后出血及器械性子宫损伤均可导致腹腔内出血,危及患者生命。因此,护理人员应注意观察患者意识状态、腹痛的程度及范围变化、阴道流血量等,根据病情及时测量血压、脉搏、呼吸等生命体征。

3.预防感染

及时更换床单、会阴护垫,每日 2 次擦洗外阴,保持外阴清洁。遵医嘱应用抗生素。

4.加强预防

(1)减少分娩性损伤:正确做好产前评估,分娩过程中帮助产妇抓紧时间休息;认真观察产程,遵医嘱应用缩宫素并控制滴速;配合医师行阴道助产术,术后认真检查外阴、阴道及宫颈有无活动性出血,注意观察子宫收缩情况及阴道流血量。

(2)预防器械性子宫损伤:做好计划生育宣传普及工作,加强避孕指导及性行为教育。宫腔手术操作时严格遵守无菌操作规程,帮助患者摆放舒适体位,配合医师正确判断子宫大小及方向,扩张宫颈时应由小号到大号逐渐进行,不可隔号操作,用力应均匀,提醒医师吸刮宫时动作轻柔。

(3)积极治疗生殖道炎症:子宫内膜炎症多由下生殖道炎症逆行感染所致,因此,外阴及阴道炎症、宫颈炎症患者应遵医嘱按疗程、按时、足量用药治疗。定期开展妇科检查。

(解赛娜)

第十九节 子宫肌瘤

子宫肌瘤(uterine myoma)是女性生殖系统最常见的良性肿瘤,主要由子宫平滑肌细胞增生而成,其中有少量纤维结缔组织,所以也称为子宫平滑肌肌瘤。常见于 30～50 岁妇女,20 岁以下少见,40～50 岁发生率最高。很多患者因子宫肌瘤体积较小或无症状而不易发现,临床报道的子宫肌瘤发病率远低于子宫肌瘤真实发病率。随着 B 超等影像技术的发展及广泛应用,近年来有很多无症状的子宫肌瘤患者被发现。

一、病因

子宫肌瘤形成及生长的确切病因尚未明了。因子宫肌瘤好发于生育年龄,青春期前少见,妊娠期生长迅速,绝经后萎缩或消退,提示其发生可能与女性性激素相关。有研究发现,子宫肌瘤组织中雌二醇和雌激素受体浓度明显高于其周边肌组织,故认为子宫肌瘤组织局部对雌激素的高敏感性是子宫肌瘤发生的重要因素之一。此外,孕激素有促进子宫肌瘤有丝分裂活动、刺激子宫肌瘤生长的作用。

二、临床表现

1.症状

症状与子宫肌瘤大小、数目关系不大,与子宫肌瘤生长的部位、有无变性相关。患者常无明显症状,多数仅在体检时偶然发现。

(1)月经量增多及经期延长:多见于大的肌壁间肌瘤及黏膜下肌瘤。子宫肌瘤使宫腔增大,子宫内膜面积增加并影响子宫收缩,此外,子宫肌瘤可能使肿瘤附近的静脉受挤压,导致子宫内膜静脉丛充血与扩张,从而引起月经量增多、月经期延长。黏膜下肌瘤伴有坏死、感染时,可有不规则阴道流血或血样脓性排液。

(2)腹部包块:多见于肌壁间肌瘤,当子宫肌瘤较小时在腹部摸不到包块,当子宫肌瘤逐渐增大使子宫超过3个月妊娠大时可从腹部触及,尤其是在清晨膀胱充盈将子宫推向上方时更明显。包块常位于下腹部正中,少数偏于一侧,质地硬,形状不规则。

(3)白带增多:肌壁间肌瘤使宫腔面积增大,内膜腺体分泌增多,伴有盆腔充血,致使白带增多;黏膜下肌瘤一旦感染,可有大量脓样白带。若有溃烂、坏死、出血时,可有血性或脓血性、有恶臭的阴道溢液。

(4)其他:①贫血:黏膜下子宫肌瘤患者长期月经过多,可引发继发性贫血。②不孕或流产。③压迫症状:子宫前壁下段肌瘤可压迫膀胱引起尿频、尿急;宫颈肌瘤可引起排尿困难、尿潴留;子宫后壁肌瘤(峡部或后壁)可引起下腹坠胀不适、便秘等症状。阔韧带肌瘤或宫颈巨型肌瘤向侧方发展,嵌入盆腔内压迫输尿管使上泌尿道受阻,形成输尿管扩张甚至发生肾盂积水。④疼痛:常见下腹坠胀、腰酸背痛,月经期加重。肌瘤红色样变时有急性下腹痛,伴呕吐、发热及局部压痛;浆膜下肌瘤蒂扭转可有急性腹痛;黏膜下肌瘤由宫腔向外排出时也可引起腹痛。

2.体征

体积大的子宫肌瘤可在下腹部扪及实质性不规则肿块。妇科检查:子宫均匀或不规则增大、质硬,或明显触及表面不规则的单个或多个结节状突起。浆膜下肌瘤可扪及单个实质性球状肿块与子宫有蒂相连。黏膜下肌瘤位于宫腔内者子宫均匀增大;脱出于宫颈外口者,内镜检查即可看到宫颈口处有肿物,粉红色,表面光滑,宫颈四周边缘清楚。若伴感染时可有坏死、出血及脓性分泌物。

三、治疗原则

根据患者年龄,有无生育要求,症状,子宫肌瘤的部位、大小、数目,选择合适的治疗方案。可采取保守治疗和手术治疗。

1.保守治疗

(1)随访:每3~6个月随访1次。适用于子宫肌瘤体积小、无症状、近绝经期妇女。

(2)药物治疗:常用促性腺激素释放激素激动剂或米非司酮。适用于症状轻、近绝经年龄或全身情况不宜手术者。

2.手术治疗

(1)子宫肌瘤切除术:希望保留生育功能的患者,可经腹或腹腔镜下切除子宫肌瘤,黏膜下肌瘤可经阴道或宫腔镜下切除。

(2)子宫切除术:不要求保留生育功能或有恶变可能的患者,可行子宫切除术。

四、护理评估

（一）病史

询问患者一般情况，评估月经史、婚育史；询问有无长期使用雌激素类药物；了解患者疾病诊疗过程及用药情况；有无药物过敏史。

（二）身体评估

1.症状

评估有无月经异常、腹部肿块、白带增多或贫血、腹痛等临床表现，了解出现症状的时间及具体表现。

2.体征

了解妇科检查结果，子宫是否均匀或不规则增大、变硬，阴道有无子宫肌瘤脱出等情况。

3.辅助检查

B超检查是子宫肌瘤常用的辅助诊断方法，也可采用宫腔镜检查、腹腔镜检查等方法协助诊断。

（三）心理-社会评估

评估各种临床症状对患者造成的心理影响；了解患者及其家属对疾病诊断和治疗的反应，并对患者的社会支持系统情况进行评估。

五、护理问题

1.有感染的危险

有感染的危险与长期反复出血造成贫血、机体抵抗力下降有关。

2.焦虑

焦虑与反复阴道流血、担心影响生育有关。

3.知识缺乏

缺乏子宫肌瘤治疗、护理的相关知识。

4.活动无耐力

活动无耐力与子宫肌瘤导致的月经量异常增多、贫血有关。

六、护理措施

1.一般护理

提供安静、舒适的休养环境，保证患者充足睡眠；为患者提供高热量、高蛋白、高维生素、含铁丰富的食物；协助患者术后早期下床活动，保持会阴清洁干燥，每天擦洗 2 次。

2.心理护理

子宫肌瘤作为常见的妇科良性肿瘤，预后较好，患者确诊后很少有强烈的恐惧心理。但对疾病本身和治疗过程中可能引起的各种问题的担心，使患者长时间处于一种焦虑状态。护士可以通过对疾病的治疗及护理过程、治疗可能出现的躯体解剖和功能改变进行相应的解释或说明，为患者提供表达内心感受的机会，并促进家庭支持系统的合作，减轻焦虑和紧张等不良情绪。

3.病情观察

阴道出血较多、需要住院治疗的患者，要注意观察贫血的程度；保留会阴垫，准确评估阴道出血量。进行外阴擦洗,每日 2 次,注意严格执行无菌操作;观察生命体征变化,及时发现感染、休克等异常情况。

4.医护配合

(1)协助完成各项辅助检查(如 B 超、血常规、交叉配血等),指导患者如何进行相应的配合。

(2)手术治疗的患者,做好围手术期的各项护理。

(3)药物治疗时,注意观察用药后的不良反应。服用铁剂的患者,做好用药指导。

(4)突然发生急性腹痛、体温升高的子宫肌瘤患者,应配合做好术前准备。

5.健康教育

(1)宣传月经保健知识,提高患者自我保护意识,及早就诊。

(2)对于随访者,告知随访的目的、时间和联系方式,确保患者能够按时随访,以便根据病情变化进行治疗方案的调整。

(3)对于药物治疗的患者,要讲明用药目的、药物名称、使用剂量、方法、可能出现的不良反应及应对措施。

(4)子宫全切术后患者,若术后 7~14 d 出现阴道流血,多为阴道残端肠线吸收所致,出血量不多时可先观察。

如果出血量较多,需要到医院进行检查和处理。术后 1 个月应到医院随访,检查术后伤口的愈合情况。

(5)患者出院后,应加强营养,适当运动,经期注意休息,避免疲劳。

(解赛娜)

第二十节　外阴癌

外阴恶性肿瘤(也称外阴癌)多见于 60 岁以上的妇女,其发病率占女性生殖道恶性肿瘤的 3%～5%。外阴恶性肿瘤有各种类型,以鳞状上皮癌最为多见,占外阴恶性肿瘤的 80%～90%,其他还有恶性黑色素瘤,基底细胞癌及前庭大腺癌等。

一、病因

外阴癌的病因目前尚不清楚,可能与以下因素有关。

1.人乳头瘤病毒(HPV)

HPV 与外阴癌及其癌前病变具有密切关系,其中以 HPV118、HPV31 等感染较多见。

2.单纯疱疹病毒Ⅱ型和巨细胞病毒等

单纯疱疹病毒Ⅱ型和巨细胞病毒等与外阴癌的发生有关。

3.慢性外阴营养不良

慢性外阴营养不良是外阴癌的高危因素,其发展为外阴癌的危险性为 5%～10%。

4.性病

性病包括淋巴结肉芽肿、湿疣及梅毒等与外阴癌的发病有关。

二、临床表现

1.症状

外阴瘙痒是最常见症状且持续时间较长,或同时患有外阴硬化性萎缩性苔藓或外阴增生性营养障碍。外阴癌还常伴有不同形态的肿物,如结节状、菜花状、溃疡状,如伴有感染则分泌物增多有臭味,并有疼痛或出血。

2.体征

癌灶可生长在外阴任何部位,大阴唇最多见,其次是小阴唇、阴蒂、会阴、尿道口、肛周等。早期局部表现为丘疹、结节或小溃疡;晚期可见不规则肿块。若病灶已转移,可在双侧或一侧腹股沟处扪及到增大、质硬、固定的淋巴结。

三、临床分期

外阴癌的临床分期,目前采用的是国际妇产科联盟(FIGO,2000 年)的临床分期法。

四、转移途径

外阴癌的转移途径多见直接浸润和淋巴转移,晚期可经血行转移。

1.直接浸润

肿瘤可以沿阴道黏膜蔓延累及阴道、尿道、肛门,进一步发展可以累及尿道的上段及膀胱,甚至直肠黏膜。

2.淋巴转移

外阴淋巴管丰富,早期多沿同侧淋巴管转移,然后到达腹股沟浅淋巴结,再通过腹股沟深淋巴结扩散到盆腔淋巴结,最后通过腹主动脉旁淋巴结扩散出去。

3.血行转移

晚期经血行播散,多见肺、骨等。

五、辅助检查

1.细胞学检查

病灶部位做细胞学涂片或印片。

2.病理组织学检查

外阴肿物进行活体组织的检查。

3.其他

B 超检查、CT、MRI、膀胱镜、直肠镜检有助诊断。

六、治疗方法

外阴癌以手术治疗为主。对于早期的外阴癌患者应进行个体化治疗,即在不影响预后的前提下,尽量缩小手术范围,减少手术创伤和并发症,尽量保留外阴的生理结构,提高患者的生活质量。对于晚期患者应采用综合治疗的方法,手术治疗的同时辅以放疗、化疗,利用各种治疗的优势,最大限度地减少患者的痛苦,提高治疗效果,提高生活质量。

1.手术治疗

(1)0 期:采用单纯浅表外阴切除术。

(2)ⅠA 期:外阴局部或单侧广泛切除术。

(3) Ⅰ B 期：外阴广泛切除术及病灶同侧或双侧腹股沟淋巴结清扫术。

(4) Ⅱ 期：外阴广泛切除术及双侧腹股沟淋巴结清扫和（或）盆腔淋巴结清扫术。

(5) Ⅲ 期：同 Ⅱ 期或并做部分下尿道、阴道与肛门皮肤切除。

(6) Ⅳ 期：除外阴广泛切除、双侧腹股沟及盆腔。

淋巴结清扫术外，分别根据膀胱、上尿道或直肠受累情况做相应切除。

2.放射治疗

外阴鳞癌对放射治疗较敏感，但外阴组织对放射线耐受性极差，易发生放射反应。外阴癌放射治疗常用于：①配合手术治疗进行术前局部照射，缩小癌灶；②外阴广泛切除术后进行盆腔淋巴结照射；③用于术后局部残存病灶或复发癌治疗。

3.化学治疗

化学治疗多用于晚期治疗或复发治疗，配合手术或放射治疗，可缩小手术范围或提高放射治疗效果。常用的药物有博来霉素、阿霉素、顺铂类、氟尿嘧啶等。

七、护理评估

1.年龄

外阴癌主要是老年人的疾病，多发生于绝经后，发病年龄高峰为 60～80 岁。近年来，由于患者和医务人员均对外阴病毒感染等性传播疾病警惕性提高，加之外阴病变易于采取活检，外阴癌逐渐获得早期发现及早期诊断，因而现在亦有一些年轻患者，近年国内外病例报道均有 17％～18％患者年龄在 40 岁以下。

2.病史

外阴癌患者多数为老年人，多发生于绝经后。了解患者是否有长期外阴瘙痒、外阴营养不良或溃疡、白色病变等。了解患者分泌物的量、性状及有无臭味，了解患者溃疡出血感染的情况，对大小便是否有影响。由于患者年龄较大，可能会合并慢性高血压、冠心病、糖尿病等内科疾病。

3.心理-社会问题

外阴癌患者一般都有外阴慢性疾病史，病程较长，早期患者由于忽视而延误治疗，外阴瘙痒久治不愈，给生活和工作都带来不便；中、晚期患者对恶性肿瘤感到恐惧和绝望，对手术充满期待，又担心手术后外阴形态的改变，影响正常的生理功能，特别是年轻患者担心影响正常的性功能，她们往往自我谴责，自我贬低，丧失自信心，担心社会的歧视，减少日常的生活社交活动。

八、护理问题

1.恐惧

恐惧与外阴癌对生命的威胁以及不了解治疗方法和预后有关。

2.有感染的危险

有感染的危险与手术伤口靠近肛门易污染有关。

3.自我形象紊乱

自我形象紊乱与外阴手术伤口外阴形态改变，放化疗后脱发有关。

4.性功能障碍

性功能障碍与外阴手术后阴道狭窄造成性交困难疼痛有关。

5.知识缺乏

知识缺乏与患者缺乏疾病及其预防保健知识有关。

九、护理措施

(一)心理护理

外阴癌患者手术前,护士要做好健康宣教,让患者了解手术的相关知识,讲解手术后应注意的问题,鼓励其表达出焦虑恐惧的心理,表达出对目前生殖器官丧失的感受,帮助其正确认识现在的身体状况,以良好的身体和心理状态迎接手术。手术后帮助患者与配偶交流情感,寻找适宜的性表达方式,获得性满足,提高生活质量,帮助患者参与有关的社会团体活动,完成角色转变,树立正确的人生观和价值观,回归家庭和社会。

(二)术前护理

(1)手术前进行全面的身体检查和评估,积极治疗各种内科疾病,完善各项化验检查。特别是糖尿病患者,维持血糖正常水平,防止影响术后伤口愈合。

(2)皮肤准备。多数外阴癌患者局部病灶都有溃疡,脓性分泌物亦较多,常伴有不同程度的继发感染,术前 3～5 d 给予 1:5 000 高锰酸钾溶液坐浴,每日 2 次,保持外阴清洁;术前1 d,外阴及双侧腹股沟备皮,备皮动作轻柔,防止损伤局部病变组织。

(3)肠道准备。术前 3 d 开始,每日口服 50%硫酸镁 40 mL;术前第 3 d 少渣半流食,术前第 2 d 流食,术前 1 d 禁食补液。

(4)阴道准备。术前 1 d 阴道冲洗 2 次。

(5)尿道准备。不需安放导尿管,去手术室前排尿,将导尿管带至手术室。

(三)术后护理

(1)按硬膜外麻醉或全身麻醉护理常规,保持患者平卧位。严密观察生命体征,严格记录出入量及护理记录。

(2)伤口护理。手术后外阴及腹股沟伤口加压包扎 24 h,压沙袋 4～8 h,注意观察伤口敷料有无渗血。外阴及腹股沟伤口拆除敷料后,要保持局部清洁,每日用 1:40 络合碘溶液擦洗2 次,患者大便后及时擦洗外阴部。

(3)尿管护理。保持尿管通畅、无污染,保留尿管期间鼓励患者多饮水,观察尿的颜色、性质及量。一般 5～7 d 后拔除尿管,拔尿管前 2 d 训练膀胱功能,拔除后注意观察排尿情况。

(4)保持局部干燥,手术后第 2 d 即用支架支起盖被,以利通风;外阴擦洗后用冷风吹伤口,每次 20 min,同时观察伤口愈合情况。

(5)手术伤口愈合不良时,用 1:5 000 高锰酸钾溶液坐浴,每日 2 次。

(6)饮食。外阴癌术后 1 d 进流食,术后 2 d 进半流食,以后根据病情改为普食。

(四)健康指导

(1)对妇女加强卫生宣传,使其了解外阴癌是可以预防及早期发现的。

(2)保持外阴清洁干燥,养成良好的卫生习惯。不滥用药物,内裤和卫生用品要干净舒适。

(3)注意外阴部的各种不适,如瘙痒、疼痛、破溃、出血等,有症状及时就诊。

(4)注意外阴部的颜色改变、发白、局部黑斑、痣点、紫蓝结节等。

(5)注意外阴部的硬结、肿物,在沐浴时,或用小镜子,或请丈夫帮助查看,任何的异常要及时就诊,不要随意抠抓。

（6）外阴癌手术后遵医嘱坚持放、化疗，按时随诊，观察治疗效果及有无复发征象。

（7）加强锻炼，劳逸结合。

（8）鼓励患者高热量，高蛋白，高维生素饮食，加强营养，促进机体康复。

（五）出院指导

1. 预后

外阴癌的预后与癌灶大小、部位、临床分期、组织学分化、有无淋巴结转移及治疗措施有关，其中以淋巴结转移的因素最为明显。

2. 随访

治疗后应定期随访，术后第 1 年内每 1～2 个月 1 次，第 2 年每 3 个月 1 次，3～5 年可每半年随访 1 次。

（解赛娜）

第二十一节　子宫颈癌

子宫颈癌又称宫颈癌，在女性生殖器官癌瘤中占首位，是女性各种恶性肿瘤中最多见的恶性肿瘤。我国发病年龄以 40～50 岁为最多，60～70 岁又有一高峰出现。

一、病因

宫颈癌病因目前尚不完全清楚。相关流行病学和病因学的研究认为其发病原因主要与以下几个方面有关。

1. 初次性交年龄过早

初次性交年龄 16 岁者其相对危险性为 20 岁以上的 2 倍。这与青春期宫颈发育尚未成熟，对致癌物较敏感有关。

2. 分娩次数

随着分娩次数的增加，患宫颈癌的危险亦增加。这可能与分娩对宫颈的创伤及妊娠对内分泌及营养的改变有关。

3. 病毒感染

人乳头瘤病毒（HPV）感染是宫颈癌主要危险因素，以 HPV16 及 18 型最常见。此外单纯疱疹病毒Ⅱ型及人巨细胞病毒等也可能与宫颈癌发生有一定关系。

4. 其他因素

吸烟可抑制机体免疫功能，增加感染效应。与高危男子接触的妇女易患宫颈癌，高危男子包括患有阴茎癌、前列腺癌或其前妻曾患宫颈癌的男子。另外，应用屏障避孕法（子宫帽，避孕套）者宫颈癌的危险性很低，这可能是由于减少了接触感染的机会。

二、临床表现

（一）症状

早期宫颈癌常无症状，也无明显体征，与慢性宫颈炎无明显区别。患者一旦出现症状，主要表现如下。

1.阴道出血

早期患者常表现为接触性出血,出血发生在性生活或妇科检查后,后期则为不规则阴道出血。晚期病灶侵蚀大血管可引起大出血。

2.阴道排液

患者常主诉阴道排液增多,白色或血性,稀薄如水样或米泔状,有腥臭。晚期因癌组织破溃、坏死,继发感染时则有大量脓性或米汤样恶臭白带。

3.晚期癌的症状

根据病灶侵犯的范围而出现的继发性症状。病灶侵及盆腔结缔组织、骨盆壁、压迫输尿管或直肠、坐骨神经等时,患者主诉尿频、尿急、肛门坠胀、大便秘结、里急后重、下肢肿痛等;严重时导致输尿管梗阻、肾盂积水,最后引起尿毒症。晚期患者表现消瘦、发热、全身衰竭、恶病质等。

(二)体征

早期宫颈局部无明显病灶,宫颈光滑或轻度糜烂如一般宫颈炎的表现,随着宫颈浸润癌的生长发展,根据不同的类型,局部体征亦不同。

外生型见宫颈上有赘生物向外生长,呈息肉状或乳头状突起,继而向阴道突起形成菜花样赘生物,表面呈不规则,合并感染时表面盖有灰白色渗出物,触之易出血。

内生型则见宫颈肥大、质硬,宫颈管膨大如桶状,宫颈表面光滑或有浅表溃疡。晚期由于癌组织坏死脱落,形成凹陷性溃疡,整个宫颈有时被空洞替代,并盖有灰褐色坏死组织,有恶臭。妇科检查扪及两侧增厚,结节状,质地与癌组织相似,有时浸润达盆壁,形成冰冻骨盆。

三、临床分期

宫颈癌临床分期采用的是国际妇产科联盟(FIGO)的分期标准。分期应在治疗前进行,治疗后分期不再更改。

四、转移途径

主要为直接蔓延及淋巴转移,血行转移较少见。

1.直接蔓延

直接蔓延最常见。癌组织局部浸润,向邻近器官及组织扩散。

2.淋巴转移

癌灶局部浸润后累及淋巴管形成瘤栓,并随淋巴液引流进入局部淋巴结经淋巴引流扩散。

3.血行转移

血行转移极少见。晚期可转移至肺、肝或骨骼等。

五、辅助检查

根据病史和临床表现,尤其有接触性出血者,应考虑宫颈癌,需做详细的全身检查及妇科三合诊检查,并采用以下各项辅助检查。

1.宫颈刮片细胞学检查

宫颈刮片细胞学检查是宫颈癌筛查的主要方法。必须在宫颈移行带处刮片检查,采用巴氏染色分级法。巴氏Ⅲ级及以上,TBS分类中有上皮细胞异常病变时,均应重复刮片检查并行阴道镜下宫颈活组织检查。

2.碘试验

正常宫颈阴道部鳞状上皮含丰富的糖原,碘溶液涂染后应呈棕色或深褐色,不着色的区域说明该处上皮缺乏糖原,可为炎症或其他病变。因此,在不着色的区域取材行活检,可提高诊断率。

3.阴道镜检查

凡是宫颈刮片细胞学检查Ⅲ级或Ⅲ级以上者,应在阴道镜下检查,观察宫颈表面有无异型上皮或早期病变,并选择病变部位进行活检。

4.宫颈及宫颈管活组织检查

宫颈及宫颈管活组织检查是确诊宫颈癌及癌前病变最可靠的方法。宫颈无明显癌变可疑区域时,可在鳞-柱交接部的3点、6点、9点、12点处取材或行碘试验、阴道镜观察可疑病变区取材。宫颈刮片阳性、宫颈活检阴性时,应用小刮匙搔刮宫颈管,刮出物送病理检查。

5.宫颈锥切术

宫颈刮片检查多次阳性,而宫颈活检阴性,或活检为原位癌需确诊的患者,需要做宫颈锥切术送病理组织学检查以确定诊断。

6.其他检查

当宫颈癌确诊后,根据具体情况,进行胸部X线片、淋巴造影、膀胱镜、直肠镜检查等以确定临床分期。

六、治疗原则

宫颈癌应根据临床分期、年龄、全身情况制订治疗方案。主要的治疗方法包括手术治疗、放疗及化疗。

1.手术治疗

手术治疗主要用于$Ⅰ_{A1}$～$Ⅱ_A$的患者。年轻患者可保留卵巢和阴道功能。①$Ⅰ_{A1}$期:行子宫全切术,对于要求保留生育功能的患者可行宫颈锥切术。②$Ⅰ_{A2}$～$Ⅱ_A$期:可行广泛子宫切除术及盆腔淋巴结清扫术,年轻患者可保留卵巢。

2.放射治疗

放射治疗适用$Ⅱ_B$期晚期、Ⅲ期和Ⅳ期的患者,或无法进行手术治疗的患者。可进行腔内照射和体外照射。早期患者以局部腔内照射为主,体外照射为辅;晚期则体外照射为主,腔内为辅。

3.化学治疗

化学治疗主要用于晚期或复发转移的患者,也可作为手术和放疗的辅助治疗方法。常用的化疗药物主要有顺铂、卡铂、博来霉素、丝裂霉素、异环磷酰胺等。

4.手术及放疗联合治疗

对于局部病灶较大,可先做放疗待癌灶缩小后再进行手术。手术治疗后有盆腔淋巴结转移,宫旁转移或阴道有残留病灶者,可术后进行放疗,防止复发。

七、护理评估

1.病史

宫颈癌的早期症状不明显,一旦出现症状已属中晚期。护士要了解患者的主要症状,如阴道不规则出血情况,异常阴道分泌物的性质及感染症状,是否有压迫症状,是否引起大小便的改变,了解患者的饮食情况,以及观察有无贫血和恶病质情况。了解患者的月经史,婚育史,性生活史,避孕方式等。

2.心理-社会问题

由于年轻宫颈癌患者有上升趋势,更多的患者害怕手术带来的疼痛,器官的丧失和生殖能力的丧失;担心放化疗带来的自我形象的改变和严重的不良反应,不能坚持治疗;担心失去家庭和孩子;担心疾病的预后。

她们大多能积极应对手术治疗,但放化疗所带来的痛苦是她们难以想象和难以坚持面对的。

八、护理问题

1.焦虑

焦虑与担心疾病的恶性诊断,担心预后,害怕丧失生殖器官和生殖能力有关。

2.知识缺乏

知识缺乏与缺乏疾病相关的治疗和护理知识有关。

3.排尿异常

排尿异常与宫颈癌根治术后膀胱功能损伤有关。

4.有受伤的危险

有受伤的危险与宫颈癌放化疗的不良反应有关。

5.疲乏

疲乏与宫颈癌阴道出血,贫血,晚期出现恶病质有关。

6.自我形象紊乱

自我形象紊乱与宫颈癌治疗生殖器官的丧失,脱发等不良反应有关。

7.疼痛

疼痛与手术组织损伤有关。

九、护理措施

(一)术前护理

1.手术前评估

手术前评估患者的身心状况以及控制焦虑的应对能力,向患者讲解有关疾病的治疗和预防知识,讲解手术前后的注意事项,减轻患者的不安情绪。

2.阴道准备

术前 1 d 用 1∶40 的络合碘行阴道冲洗 2 次,冲洗时动作轻柔,防止病变组织的破溃出血。对于菜花型宫颈癌,应做好阴道大出血的抢救准备工作,备齐止血药物和填塞包,备好抢救车。需要行全子宫切除的患者,2 次冲洗后宫颈处涂甲紫,起到消毒和标记的作用。

3.肠道准备

视手术范围大小,若行宫颈癌根治术则需 3 d 的肠道准备,内容同外阴癌的肠道准备;若行简单的子宫全切术,术前 1 d 上午口服 50% 磷酸镁 40 mL 或晚上行 110 mL 甘油剂灌肠 1 次,起到清洁肠道的作用。

4.皮肤准备

术前 1 d 备皮,剃除手术部位汗毛和阴毛,范围自剑突下至会阴部,两侧至腋前线,彻底清洁脐部。

(二)术后护理

(1)根据手术情况按硬膜外麻醉或全身麻醉术后护理常规,观察患者的意识,神志,保持呼吸道的通畅,防止患者躁动发生及意外。

(2)严密监测患者的生命体征,观察阴道出血情况,保持腹部和阴道引流管的通畅,观察引流液的性状和量,及时发现腹腔内出血情况。

(3)术后导尿管要保留 7～10 d,加强尿管的护理,拔除前 2 d 开始训练膀胱功能,夹闭尿管定时开放,拔除尿管当天,观察患者排尿情况,并于下午测量残余尿,若残余尿量超过 100 mL,则需继续保留尿管,继续定时夹闭尿管,训练膀胱功能。

(4)术后 7～10 d 即开始化疗或放疗,由于化疗或放疗会影响腹部伤口愈合,因此伤口拆线要延迟,注意观察伤口愈合情况,先部分拆线,保留张力线,待完全愈合再全部拆除。

(5)化疗一般采用以顺铂为主的化疗方案,如顺铂加氟尿嘧啶的 PF 方案,或采用放疗加单纯顺铂增敏的方案。患者按化疗护理常规护理。

(三)放疗护理

放疗是女性生殖器官恶性肿瘤的主要治疗方法之一。放射线可直接作用于细胞的蛋白质分子,使之电离,产生凝结现象,改变其原有的形态和生理功能,造成细胞死亡,放射线也可使组织产生不正常的氧化过程,破坏细胞的主要生理功能。放射线在抑制和破坏肿瘤细胞的同时,也对正常组织产生不良影响。人体各器官对放射线的敏感度不一样,卵巢属于高度敏感,阴道和子宫属于中度敏感。常用的放射源有放射性^{60}钴,放射性^{192}铱、^{226}镭、放射性核素、X 线等。常用的照射方式有体外照射、腔内照射。

1.放疗前护理

(1)心理支持。多数患者对放疗缺乏正确的认识,治疗前应简明扼要地向患者和亲属介绍有关放疗的知识、治疗中可能出现的不良反应及需要配合的事项。

(2)放疗前,要做肝、肾功能及血常规检查,排空小便,减少膀胱反应,会阴部备皮,1∶5 000高锰酸钾溶液冲洗阴道 1 次,预防阴道、盆腔感染及粘连,增强放疗效果。准备好窥阴器、宫颈钳、阴道盒、宫腔管、纱布等。患者取膀胱截石位,护士协助医师放置阴道盒与宫腔管,将患者推入治疗间,连接好阴道盒与宫腔管和后装治疗机。

2.治疗中护理

通过电视机和对讲机与患者联系,观察患者情况,如出现心慌、憋气、腹痛等症状及时发现,立即停机进入机房内及时处理。

3.放疗后护理

(1)治疗结束后取出填塞纱布并核对数目,防止纱布留置在阴道内,观察阴道有无渗血和出血,如有出血应用无菌纱布填塞止血。如无出血可做阴道冲洗每日 1 次,防止阴道狭窄、粘连。

(2)观察膀胱功能,注意患者排尿情况,如有排尿困难超过 4 个小时需导尿。应鼓励患者每日多饮水,最好>3 000 mL,注意补充维生素 C,维生素 K,可使用消炎利尿药物预防感染。

(3)注意血常规变化,放疗可引起骨髓抑制,使血常规降低,常以白细胞及血小板减少为常见。因此要注意预防感染和出血情况,嘱患者注意个人卫生及有无皮下出血倾向。如白细胞减少至 $4×10^9/L$ 以下、血小板降至 $10×10^9/L$ 以下,应暂停放疗,遵医嘱给予升血常规药物治疗,必要时少量输血,采取保护性隔离。

(4)盆腹腔放疗会造成胃、肠功能紊乱,肠黏膜水肿及渗出,常表现为食欲缺乏、恶心、呕吐、腹痛、腹胀、腹泻等,严重者亦会造成肠穿孔或大出血。反应轻者对症给予流食或半流食,口服维生素 B_6、10%复方樟脑合剂等,严禁粗纤维食物,防止对直肠的刺激与损伤;严重者暂停放疗,及时输液,纠正水、电解质紊乱,注意观察大便的性状,及时送检。

(5)外照射时主要是皮肤护理。被照射皮肤经放射线对组织细胞的侵袭可出现皮肤反应,多在照射后 8～10 d 出现。放射性皮肤反应一般分为干性和湿性两种。干性反应表现为皮肤瘙痒、色素沉着及脱皮,但无渗出物,不会造成感染,但能产生永久性浅褐色斑。此时应给予保护性措施,用无刺激性软膏如维生素 AD 软膏或羊毛脂涂搽。湿性皮肤反应表现为照射区皮肤有湿疹、水疱,严重时可造成糜烂、破溃,因此要注意放疗区域皮肤的清洁、干燥、避免衣物摩擦。如有水疱出现可涂 2%甲紫,如已经破溃,可停止放疗局部敷以抗生素药物,促使痊愈。

护士要随时观察患者皮肤的颜色、结构和完整性,嘱患者勿搔抓皮肤,注意皮肤的清洁、干燥,内衣及用物应柔软,吸湿性好,避免日晒、摩擦、热敷、粘贴胶布及使用含刺激性的肥皂和化妆品。

(四)心理-社会支持

护士要了解患者在治疗前后的心理变化。选择适合的时间,用恰当的语言向患者讲解病情,同时讲解治愈的希望,让患者尽早摆脱焦虑和恐惧,以良好的心态积极配合治疗。护士还应耐心做好手术前后的健康宣教工作。同时护士还要鼓励患者正确积极面对放化疗的不良反应,树立战胜疾病的信心,坚持治疗。

(五)健康指导

(1)宫颈癌治疗后,应注意休息合理锻炼,保持愉快的心情。

(2)随诊。宫颈癌治疗后复发有 50% 在第 1 年内,因此,治疗后 2 年内每 3 个月随访 1 次,3～5 年内每 6 个月随访 1 次,第 6 年开始每年随访 1 次。随访内容包括:盆腔检查、阴道涂片细胞学检查、胸部 X 线片及血常规等。

(解赛娜)

第二十二节　卵巢肿瘤

卵巢肿胀、增大和新生物的总称,是妇科常见病,从幼儿到老年都可发生。多数为良性肿瘤,常见的有浆液性囊腺瘤、黏液性囊腺瘤、成熟畸胎瘤等;恶性肿瘤常见的有浆液性囊腺癌,黏液性囊腺癌和未成熟畸胎瘤等。

20%～25%卵巢恶性肿瘤有家族史,发病可能与情绪,内分泌因素。高胆固醇。高血脂有一定的关系,卵巢位于盆腔内早期无症状,缺乏早期诊断和鉴别方法,当发现恶性肿瘤时已是中晚期了,所以卵巢癌已是威胁当今妇女生命的最大疾病。

一、分类

(一)生理性和病理性分类

卵巢肿瘤种类最多,分生理性和病理性两类。生理性包括卵泡囊肿和黄体囊肿。病理性又分新生物和非新生物肿瘤。非新生物有子宫内膜异位症、多囊卵巢等,新生物又分良性与恶性,有些还介于良、恶性之间。习惯上卵巢肿瘤即指新生物。

(二)组织学分类

按组织发生学分类,卵巢肿瘤分为以下 5 类。

1.上皮癌

上皮癌发生于胚胎时的体腔上皮,如浆液瘤、黏液瘤等。

2.发生于生殖细胞的肿瘤

如成熟性及未成熟性畸胎瘤,未成熟性中有些恶性度很高。

3.发生于性索间质的肿瘤

多具有分泌性激素的功能,如颗粒细胞瘤等。

4.发生于非特异性间质肿瘤

如纤维瘤、平滑肌瘤等。这类肿瘤较少见。

5.转移性瘤

转移性瘤由胃肠道、乳腺及盆腔脏器的。

二、临床表现

1.良性卵巢肿瘤的临床表现

肿瘤发展慢,早期往往无症状,常在妇检时偶然发现。随肿瘤增大会出现腹胀感,患者自己可从腹部触及肿物,若肿瘤长大而占满盆腔时可产生压迫症状,如尿频、便秘等。腹部检查可触及轮廓清楚的肿物。妇科检查时在子宫 侧或双侧触及囊性或实性的肿物,表面光滑并可活动,与子宫不相连。一般良性肿瘤无疼痛,只在发生并发症如扭转、破裂或继发感染时引起腹痛。

2.恶性卵巢肿瘤的临床表现

早期多无自觉症状,如出现症状往往已到晚期。肿瘤短期内迅速生长,腹胀,出现腹腔积液及压迫症状或发生周围组织浸润,功能性肿瘤可产生相应雌激素或雄激素过多症状。晚期患者出现衰弱、消瘦、贫血等恶病质现象。妇科检查触及肿瘤多为实性,双侧性,表面不平,固定不动,子宫直肠陷凹可触及大小不等的结节,有时腋下、锁骨上可触及肿大的淋巴结。无论良性、恶性肿瘤均可发生并发症,如瘤蒂扭转、肿瘤破裂、感染、恶性变。

三、治疗

①良性肿瘤。患侧附件切除术或全子宫及附件切除术;②恶性肿瘤。手术为主,辅以化疗及放疗,手术范围为全子宫及双侧附件切除,并酌情做大网膜切除术。

四、护理评估

1.病史

早期病史无特殊,通常在妇科普查时发现盆腔肿块而就诊,根据病情,年龄、局部体征、病程长短评估是否为良性或恶性。

2.身体评估

了解卵巢肿瘤的临床表现。

3.心理社会评估

患者常有疑虑的心理反应,害怕恶性肿瘤。

五、护理措施

1.加强预防护理

日常生活中,尽可能避免高胆固醇饮食,30 岁以上的女性每年进行 1 次妇科检查,高危妇女宜口服避孕药预防。发现卵巢实质性肿块直径大于 5 cm 者,应及时手术。

2.加强日常护理

卵巢肿瘤患者入院后,思想负担重,情绪低落,给予心理疏导及时沟通。要耐心细致地向患者介绍病情,增强患者战胜疾病的信心,能积极配合治疗。

巨大肿瘤的患者,可先准备沙袋压腹部,以防术后腹压下降引起休克。需放腹腔积液的患者准备好腹腔穿刺用物,协助医师做好腹腔穿刺。放腹腔积液过程中,注意观察患者的反应、生命体征变化及腹腔积液的性质。放腹腔积液速度不宜过快,每次放腹腔积液一般不超过 3 000 mL。期间若出现不良反应,及时报告医师,并协助处理。

3.饮食护理

疾病及化疗通常会使患者营养失调。应鼓励患者进食营养素全面,富含蛋白和维生素的食物,必要时可静脉补充高营养液及输血等,保证治疗效果。

4.协助患者接受各种检查和治疗

讲解手术的经过、施行的各种检查以取得配合,让患者理解手术是治疗卵巢肿瘤的主要治疗方法,以解除患者对手术的各种顾虑。

5.手术患者的护理术前及术后的护理

与妇科开腹术前及术后护理相同,常规做皮肤准备、肠道准备等。对放疗化疗患者做好皮肤及生活护理。

6.生活环境护理

生活环境适宜,适当运动。尤其在长期的治疗中,应注意休息,保持体力,饮食应营养丰富,注意随天气变化增减衣服,避免被细菌、病毒等感染,在化疗期间及手术后禁止过性生活。

7.做好术后护理

卵巢肿瘤术后的尿管、引流管、胃管的护理非常重要,要保持其通畅,观察其颜色、量、性质,出现异常及时报告医师,给予处理。

8.作好随访工作

未手术的患者 3～6 个月随访 1 次并详细记录,观察肿瘤的变化情况。良性肿瘤手术后 1 个月常规进行复查。恶性肿瘤术后易于复发,应长期随访和监测,随访时间为,术后 1 年内每月 1 次;术后第 2 年,每 3 个月 1 次;术后 3～5 年每 3～6 个月 1 次;3 年以上者可每年 1 次。

(刘淑英)

第二十三节　宫腔镜的围术期护理

宫腔镜技术以其直观、准确的特性成为宫内病变的首选检查方法。手术宫腔镜及其介导下的各种操作,创伤小,恢复快,不影响卵巢内分泌功能,被誉为治疗宫腔内良性病变的理想手术方式。

一、适应证

(一)宫腔镜检查适应证

(1)异常子宫出血包括月经过多、过频、经期延长、不规则子宫出血、停经后出血、经期前后子宫出血。异常子宫出血多由于宫内膜病变引起。

(2)疑子宫内黏连或宫腔内异物残留:既往有手术史,而后出现月经改变、不孕或习惯性流产等,有可能为宫腔黏连或宫腔内异物残留,如胎骨残留。宫腔镜检查可明确诊断且宫腔黏连宫腔镜检更为准确。

(3)其他传统的方法提示子宫内异常的病例:子宫输卵管造影(HSG)、诊刮、B 超提示子宫内有异常者;宫腔镜检可予以核实、确诊。

(4)原因不明的女性不孕、习惯性流产,或试管婴儿不成功病例:宫腔镜检可了解子宫内膜厚度、宫腔内有无占位性病变、畸形、子宫内膜息肉等,宫腔镜可意外发现子宫内小病灶。

(5)宫腔镜手术的疗效观察:如黏膜下子宫肌瘤电切、子宫纵隔电切术后需宫腔镜检,了解手术效果及有无宫腔黏连的并发症发生,尤其是行宫腔黏连分离术者,术后 1～3 个月,宫腔镜评价疗效尤为重要。

(6)评估药物对子宫内膜的影响:年轻妇女的子宫内膜非典型增生或未孕妇女早期子宫内膜癌行药物保守治疗后,每 3 个月需宫腔镜检评估药物疗效。

(7)诊断未婚妇女宫内膜病变:对未婚妇女出现不规则阴道流血或阴道大出血药物治疗无效、经量增多、经期延长、月经紊乱、长期白带夹血疑子宫内膜病变或宫腔内肿物等,可采用无损伤处女膜宫腔镜检,以明确诊断,并能同时治疗宫内膜息肉,并在不通电的情况下用电切镜环形电极彻底刮除宫内膜,以达到明确诊断、止血的目的,但实施该手术,宫颈预处理非常重要。

(8)宫腔镜作为窥阴器用于幼女的检查:对幼女出现不规则阴道流血、分泌物增多或脓性和血性白带伴臭味等症状,疑有阴道内异物、创伤或阴道、子宫颈肿瘤者,可用宫腔镜替代窥阴器检查明确诊断,并经此取出异物,直视下活检。

(二)宫腔镜治疗适应证

1. 子宫内膜息肉

子宫内膜息肉可引起月经过多、经期延长、不孕等症状。息肉可发生在子宫壁的任何部位,大小 0.2～2 cm,形状为卵圆形、圆锥形或不规则形,表面光滑,色泽稍鲜红。如息肉为多发,甚至弥散于整个宫腔,则以全面吸宫为合适,对单个较大的息肉,可在宫腔镜直视下以活检钳夹持蒂部取出。

2. 宫腔黏连分离术

在宫腔镜下,按黏连范围分轻度(黏连范围<1/4 宫腔)、中度(<1/2 并>1/4 宫腔)、重度

（＞1/2宫腔）。按组织学类型分为：①内膜性黏连：黏连带与周围内膜组织相似，易于分离，常无出血；②肌性黏连：表面覆盖薄层子宫内膜，分离的断端粗糙，色红，可见血性渗出；③结缔组织性黏连：表面略成灰白色，表面无内膜覆盖，分离时需使用较大力量，离断的黏连断面粗糙，色苍白，无出血。

宫腔黏连的治疗原则是：完全、准确地分离黏连，防止分离后再黏连和促进子宫内膜修复。宫腔黏连分离包括 B 超监视下宫腔镜直视下微型剪刀剪断分离（适用于膜性黏连）、宫腔镜下电切分离黏连（适用于肌性黏连和结缔组织性黏连）。分离黏连后上环 3 个月，并同时行雌孕激素人工周期治疗，以促进内膜生长。3 个月后，宫腔镜随访，对其疗效及预后作出评价。

3. 子宫内异物

偶有胎骨碎片、丝线结头、复孕术后输卵管内支架物及其他异物残留宫内。宫腔镜检可对异物性质作出诊断、定位，然后在宫腔镜直视下用活检钳夹持取出异物，拆除丝线结等。

4. 宫腔镜下输卵管插管术

（1）用于不孕症：HSG 疑为输卵管间质部阻塞往往不可靠，有时宫内压力增高时，宫腔的内膜碎片、黏液或血块被冲入输卵管口，形成闭锁假象。在宫腔镜直视下用特制的输卵管导管行输卵管插管，可使输卵管以至间质部疏通。根据推注时的阻力和液体外溢情况，估计输卵管通畅度。

（2）用于异位妊娠：如 β-hCG 小于 150 mU/mL，包块小于 3 cm 者，可行宫腔镜直视下输卵管插管注药治疗输卵管妊娠，也是目前保守治疗方法之一。由于药物直接在病灶内作用，效果好。其方法为插管后缓慢注入甲氨蝶呤 20 mg 稀释液，停药 5 min 后拔管。

5. 宫腔镜下绝育术

输卵管粘堵：在宫腔镜直视下输卵管插管注入粘堵药物 0.02～0.1 mL 于输卵管内，注药后即摄盆腔平片；若输卵管显影长度大于 2 cm，则表示注药绝育成功。

（三）宫腔镜手术适应证

1. 子宫纵隔电切矫形术

约有 1/3 的不全或完全性子宫纵隔畸形会引起早、中期妊娠的反复流产。宫腔镜下取针状电极电切子宫纵隔，可避免开腹手术，且不侵入宫壁，患者术后恢复快，损伤小。

2. 子宫内膜切除术（TCRE）

TCRE 适用于久治无效的异常子宫出血，无生育要求，子宫 8～9 周妊娠大小的患者，但要求除外子宫内膜恶性病患。子宫内膜切除术所需时间较子宫切除术短，对有并发症者此术更具优越性。热球子宫内膜切除术，损伤更小，基本上取代了子宫内膜切除术。

3. 子宫肌瘤切除术（TCRM）

TCRM 黏膜下子宫肌瘤和一些内突壁间肌瘤（肌瘤突出宫腔部分≥1/2）可在 B 超监视下宫腔镜下电切。宫腔镜下子宫肌瘤切除术可保留子宫，改善月经过多等症状和恢复潜在生育功能。

二、禁忌证

（1）体温达到或超过 37.5 ℃时，暂缓手术。

（2）严重的心、肺、肝、肾等内科疾患，难以耐受膨宫操作者。

（3）急性或亚急性生殖道炎症。

(4)生殖系统结核,未经抗结核治疗后。

(5)近期有子宫穿孔或子宫修补史。

(6)大量活动性子宫出血(少量出血例外)。

(7)宫腔过度狭小或宫颈过硬,难以扩张者(不适于电切)。

(8)欲继续子宫内妊娠。

(9)子宫颈恶性肿瘤。

三、术中并发症及其处理

1.出血

多发生在手术创面大、切割深、宫缩不良、止血不彻底时。对小动脉出血,可直接用针状电极电凝血管止血;若创面广泛浸血,可用球状或滚筒状电极在创面滚动,电凝止血;切除组织表面粗大的血管时,应先电凝血管,再切割组织;若子宫肌层收缩力差,术中可适当应用宫缩剂,促进子宫收缩;以上方法止血无效时,可在宫腔内放置气囊导管,气囊内注入液体 30~50 mL,压迫止血,术后 12 h 逐渐放出气囊内的液体,以免内膜压迫过久,出现缺血性坏死。

2.子宫穿孔

主要原因是缺乏熟练的操作技术及宫腔镜检查经验;困难的宫腔操作,缺乏 B 超监护;切割过深,特别是两宫角肌壁薄弱;电极的功率过大或在局部停留时间过长。

处理:一旦发现子宫穿孔,应立即停止手术,严密观察血压、脉搏;B 超提示腹腔内液体较多时,可后穹隆穿刺抽出腹腔内液体,同时可观察液体颜色;术后给予用抗生素、宫缩剂;若为电切电凝导致子宫穿孔,需排除有无热损伤波及邻近脏器,以剖腹探查为宜。

3.静脉气栓

主要原因是子宫壁既有开放血管,并有大量急速空气从膨宫系统中逸入,多系操作不当或失误所致。清醒状态下的最早征象为肺栓塞,临床表现为突发性呛咳、青紫、气急、呼吸困难。静脉麻醉下体征:心动过缓,呼吸急促,血氧饱和度下降,心前区听诊闻及人水泡音,严重者甚至休克、昏迷和心脏停搏、死亡。

处理:立即中止手术,左侧、头高臀低位;正压给氧;胸外心脏按压;给予地塞米松、氨茶碱等;静脉输入大量生理盐水促进血液循环;高压氧舱治疗。

4.过度水化综合征

其本质为稀释性低钠血症,主要原因是子宫肌层内静脉窦被切开,液体灌注压过高,灌流液在短时间内快速、大量被吸收,通常在手术接近完毕到术后数小时内出现。有呼吸急促、发绀、烦躁不安、恶心呕吐、头痛、视物模糊、意识障碍等症状,听诊肺部有大量湿啰音。因血容量增加,初期血压升高,中心静脉压升高及心动过缓,后期血压下降,血钠降低,当血钠下降至120 mmol/L 时,表现为烦躁和神志恍惚,低于 110 mmol/L 时可发生抽搐和知觉丧失、休克,甚至心搏骤停而死亡。

处理:静脉注射 20 mg 呋塞米;血钠过低时,应静脉滴注 3%~5% 氯化钠溶液250~500 mL,同时应密切监测肺水肿情况,根据血钠复查结果和肺水肿改善情况再调整呋塞米及氯化钠的用量;加压给氧;如发生充血性心力衰竭,可酌情应用洋地黄类药物,增加心肌收缩力;有脑水肿征象时,应进行脱水治疗并静脉滴注地塞米松,有助于降低颅内压及减轻脑水肿。

5.感染

宫腔镜手术后有可能出现盆腔感染,其表现形式可为子宫内膜炎、子宫肌炎、宫旁结缔组织炎、宫腔积脓、输卵管积脓等。主要原因为:术前指征掌握不严,生殖道有潜在感染因素;手术操作器械消毒不严;术中颈管黏膜受损,颈口开放使宫腔与外界相通;长期流血或流液破坏了阴道的内环境。

处理:颈管分泌物组织培养,加强抗感染,注意腔内引流,必要时手术引流。

6.腹痛包括早期腹痛及远期腹痛

(1)早期腹痛系指手术后数天内出现的下腹隐痛或阵发性疼痛,主要为扩张宫颈引起牵张反射,刺激子宫平滑肌反射性痉挛,宫腔内积血块及坏死组织刺激子宫收缩所致。处理:积极解痉镇痛,促进宫内异物排出后一般可缓解。

(2)远期腹痛的主要原因有宫颈管黏连,宫腔积血,有活性子宫内膜细胞挤入肌层内形成子宫腺肌病。处理:宫腔镜分离黏连,必要时腹腔镜切除子宫。

7.宫腔黏连

宫腔黏连系指各种因素造成子宫内膜的破坏,导致子宫肌壁相互黏连而出现的一系列临床症状。多发生在黏膜下肌瘤电切术后、纵隔电切术后、胎盘残留或妊娠物残留时间久、范围广等情况时。其典型的临床表现为经量明显减少,周期性下腹痛,术后闭经。处理:可先予探针试通子宫颈管,若遇阻力难以深入宫腔则提示有颈管黏连,此时可在B超监护下扩张器扩张宫颈;若为宫腔黏连,则行黏连分离术。

四、护理问题

1.常见的护理问题

①术前紧张、焦虑;②术后出血、疼痛。

2.相关因素

患者对宫腔镜检查、治疗及麻醉不了解,害怕手术,故产生紧张、焦虑情绪。宫腔镜术中由于扩张宫颈或置入宫腔镜入宫腔,往往会轻微损伤颈管黏膜而导致出血,如手术难度、术中止血不彻底、术后子宫收缩不良可导致大出血。手术中扩张宫颈引起牵张反射,同时刺激子宫平滑肌反射性收缩可出现腹痛。如宫腔内有积血或坏死组织均可刺激子宫收缩,促使宫腔内容物排除而出现腹痛。

3.主要表现

术前有程度不同的焦虑不安、失眠,原有高血压的患者,可使血压升高。术后阴道少量流血伴下腹疼痛属正常现象,多能自愈。少数患者可能出现阴道流血超过月经量或出现阴道大流血,伴头晕、心悸气促、面色苍白、血压下降、下腹坠胀疼痛。

4.护理措施

针对上述护理问题、主要表现及相关因素,制订相应护理措施。术前对患者进行心理疏导,告知患者宫腔镜诊断治疗是一种微创技术,不开腹无切口,损伤少,恢复快,以排解患者紧张情绪。

术后密切观察生命体征、阴道流血及腹痛情况。同时要进行术后心理疏导,让患者了解到少量阴道流血及轻微腹痛属正常现象,不必紧张。如出血量增多或腹痛较严重,配合医师予解痉、止血治疗,并每日进行会阴抹洗,以减少感染机会。

5.健康指导

宫腔镜检查治疗已完善,告知患者遵循医嘱定期复查及进行相关的后续治疗。对于宫腔黏连分离术后的患者,按时按量服用雌激素类药物,促使内膜生长以防再黏连,不论是宫腔镜检查或手术,术后半月内禁性生活,如阴道流血达半月不净,需随诊。

五、潜在并发症

1.失血性休克

宫腔镜手术方式不同,出现阴道大流血的概率不一样,电切宽蒂、位置较深的黏膜下肌瘤时,由于切割部位深、切割范围广、累及深肌层的血管网,如术中止血不彻底,术后子宫收缩不良可导致术后大出血。一旦处理不及时,患者可出现面色苍白、脉搏增快、尿量减少、血压下降甚至休克表现。遇此患者,根据评估情况,尽快输氧、交叉配血、输血输液纠正休克,促子宫收缩,同时与医师配合,做好宫腔内置气囊的准备,以压迫止血,密切观察血压、脉搏及尿量情况。

2.感染

宫腔镜术中颈管黏膜及宫内膜不同程度受损,加之宫颈内口开放使宫腔与外界相通,如术后长期流血流液,血液是细菌良好的培养基,同时也破坏了阴道的内环境而导致感染,出现腹痛、阴道分泌物增多、有异味、盆腔包块、体温升高、白细胞升高等。遇此情况,做颈管分泌物的培养,并加强抗感染治疗。

六、护理措施

1.术前护理

(1)术前一般护理:按常规准备会阴皮肤,术前 1 d 会阴阴道抹洗上药,做好阴道准备,如需宫腔镜下电切,术前晚及术晨阴道或肛门塞米索前列醇,每次 400 μg,以软化宫颈,并于术前晚及术晨各灌肠一次。术前 6 h 禁饮食;需进行无损伤处女膜宫腔镜检的患者术前晚和术前 2 h 肛门放置米索前列醇 400 μg 以软化宫颈。

(2)心理护理:患者和家属在术前都有紧张、焦虑情绪,医护人员需要向患者解释手术的基本操作流程和手术的必要性,以取得患者的配合。

2.术后护理

(1)术后一般护理:严密观察体温、脉搏、呼吸、心率、血压及有无恶心、呕吐、头痛、视物模糊、精神紊乱和昏睡,以便及时发现过度水化综合征(TRUP 综合征),通知医师随时处理;禁食禁饮 6h 后可以普食;去枕平卧 6 h 后可行自主卧位和下床活动。

(2)注意观察患者的腹痛及阴道排出物的性质和量,并做好记录。宫腔镜电切术后常因痉挛而引起腹痛,可用间苯三酚进行解痉治疗;腹痛严重时应查明原因,并注意观察腹痛的部位、性质、程度、伴随症状;腹痛有无肌紧张,压痛,反跳痛,慎防子宫穿孔而导致其他脏器的损伤;如阴道排出物为鲜红色较月经量多,应及时报告医师。

(3)注意保持会阴部的清洁,一般术后 3 d 内每日用聚维酮碘进行会阴部护理 2 次。

3.出院指导

做好出院指导及卫生宣教,嘱患者保持会阴清洁,术后 1 个月禁盆浴及性生活;术后按医嘱门诊复查,不适随诊;宫腔黏连的患者一定严格按医嘱服药,不能擅自更改,服药过程中注意药物的不良反应。

(刘淑英)

第二十四节　腹腔镜的围术期护理

腹腔镜手术因其创伤小、恢复快等优点,已逐渐被广大妇科医师和患者所接受。随着腹腔镜手术技术的不断提高和腹腔镜器械的不断改进,腹腔镜手术在妇科领域的应用也得到了突飞猛进的发展。

一、适应证

1.诊断性腹腔镜

(1)怀疑子宫内膜异位症,腹腔镜可观察盆、腹腔尤其是盆腔深处的异位病灶,对可疑病灶活检,并行镜下分期,是诊断子宫内膜异位症的准确方法。

(2)了解腹盆腔肿块性质、部位或取活检诊断。

(3)不明原因急、慢性腹痛:慢性盆腔痛也是腹腔镜的适应证,约1/3可发现子宫内膜异位症,1/3有盆腔黏连等其他异常,其余1/3盆腔大致正常。腹腔镜在诊断同时可进行治疗,术后可使盆腔痛减轻或消失。

(4)对不孕、不育患者可明确或排除盆腔疾病,判断输卵管通畅情况,明确输卵管阻塞部位,观察排卵状况,判断生殖器有无畸形。

(5)计划生育并发症的诊断:包括寻找及取出异位节育环、确诊吸宫术或取环术导致的子宫穿孔或腹腔脏器损伤。

2.手术性腹腔镜

(1)输卵管妊娠行输卵管切开去除胚胎术或输卵管切除术。

(2)输卵管系膜囊肿剥除。

(3)输卵管因素的不孕症(如输卵管黏连、积水等)行分离黏连整形、输卵管造口术,还可行绝育术后输卵管端端吻合术。

(4)卵巢良性肿瘤可行肿瘤剥离术、患侧附件切除术,但巨大卵巢肿瘤不宜行腹腔镜手术。

(5)多囊卵巢综合征患者行卵巢打孔术。

(6)子宫肌瘤行肌瘤剥除、子宫切除及腹腔镜辅助阴式子宫切除等手术。

(7)子宫腺肌病、子宫腺肌瘤行腺肌瘤挖除或子宫切除术。

(8)盆腔子宫内膜异位症行病灶电凝或切除,剥除卵巢巧克力囊肿,分离黏连等手术。

(9)行盆腔脓肿引流,增加抗生素疗效,缩短应用抗生素的时间。

(10)双侧输卵管结扎术。

(11)生殖道畸形,对有子宫者,宫腹腔镜联合诊治生殖道畸形准确性高,安全系数大,对先天性无阴道者,可在腹腔镜辅助下腹膜代阴道成形术。

(12)早期子宫内膜癌和早期宫颈癌,可在腹腔镜下行全子宫切除、次广泛子宫切除、广泛子宫切除及盆腔淋巴结清扫术,术中出血量少,术后恢复快、发病率低。

二、禁忌证

1.绝对禁忌证

(1)严重心肺功能不全。

(2)凝血系统功能障碍。

(3)绞窄性肠梗阻。

(4)大的腹壁疝或膈疝。

(5)腹腔内广泛黏连。

(6)弥散性腹膜炎。

2.相对禁忌证

(1)既往有下腹部手术史或腹膜炎病史。

(2)过度肥胖或过度消瘦。

(3)盆腔肿块大,超过脐水平。

(4)妊娠>16周。

三、并发症及预防性处理措施

1.出血性损伤

(1)腹膜后大血管损伤:妇科腹腔镜手术穿刺部位邻近后腹膜腹主动脉、髂血管,损伤这些血管预后差。腹膜后大血管损伤可见于闭合式穿刺和腹主动脉旁淋巴结和(或)盆腔淋巴结清除术中。一旦发生应立即开腹止血,修补血管。

(2)腹壁血管损伤:腹壁下动脉损伤是较严重的并发症,多发生于第2或第3穿刺部位,可在穿刺过程中使用腹腔镜透视法避开腹壁血管。若损伤,应及时发现并进行缝合,或用气囊导尿管压迫止血。

(3)腹腔内脏血管损伤:较为多见,特别是在子宫切除或重度子宫内膜异位症等术中容易发生,往往在分离黏连、切割处理血管、断离病灶处组织或套管穿刺针尖端损伤所致。可通过压迫、电凝或缝合止血,如出血严重,上述止血方法无效,需立即开腹止血。

2.脏器损伤

主要指与内生殖器官邻近脏器,如膀胱、输尿管及肠管损伤,多因周围组织黏连导致解剖结构异常、电器械使用不当或手术操作不熟练等所致。若在术中发现损伤,尤其是脏器电损伤,术后数日将发生肠瘘、尿瘘、腹膜炎,严重者可导致全身感染、中毒性休克,预后差。小肠非贯通伤,可保守治疗。如发生贯通伤、肠系膜内活动性出血,需开腹手术治疗。直肠、乙状结肠、横结肠损伤,往往腹腔内污染严重,小损伤可一期缝合,损伤较大,做肠切除或肠造瘘术。膀胱浆膜或小损伤,可保守治疗;损伤较大,可在腹腔镜下或开腹修补。输尿管损伤的处理,需根据部位及范围决定手术方式,输尿管内置双J(double-J)管,行输卵管修补术,输尿管膀胱吻合术,输尿管-输尿管吻合术。

3.与气腹相关的并发症

与气腹相关的并发症包括皮下气肿、气胸和气体栓塞等。皮下气肿是由于腹膜外充气或套管针切口太大或套管针多次进出腹壁使气体进入皮下所致。避免上述因素可减少皮下气肿的发生。如手术中发现胸壁上部及颈部皮下气肿,应立即停止手术。若术后患者出现上腹部不适及肩痛,是CO_2对膈肌刺激所致,术后数日内可自然消失。气体栓塞少见,一旦发生有生命危险。主要原因是气腹针穿刺过程中意外地穿入血管,使大量气体进入体循环。因此,在穿刺气腹针时应确认气腹针已进入腹腔内。

4.感染

腹腔镜手术感染率低于相应开腹手术感染率。其原因为盆腔内原有感染存在,手术后引起感染扩散;术中创面止血不彻底;手术器械消毒不严;术中缺乏无菌操作。处理:对于可疑有盆腔感染的病例,术前应采用抗生素治疗,术后加强抗感染治疗,术后盆腔放置引流管,有利于盆腔内液体引流。

5.其他并发症

(1)腹腔镜手术中电凝、切割等能量器械引起的相应并发症。

(2)体位摆放不当导致的神经损伤:如上肢过度外展导致臂丛神经损伤,或膝关节、髋关节过度伸展和硬物直接压迫引起腓神经和坐骨神经损伤等。

(3)腹腔镜切口疝,大于10 mm的直接穿刺伤口,其筋膜层应予以缝合。

四、护理问题

1.常见护理问题

(1)术前紧张、恐惧。

(2)术后疼痛。

(3)伤口渗血。

2.相关因素

患者术前多有紧张、恐惧心理,主要与患者对腹腔镜微创手术了解甚少有关。手术创伤可导致疼痛,也与腹腔镜气腹,术后CO_2气体难以完全排净有关。因残余气体刺激肋间神经、膈神经可引起疼痛。腹部小切口压迫不佳,可出现渗血。

3.主要表现

由于紧张,术前感焦虑不安。术后上腹部、肩背部疼痛,呈游走性,部分患者疼痛较剧。如伤口渗血,敷料可全浸湿。

4.护理措施

针对上述护理问题、主要表现及相关因素制订相应护理措施,术前进行心理疏导,配合医师讲解腹腔镜手术微创优势,手术的目的、方法,使患者有充分的思想准备,并积极配合诊治。术后持续吸氧1 h,有利于体内残余气体的排除,减轻痛苦。注意腹部伤口渗血情况,如有渗血,加压或缝合处理。

5.健康指导

嘱患者加强营养,注意切口周围皮肤清洁,多翻身,早下床活动。

五、潜在并发症

1.肺部感染

腹腔镜手术大多采用全麻插管麻醉,故对年龄大、既往有慢性支气管炎的患者,容易出现肺部感染,术后患者发热、咳嗽、咳痰,双肺可闻及湿啰音,血白细胞计数及中性粒细胞比例升高,遇术后肺部感染患者,需密切观察体温、呼吸、脉搏等,帮助患者拍背、雾化,促使痰液排出,间断吸氧,协助医师抗感染治疗。

2.内出血

术中止血不彻底或盆腔广泛致密黏连,分离黏连后,创面广泛渗血而导致内出血,严重者出现面色苍白、脉搏加快、血压下降、休克,故术后需密切观察血压、脉搏、尿量及腹腔引流管引流量,对疑有内出血患者,动态监测血压,建立静脉通道,输血、输液,必要时剖腹探查。

六、护理措施

（一）术前护理

1.术前一般护理

（1）阴道准备：术前需阴道抹洗上药 2 次以上，有阴道炎患者应治愈后再考虑手术。

（2）皮肤准备：剃除会阴部阴毛，进行手术野皮肤清洁，尤其是对脐孔要彻底清洁，其方法是用液状石蜡或过氧化氢仔细擦洗脐孔后再用酒精擦净。

（3）肠道准备：术前常规禁食、禁饮 12 h，术前晚和术前给予灌肠，以排空肠道内积便、积气，异位妊娠患者禁止灌肠，以防输卵管妊娠破裂或病情加重。

（4）放置尿管：一般腹腔手术均应在术前 30 min 留置尿管，并接引流袋持续开放以便麻醉中观察尿量。

（5）术前半小时给予苯巴比妥注射液 0.1 g，阿托品注射液 0.5 mg，肌内注射。

2.宣教术后锻炼的意义

术前指导患者深呼吸，学会有效咳嗽，向患者讲述咳痰的重要性及咳嗽时如何保护伤口。讲解术后早活动的好处。

（二）术后护理

1.一般护理

去枕平卧 6 h，减少各种刺激及探视。持续低流量吸氧 12 h 以减少术后恶心、呕吐的发生率，并可加快排出人工气腹后残留的二氧化碳，纠正高碳酸血症。腹腔镜手术肠功能恢复快，术后 6 h 即可进食，先进不产气流质饮食，无腹胀及胃区不适时，可逐渐进半流质饮食。

2.重视心理护理

多与患者沟通，缓解患者心中疑虑。严密观测生命体征：根据麻醉药的半衰期调整观察时间，去枕平卧，头偏向一侧，以防止呕吐物误吸造成窒息。患者清醒后，鼓励患者深呼吸，通过翻身，拍背促使痰液排出。鼓励患者早卜床活动，促使胃肠道功能恢复，减少腹胀的发生。

3.呼吸道护理

清醒后给予生理盐水 20 mL，庆大霉素 8 万 U，地塞米松 5 mg，α-糜蛋白酶 4 000 U，超声雾化吸入 2 次/天，减轻插管后所致的喉头水肿，有利于痰液排出。

4.穿刺孔的观察和护理

穿刺孔出血多为穿刺鞘拔出后压迫作用消失而呋喃西林贴（创可贴）牵拉不牢所致。腹腔镜手术患者回病房时，护士需查看脐缘及其他穿刺孔有无渗血。如血液外渗浸湿敷料，应及时更换敷料加压包扎；如效果不佳，协助医师缝合止血。

5.导尿管护理

术后注意保持导尿管通畅，一般手术后次日均可拔除。腹腔镜辅助下的阴式子宫全切（LAVH）术后留置导尿管 3 d，而宫颈癌术后须留置 2 周；必须保持会阴部干燥、清洁，用聚维酮碘消毒会阴部每天 2 次。

6.疼痛护理

观察有无胸部疼痛、肩痛和上肢部疼痛，有疼痛时应向患者解释疼痛的原因，一般疼痛好发于术后第 1 d、第 2 d。疼痛严重时嘱患者采取胸膝卧位，让 CO_2 向腹腔聚集，以减少 CO_2 对肋间神经及膈神经的刺激，减轻疼痛。

7.引流管护理

术后留置引流管可将盆腔内残留的冲洗液、血液以及渗出液等引流出体外,并能及时发现有无内出血。要保持引流管通畅,避免扭曲、受压、阻塞,严密观察引流液的性质、量、色,做好记录,及时向医师提供第一手资料。正常情况下引流量<100 mL/d,色淡红并有减少趋势。

(三)出院指导

交代患者遵医嘱定期随访,并严格遵医嘱进行相应的后续治疗。禁止盆浴和性生活1个月,注意保持外阴部清洁。如发生阴道大出血、腹痛、反复发热等情况,应来院复诊。

(解赛娜)

第二十五节　妇科腹部手术及化疗护理常规

一、妇科腹部手术护理常规

1.术前护理

(1)评估患者的健康状况,做好解释工作及心理护理,消除思想顾虑。

(2)密切观察病情变化,监测生命体征。术晨测血压,血氧饱和度。如有发热、血压升高或月经来潮、皮肤感染等异常情况,及时报告医师。有阴道出血者注意观察阴道出血情况,保留排出物及会阴垫,以备医师查房参考。

(3)皮肤准备:术前1 d沐浴,更衣,备皮,特别注意脐部的清洁,并注意勿损伤皮肤。备皮范围:上至剑突,下至大腿上1/3及外阴部,两侧腋中线。

(4)胃肠道准备:手术前1 d给半流质饮食,术前禁食、禁水6 h,术前1 d晚及术晨各用肥皂水清洁灌肠1次。必要时术前3 d口服肠道抗生素。

(5)保证患者充分睡眠,必要时遵医嘱给予镇静剂。

(6)术前30 min按医嘱给予麻醉辅助剂,并常规留置尿管。取掉义齿、贵重首饰等,交由家属保管。遵医嘱做皮试,备血。

(7)铺好麻醉床,备好吸氧及吸痰、引流装置及监护仪等。

2.术后护理

(1)卧位:术毕回病房,去枕平卧,头偏向一侧,6～8 h麻醉清醒后可半卧位或侧卧位。血压平稳后鼓励患者翻身。

(2)监测生命体征,密切观察病情变化,遵医嘱吸氧、心电监测,每30～60 min测血压、脉搏、呼吸一次,至少6次。24 h后每日2次。

(3)饮食:禁食6 h,麻醉清醒后按医嘱给无糖无奶流质饮食,肠功能恢复后进高蛋白、高维生素流质饮食,逐渐过渡到半流质、普食。

(4)注意观察伤口渗血及阴道出血情况,出血多于月经量者及时报告医师并协助处理。

(5)保持各引流管通畅,观察引流液性质、颜色及量,做好记录,每日更换引流袋。保持会阴及尿道口清洁,遵医嘱行会阴擦洗,每日两次。

(6)执行术后医嘱,保持输液通畅。如有伤口疼痛者给予止痛剂或心理疏导。

二、化疗护理

(1)实行保护性隔离,限制探视,防止感染。

(2)加强心理护理,鼓励患者正确对待疾病,向患者说明治疗过程中可能发生的并发症,使其有心理准备。

(3)鼓励患者进高蛋白、高维生素、营养丰富、易消化饮食。呕吐及食欲不佳者,可少量多餐。呕吐严重者,可在化疗前 30 min 给镇吐剂。

(4)化疗前检查血、尿常规,肝肾功能及血小板计数。化疗前 1 d 测体质量,以后每周测体质量 1 次,以便准确计算用药量。

(5)静脉化疗时,保护血管,药物现配现用,保证剂量准确,严格按医嘱控制输入速度。

(6)腹腔内化疗时,注意变动体位,保证效果。进行介入治疗者,术前双侧腹股沟备皮,术后绝对卧床 24 h,插管处用绷带包扎,必要时用沙袋加压 6 h,并观察伤口有无渗血,足背动脉搏动情况。

(7)化疗期间,应经常巡视病房,密切观察患者反应、药物的疗效及不良反应,发现异常及时通知医师并协助处理。化疗药物外漏,应立即用普鲁卡因或硫代硫酸钠局部封闭,并用冰袋冰敷,或用 50% 葡萄糖 20 mL+维生素 B_{12} 100 μg 湿敷。

(8)出现泌尿系反应时,立即停止化疗,并鼓励患者多饮水稀释尿液,以利药物排出。

(9)保护口腔黏膜,防止口腔溃疡。禁食辛辣较硬食物,进食前后用漱口液漱口,早晚用软毛牙刷刷牙。

(10)加强皮肤护理,保持清洁,着柔软棉质内衣,注意有无皮疹及剥脱性皮炎。

(11)观察大便情况,腹泻患者注意其次数及性质。3 d 无大便者,可给缓泻剂。

(12)保持外阴清洁,指导患者每日用温开水清洗外阴部,必要时可给予外阴擦洗或 1:5 000高锰酸钾溶液坐浴。

(解赛娜)

第二十六节　流　产

妊娠不足 28 周,胎儿体重小于 1 000 g 而终止者,称为流产(abortion)。根据流产的时间分为早期流产和晚期流产。妊娠不足 12 周发生的流产属于早期流产;妊娠在 12 周至不足 28 周发生的流产属于晚期流产。流产又分为自然流产与人工流产。本节主要讲述自然流产,其发生率达 10%～15%,多为早期流产,占 80%以上。

一、病因

自然流产的发病原因很多,主要有以下六个方面。

1.遗传基因缺陷

染色体异常是引起早期流产最常见的主要原因,包括染色体数目异常和结构异常。

2.母体因素

(1)全身性疾病:妊娠期母体发生各种急性或严重的疾病都可能引起流产。例如:高热、严重感染等刺激子宫强烈收缩引起流产;严重贫血、心脏病、高血压等可致胎儿缺氧甚至死亡导致流产等。

（2）内分泌功能异常:黄体功能不全、甲状腺功能减退症或甲状腺功能亢进症、严重糖尿病等。

（3）生殖器官异常:子宫畸形、子宫肌瘤等影响胚胎着床发育引发流产;宫颈内口松弛引起胎膜早破常导致过期流产。

3.环境因素

生活环境中有各种各样的有害物质,特别是在妊娠早期接触到有害物质时,引起胎儿发育畸形甚至死亡,导致流产。

如过多接触放射线和铅、砷、甲醛、有机汞、苯等化学物质以及高温、噪声等,均可能导致流产。

4.不良生活习惯

妊娠期间过度劳累、性生活过度、过度饮酒、吸烟、吸毒等。

5.强烈应激或意外伤害

妊娠期间手术或发生外伤,如车祸、摔跤等,可引起流产。

6.免疫功能异常

母体免疫功能异常也可引起流产,如母体抗精子抗体的存在导致妊娠期间对胎儿免疫耐受降低。

二、临床类型及表现

无论何种类型的流产,其临床表现一般具有三个共同的症状,即停经、阴道流血及下腹痛,且阴道流血量及下腹痛的程度与病情轻重一致。流产是一个动态过程,在自然流产发展的不同阶段,患者的临床表现不同,采取的护理措施也有差异,故根据流产不同阶段的临床表现,将流产分为先兆流产、难免流产、不全流产、完全流产。此外,流产还有以下两种特殊的临床类型。

1.稽留流产

稽留流产指胚胎或胎儿已死亡,但滞留在子宫腔内未及时自然排出。主要表现为妊娠早期早孕反应消失,子宫不再增大反而缩小,妊娠中期胎动、胎心音消失,孕妇腹部不见增大。如死胎稽留过久,坏死组织释放凝血活酶进入母体血液循环,可引发DIC。

2.习惯性流产

习惯性流产指连续自然流产不少于3次。近年常用复发性流产取代习惯性流产,改为连续或自然流产不少于2次。

三、治疗原则

除先兆流产需保胎外,完全流产一般不需处理,其余类型流产均应尽快清除子宫腔内容物,即行清宫术,术后防感染与出血。

四、护理评估

（一）病史

详细了解有无停经史、流产史、既往史（心脏病、糖尿病等）,了解早孕反应的情况,询问本次妊娠期间有无高热、严重感染,是否接触过有害物质等。

(二)身体状况

1.症状

主要评估阴道流血量、颜色及下腹痛的程度、部位、性质等。其次了解有无恶心呕吐、头晕、乏力、妊娠物排出等症状。

2.体征

评估生命体征并记录,注意有无贫血及休克体征。妇科检查了解子宫颈口是否扩张、有无妊娠组织堵塞、子宫大小是否与孕周相符等。

3.辅助检查

通过妊娠试验了解流产的预后;B超确定胎儿是否存活,协助判断流产类型以指导治疗;稽留流产需测定出凝血时间、凝血酶原时间、血小板计数等排除凝血功能异常。

(三)心理-社会评估

主要评估患者对发生流产的心理感受及情绪反应。例如,患者出现阴道流血及下腹痛时,会出现焦虑不安,甚至因失去胎儿而感到悲伤、抑郁,对以后的治疗和护理可能表现出紧张、恐惧心理。

五、护理问题

1.有感染的危险

有感染的危险与阴道流血时间长、子宫腔残留组织等有关。

2.焦虑

焦虑与担心胎儿安危有关。

六、护理措施

(一)一般护理

注意休息,先兆流产患者应绝对卧床;加强营养,指导进食富含蛋白质、铁质的食物。保持外阴清洁卫生。

(二)心理护理

告诉患者其情绪波动会影响病情与保胎效果,同时患者心理可能也会受到医护人员的言行影响,护士应关心体贴患者,取得其信任,了解其内心感受,对不良情绪和心理问题进行安抚、疏导,告知患者流产的原因及治疗情况,使其正确认识疾病,保持心情平静,积极配合治疗和护理。同时宣传优生优育的重要意义,使患者理解保胎不成功时,不要强求,应顺其自然,鼓励面对现实。此外,还应及时与患者家属沟通,使之理解与配合。

(三)病情观察

严密观察阴道流血量有无增多、腹痛有无加重、阴道有无肉样组织排出。阴道长时间流血可能合并感染,应定时监测体温、脉搏、血压、呼吸,观察有无发热、贫血及休克征象,及时掌握患者的病情变化,以便及时处理。

(四)医护配合

1.保胎

绝对卧床休息,提供优质生活护理;避免身心刺激,少做检查,禁止性生活,遵医嘱给予维生素 E、孕酮治疗；治疗期间密切观察病情变化。若因子宫颈口松弛导致习惯性流产者可于妊娠前或孕 12～18 周行子宫颈内口修补术，并做好手术护理。

2.止血

难免流产、不全流产、稽留流产、习惯性流产，应及时清除子宫腔内容物以达到止血的目的。积极配合医师做好手术护理，术后常规给予缩宫素治疗，促进子宫收缩达到止血效果。

3.抗感染

不全流产易合并感染，遵医嘱给予抗生素治疗，流血时间长或已实施清宫术者，应给予抗生素。

4.抗休克

当不全流产患者突然出现阴道大量流血或稽留流产引发 DIC 时，应协助患者取头低足高位，遵医嘱给予吸氧、输液、输血等抗休克治疗。

（五）健康教育

①注意休息、加强营养、保持外阴清洁。②术后禁止盆浴及性生活一个月，若阴道流血量增多、淋漓不尽超过 10 d 或出现发热、腹痛等情况，应及时复诊。③指导再孕时预防流产，如避免感染、接触有害物质等；习惯性流产患者，一旦确诊妊娠，应立即卧床保胎，保胎时间需超过以往发生流产的妊娠周数。

（马超飞）

第二十七节　异位妊娠

正常妊娠时，受精卵在子宫体腔内着床。当受精卵在子宫体腔以外着床，称为异位妊娠（ectopic pregnancy），习称宫外孕。异位妊娠是妇产科常见急腹症之一，具有起病急、病情重的特点。若未及时诊断和处理，可危及孕妇的生命。异位妊娠可发生于输卵管、卵巢、腹腔及子宫颈等部位。其中，以输卵管妊娠最常见，约占 95％；输卵管妊娠中又以输卵管壶腹部妊娠最常见，其次为输卵管峡部妊娠，这与输卵管妊娠的发病原因有密切关系。本节主要讨论输卵管妊娠。

一、病因

1.输卵管炎症

输卵管炎症是导致输卵管妊娠的主要原因。输卵管黏膜炎及输卵管周围炎均可导致输卵管管腔及其周围组织粘连、狭窄或输卵管扭曲等，影响输卵管正常输送受精卵的功能。

2.输卵管手术

输卵管绝育手术或绝育后行输卵管吻合术，均可增加输卵管妊娠的可能性。

3.输卵管发育不良或功能异常

输卵管过长、肌层发育差、黏膜纤毛缺损等发育不良现象，均可造成输卵管妊娠，临床上较为少见。输卵管功能异常可能是由于输卵管本身发生疾病，但也可因内分泌失调甚至精神因素引起，故对于一些不明原因的输卵管妊娠要考虑此种原因的可能性。

4.辅助生殖技术

近年来,随着辅助生殖技术的应用,如不孕症接受输卵管粘连分离术等,使输卵管妊娠的发生率有所增加,其他类型的异位妊娠发生率也有所增加,这已经成为新的引发输卵管妊娠的原因。

5.避孕失败

目前,我国育龄妇女多采取宫内节育器避孕。当带节育器妊娠时,发生输卵管妊娠的可能性也会增加。

6.邻近生殖器官疾病

邻近生殖器官疾病如子宫肌瘤可压迫输卵管,阻碍输卵管的输卵功能。

二、临床表现

输卵管妊娠的临床表现与受精卵着床部位、病理结构、出血情况等有关。

(一)症状

输卵管妊娠主要临床表现为停经、腹痛及阴道流血。腹痛一般为一侧下腹痛,甚至出现全腹疼痛;阴道流血量少,多为腹腔内出血。

1.停经

多数患者停经6~8周,部分患者无明显停经史。

2.腹痛

腹痛为患者就诊的主要症状,腹痛的程度与病情轻重一致。输卵管妊娠流产或破裂之前,多表现为一侧下腹隐痛或有酸胀感。一旦发生流产或破裂,患者出现典型的一侧下腹部撕裂样疼痛,常伴有恶心、呕吐,随后疼痛遍及全腹,多出现肛门坠胀感,可引起肩胛部及胸部放射痛。

3.阴道流血

阴道流血常表现为阴道少量不规则流血,色暗红或深褐色,有时伴蜕膜管型排出。

4.昏厥与休克

当腹腔内大量出血及剧烈腹痛时,可出现昏厥甚至休克,症状的轻重与腹腔内出血量和速度成正比,与阴道流血量不成正比。

(二)体征

1.一般情况

当发生输卵管妊娠流产或破裂时,患者呈急性病容,出现贫血貌、脉搏快而细弱、血压下降等体征。

2.腹部检查

下腹部有明显的压痛、反跳痛,以患侧为重,肌紧张较轻微。腹腔内出血多时,叩诊有移动性浊音。

3.盆腔检查

阴道内有少量血液,子宫颈紫蓝色且软,阴道后穹隆饱满、触痛,子宫颈举痛明显,内出血多时,子宫有漂浮感,子宫一侧或后方触及一边界不清、压痛明显的包块。

三、治疗原则

输卵管妊娠未流产或破裂、病情轻,可行期待疗法或药物治疗。一旦发生输卵管妊娠流产或破裂。应在抗休克的同时尽快进行手术治疗，术中根据患者的病情及有无生育要求选择合适的手术方式。

四、护理评估

（一）病史

主要询问有无停经史、停经时间长短、有无宫外孕史，了解本次发病有无病因，如慢性输卵管炎、输卵管手术史、放置宫内节育器、不孕症等。

（二）身体评估

1.症状

首先评估下腹痛的部位、程度、性质及阴道流血量、颜色等，其次了解患者有无恶心、肛门坠胀感等症状。

2.体征

评估有无贫血貌，有无面色苍白、脉搏细速、低血压等休克体征，腹部有无压痛、反跳痛，叩诊有无移动性浊音。妇科检查阴道后穹隆是否饱满、有无触痛，宫颈有无举痛，子宫旁有无包块等。

3.辅助检查

（1）阴道后穹隆穿刺：这是一种快速而简单可靠的诊断方法，适用于疑有腹腔内出血者。如穿刺抽出暗红色不凝血液，说明腹腔内有积血，结合症状及体征可以确诊。

（2）血 β-HCG 测定：这是早期诊断异位妊娠的重要方法。异位妊娠患者 β-HCG 水平较正常妊娠低，早期通过测定血中的 β-HCG 有助于诊断及评价保守治疗效果。

（3）B超检查：子宫腔内未见妊娠物，宫旁可见轮廓不清的液性或实性包块，如包块内见胚囊或胎心搏动可确诊为早期异位妊娠。

（4）腹腔镜检查：近年来应用腹腔镜检查已成为异位妊娠诊断的金标准，尤其适用于异位妊娠早期尚未发生流产或破裂的患者。

（5）子宫内膜病理检查：这主要用于阴道流血多的患者，排除可能合并宫腔妊娠。

（三）心理-社会评估

评估患者对发生异位妊娠的心理感受及情绪反应。如患者对突然急性大量内出血与剧烈腹痛会产生的痛苦，当得知可能会危及自身生命以及失去胎儿后会感到恐惧、悲哀、自责、绝望等，会对治疗和护理表现出焦虑、紧张，康复后仍对将来受孕有所担忧。还应评估患者家属的态度。

五、护理问题

1.潜在并发症

潜在并发症如失血性休克。

2.恐惧

恐惧与担心生命安危及术后不能生育有关。

3.疼痛

疼痛与腹腔内出血刺激腹膜有关。

六、护理措施

（一）一般护理

行期待疗法治疗的患者应嘱其绝对卧床。护士应经常巡视为其提供生活护理。患者应减少活动，宜摄入丰富营养、丰富维生素的半流质饮食，避免腹压增加与便秘，以免诱发活动性出血，密切注意有无出现腹痛、出血，保持外阴清洁。

（二）心理护理

与患者建立良好的护患关系，配合医师向患者讲清异位妊娠的病因、目前病情及治疗方案，说明手术的必要性，使其正确认识疾病，接受异位妊娠的事实，积极配合治疗和护理。关心、理解患者，缓解患者的紧张和恐惧，多与家属沟通，使其能理解并给予患者相应的心理支持。

（三）病情观察

输卵管妊娠流产或破裂的患者病情发展迅速，应定时监测体温、脉搏、血压、呼吸并做好记录。注意观察腹痛的部位、性质及有无伴随症状，了解阴道流血的量、色等，及时掌握患者的病情变化，正确处理。

（四）医护配合

1. 进行特殊检查

协助医师迅速完成阴道后穹隆穿刺术等，以明确诊断。

2. 手术治疗

根据病情及患者的生育要求可行保守手术和根治手术，近年来腹腔镜手术已成为异位妊娠的主要治疗方式。术前患者多有休克表现，遵医嘱实施急救护理，如取头低足高位、保暖、给氧、迅速建立静脉通路、输血等。在抗休克治疗的同时尽快做好术前准备，如交叉配血、备皮、留置导尿管、术前用药等；术后按腹部手术常规进行护理。

3. 药物治疗

遵医嘱给药时要密切注意药物不良反应及病情变化，随时做好手术的准备。

（五）健康教育

①保持外阴清洁，积极治疗盆腔炎，减少再次异位妊娠的发生率。②禁止盆浴及性生活1个月。采取有效的避孕措施，再次妊娠至少应在术后 6 个月，妊娠后及早检查。③注意休息、加强营养与锻炼。

（马超飞）

第二十八节　妊娠剧吐

一、概述

少数孕妇早孕反应严重，频繁恶心、呕吐，不能进食，以致发生体液失衡及新陈代谢障碍，甚至危及孕妇生命，称为妊娠剧吐（hyperemesis gravidarum）。其发生率为 $0.35\% \sim 0.47\%$。

(一)临床表现

多见于年轻的初孕妇,停经 40 d 左右出现早孕反应,初为晨起或饭后恶心、呕吐,进而发展到嗅到某种气味或想到某种食物即产生呕吐,以致不能进食。呕吐物为食物、黏液、胆汁和血液(胃黏膜出血)。反复剧烈的呕吐可使患者出现精神不安、焦虑、失眠等精神症状。患者极度疲乏,出现体重明显减轻,面色苍白,皮肤干燥,眼窝下陷,大便秘结,尿量减少等脱水表现,严重时可有体温轻度升高,血压下降,脉搏细数、精神萎靡不振,呼气中有醋酮味。如病情进一步恶化,可出现黄疸、血胆红素和转氨酶、肌酐和尿素氮均升高,少尿、无尿、尿中出现蛋白和管型等肝、肾功能受损的表现,甚至出现嗜睡、意识模糊、谵妄、昏迷等。

频繁呕吐、进食困难可致两种严重的维生素缺乏症:维生素 B_1 缺乏可致 Wernicke-Korsakoff 综合征,表现为中枢神经系统症状:眼球震颤、视力障碍、共济失调、语言增多、近事记忆障碍,以后逐渐精神迟钝、嗜睡、个别发生木僵或昏迷。维生素 K 缺乏可致凝血功能障碍,常伴血浆蛋白及纤维蛋白原减少,孕妇出血倾向增加,可发生鼻出血、骨膜下出血,甚至视网膜出血。

(二)病因

病因至今尚不明确。通过临床观察,目前多认为妊娠剧吐可能与 HCG 水平升高有关;另外,临床上发现精神过度紧张、焦虑及生活环境和经济状况较差的孕妇易发生妊娠剧吐,提示本病可能与精神、环境及社会因素有关;近年研究发现,妊娠剧吐可能与幽门螺杆菌感染有关。

(三)病理

1.脱水与电解质紊乱

频繁剧烈的呕吐,导致大量消化液丢失,机体又得不到水分及糖、盐、蛋白质的补充,从而引起脱水;脱水后血容量不足,血液浓缩,出现电解质平衡的失调。

2.代谢性酸中毒

长期饥饿,造成了低血糖,消耗大量肝糖原,动员贮备脂肪,可因脂肪氧化不全而产生中间产物酮体,使血、尿中酮体增加,出现代谢性酸中毒,严重者可引起肝、肾功能的损害。

3.其他

较长时间的营养和维生素缺乏,可能出现多发性神经炎、视网膜炎,甚至视网膜出血。

二、护理评估

(一)健康史

询问既往有无高血压病史及家族史,有无慢性肾炎及糖尿病病史,是否有葡萄胎可能,有无精神紧张及营养不良。

(二)身体状况

评估恶心、呕吐等症状,以了解妊娠剧吐的严重程度。评估有无出现精神不安、焦虑、失眠等精神症状。有无出现体重明显减轻,面色苍白,皮肤干燥,眼窝下陷,大便秘结,尿量减少等脱水表现。有无体温轻度升高,血压下降,脉搏细数、精神萎靡不振,呼气中有醋酮味。有无出现嗜睡、意识模糊、谵妄、昏迷等。

(三)心理-社会支持状况

孕妇及其家属对妊娠剧吐缺乏认识,担心自身及胎儿的安危而产生自责、紧张、焦虑、恐惧的心理。

(四)辅助检查

1.B超检查

B超检查可明确是否为妊娠,并排除葡萄胎。

2.尿液检查测定

尿液检查测定尿量、尿比重、酮体,注意有无蛋白尿及管型尿。

3.血液检查

血液检查测定红细胞数、血红蛋白含量、血细胞比容、全血及血浆黏度以了解有无血液浓缩;进行动脉血气分析,测定血液 pH、二氧化碳结合力等,了解酸碱平衡情况。还应测定血胆红素和转氨酶、尿素氮和肌值来了解肝、肾功能的损害情况,检测血钾、钠、氯的含量,了解有无电解质紊乱。

4.必要时可行眼底检查和神经系统检查

(五)处理原则

轻症患者可在门诊对症处理,重症患者应住院治疗。

三、常见护理诊断/问题

1.有母亲受伤的危险

母亲受伤与引起脱水及电解质紊乱及维生素缺乏症有关。

2.有胎儿受伤的危险

胎儿出现代谢性酸中毒、胎儿宫内发育迟缓。

3.焦虑

对疾病缺乏了解,担心胎儿和自身的健康。

4.潜在并发症

潜在并发症凝血功能障碍,Wernicke-Korsakoff 综合征。

四、护理措施

(一)病情监护

观察患者呕吐症状,注意患者电解质紊乱、脱水等临床表现。

(二)治疗配合

1.心理疗法

对精神情绪不稳定的孕妇,应予心理治疗,解除其思想顾虑。

2.饮食疗法

轻症患者应鼓励进食,消除可能引起呕吐的因素(如避免油烟味和污浊物的刺激),少量多餐,进清淡易消化食物,照顾其口味。

3.补充营养和纠正酸中毒

呕吐严重者,可暂时禁食,根据化验结果明确失水量及电解质紊乱情况,酌情补充水分和电解质,每日补液量不少于 3 000 mL,使其尿量维持在 1 000 mL 以上。输液中应加入氯化钾、维生素 B_6、维生素 C 等,并给予维生素 B_1 肌内注射。止吐剂如异丙嗪、丙氯拉嗪等可肌内或静脉给药。合并有代谢性酸中毒者,可给予碳酸氢钠或乳酸钠纠正。营养不良者应静脉补充氨基酸制剂、脂肪乳注射剂。

一般经上述治疗 2～3 d,病情多可好转。可嘱孕妇在呕吐停止后,试进少量流质饮食,如无不良反应可逐渐增加进食量,同时调整补液量。

4.终止妊娠

经以上治疗后病情仍不好转,出现下列情况者,应及时终止妊娠。

(1)持续黄疸。

(2)持续蛋白尿。

(3)体温持续在 38 ℃以上。

(4)心动过速(≥120 次/分钟)。

(5)伴发 Wernicke-Korsakoff 综合征等,危及孕妇生命时。

(三)一般护理

患者应置于安静、舒适、清洁、通风良好的环境中,避免油烟味或污浊物等一切不良刺激,以保证充分的休息。能进食者饮食宜清淡,容易消化,少食多餐。

(四)心理护理

护理人员应鼓励患者说出内心的感受,以亲切和蔼的态度,富有同情心和责任心,深入了解患者的思想状况,给予安慰和支持,解除其思想顾虑,使孕妇树立继续妊娠的信心。

(五)健康指导

(1)强调加强孕期监护的重要性,使孕妇自觉定期接受产前检查。指导孕妇合理饮食,增加蛋白质、维生素及富含铁、钙、锌的食物,减少过量脂肪和盐分摄入。

(2)对早孕期妇女,要强调少吃多餐,多吃清淡的食物,少吃油腻的食物。

(马超飞)

第二十九节　多胎妊娠

一次妊娠宫腔内同时有两个或两个以上胎儿时称为多胎妊娠。一般双胎妊娠多见。近年辅助生殖技术广泛开展,多胎妊娠发生率明显增高。多胎妊娠易引起妊娠期高血压疾病等并发症,属高危妊娠范畴。本节主要讨论双胎妊娠。

一、病因与分类

(一)双卵双胎

两个卵子分别受精形成的双胎妊娠,称为双卵双胎。双卵双胎约占双胎妊娠的70%,与应用促排卵药物、多胚胎宫腔内移植及遗传因素有关。两个卵子分别受精形成两个受精卵,各自的遗传基因不完全相同,故形成的两个胎儿有区别,如血型、性别不同或相同,但指纹、外貌、精神类型等多种表型不同。胎盘多为两个,也可融合成一个,但血液循环各自独立。胎盘胎儿面有两个羊膜腔,中间隔有两层羊膜、两层绒毛膜。

(二)单卵双胎

由一个受精卵分裂形成的双胎妊娠,称为单卵双胎。单卵双胎约占双胎妊娠30%。形成原因不明,不受种族、遗传、年龄、胎次、医源的影响。一个受精卵分裂形成两个胎儿,具有相同的遗传基因,故两个胎儿的性别、血型及外貌等都相同。由于受精卵在早期发育阶段发生分裂的时间不同,形成下述 4 种类型。

1.双羊膜囊双绒毛膜单卵双胎

分裂发生在桑葚期,相当于受精后 3 d 内,形成两个独立的受精卵、两个羊膜囊。两个羊膜囊之间,隔有两层绒毛膜、两层羊膜,胎盘为两个。此种类型约占单卵双胎的 30%。

2.双羊膜囊单绒毛膜单卵双胎

分裂发生在受精后第 4~8 d,胚胎发育处于胚泡期,即已分化出滋养细胞,羊膜囊尚未形成。胎盘为一个,两个羊膜囊之间仅隔有两层羊膜,此种类型约占单卵双胎的 68%。

3.单羊膜囊单绒毛膜单卵双胎

受精卵在受精后第 9~13 d 分裂,此时羊膜囊已形成,两个胎儿共存于一个囊膜腔内,共有一个胎盘。此类型占单卵双胎的 1%~2%。

4.联体双胎

受精卵在受精第 13 d 后分裂,此时原始胚盘已形成,机体不能完全分裂成两个,形成不同形式的联体儿,极罕见。

二、临床表现

(一)症状

双卵双胎多有家族史,孕前曾用促排卵药或体外受精多个胚胎移植,早孕反应重。中期妊娠后体重增加迅速,腹部增大明显,下肢水肿、静脉曲张等压迫症状出现早且明显,妊娠晚期常有呼吸困难,活动不便。

(二)体征

子宫大于停经周数,妊娠中晚期腹部可触及多个小肢体或 3 个以上胎极;胎头较小,与子宫大小不成比例;不同部位可听到两个胎心,其间有无音区,或同时听诊 1 min,两个胎心率相差 10 次以上。双胎妊娠时胎位多为纵产式,以两个头位或一头一臀常见。

三、处理原则

无论是阴道分娩还是剖宫产,均需积极防治产后出血。

(1)临产时应备血。

(2)胎儿娩出前需建立静脉通道。

(3)第二胎儿娩出后立即使用宫缩剂,并使其作用维持到产后 2 h 以上。

(一)妊娠期

及早诊断出双胎妊娠者,增加其产前检查次数,注意休息,加强营养,补充足够营养:进食含高蛋白质、高维生素以及必需脂肪酸的食物,注意补充铁、叶酸及钙剂,预防贫血及妊娠期高血压疾病。防止早产、羊水过多、产前出血等。双胎妊娠有下列情况之一,应考虑剖宫产如下。

(1)第一胎儿为肩先露、臀先露。

(2)宫缩乏力致产程延长,经保守治疗效果不佳。

(3)胎儿窘迫,短时间内不能经阴道结束分娩。

(4)联体双胎孕周>26 周。

(5)严重妊娠并发症需尽快终止妊娠,如重度子痫前期、胎盘早剥等。

(二)分娩期

观察产程和胎心变化,如发现有宫缩乏力或产程较长,应及时处理。第一个胎儿娩出后,应立即断脐,助手扶正第二个胎儿的胎位,使保持纵产式,等待 15～20 min,第二个胎儿自然娩出。若等待 15 min 仍无宫缩,则可人工破膜或静脉滴注缩宫素促进宫缩。如发现脐带脱垂或怀疑胎盘早剥时,即手术助产。如第一个胎儿为臀位,第二个胎儿为头位,应注意防止胎头交锁导致难产。

(三)产褥期

第二个胎儿娩出后立即肌内注射或静脉滴注缩宫素,腹部放置沙袋,防止腹压骤降而引起休克,同时预防发生产后出血。

四、护理

(一)护理评估

1.病史

询问家族中有无多胎史,孕妇的年龄、胎次,孕前是否使用促排卵药。

2.身体评估

评估孕妇的早孕反应程度,食欲、呼吸情况,以及下肢水肿、静脉曲张程度。孕妇经常主诉感到多处胎动而非某一固定部位。

多胎妊娠的孕妇在孕期必须适应两次角色的转变,首先是接受妊娠,其次当被告知是双胎妊娠时,必须适应第二次角色转变,即成为两个孩子的母亲。双胎妊娠属于高危妊娠,孕妇既兴奋又常常担心母儿的安危,尤其是担心胎儿的存活率。

3.诊断检查

(1)产前检查:有下列情况应考虑双胎妊娠。

1)子宫比孕周大,羊水量也较多。

2)孕晚期触及多个小肢体和两胎头。

3)胎头较小,与子宫大小不成比例。

4)在不同部位听到两个频率不同的胎心,同时计数 1 min,胎心率相差 10 次以上,或两胎心音之间隔有无音区。

5)孕中晚期体重增加过快,不能用水肿及肥胖进行解释者。

(2)B 超检查:可以早期诊断双胎、畸胎,能提高双胎妊娠的孕期监护质量。B 超检查在孕期 7～8 周时见到两个妊娠囊,孕 13 周后清楚显示两个胎头光环及各自拥有的脊柱、躯干、肢体等,B 超检查对中晚期的双胎诊断率几乎达 100%。

(二)护理诊断

1.有受伤的危险

有受伤的危险与双胎妊娠引起早产有关。

2.潜在并发症

早产、脐带脱垂或胎盘早剥。

(三)预期目标

(1)孕妇摄入足够营养,保证母婴需要。

(2)孕妇及胎儿、婴儿的并发症被及时发现,保证了母婴的安全。

(四)护理措施

1. 一般护理

(1)增加产前检查的次数,每次检测宫高、腹围和体重。

(2)注意多休息,尤其是妊娠最后 2～3 个月,要求卧床休息,防止跌伤意外。卧床时最好取左侧卧位,增加子宫、胎盘的血供,减少早产的机会。

(3)加强营养,尤其是注意补充铁、钙、叶酸等,以满足妊娠的需要。

2. 心理护理

帮助双胎妊娠的孕妇完成两次角色的转变,接受成为两个孩子母亲的事实。告知双胎妊娠虽属于高危妊娠,但孕妇不必过分担心母儿的安危,随时保持心情愉快,积极配合治疗的重要性。指导家属准备双份新生儿用物。

3. 病情观察

双胎妊娠孕妇易伴发妊娠期高血压疾病、羊水过多、前置胎盘、贫血等并发症,因此,应加强病情观察,及时发现并处理。

4. 症状护理

双胎妊娠孕妇胃区受压致食欲缺乏、食欲减退,因此应鼓励孕妇减少多餐,满足孕妇需要,必要时给予饮食指导,如增加铁、叶酸、维生素的供给。因双胎妊娠的孕妇腰背部疼痛症状较明显,应增加休息,可指导其做盆骨倾斜的运动,局部热敷也可缓解症状。采取措施预防静脉曲张的发生。

5. 治疗配合

(1)严密观察产程和胎心率的变化,如发现有宫缩乏力或产程延长,及时处理。

(2)第一个胎儿娩出后,立即断脐,协助扶正第二个胎儿的胎位,以保持纵产式,通常在等待 20 min 左右,第二个胎儿自然娩出。若等待 15 min 仍无宫缩,则可协助人工破膜或遵医嘱静脉滴注缩宫素促进宫缩。产程过程中应严密观察,及时发现脐带脱垂或胎盘早剥等并发症。

(3)为预防产后出血的发生,第二个胎儿娩出后应立即肌内注射或静脉滴注缩宫素,腹部放置沙袋,并以腹带紧裹腹部,防止腹压骤降而引起休克。

(4)双胎妊娠者如系早产,产后应加强对早产儿的观察和护理。

6. 健康教育

(1)护士应指导孕妇注意保持充足的休息和睡眠时间。

(2)避免过度劳累。

(3)注意饮食,加强营养。

(4)注意阴道流血量和子宫复旧情况,防止产后出血。

(5)指导产妇正确进行母乳喂养。

(6)选择有效的避孕措施。

(马超飞)

第三十节 前置胎盘

前置胎盘(placenta previa)是指妊娠 28 周后胎盘附着于子宫下段,甚至胎盘下缘达到或覆盖子宫颈内口,位置低于胎儿先露部。前置胎盘是妊娠晚期严重并发症,也是妊娠晚期引起阴道流血最常见的原因,可危及母儿生命。

一、病因

目前尚不清楚病因,高龄初产妇、经产妇及多产妇、吸烟或吸毒妇女为高危人群。病因可能与下列因素有关。

1.子宫内膜病变或损伤

多次分娩、刮宫、子宫腔内手术时可能造成子宫内膜损伤及子宫内膜炎等病变,再次妊娠时常导致胎盘血供不足,刺激胎盘面积增大延伸到子宫下段。

2.胎盘异常

双胎妊娠时胎盘面积过大,胎盘本身发育异常(如有副胎盘等),均使前置胎盘发生率增加。

3.受精卵滋养层发育迟缓

正常情况下,受精卵到达子宫腔时已具备植入能力,滋养层发育迟缓而不能正常植入,则继续向下游走,最终可能植入子宫下段成为前置胎盘。

二、临床表现

(一)症状

前置胎盘的典型症状是妊娠晚期或临产时发生无诱因、无痛性反复阴道流血。由于妊娠晚期或临产后,子宫下段肌纤维逐渐被动伸展,子宫颈内口受到牵拉,附着于子宫下段与子宫颈内口的胎盘组织未能相应随之扩展,两者发生错位、分离,血窦破裂出血,血液经阴道流出。初起出血不多,血液很快凝固,但随着子宫下段继续伸展,胎盘再剥离,出现反复流血,也有初次即突然发生大量出血,导致休克。

阴道流血时间早晚、时间长短、出血次数及量的多少与前置胎盘的类型有关:完全性前置胎盘出血时间早,约在妊娠 28 周左右,出血时间早,出血量多;边缘性前置胎盘出血时间较晚,多在妊娠 37 周后或临产时,出血量较少;部分性前置胎盘介于这两者之间。

(二)体征

1.一般情况

这与出血量多少有关。前置胎盘时,出血主要经阴道流出,长期反复阴道流血或短时间大量阴道流血者,可出现贫血貌、脉搏细数、血压下降甚至休克等表现。贫血程度与阴道流血量成正比。

2.腹部检查

子宫大小与孕周相符、质软、无压痛,胎位、胎心音清,若出血量多,出现胎心音异常或消失。由于胎盘附着于子宫下段,先露不易入盆可出现胎先露高浮及胎位异常。

三、治疗原则

前置胎盘的处理以止血、纠正贫血、预防感染为原则。当妊娠不足 34 周,胎儿体重小于 2 000 g,阴道流血量不多,胎儿存活,胎儿一般情况良好时,适于采取期待疗法。

当反复大量阴道流血甚至休克或胎儿窘迫甚至死亡时,需及时终止妊娠;如实施期待疗法过程中,病情稳定,胎龄达到 36 周,胎儿发育基本成熟,应考虑适时终止妊娠,以避免病情变化危及母儿生命。剖宫产术可以迅速结束分娩,对母儿比较安全,是目前处理前置胎盘的主要手段。

四、护理评估

(一)病史

了解个人健康史,详细询问孕妇的年龄、产次,有无子宫内膜炎、前置胎盘病史,有无剖宫产史、刮宫手术史、子宫腔内手术史等手术史。

(二)身体评估

1.症状

评估阴道流血的时间、次数、量及胎动变化,有无腹痛等,严重患者注意观察有无贫血、休克等症状,注意阴道流血量与病情一致。

2.体征

评估全身状况,有无面色苍白、脉搏细弱、四肢厥冷、血压下降等休克体征,腹部检查子宫大小是否与孕周相符、有无压痛,胎先露是否高浮等。注意监测胎心音与胎动。

3.辅助检查

①B超检查:B超检查是目前最安全、可靠的检查方法,能准确地进行胎盘定位,对前置胎盘的诊断及类型的界定有参考意义。②产后检查胎盘及胎膜:当胎膜边缘附着有陈旧性血块,胎膜破裂口距胎盘边缘小于 7 cm,可诊断为前置胎盘。

(三)心理-社会评估

患者对突然出现的阴道流血会感到手足无措、紧张、焦虑,更担心危及自身生命以及失去胎儿,分娩时可能因为并发症最终丧失子宫甚至胎儿,从而出现悲哀、抑郁、绝望等情绪。评估患者的心理感受及情绪反应,了解其恐惧程度与处事能力。

五、护理问题

1.组织灌注量不足

组织灌注量不足与反复阴道流血有关。

2.恐惧

恐惧与大量出血危及母儿生命有关。

3.潜在并发症

如失血性休克等。

4.有胎儿受伤的危险

有胎儿受伤的危险与胎儿窘迫、早产等有关。

5.有感染的危险

有感染的危险与胎盘剥离面位置低、贫血等有关。

六、护理措施

(一)一般护理

期待疗法患者,应取左侧卧位,绝对卧床休息,出血停止后方可轻微活动。减少刺激,禁止肛门、阴道检查及性生活,医务人员检查时动作应轻柔。进食富含蛋白质及铁质的食物,如动物肝脏、鸡蛋、绿叶蔬菜及豆类等。每天 3 次间断吸氧,每次 1 h,以增加胎儿血氧供应。

(二)心理护理

对患者出现的不良情绪和心理问题进行安慰、疏导,告知引起前置胎盘可能的原因及治疗情况,使其正确认识疾病,保持心态平静,积极配合治疗和护理。与孕妇共同听胎心音、教会其数胎动有助于减轻焦虑,以稳定情绪。病情严重患者可能会失去胎儿,甚至丧失子宫,应多关心,多陪伴,避免出现精神症状。

(三)病情观察

严密监测生命体征,密切观察阴道的流血时间、量、色,胎动有无异常,询问是否出现腹痛以及有无头晕等。按医嘱完成各项实验室检查,做好输液、输血准备。

(四)医护配合

1.期待疗法

除以上一般护理外,应定期测血常规了解有无贫血。遵医嘱给予硫酸镁或利托君、硫酸亚铁、抗生素等,以进行止血、纠正贫血、预防感染等对症治疗,必要时给予镇静剂以保持孕妇心态平静,同时给予地塞米松促进胎肺成熟,预防新生儿呼吸窘迫综合征。

2.终止妊娠

期待疗法达 36 周以上,反复阴道流血或大量出血危及母儿生命者需及时终止妊娠。多采取剖宫产术,边缘性前置胎盘患者一般情况良好,估计短时间内能结束分娩时可进行阴道试产。试产时应做好接产准备,接产时严格无菌操作,配合人工破膜及包扎腹部,压迫胎盘控制其剥离,分娩后检查有无发生胎盘残留及植入性胎盘。行剖宫产术者积极做好术前准备,如输血、输液等抗休克及新生儿抢救准备;术中配合医师进行新生儿处理;术后常规护理。

(五)健康教育

①期待疗法孕妇出院后仍需注意阴道有无流血、胎动有无异常,如出现阴道再次流血、腹痛及胎动异常,应立即复诊。②产褥期禁止盆浴及性生活,如恶露异常或出现腹痛、发热等应及时就医。③再次妊娠宜在生产 6 个月后,在此期间应采取有效的避孕措施。④避免多产、多次刮宫等,减少子宫内膜损伤而诱发前置胎盘。

(刘淑英)

第三十一节　胎盘早剥

胎盘早剥(placental abruption)是指妊娠 20 周后或分娩期,正常位置的胎盘在胎儿娩出前,部分或全部从子宫壁剥离。胎盘早剥是引起妊娠晚期阴道流血的常见原因,病情较前置胎盘更为严重,具有起病急、发展快的特点。若处理不及时,常危及母儿生命。

一、病因

目前胎盘早剥的病因及发病机制不清,可能与下列因素有关。

1. 血管病变

如孕妇患有妊娠期高血压病、慢性高血压等,可引起底蜕膜血管病变、破裂形成胎盘后血肿,致使胎盘与子宫剥离。

2. 机械性因素

机械性因素包括:腹部外伤直接撞击或挤压腹部伤及胎盘;分娩时由于脐带过短,胎盘受到胎儿下降的牵拉,造成胎盘早剥。

3. 宫腔压力骤降

羊水过多行人工破膜时,羊水流出过快可使子宫腔内压力突然降低;双胎妊娠分娩时,第一个胎儿娩出过速,腹压骤降,子宫急剧收缩,从而使胎盘和子宫壁之间发生错位而剥离。

4. 子宫静脉压突然升高

妊娠晚期孕妇由于长时间仰卧,子宫压迫下腔静脉,回心血量减少,致使子宫静脉淤血、静脉压骤增,可致蜕膜静脉淤血或破裂,最终导致胎盘早剥。

5. 其他

高龄初孕妇、吸烟、子宫肌瘤等也是引发胎盘早剥的高危因素。

二、临床表现

胎盘早剥患者主要临床表现为妊娠晚期或临产时突然发生的持续性腹痛,常有诱因,可伴有阴道流血。胎盘早剥病理类型不同,其临床表现也不同,根据病情轻重将其分为3度。

Ⅰ度:显性剥离多见,多发于分娩期,胎盘剥离面积小。

患者腹痛轻或常无腹痛阴道少量流血,贫血体征不明显。腹部检查子宫大小与妊娠周数相符,质软,胎位清楚,胎心音正常。

Ⅱ度:胎盘剥离面积约为胎盘面积的1/3。

主要症状为突发持续性腹痛、腰酸或腰背痛,无阴道流血或少量流血,贫血程度与阴道流血量不成正比。腹部检查示子宫大小大于妊娠周数、变硬,子宫底升高,压痛明显,胎位可扪及,胎心音异常,胎儿存活。

Ⅲ度:胎盘剥离面积超过胎盘面积的2/3。

患者腹痛加剧,阴道少量流血,可出现恶心、呕吐、面色苍白、四肢厥冷、脉搏细数、血压下降等休克症状,休克与阴道流血量不相符。腹部检查示子宫硬如板状,胎位扪不清,胎心音消失。

三、治疗原则

胎盘早剥的治疗以防治休克、及时终止妊娠、控制并发症为原则。胎盘早剥一旦发生,病情发展迅速,常出现休克,危及母儿生命,因此,应在防治休克的基础上尽快终止妊娠,目前多采取剖宫产术结束分娩;Ⅰ度胎盘早剥一般情况良好,短时间内能经阴道分娩者,可考虑试产。产后易发生产后出血、DIC、急性肾衰竭、新生儿窒息等并发症,应积极处理,避免对母儿造成严重的损害。

四、护理评估

(一)病史

主要询问有无诱因,如妊娠期高血压病、腹部外伤、长期仰卧等;其次了解既往史,特别是慢性高血压、慢性肾病史等。

(二)身体评估

1.症状

重点评估腹痛的部位、性质、持续时间及严重程度,是否伴随恶心、呕吐等症状,了解阴道流血量、色,注意阴道流血量的多少与病情严重程度并不一致。

2.体征

评估孕妇贫血程度、生命体征,尤其注意有无休克体征;腹部检查时注意子宫是否大于孕周、子宫质地是否硬如板状、子宫有无压痛;胎心音是否改变与消失、胎位是否扪清等,以评估胎儿宫内安危情况。

3.辅助检查

B超检查可见胎盘与子宫之间有液性暗区,较准确地进行胎盘早剥的诊断及病理类型的界定,是最可靠的检查方法,对于临床处理有重要意义。查血常规、血生化检查以了解有无凝血功能异常,进一步评估有无贫血与 DIC。

产后检查胎盘母体面有凝血块及压迹,甚至发现子宫表面出现紫蓝色瘀斑(子宫胎盘卒中),可明确诊断为胎盘早剥。

(三)心理-社会评估

胎盘早剥病情发展快,危险大,需积极抢救,患者及家属常措手不及且难以接受,其对突然出现的持续性腹痛及阴道流血感到焦虑或恐惧,很担心自身安全以及失去胎儿,非常希望通过抢救得到良好的结局。评估孕妇及家属的心理状态、恐惧程度及应对能力。

五、护理问题

1.潜在并发症

如产后出血、DIC、急性肾衰竭等。

2.恐惧

恐惧与担心自身及胎儿安危有关。

3.有胎儿受伤的危险

有胎儿受伤的危险与胎儿窘迫、死胎等有关。

六、护理措施

(一)一般护理

患者取左侧卧位,绝对卧床休息,可改善胎儿血供并避免活动刺激导致的出血;间断吸氧;加强会阴护理。

(二)心理护理

评估患者恐惧的程度,鼓励患者及家属说出内心的焦虑、恐惧和担心;对家属提出的问题耐心倾听、解释,鼓励其积极配合治疗及护理。

对失去孩子或切除子宫的患者,护士尽量安排安静、周围没有婴儿的房间,以免触景生情,多关心陪伴患者,以尽快消除心理障碍。

(三)病情观察

(1)患者病情急重,应密切监测体温、脉搏、血压、呼吸并及时记录。

(2)密切观察阴道流血量的变化、腹痛的程度,有无头晕及早期休克表现。

(3)监测胎心音,必要时胎心监护,了解胎儿宫内安危情况。

(4)注意观察有无阴道流血不止、牙龈出血、皮下点状出血及注射部位淤血,有无少尿、无尿等,以及早发现 DIC、急性肾衰竭等并发症。

(四)医护配合

1.纠正休克

立即取头低足高位、保暖、吸氧、建立静脉通道,遵医嘱迅速给予足量输液、新鲜血等。

2.及时终止妊娠

无论是何种类型的胎盘早剥,一旦发生,都是不可逆的,需立即终止妊娠。多采取剖宫产术终止妊娠,护理人员应做好手术护理,术前尤其应密切观察胎心音。Ⅰ度胎盘早剥一般情况良好,估计短时间内能结束分娩者可经阴道试产,分娩时行人工破膜后包扎腹部,可压迫胎盘,防止进一步剥离。

3.并发症的处理

密切观察并发症的症状与体征,遵医嘱输新鲜血、纤维蛋白原等以纠正凝血功能障碍,遵医嘱给予呋塞米等进行抗急性肾衰竭治疗。

4.防止产后出血与感染

遵医嘱予以缩宫素、抗生素。

(五)健康教育

(1)产褥期禁止盆浴及性生活,如恶露异常或出现腹痛、发热等应及时就医。

(2)再次妊娠时应加强产前检查,预防和及时治疗妊娠期高血压病等,妊娠晚期避免腹部外伤等。

(刘淑英)

第三十二节　妊娠合并心脏病

妊娠合并心脏病是高危妊娠之一,发病率约为 1.06%,病死率为 0.73%,是孕产妇死亡的主要原因。其中以风湿性心脏病最常见,其次是先天性心脏病、妊娠高血压综合征心脏病、围生期心肌病等。

一、妊娠、分娩对心血管系统的影响

(一)妊娠期

妊娠期孕妇的血容量一般于妊娠 6 周时开始逐渐增加,32～34 周达到高峰,增加30%～50%,此后维持在较高水平,产后 2～6 周回复正常。总循环血量增加引起心排血量和心率增快。

妊娠早期以心排血量增加为主,妊娠中晚期则需增加心率以适应血容量的增多,分娩前1~2个月心率每分钟平均增加10次。尤其是在妊娠晚期子宫增大,膈肌升高使心脏向上、向左前发生移位,导致心脏大血管轻度扭曲,易使患心脏病的孕妇发生心力衰竭而危及生命。

(二)分娩期

分娩期是孕妇血流动力学变化最显著的阶段,加之机体能量及氧的消耗增加,是心脏负担最重的时期。第一产程中,每次子宫收缩有250~500 mL的血液被挤入体循环,加重心脏负担。第二产程中,除子宫收缩外,腹肌和骨骼肌的收缩使外周循环阻力增加,且分娩时产妇屏气用力动作使肺循环压力增加,心脏前后负荷显著加重。第三产程,胎儿娩出后,腹腔内压力骤减,大量血液流向内脏,回心血量锐减;继之胎盘循环停止,子宫收缩使子宫血窦内约500 mL血液进入体循环,使回心血量骤增,造成血流动力学急剧变化,此时妊娠合并心脏病孕妇极易诱发心力衰竭。

(三)产褥期

产后3 d内,子宫收缩和缩复使大量血液进入体循环,且产妇体内组织间隙内潴留的液体也回流至体循环,体循环血量仍有一定程度的增加;而妊娠期心血管系统的变化不能立即恢复至非孕状态,加之产妇伤口和宫缩疼痛、分娩疲劳、新生儿哺乳等负担,仍需预防警惕心力衰竭的发生。

总之,妊娠32~34周、分娩期及产后的最初3 d内,是患有心脏病的孕妇最危险的时期。

二、心脏病对胎儿的影响

心脏病患者妊娠后,围生儿的病死率是正常妊娠的2~3倍。心脏病孕妇心功能状态良好者,多以剖宫产终止妊娠。不宜妊娠的心脏病患者一旦受孕或妊娠后心功能状态不良者,则流产、早产、死胎、胎儿生长受限、胎儿宫内窘迫及新生儿窒息的发生率明显增加,围生儿病死率增高。

三、心脏病对妊娠的影响

(一)可以妊娠

心脏病不影响受孕,病情轻,心功能Ⅰ~Ⅱ级,无心力衰竭病史,且无其他并发症者,在密切监护下可以妊娠,必要时给予治疗。

(二)不宜妊娠

心脏病病情重,心功能Ⅲ~Ⅳ级,既往有心力衰竭病史、肺动脉高压、严重心律失常、右向左分流型先天性心脏病(法洛四联征等)、围生期心肌病遗留有心脏扩大、并发细菌性心内膜炎、风湿热活动期者等情况不宜妊娠。如已妊娠应在早期终止。

美国纽约心脏病协会(NYHA)根据患者所能耐受的日常体力活动将心功能分为四级。

心功能Ⅰ级:一般体力活动不受限。

心功能Ⅱ级:一般体力活动稍受限制,休息时无自觉症状。

心功能Ⅲ级:心脏病患者体力活动明显受限,休息时无不适,轻微日常活动即感不适,有心悸、呼吸困难或继往有心力衰竭病史者。

心功能Ⅳ级:不能进行任何体力活动,休息状态下即出现心衰症状,体力活动后加重。

四、临床表现

一般情况下,妊娠合并心脏病孕妇无特异性症状,只有发生心力衰竭时有以下表现。

(一)早期心力衰竭

如孕妇出现下列表现,应考虑为早期心力衰竭:①轻微活动后即有胸闷、心悸、气短。②休息时心率超过 110 次/分钟,呼吸＞20 次/分钟。③夜间常因胸闷而需坐起,或需到窗口呼吸新鲜空气。④肺底部出现少量持续性湿啰音,咳嗽后并不消失。

(二)左心衰竭

以肺淤血及心排血量降低为主要临床表现。

1.症状

(1)不同程度的呼吸困难:劳力性呼吸困难为最早出现的症状,端坐呼吸、夜间阵发性呼吸困难,有哮鸣音及心源性哮喘、急性肺水肿是左心衰竭呼吸困难最严重的表现。

(2)咳嗽、咳痰、咯血。

(3)疲倦、乏力、头晕、心慌。

(4)少尿及肾功能损害症状。

2.体征

(1)肺部湿啰音。

(2)除心脏病固有的基础体征外,一般均有心脏扩大、肺动脉瓣区第二心音亢进及舒张期奔马律。

(三)右心衰竭

以体静脉淤血的临床表现为主。

1.消化道症状

腹胀、恶心、呕吐、食欲缺乏。

2.劳力性呼吸困难

(1)水肿,肝脏肿大。

(2)颈静脉征,如出现肝颈静脉反流征阳性则更具特征性。

(3)除心脏病固有体征外,还可因右心室显著扩大而出现三尖瓣关闭不全的反流性杂音。

(四)全心衰竭

右心衰竭继发于左心衰竭而形成全心衰竭。患者出现右心衰竭后,阵发性呼吸困难等肺淤血症状有所减轻,而左心衰竭则以心排血量减少的相关症状和体征为主,如乏力、头晕、少尿等。

五、处理原则

心脏病孕妇的主要死亡原因是心力衰竭和严重的感染。

(一)非孕期

根据孕妇所患心脏病类型、病情及心功能状态,确定患者是否可以妊娠。

(二)妊娠期

凡不宜妊娠却已怀孕者,应在妊娠 12 周前行人工流产术;妊娠超过 12 周者应密切监护。对顽固性心力衰竭孕妇应在严密监护下行剖宫产术终止妊娠。

（三）分娩期

心功能Ⅰ～Ⅱ级，胎儿不大，胎位正常，宫颈条件良好者，在严密监护下可经阴道分娩，第二产程时需助产。心功能Ⅲ～Ⅳ级，胎儿偏大，宫颈条件不佳，合并有其他并发症者，可选择剖宫产终止妊娠。

（四）产褥期

产后 3 d 内，尤其是 24 h 内，仍是心力衰竭发生的危险期，产妇应充分休息且需严密监护。按医嘱应用广谱抗生素，产后 1 周无感染征象时停药。心功能Ⅲ级或以上者不宜哺乳。不宜再妊娠者，建议 1 周行绝育术。

六、护理

（一）护理评估

1.病史

详细询问孕妇是否有心脏病史，有无心力衰竭史等情况。

2.身体状况

（1）一般状况。

（2）产科情况。

（3）心功能评估。

（4）早期心力衰竭症状与体征。

3.辅助检查

（1）心电图检查：提示各种严重的心律失常，如心房颤动、Ⅲ度房室传导阻滞、ST 段改变、T 波异常等。

（2）超声心动图：更精确地反映各心腔大小的变化、心瓣膜结构及功能情况。

（3）胎儿电子监护仪：预测宫内胎儿储备能力，评估胎儿情况。

（4）X 线检查：显示有心脏扩大，尤其是个别心腔的扩大。

（二）护理诊断

1.活动无耐力

活动无耐力与妊娠合并心脏病有关。

2.自理能力缺陷

自理能力缺陷与心脏病活动受限及卧床休息有关。

3.潜在并发症

心力衰竭、感染、洋地黄中毒、胎儿宫内窘迫。

（三）护理措施

1.非孕期

根据心脏病的种类、病情、心功能，以及是否手术矫治等具体情况，决定是否适宜妊娠。对不宜妊娠者，指导患者采取有效措施严格避孕。

2.妊娠期护理

（1）指导孕妇密切产检：加强孕期保健，定期产前检查或家庭访视。重点评估心功能和胎儿宫内情况。若心功能在Ⅲ级或以上、有心力衰竭者，均应立即入院治疗。心功能Ⅰ～Ⅱ级者，应在妊娠 36～38 周入院待产。

(2)预防心力衰竭的发生。

1)生活规律:保持良好的心境,每日至少睡眠 10 h,中午保证休息 1~2 h,每餐后至少休息半个小时,宜左侧卧位或半卧位。

2)饮食合理:应进高蛋白、高热量、高维生素、低盐、低脂肪及富含铁、钙等食物,少食多餐。妊娠 16 周以后,每日食盐摄入量为 4~5 g。多食蔬菜、水果,避免便秘。

3)预防诱发因素:预防治疗诱发心力衰竭的各种因素,如贫血、心律失常、妊娠期高血压疾病、各种感染,尤其是上呼吸道感染等。

4)加强心理护理,指导孕妇及家属掌握妊娠合并心脏病的相关知识,及时为家人提供信息,提前入院待产。

(3)心力衰竭的急救配合

1)协助患者采取半卧位或坐于床上,双腿下垂以减少回心血量,减轻心脏负荷。

2)吸氧:给予 6~8 L/min 的高流量鼻导管吸氧,或面罩加压给氧。给氧时在氧气湿化瓶内加入 50% 乙醇,有助于提高氧疗的效果。

3)遵医嘱正确使用药物,如吗啡、快速利尿剂、血管扩张剂(硝普钠、硝酸甘油、酚妥拉明)、强心剂、氨茶碱等。

4)病情观察:观察疗效和不良反应,视病情可用四肢轮流三肢结扎法。

3.分娩期护理

(1)严密观察产程进展,防止心力衰竭的发生。左侧卧位,上半身抬高。观察子宫收缩、胎头下降及胎儿宫内情况,正确识别早期心力衰竭的症状及体征。第一产程,每 15 min 测血压、脉搏、呼吸、心率各 1 次,每 30 min 测胎心率 1 次。第二产程每 10 min 测 1 次上述指标或持续监护。给予吸氧,观察用药后反应,严格无菌操作,给予抗生素治疗持续至产后 1 周。

(2)缩短第二产程,减少产妇体力消耗。

(3)预防产后出血。胎儿娩出后,立即在产妇腹部放置沙袋,持续 24 h。为防止产后出血过多,可静脉或肌内注射缩宫素(禁用麦角新碱)。遵医嘱输血、输液,仔细调整滴速。

(4)给予生理及情感支持,降低产妇及家属焦虑。

4.产褥期护理

(1)产后 72 h 内严密监测生命体征,产妇应半卧位或左侧卧位,保证充足休息,必要时镇静,在心功能允许情况下,鼓励早期下床适度活动。

(2)心功能Ⅰ~Ⅱ级的产妇可以母乳喂养;Ⅲ级及以上者,应及时回乳。指导摄取清淡饮食,防止便秘。保持外阴部清洁。产后预防性使用抗生素及协助恢复心功能的药物。

(3)促进亲子关系建立,避免产后抑郁发生。

(4)健康教育:指导摄取清淡饮食,防止便秘;保持外阴部清洁;产后预防性使用抗生素及协助恢复心功能,促进亲子关系建立,避免产后抑郁症发生;对不宜妊娠的患者应做好解释工作,指导患者采取严格的避孕措施。心功能好,可以再次妊娠者,最好避孕 1 年后视情况而定。

(5)出院指导:详细制定出院计划,指导产妇掌握妊娠合并心脏病相关知识,包括如何自我照顾及限制活动程度,尤其是遵医嘱服药的重要性;确保产妇及新生儿得到良好的照顾;根据病情及时门诊随访。

(刘淑英)

第三十三节　妊娠合并糖尿病

妊娠糖尿病是指怀孕前未患糖尿病,而在怀孕时才出现高血糖的现象,其发生率为1%～3%。

一、妊娠糖尿病的相关因素与特征

(一)相关因素

胎儿从母体获取葡萄糖增加;孕期肾血浆流量及肾小球滤过率均增加,但肾小管对糖的再吸收率不能相应增加,导致部分孕妇排糖垃增加;雌激素和孕激素增加母体对葡萄糖的利用。

种族、糖尿病家族史、肥胖、过去有不明原因的死胎或新生儿死亡、前胎有巨婴症、羊水过多症及孕妇年龄超过30岁等。

(二)临床特征

妊娠合并糖尿病是临床常见合并症之一,通常包含以下2种情况。①妊娠前确诊为糖尿病,即糖尿病合并妊娠(PG-DM)。②妊娠期糖尿病(GDM),指在妊娠期首次发生或发现的不同程度的糖代谢异常者,多在产后恢复,但将来患糖尿病的机会增加。

二、妊娠、分晚对糖尿病的影响

(一)妊娠期

1.妊娠早、中期

妊娠可使原有糖尿病患者的病情加重,使隐性糖尿病显性化,使既往无糖尿病的孕妇发生糖尿病。孕妇血糖会随着妊娠进展而降低,空腹血糖约降低10%。

2.妊娠晚期

随着血容量的不断增加,血液稀释,胰岛素相对不足,使得血糖增高。因此,为了维持正常糖代谢水平,胰岛素用量需要不断增加。

(二)分娩期

分娩过程中,产妇体力消耗较大,加之产妇进食减少,产妇容易发生低血糖。

(三)产褥期

胎盘娩出后,体内抗胰岛素样物质迅速消失,机体对胰岛素的需要量减少,易出现低血糖休克。胎盘娩出后,若未及时下调胰岛素剂量,则易导致产妇低血糖症状的发生。妊娠期胰岛素的需要量增加、糖耐量减低,由于体内激素水平变化,孕妇极易发生酮症酸中毒。

三、糖尿病对妊娠的影响

(一)对孕妇的影响

1.流产

受孕率基本不受影响,流产率相对较高。

2.妊娠高血压疾病

妊娠期高血压疾病发生率相对高,孕妇及围生儿预后较差。由于巨大儿发生率明显增高,手术产率、产伤及产后出血发生率也明显增高。

3.羊水过多

羊水过多发生率高,也增加了胎膜早破和早产的发生率。

4.损伤与感染

泌尿系统感染多见,且感染后易引发酮症酸中毒。

(二)对胎儿、新生儿的影响

1.对胎儿的影响

巨大儿发生率高,胎儿畸形、早产(糖尿病孕妇因合并羊水过多容易导致早产)和胎儿生长受限发生率明显增高。

2.对胎儿与新生儿的影响

(1)对胎儿的影响:巨大儿发生率高,胎儿畸形、早产和胎儿生长受限发生率明显增高。胎儿宫内发育迟缓及低体重儿增多,胎儿红细胞增多症增多,胎儿病死率高。

(2)对新生儿的影响:新生儿高胆红素血症增多,新生儿呼吸窘迫综合征发生率增加,而且容易出现新生儿低血糖,新生儿病死率高。

四、处理原则

糖尿病妇女于妊娠前应确定病情程度,确诊妊娠的可能性。被允许妊娠者,需在内科、产科密切监护下,尽可能将孕妇血糖控制在正常或接近正常范围内,并选择正确的分娩方式,以防止并发症的发生。

饮食治疗是基础,部分孕妇靠饮食控制就能维持血糖的正常范围。对于饮食不能控制的糖尿病,胰岛素是主要治疗药物。

五、护理

(一)护理评估

1.病史

了解孕妇有无糖尿病家族史、患病史,特别是不明原因的死胎等分娩史。胎儿健康状况,监测血糖结果。评估孕妇对糖尿病的知识了解。观察产妇有无低血糖症状。根据静脉输液的药物种类和宫缩情况调整输液速度。

2.身体状况

(1)一般状况观察孕妇有无低血糖症状。根据静脉输液的药物种类和宫缩情况调整输液速度。监测胎心、子宫收缩、孕妇的生命体征,以了解产程进展,及早发现异常情况并及时处理。

(2)糖尿病的临床分期。

(3)评估子宫收缩情况,是否有感染的症状。

3.辅助检查

(1)血糖测定:两次或两次以上空腹血糖≥5.8 mmol/L者,即可诊断为糖尿病。

(2)糖筛查试验:用于糖尿病筛查,建议孕妇于妊娠24~28周进行。葡萄糖50 g溶于200 mL的水中,5 min内口服完,口服后1 h测血糖≥7.8 mmol/L(140 mg/dL)为糖筛查异常,应进一步做口服糖耐量试验;若血糖≥11.2 mmol/L的孕妇,则妊娠期糖尿病(GDM)可能性大。

（二）护理诊断

1. 知识缺乏

缺乏糖尿病及其饮食控制、胰岛素使用知识。

2. 有胎儿受伤的危险

胎儿受伤的危险与糖尿病引起巨大胎儿、畸形儿、胎儿肺泡表面活性物质不足有关。

3. 有感染的危险

有感染的危险与糖尿病对感染的抵抗力下降有关。

4. 有低血糖的危险

有低血糖的危险与胰岛素用量过多、糖摄入量相对不足有关。

（三）护理措施

1. 非孕期指导

糖尿病妇女在妊娠前寻求咨询。严重的糖尿病患者不宜妊娠；对于器质性病变较轻者，指导患者控制血糖水平在正常范围内后再妊娠。

2. 妊娠期

（1）定期进行产前检查，指导孕妇正确控制血糖，使其掌握注射胰岛素的正确过程。空腹血糖<5.8 mmol/L，餐后 2 h 血糖<7.0 mmol/L，糖化血红蛋白<5％，尿酮体阴性。

（2）孕期监测血糖变化，并进行肾功能监测及眼底检查。

（3）通过 B 超、胎儿超声心动图、胎动计数、胎心监护、胎盘功能测定等协助监测胎儿宫内情况。

（4）控制孕妇饮食，协助摄取适当的营养，指导孕妇正确控制血糖，控制餐后 2 h 血糖值在8.0 mmol/L 以下为宜，提倡多食绿叶蔬菜、豆类、粗谷物、低糖水果等，并坚持低盐饮食。

（5）适度运动。

（6）孕妇不宜口服降糖药物，而胰岛素是其主要的治疗药物。预防各种感染，缓解心理压力。

（7）提供心理支持，维护孕产妇的自尊。

3. 分娩期

（1）孕妇护理：在控制血糖、确保母儿安全的情况下，尽量推迟终止妊娠的时间，可等待至近预产期（38～39 周）。妊娠合并糖尿病本身不是剖宫产指征，如有胎位异常、巨大儿、病情严重需终止妊娠时，常选择剖宫产。若胎儿发育正常、宫颈条件较好，则适宜经阴道分娩。阴道分娩时，应严密监测血糖、尿糖和尿酮体。鼓励产妇左侧卧位，密切监护胎儿状况。产程时间不超过 12 h。剖宫产或引产当日早晨的胰岛素用量一般仅为平时的一半，临产及手术当日应每 2 h 监测血糖，以便调整胰岛素的用量。

（2）新生儿护理：无论新生儿体重大小均按早产儿进行护理。在新生儿娩出 30 min 后定时滴注 25％葡萄糖液以防止低血糖，同时预防低血钙、高胆红素血症及呼吸窘迫综合征的发生。多数新生儿在出生后 6 h 内血糖值可恢复正常。糖尿病产妇，即使接受胰岛素治疗，哺乳也不会对新生儿产生不良影响。

4. 产褥期

监测血糖的变化，观察有无低血糖反应，遵医嘱使用胰岛素。分娩后 24 h 内胰岛素减至原用量的 1/2，48 h 减少至原用量的 1/3，产后需重新评估胰岛素的需要量。预防产褥感染，保持腹部、会阴伤口清洁,每日 2 次会阴护理。鼓励母乳喂养。

5.健康教育

(1)了解 GDM 孕妇的健康需求,针对不同孕妇的具体情况给予相应的健康宣教,帮助她们正确认识疾病的饮食治疗和药物治疗,同时做好心理护理。

(2)提高患者饮食治疗的遵医行为,在护理过程中护士帮助患者树立信心,积极参与营养治疗,根据血糖、尿糖等病情随时调整 GDM 饮食,使之既能控制母体糖尿病,又能为发育中的胎儿提供营养需要。

(3)协助患者建立有规律的生活秩序和良好饮食习惯的同时,积极地做好自我保健,减少发病危险因素,真正提高生活质量。

(4)保持外阴清洁,预防产褥感染。

(5)鼓励母乳喂养。

(6)指导产妇定期接受产科和内科复查。

(刘淑英)

第三十四节　妊娠期高血压病

妊娠期高血压病(hypertensive disorders in pregnancy)是妊娠期特有的疾病,指妊娠 20 周以后出现高血压、蛋白尿及不同程度的水肿,严重时可出现抽搐、昏迷、心肾衰竭而危及母婴健康和生命。目前我国发病率为 9.4%～10.4%,在我国孕产妇死原因中居第二位。

一、高危因素

妊娠期高血压病至今病因不明,流行病学调查发现初产妇、孕妇年龄过小或大于 35 岁、多胎妊娠、妊娠期有高血压病史及高血压家族史、慢性高血压、慢性肾炎、糖尿病、肥胖、营养不良、社会经济状况低下等是导致妊娠期高血压病的高危因素。

妊娠期高血压病的基本病理生理变化是全身小血管痉挛。由于小血管痉挛,造成管腔狭窄,血管阻力增加,内皮细胞受损,体液和蛋白质外渗,导致血压上升、蛋白尿水肿及血液浓缩。因全身小血管痉挛,全身各系统各脏器灌注减少,各组织器官因缺血、缺氧而受不同程度损伤,严重时出现脑出血、心力衰竭、肺水肿、肾衰竭、胎盘早剥、DIC、胎儿窘迫、胎儿生长受限(FGR)等严重并发症,对母儿造成危害,甚至死亡。

二、临床表现及分类

妊娠期高血压病主要表现为妊娠中期或晚期出现高血压、较为严重的水肿、蛋白尿,严重时发生头晕、眼花,甚至抽搐、昏迷等。妊娠期高血压病中最严重的类型是子痫,根据发生的时间不同,子痫可分为产前子痫、产时子痫、产后子痫。产后子痫多发生在产后 24 h 直至 10 d 内,应予以重视,产后应加强监护,避免发生产后子痫。子痫抽搐进展迅速,前驱症状短暂,表现为抽搐、面部充血、口吐白沫、深昏迷;随后深部肌肉僵硬,很快发展为典型的全身高张性阵挛惊厥和肌紧张,持续 1～1.5 min。其间患者无呼吸,此后抽搐停止,呼吸恢复,但患者仍昏迷,最后意识恢复,但易激惹、烦躁。

三、治疗原则

妊娠期高血压病的治疗目的和原则是争取母体可以完全恢复健康,胎儿出生后能够存活,以对母儿影响最小的方式终止妊娠。妊娠期高血压患者可在家或留院观察,密切监护母儿安危;子痫前期患者应住院治疗,治疗原则为休息、解痉、镇静、降压、合理扩容和必要时利尿、密切监测母儿安危、适时终止妊娠。一旦发生子痫,应控制抽搐、纠正缺氧和酸中毒、控制血压,抽搐控制后终止妊娠。

四、护理评估

(一)病史

仔细询问既往史,特别是慢性高血压病史及高血压家族史,是否存在妊娠期高血压病的高危因素,如低龄或高龄初产、多胎妊娠、糖尿病、肥胖、营养不良、社会经济状况低下等。了解此次妊娠经过,出现异常的时间、治疗经过及效果。

(二)身体评估

1.症状与体征

重点评估血压、水肿、蛋白尿,有无头痛、眼花、上腹不适、胸闷等自觉症状,是否出现抽搐、昏迷等严重的症状。

同时评估胎动、胎心音,了解胎儿安危情况。护士在评估过程中应注意:初测血压升高,应让患者休息 1 h 后再测;取中段尿进行尿蛋白测定;自觉症状的出现提示病情发展至子痫前期,应高度重视;水肿程度不反映病情的程度,但水肿不明显者也可能迅速发展为子痫。若孕妇体重一周内增加 0.5 kg,应警惕隐性水肿。

2.辅助检查

(1)眼底检查:观察眼底动静脉管径比例,评估小血管痉挛程度,可反映病情的严重程度。

(2)尿液检查:观察有无蛋白尿。必要时进行 24 h 尿蛋白定量、定性分析,尿蛋白的出现及量的多少反映肾功能受损的程度。

(3)血液检查:测定血红蛋白、红细胞压积(血细胞比容)、全血黏度,了解有无血液浓缩;电解质、二氧化碳结合力的测定有助于判断有无电解质紊乱或酸中毒。可疑凝血功能异常者,应查血小板计数、凝血时间、凝血酶原时间、纤维蛋白原及鱼精蛋白试验。

(4)肝肾功能检查:测血清丙氨酸氨基转移酶(ALT)、天门冬酸氨基转移酶(AST)、尿素氮、肌酐、尿酸等指标综合判断肝肾功能。

(5)其他检查:心电图、超声心动图、胎盘功能及胎儿成熟度检查。

(三)心理-社会评估

评估患者对发生妊娠期高血压病的心理感受及情绪反应,了解患者及家属对疾病的认识与应对,是否配合治疗。

四、护理问题

1.组织灌注量改变

组织灌注量改变与全身小血管痉挛有关。

2.体液过多

体液过多与增大的子宫压迫下腔静脉、低蛋白血症等有关。

3.有母儿受伤的危险

母儿受伤的危险与抽搐可能导致外伤、胎儿窘迫等有关。

4.潜在并发症

潜在并发症如胎盘早剥等。

5.焦虑

焦虑与害怕危及自身及胎儿生命有关。

6.知识缺乏

缺乏妊娠期高血压病的相关知识。

五、护理措施

（一）一般护理

保持病房安静，保证充足的休息，每天睡眠不少于 10 h，取左侧卧位，可改善子宫胎盘血供；指导摄入丰富蛋白质、热量、维生素、纤维素饮食，不限液体和盐，但全身水肿者应适当限盐。嘱增加产前检查次数，督促孕妇自测胎动、体重，及时发现病情变化。

（二）心理护理

提供信息支持，向患者及其家属解释病情，说明该病的病理变化是可逆的，产后很快恢复，使其增强治疗信心，主动配合治疗。告诉孕妇保持心情愉快，有助于病情稳定，指导平时多阅读优美、轻松的文学作品，多听轻音乐或做一些力所能及的手工艺活动，放松身心。

（三）病情观察

密切注意病情变化，每天监测血压、尿蛋白、体重、水肿情况，注意观察患者，一旦出现头晕、眼花、胸闷等自觉症状，提示病情发展至子痫前期，应警惕子痫的发生，严防抽搐、昏迷出现。同时密切监护胎心音，必要时进行胎心监护，发现异常及时通知医师，尽快处理。

（四）医护配合

1.妊娠期高血压

可在家或留院观察，取左侧卧位休息，每天不少于 10 h 睡眠。遵医嘱给予吸氧、镇静等对症处理，配合医师进行血、尿液等检查以了解病情的变化。

2.子痫前期

需住院治疗，治疗原则是休息、解痉、镇静、降压、合理扩容和必要时利尿，适时终止妊娠，防止子痫及并发症。

（1）解痉：解痉首选药物为硫酸镁。因血清镁的治疗有效浓度与中毒浓度非常接近，所以在使用硫酸镁的过程中应严格控制给药的量与速度，密切观察有无中毒反应。①用药方法：硫酸镁给药途径为静脉注射与肌内注射。静脉给药时首次剂量为 25％硫酸镁 20 mL 加入 10％葡萄糖注射液 20 mL 中缓慢静脉推注，5～10 min 推完；随后 25％硫酸镁 60 mL 加入 5％葡萄糖注射液 500 mL 中静脉滴注，滴速控制在 1～2 g/h。根据病情可考虑加用肌内注射，用法为 25％硫酸镁 20 mL 加 2％利多卡因 2 mL，臀肌深部注射，每日 1～2 次，总量为 25～30 g。同时应备好钙剂，做好硫酸镁中毒的抢救准备。②观察毒性反应：定时检查膝反射是否消失（最早出现的中毒反应）；呼吸频率是否小于 16 次/分钟；尿量是否小于 25 mL/h 或小于 600 mL/24 h。一旦出现中毒反应，立即静脉注射 10％葡萄糖酸钙 10 mL。

（2）镇静：适当镇静可缓解患者的紧张情绪，达到降低血压、预防子痫发生的作用，遵医嘱可给予地西泮、冬眠合剂等进行治疗,但过强的镇静剂可能导致胎儿缺氧,应慎用;并监测胎心音的变化。用冬眠合剂时,嘱孕妇绝对卧床,以防止发生直立性低血压。

(3)降压:血压不低于 160/110 mmHg 时应使用对胎儿无毒副作用的降压药,如肼屈嗪、硝苯地平等。用药时,应严密监测血压,控制滴速,以防血压大幅度升降导致脑出血、胎盘早剥。

(4)适时终止妊娠:终止妊娠是治疗妊娠期高血压病的有效措施。子痫前期患者经积极治疗 24～48 h 无明显好转或孕周超过 34 周等可终止妊娠。终止妊娠的方式有引产和剖宫产。引产者遵医嘱给予缩宫素静脉滴注,严格控制滴速并观察产程变化:第一产程应保持产妇安静和充分休息;第二产程行助产术缩短,避免产妇过度用力,胎肩娩出后立即静脉注射或肌内注射缩宫素,禁用麦角新碱;第三产程及时娩出胎盘,预防产后出血。剖宫产手术者,积极做好术前准备,按腹部手术护理常规做好手术护理。

3.子痫

子痫是妊娠期高血压病最严重的阶段,是导致母儿死亡的最主要原因。护理与治疗同等重要。

(1)控制抽搐:遵医嘱立即给予解痉、降压、镇静等药物治疗。

(2)减少刺激,以免诱发抽搐:立即送入单人暗房,保持环境安静,避免声光刺激护理与治疗动作轻柔、集中;限制探视。

(3)专人看护,防止受伤:一旦发生子痫,取头低脚高、左侧卧位,保持呼吸道通畅;立即给氧,用开口器或纱布包裹的压舌板置于患者上、下臼齿之间,防止抽搐引起的舌咬伤;加用床栏防止坠地受伤;患者昏迷或未清醒前禁食或禁止服药,以防误入呼吸道致吸入性肺炎。

(4)严密监护:监测生命体征、神志情况、膝反射、尿量、胎心音等变化;做好皮肤口腔及外阴护理,防止压疮和感染,及早发现并发症。

(5)终止妊娠:抽搐控制 2 h 后终止妊娠。做好剖宫产术及新生儿窒息的抢救准备。

(五)健康教育

(1)加强孕期监护,定期产检,定期复查血压及尿蛋白,密切配合治疗。

(2)注意休息、营养、卫生。

(刘淑英)

第三十五节　妊娠期肝内胆汁淤积症

妊娠期肝内胆汁淤积症(intrahepatic cholestasis of pregnancy,ICP)是一种重要的妊娠期并发症,是妊娠中、晚期特发性疾病。临床以皮肤瘙痒、黄疸和病理上胆汁淤积为特征,主要危及胎儿,使围生儿发病率和病死率增高,其发病与雌激素和遗传有密切关系,可引起流产、早产、胎儿窘迫、死产及产后出血等影响。

一、病因

ICP 的病因尚不清楚,根据其发病特征、流行病学和遗传学特点,可能与高雌激素水平、遗传和环境等因素有关。

（一）雄激素与 ICP

妊娠期胎盘合成雌激素，致使孕妇体内雌激素水平大幅度提高，且实验室研究提示雌激素可使 Na^+、K^+-ATP 酶活性降低，能量提供减少，导致胆酸代谢障碍；雌激素可使肝细胞膜流动性降低，使胆汁流出受阻；同时，雌激素改变肝细胞蛋白质的合成，导致胆汁回流增加。上述综合作用导致 ICP 的发生。

另外，实验室研究显示 ICP 孕妇血中雌激素与正常妊娠一样平行增加，且雌、孕激素的合成是正常的，这说明雌激素不是 ICP 治病的唯一因素，可能是雌激素代谢异常及妊娠期肝脏对生理性增加的雌激素敏感性过高引起。

（二）遗传与环境因素

遗传学研究发现，母亲或姐妹中有 ICP 病史的妇女中，ICP 的发生率明显增加，符合孟德尔优势遗传规律。

（三）药物

妊娠期用药如氯丙嗪、地西泮、硫脲嘧啶、呋喃妥因、磺胺类、吲哚美辛（消炎痛）等亦可能诱发 ICP。

二、ICP 对母婴的影响

1. 对孕妇的影响

ICP 患者脂溶性维生素 K 的吸收减少，致使凝血功能异常，也可发生糖类（糖）、脂代谢紊乱。

2. 对胎儿及新生儿的影响

胆汁酸毒性的作用使围生儿发病率和病死率明显升高。ICP 孕妇因母体脂溶性维生素 K 吸收减少，肝脏合成凝血因子减少，导致产后出血发生率增加；由于母血中胆汁酸含量过高，引起子宫平滑肌收缩导致流产、早产发生率增加；胎盘病理改变使胎盘功能低下，导致胎儿宫内窘迫、生长受限、死胎、死产的发生率均明显升高。此外，还可引起新生儿颅内出血及新生儿神经系统后遗症等。

三、临床表现

ICP 在妊娠中、晚期出现瘙痒，或瘙痒与黄疸同时共存，分娩后迅速消失。

（一）瘙痒

皮肤瘙痒是首先出现的症状，常发生于妊娠 28～30 周，亦有极少数患者在妊娠 12 周左右出现瘙痒症状。瘙痒常呈持续性，白昼轻，夜间加剧。一般先从手掌和脚掌开始，然后逐渐向肢体近端延伸甚至可发展到面部，但极少侵及黏膜。瘙痒程度不一，可自轻度瘙痒至重度瘙痒，个别因重度瘙痒引起失眠、疲劳、恶心、呕吐、食欲减退及脂肪痢。另外，大多数患者在分娩后数小时或数日内迅速消失，少数在 1 周或以上消失。

（二）黄疸

20%～50%的患者于瘙痒发生后的数日至数周内（平均为 2 周）出现黄疸，黄疸程度一般较轻，有时仅有巩膜黄染，同时伴有尿色加深、粪色变浅等高胆红素血症的表现，分娩后数日内消失，个别可持续达产后 1 个月以上。ICP 孕妇有无黄疸与胎儿预后密切相关，有黄疸者的羊水污染、新生儿窒息和围生儿病死率明显增加。

（三）其他

瘙痒严重者可有失眠和情绪上的改变，四肢皮肤可见抓痕。少部分患者可伴有恶心、呕吐、食欲减退、疲劳等症状。临床可无急、慢性肝病体征，肝大、质软，可有轻微压痛。

四、处理原则

积极缓解瘙痒症状，恢复肝功能，降低血胆酸水平等对症处理；加强胎儿宫内状况及母亲监护，适时终止妊娠，以改善妊娠结局。由于目前尚无特殊治疗方法，临床以对症和保肝治疗为主。

五、护理措施

（一）护理评估

1. 病史

评估既往有无不良孕产史，如流产、早产、死产、围生儿死亡及低体重儿等；既往妊娠或家庭中有无类似病史；口服避孕药后有无胆汁淤积发病史等。孕妇在妊娠中、晚期出现皮肤瘙痒和黄疸是 ICP 最主要的表现。

护士在询问病史时应着重了解患者发生皮肤瘙痒及黄疸开始时间、持续时间、部位以及伴随症状，如恶心、呕吐、失眠等。

2. 身心状况

重点评估瘙痒发生的时间、程度、有无黄疸、尿色加深、粪色变浅等症状；同时重点观察胎儿宫内发育情况，有无胎儿生长受限、宫内缺氧及早产征象等；因严重瘙痒可引起失眠和情绪改变，因此应评估患者的心理耐受程度，有无焦虑感以及孕妇和家属对疾病的认知程度。

患者多因瘙痒而在四肢皮肤留下抓痕。护士应注意评估患者皮肤是否受损。若患者出现重度瘙痒，护士应特别注意评估患者的全身状况。对于出现黄疸的患者，护士还应评估患者黄疸的程度，以及有无急、慢性肝病的体征。

3. 辅助检查

（1）血清胆酸测定：ICP 患者血清胆酸较常可增加 10～100 倍（血清总胆红素的正常值为 1.7～17.1 $\mu mol/L$），并可持续至产后下降，产后 5～8 周可恢复正常。因血清胆酸升高是 ICP 最主要的特异性指标，并且与胎儿预后关系密切，其水平越高，病情越重，出现瘙痒时间越早，因此测定母血胆酸是早期诊断 ICP 最敏感的方法，对判断病情严重程度和及时监护、处理均有参考价值。动态监测孕妇血清胆酸值是判断病情严重程度和胎儿预后的最敏感指标。

（2）肝功能测定：大多数 ICP 患者的门冬氨酸氨基转移酶（AST）、丙氨酸氨基转移酶（ALT）轻至中度升高，高于正常值 2～10 倍。ALT 较 AST 更敏感。合并黄疸者，血清胆红素轻、中度升高，一般不超过 85.5 $\mu mol/U$ 其中 50% 以上为直接胆红素。

（3）病理检查：毛细胆管胆汁淤积及胆栓形成。电镜切片发现毛细胆管扩张合并微绒毛水肿或消失。

（二）护理诊断

1. 有皮肤完整性受损的危险

有皮肤完整性受损的危险与瘙痒抓伤有关。

2.睡眠形态紊乱

睡眠形态紊乱与夜间瘙痒症状加重,或全身严重瘙痒有关。

3.知识缺乏

缺乏肝内胆汁淤积症的相关知识。

4.潜在并发症

产后出血。

5.其他

胎儿早产、流产、宫内窘迫等。

(三)护理措施

1.一般护理

(1)保持病室安静、舒适,温度适宜,床铺整洁。

(2)指导孕妇选择宽松、舒适、透气性及吸水性良好的纯棉内衣裤袜,并保持良好的卫生习惯。

(3)避免搔抓加重瘙痒和皮肤损伤,可压迫局部以减轻痒感,保持手部清洁。禁用过热的水沐浴,勿使用肥皂擦洗。护士应注意患者因瘙痒可能造成的皮肤受损。对重度瘙痒患者,护士可采取预防性的皮肤保护,如建议患者勿留长且尖的指甲,宜带柔软的棉质手套等。

(4)指导孕妇配合做好胎儿监护,ICP患者的胎儿在宫内的变化往往十分突然,所以要严密监护。孕妇入院后,督促孕妇注意休息,取左侧卧位,以增加胎盘的血流量,改善胎儿宫内缺氧的状况。指导孕妇进行胎动计数,每天早、中、晚3次,每次1 h,3~5次为正常。协助孕妇完成胎儿监护、B超和实验室检查,了解胎儿和胎盘功能情况,一旦发现异常情况,及时通知医师进行相应处理,适时终止妊娠,防止胎死宫内。

(5)有计划安排好护理活动,减少对孕妇睡眠的影响。同时指导孕妇摄食清淡饮食,忌辛辣刺激及高蛋白食物,多食水果、蔬菜,补充各种维生素及微量元素。

2.加强母儿监护,预防并发症的发生

(1)增加产前检查次数,定期测定孕妇血中胆酸、转氨酶及胆红素水平,动态了解病情变化。

(2)对于在32周内发病者,伴有黄疸、妊娠期高血压疾病或双胎妊娠,或既往有死胎死产等不良孕产史者应立即住院监护:①每日吸氧2次,每次30~60 min;②适当增加休息时间,取左侧卧位,改善胎盘循环;③遵医嘱给予高渗葡萄糖、维生素及能量合剂,既达到保肝作用又可提高胎儿对缺氧的耐受性,从而改善妊娠结局。由于ICP主要危害胎儿,因此护士应加强胎儿监护的管理,及时发现问题,并立即报告医师。

(3)适时终止妊娠是降低围生儿发病率的重要措施。因此,当孕妇出现黄疸,胎龄已达36周者;无黄疸、妊娠已足月或胎肺成熟者;有胎儿宫内窘迫者应及时做剖宫产术前准备,及时终止妊娠。如胎儿监护正常、转氨酶升高不明显、血胆酸正常,且无妊娠并发症及并发症者可阴道分娩;ICP经对症治疗后各项生化指标恢复正常者亦可阴道分娩。同时,于分娩前遵医嘱补充维生素 K_1,预防产后出血。

(4)在分娩期和产后,由于ICP产妇维生素 K 的吸收减少,所以应注意缩短第二产程;胎儿娩出后积极遵医嘱给孕妇注射止血药物,预防产后出血的发生。

3.药物治疗的护理

药物可改善孕妇瘙痒症状和围生儿预后,减轻胆汁淤积症。

（1）考来烯胺：影响脂溶性维生素 A、维生素 D、维生素 K 及脂肪的吸收，用药时注意补充维生素。

（2）苯巴比妥：可增加新生儿呼吸抑制的危险，因此临近产前不宜应用。

（3）地塞米松：遵医嘱每天 12 mg，连用 1 周，在后 3 d 内应逐渐减量至停药，以防止不良反应的发生。

（4）通过使用缩宫素和维生素 K_1，积极有效地进行产后子宫按摩，促进子宫收缩，改善凝血功能，明显减少产后出血。

（5）氨茶碱：氨茶碱能扩张血管，松弛子宫平滑肌，提高胎盘及胎儿肝内环磷酸腺苷（cAMP）的含量，增加胎盘血流量，改善胎盘通透性，恢复胎盘输送能力；促使胎儿肺 Ⅱ 型细胞分泌表面活性物质，使胎肺成熟，还能抑制血小板聚集，改善微循环。

近年国内有报道氨茶碱治疗 ICP 是一种安全、有效、经济方便的药物。用法：氨茶碱 100 mg，每日 3 次，共 2～4 周。

4. 心理护理

孕妇常因瘙痒影响休息而心情烦躁，担心胎儿及新生儿预后而焦虑。

（1）耐心倾听孕妇的叙述和提问，评估瘙痒程度及睡眠质量，详细讲解疾病的相关知识，及时提供其所需要的信息。

（2）帮助孕妇及家人认识疾病并保持良好心态，积极配合治疗，同时发挥家庭系统支持作用，减轻其心理应激，增加孕妇的心理耐受性和舒适感，使其顺利地渡过妊娠期和分娩期。

5. 健康教育

指导产妇及家人正确评估产后身心康复情况，定期检测肝脏功能。知道正确的避孕方法，不可服用含雌、孕激素的避孕药，以免诱发肝内胆汁淤积。

（马超飞）

第三十六节　羊水过多

妊娠期间羊水量超过 2 000 mL，称羊水过多（poly hydramnios）。根据羊水增多的速度不同将羊水过多分为急性羊水过多和慢性羊水过多。

一、病因

约 1/3 孕妇发生羊水过多的原因不明，属于特发性羊水过多。2/3 羊水过多的病因可能与下列因素有关：胎儿畸形（约 25％）、多胎妊娠、胎盘脐带病变、母儿血型不合、孕妇合并糖尿病或者严重贫血等。

二、临床表现

临床上急性羊水过多较少见，症状较明显；慢性羊水过多较多见，多无明显不适。

1. 急性羊水过多

多发生在妊娠 20～24 周，由于羊水急速增多，子宫急剧增大，患者出现腹部胀痛行动不便、呼吸困难、不能平卧、下肢及外阴部水肿等压迫症状。检查可见腹壁皮肤紧绷发亮，子宫大于妊娠月份,胎位不清,胎心音遥远或听不清。

2.慢性羊水过多

多发生在妊娠晚期,仅感腹部增大较快,多无自觉不适或出现胸闷、气急等轻微压迫症状。体征与急性羊水过多基本相同。

三、治疗原则

单纯的羊水过多可根据症状的轻重及胎龄决定处理方案;若胎龄小于 37 周,症状轻,可继续妊娠,加强监护;若压迫症状严重,应在 B 超监测下行羊膜腔穿刺术放羊水;若胎龄不小于 37 周,可考虑终止妊娠。羊水过多合并胎儿畸形者,一经确诊,应及时终止妊娠。

四、护理评估

(一)病史

询问有无诱发羊水过多的因素,如有无妊娠合并糖尿病、妊娠期高血压病,是否为双胎妊娠等,了解有无先天性畸形家族史及生育史等。

(二)身体评估

1.症状

评估有无腹部胀痛、行动不便、呼吸困难、不能平卧、下肢及外阴部水肿等压迫症状。特别注意评估羊水过多引发的多种并发症:妊娠期高血压病、早产、胎位异常、胎膜早破、胎盘早剥、脐带脱垂等。

2.体征

评估宫高、腹围的变化是否与妊娠周数相符,胎位、胎心音是否清楚。

3.辅助检查

通过 B 超测羊水指数大于 18 cm,提示羊水过多;血液、羊水中的甲胎蛋白明显升高提示胎儿神经管开放性畸形;血糖测定、胎儿染色体检查等特殊检查评估患者的病情。

(三)心理-社会评估

羊水过多常合并胎儿畸形,患者表现为情绪低落,感到悲哀、恐惧或自责,担心下次妊娠可能再次出现胎儿畸形等。评估患者的情绪反应及对胎儿的期望度。

五、护理问题

1.舒适的改变

舒适的改变与压迫症状有关。

2.焦虑

焦虑与担心胎儿畸形有关。

3.有胎儿受伤的危险

胎儿受伤的危险与破膜时易并发胎盘早剥、脐带脱垂、早产等有关。

六、护理措施

(一)一般护理

注意休息,保持左侧卧位,抬高下肢,以孕妇感觉舒服为宜;呼吸困难者取半卧位。减少活动,以免重力作用引起胎膜早破;加强营养,低盐饮食。

（二）心理护理

通过护理操作与患者进行良好的沟通,应耐心倾听与解答。对于合并胎儿畸形者,解释胎儿畸形非孕妇原因,以缓解其焦虑与自责。多关心、陪伴患者,鼓励患者与家属共同面对,避免出现精神问题。

（三）病情观察

定期测量宫高、腹围、体重,观察腹部胀痛、呼吸困难、胸闷等压迫症状有无改善,以判断病情发展;观察并及时发现并发症,行人工破膜或羊膜腔穿刺术后,密切注意有无腹痛、胎心音异常,以及时发现胎盘早剥与脐带脱垂。

（四）医护配合

1.羊水过多合并胎儿畸形

一经确诊胎儿畸形,应及时终止妊娠,可实施人工破膜引产和经羊膜腔穿刺注入依沙吖啶引产。护理人员应做好引产准备,人工破膜时需注意:针刺高位破膜,使羊水缓慢流出,避免腹压骤降诱发胎盘早剥;放羊水后腹部加压沙袋,以防血压骤降,发生休克;严格无菌操作;术中监测生命体征,术后密切观察阴道有无流血、子宫底高的变化,及早发现胎盘早剥;术后 12 h 仍未临产,需静脉滴注缩宫素,遵医嘱给予缩宫素并控制滴速。

2.羊水过多胎儿正常

妊娠不少于 37 周者,可行人工破膜终止妊娠。妊娠少于 37 周者,应尽量延长孕周,自觉症状轻者可在家观察,压迫症状严重者应行羊膜腔穿刺放羊水。在 B 超监测下,避开胎盘部位穿刺,抽放羊水的速度不宜过快,每小时约 500 mL,一次放羊水量不超过 1 500 mL。

（五）健康教育

(1)自我监测胎动,注意低钠饮食,控制摄入过多的利尿食品,每周测量体重,发现异常及时来复诊。

(2)再次受孕前应进行遗传学检查;一旦受孕,加强孕期检查,进行高危监护。

（马超飞）

第三十七节　胎儿窘迫

一、概述

胎儿窘迫(fetal distress)是指胎儿在子宫内因急性或慢性缺氧危及胎儿健康和生命的综合症状。胎儿宫内窘迫是围产儿死亡及新生儿神经系统后遗症的常见原因。

胎儿窘迫有急性和慢性两种情况发生,急性胎儿窘迫多发生在临产后,慢性胎儿窘迫多发生在妊娠期。

（一）临床表现

1.急性胎儿窘迫

(1)胎心率异常:胎儿窘迫的重要征象。缺氧早期,胎心率变快,胎心率＞160 BPM;缺氧严重时胎心率变慢,胎心率＜120 BPM;如胎心率＜100 BPM,提示胎儿危险,可随时死亡。

（2）胎动异常：胎儿缺氧早期胎动活跃，随缺氧加重，胎动减少，甚至停止。

（3）羊水胎粪污染。羊水污染分3度：Ⅰ度浅绿色，常见胎儿慢性缺氧；Ⅱ度深绿色或黄绿色，提示胎儿急性缺氧；Ⅲ度棕黄色，稠厚，提示胎儿严重缺氧。羊水胎粪污染对头先露胎儿缺氧有诊断意义，当胎头固定，应在无菌条件下，于宫缩间歇期上推胎头，观察后羊水的性状。臀先露时羊水中出现胎粪不一定是胎儿窘迫的征象，因臀先露分娩时，胎儿腹部受产道挤压可将胎粪挤入羊水。

2.慢性胎儿窘迫

慢性胎儿窘迫表现为胎动减少或消失。胎动计数＞30次/12小时为正常；若＜20次/12小时为偏少；胎动＜10次/12小时，为胎儿缺氧的重要表现，临床常见胎动消失24 h后胎心消失。

（二）发病机制

胎儿缺氧，血氧含量降低，二氧化碳蓄积，出现呼吸性酸中毒，首先兴奋交感神经，儿茶酚胺及皮质醇分泌增多，胎心率加快；若缺氧继续存在，刺激迷走神经，心功能失代偿，心率由快变慢。迷走神经兴奋，肠蠕动亢进，肛门括约肌松弛，胎粪排出，污染羊水。

由于缺氧刺激胎儿呼吸中枢，使胎儿在宫内呼吸运动加深，吸入混有胎粪的羊水，可造成新生儿窒息、吸入性肺炎等。严重缺氧，可造成脑损伤、坏死，出生后发生缺氧缺血性脑病，导致瘫痪等终身残疾。

（三）病因

1.母体血氧含量不足

如母体患严重贫血、失血性休克、心脏病、心力衰竭等。

2.子宫胎盘血运受阻

如子宫收缩过强、子宫过度膨胀（如双胎妊娠、羊水过多）。

3.胎盘功能低下

如过期妊娠、妊娠高血压综合征、前置胎盘、胎盘早剥等。

4.脐带循环障碍

如脐带脱垂、受压、打结、过短、绕颈等。

5.胎儿因素

胎儿有先天性心血管疾病，产程延长使胎头受压过久引起颅内出血，母儿血型不合引起的胎儿溶血，胎儿畸形等。

二、护理评估

（一）健康史

了解孕妇的年龄、生育史及是否患有心脏病、严重贫血。了解本次妊娠经过，注意有无妊娠期高血压疾病、前置胎盘、双胎、羊水过多、胎儿畸形、胎盘功能低下等。了解产妇分娩经过，是否存在产程延长、缩宫素使用不当等情况。

（二）身体状况

评估胎心率、胎动；评估羊水量、色、性状。

（三）心理-社会支持状况

孕产妇因为胎儿生命遭遇危险而产生焦虑，对于胎儿不幸死亡的孕产妇，感情上受到强烈的创伤,通常会经历否认、愤怒、抑郁、接受的过程。

评估孕产妇是否有焦虑及其程度,评估感情需要。了解胎儿死亡的孕产妇感情上的创伤过程。

(四)辅助检查

1.血气分析

胎儿头皮血血气分析,若 pH<7.2(正常值 7.25~7.35),PO_2<10 mmHg(正常值 15~30 mmHg),PCO_2>60 mmHg(正常值 35~55 mmHg),表明胎儿酸中毒。

2.胎盘功能检查

24 h 尿雌三醇(E_3)值<10 mg 或连续监测减少 30%~40%,尿雌激素/肌酐比值(E/C)<10,提示胎儿窘迫。

3.胎儿电子监护

无应激试验(NST)无反应型;缩宫素激惹试验(OCT)或 CST 出现频发晚期减速及重度变异减速,均提示胎儿有宫内窘迫的可能。

4.胎儿生物物理评分

根据 B 超监测的胎动、胎儿呼吸运动、胎儿肌张力、羊水量及胎儿电子监护 NST 结果进行综合评分,每项 2 分;评分≤3 分提示胎儿宫内窘迫,4~7 分提示胎儿可疑缺氧。

5.羊膜镜检查

羊水污染,见羊水呈浅绿色、深绿色及棕黄色。

(五)处理原则及主要措施

1.急性胎儿窘迫

以提高母体血氧含量及改善胎儿缺氧状态为原则。严重的胎儿缺氧或经处理无效者应迅速结束分娩。

2.慢性胎儿窘迫

在病因治疗的同时,结合孕周、胎儿成熟度、胎盘功能及胎儿窘迫的严重程度决定是否继续妊娠。

三、常见护理诊断/问题

1.气体交换受损(胎儿)

气体交换受损(胎儿)与宫内缺氧有关。

2.焦虑

焦虑与担心胎儿安危有关。

3.预感性悲哀

预感性悲哀与胎儿可能死亡有关。

四、护理措施

(一)监护病情

1.急性胎儿窘迫

观察胎动变化及羊水性状,每 10~15 min 听 1 次胎心并记录。必要时进行胎儿电子监护。

2.慢性胎儿窘迫

加强孕期监护,教会孕妇胎动计数和判断方法,嘱孕妇每日早、中、晚各计数 1 h 胎动,3 h 胎动之和乘以 4 得到 12 h 的胎动计数。凡胎动<10 次/12 小时,或逐日下降50%而不能恢复者均为胎儿缺氧征象,应及时到医院就诊。临床上常见胎动消失 24 h 后胎心消失,应予警惕。

(二)配合治疗

1.急性胎儿窘迫

采取果断措施,改善胎儿缺氧状态。

(1)纠正缺氧:左侧卧位,面罩或鼻导管吸氧,10 L/分,30 分钟/次,间隔 5 min。

(2)病因治疗:若为不协调性子宫收缩过强,停用缩宫素,用抑制子宫收缩药物特布他林或哌替啶、硫酸镁。若为羊水过少,脐带受压,可行羊膜腔内输液。

(3)纠正脱水及电解质紊乱。

(4)终止妊娠:①宫口未开全:应立即剖宫产。指征:胎心率<110 bpm 或>180 bpm,伴羊水污染Ⅱ度;羊水污染Ⅲ度,伴羊水过少;缩宫素激惹试验出现频繁晚期减速及重度变异减速;胎儿头皮血 pH<7.2。②宫口开全:骨盆各径线正常,胎头双顶径已达坐骨棘水平以下,应尽快阴道助产分娩。

2.慢性胎儿窘迫

根据病因、孕周、胎儿成熟度、缺氧程度决定。

(1)纠正缺氧:左侧卧位,定时吸氧,2~3 次/天,每次 30 min。

(2)期待疗法:孕周小,胎儿娩出后存活率低,尽量保守治疗延长孕周,同时促胎肺成熟,争取胎儿成熟后终止妊娠。积极治疗妊娠合并症和并发症。

(3)终止妊娠:妊娠近足月,胎动减少,OCT 出现频繁晚期减速及重度变异减速;胎儿生物物理评分≤3 分,均应剖宫产终止妊娠。

(三)一般护理

注意休息,多向左侧卧位,营养丰富。对于慢性胎儿窘迫的孕妇,在孕期应指导孕妇加强营养,进高蛋白、高热量、高维生素、富含铁的食物,以促进胎儿生长发育。

(四)心理护理

向孕产妇及其家属提供相关信息,包括造成目前状况的病因、病情、治疗方案及孕产妇需做的配合,对他们的疑虑给予适当的解释,减轻其焦虑,使其能够积极配合处理。若胎儿夭折,应帮助产妇及其家属度过悲伤期。

(五)健康指导

(1)向孕妇及其家属介绍围生期保健知识,指导患妊娠期高血压疾病、心脏病、糖尿病的高危孕妇增加产前检查次数,酌情提前住院待产。

(2)指导孕妇学会自我监护,指导孕妇自孕 32 周开始自我胎动计数,每日早、中、晚各计数 1 h 胎动,3 h 胎动之和乘以 4 得到 12 h 的胎动计数,正常情况下 12 h 的胎动>30 次。凡胎动<10 次/12 小时,或逐日下降50%而不能恢复者为异常情况,一旦发现异常应及时到医院检查,及早发现胎儿窘迫,及时处理,避免胎儿受到伤害。

(刘淑英)

第三十八节　胎膜早破

胎膜早破(premature rupture of membranes,PROM)是指临产前胎膜自然破裂,是常见的分娩期并发症,占分娩总数的 2.7%～17%,早产发生率为足月产的 2.5～3 倍。胎膜早破对妊娠、分娩均造成不利的影响,可致早产、脐带脱垂和感染。

一、病因

一般认为与以下因素有关。

1.下生殖道感染

由细菌、病毒或弓形体引起胎膜炎,胎膜局部张力下降而破裂。

2.机械性刺激

妊娠后期性交、创伤可引起胎膜炎,特别是精液内的前列腺素可诱发子宫收缩使胎膜受压而破裂。

3.羊膜腔内压力升高

羊膜腔内压力升高如多胎妊娠、羊水过多、巨大胎儿等。

4.胎先露与骨盆入口衔接不良

胎先露与骨盆入口衔接不良如头盆不称、胎位异常、骨盆狭窄等,使胎膜各部受压不均导致破裂。

5.子宫颈内口松弛

先天性松弛或创伤所致,因前羊水囊楔入,胎膜受压不均可导致胎膜早破。

6.胎膜发育不良、营养素缺乏

胎膜发育不良导致胎膜菲薄、脆弱而易破裂;孕妇缺乏维生素 C 及微量元素锌、铜等,可干扰胶原纤维和弹性蛋白的成熟过程,导致胎膜早破。

二、临床表现

1.症状

孕妇突然感到有较多的液体持续自阴道流出,继而少量间断性排液。当咳嗽、打喷嚏、负重等腹压增加时,阴道流出的液体量增多。

2.体征

肛门检查或阴道检查时,触不到前羊水囊,上推胎先露可见阴道流液量增多。若胎心率异常、头盆不称或胎位异常,应仔细检查有无脐带脱垂,如果胎膜未破,肛门检查在胎先露前方触及有搏动感的条索状物,为脐带先露。若胎膜已破,行阴道检查能触及或看到部分脐带为脐带脱垂。羊膜腔感染时孕妇心率增快,子宫有压痛。

三、治疗原则

根据妊娠周数、胎儿成熟情况及孕妇有无并发症等情况综合处理。

1.期待疗法

期待疗法适用于妊娠 28～35 周、无产兆及感染征象、B 超测定羊水池深度不低于 3 cm 者。绝对卧床;避免不必要的肛门检查和阴道检查;严密观察体温、脉搏、子宫收缩、胎心率、羊水、白细胞计数;预防感染;抑制子宫收缩;糖皮质激素促胎肺成熟。

2.终止妊娠

妊娠 28 周以前,因胎儿小及围生儿存活率低,需尽快终止妊娠;妊娠 35 周以上,可等待自然临产。若观察 12～18 h 仍未临产,应引产或行剖宫产术。若有感染征象,无论胎龄大小,均应及时终止妊娠。

四、护理评估

(一)病史

详细询问孕期有无创伤、性生活、羊水过多等诱发胎膜破裂的原因;是否有子宫收缩及感染的表现;了解孕妇的生育史、本次妊娠情况及妊娠周数;确定胎膜破裂的时间。

(二)身体评估

1.症状与体征

评估孕妇阴道流液的时间、量、性状,是否在打喷嚏、咳嗽、负重等增加腹压的动作后有液体自阴道流出,上推胎先露有无液体从阴道流出,同时观察孕妇有无发热及阴道分泌物有无异味等症状。

2.辅助检查

(1)阴道液酸碱度检查:正常阴道液 pH 为 4.5～5.5,羊水 pH 为 7.0～7.5。用 pH 试纸检测阴道液的 pH,若 pH 不低于 7.0,提示胎膜早破。如混有血液、子宫颈黏液、滑石粉、细菌等时,可出现假阳性。

(2)阴道液涂片检查:将阴道液涂于玻片上,干燥后检查有羊齿状结晶。

(3)羊膜镜检查:直视胎先露,见不到前羊水囊,即可诊断为胎膜早破。

(三)心理-社会评估

评估产妇焦虑的程度。胎膜早破可加重孕妇的精神负担,担心羊水流尽影响胎儿安全及自身的健康,担心早产和产褥感染等。

五、护理问题

1.有感染的危险

有感染的危险与胎膜早破后下生殖道内的病原体上行感染有关。

2.有胎儿受伤的危险

有胎儿受伤的危险与脐带脱垂致胎儿窘迫、胎儿吸入污染的羊水引起肺炎有关。

3.焦虑

焦虑与担心胎儿、新生儿、自身的安全有关。

六、护理措施

(一)一般护理

嘱患者住院治疗,保持病房清洁安静;勤巡视,及时满足孕妇需要,提供优质生活护理;告知孕妇绝对卧床的重要性,指导孕妇抬高臀部、取左侧卧位休息。

(二)心理护理

鼓励孕妇及其家属讲出其担忧的问题及心理感受,说明所采取的治疗方案,以减轻孕妇的心理负担。对因胎膜早破造成的早产儿或剖宫产术的新生儿,其健康和生命可能受到威胁,应及时向孕妇详细解释,指导其做好心理准备,多给予关心和安慰。

(三)病情监测

(1)记录破膜的时间,定时观察羊水性状、颜色、气味等,及早发现感染和胎儿窘迫。

(2)严密观察胎心率的变化,一旦有胎心率异常改变(如胎心率过快、减慢或不规则),可能有脐带脱垂,嘱产妇改变体位或抬高臀部,缓解对脐带的压迫。必要时,行胎儿电子监护和阴道检查,确定有无脐带脱垂,尤其注意有无隐形脐带脱垂(即脐带先露)。

(3)如出现脐带脱垂,应立即吸氧、取头低臀高位。上推胎先露以缓解脐带受压,同时积极准备手术,尽快结束分娩。

(4)观察孕妇的生命体征、子宫收缩及羊水性质,配合检查白细胞计数,排除感染。

(四)医护配合

1.期待疗法的护理

绝对卧床,取左侧卧位;抬高臀部,防止脐带脱垂;必要时吸氧;避免不必要的肛门检查和阴道检查。保持外阴清洁,每日用1:1 000苯扎溴铵棉球擦洗会阴两次,勤换会阴垫;严密观察胎心率的变化及羊水性状、气味;定时测产妇体温、脉搏、血常规;检查产妇的子宫有无压痛;破膜12 h以上,遵医嘱预防性使用抗生素预防感染;按医嘱予硫酸镁抑制子宫收缩及地塞米松促胎儿成熟。

2.终止妊娠的护理

妊娠35周以上,无产科指征,子宫颈成熟,等待自然分娩或做好引产准备。若头盆不称、胎位异常、脐带脱垂、胎儿窘迫等,应做好剖宫产术准备,同时做好新生儿复苏准备。

(五)健康教育

(1)向孕妇讲解胎膜早破的影响,积极参与产前保健;防治下生殖道感染、慢性病;避免腹部创伤,妊娠最后3个月禁止性生活。

(2)加强产前检查,及时矫正异常胎位,头盆不称、胎先露高浮的孕妇应指导其在预产期前2周住院待产。一旦发生胎膜破裂,产妇应立即平卧,并抬高臀部。

(3)子宫颈内口松弛者,不易久站、劳累,于妊娠12~18周行子宫颈内口环扎术。孕期补充足量的维生素,以及锌、钙、铜等微量元素。

(杨善泽)

第三十九节　子宫收缩乏力

子宫收缩乏力是指宫缩的极性、对称性和节律性正常,但宫缩弱而无力,持续时间短,间歇时间长或不规则。使胎先露对子宫下段及宫颈口压迫无力,即不足以使宫颈口以正常的速度扩张,造成产程延长或停滞,而导致母儿出现一系列并发症。本病在胎位不正,头盆不称及多次妊娠、双胎、羊水过多等子宫局部因素者发病率较高,同时也见于精神紧张者如能及时正确地处理孕期及临产过程,则可减少子宫收缩乏力的发生。

一、病因

1.精神心理因素

初产妇(尤其是 35 岁以上高龄初产妇)多见,由于缺乏对分娩知识的了解,因此对分娩产生恐惧、担忧,精神过度紧张,影响了中枢神经系统的正常功能,导致宫缩异常。

2.产道与胎儿因素

临产后,当头盆不称或胎位异常时,胎儿先露部下降受阻,不能紧贴子宫下段及宫颈内口,因而不能引起反射性子宫收缩,是导致继发性子宫收缩乏力的最常见原因。

3.子宫因素

子宫壁过度膨胀(如多胎妊娠、巨大胎儿、羊水过多等)可使子宫肌纤维过度伸展,使子宫肌纤维失去正常收缩能力,经产妇和子宫急慢性炎症子宫肌纤维变性及结缔组织增生影响子宫收缩;子宫发育不良、子宫畸形、子宫肌瘤等,均能引起子宫收缩乏力。

4.内分泌失调

临产后,产妇体内雌激素、缩宫素、前列腺素、乙酰胆碱等分泌不足,孕激素下降缓慢,子宫对乙酰胆碱的敏感性降低等,均可影响子宫肌兴奋阈,致使子宫收缩乏力。电解质(钾、钠、钙、镁)异常影响肌细胞收缩,导致子宫收缩乏力。

5.药物影响

临产后不适当地使用大量镇静剂,如吗啡、硫酸镁、氯丙嗪、哌替啶、苯巴比妥钠等,致使子宫收缩受到抑制。

6.其他

营养不良、贫血和其他慢性疾病所致体质虚弱者、饮食和睡眠不足、产妇过度疲劳、膀胱直肠充盈、前置胎盘影响先露下降等均可导致宫缩乏力。

二、临床表现

1.协调性子宫收缩乏力(低张性子宫收缩乏力)

协调性子宫收缩乏力(低张性子宫收缩乏力)表现为子宫收缩具有正常的节律性、对称性和极性,但收缩力弱,持续时间短,间歇期长且不规律,宫缩小于 2 次/10 分钟。当子宫收缩达极期时,子宫体不隆起、变硬,用手指压宫底部肌壁仍可出现凹陷,产程延长或停滞。根据其在产程中出现的时间可分为:①原发性子宫收缩乏力,是指产程开始子宫收缩乏力,宫口不能如期扩张,胎先露部不能如期下降,产程延长;②继发性子宫收缩乏力,是指产程开始子宫收缩正常,只是在产程进展到某阶段(多在活跃期或第二产程),表现为子宫收缩较弱,产程进展缓慢,甚至停滞。

2.不协调性子宫收缩乏力(高张性子宫收缩乏力)

不协调性子宫收缩乏力(高张性子宫收缩乏力)多见于初产妇,表现为子宫收缩的极性倒置,宫缩失去了正常的节律性、对称性和极性,宫缩不是起自两侧子宫角,宫缩的兴奋点来自子宫的一处或多处,节律不协调。宫缩时,宫底部不强,而是中段或下段强,宫缩间歇期子宫壁不能完全松弛,表现为子宫收缩不协调,这种宫缩不能使宫口扩张和先露下降,属无效宫缩。这种宫缩容易使产妇自觉宫缩强,持续腹痛、拒按、精神紧张、烦躁不安,体力消耗,产程延长或停滞,严重者出现脱水、电解质紊乱、肠胀气、尿潴留。由于胎儿-胎盘循环障碍,可出现胎儿宫内窘迫,严重威胁胎儿性命。

3.产程曲线异常

产程进展的标志是宫口扩张和胎先露部下降。子宫收缩乏力导致产程曲线异常有以下8种。

(1)潜伏期延长:从临产规律宫缩开始至宫颈口扩张3 cm称为潜伏期。初产妇潜伏期正常约需8 h,最大时限16 h,超过16 h称潜伏期延长。

(2)活跃期延长:从宫颈口扩张3 cm开始至宫颈口开全称活跃期。初产妇活跃期正常约需4 h,最大时限8 h,超过8 h称活跃期延长。

(3)活跃期:停滞进入活跃期后,宫颈口不再扩张达2 h以上,称活跃期停滞。

(4)第二产程延长:第二产程初产妇超过2 h,经产妇超过1 h尚未分娩,称第二产程延长。

(5)第二产程停滞:第二产程达1 h胎头下降无进展,称第二产程停滞。

(6)胎头下降延缓:活跃晚期至宫口扩张9～10 cm,胎头下降速度每小时<1 cm,称胎头下降延缓。

(7)胎头下降停滞:胎头停留在原处不下降达1 h以上,称胎头下降停滞。

(8)滞产:总产程超过24 h。

以上8种产程进展异常,可以单独存在,也可以合并存在。

4.辅助检查

(1)多普勒超声:胎心监测仪可及时发现心率过快、减慢或是心律不齐。协调性子宫收缩乏力患者胎心变化出现较晚,不协调性子宫收缩乏力患者胎心变化出现较早。

(2)胎儿电子监护仪:监测宫缩的节律性、强度和频率改变情况,根据临床表现描述区别是协调性子宫收缩乏力还是不协调性子宫收缩乏力。

(3)血液、尿液生化分析:PCO_2降低,电解质异常;尿酮体阳性。

(4)Bishop评分:利用Bishop评分估计人工破膜加强宫缩的效果。该评分法满分为13分,若产妇得分≤3分人工破膜失败,应改用其他方法,得分>9分视为成功。4～6分的成功率约为50%,7～9分的成功率约为80%。

三、对母儿影响

1.对产妇的影响

(1)体力消耗:由于产程延长,产妇休息不好,进食少,严重时可引起脱水、酸中毒、低钾血症。精神与体力消耗,可出现疲乏无力、肠胀气、排尿困难等,加重宫缩乏力。

(2)产伤:由于第二产程延长,膀胱被压迫于胎先露部(尤其是胎头)和耻骨联合之间,可导致组织缺血、水肿、坏死,形成膀胱阴道瘘或尿道阴道瘘。

(3)产后出血:产后宫缩乏力影响胎盘剥离、娩出和子宫壁的血窦关闭,引起产后出血。

(4)产后感染:产程进展慢、滞产、胎膜早破、产后出血、多次肛查或阴道检查等可增加感染机会。

2.对胎儿、新生儿的影响

由于产程延长,不协调性子宫收缩乏力导致胎盘血液循环受阻,供氧不足,或者胎膜早破及脐带受压或脱垂等均可发生胎儿窘迫,新生儿窒息和死亡。同时,因产程延长,增加手术产机会,产伤增加,新生儿颅内出血发病率和病死率增加。

四、治疗要点

1.协调性子宫收缩乏力

协调性子宫收缩乏力不论是原发性还是继发性,首先应寻找原因,针对原因治疗。

2.不协调性子宫收缩乏力

不协调性子宫收缩乏力原则上是恢复子宫收缩的生理极性和对称性,然后按协调性子宫收缩乏力处理,但在子宫收缩恢复其协调性之前,严禁使用缩宫素。

五、护理评估

1.健康史

认真评估产前检查的一般资料,了解产妇的身体发育状况、身高、骨盆测量值、胎儿大小及头盆关系;注意既往史、妊娠和分娩史;评估临产后产妇的休息、进食及排泄情况;重点评估临产时间、宫缩频率、强度及胎心、胎动及宫口扩张与胎先露下降情况,以了解产程的进展程度。

2.身体评估

评估产妇的血压、脉搏、呼吸、心率以及神志,用手触摸腹部或用胎儿电子监护仪评估子宫收缩的节律性、持续时间、间隔时间、强度、极性等的变化情况。对使用缩宫素的产妇,注意产妇对缩宫素的反应。评估胎儿的胎产式、胎先露、胎方位及胎儿的大小。通过肛查或阴道检查,了解宫颈容受、扩张情况及尾骨活动度,了解是否存在骨盆狭窄情况。

3.心理-社会状况

主要评估产妇的精神状态及其影响因素,了解产妇及家属对异常分娩知识的了解程度;产妇及家属对分娩是否产生焦虑、恐惧,担心母儿的安危;以前的妊娠分娩情况。其次评估产妇是否有良好的支持系统。

六、护理诊断/问题

1.疲乏

疲乏与孕妇体力消耗、产程延长、水电解质紊乱有关。

2.焦虑

焦虑与产程延长、宫缩乏力、担心自身及胎儿安危有关。

3.有体液不足的危险

体液不足与产程延长、过度疲惫影响摄入有关。

4.有胎儿受伤的危险

胎儿受伤与产程延长、手术产有关。

5.有感染的危险

感染与产程延长、破膜时间较长、多次阴道检查及手术产有关。

七、护理措施

(一)一般护理

提供安静、舒适的环境,以左侧卧位使产妇充分的休息,消除其恐惧与紧张的心理。鼓励产妇进易消化、清淡、高热量的食物,适当饮水。指导产妇深呼吸、听音乐、与人交流分散注意力,采用腹部和背部按摩形式减轻或缓解疼痛。

(二)心理护理

必须重视评估产妇的心理状况,及时给予解释和支持,指导产妇如何放松,进行心理调整,耐心倾听产妇的内心感受,减轻恐惧焦虑。用语言和非语言方式沟通技巧表示关心。向产妇和家属解释难产的有关知识,鼓励产妇和家属说出他们的担忧,及时回答他们提出的问题,耐心疏导,消除紧张情绪。随时将产程进展情况和护理计划告知产妇,让产妇正确对待难产,鼓励产妇树立信心,与医护人员配合,充分调动产妇的积极性。

(三)病情观察

观察宫缩的强度、频率、对称性、极性及胎心率情况,了解宫口扩张与胎先露程度,是否破膜等,必要时行胎儿电子监护,发现异常及时报告医师。观察产妇的一般精神状况,监测生命指征,注意有无肠胀气、膀胱充盈以及酸中毒等情况。

(四)症状护理

1. 协调性子宫收缩乏力者

有明显头盆不称不能从阴道分娩者,应积极做剖宫产的术前准备。估计可经阴道分娩者遵医做好以下护理。

(1)第一产程的护理改善全身情况:①保证休息:首先要关心和安慰产妇,消除精神紧张与恐惧心理。对产程时间长产妇过度疲劳或烦躁不安者按医嘱可给镇静剂,如地西泮 10 mg 缓慢静脉注射或哌替啶 100 mg 肌内注射。使其休息后体力有所恢复,子宫收缩力也得以恢复;②补充营养:鼓励产妇多进易消化高热量饮食,对摄入量不足者需补充液体,不能进食者每天液体摄入量不少于 2 500 mL,按医嘱给予 10%葡萄糖液 500 mL 内加维生素 C 2 g 静脉滴注。伴有酸中毒时应补充 5%的碳酸氢钠,同时注意纠正电解质紊乱;③保持膀胱和直肠的空虚状态:初产妇宫口开大不足 3 cm,胎膜未破者,可给予温肥皂水灌肠,以促进肠蠕动,排出粪便和积气,刺激子宫收缩。自然排尿有困难者可先行诱导法,无效时应予导尿,因排空膀胱能增宽产道。经上述处理后,子宫收缩力可加强。

加强子宫收缩:如经上述处理子宫收缩仍乏力,且能排除头盆不称、胎位异常和骨盆狭窄,无胎儿窘迫,产妇无剖宫产史,则按医嘱可选择以下方法加强子宫收缩。①针刺穴位:通常针刺合谷、三阴交、太冲、关元、中极等穴位,有增强宫缩的效果;②刺激乳头可加强宫缩;③人工破膜:宫颈扩张 3 cm 或 3 cm 以上,无头盆不称、胎头已衔接者,可行人工破膜,破膜后,胎头直接紧贴子宫下段及宫颈内口,引起反射性子宫收缩,加速产程进展;④静脉滴注缩宫素:适用于协调性子宫收缩乏力、胎心良好、胎位正常、头盆相称者。先将 5%葡萄糖液 500 mL 静脉滴注,调节滴速至 8~10 滴/分,然后再加入 2.5~5 U 的缩宫素,摇匀,每隔 15 min 观察 1 次宫缩、胎心、血压和脉搏,并予记录。如子宫收缩不强,可逐渐加快滴速,每分钟不超过 40 滴,以子宫收缩达到持续 40~60 s,间歇 2~4 min 为好。如出现宫缩持续 1 min 以上或胎心率有变化,应立即停止滴注。如发现血压升高,应减慢滴速。缩宫素静脉滴注,必须专人监护,随时调节剂量、浓度和滴速,以免因子宫收缩过强而发生子宫破裂或胎儿窘迫。

剖宫产术的准备:如经上述处理产程仍无进展,或出现胎儿宫内窘迫、产妇体力衰竭等,应立即行剖宫产的术前准备。

(2)第二产程的护理:第一产程经过各种方法处理后,宫缩一般可转为正常,进入第二产程。此时做好阴道助产和抢救新生儿的准备,仔细观察宫缩、胎心及胎先露下降情况。

(3)第三产程的护理:继续与医师合作,预防产后出血及感染。按医嘱于胎儿前肩娩出时肌内注射缩宫素 10 U,并同时给予缩宫素 10～20 U 静脉滴注,防治产后出血。凡破膜时间超过 12 h,总产程超过 24 h,肛查次数多或阴道助产者,按医嘱应用抗生素预防感染。并密切观察子宫收缩、阴道出血情况及生命征的各项指标。注意产后及时保暖及饮用一些高热量饮品,以利于产妇在产房的 2 h 观察中得到休息与恢复。

2.不协调性子宫收缩乏力者

(1)镇静:按医嘱给予哌替啶 100 mg 或吗啡 10～15 mg 肌内注射,确保产妇充分休息。多数产妇均能恢复为协调性宫缩,然后按协调性宫缩的方法处理,在未恢复协调性宫缩之前严禁使用缩宫素。

(2)减轻疼痛:医护人员要关心患者,耐心细致地向产妇解释疼痛的原因,指导产妇宫缩时做深呼吸、腹部按摩,稳定情绪,减轻疼痛。鼓励陪伴分娩,更多时间陪伴不协调宫缩乏力的产妇,稳定其情绪。若宫缩仍不协调或伴胎儿窘迫、头盆不称等,应及时通知医师,并做好剖宫产术和抢救新生儿的准备。

(五)健康指导

鼓励产妇增加营养,提高身体素质,让产妇了解宫缩乏力与饮食及休息的关系,预防宫缩乏力;宫缩乏力、产程延长的患者,易发生产褥感染,指导患者勤换内衣及每日擦洗外阴,保持清洁。教会患者观察恶露的性状,发现异常及时向医护人员报告。

(李　微)

第四十节　子宫破裂

子宫破裂(rupture of uterus)指子宫体部或子宫下段在妊娠期或分娩期发生破裂,是产科严重的并发症,如不及时诊治,可危及母儿的生命,多发生于经产妇和多产妇。近年来,因围生期保健的加强和产科技术水平的提高,子宫破裂发病率显著减少。子宫破裂根据发生的原因、时间、部位、程度可分为:自然破裂和损伤性破裂;妊娠期破裂和分娩期破裂;子宫体部破裂和子宫下段破裂;完全性破裂(子宫壁全层破裂,即子宫腔和腹腔相通)和不完全性破裂(子宫肌层部分或全部破裂,但浆膜层未破,子宫腔和腹腔未相通)。

一、病因

1.梗阻性难产

梗阻性难产是引起子宫破裂最常见的原因,多见于骨盆狭窄、头盆不称、胎儿畸形、胎位异常、软产道阻塞等,均可使胎先露下降受阻,为克服阻力,子宫强烈收缩,子宫下段被动过分牵拉变长、变薄而发生子宫破裂。

2.宫缩剂应用不当

分娩时使用宫缩剂不当或产妇对宫缩剂太敏感,使子宫强烈收缩造成子宫破裂。

3.子宫因素

曾行剖宫产术、子宫修补术、子宫肌瘤挖除术的瘢痕子宫;子宫发育不良、畸形、多次分娩及过度刮宫损伤子宫肌层,在妊娠期或分娩期子宫腔压力升高易发生子宫破裂。

4.手术损伤

不适当的阴道助产术可导致手术损伤。如子宫颈口未开全时行产钳或臀牵引术,造成子宫颈及子宫下段撕裂;无麻醉时行内倒转术或毁胎术;毁胎术时因器械、胎儿骨片、暴力等因素造成子宫破裂;强行胎盘剥离术;妊娠晚期腹部受严重撞击、分娩时在腹部暴力加压助产等,均可引起子宫破裂。

二、临床表现

子宫破裂多发生在分娩期,也可发生在妊娠晚期尚未临产时。梗阻性难产或宫缩剂应用不当引起的子宫破裂常有先兆破裂阶段,而损伤性破裂和瘢痕性破裂往往无先兆子宫破裂阶段。

1.症状

先兆子宫破裂多见于梗阻性难产。临产过程中子宫收缩强烈,产妇腹痛难忍,烦躁不安,甚至大喊大叫;产妇因膀胱受压而出现排尿困难或血尿。

2.体征

产妇表情痛苦,呼吸急促,脉搏加快,胎心加快、减慢或消失,胎动频繁,于脐水平或以上出现病理缩复环,腹部外形呈葫芦状。子宫下段压痛明显。如处理不及时,子宫将在病理缩复环处或其下方破裂。

三、分类

(一)完全性子宫破裂

1.症状

先兆子宫破裂症状出现后未及时处理,产妇突然感到下腹部一阵撕裂样的剧痛,随后腹痛缓解,子宫收缩停止,顿感轻松。此时自觉胎动消失,不久又出现腹部持续性疼痛,阴道有少量鲜红色血液流出。

2.体征

产妇出现面色苍白、呼吸急促、脉搏细弱而快、血压下降等休克征象。腹部检查可见明显急腹症表现。

腹壁可清楚触及胎儿肢体,子宫缩小位于一侧,胎动及胎心音消失。阴道检查可见子宫颈口回缩,胎先露上升或消失,子宫下段可触及裂口。

(二)不完全性子宫破裂

症状及体征均不明显,多见于子宫下段或子宫体部剖宫产切口瘢痕破裂。产妇腹痛明显,子宫轮廓清楚,但裂口处明显压痛,子宫体一侧可触及逐渐增大并压痛的包快。胎心音多不规则。

四、治疗原则

1.先兆子宫破裂

立即采取有效的措施抑制子宫收缩,如静脉全身麻醉或肌内注射哌替啶,尽快行剖宫产术结束分娩,防止进一步发展成子宫破裂。

2.子宫破裂

无论胎儿是否存活,均应积极抢救,尽早手术治疗。

手术方式根据产妇的生育要求、全身情况、子宫破裂的程度、子宫破裂的部位、子宫破裂的时间以及有无严重感染而选择子宫修补术或子宫次全切除术或子宫全切除术,术中及术后应用大量抗生素预防感染。

五、护理评估

(一)病史

询问产妇有无剖宫产、子宫肌瘤挖除史,产程中使用子宫收缩剂的方法和剂量,是否有胎位异常、子宫收缩过强、阴道助产术等诱发子宫破裂的因素。

(二)身体评估

1.症状

评估腹部疼痛的程度、性质,子宫收缩的强度、间歇时间,有无休克前期或休克征象。

2.体征

有无病理缩复环,有无胎心、胎动异常及休克体征等。

3.辅助检查

血常规检查血红蛋白值下降,白细胞计数增加;尿常规检查见红细胞或肉眼血尿;腹腔穿刺可证实血腹。超声检查确定子宫破裂的部位及胎儿与子宫的关系,用于疑似子宫破裂的诊断。

(三)心理-社会评估

先兆子宫破裂时,评估产妇及其家属的情绪变化;产妇得知胎儿已死亡,常感到悲伤、恐惧、痛苦、愤怒等。

六、护理问题

1.疼痛

疼痛与强烈子宫收缩、子宫破裂后血液刺激腹膜有关。

2.潜在并发症

如休克等。

3.有感染的危险

有感染的危险与大出血、多次阴道检查等有关。

4.预感性悲哀

预感性悲哀与子宫破裂后胎儿死亡或子宫切除术有关。

七、护理措施

(一)一般护理

宣传孕期保健知识,加强产前检查;指导产妇定时排尿,防止膀胱充盈影响伤口愈合。保持外阴清洁,防止感染。指导产妇有效回奶。

(二)心理护理

对产妇及其家属的心理反应表示理解,做好解释工作,争取其配合治疗。若胎儿死亡,护理人员应给予心理支持,倾听其内心感受,帮助其度过悲伤阶段。为产妇及其家属提供舒适的环境,更多地陪伴产妇,鼓励产妇合理饮食,尽快恢复体力。

(三)观察病情

严密观察子宫收缩、胎心率、腹痛程度及生命体征,注意有无病理缩复环出现,及时发现先兆子宫破裂并立即报告医师,配合医师做好剖宫产术的术前准备。

(四)医护配合

1.先兆子宫破裂的护理

若出现持续性疼痛、病理缩复环、子宫下段压痛、胎心音异常、排尿困难或血尿等异常情况,应立即报告医师,停止使用宫缩剂及一切操作,测量产妇的生命体征,遵医嘱使用药物抑制子宫收缩,吸氧并迅速做好剖宫产术的准备。

2.子宫破裂的护理

迅速建立静脉输液通道,给予输血、输液以尽快补足血容量;做好术前各项准备工作;补充电解质及碱性药物,纠正酸中毒;术中、术后严密观察并记录生命体征及液体出入量;急查血红蛋白,评估失血量以指导护理方案;遵医嘱应用大剂量的抗生素防止感染。

(五)健康教育

定期产检,及早发现异常胎位、骨盆狭窄等。指导避孕:行子宫修补术的产妇,有子女者,在术前征得产妇及其家属的同意,可术中同时进行输卵管结扎术;对无子女者,应避孕2年后再怀孕,可选用避孕套或避孕药等方法避孕。产妇再怀孕时及时定期产检。

(刘淑英)

第四十一节 羊水栓塞

羊水栓塞(amniotic fluid embolism)指在分娩过程中羊水进入母体血液循环,引起肺栓塞、休克、弥散性血管内凝血(DIC)、肾衰竭等一系列严重症状的综合征。羊水栓塞是产科严重、危急、凶险的并发症,产妇病死率达80%以上,也可发生于中期引产或钳刮术时,病情较缓和,极少造成孕妇死亡。多见于高龄产妇、多产妇、子宫收缩过强、急产等。

一、病因

羊水栓塞是由于羊水中的有形物质(胎儿毳毛、角化上皮细胞、胎脂、胎粪等)进入母体血液循环引起。引起羊水栓塞的因素有以下几个方面。

1.子宫收缩过强或强直性收缩

宫缩剂应用不当、难产时子宫强烈收缩等。

2.子宫壁损伤

子宫颈裂伤、子宫破裂、剖宫产术、钳刮术、前置胎盘、胎盘早剥等子宫体或子宫颈有开放的静脉或血窦。

3.其他

死胎、滞产、过期妊娠、巨大胎儿、胎膜早破、多产妇等均可诱发羊水栓塞。

羊水进入母体血液循环有三条途径:①经子宫颈黏膜静脉,分娩时子宫颈黏膜静脉因胎膜与宫壁分离而发生断裂;②经胎盘附着处的静脉血窦,破膜后羊水由胎盘边缘血窦进入;③病理情况下经开放的静脉血窦进入母体血液循环。

二、临床表现

羊水栓塞90％以上的病例发生于分娩过程,尤其是胎儿娩出的前后或滥用宫缩剂后,子宫收缩过强,子宫腔内压增高而致。也可发生于剖宫产术时、术后,或人工流产术、钳刮术、中期引产术及羊膜腔穿刺术时。典型的临床经过可分为休克期、出血期和急性衰竭期三个阶段。

1.休克期

出现呼吸、循环衰竭及过敏性休克的表现。胎膜破裂后,产妇突然出现烦躁不安、寒战、呛咳、恶心、呕吐、气急等前驱症状,随之出现呼吸困难、发绀、抽搐、昏迷;产妇面色苍白,脉搏细速,四肢厥冷,血压下降,肺底部湿啰音等;严重者发病急骤,甚至没有前驱症状,仅惊叫一声或打一个哈欠,血压迅速下降,于数分钟内迅速死亡。

2.出血期

DIC引起的出血。第一阶段过后,继之发生难以控制的全身广泛性出血,大量阴道流血、切口渗血、全身皮肤黏膜出血,甚至消化道大出血等。产妇可因出血性休克而死亡。

3.急性肾衰竭期

羊水栓塞后期,患者出现少尿、无尿和尿毒症的表现。

以上三个阶段又称羊水栓塞的三大症候群,临床表现基本按顺序出现。暴发型也可三大症候同时出现,有的缓发病例仅表现为某一主要症状,如仅有阴道流血和休克,无明显心肺功能衰竭,给诊断带来困难。钳刮术中出现羊水栓塞可仅表现为一过性呼吸急促、胸闷后出现阴道大量流血。

三、治疗原则

关键在于早期发现,一旦出现羊水栓塞的临床表现,应迅速抢救。原则是及时纠正缺氧、解除肺动脉高压、抗过敏、抗休克、防止DIC与肾衰竭。

四、护理评估

(一)病史

了解有无发生羊水栓塞的各种诱因,如胎膜早破、人工破膜、前置胎盘、胎盘早剥、子宫收缩过强或强直性子宫收缩、中期引产或钳刮术、羊膜腔穿刺术、急产、子宫颈裂伤、子宫破裂及剖宫产术等。

(二)身体评估

1.症状

评估有无出现呛咳、气急、烦躁不安等前驱症状,随即是否出现呼吸困难、发绀、抽搐、昏迷,甚至尖叫一声后呼吸、心搏骤停。

2.体征

检查有无肺底部湿啰音,心率加快,出血量与休克程度是否成正比,出血是否凝固,有无少尿或无尿等症状。

3.辅助检查

(1)下腔静脉血涂片检查:镜检出现羊水中的有形物质,如胎儿鳞状上皮细胞、毳毛等,是确诊羊水栓塞的依据。

(2)床边胸部 X 线片:见弥散性点片状浸润阴影,沿肺门周围呈扇形分布,伴右心扩大。

(3)床边心电图检查:示右心房、右心室扩大以及 ST 段下降。

(4)凝血功能检查:DC 各项检查指标异常。

(三)心理-社会评估

羊水栓塞发病急骤,病情凶险,产妇感到恐惧和痛苦;因担心胎儿安危而焦虑不安;当产妇及胎儿的生命受到威胁时,家属会感到焦虑,一旦抢救无效,家属无法接受,对医护人员不满、抱怨,甚至愤怒。

五、护理问题

1.气体交换受损

气体交换受损与肺动脉高压、肺水肿有关。

2.组织灌注量不足

组织灌注量不足与失血及 DIC 有关。

3.潜在并发症

如休克、DIC、急性肾衰竭。

4.恐惧

恐惧与病情危重有关。

六、护理措施

(一)预防措施

(1)加强计划生育,警惕前置胎盘、胎盘早剥等诱发因素。

(2)加强产前检查,有胎儿异常、胎位异常及产道异常的孕妇提前住院待产。

(3)严格掌握缩宫素引产的指征、使用方法,防止子宫收缩过强;人工破膜宜在子宫收缩间歇期进行,破口应小、位置低,同时抑制羊水流出的速度;中期引产者,羊膜腔穿刺针宜细,刺入与拔出穿刺针时应放好针芯,防止将羊水带入破裂的血管中,穿刺的次数不应超过 3 次;钳刮时先刺破胎膜,待羊水流出后再钳夹胎块。

(4)避免损伤性较大的阴道助产及操作手术,子宫口未开全时避免阴道助产术;忽略性横位禁忌内倒转术;人工剥离胎盘困难时,禁用手指强行挖取。

(二)心理护理

医护人员应沉着冷静,陪伴、鼓励、支持产妇,使其增强信心;理解和安慰产妇家属,向家属介绍患者病情的严重性,以取得配合。产妇因病情严重抢救无效死亡时,医护人员应尽量给予解释、安慰,帮助产妇家属度过悲伤阶段。

(三)急救护理

产妇取半卧位,加压给氧,必要时气管切开;立即停用缩宫素。

(四)积极配合治疗

1.抗过敏

遵医嘱立即静脉注射地塞米松 20～40 mg,根据病情继续输液维持。

2.解除肺动脉高压

(1)罂粟碱:解除肺动脉高压首选药物,30～90 mg 加入 10％葡萄糖注射液 20 mL 缓慢静脉注射。

（2）阿托品：心率慢时用阿托品 1 mg 加入 5％葡萄糖注射液 10 mL 中静脉注射直至患者面色潮红缓解为止。

（3）氨茶碱：氨茶碱 50 mg 加入 25％葡萄糖注射液 20 mL 缓慢静脉注射，松弛支气管及冠状动脉血管平滑肌。

3.抗休克

（1）补充血容量：首选右旋糖酐静脉滴注，24 h 内输入 500～1 000 mL；或输入平衡液、新鲜血液。

（2）纠正酸中毒：5％碳酸氢钠溶液 250 mL 静脉滴注。

（3）抗心力衰竭：去乙酰毛花苷 0.2～0.4 mg 加入 10％葡萄糖注射液 20 mL 缓慢静脉注射，必要时经 1～2 h 重复应用。

（4）升压药物：多巴胺或间羟胺。

4.防治 DIC

遵医嘱给予肝素、凝血因子、抗纤溶药物等。一旦确诊，尽早使用肝素，抑制 DIC，发病 10 min 内使用效果更佳。

5.防治肾衰竭

在血容量补足出现少尿时，用 20％甘露醇 250 mL 快速静脉滴注。

6.预防感染

应用对肾脏毒性小的广谱抗生素，剂量要足，以控制感染。

7.产科处理

原则上待病情好转后，去除病因，迅速结束分娩，以阻断羊水继续进入母体血液循环。第一产程发病者，考虑剖宫产术。第二产程发病者，抢救产妇的同时行阴道助产术，产后出现无法控制的大出血，在抢救休克的同时进行子宫全切术。钳刮术时发生羊水栓塞，应立即停止手术并积极进行抢救。

（五）健康教育

（1）患者病情稳定后共同制订康复计划，讲授保健知识。

（2）增强营养，加强锻炼，嘱产后 42 d 按时检查。查尿常规，了解肾功能恢复情况。

（3）有生育要求的患者，应指导其选择合适的避孕方法，一年后方可受孕。

（刘淑英）

第四十二节　产后出血

胎儿娩出后 24 h 内，出血量超过 500 mL 者称为产后出血。产后出血是产科常见的严重并发症，居我国孕产妇死亡原因的首位，其发生率占分娩总数的 2％～3％，且 80％以上发生在产后 2 h 内；产后出血的预后因失血量、失血速度及孕产妇的体质等不同而异。

若在短时间内大量失血可迅速发生失血性休克，休克时间过长可引起腺垂体缺血性坏死，继发腺垂体功能减退，发生希恩综合征。因此，应特别重视产后出血的防治与护理工作。

一、病因

产后出血的原因有子宫收缩乏力、胎盘因素、软产道损伤及凝血功能障碍。这些因素可共存并相互影响。

（一）子宫收缩乏力

子宫收缩乏力是产后出血最常见的原因，占产后出血总数的70%～80%。正常情况下胎盘娩出后，因子宫肌纤维的收缩和缩复作用，胎盘剥离面开放的血窦闭合形成血栓而止血，凡影响子宫收缩和缩复功能的因素均可引起产后出血。

1.全身性因素

产妇精神过度紧张，产程延长和难产，产妇体力衰竭；临产后过多使用镇静剂、麻醉剂；合并急慢性全身性疾病，如重度贫血等。

2.局部因素

子宫肌壁过度膨胀、伸展（如多胎妊娠、巨大胎儿、羊水过多等），影响肌纤维的缩复功能；子宫肌纤维发育不良或退行变性（如子宫畸形、妊娠合并子宫肌瘤、多产、剖宫产术和子宫肌瘤剔除术等），影响子宫肌纤维的正常收缩；子宫本身病理改变（如妊娠期高血压病、严重贫血、子宫胎盘卒中等）以及前置胎盘等。

（二）胎盘因素

胎儿娩出后30 min，胎盘尚未娩出，称为胎盘滞留，包括以下几种类型。

1.胎盘剥离不全

常见于子宫收缩乏力，胎盘未完全剥离便过早牵拉脐带、揉挤子宫，使部分胎盘、副胎盘自子宫壁剥离不全，影响子宫收缩使剥离面血窦不易关闭，引起大量出血。

2.胎盘剥离后滞留

因子宫收缩乏力、膀胱过度充盈等因素，使已经剥离的胎盘不能及时排出，潴留在子宫腔，影响子宫收缩而出血。

3.胎盘嵌顿

宫缩剂使用不当或粗暴按摩子宫等原因，引起子宫颈内口的平滑肌呈痉挛性收缩而形成狭窄环，使剥离的胎盘嵌顿在宫腔内引起出血。

4.胎盘粘连或植入

胎盘全部或部分与子宫壁粘连，不能自行剥离者，称为胎盘粘连。当胎盘全部粘连时可无出血；若部分粘连可因剥离部分的子宫内膜的血窦开放，以及胎盘滞留影响子宫收缩而导致大出血。引起胎盘粘连的原因有子宫内膜炎、多次人工流产而致的子宫内膜损伤等。

子宫蜕膜层发育不良时，胎盘绒毛深入到子宫肌层，称为胎盘植入，临床上较少见。根据植入的面积分为完全性植入与部分性植入两类。完全性植入因胎盘未剥离不出血，部分性植入会发生致命的大出血。

5.胎盘、胎膜残留

胎盘小叶、副胎盘或部分胎膜残留于宫腔内，影响子宫收缩而出血，常因过早牵拉脐带或用力揉捏子宫所致。

（三）软产道损伤

子宫收缩过强、胎儿过大、产程过快、接产时保护会阴不当或阴道手术助产操作粗暴等，均可引起会阴、阴道、宫颈裂伤,严重裂伤者可达阴道穹隆、子宫下段甚至骨盆壁,形成腹膜后血肿和阔韧带内血肿;过早行会阴切开术也可引起失血过多。

(四)凝血功能障碍

临床上较少见,但后果严重,包括妊娠并发症(如血小板减少症、白血病、再生障碍性贫血、重症肝炎等)和妊娠并发症(如妊娠期高血压病的子痫前期、胎盘早剥、羊水栓塞、死胎滞留等),均可因凝血功能障碍发生难以控制的大量出血。

二、临床表现

产后出血的主要临床表现为阴道大量流血及休克等症状和体征。

1.症状

短时间内大量出血,出现眩晕、口渴、烦躁不安等,随之有面色苍白、出冷汗、心慌;特别是子宫出血潴留于子宫腔及阴道内时,产妇出现怕冷、寒战、打哈欠、懒言或表情淡漠、呼吸急促、烦躁不安等表现,很快进入昏迷状态;软产道损伤致阴道壁血肿的产妇有尿频、肛门坠胀感,伴排尿疼痛。

2.体征

面色苍白、血压下降、脉搏细弱等。不同原因所致产后出血有不同的出血特点及体征,据此能初步判断引起产后出血的原因。

子宫收缩乏力及胎盘因素所致的出血,常呈间歇性出血,色暗红,子宫软、轮廓不清、触不到子宫底,按摩后子宫收缩变硬,出血明显减少。若血液存积或胎盘已剥离而滞留于子宫腔,子宫底可升高,按摩子宫可促使淤血和胎盘排出。检查胎盘及胎膜有缺损或边缘有断裂血管。

软产道损伤所致的出血,胎儿娩出后,立即持续性流出自凝的鲜红血液,子宫收缩良好,子宫轮廓清晰。会阴、阴道、子宫颈可有不同程度的裂伤。会阴、阴道按裂伤程度分为4度:Ⅰ度裂伤指会阴皮肤及阴道黏膜撕裂,未达肌层,出血量不多;Ⅱ度裂伤指会阴裂伤已达会阴体肌层,累及阴道后壁黏膜,甚至沿阴道后壁两侧沟向上撕裂,出血较多;Ⅲ度裂伤指肛门外括约肌已断裂;Ⅳ度裂伤指直肠阴道膈及部分直肠前壁裂伤,直肠肠管暴露,情况严重,但出血量不一定多。

凝血功能障碍所致出血,产妇持续性阴道流血,止血困难,且血液不凝固或伴有全身黏膜及注射部位出血等,子宫收缩良好,胎盘能完整娩出。

三、治疗原则

针对病因迅速止血;补充血容量纠正休克;防治感染。子宫收缩乏力引起的出血,加强子宫收缩是最有效的止血方法;软产道损伤引起的出血,应及时修补、缝合裂伤;胎盘因素引起的出血应尽快清除胎盘;凝血功能障碍所致的出血,应迅速采取相应的措施纠正凝血功能障碍,控制出血。

四、护理评估

(一)病史

询问产妇既往生育史,了解孕妇有无多次人工流产及产后出血史;注意是否合并或存在诱发产后出血的疾病,如孕前患出血性疾病、重症肝炎、血液病、高血压、贫血、胎盘早剥、前置胎盘、羊水过多、多胎妊娠等;分娩期产妇有无精神过度紧张、过度疲劳、过多使用镇静剂和麻醉剂、产程延长、急产等。

（二）身体评估

1.症状

仔细评估阴道流血的时间、量、色及血液能否自凝；了解有无头晕、烦躁、怕冷、打哈欠、懒言或表情淡漠、出冷汗、心慌等表现。

2.体征

除评估休克体征外，主要检查以下体征：子宫收缩乏力时可出现子宫软、子宫轮廓不清、触不到宫底等体征；软产道损伤主要表现为会阴、阴道、子宫颈可见不同部位、不同程度的伤口；胎盘因素可有子宫下段痉挛性狭窄环，产后检查见胎盘胎膜不完整或有断裂血管；凝血功能障碍可见全身黏膜及注射部位出血、血液不凝固等体征。

3.辅助检查

血型、交叉配血试验，以备输血补充血容量；测纤维蛋白原、血小板计数、出血时间、凝血时间、凝血酶原时间等，了解有无凝血功能障碍；测定血常规，了解贫血程度及有无感染。

（三）心理-社会评估

产妇往往表现出恐惧、心慌、手足无措，担心自己的生命安危，把一切希望寄予医护人员。因出血过多及精神紧张，有些产妇很快进入休克、昏迷状态。

五、护理问题

1.潜在并发症

如失血性休克等。

2.有感染的危险

有感染的危险与失血过多、全身抵抗力低下及手术操作有关。

3.恐惧

恐惧与阴道大出血威胁生命安全有关。

六、护理措施

（一）预防措施

1.加强孕期保健

注意营养，定期进行产前检查，及时发现妊娠并发症和并发症。对有产后出血史或出血倾向的疾病应及时治疗，提前入院后积极做好抢救准备。

2.正确处理产程

第一产程，防止产妇精神过度紧张、疲劳及产程延长。第二产程，正确保护会阴，适时进行会阴侧切，避免胎儿娩出速度过快；助产术严格按操作常规进行，避免粗暴用力；胎儿前肩娩出后立即用宫缩剂。第三产程，避免过早揉挤子宫及强拉脐带；胎盘娩出后仔细检查胎盘、胎膜是否完整；检查软产道有无损伤，并按摩子宫促其收缩。

3.产后密切观察

产后2h内，产妇应留产房内严密观察，及时排空膀胱，必要时给予导尿；监测生命体征、神志、皮肤黏膜颜色、四肢温度、尿量，发现异常应及时报告医师；观察子宫收缩、阴道流血以及会阴伤口情况；做好产妇输血和急救的准备工作。

（二）一般护理

提供清洁、安静、舒适、通风的休息环境,保证足够的睡眠;加强营养,给予高热量高蛋白、高维生素、富含铁的饮食,少食多餐;半卧位及侧卧位休息,严密观察生命体征及阴道流血情况;指导产妇母乳喂养,刺激子宫收缩,减少阴道流血;保持会阴清洁,用 0.1% 苯扎溴铵溶液擦洗会阴,每日 2 次;大小便后及时冲洗会阴。

（三）心理护理

耐心听取产妇叙述,给予同情、安慰和心理支持。认真做好产妇及其家属的关心、解释工作,保持环境安静,鼓励产妇放松心情。家属可陪伴产妇,以增加产妇安全感。

（四）子宫收缩乏力止血的护理

按摩子宫、应用宫缩剂、子宫腔内填塞纱布条、结扎盆腔血管、髂内动脉或子宫动脉栓塞术及子宫切除术等方法可达到止血目的。

1. 按摩子宫

按摩子宫是最常采用、简单、有效的方法。手法有以下三种。①腹部单手按摩子宫法:助产者一手在产妇腹部触到子宫底部,拇指在子宫前壁,其余四指在子宫后壁均匀而有节律地按摩子宫,促进子宫收缩,此种方法最常用。②腹部双手按摩子宫法:术者一手在耻骨联合上缘按压下腹部,将子宫向上推,另一手握住子宫体,在子宫底部有节律性的按摩子宫。③腹部-阴道双手按摩子宫法:以上方法效果不佳时选用。术者一手握拳手心向前置于阴道前穹隆,顶住子宫前壁,另一手自腹壁按压子宫后壁使子宫体前屈,双手相对紧压并同时节律性按摩子宫;按摩时间以子宫恢复正常收缩,并保持良好收缩状态为止。按摩时应严格执行无菌操作,切忌用力过大。

2. 应用宫缩剂

按摩子宫的同时,肌内注射或宫体注射缩宫素 10 U,并将缩宫素 10~20 U 加入 10% 葡萄糖注射液 500 mL 静脉滴注;也可用麦角新碱(心脏病、高血压患者禁用)、前列腺素类药物等促进子宫收缩。

3. 子宫腔内填塞纱布条

经按摩及宫缩剂等方法处理无效,子宫肌松弛无力,应用无菌纱布条填塞子宫腔,有明显的局部压迫止血作用。方法是严密消毒后,助手于腹部固定子宫底,术者持卵圆钳将无菌纱布条,自子宫底逐渐由内向外填紧、填实子宫腔;24 h 后取出纱布条,取出前肌内注射宫缩剂。子宫腔填塞纱布条后,应密切观察生命体征及子宫底高度和大小,警惕因填塞不紧,子宫腔内继续出血、积血而阴道不流血的止血假象。此法有增加感染的机会,只有在缺乏输血、输液条件,病情危急时才考虑使用。

4. 结扎盆腔血管

用于子宫收缩乏力、前置胎盘及 DIC 等所致的严重产后出血,同时迫切希望保留生育功能者,可采用结扎子宫动脉止血。

5. 髂内动脉或子宫动脉栓塞术

近年来髂内动脉或子宫动脉栓塞术治疗难以控制的产后出血,愈来愈受到重视。

6. 子宫切除术

其主要用于难以控制并危及产妇生命的产后出血。在积极输血补充血容量的同时,施行子宫次全切除或子宫全切除术。

（五）胎盘滞留的护理

1.胎盘剥离不全或粘连

无菌操作下行人工徒手剥离胎盘术。术中切忌强行剥离或用手抓挖子宫壁,以免损伤子宫;术后使用宫缩剂和抗生素。

2.胎盘全部剥离后滞留

协助产妇排空膀胱,轻轻牵拉脐带,按压子宫底以娩出胎盘。

3.胎盘嵌顿

遵医嘱予以解痉药或配合麻醉师麻醉,待松解狭窄环后协助胎盘娩出。

4.胎盘植入

徒手剥离胎盘时,发现胎盘与子宫壁粘连紧密,界线不清,难以剥离,在牵拉脐带时子宫壁出现凹陷者,可能为植入性胎盘,应立即停止剥离胎盘术,准备切除子宫。

5.胎盘、胎膜残留

徒手取出困难者,可行钳刮术或刮宫术。

（六）软产道裂伤的护理

按解剖层次及时、准确地缝合裂伤。阴道血肿所致的出血,首先切开血肿,清除血块,缝合止血,同时补充血容量。

（七）凝血功能障碍的护理

针对病因、疾病治疗。血小板减少症、再生障碍性贫血等患者,输新鲜血或成分输血;如发生弥散性血管内凝血应与内科医师共同抢救,按医嘱用药及护理。

（八）失血性休克的护理

除配合医师针对上述病因止血外,应立即平卧、保暖、吸氧;迅速建立静脉通道,对尚未有休克征象者及早补充血容量,有休克者应尽早输血。

严密观察并记录产妇生命体征、子宫收缩、阴道流血等,发现异常应及时报告医师,并协助迅速止血。

（九）预防感染

遵医嘱给予抗生素预防感染;在产程处理与抢救过程中严格执行无菌操作;每日擦洗会阴两次,注意保持会阴清洁。

（十）健康教育

(1)定期进行产前检查,对妊娠合并凝血功能障碍、重症肝炎等不宜妊娠的妇女,应尽早终止妊娠。临产后为产妇提供心理支持,避免精神紧张,鼓励产妇说出内心感受。

(2)指导母乳喂养,产褥期禁止盆浴及性生活,警惕晚期产后出血的发生。

(3)出院时,指导产妇加强营养和进行适量活动等自我保健方法,继续观察子宫复旧及恶露情况,发现异常及时就诊。

（杨善泽）

第九章　儿科疾病护理

第一节　小儿急性上呼吸道感染

急性上呼吸道感染是指由各种病原体引起的上呼吸道炎症,简称上感,俗称"感冒",病变主要侵犯鼻、鼻咽和咽部,如某一局部炎症特别突出,即按该炎症部位命名,如急性鼻炎、急性咽炎、急性扁桃体炎等,是小儿时期最常见的疾病,占儿科门诊患者的60%以上。一年四季均可发生,冬、春季节和气候骤变时居多,多为散发,偶有流行,主要通过飞沫传播。

一、护理评估

(一)病因及发病机制

1.易患因素

婴幼儿上呼吸道的解剖和免疫特点是易发本病的内在因素。

2.感染

各种病毒和细菌均可引起本病,但90%以上为病毒,主要有呼吸道合胞病毒、鼻病毒、流感病毒、副流感病毒、柯萨奇病毒、腺病毒等。病毒感染后可继发细菌感染,常见溶血性链球菌,其次为肺炎链球菌等。

3.其他

患有营养不良、先天性心脏病、维生素D缺乏性佝偻病、贫血等疾病时更易患本病;气候骤变、空气污浊、护理不当等易诱发本病。

(二)临床表现

1.一般类型上感

(1)症状:婴幼儿以全身症状为主,多有发热,体温可高达39 ℃～40 ℃,甚至可引起高热惊厥。此外还可出现烦躁不安、头痛、全身不适、乏力等。部分患儿有食欲缺乏、呕吐、腹痛、腹泻等消化道症状,腹痛多为脐周阵发性疼痛,可能为肠痉挛所致。若腹痛持续存在,多为并发肠系膜淋巴结炎。年长儿全身症状轻,轻度发热,主要以局部症状为主,如鼻塞、流涕、喷嚏、干咳、咽部不适和咽痛等。新生儿和小婴儿出现局部症状时可因鼻塞而出现张口呼吸或拒乳。

(2)体征:体检可见咽部充血,扁桃体肿大,也可有下颌和颈部淋巴结大、触痛。肺部听诊正常。若为肠道病毒感染可出现不同形态皮疹。

2.两种特殊类型的上呼吸道感染

(1)疱疹性咽峡炎:为柯萨奇A组病毒感染所致,好发于夏、秋季节。多表现为急起高热、咽痛、流涎、厌食等。体检可见咽部充血,咽峡部黏膜上有数个至数十个2～4 mm大小灰白色疱疹,周围有红晕,疱疹破溃后形成小溃疡。病程为1周左右。

(2)咽结合膜热:病原体为腺病毒,多发生于春、夏季,以发热、咽炎和结合膜炎为特征。表现为高热、咽痛、眼部刺痛。体检可见咽部明显充血、一侧或双侧滤泡性眼结合膜炎,结合膜明显充血,但分泌物不多,主要表现为畏光、流泪,颈部及耳后淋巴结肿大。病程1～2周。

(三)辅助检查

1.血常规

病毒性感染患儿白细胞计数正常或偏低,细菌感染患儿白细胞计数增高,主要是中性粒细胞增高。

2.病原学检查

病毒分离和血清学检查可明确病原。近年来可通过免疫荧光、酶及分子生物学技术做出早期诊断。

二、治疗原则

1.一般治疗

保证居室空气新鲜,注意休息,多饮水,补充大量维生素C。

2.抗感染治疗

抗病毒药物常选用利巴韦林、阿昔洛韦等。继发细菌感染或有并发症者可选用抗生素治疗,确定为链球菌感染或既往有风湿热、肾炎病史者用青霉素治疗10～14 d。

3.对症治疗

发热患儿给予退热,惊厥患儿予以镇静、止惊等处理。

三、护理问题

1.体温过高

体温过高与感染有关。

2.潜在并发症

高热惊厥等。

3.知识缺乏

家长缺乏上感的预防及护理知识。

四、护理措施

(一)维持体温正常

1.环境及生活护理

维持室温18 ℃～22 ℃,相对湿度为50%～60%,居室要阳光充足,每日定时开窗通风,保持空气新鲜。衣被厚薄、松紧适宜,出汗后及时擦干汗液,更换汗湿衣服,避免受凉。

2.密切观察体温

体温>38.5 ℃时给予物理降温或药物降温。物理降温如头部、腋窝、腹股沟处温水擦浴等,药物降温常选用对乙酰氨基酚或布洛芬。每4 h测1次体温并记录,如体温过高或有惊厥史者须1～2 h测1次体温。

3.饮食

大量出汗后应注意补足水分,给予清淡易消化富含维生素的饮食,保证营养和水分摄入。

4.遵医嘱用药

按照医嘱给予退热药,如口服对乙酰氨基酚等;如持续发热需要重复给退热药时,间隔时间应>4～6 h;按照医嘱给抗病毒药,合并细菌感染时给予抗生素等。

(二)预防高热惊厥

密切观察病情,及时给予降温处理,既往有热性惊厥史的小儿可遵医嘱预防性应用苯巴比妥。出现惊厥先兆时,立即告知医师;发生惊厥时,按惊厥护理。

(三)健康指导

1.指导家庭护理

注意居室通风,保持适宜的温湿度。多饮水、给予清淡富含营养及维生素且易消化的流质半流质饮食。注意休息,鼻塞严重时,可在喂乳或临睡前 10～15 min 给 0.5% 麻黄碱液滴鼻,1～2 滴/次,每日 2～3 次。向家长介绍如何观察并及早发现并发症,如高热持续不退、淋巴结大、咳嗽加重、呼吸困难等应及时与医护人员联系,以便及时处理。

2.指导口腔护理

婴幼儿可用消毒棉签蘸生理盐水清洁口腔,年长儿用淡盐水或漱口液漱口,咽部明显充血、疼痛或有化脓者给予雾化吸入。

3.介绍预防知识

提倡母乳喂养,及时添加辅食。加强体格锻炼,提高免疫力,按时进行免疫接种。根据季节适时添减衣物,避免受凉。尽量不带小儿到人多的公共场所去。上感流行季节可用食醋熏蒸法进行室内空气消毒(每立方米用食醋 5～10 mL,加水 2 倍,加热熏蒸到全部汽化)。对反复发生上感的患儿应积极治疗原发病,加强营养,提高免疫力。

(邵盼盼)

第二节　小儿急性支气管炎

急性支气管炎是支气管黏膜的急性炎症,常继发于上呼吸道感染或为某些急性传染病的早期表现。气管可同时受累,故又称为急性气管支气管炎。是儿童时期常见的呼吸道疾病,婴幼儿多见。

一、护理评估

(一)病因及发病机制

1.感染

多继发于上呼吸道感染,凡能引起上呼吸道感染的病原体均可引起本病,多为病毒和细菌的混合感染。

2.营养障碍性疾病

维生素 D 缺乏性佝偻病、营养不良、微量元素缺乏等疾病患儿多发。

3.其他

免疫功能低下、特应性体质、支气管结构异常、气候变化、空气污染、化学因素刺激等均为本病的诱因。上述因素导致气管支气管黏膜上皮细胞变性坏死和炎性细胞浸润,黏膜下充血、水肿,腺体增生,黏液分泌增多。气管腔狭窄甚至堵塞,导致肺气肿或肺不张,出现通气和换气功能障碍。

(二)临床表现

一般先有上呼吸道感染症状,随后以咳嗽为主,初为刺激性干咳,以后有痰。婴幼儿常有发热、食欲差、乏力、呕吐、腹泻等。听诊双肺呼吸音粗糙,可闻及不固定的散在的干啰音和粗中湿啰音,啰音常在体位变化或咳嗽后减少或消失。一般无气促和发绀。

哮喘性支气管炎,又称为喘息性支气管炎,是指婴幼儿时期以喘息为突出表现的急性支气管炎。是婴幼儿时期的一种特殊类型的支气管炎。除上述气管炎的临床表现外,其主要特点为:①多见于3岁以下、有湿疹或过敏史的婴幼儿;②有呼气性呼吸困难伴喘息,肺部叩诊呈鼓音,听诊两肺布满哮鸣音及少许粗湿啰音;③反复发作,复发多与感染有关;④预后大多良好,3～4岁后发作次数减少,多在6岁后自愈,但少数病例可发展为支气管哮喘。

(三)心理-社会状况

本病易反复发作,尤其是哮喘性支气管炎,患儿呼吸困难而烦躁不安,常需住院治疗。家长因缺乏对本病的了解,担心患儿会发展成为支气管哮喘而产生恐惧与担忧。

(四)辅助检查

1.血常规检查

病毒感染者白细胞计数正常或偏低;细菌感染者白细胞总数及中性粒细胞增高。

2.胸部X线检查

多无异常改变或仅有肺纹理增粗。

二、治疗原则

1.一般治疗

经常变换体位,多饮水,使呼吸道分泌物易于排出。

2.抗感染治疗

病毒感染者给予抗病毒药物;疑有细菌感染或混合感染者可用抗生素,首选青霉素类;如系支原体感染,则给予大环内酯类抗生素。

3.对症治疗

(1)化痰止咳:不宜单独使用镇咳药,以免抑制咳嗽反射而影响痰液排出。常用祛痰药如急支糖浆或沐舒坦、枇杷露、复方甘草合剂等。

(2)止喘:对哮喘性支气管炎可口服氨茶碱;喘憋严重者,可加用肾上腺皮质激素,如地塞米松。

三、护理问题

1.清理呼吸道无效

清与分泌物过多痰液黏稠不易咳出有关。

2.知识缺乏

家长缺乏急性支气管炎的有关知识。

四、护理措施

(一)保持呼吸道通畅

(1)保持室内空气清新,维持室温18 ℃～22 ℃,相对湿度55%～65%,避免剧烈活动和游戏以免咳嗽加重。

（2）供给充足水分：给患儿多饮水以稀释痰液利于痰液排出。

（3）经常变换体位，教会患儿有效咳嗽，定时为患儿拍背以利痰液排出。

（4）雾化吸入采用超声雾化或蒸汽雾化吸入，每天 1～2 次，每次 20 min，湿化气道促进排痰。

（5）对哮喘性支气管炎患儿，应注意有无缺氧症状，必要时吸氧。

（6）遵医嘱应用抗生素及止咳化痰平喘药物，并注意观察药物的疗效及不良反应。

（二）健康指导

（1）向家长介绍急性支气管炎的常见病因及基本护理知识，阐述哮喘性支气管炎与支气管哮喘的区别，使其认识哮喘性支气管炎是可以治愈的，消除家长的担忧。

（2）告诉家长预防上呼吸道感染是预防本病的关键，如患上感应积极治疗，及时清除感染灶，防止其扩散至气管支气管。合理喂养，积极预防营养障碍性疾病和传染病，按时预防接种。适当进行户外活动，增强体质。居室要经常通风，保持空气清新，避免吸入刺激性气体和有害粉尘等。

（柳　娟）

第三节　小儿惊厥

惊厥是指由于大脑神经元短暂的异常放电导致全身或局部骨骼肌群发生不自主的强直性或阵挛性收缩，同时伴有意识障碍的一种神经系统功能暂时紊乱的状态。惊厥是儿科常见急症，多见于婴幼儿。惊厥反复发作可以引起窒息、缺氧性脑损伤，需要紧急处理。

一、护理评估

（一）病因

1.感染性疾病

①颅内感染：各种病原体引起的脑炎、脑膜炎、脑脓肿等；②颅外感染：高热惊厥、各种感染引起的中毒性脑病、破伤风等。

2.非感染性疾病

①颅内疾病：癫痫、缺氧缺血性脑病、颅内出血、脑肿瘤、脑积水、脑发育异常、脑退行性病变等；②颅外疾病：药物或毒物中毒、严重心肺疾病、高血压脑病、电解质紊乱、低血糖、遗传性疾病等。

（二）临床表现

1.典型表现

突然发生全身肌肉不自主地强直性或阵挛性抽搐，头向后仰，双眼凝视、斜视或上翻，口吐白沫，牙关紧闭，常伴有意识障碍。严重者出现颈项强直，呼吸不整，青紫或大小便失禁。持续时间长短不一，一般在数秒至数分钟，发作后因疲劳而入睡。颅内病变者可以反复发作。

若惊厥持续发作 30 min 以上或 2 次发作间期意识不能恢复，称惊厥持续状态，为惊厥的危重型,可因脑组织缺氧导致脑损伤、脑水肿、颅内压增高。

2.非典型表现

新生儿和小婴儿惊厥发作临床表现不典型,可以有两眼凝视、口角、眼角抽动,呼吸暂停、发绀、眨眼或单侧肢体抽动。

3.高热惊厥

高热是小儿惊厥最常见的原因,多由上呼吸道感染引起。典型表现如下。

(1)多见于 6 个月至 3 岁小儿,男孩多于女孩,有显著遗传倾向。

(2)大多发生于急骤高热开始后 12 h 之内。

(3)发作时多呈全身性,持续时间短,在 10 min 之内,发作后短暂嗜睡。

(4)一次发热性疾病过程中很少连续发作多次,但可以在以后的发热性疾病中再次发作。

(5)惊厥缓解后无神经系统异常体征。热退后 1 周脑电图检查正常。

(三)心理-社会状况

年长儿可因反复发作产生紧张、恐惧心理。惊厥发作时,小儿意识丧失,严重者可危及生命,家长多有焦虑和恐惧心理;服用止惊药物控制惊厥反复发作的患儿家长,往往担忧药物会影响小儿智力发育。

(四)辅助检查

可根据病情需要选择血常规、尿常规、大便常规、脑电图、心电图、头颅 CT、血液生化及脑脊液检查等,以明确惊厥的病因。

二、治疗原则

1.迅速控制惊厥

止惊药物首选地西泮静脉注射,也可用 10% 的水合氯醛灌肠,针刺人中、合谷、十宣、百会、涌泉等穴位。新生儿控制惊厥首选苯巴比妥钠。

2.对症治疗

颅内压增高时,给予 20% 甘露醇、呋塞米以降低颅内压;高热者给予物理或药物降温;必要时吸氧。

3.其他治疗

积极寻找原发疾病,给予病因治疗。

三、护理问题

1.有窒息的危险

有窒息的危险与惊厥发作、咳嗽和呕吐反射减弱、呼吸道堵塞有关。

2.有受伤的危险

有受伤的危险与突然意识障碍,发生跌倒损伤有关。

3.体温过高

体温过高与感染或惊厥持续状态有关。

4.知识缺乏

家长对惊厥的相关知识缺乏了解。

四、护理措施

1.预防窒息

惊厥发作时应就地抢救,让患儿去枕仰卧,松解衣扣,头偏向一侧,清除患儿口鼻腔分泌物、呕吐物等,保持呼吸道通畅。

2.预防外伤

专人守护,保持安静,勿强力摇晃、牵拉、按压患儿肢体,以免骨折或脱臼;防止舌咬伤,必要时在上下臼齿间放置牙垫;移开周围可能伤害患儿的物品,防止坠地跌伤;遵医嘱给予抗惊厥药物。

3.维持体温正常

监测体温,体温超过 38.5℃时,可采取物理降温或药物降温,并保证水分供给。

4.病情观察

密切观察患儿生命体征、意识及瞳孔变化;观察前囟门、头围,警惕发生颅内压增高。惊厥反复发作或持续时间较长应给予吸氧,患儿出现脑水肿时应及时报告医师,遵医嘱用脱水药。

5.心理护理

向家长及患儿介绍惊厥的病因、患儿的病情,解释本病的预后,给予患儿及家长心理支持,解除其焦虑和自卑心理,建立战胜疾病的信心。

6.健康教育

指导家长惊厥时应采取的正确处理方法,就地抢救、保持呼吸道通畅是关键,切忌摇晃呼喊患儿和按压肢体。惊厥缓解后应查明病因。

（柳　　娟）

第四节　小儿肥胖症

肥胖症是由于长期能量的摄入超过机体的消耗,导致体内脂肪过度积聚,体重超过一定范围的营养障碍性疾病。由于生活水平的提高,膳食结构的改变,我国小儿肥胖的发生率呈现逐步增高趋势。小儿肥胖症分单纯性肥胖症和继发性肥胖症,前者占肥胖症的 95％～97％。本节主要叙述单纯性肥胖症。肥胖不仅影响小儿的健康,而且与成人肥胖症、冠心病、高血压、糖尿病等疾病有一定的关系,故应引起社会和家长的重视。

一、护理评估

1.健康史

(1)能量摄入过多:能量摄入过多是本病的主要病因,如长期摄入高脂肪、淀粉类食物,过多的能量超过机体代谢需要,剩余的能量转化为脂肪,积聚于体内。

(2)活动过少:缺乏适当的活动和体育锻炼使消耗减少也是发生肥胖症的重要因素。大多数肥胖小儿不喜欢运动,造成恶性循环。

(3)遗传因素:目前认为肥胖与多基因遗传有关。双亲均肥胖者其后代发生肥胖率高达70％～80％;双亲之一为肥胖者,后代肥胖发生率 40％～50％;双亲正常的后代肥胖发生率为

10％～14％。

(4)其他:进食过快、精神创伤和心理异常等因素均可致小儿过度进食而引起肥胖。

2.身体状况

肥胖症可发生于任何年龄阶段,最常见于婴儿期、5～6 岁和青春期。患儿食欲旺盛且喜食甜食、高脂肪食物和油炸食品,活动量少。明显肥胖的小儿常有疲劳感,用力时气短或腿痛。严重者出现肺通气不良而引起低氧血症、红细胞增多、发绀,甚至发生心脏扩大或充血性心力衰竭而死亡,称肥胖-换气不良综合征。

体格检查可见患儿皮下脂肪多且分布均匀,腹部膨隆下垂,严重肥胖者可出现白色或紫色的皮纹,少数患儿可致膝外翻及扁平足。男孩子可因会阴脂肪过多,阴茎隐匿在脂肪组织中而被误诊为阴茎发育不良。患儿因体态肥胖不愿与其他小儿交往,常出现孤独、胆怯、自卑等心理障碍。小儿肥胖症的诊断目前国内常用同性别、同身高(长)正常小儿体重均值为标准,超过20％者即为肥胖;超过 20％～29％为轻度肥胖;超过 30％～49％为中度肥胖;超过 50％为重度肥胖。目前国际上推荐用体重指数(BMI)即体重与身高的平方之比(kg/m^2)来诊断肥胖症。小儿因年龄性别而有差异,可查阅图表,如 BMI 值在 P_{85}～P_{95} 为超重;超过 P_{95} 为肥胖。

3.辅助检查

肥胖症患儿常有胰岛素、三酰甘油、胆固醇增高,严重者蛋白也增高。

4.治疗原则

适当的限制饮食和增加活动是治疗肥胖症的基本原则,另外注意解除精神心理障碍,一般不用药物治疗。

二、护理诊断

(1)营养失调高于机体需要量,与摄入高能量食物过多和(或)活动过少等有关。

(2)社交障碍与肥胖造成的心理障碍有关。

(3)知识缺乏患儿及家长缺乏合理营养的认识。

三、护理目标

(1)营养素供给合理,患儿体重能控制在理想范围。

(2)患儿心理正常,能建立正常的人际交往。

(3)患儿及家长掌握合理营养的知识。

四、护理措施

1.饮食疗法

适当限制患儿的饮食,每日摄入的热量应低于机体消耗的总热量,供给要维持在按年龄计算的水平或略低,但必须满足小儿基本营养和生长发育的需要。多采用高蛋白、低脂肪、低糖类食谱,其中蛋白质供能占 30％～35％,脂肪供能占 20％～25％,糖类供能占 40％～50％。青春期生长发育加速,蛋白质供能可提高至 50％～60％。多食富含纤维素的蔬菜,以增加饱腹感。培养良好的饮食习惯,严格限制零食。

2.运动疗法

肥胖症患儿应选择有效而又容易坚持的运动项目,如跑步、打球、游泳等。活动应多样化,以提高患儿的兴趣,使之成为其日常生活中的良好习惯。活动量及活动时间宜逐渐增加及延长,忌剧烈运动及避免运动间断。

3.心理护理

帮助患儿消除肥胖带来的自卑心理,并鼓励患儿参加正常的社交活动。注意避免家长对子女的肥胖过分忧虑及对患儿的进食经常指责而引起患儿精神紧张。让患儿参与制订饮食控制和运动计划,以提高他们坚持控制饮食和运动的兴趣。

4.健康指导

对患儿强调建立正常饮食制度和培养良好饮食习惯的重要性,鼓励患儿树立信心。向患儿家长讲述合理营养与喂养的知识,培养儿童良好的饮食习惯;创造条件和机会增加患儿的活动量;对患儿实施生长发育监测,定期到门诊检查。

(李佳佳)

第五节　维生素 D 缺乏性佝偻病

维生素 D 缺乏性佝偻病,简称佝偻病,是由于体内维生素 D 缺乏引起钙、磷代谢失常,导致正在生长的骨骼钙化不良,从而造成以骨骼病变为主要特征的一种慢性营养性疾病。主要见于 2 岁以下的婴幼儿,是我国儿童保健重点防治的四病之一。

一、护理评估

1.健康史

(1)日光照射不足:日光照射不足是维生素 D 缺乏的主要原因。日光中的紫外线常被尘埃、煤烟、衣服或普通玻璃所遮挡或吸收;北方寒冷季节长,日照时间短,小儿缺乏户外活动等,均可引起内源性维生素 D 缺乏。

(2)摄入不足:婴儿膳食无论是母乳还是牛乳中维生素 D 的含量均较少,若不及时补充维生素 D 强化食物或药物,可引起维生素 D 缺乏。

(3)生长发育速度快:婴儿骨骼的生长速度快,维生素 D 需要量大,佝偻病的发病率高。双胎儿及早产儿因体内钙、磷储备量少,出生后生长发育快,更易发生佝偻病。

(4)疾病影响或药物作用:严重的肝、肾疾病、胃肠道慢性疾病等影响维生素 D 在体内的代谢或钙、磷的吸收、利用。抗惊厥药物(如苯巴比妥、苯妥英钠等)、糖皮质激素等药物可干扰维生素 D 的代谢或钙的转运,导致佝偻病。

2.身体状况

常见于 3 个月至 2 岁的小儿。临床上根据表现将其分为初期、激期、恢复期和后遗症期。

(1)初期(活动早期):多在 3 个月左右发病,主要表现神经、精神症状,如烦躁、睡眠不安、易激惹、夜惊、夜啼、多汗,尤其是头部多汗而刺激头皮,使婴儿常摇头擦枕致枕后脱发形成枕秃。

(2)激期(活动期):除初期症状外,主要表现为骨骼改变、运动功能及神经、精神发育迟缓。骨骼改变。主要见于正处于生长发育中的骨骼,多在维生素 D 缺乏数月后出现。

头部:颅骨软化(多见于 3～6 个月小儿)、方颅(多见于 7～8 个月小儿)、前囟过大或迟闭、出牙延迟、牙釉质发育差等。

胸部：常见于 1 岁左右小儿。肋骨与肋软骨交界处因骨样组织堆积而形成钝圆形隆起，上下排列呈串珠状，以第 7～10 肋最明显，称为肋骨串珠（也称佝偻病串珠）；因肋骨软化，膈肌附着处的肋骨受膈肌牵拉内陷，形成一条沿肋骨走向的横沟，称为肋膈沟（也称郝氏沟）；第 7、第 8、第 9 肋骨与胸骨相连处软化内陷，只是胸骨柄前突，形成鸡胸；如胸骨剑突向内凹陷，可形成漏斗胸。

四肢：6 个月以上小儿腕、踝部骨骺处膨大，形成手镯或脚镯征；1 岁左右小儿站立行走后可引起"X"形腿或"O"形腿。

其他：久坐者有脊柱后凸或侧弯畸形，重者可有扁平骨盆。运动功能发育迟缓。患儿全身肌肉松弛，肌张力低下，韧带松弛，表现为头颈软弱无力，坐、立、走等运动功能发育落后；腹肌张力低下致腹部膨隆如蛙腹。神经、精神发育迟缓。重症患儿条件反射形成慢，动作及语言发育落后，免疫功能低下，常并发感染。

(3)恢复期。经治疗后，神经、精神症状最先恢复，其他症状和体征逐渐减轻或接近正常。

(4)后遗症期。多见于 3 岁以上小儿。临床症状消失，仅遗留不同程度的骨骼畸形。

3.辅助检查

初期血钙正常或稍低，血磷降低，钙磷乘积稍低（30～40），碱性磷酸酶多数增高；X 线检查骨骼无明显异常。激期血钙降低，血磷明显降低，钙磷乘积低于 30，碱性磷酸酶增高；X 线检查可见长骨骨骺膨大，临时钙化带模糊或消失，呈毛刷状或杯口样改变，骨骺软骨明显增宽，骨质疏松，可有骨干弯曲或青枝骨折。恢复期血钙、血磷、碱性磷酸酶逐渐恢复正常；X 线检查骨骺异常明显改善。后遗症期除骨骼畸形外，其他 X 线检查与血生化检查正常。

4.预防及治疗要点

坚持开展早期综合防治是控制和消灭佝偻病的关键。佝偻病预防必须从妊娠期开始，1 岁内婴儿是重点防治对象。

治疗以口服维生素 D 为主，有并发症或无法口服者，可肌内注射。同时注意加强营养，及时添加辅食，坚持每日户外活动。膳食中钙摄入不足时，应适当补充钙剂。严重骨骼畸形者需外科手术矫治。

二、护理诊断及合作性问题

(1)营养失调：低于机体需要量与日光照射不足和维生素 D 摄入不足等有关。

(2)生长发育异常与维生素 D 缺乏导致钙磷代谢异常有关。

(3)有感染的危险与机体抵抗力低下有关。

(4)有受伤的危险：骨骼变形或骨折，与骨质软化及肌肉、韧带松弛有关。

(5)知识缺乏：患儿家长缺乏佝偻病的预防和护理知识。

三、护理目标

(1)患儿维生素 D 缺乏的表现减轻或消失。

(2)患儿生长发育达到正常标准。

(3)患儿无感染。

(4)患儿无骨骼变形或骨折。

(5)家长能说出本病的病因、预防和护理要点。

四、护理措施

1.补充维生素 D

(1)遵医嘱给予维生素 D 制剂:以口服维生素 D 制剂为主,一般为 2 000~4 000 IU/d,一个月后改预防量 400 IU/d;重症或不能口服者可一次肌内注射维生素 D_2 240 万 IU 或维生素 D_3 330 万 IU,经 2~3 个月改口服预防量。

(2)接受阳光照射:指导家长带小儿多到户外活动,以促进内源性维生素 D 的合成。

(3)提倡母乳喂养:指导家长按时添加富含维生素 D 的辅食,如鱼肝油、动物肝脏、蛋黄或强化维生素 D 的代乳品等。

2.预防感染

保持室内空气清新,日光充足,温湿度适宜,避免交叉感染。

3.预防骨骼畸形和骨折

(1)避免过早、过久地坐、立、行,适当限制小儿活动,平时鼓励患儿多取卧位,注意睡姿,以免引起或加重骨骼畸形。护理重症患儿动作要轻柔,以防发生骨折。

(2)对已有骨骼畸形者可采取主动和被动运动的方法矫正,如遗留胸部畸形,可作俯卧位抬头展胸运动;下肢畸形可行肌肉按摩,"X"形腿按摩内侧肌群,"O"形腿按摩外侧肌群,以增加肌张力,矫正畸形,严重者行外科手术矫治。

(李佳佳)

第六节　社区儿童保健与护理

儿童是社区卫生保健的重点人群之一,其健康状况是衡量一个国家或地区社会发展、经济状况及卫生水平的重要指标。我国社区儿童保健的重点人群是 0~6 岁儿童。

一、儿童保健的概念与意义

开展社区儿童保健,通过对儿童群体和个体采取有效的干预措施,提高儿童生命质量、减少发病率,是社区护理工作的重要内容,其意义如下。

(一)促进生长发育及早期教育

通过提供新生儿家庭访视、定期体检、生长发育监测、预防接种等服务,积极引导儿童及其家长提高自我保健的意识及能力,早期发现儿童生长发育过程中的问题,给予及时有效的干预。

(二)降低发病率和病死率

广泛推行儿童计划免疫的同时,积极宣传科学育儿知识并开展安全教育,筛查和防治儿童常见病及多发病,有效降低儿童各种疾病及意外伤害的发生率和病死率。

(三)依法保障儿童权益

依据国家颁布实施的《中华人民共和国母婴保健法》《中华人民共和国未成年人保护法》等法律法规,积极协调配合有关部门,早期发现并有效制止社区内儿童被虐待、忽视或使用童工等侵害儿童权利的事件,依法保障儿童的生存、发展、受保护和参与等权利。

二、社区儿童保健的内容

(一)社区儿童保健方法

1.新生儿家庭访视

家庭访视是新生儿保健的重要方法,访视应在出院后1周内进行。访视内容包括如下。

(1)观察:新生儿的家居环境(温度、湿度、通风、卫生、安全状况等)、一般情况(皮肤颜色、呼吸节律、吸吮能力、精神状态、反应情况等)。

(2)询问:母亲妊娠分娩情况、新生儿生活情况(喂养、睡眠、大小便等);疫苗接种情况等。

(3)检查:新生儿体格发育(体重、身长、头围、黄疸指数、囟门大小等)、脐部(有无出血、感染)、口腔(有无畸形、口炎)等。

(4)教育:母乳喂养方法、保暖、卫生护理、婴儿抚触方法、新生儿窒息的预防等。

(5)处置:对发现的问题给予及时处理,并做好记录,预约下次访视时间。视情况对具有低出生体重、早产、双多胎或出生缺陷等高危因素的新生儿适当增加家庭访视次数。访视结束后,认真填写新生儿家庭访视记录表,建立《母子健康手册》。

2.健康管理

对0～6岁的散居儿童和已入托幼机构的集居儿童进行健康管理。通过连续纵向观察可获得个体儿童生长发育和健康状况的信息,使问题能够被早期发现,及时干预。检查的频率根据儿童生长发育的规律可归纳为"421",即出生后第一年检查4次,分别为1、3、6、8月龄;出生后第二、三年每年2次,即12、18、24、30月龄;3岁及以后每年检查1次。有条件的地区,建议结合儿童预防接种时间增加随访次数。

(1)新生儿满月健康管理:新生儿出生后28～30 d,结合接种第二针乙肝疫苗,进行新生儿满月健康管理。重点询问和观察新生儿的喂养、睡眠、大小便、黄疸等情况,测量体重、身长、头围等,开展母乳喂养、生长发育、防病教育等健康指导。

(2)婴幼儿健康管理:满月后婴幼儿共接受8次健康管理服务。服务内容包括询问婴幼儿喂养及患病等情况,进行体格检查,开展生长和心理行为发育评估,进行科学喂养、生长发育、疾病及伤害预防、口腔保健等健康指导。在婴幼儿6～8、18、30月龄时均进行血常规检测,判断是否贫血情。在6、12、24、36月龄时均使用行为测听法进行听力筛查,判断听力功能。

(3)学龄前儿童健康管理:学龄前儿童每年接受一次健康管理服务,服务内容包括询问膳食及患病等情况,进行体格检查和心理行为发育评估,开展血常规检测和视力筛查,进行合理膳食、生长发育、疾病与伤害预防、口腔保健等健康指导。

3.生长发育监测

生长发育监测是应用生长发育监测图,对儿童体重、身长(高)进行定期、连续测量和评价的过程,是一项重要的婴幼儿保健方法,可在家庭、社区卫生服务中心及托幼机构开展。具体做法是由社区护士、托幼机构医务人员或儿童家长定期、连续为儿童测量体重、身长(高),然后把体重、身长(高)值标记在儿童生长发育监测图上,观察曲线的增长趋势,可以早期发现生长缓慢的儿童,分析原因并采取相应措施。

(二)儿童计划免疫与预防接种

1.计划免疫程序

根据国家免疫规划疫苗免疫程序,对辖区内0～6岁儿童和其他重点人群进行常规接种。

2.预防接种的实施方法

(1)建立儿童预防接种证(卡、簿):预防接种证(卡、簿)实行属地化管理,应及时为辖区内所有居住满 3 个月的 0～6 岁儿童建立预防接种证(卡、簿)等儿童预防接种档案。

(2)接种前的工作。

1)确定接种对象:根据免疫程序确定接种对象。接种对象包括:本次应种者、上次漏种者和流动人口等特殊人群中的未种者。在安排接种对象时应注意:①各种疫苗的第一次接种的起始月龄不能提前,如脊髓灰质炎疫苗必须在婴儿出生后满 2 个月、麻疹疫苗必须满 8 个月才能接种;②接种的针次间隔不能缩短,如百白破疫苗前三剂之间间隔时间不能少于 28 d;③达到相应疫苗的起始接种年(月)龄时,应尽早接种。在推荐的年龄之前完成国家免疫规划疫苗相应剂次的接种。如未按期完成接种的 14 岁以下儿童,应根据疫苗补种通用原则和每种疫苗的具体补种要求尽早进行补种。

2)通知儿童监护人:采取预约、通知单、电话、手机短信、网络、广播通知等适宜方式,通知儿童监护人接种疫苗的种类、时间、地点和相关要求。嘱其携带预防接种证(卡、簿),带儿童按时到指定地点进行接种。

3)领取疫苗及准备接种场所:为了保障疫苗质量,疫苗从生产企业到接种单位,均应在规定的温度条件下储存、运输和使用,进行严格的冷链管理。接种单位根据各种疫苗接种人数计算领取疫苗数量,做好疫苗领取登记。接种场所要宽敞明亮、通风、清洁,冬季应设有保暖设施,装饰需符合儿童心理特点,减少恐惧。按照登记、咨询、接种、记录、观察等功能进行区域划分,使接种工作有序进行。接种日前做好室内清洁卫生工作,进行消毒液或紫外线消毒,并做好消毒记录。

(3)接种时的工作。

1)查对确定接种对象:仔细查验儿童预防接种证(卡、簿)或电子档案,核对受种者姓名、性别、出生日期及接种记录,确定本次受种对象、接种疫苗的品种。询问受种者的健康状况以及是否有接种禁忌等,告知受种者或其监护人所接种疫苗的品种、作用、禁忌、不良反应及注意事项,可采用书面和(或)口头告知的形式,并如实记录告知和询问的情况。

2)接种操作:护士穿戴工作服、帽、口罩,洗净双手。再次进行"三查七对",无误后给予预防接种。"三查"是指检查受种者健康状况和接种禁忌证,检查对预防接种证(卡、簿),检查疫苗、注射器外观与批号、有效期;"七对"是指核对受种对象的姓名、年龄、疫苗品名、规格、剂量、接种部位、接种途径。使用注射法接种时必须严格执行无菌操作,应注意活疫苗或活菌苗易被碘酊杀死,只能用 75% 乙醇消毒注射部位皮肤。

3)登记、观察:接种完成应及时在预防接种证(卡、簿)上记录接种准确时间及疫苗的批号。受种者需留在接种现场观察 30 min,如出现不适,及时通知接种护士处理。护士应告知注意事项,如:①注射当日不洗澡;②保持接种部位清洁;③多饮水,避免剧烈运动。依据接种程序与儿童监护人预约下次接种疫苗的种类、时间和地点。

(4)接种后的工作:整理用物,处理剩余疫苗。废弃已开启的疫苗瓶的疫苗;将冷藏设备内未开启的疫苗做好标记,放冰箱保存,于有效期内在下次预防接种时首先使用。

3.预防接种的禁忌证

(1)一般禁忌证。

1)患自身免疫性疾病和免疫缺陷者不予接种减毒活疫苗。

2)有急性传染病接触史而未过检疫期者暂不接种。

3)有活动性肺结核、较重的心脏病、风湿病、高血压、肝肾疾病、慢性病急性发作者、哮喘及过敏史者、严重化脓性皮肤病者或发热者不宜接种。

(2)特殊禁忌证:各疫苗的特殊禁忌证可参照疫苗使用说明书。

1)结核菌素试验阳性、中耳炎者禁忌接种卡介苗。

2)对酵母过敏或疫苗中任何成分过敏者不宜接种乙型肝炎疫苗。

3)在接受免疫抑制剂治疗期间的患儿、腹泻患儿禁忌服用脊髓灰质炎疫苗糖丸。

4)百日咳菌苗偶可产生神经系统严重并发症,故儿童及家庭成员患癫痫、神经系统疾病和有抽搐史者禁用百日咳菌苗。

5)对鸡蛋过敏者禁接种麻疹疫苗。

4.预防接种反应及处理

(1)一般反应及处理:一般反应是指预防接种后由疫苗本身固有特性引起的,对机体只造成一过性生理功能障碍的反应。主要有发热和局部红肿,同时可能伴有全身不适、倦怠、食欲缺乏、乏力等综合症状。

1)全身反应:一般是在接种灭活疫苗后 24 h 内,接种减毒活疫苗在 6~10 d 出现发热,常伴头痛、头晕、乏力、全身不适等情况,持续 1~2 d。嘱家长给儿童多饮水、注意保暖、适当休息、密切观察,如发热超过 37.5 ℃或伴有其他全身症状、异常哭闹等情况,应及时到医院就诊。

2)局部反应:接种后数小时至 24 h 或稍后,注射局部出现红、肿、热、痛,可持续 1~2 d。轻度局部反应一般不需任何处理。较严重的可先冷敷,出现硬结者可热敷,每日数次,每次 10~15 min。但要注意卡介苗的局部反应属于正常反应,不能热敷,以免影响接种效果。

(2)异常反应及处理:异常反应是指合格的疫苗在实施规范预防接种过程中或者接种后造成受种者机体组织器官功能损害,相关各方均无过错的药品不良反应。是由疫苗本身所固有的特性引起的相对罕见、严重的药品不良反应。

1)过敏性休克:常于接种后数秒至 30 min 内发生,患儿出现面色苍白、口周青紫、四肢湿冷、恶心呕吐、大小便失禁、惊厥甚至昏迷。表现为血压明显下降、脉细速。此时应立即使患儿平卧、吸氧、保暖,按医嘱予皮下注射 1:1 000 盐酸肾上腺素 0.5~1 mL,配合医师进行抗过敏性休克的抢救。

2)晕针:常由于儿童空腹、恐惧、疲劳或室内闷热等原因,在接种时或接种后数分钟内出现头晕、心慌、面色苍白、出冷汗、手足冰凉、心跳加快等表现。一旦发生应立即放患儿平卧,头部放低,解衣扣,给予少量温糖水。如经上述处置后不见好转者,可按过敏性休克处理。

(李玉翠)

第十章 感染科疾病护理

第一节 病毒性肝炎

病毒性肝炎是由多种肝炎病毒引起的、以肝脏损害为主要表现的全身性疾病,包括甲型肝炎(HAV)、乙型肝炎(HBV)、丙型肝炎(HCV)、丁型肝炎(HDV)、戊型肝炎(HEV)等。临床上以乏力、食欲减退、肝大、肝功能异常为主要表现,部分病例可出现黄疸。甲型和戊型肝炎主要表现为急性肝炎,乙、丙、丁型肝炎易变成慢性,少数可发展为肝硬化,甚至发生肝癌。本节重点介绍甲型和乙型肝炎患者的护理。

一、护理评估

各种肝炎病毒感染机体均可引起急性肝炎,乙、丙、丁型肝炎易变成慢性肝炎,各型肝炎均可发展为重型肝炎。

(一)病因

1.病原学

甲型肝炎病毒属于嗜肝 RNA 病毒科,无包膜,球形。HAV 只有一个抗原抗体系统和一个血清型,感染后早期出现 IgM 型抗体,IgG 型抗体形成后可长期存在;HAV 主要在肝细胞内复制,通过胆汁进入肠道经粪便排出;HAV 抵抗力较强,但加热 100 ℃ 5 min 或紫外线照射 1 h,或含氯消毒剂等均可使其灭活。乙型肝炎病毒属于嗜肝 DNA 病毒科,完整的病毒颗粒又名 dane 颗粒,分为包膜和核心两部分,包膜上蛋白质即乙型肝炎表面抗原(HBsAg),核心部分含环状双股 DNA、DNA 聚合酶(DNAP)、核心抗原(HBcAg)和 e 抗原(HBeAg),是病毒复制的主体。HBV 在肝细胞内合成后释放入血,同时可存在于唾液、精液及阴道分泌物等各种体液中。HBV 抵抗力很强,能耐受 60 ℃ 4 h 及一般浓度的消毒剂,煮沸 10 min、65 ℃ 10 h 或高压蒸汽消毒可以将其灭活。

2.流行病学

甲型和戊型的传染源是急性患者和亚临床感染者;病毒主要经粪—口传播,水源污染和水生贝类(如毛蚶)受染可致暴发流行。日常生活接触传播多散在发病,甲型肝炎的发病率有明显的秋、冬季高峰,戊型肝炎的流行多发生在雨季,抗-HAV 阴性者为甲肝的易感人群,以幼儿、学龄前儿童发病最多,但遇有暴发流行时各年龄组均可发病,感染后免疫力可持续终身。戊型肝炎显性感染主要发生于成人。

乙型、丙型、丁型肝炎的传染源分别是急性和慢性(含肝炎后肝硬化的乙型、丙型、丁型肝炎患者及病原携带者)。病毒主要通过血液及体液传播,还可通过胎盘、分娩、哺乳、喂养等母婴传播,家庭内外的日常生活接触和密切接触(如性接触)也可传播。发病无明显的季节性。抗-HBs 阴性者为乙型肝炎易感人群,婴幼儿及青少年发病率较高。丙型肝炎多见于成人。

病毒性肝炎的发病机制目前尚未明了,HAV 可能通过免疫介导引起肝细胞损伤,而

HBV 可能引发一系列复杂的免疫病理过程导致肝细胞损伤,乙型肝炎慢性化可能与免疫耐受有关。

(二)身体状况

潜伏期,甲型肝炎为 5～45 d,平均为 30 d;乙型肝炎为 30～180 d,平均为 70 d。

1.急性肝炎

分为急性黄疸型肝炎和急性无黄疸型肝炎。急性黄疸型肝炎的临床表现的阶段性较明显,可分为三期。发病 1～3 周为黄疸前期,常见症状为显著乏力、食欲减退、厌油腻、恶心、呕吐、腹胀、右季肋部疼痛等,有时有腹泻或便秘,尿色逐渐加深,至本期末呈浓茶色。少数病例以发热、头痛、上呼吸道感染症状为主要表现。以巩膜、皮肤先后黄染为标志进入黄疸期,持续2～6 周,可伴有皮肤瘙痒,肝脏多肿大,一般是在肋下 1～3 cm 可触及,有压痛及叩击痛,脾脏也可轻度肿大。恢复期平均为 1 个月。总病程为 2～4 个月。若无黄疸出现为急性无黄疸型肝炎,其临床症状与黄疸型肝炎相似,症状一般较轻。

2.慢性肝炎

肝炎病程超过 6 个月,反复出现疲乏、头晕、消化道症状、肝区不适、肝大及压痛等表现。乙、丙、丁型肝炎可迁延不愈,变成慢性肝炎。根据病情分为轻度、中度、重度。轻度:病情较轻,症状不明显,仅转氨酶有轻度升高者,病程虽可迁延数年,但多可好转甚至痊愈。少数转为中度慢性肝炎,其症状加重,肝大、质地中等以上,可伴有蜘蛛痣、肝掌、毛细血管扩张或肝病面容,进行性脾大等。重度慢性肝炎除上述临床表现外,还具有代偿期肝硬化表现。

3.重型肝炎

重型肝炎是一种最为严重的临床类型,发生率为 0.2%～0.5%,病死率极高。发病诱因多为起病后未适当休息、营养不良、嗜酒、服用损害肝脏的药物、妊娠或合并感染等。急性重型肝炎(又称暴发型肝炎)主要表现为起病 10 d 内出现嗜睡、烦躁不安、精神异常、扑翼样娓颤等神经精神症状,以及高热、极度乏力、频繁呕吐、黄疸迅速加深、肝脏进行性缩小、出血倾向、中毒性鼓肠或少量腹腔积液等。

患者多因肝性脑病、肝肾综合征、脑疝、消化道出血等死亡,病死率常达 70% 以上,若 10 d 之后出现上述表现则为亚急性重型肝炎;若在慢性肝炎或肝硬化的基础;出现上述表现则为慢性重型肝炎。

(三)心理及社会资料

因病程长且有传染性,担心传染给家人,或害怕转为慢性,或因慢性肝炎久治不愈,或害怕发展为肝硬化或肝癌,以及经济负担重等因素,患者容易产生紧张、焦虑、悲观等不良情绪。因长期住院隔离,患者担心被人歧视、嫌弃,从而容易产生孤独感,常有意回避他人。

(四)辅助检查

1.肝功能检查

(1)血清酶检测:①丙氨酸氨基转移酶(ALT)又称谷丙转氨酶(GPT),它的检测最常用,是判断肝细胞损害的重要指标。急性肝炎在黄疸出现前 3 周即开始升高,直至黄疸消退后2～4 周恢复正常,慢性肝炎可持续或反复升高,重型肝炎由于大量肝细胞坏死,ALT 随黄疸迅速加深反而下降,呈酶-胆分离现象;②天门冬氨酸氨基转移酶(AST)又称谷草转氨酶(GOP),其临床意义同 ALT;③其他血清酶类,如乳酸脱氢酶(LDH)、碱性磷酸酶(ALT)等也可升高。

（2）血清总蛋白（TP）检测：慢性肝炎、重型肝炎和肝硬化时常有 TP 减少，清蛋白（A）减少，球蛋白（G）升高，A/G 比值下降，甚至倒置，这反映肝功能发生了显著损害，对诊断有一定的参考价值。

（3）血清胆红素检测：急性或慢性黄疸型肝炎、活动性肝硬化时血清胆红素升高，重型肝炎时常超过 170 μmol/L。

（4）凝血酶原时间（PT）、凝血酶原活动度（PTA）检测：凝血酶原时间延长，凝血酶原活动度下降，与肝损害呈正比，PTA<40% 是诊断重型肝炎的重要依据。

2.尿三胆检测

黄疸型肝炎血清总胆红素、直接和间接胆红素、尿胆和尿胆红素均升高；淤胆型肝炎则以血清直接胆红素和尿胆红素升高为主，尿胆原减少或阴性。

3.肝炎病毒标记物检测

（1）甲型肝炎：检测血清抗-HAVIgM 呈阳性，具有诊断意义。抗-HAV IgG 阳性则提示过去感染而产生免疫，为保护性抗体。

（2）乙型肝炎：检测① HBsAg 和抗-HBs；②抗-HBc；③HBeAg 和抗-HBe；④HBV-DNA 和 DNAP。

（3）丙型肝炎：检测血清抗-HCV 阳性提示感染了 HCV，而不是保护性抗体 HCV-RNA 阳性是病毒感染和复制的直接指标。

（五）治疗要点

病毒性肝炎目前缺乏可靠的特效治疗，各型肝炎的治疗原则均以足够的休息、营养为主，辅以适当药物，避免饮酒、过劳和损害肝脏的药物。

二、护理诊断及合作性问题

1.活动无耐力：明显乏力

与肝炎导致肝细胞受损有关。

2.营养失调：低于机体需要量

与发热、摄入减少、呕吐、消化和吸收功能障碍有关。

3.有皮肤完整性受损的危险

与胆盐沉着刺激皮肤引起瘙痒有关。

4.焦虑

与住院及不了解疾病预后或病情严重、预后不良有关。

5.潜在并发症

肝性脑病、出血等。

三、护理目标

（1）体力较前增强、能参加适宜的体力活动。

（2）食欲好转或恢复，体重增加并维持在标准或略高水平。

（3）能解释皮肤瘙痒的原因，并会正确执行皮肤自我护理。

（4）能描述自己的焦虑并采用有效的应对措施，舒适感提高。

四、护理措施

(一)一般护理

1.隔离

甲型、戊型肝炎进行消化道隔离,乙、丙、丁型肝炎要实行血液、体液隔离。

2.休息

在目前无特效治疗药物的情况下,休息是治疗急性肝炎的重要措施。应强调患者早期休息,因安静卧床可增加肝脏血流量,降低代谢率,有利于肝脏炎症病变的恢复,防止发生重型肝炎。当症状好转、黄疸减轻、肝功能改善后,可每日轻微活动 $1\sim2$ h,以患者不感觉疲劳为度。以后随病情进一步好转,可逐渐增加活动量。出院后仍继续休息 $1\sim3$ 个月,避免过劳及重体力劳动。重症肝炎患者,应绝对卧床休息,保持安定情绪。

3.饮食

合理的营养、适宜的饮食也是治疗急性肝炎的重要措施。因合理的饮食可以改善患者的营养状况,促进肝细胞恢复及再生,有利于肝脏功能恢复。在急性肝炎早期患者消化道症状较明显,因此应给予易消化、清淡饮食,但应保证有足够的热量、蛋白质、维生素 C,蛋白质每日 $1.0\sim1.5$ g/kg,并多进水果、蔬菜等含维生素 C 丰富的食物。病情好转、食欲改善、食进增加后,应防止营养过剩。

重型肝炎患者,应给予低脂、低盐、高糖、高维生素、易消化的流质或半流质饮食,限制蛋白质摄入量,每日蛋白质应少于 0.5 mg/kg 变换食物品种,增加患者食欲,鼓励患者多进食。进食量不足者应输入 $10\%\sim25\%$ 葡萄糖加适量胰岛素或更高浓度葡萄糖溶液,总液量为 1 500~2 000 mL/d。

4.其他

肝炎患者应禁酒,因酒精能严重损害肝脏。

(二)病情观察

密切观察患者(尤其是重症肝炎患者)病情变化,例如乏力、消化道症状是否进行性加重;黄疸变化;肝浊音界的变化;神志状态、出血等表现。及时发现肝性脑病先兆,及时报告医师,避免各种诱因,并做相应处理:①发现皮肤淤点或瘀斑、局部穿刺后出血难止、牙龈出血、鼻出血、呕血、便血等出血表现,应进一步观察出血程度,并采取措施进行局部止血,按医嘱给予止血药物,或输入新鲜血浆或全血以补充凝血因子;②注意观察肝性脑病早期表现,如发现患者情绪异常、性格改变、定向力障碍、烦躁或淡漠等,应及早报告医师并协助抢救,做好安全防护,以防患者出走、自杀、坠床等;③对重型肝炎患者,应严格记录 24 h 液体出入量,监测尿常规、血尿素氮、血清钾等变化,及早发现肾功能不全的表现,积极配合医师进行抢救。

(三)用药护理

遵医嘱用药,注意药物的疗效和不良反应。常用的药物有:①保肝药,如 B 族维生素、维生素 C、葡醛内酯等;②降转氨酶药,如甘草酸、五味子制剂、垂盆草制剂等;③抗病毒药,核苷类抗病毒药、干扰素等;④免疫调节药,如胸腺素等;⑤其他中草药。

(四)并发症的护理

1.肝性脑病

消化道大出血、高蛋白饮食、使用利尿剂或放腹腔积液患者易诱发肝性脑病,应注意观察,发生肝性脑病后协助医师进行抢救并给予相应处理。

2.出血

及时取血查血型、血红蛋白及凝血功能等,并配血备用;告知患者不要用手指挖鼻或用牙签剔牙、不用硬牙刷刷牙,刷牙后有出血者可用棉棒擦洗或用水漱口;发生出血时,根据不同出血部位给予相应护理。

3.继发感染

常见感染的部位是口腔、肺部、腹腔、肠道及皮肤等,可出现相应的症状及体征。应根据情况采取相应的预防感染措施。

4.肾衰竭

肝肾综合征常是重型肝炎患者死亡的原因,上消化道出血、大量利尿、大量及多次放腹腔积液、严重感染等易诱发肾衰竭,发生肾衰竭时给予相应护理。

(五)心理护理

根据患者所患肝炎的类型及临床特点,介绍疾病相关知识、预后、隔离的意义及主要措施等,鼓励患者正确对待疾病,保持豁达、乐观的心情,使其能配合治疗,安心养病,自觉遵守并接受隔离制度和措施。

(六)健康指导

①注意卧床休息,给予合理的膳食,禁酒。②避免慢性肝炎反复发作、迁延不愈的诱因,如过度劳力、暴饮暴食、酗酒、不合理用药、感染、不良情绪等。③注意避免并发症的诱发因素。④告知家属甲型肝炎应做好消化道隔离、消毒工作,乙型肝炎做好血液及体液隔离、消毒工作,同时强调接种甲肝疫苗或乙肝疫苗的重要性。

五、护理评价

①体力是否较前增强、生活能否自理。②食欲是否恢复,体重是否增加并维持在正常水平。③能否正确执行皮肤自我护理。④焦虑是否减轻。

(王 颖)

第二节 细菌性痢疾

细菌性痢疾简称菌痢,是由痢疾杆菌引起的肠道传染病。主要临床表现为腹痛、腹泻、黏液脓血便和里急后重,可伴有发热和全身毒血症状,严重者可有感染性休克和(或)中毒性脑病。

一、护理评估

(一)健康史

1.病史

①询问患者既往痢疾病史及治疗情况;②患者体温变化,腹泻次数及量,腹痛性质与部位,有无里急后重;③对儿童特别注意高热及观察面色、脉搏、呼吸及血压的变化程度,即有无周围

循环衰竭的表现等。

2.病原学

痢疾杆菌属肠杆菌科志贺菌属,革兰染色阴性。按其抗原结构和生化反应不同分为 4 群 47 个血清型:A 群(志贺菌群)、B 群(福氏菌群)、C 群(鲍氏菌群)、D 群(宋内菌群)。我国流行的菌群以福氏菌群为主。各菌群及血清型之间无交叉免疫。各型痢疾杆菌均产生内毒素,是引起全身毒血症状的主要因素。A 群还可产生具有神经毒、细胞毒和肠毒素作用的外毒素(志贺毒素),因而可引起更严重的临床表现。痢疾杆菌在外界环境中生命力较强,可在瓜果、蔬菜及污染物上生存 1～2 周,但对各种化学消毒剂均很敏感。

3.流行病学

菌痢患者(尤其是慢性菌痢患者)和带菌者是细菌性痢疾的传染源。病原菌随传染源粪便排出,污染食物、水、生活用品或手,经口使人感染,也可通过苍蝇传播,食物和水源污染可导致暴发流行。人群普遍易感,病后可获得一定免疫力,但短暂而不稳定,且不同菌群及血清型之间无交叉免疫,故易反复感染。细菌性痢疾全年均可发生,以夏秋季多见。

4.发病机制与病理改变

痢疾杆菌侵入人体后,主要在乙状结肠与直肠黏膜上皮细胞和固有层中繁殖,引起肠黏膜的炎症反应和固有层小血管循环障碍,导致肠黏膜充血、水肿、坏死和溃疡形成,临床上出现腹痛、腹泻、里急后重和黏液脓血便。痢疾杆菌一般不侵入血流,其产生的毒素可进入血流引起发热和全身毒血症状。部分患者可能对其产生的内毒素过于敏感而反应强烈,引起急性微循环障碍,导致弥散性血管内凝血及血栓形成,进一步加重微循环障碍,临床上出现感染性休克和重要脏器功能衰竭、脑水肿甚至脑疝的表现。

(二)身体状况

细菌性痢疾的潜伏期为数小时至 7 d,一般为 1～2 d。

1.急性菌痢

(1)普通型(典型):起病急、发热,体温可达 39 ℃,可伴寒战,继之腹痛、腹泻,大便每日 10 多次至数十次,初为稀便,经 1～2 d 转为黏液脓血便,每次量不多,里急后重明显。体格检查可有左下腹压痛及肠鸣音亢进。治疗及时,多于 1 周左右病情逐渐恢复而痊愈,少数患者可转为慢性。腹泻次数多,可引起脱水、酸中毒及电解质紊乱。

(2)轻型(非典型):全身症状轻,无明显发热,腹泻每日数次,黏液稀便,常无脓血,腹痛轻。病程 3～7 d 可痊愈。

(3)中毒型:多见于 2～7 岁儿童。起病急骤,病情凶险,突然畏寒、高热(体温达 40 ℃以上)、反复惊厥、嗜睡、昏迷,迅速发生循环衰竭和呼吸衰竭,而肠道症状轻微或阙如,经用生理盐水灌肠或用直肠拭子采便,镜检可见大量白细胞及红细胞。根据临床表现分为以下三型。①休克型(周围循环衰竭型)主要表现为感染性休克,在全身微血管痉挛阶段,出现精神萎靡、面色苍白、四肢湿冷、脉细数、血压正常或偏低。后期微循环淤血,出现发绀、皮肤花纹、血压明显降低或休克。并可出现心、肾功能不全的表现。②脑型(呼吸衰竭型):由于脑血管痉挛引起脑缺氧、脑水肿、颅内压增高,甚至脑疝。可出现剧烈头痛、呕吐、血压偏高、反复惊厥、迅速进入昏迷。瞳孔大小不等或忽大忽小、对光反射迟钝或消失、呼吸节律不整、深浅不匀、双吸气等,最终因呼吸衰竭而死亡。此型严重,病死率高。③混合型:此型兼有以上两型表现,最为凶险。

2.慢性菌痢

细菌性痢疾反复发作或迁延不愈,病程超过 2 个月称为慢性菌痢。其发生可能与下列因素有关:急性期治疗不及时、不彻底;营养不良;免疫功能低下,原有慢性疾病如胃肠道疾病、肠寄生虫病等。

(三)辅助检查

1.血常规

急性期白细胞计数轻度至中度增高,多在$(10\sim20)\times10^9/L$,中性粒细胞增高。慢性菌痢可有贫血。

2.大便常规

外观为黏液脓血便,镜检可见大量脓细胞,少量红细胞,如发现巨噬细胞则更有助于诊断。

3.大便细菌培养

大便培养出痢疾杆菌为确诊依据。为提高阳性率,大便采集要求:大便标本要新鲜,留取后立即送检;挑取脓血部分;在使用抗菌药物前采取标本;需多次培养。

4.结肠镜检查

该项检查适用于疑难患者或慢性菌痢的患者,以协助诊断。

(四)心理及社会资料

患者因发热、头痛、全身毒血症状及腹痛、腹泻和里急后重等而出现明显不适感,或担心疾病迁延不愈转为慢性,常有紧张、烦躁及焦虑。

(五)治疗要点

急性菌痢的治疗原则是以抗菌消炎和对症处理为主。选用有效抗菌药物是治疗急性菌痢,减少和防止慢性化的关键措施。目前较为理想的药物是喹诺酮类,如诺氟沙星,成人每次$0.2\sim0.4$ g,每日 $2\sim4$ 次口服,疗程 $5\sim7$ d,其次还有环丙沙星、氧氟沙星等。此类药物孕妇和儿童慎用。也可选用头孢曲松、头孢噻肟等。高热时给予物理降温和使用退热药物;腹痛剧烈时可给予阿托品或颠茄类制剂解痉止痛;毒血症状严重者酌情使用小剂量糖皮质激素等。中毒性菌痢的抢救措施为使用有效的抗菌药物静脉滴注、降温镇静、迅速纠正休克及防治脑水肿等。慢性菌痢应联合使用两种不同类型的抗菌药物,也可用药物保留灌肠疗法,同时针对并存的其他慢性疾病给予积极治疗。

急性菌痢预后良好,经治疗后多于 1 周左右痊愈;少数患者迁延不愈或反复发作,病程超过 2 个月即转为慢性;中毒件菌痢预后差,病死率高。

二、护理诊断及合作性问题

1.体温过高

体温过高与痢疾杆菌感染有关。

2.腹泻

腹泻与痢疾杆菌引起肠道病变有关。

3.组织灌注量改变

组织灌注量改变与痢疾杆菌内毒素导致微循环障碍有关。

4.潜在并发症

潜在并发症中枢型呼吸衰竭、惊厥、脑疝等。

三、护理目标

(1)体温下降,维持在正常范围。

(2)能说出腹泻的诱因及其预防措施,腹泻减轻或消除。

(3)血压平稳,维持在正常范围。

四、护理措施

(一)一般护理

1.隔离

按消化道要求隔离患者至临床症状消失,大便培养连续2次阴性。

2.休息

腹泻频繁、全身症状明显者应卧床休息,并应避免精神紧张、烦躁,必要时按医嘱给予镇静剂,这有利于减轻腹泻症状。腹泻症状不严重者可适当活动。

3.饮食

频繁腹泻并伴有呕吐的患者可暂禁食,给予静脉补液。能进食者应给予高热量、高蛋白、低维生素、易消化的流质或半流质饮食,脂肪不宜过多,忌食生冷及刺激性饮食,少量多餐,腹泻好转后应逐渐增加食量。

(二)病情观察

对普通型细菌性痢疾应注意面色变化、排便情况、脱水状况、肛周皮肤维护状况、营养情况及治疗效果等。对中毒性菌痢,因其起病急骤,病情凶险,具有病情危重且变化快的特点,其治疗的关键在于及早发现和防治。因此,及时而准确的病情观察是细菌性痢疾护理的重点:①监测生命体征;②神志状态、面色;③抽搐先兆、发作次数、抽搐部位及间隔时间;④瞳孔的大小、形状、两侧是否对称、对光反应,以及时发现脑疝;⑤准确记录液体出入量。

(三)对症护理

1.高热

高热以物理降温为主,如使用冰袋、冰帽等,禁用强烈退热药,以免大量出汗使患者出现循环衰竭。

2.保持水、电解质平衡

根据每日吐、泻情况,及时、准确地补充水分及电解质,以免发生水、电解质平衡紊乱。已发生脱水时应及时补液,对轻度及中度脱水者可采用口服补液,少量、多次给患者喂服。脱水严重的,应遵医嘱给予静脉补液,并注意补充电解质。

3.惊厥、意识障碍、呼吸衰竭

见"流行性乙型脑炎"中的护理部分。

4.循环衰竭

①患者采取头低脚高体位,因抬高下肢有利于增加静脉回心血量,从而相应地增加了循环血量;②吸氧,一般采用鼻导管给氧,氧流量为2～4 L/min,必要时4～6 L,并应监测动脉血气分析;③迅速建立静脉通路,按医嘱准确、迅速地给予输入液体扩充血容量;④使用碱性液,以纠正酸中毒;⑤使用血管活性药,如使用654-2、阿托品等,但应注意药物浓度、输注速度及不良反应;⑥注意保暖。

5.肛周皮肤护理

对排便频繁者,便后宜用软纸擦拭,注意勿损肛周皮肤。每天用温水坐浴,然后局部涂以消毒凡士林油膏,以保护局部皮肤。有脱肛者可用手隔以消毒纱布轻揉局部,以助肠管还纳。还应注意保持肛门周围清洁及保持内裤、床单清洁和干燥。

(四)用药护理

使用喹诺酮类药物或其他抗生素治疗时,应注意药物剂量、使用方法、服药时间、疗效及不良反应,如喹诺酮类药物可引起恶心、呕吐、食欲缺乏等胃肠道反应或过敏反应,告诉患者与食物同服时减轻胃肠道反应。使用解痉剂如阿托品时,使注意观察有无口干、心动过速及视力模糊等药物反应。

(五)健康指导

(1)告知患者和家属急性菌痢的致病因素和预防措施,养成良好的卫生习惯,认识到餐前便后洗手的重要意义,不饮生水、不吃不洁或腐败的食物,保持居家环境卫生,防蝇灭蝇。

(2)对急性菌痢应嘱咐患者按医嘱按时、按量、按疗程坚持服药,一定要在急性期彻底治愈,以防转变成慢性痢疾。

(3)对慢性患者要嘱咐避免急性发作的诱因,如进食生冷食物、暴饮暴食、过度紧张劳累、受凉、情绪波动等均可诱发慢性菌痢急性发作,并嘱患者加强体育锻炼、生活规律,增强体质。复发时应及时治疗。

(4)患者出院后要注意休息,避免过度劳累、受凉、暴饮暴食,以防菌痢再次发作。

五、护理评价

(1)体温是否恢复正常。

(2)患者大便形态是否恢复正常,伴随症状是否消失。

(3)血压是否正常、稳定。

(土春蓉)

第十一章　老年科疾病护理

第一节　老年人呼吸系统疾病

随着机体的老化,老年人呼吸系统的结构和功能也发生一系列退行性改变,使老年人呼吸系统疾病发病率高,它们不仅是老年人群体中最易发生的原发病,而且也容易合并出现在其他急、慢性病过程中,严重影响着老年患者的生活质量。因而护理人员要了解呼吸系统的老化改变,把握老年患病特点,护理才更有针对性。

一、老年人常见呼吸系统疾病概述

(一)老年肺炎

老年肺炎是指 60 岁以上的老年人终末气道、肺泡和肺间质的炎症,是老年人的一种常见病、多发病,可由理化因素、病原微生物等引起。老年人肺炎发病率和病死率远远高于中青年人,肺炎的严重程度也随着年龄的增长而增加。老年肺炎易发于冬季,多为支气管肺炎。

引发老年人肺炎的主要细菌有肺炎链球菌、流感嗜血杆菌等。近年来,革兰氏阴性杆菌感染显著增多,大多为大肠埃希菌、克雷白杆菌、铜绿假单胞菌等。另外,老年肺炎常由多种病原体混合感染。

(二)老年慢性阻塞性肺疾病

慢性阻塞性肺疾病(chronic obstructive pulmonary disease,COPD)是一种以气流受限为特征的肺部疾病,主要包括慢性支气管炎和阻塞性肺气肿。老年患者年轻时多有吸烟史。由于大部分患有肺气肿的老年人同时伴有慢性咳嗽、咳痰病史,很难将慢性支气管炎和阻塞性肺气肿的界限截然分开。当慢性支气管炎和(或)肺气肿患者肺功能检查出现气流受限并不能完全可逆时,即可诊断为 COPD。慢性支气管炎是支气管及其周围组织的慢性非特异性炎症,为老年呼吸道常见疾病,发病率随年龄的增加而升高。阻塞性肺气肿是终末细支气管远端部分永久性异常扩张,并伴有肺泡壁和细支气管的破坏而无明显肺纤维化。多种因素导致慢性炎症持续存在,气道重塑,气道阻力增加,呼气流速受限,最终导致肺功能不断恶化,不少患者最终发展为慢性呼吸衰竭及慢性肺源性心脏病。

(三)支气管哮喘

支气管哮喘简称哮喘,是由多种细胞(如嗜酸性粒细胞、T 淋巴细胞、肥大细胞、中性粒细胞、气道上皮细胞等)和细胞组分参与的气道慢性炎症。这种炎症使易感染者对各种激发因子具有气道高反应性,并引起气道缩窄。老年哮喘是指发生在 60 岁以上老年人的哮喘病。

(四)肺结核

肺结核是指结核分枝杆菌引起的肺部慢性传染性疾病。老年人由于机体各组织器官出现退行性改变,机体抵抗力下降且肺组织弹性减弱,呼吸道分泌功能低下,使肺清除痰液和抵抗疾病的能力下降,容易受到感染而发病。有部分老年人发病为内源性复燃,即由过去感染结核后潜在病灶的结核分枝杆菌再活化所致。

(五)老年呼吸衰竭

呼吸衰竭是由各种原因引起的肺功能的严重损害,导致缺氧或(和)二氧化碳潴留,进而引起一系列病理生理改变和相应临床症状的一种临床综合征。老年人呼吸系统结构和功能的老化改变是老年人呼吸衰竭发病率高的基础。

另外,老年人免疫功能低下,肿瘤、感染、自身免疫性疾病等的易感性均较高,任何引起呼吸异常的疾病均可最终导致呼吸衰竭。呼吸衰竭易合并多脏器功能衰竭,严重威胁老人的重要器官功能或危及生命。

二、护理评估

(一)健康史

1.患病史

此次患病的起始情况和时间,既往患过何种疾病,病程经过、持续时间。既往检查、治疗经过和结果。用药情况,是否能正确使用吸入性药物。有无特殊治疗方法,如 COPD 患者是否有长期氧疗。是否对某些食物或药物过敏,支气管哮喘患者是否有明确的变应原。

2.生活史

婚姻状况、经济状况、家庭环境,有无污染或被动吸烟的状况。生活、工作、学习、睡眠等是否有规律,社会交往及日常活动量和活动耐力,有无不良生活方式。有无吸烟、酗酒以及量。

(二)身体评估

1.一般状况

生命体征、营养状况、精神状况、饮食及食欲、排便、睡眠等情况是否发生改变,如慢性呼吸衰竭老人是否伴有食欲下降,哮喘老人是否有睡眠障碍等。

2.症状与体征

此次患病的主要不适及病情变化,有无诱因、主要症状,如咳痰、咳嗽、呼吸困难、胸痛的特点及表现,症状加剧和缓解的相关因素或规律,有无伴随症状、有无意识障碍等。皮肤颜色有无异常、有无压疮、口唇甲床有无发绀、是否有强迫体位等。有无鼻翼扇动、鼻窦压痛、扁桃体肿大、牙龈红肿、气管移位、颈静脉怒张、淋巴结肿大等。有无呼吸音异常,以及干、湿啰音等。

3.功能状态

是否有呼吸频率、节律和深度异常,是否有胸廓异常,如桶状胸等。

(三)心理-社会状况

1.心理评估

患者对疾病知识的了解程度。患者的性格特点和精神状况,是否存在焦虑、自卑、恐惧、抑郁等不良情绪。

2.社会评估

患者家庭经济状况、文化、教育背景,患者的家庭成员对患者所患疾病的认识以及对患者关怀和支持程度。医疗费用的来源或支付方式,出院后继续就医的条件等。

(四)实验室及其他检查

1.血液检查

血液检查包括血常规、血沉、生物学检查及血气分析等。

2.痰液检查

生物学检查等。

3.影像学检查

胸部 X 线检查、CT 等。

4.其他

呼吸功能测定、支气管镜和胸腔镜检查及结果。

三、常见护理诊断及护理措施

（一）常见护理诊断

(1)体温过高与感染有关。

(2)清理呼吸道无效与气管、支气管感染、阻塞,分泌物增多、黏稠;无力咳嗽,创伤、疼痛不敢咳嗽;感知障碍等有关。

(3)气体交换受损与肺部感染、肺气肿、慢性阻塞性肺疾病等有关。

(4)活动无耐力与感染、发热、呼吸功能下降、机体缺氧、营养不良等有关。

(5)营养失调:低于机体需要量与食欲减退、机体消耗增加等有关。

(6)有窒息的危险与咯血、痰液黏稠、呕吐物、食物误吸等有关。

(7)焦虑与健康状况的改变、疾病迁延、病情危重、经济状况、呼吸困难、害怕窒息、担心疾病预后等有关。

(8)舒适的改变:疼痛与炎症波及胸膜、剧烈咳嗽、肿瘤牵拉或侵犯神经等有关。

(9)睡眠型态紊乱与咳嗽、呼吸困难、不能平卧、疼痛等有关。

(10)知识缺乏与对疾病的诱因、病因、治疗、预后及并发症等相关知识不了解,缺乏信息、缺乏指导等有关。

（二）护理措施

1.创建适宜环境

合理安排休息与活动,为患者提供空气洁净、舒适、整洁、安静的休息环境,保持室内空气新鲜,注意通风,保持温湿度适宜,以充分发挥呼吸道的自然防御能力。急性期应卧床休息,以降低机体消耗。注意保暖,及时更换、添加衣物。加强皮肤及口腔护理。哮喘患者室内避免湿度过高、避免有变应原,如刺激性气体、尘螨、花粉等。视病情安排适当活动量,活动以不感到疲惫、不加重病情为宜。冬季应注意保暖,避免直接吸入冷空气。活动无耐力者,应合理安排休息与活动量,调整日常生活方式,若病情允许,可有计划地进行适量运动,如室内走动、散步、快走、慢跑、体操、太极拳、集体舞、吹气球等,逐步提高活动耐力和肺活量。

2.饮食护理

提供清淡易消化、高热量、高蛋白、高维生素饮食,多饮水。慢性咳嗽者,能量消耗大,应提供高蛋白、足够热量、高维生素饮食。每日至少饮水 1 500 mL,以保证呼吸道黏膜湿润和促进病变黏膜的修复,利于痰液的稀释和排除。

保持良好的饮食习惯,避免油炸、辛辣的食物。对于有低于机体需要量的营养失调患者,强化饮食护理的措施有:①鼓励患者进食,让患者了解营养支持对机体的重要性;②制定合理的饮食营养计划:为患者提供高蛋白质、高热量、高维生素的饮食,患者饮食中应有鱼、蛋、肉、牛奶、豆制品等蛋白丰富的食物,每天摄入一定量的新鲜蔬菜和水果,以补充维生素;③增进食欲:增加食品的种类,采用患者喜欢的口味和烹调方式,注意食物的色、香、味,患者进食时应细嚼慢咽,促进食物的消化和吸收;④营造良好的进餐氛围:鼓励患者家人与患者共同进餐,以促进食欲;⑤营养监测:督促患者合理膳食,定期测量体重,监测血浆白蛋白和血红蛋白等营养指标,从而判断营养状况是否改善;⑥对于食欲极差、进食困难、不能进食的老年人,必要时给予鼻饲饮食或静脉营养支持。

3.病情观察与用药护理

密切观察病情变化,监测生命体征,遵医嘱正确用药并观察药物疗效及反应。老年患者不一定会出现高热,若出现发热,可采用物理降温。应用解热药物时,剂量要小,降温速度不宜过快,以免大汗导致虚脱加重病情。对于咳嗽咳痰者,应密切观察咳嗽咳痰情况,包括痰液的颜色、量和性状及患者是否能自行咳出痰液。遵医嘱给予止咳祛痰药物、气管解痉剂、抗生素等,观察药物疗效及不良反应。指导患者勿滥用药物,如排痰困难者勿自行服用强镇咳药。对有呼吸困难者,应密切观察患者的呼吸状况,判断呼吸困难类型,有条件可以检测动脉血气变化、血氧饱和度,及时发现患者病情变化,并予以解决。

4.保持呼吸道通畅

指导痰多黏稠、不易咳出的患者多饮水,也可遵医嘱每天进行雾化吸入,以达到湿化气道,稀释痰液的目的。指导患者有效地咳嗽,如晨起时咳嗽,排除夜间积聚在肺内的痰液,睡前咳嗽咳痰有利于患者睡眠。

咳嗽时,患者应取坐位、头略前倾、双肩放松、屈膝、前臂垫枕,如有可能,应使双足着地,从而有利于胸腔扩展,增加咳痰的有效性。咳痰后恢复体位,进行放松性深呼吸。使患者得到充分休息,并给予口腔护理。促进有效排痰,护士或家属应协助给予胸部叩击和体位引流,有利于分泌物的排出,也可用特制按摩器协助排痰。对于无力咳出痰液、排痰困难、意识不清或昏迷者,可采用机械吸痰。

5.氧疗和机械通气

呼吸困难伴低氧血症者,可给予氧疗。一般采用鼻导管持续低流量给氧,氧流量 $1\sim2$ L/min,应避免吸入氧浓度过高引起二氧化碳潴留。氧疗有效的判断指征:患者呼吸困难减轻,呼吸频率减慢,心率减慢,发绀减轻,活动耐力增强。对于严重的低氧血症、意识障碍、严重的呼吸形态异常、呼吸衰竭及血气分析有严重缺氧和二氧化碳潴留的慢性老年患者可使用人工呼吸机以纠正缺氧。

6.呼吸训练指导

慢性阻塞性肺气肿的患者做缩唇呼吸、腹式呼吸、深呼吸等以训练呼吸肌。

7.窒息的抢救与护理

(1)专人护理:对于痰液黏稠、咳痰无力,呕吐,咯血,有误吸危险的患者应安排专人护理,及时为患者清洁口腔内呕吐物和分泌物,尽量使患者保持侧卧位或头偏向一侧,避免引起患者窒息。

(2)保持呼吸道通畅:痰液黏稠无力咳出者,可考虑经鼻腔或口腔吸痰。咯血时轻拍健侧背部,嘱患者将气管内积血和痰液轻轻咳出,保持气道通畅。不要屏气以免血液引流不畅,导致窒息。

(3)窒息的抢救:一旦患者出现窒息现象,应立即取头低脚高俯卧位,头偏向一侧,轻拍背部,迅速排出气道和口咽部的血块或分泌物,或直接刺激咽部以咳出血块或分泌物。必要时使用吸引器吸引,并给予高流量吸氧。做好气管插管或气管切开的准备工作,以及时解除气道阻塞。

(4)用药护理:对于年老体弱、肺功能不全者应用镇静剂和镇咳药后,要密切观察用药后的反应,及时发现病情变化,做好应急处理,以免发生窒息。

8.心理护理

呼吸困难可引起患者的烦躁不安、恐惧,从而进一步加重病情,因此医护人员应陪在患者身边给予支持和鼓励,使其保持稳定的情绪,树立战胜疾病的信心。对于焦虑者,应正确评估老年人的心理状态,了解老人家庭状况、经济状况。帮助老年人了解、适应患病后的生活状态,了解目前病情及相关知识。与老人共同制定和实施康复计划,使之增强战胜疾病的信心。鼓励老年人散步、下棋、听轻音乐、打太极拳等,可培养养鱼种花等喜好,以分散注意力,减轻焦虑感。

四、健康指导

(一)饮食指导

帮助老年人制定合理的饮食计划,指导老人养成良好的个人饮食习惯。患有呼吸系统疾病的老年人日常饮食应注意:①饮食应以清淡易消化、高维生素、高蛋白、高热量食物为主,避免油腻辛辣等刺激性食物,提倡少食多餐,细嚼慢咽,在排痰后及进食前应用清水漱口,保持口腔清洁,以促进食欲;②补充适宜纤维素、水分,通常每天饮水 1 500 mL 以上,以保证呼吸道黏膜的湿润和促进病变黏膜的修复,利于痰液的稀释和排出;③避免引起便秘的食物,如干果、坚果、煎炸食物等,避免食用啤酒、碳酸饮料、豆类、萝卜等产气食品,防止便秘、腹胀而影响呼吸。

(二)用药指导

帮助指导老年人掌握自己所用药物的种类、名称、用法、用量、注意事项、主要不良反应及应对措施等,特别应指导老年人及家属掌握吸入剂的正确吸入方法,这是临床上老年人较常用的剂型,老年人对吸入方法的掌握也相对较弱。常用药物有糖皮质激素、支气管舒张剂、止咳祛痰药、抗生素等,其应用时的主要注意事项有:①应用糖皮质激素时应注意肥胖、高血压、糖尿病、白内障、骨质疏松、继发感染及消化性溃疡等不良反应,且宜饭后服用,以减少对消化道的刺激;不可自行减量或停药;②大量使用吸入性 β_2 受体激动剂可引起心动过速、心律失常,长期使用可引起肌肉震颤;③茶碱类药物可有恶心、呕吐等不良反应;④抗胆碱药物对于有前列腺增生伴有尿道梗阻的老年人易诱发尿潴留应慎用,常见的副反应有口干、口苦感等;⑤可待因有中枢镇咳作用,可因抑制咳嗽而影响排痰,加重呼吸道阻塞,老年人应慎用,还可发生恶心、呕吐、便秘等不良反应;⑥氨基糖苷类抗生素有肾毒性和耳毒性,老年人、尤其是肾功能减退的老年人应该慎用。

(三)氧疗指导

氧疗可以提高低氧血症老年人的生活质量和劳动能力,在家庭氧疗过程中应指导老年人及家属以下内容:①了解家庭氧疗的目的及必要性;②注意安全,供氧装置周围严禁烟火,防止氧气燃烧爆炸;③观察氧疗效果,如吸氧后呼吸困难得到缓解、心率减慢、发绀减轻,表明氧疗有效;④如出现意识障碍,呼吸过度表浅、缓慢,可能为二氧化碳潴留加重,应根据动脉血气分析结果调整吸氧流量;⑤保持吸入氧气的湿化,避免呼吸道干燥及气道黏液栓形成;⑥做好氧疗装置的管理,定期更换、清洁、消毒,预防感染。

(四)疾病预防指导

老年人由于机体抵抗力及抗病能力低下,易患呼吸道感染,且复发率高,指导老年人预防感染极为重要,主要内容包括:①呼吸系统常见疾病的病因及常见诱因,指导老人在生活中尽量避免受凉、注意保暖;劳逸结合、防止过度疲劳;②保持口腔清洁;室内定时通风换气,保持空气清新、阳光充足,温湿度适宜;③在疾病高发季节,少去人群密集的公共场所,防止交叉感染;④戒烟,避免接触吸烟人群和环境。

(五)坚持康复锻炼

老年人可通过适当体育锻炼来提高体力、耐力和抵抗力。让老年人了解康复锻炼的重要性,充分发挥老年人的主观能动性。与老年患者及其照顾者共同制定个体化康复锻炼计划。包括骨骼肌运动训练和呼吸肌运动训练。骨骼肌运动可进行步行、慢跑、太极拳及体操等,运动强度应在无呼吸困难的情况下接近老年人的最大耐受水平。呼吸功能锻炼包括:有效咳嗽、腹式呼吸、缩唇呼吸等。

1.有效咳嗽的方法训练

方法包括:①患者尽可能采取坐位,先进行深而慢的呼吸 5~6 次,然后深吸气至膈肌完全下降,屏气 3~5 s,继而缩唇,缓慢地通过口腔将肺内气体呼出,再深吸一口气后屏气 3~5s,身体前倾,从胸腔进行 2~3 次短促有力的咳嗽,咳嗽同时收缩腹肌,或用手按压上腹部,帮助痰液咳出;②对胸痛不敢咳嗽的老人,应避免因咳嗽加剧疼痛,如胸部有伤口,可用双手或枕头轻压伤口两侧,使伤口两侧的皮肤及软组织向伤口处皱起,可避免咳嗽时胸廓扩展牵拉伤口引起疼痛;③经常变换体位有利于痰液咳出。

2.腹式呼吸的方法

患者可取立位、半卧位或平卧位,两手分别放于胸前和上腹部。用鼻缓慢吸气时,膈肌最大程度下降,腹肌松弛,腹部突出,手感到腹部向上抬起。呼气时用口呼出,腹肌收缩,膈肌松弛,膈肌随腹腔内压增加而上抬,推动肺部气体排出,手感到腹部下降。

3.缩唇呼吸

患者闭嘴经鼻吸气,然后通过缩唇缓慢呼出,同时收缩腹部,吸气与呼气的时间比 1:2 或 1:3。缩唇大小程度与呼气流量以能使距口唇 15~20 cm 处,与口唇等高点水平的蜡烛火焰随气流倾斜又不至于熄灭为宜。

(徐 静)

第二节 老年人循环系统疾病

循环系统由心脏、血管和调节血液循环的神经体液组成。随着年龄的增长,老年人心脏和血管的结构和功能都发生不同程度的老化改变,从而影响其正常的生理功能,导致老年人循环系统疾病发生率升高。在美国,心血管疾病的死亡人数占总死亡人数的1/3,多数发生在65岁以上的老人。统计资料显示,循环系统疾病是我国老年患者住院及死亡最主要的原因。因此对患有循环系统疾病的老人进行有效的治疗和护理具有重要意义。

一、老年常见循环系统疾病概述

(一)高血压

高血压是最常见的心血管疾病,是全球范围内的重大公共卫生问题,也是老年人重要的致残和致死原因之一。老年高血压(elder hypertension)是指年龄在 60 岁以上,在未使用降压药的情况下,血压持续或非同日 3 次以上超过高血压的诊断标准[收缩压(systolic blood pressure,SBP)$\geqslant$18.7 kPa(140 mmHg)和(或)舒张压(diastolic blood pressure,DBP)$\geqslant$12.0 kPa(90 mmHg)]者。据统计,65 岁以上的老年人群高血压患病率为 50%～75%;75 岁以上人群中,80% 的女性和 69% 的男性有高血压病。

(二)冠状动脉粥样硬化性

心脏病冠状动脉粥样硬化性心脏病(coronary atherosclerotic heart disease,CAD)简称冠心病(coronary heart disease,CHD)是指由于冠状动脉粥样硬化病变引起冠状动脉管腔狭窄甚至闭塞导致心肌缺血、缺氧或坏死而引起的心脏病。

(三)心律失常

心律失常(cardiac arrhythmia)是指心脏发生冲动的频率、节律、传导速度、冲动的起源部位或激动的次序发生了异常。由于年龄增长、窦房结的功能及其传导组织的改变等,老年人心律失常的发病率也增加,心房颤动、快-慢综合征较常见。外表健康的老年人心律失常的检出率很高,有研究显示,40% 的健康老年人常规心电图中可见房性或室性的偶发性期前收缩,动态监护提示无症状的老年受试者中室性心律失常的患病率高达 60%～90%。各种心脏病都可能产生异位兴奋灶,引起心律失常,如心肌梗死,可引起室性期前收缩、房室传导阻滞和束支传导阻滞等。自主神经系统兴奋性和体液环境的改变也可引起心律失常,如迷走神经兴奋性升高可造成窦性心动过缓、Ⅰ度房室传导阻滞。

(四)心力衰竭

心力衰竭(heart failure)是各种心脏疾病导致心功能不全的一种临床综合征,是心肌收缩力下降使心排血量不能满足机体代谢的需要,器官、组织血液灌注不足,同时出现肺循环和(或)体循环淤血的表现。

心力衰竭的发病率随年龄增长而呈指数增长,这是由于心血管系统与年龄增长有关的改变协同老年人心血管疾病发病率增加共同作用引起的,是一种典型的由心血管系统老化导致的病理生理紊乱。肺炎、肾衰竭、负性肌力药物、大量快速静脉输液、情绪急剧变化、劳累、排便困难和骨折等易诱发心力衰竭。

(五)动脉粥样硬化

动脉粥样硬化(atherosclerosis,AS)是多重危险因素相关的疾病,除了遗传因素,还有基于血管内皮损伤后的脂质浸润、血小板聚集与血栓形成。随着病变的进展,临床上可出现心、脑等重要脏器及周围血管的严重病变,其中主动脉和周围血管的动脉粥样硬化是老年人最常见的血管病。主要有主动脉瘤和周围动脉闭塞。动脉瘤是由于血管中层平滑肌的弹性组织丧失,而形成的局限性动脉扩张。

老年人主动脉瘤最容易发生于血管分叉处或受压部位,绝大多数是由于动脉粥样硬化引起,按部位分为胸主动脉瘤和腹主动脉瘤。急性周围动脉闭塞可由动脉粥样硬化斑块部位的血栓形成,或心脏及近心端血管的粥样硬化斑块脱落后栓塞所致。临床上除了脑动脉栓塞外,最常见的是下肢动脉栓塞。

(六)体位性低血压

直立性低血压又称直立性低血压,是老人由坐位突然变为直立位或长时间站立时发生收缩压下降超过 20 mmHg 或舒张压下降超过 10 mmHg。直立性低血压的发病率随着年龄的增加而增加。脊髓疾病、急性传染病恢复期、某些循环系统疾病、内分泌及代谢性疾病、慢性营养不良疾病、手术切除腰交感神经节及某些药物如降压药、镇静药、利尿药等均可能引起直立性低血压。

二、护理评估

(一)健康史

1.患病史及治疗

经过了解本次疾病的发生、发展的经过,出现的症状,有无相应的诱因及伴随症状,如高血压伴发突然剧烈头痛及呕吐要警惕高血压危象。评估用药史。

2.生活方式活动及饮食习惯

如饮食是否喜咸、多油,是否多年嗜烟。

(二)身体状况

1.一般状况

生命体征、营养状况及皮肤情况,有无水肿等。

2.专科情况

心脏的大小,心尖搏动位置,心音的强弱,心率、心律的改变,各瓣膜听诊区是否可闻及杂音。

3.功能状态

主要包括日常生活能力、功能性日常生活能力和高级日常生活能力的评估。

(三)心理-社会状况

1.心理评估

患病对生活的影响,是否适应角色的转变;是否易激动和紧张。情绪激动和精神紧张往往是心血管疾病发生的诱因。

2.社会评估

对疾病知识的了解程度,遵医行为是否良好;社会家庭的支持度。

(四)实验室及其他检查

1.血液

如血清肌钙蛋白、脑钠素等。血清肌钙蛋白是反映心肌损害的重要指标,而脑钠素则是心力衰竭的诊断和预测标志物。

2.心电图、动态心电图、平板试验

心电图、动态心电图、平板试验对冠心病及心律失常诊断有价值。

3.动态血压

血压波动大,昼夜节律可消失。

4.超声心动图、血管彩超无创

超声心动图、血管彩超无创价格相对低,可了解血管及心脏的解剖和瓣膜的情况。

5.冠脉 CT

冠脉 CT 用于评估冠状动脉的结构情况。

6.冠脉造影

冠脉造影是确诊或排除冠心病，以及是否行冠状动脉血运重建必不可少的检查手段。

三、常见护理诊断及护理措施

（一）常见护理问题

（1）舒适的改变：疼痛与血压升高和（或）心肌缺血、缺氧有关。

（2）活动无耐力与心排血量减少，氧供需失调有关。

（3）有跌倒的危险与直立性低血压或心源性昏厥发作有关。

（4）气体交换受损与肺循环淤血、肺水肿或伴肺感染有关。

（5）体液过多与右心衰竭致体循环淤血、水钠潴留、低蛋白血症有关。

（6）有皮肤完整性受损的危险与水肿部位循环改变、强迫体位或躯体活动受限有关。

（7）组织灌注改变与动脉硬化、痉挛及血压下降、直立性低血压等有关。

（8）知识缺乏与对疾病的病因、危险因素、治疗、预后等知识缺乏认识有关。

（9）潜在并发症：洋地黄中毒、出血与长期服用抗凝及洋地黄类药物有关。

（二）护理措施

1.休息与活动

创造整洁、舒适、安静的环境，以利于患者休息。严重高血压、心肌缺血、心肌梗死、严重心律失常（阵发性室上性心动过速，多发、多源、连发的室性期前收缩伴 RonT 现象，Ⅱ度和Ⅲ度房室传导阻滞，发作频繁的窦性停搏等）者应卧床休息。病情稳定无自觉症状者，可合理安排活动。护理人员应根据老年患者心功能的状况，与老人及其照顾者共同制定适度的活动计划表，增强患者的信心；指导患者进行安全活动的原则。长期卧床的老年患者重新开始活动时，应逐渐增加活动量。同时要观察老年人对活动的耐受情况，当出现胸闷、呼吸困难等症状时，应立即停止活动，卧床休息，必要时吸氧并通知医师。

2.体位协助

患者采取合适的体位。心悸明显者卧床时应避免左侧卧位；器质性心脏病伴心功能不全者，宜取半坐卧位；急性左心衰者给予端坐卧位，双腿下垂。

3.氧疗

有呼吸困难者给予吸氧。急性左心衰给予高浓度吸氧，必要时给予酒精湿化；若缺氧伴二氧化碳潴留者则予以持续低流量吸氧。

4.病情观察与对症护理

（1）病情观察：重点观察心血管体征，尤其是心率、心律、血压的变化，必要时给予心电监护。注意有无胸闷、心悸、头晕、昏厥等症状。对血压持续升高的患者，应每天测量血压2～3 次，并做好记录，必要时测立、坐、卧位血压，掌握血压变化规律。如血压波动过大，要警惕脑出血的发生。

（2）跌倒评估与护理：评估患者跌倒的风险，针对高危因素采取相应的措施，如卧床休息、留陪护人员等。

（3）排便情况评估与护理：评估患者排便情况，指导患者预防便秘的方法，必要时使用缓泻剂,可防止因用力排便引发心力衰竭。

(4)组织灌注不良的护理:①观察相应组织的功能状态,如四肢血管闭塞者,应注意相应肢体的颜色、皮温及动脉搏动情况;②卧床休息,注意保暖,增加氧供;③四肢血管闭塞者,禁忌局部按摩、热敷,防止栓子脱落。

(5)疼痛的护理:①评估患者疼痛的情况,如部位、性质、持续时间、发作方式、诱因和缓解因素;严密观察生命体征、心律和心电图的变化,有无大汗、头晕、耳鸣、恶心、呕吐等伴随症状。②指导患病老人,头痛或胸痛发作时应立即停止活动,卧床或坐下休息,保持安静;解开衣领和束缚的衣服;缓慢深呼吸,使全身肌肉放松;胸痛按医嘱舌下含服硝酸甘油,并观察疗效和不良反应;高血压引起的头痛则按医嘱给予使用起效快的降压药。③当胸痛发作频繁而严重,难以控制时,遵医嘱肌内注射哌替啶、吗啡或静脉滴注硝酸甘油,注意滴速和不良反应。④观察用药的效果。

(6)水肿的护理:①观察老年患者水肿的部位、程度和发生经过;②每日记录出入液量,每天晨起称体重;③评估全身特别是受压部位皮肤情况,经常更换卧位,必要时使用电动波浪床或防压疮软垫,防止因长时间保持同一姿势引起的局部循环障碍,产生压疮;④对于体液过多的老人要注意安全,活动时防止摔倒;同时限制液体入量,控制输液的量和速度,防止加重心脏负担,诱发急性肺水肿。

5.心理护理

关心患者,鼓励患者充分表达自己的感受。指导患者自我放松如深呼吸、放松肌肉、听轻音乐、看电视、聊一些轻松、愉快的话题等。鼓励患者家属和朋友给予患者充分的关心和支持。

四、健康教育

1.饮食指导

指导患有循环系统疾病的老年人进食低盐低脂、低胆固醇、高维生素、高纤维、易消化饮食,少量多餐,每餐六分饱即可。

(1)限制摄入:每日摄入的钠盐不超过 6 g,避免进食罐装、熏制、腌制的食品;避免食用加钠盐的调味汁,如老年人嗜好咸味,可用无盐酱油替代钠盐。患有冠心病、高脂血症的老人饮食中胆固醇的含量应控制在 150 mg/d 以下。饮用脱脂或低脂牛奶及奶制品,避免食用肉汁、奶油和乳酪调味汁,限制摄取动物内脏、甲壳类动物及蛋黄,应选用无脂肪的瘦肉、家禽类、鱼类。烹饪时,宜用植物油,如豆油,避免动物油,尽量以炖、烩和煮的方式烹制菜肴。避免饮用富含咖啡因的饮品,如浓茶、咖啡、可乐等。

(2)适当摄入:一些海产品如鱼、虾、海带、海蜇、海米、紫菜等富含优质蛋白和不饱和脂肪酸及各种矿物质,在人体内具有阻碍胆固醇在肠道内吸收的作用,同时其含有的碘可破坏钙盐在血管壁沉积,可延缓动脉粥样硬化的发生和发展,可适当摄入。可少量饮用红葡萄酒,每天不超过 100 mL 为宜。

(3)多进食蔬菜、水果和粗纤维食物:如芹菜、糙米等,可预防便秘。因用力排便可使收缩压升高,甚至造成血管破裂。

2.用药指导

循环系统疾病的老年人往往需要长期服药,告知老人或其照顾者所用药物的作用、不良反应、用量及服用的时间,坚持长期用药的重要意义,以及药物的保存知识显得特别重要。

(1)硝酸酯类药物:应保存于干燥、不透光的容器中,避免存放在温度较高的地方;初次含服药片时舌上有烧灼感,服药后也可出现头痛、头部跳动感、面部潮红、心悸等不良反应。用药时要注意剂量,量过大时易引起血压下降,冠状动脉灌注压过低,增加心肌耗氧,从而加重心绞痛。硝酸甘油不能吞服,提倡舌下含服,因为吞服的硝酸甘油在吸收过程中必须通过肝脏,在肝脏中绝大部分的硝酸甘油被灭活,使药效大大降低,而舌头下面有许多血管,硝酸甘油极易溶化,溶化了的药物直接入血,不但起效快,而且药效不会降低,生物利用度可高达80%。有心绞痛多次发作病史的患者,建议随身携带有效期内药片。必要时可在从事运动时,先在舌下含1/2片硝酸甘油;情绪处于紧张状态,有发作征兆时,立即舌下含1片,在吞咽前稍保留唾液,使药物完全溶解。

(2)降压药:从小剂量开始,逐渐加量。制定服药时间表,有规律地正确服药,忌根据自觉症状增减药物或忘记服药而在下次服药时补服,因这些情况均可导致血压波动,严重者可出现脑出血等意外。注意药物的不良反应,使用血管紧张素转换酶抑制剂应观察是否有头晕、乏力、咳嗽、肾功损害等不良反应;服用β受体阻滞剂应注意其抑制心肌收缩力、心动过缓、房室传导时间延长、支气管痉挛、低血糖、血脂升高的不良反应。强调长期服用药物的重要性,不能擅自停药。

用降压药物使血压降至理想水平后,应继续服用维持量,以保持血压相对稳定,对无症状者更应避免突然停药,以防血压突然升高。冠心病患者突然停用β受体阻滞剂可诱发心绞痛、心肌梗死等。服药时间以上午7点和下午2点为佳,轻度高血压患者慎于临睡前服药,避免脑血栓形成。某些降压药物可引起直立性低血压,在服药后应卧床2~3 h,必要时协助患者起床,待其坐起片刻无异常后,方可下床活动。

(3)排钾利尿药:宜进食富含钾的食物,如深色蔬菜、橘汁、香蕉、豆类、香菇等,防止低钾。注意观察尿量及是否有电解质紊乱的表现。

(4)洋地黄药物:排泄缓慢,易蓄积,及时发现中毒症状,如恶心、呕吐、食欲缺乏、腹胀、黄绿视、心律失常等。口服给药前数脉搏或听心率,心率<60次/分钟或出现二联律/三联律慎重给药,有条件者密切监测血浆地辛浓度、洋地黄毒苷浓度,抽血时间应控制在前次给药后6~8 h,或在下一次给药前。

(5)抗血小板药物:如华法林、阿司匹林等容易出现出血倾向,注意餐后服用,并定期测凝血酶原时间作为调节指标,预防出血倾向,一般凝血酶原时间应保持在正常对照值的1.5~2倍;同时注意观察皮肤、黏膜的出血倾向。患有冠心病、高血压等疾病的老人应随身携带急救卡和保健盒。

3.改变生活方式

患有循环系统疾病的老年人更应注意劳逸结合、生活规律、保证充足的休息和睡眠;保持乐观、稳定的情绪;肥胖者应调整饮食,控制体重。根据自身的喜好及健康状况参与适当的体育锻炼,以改善心血管系统功能。如在锻炼活动时出现心绞痛、心律失常、眩晕、恶心、面色苍白、呼吸困难等症状,应立即停止活动,在下一次活动时应减少运动量或暂停运动。在日常生活中,老年人应注意防寒保暖,避免呼吸道感染。患有心脏瓣膜病及心力衰竭的老人尤其要避免与呼吸道感染的患者接触。洗浴时,水温不宜过冷或过热,也不应在饱餐或饥饿时进行,时间不宜过长,最好让家人知道,以防意外发生。吸烟对于患有循环系统疾病的老年人危害重大,因此戒烟很重要。

4.坚持康复计划

心脏康复锻炼能够促进老年人心功能的提高和恢复;缓解老年人焦虑和抑郁情绪;提高其自我照顾能力和生活质量,因此康复训练应在老年人住院期间即开始。一般分三期。

(1)Ⅰ期康复是指住院期间通过指导患者适当活动,减少或消除卧床带来的不利影响,让患者恢复日常功能。包括:①床上活动:肢体活动一般从远端肢体和不抗地心引力的活动开始,活动时呼吸平稳、自然,不憋气、不用力,后逐步开始抗阻运动,如捏气球、皮球或拉橡皮筋等,一般不需要专用器械。鼓励早期进行吃饭、洗脸、刷牙、穿衣等日常生活活动;②呼吸训练:主要指腹式呼吸,注意呼气和吸气之间要均匀、连贯、缓慢,不要憋气,要点是吸气时腹部鼓起,膈肌尽量下降,呼气时腹部收缩,把肺内的气体尽量排出;③坐位训练:坐位是重要的康复起始点。可以从床头抬高或靠背坐床开始,逐步过渡到无所依托的独立坐位。因有依托坐位的能量消耗与卧位相同,但是上身直立使回心血量减少,同时射血阻力降低,心脏负荷实际低于卧位;④步行训练:从床边站立开始,然后床边步行。开始时最好进行若干次心电监护下的活动。要注意避免上肢高于心脏水平的活动,因这种情况下心脏负荷增加明显,常是诱发意外的原因。

(2)Ⅱ期康复是指从出院至病情稳定,5~6周的时间。此期在保持适当体力活动的基础上,逐步适应家庭活动。可根据患者个体情况指定运动处方,运动时心率增加小于10次/分钟可加大运动量,心率增加10~20次/分钟为正常反应,运动强度逐渐增加到中等强度(运动时脉率=170-年龄),每次持续时间20~30 min,频率为3~5次/周。运动以不引起胸痛、心悸、呼吸困难、出冷汗和疲劳为度。康复运动前指导老人进行5~10 min的热身运动,然后进行30 min的运动锻炼,最后做5~10 min的恢复运动。

(3)Ⅲ期康复是指对病情稳定的冠心病患者,一般2~3个月,自我锻炼应保持终生。此期指导患者主要以有氧运动为主,如步行、游泳等。心脏康复锻炼遵循因人而异、分阶段、循序渐进的原则;提倡小量、重复、多次运动、适当的间隔休息,避免超过心脏负荷。在心脏康复训练进展过程中,最好有医护人员的定期评估指导,以及时调整康复计划。

高血压患者也可采用运动疗法,目的是降低外周血管阻力,在方法上强调中小强度、较长时间、大肌群的动力性运动(中至低强度有氧训练),以及各类放松性活动,包括气功、太极拳、放松疗法等。轻度患者以运动治疗为主,2级以上的原发性高血压患者则应在运用降压药物的基础上进行运动疗法。高血压患者不提倡高强度运动。总的训练时间一般为30~60 min,每天1次,每周训练3~7 d。训练效应的产生至少需要1周的时间,达到较显著的降压效应则要4~6周。

(徐 静)

第三节　老年人消化系统疾病

随着机体老化,消化系统的组织结构及生理功能都会出现一系列的老化改变,器官功能退化,这些改变是老年人发生消化系统疾病的基础。了解这些老化改变对掌握老年消化系统疾病的诊治和护理极为必要。

一、老年人常见消化系统疾病概述

(一)反流性食管炎

反流性食管炎是由于防御机制受损或减弱,使得胃、十二指肠内容物反流入食管所致的慢性症状群或黏膜损伤。肥胖、腹腔积液、胃内压增大,胃的排空迟缓等对发病起促进作用。

(二)老年慢性胃炎

慢性胃炎是多种原因所引起的胃黏膜慢性炎性疾病。病程持续时间长,其发病率随着年龄的增长而逐步增加。据统计,50 岁以后有 50% 以上的人患有慢性胃炎。

(三)老年消化性溃疡

消化性溃疡主要是指消化道黏膜被自身消化液消化所形成的慢性溃疡。老年患者中,胃溃疡多于十二指肠溃疡,复发率高。

(四)老年胆石症

胆石症是由胆管或胆囊产生胆石而引起剧烈腹痛、黄疸、发热等症状的疾病,是一种常见的胆道疾病。胆石可由多种因素引起,主要病因是胆汁的成分改变、胆囊炎症、细菌感染、胆汁变为酸性、寄生虫、胆道梗阻、溶血、肝脏疾病、饮食结构的改变等。

(五)老年急、慢性胰腺炎

急性胰腺炎是胰腺及其周围组织被胰腺分泌的消化酶自身消化的化学性炎症,是常见的急腹症之一;慢性胰腺炎是由于胆道疾病等因素导致的胰腺实质的慢性进行性损害和纤维化的病理过程。胰腺炎的主要病因有胆道疾病、过量饮酒、暴饮暴食、高脂血症、药物损伤、感染、手术等。老年胰腺炎并发症多且严重,病死率高。

(六)肝硬化

肝硬化是一种由于不同病因所引起的慢性、进行性、弥漫性肝病。病因在我国以病毒性肝炎为主。老年人肝硬化以继发性胆汁性肝硬化较为多见,也有部分老年人发生隐匿的、原因不明的肝硬化。

(七)老年消化道出血

消化道出血是指来自食管、胃、肠、胆道及胰管等部位的出血,包括上消化道出血和下消化道出血。上消化道出血是指食管、胃、十二指肠、胆道及胰管等部位的出血;下消化道出血是指空肠、回肠、结肠、直肠等部位的出血。消化道出血是临床常见的急危重症,其预后取决于出血病变的部位、性质、出血量及速度、患者的年龄及各器官的功能状态。老年人胃肠黏膜萎缩、血管硬化、各器官的储备能力低下,或同时伴有重要器官的多种慢性疾病,往往出血速度快、不易控制,易诱发多器官功能障碍,病死率极高。

(八)老年吸收不良综合征

吸收不良综合征是由于各种原因所引起的小肠对营养物质吸收障碍而造成的临床症候群。老年人的吸收不良综合征是由于老化所导致的胃肠动力异常、胃酸分泌减少、细菌过度生长以及各种疾病所引起的小肠消化吸收功能减退,致使小肠不能吸收足够的营养物质而引起营养缺乏的综合征。其主要是对脂肪、蛋白质、糖类、维生素和矿物质等营养物质的吸收障碍,最为突出的是脂肪吸收不良,大多数是多种营养物质吸收不良,但也有只是一种营养物质的吸收不良。常见原因:①细菌过度生长,老年人由于胃酸分泌减少,低酸或胃酸缺乏易使胃内细菌增生;②胃肠黏膜萎缩,影响食物消化吸收;③小肠运动障碍;④小肠黏膜表面病变;⑤糖尿病自主神经病变;⑥各种消化酶分泌不足。

二、护理评估

(一)健康史

1.患病史

患病的起始情况以及时间、诱发因素,症状的主要特点,既往检查、治疗经过以及结果,是否配合医师治疗,询问用药史,包括用过何种药物,剂量、用法以及治疗的效果。

2.生活史

日常生活是否规律,睡眠质量,工作、学习、家庭压力是否过大。日常饮食习惯,进餐是否规律,每日食物的组成品种以及数量,进食时间以及用餐时间,对食物有无过敏,有无烟酒嗜好,喜好食物品种,排便习惯等。

(二)身体评估

1.一般状况

一般状况包括生命体征、精神状况、意识状态、营养状况等。

2.症状和体征

目前主要的症状和病情变化。皮肤黏膜有无黄染、蜘蛛痣、肝掌、出血倾向等表现。

3.功能状态

腹部外形是否膨隆或凹陷,有无胃肠型和蠕动波,腹壁紧张度以及肠鸣音是否正常等等。

(三)心理-社会状况

1.心理评估

患者对所患疾病的诱因、病因、治疗、预后等相关知识的了解程度。患者的性格和精神状态,有无悲观、焦虑、恐惧等负面情绪。

2.社会评估

社会评估包括患者的家庭成员组成、家庭文化、经济状况。家属对患者所患疾病的认识,对其关怀的程度。医疗费用的来源及支付方式,就医的条件等。

(四)实验室及其他检查

1.化验检查

化验检查包括血液、尿液及粪便检查,十二指肠引流液及腹腔积液检查。

2.脏器功能试验

例如胃液分析等。

3.内镜检查

内镜检查包括胃镜、肠镜、胆道镜、腹腔镜等。

4.影像学检查

影像学检查包括 B 超检查、X 线检查、CT、MRI 等。

三、常见护理诊断及护理措施

(一)常见护理诊断

(1)舒适的改变:疼痛(腹痛)与消化性溃疡、腹腔内外脏器的炎症、缺血、梗阻、胃肠道肿瘤、胃肠神经功能紊乱等有关。

(2)营养失调：低于机体需要量与不能摄入食物、厌食、肠道吸收或代谢障碍等有关。

(3)有体液不足的危险与消化道出血引起活动性体液丢失及液体摄入量不足等有关。

(4)便秘与饮食不良、饮水不足、缺少运动、肠蠕动缓慢、恶性肿瘤及老化引起的胃肠道组织结构改变和功能减退等有关。

(5)活动无耐力与脱水、出血、禁食、呕吐、营养不良等有关。

(6)体液过多与肝功能减退、门静脉高压引起水钠潴留等有关。

(7)皮肤完整性受损的危险与营养不良、水肿、皮肤干燥、瘙痒、长期卧床等有关。

(8)焦虑与呕吐、腹痛、病程长、担心疾病预后等有关。

(9)知识缺乏与对所患疾病的相关知识不了解、缺少信息、缺乏指导等有关。

(二)护理措施

1.合理安排休息与活动

腹痛急性发作期，患者应卧床休息，可听音乐等以转移注意力，做深呼吸减轻焦虑，缓解疼痛。有体液不足时应卧床休息，变换体位时动作要慢，以免引起直立性低血压。肝硬化患者取平卧位有利于增加肝、肾的血流量，改善肝细胞营养，提高肾小球的滤过率。下肢水肿者，抬高下肢以利于减轻水肿。阴囊水肿者可用托带托起。大量腹腔积液患者宜取半卧位，使膈肌下降，利于呼吸运动，减轻心悸和呼吸困难等症状，应避免剧烈咳嗽、打喷嚏、用力排便等使腹内压骤增的因素。

2.饮食护理

避免暴饮暴食和进食刺激性食物，以免加重胃黏膜的损伤。对有水肿或腹腔积液的患者应限制水钠的摄入：低盐或无盐饮食，进水量每日1 000 mL左右，宜少食含钠高的食物，例如咸菜、酱油、罐头、腌制品等。对于有营养失调(低于机体需要量)的患者应注意：①选择营养价值高、软质、易于消化的食物，同时注意烹饪的方法，避免油炸；注意补充足够的维生素、热量以及蛋白质。②避免刺激性食物，例如浓茶、酒精、咖啡等。③宜选择低糖低脂的食物。④进食后避免立即平卧。⑤指导患者少食多餐，缓慢进食。⑥对于食欲极差、进食困难、不能进食的老年人，必要时给予鼻饲饮食或静脉营养支持。⑦营养状况评估：观察并记录每日进食量、次数以及品种，以了解摄入的营养素是否满足机体需要；定期测量体重，监测相关营养指标的变化。

3.缓解疼痛

帮助患者认识和去除病因，以减少或去除诱发和加重疼痛的因素；指导患者掌握疼痛的规律和特点，并按疼痛特点使用缓解疼痛的方法。

4.病情观察与用药护理

密切观察生命体征和尿量的变化，观察皮肤黏膜的颜色、弹性、有无脱水征。观察呕吐物的颜色、性质和量。准确记录24 h出入量，测量腹围、体重，监测血清电解质和酸碱度变化，以便于及时纠正水电解质和酸碱平衡紊乱。适当运用利尿剂，同时注意维持水电解质酸碱平衡，利尿的速度不宜过快。使用胶体铋剂时，例如枸橼酸铋钾宜在餐前半小时服用，服药过程中可使牙齿舌头变黑，可用吸管直接吸入，有些患者用药后可出现黑便，停药后自行消失；使用抗菌药物时，应询问过敏史，注意有无慢性过敏；对胃肠道有刺激性的药物，宜在饭后半小时服用。观察用药后反应并及时与医师沟通。

5.腹腔穿刺的护理要点

术前向患者说明注意事项,测体重、腹围、生命体征,同时排空膀胱避免误伤。老年人腹穿放液速度不宜过快,一次放液量不超过 1 000 mL。术中密切观察患者面色及生命体征。术后用无菌敷料覆盖伤口,如有溢液用吸收性明胶海绵等渗液吸收敷料处理,术后缚紧腹带,以避免腹内压骤降。记录抽腹腔积液的量、颜色及性状,及时送检。

6.补液护理

对于非禁食的患者,经口补液,应少量多次饮用,以免引起呕吐。对于禁食者,需静脉补液,以保证机体的水电解质平衡,应根据患者的年龄及脏器功能情况调节补液速度。

7.心理护理

给予患者心理支持,向患者解释疾病的起因、过程、采取的治疗措施及预后,帮助患者树立战胜疾病的信心。

四、健康指导

(一)饮食指导

饮食管理对消化系统疾病的老年人极为重要,良好的饮食习惯对消化道疾病的预防、治疗及预后起着决定性的作用。具体措施包括:①尊重老年人的饮食习惯,指导老年人合理饮食,少食多餐,避免暴饮暴食或过饥过饱;②不吃咸、少吃甜、脂肪限量、不偏食,不吃过烫食物,食物的温度宜温偏热;③每日进餐定时定量,细嚼慢咽;④食物的选择应易于消化和吸收;⑤营养素搭配合理,多食新鲜蔬菜和水果,避免进食隔夜饭菜,选择优质蛋白,注意主副食合理、粗细兼顾。既满足老年人每日热量的需求,又可以摄入足够的维生素、无机盐和微量元素;⑥食物的加工应细、软、松,既给牙齿咀嚼的机会又便于消化,烹调宜采取烩、蒸、煮、炖、煨等方式,尽量少用煎炒、油炸等方法,并注意色、香、味,既易消化又促进食欲;⑦蔬菜宜用嫩叶,但不要过细,适当的食物纤维有利于大便通畅;⑧老年人应不饮或少饮酒,因为酒精可以导致中枢神经系统的抑制和失调、损害肝脏及胃黏膜,同时不宜饮浓茶和咖啡;⑨反流性食管炎的老人应尽量减少脂肪的摄入,给予低脂低糖饮食,最好以脱脂牛奶代替全奶,缓慢进食、不可过饱,避免进食对食管有刺激性的食物;胆石症的老人应选用低脂肪饮食;消化性溃疡的老人切勿暴饮暴食,要定时进餐,细嚼慢咽,避免急食。少吃纤维多、过冷或过热的食物及刺激性食物;患急性胰腺炎的老年人应暂禁食、胃肠减压,病情缓解后,从小量低脂低糖饮食开始逐渐增加至恢复正常饮食,避免刺激性强、产气多、高脂高蛋白食物,戒烟戒酒,避免暴饮暴食,养成良好的进食习惯,防止复发。

(二)自我识别消化道肿瘤

消化道肿瘤是老年人的常见病之一,早期发现、早期治疗意义重大。对患有慢性萎缩性胃炎、伴肠化生或不典型性增生、腺瘤性胃息肉及胃溃疡的老年人应在积极治疗的同时,加强随访,及时发现病情变化。对有以下症状者,应及时检查,以便尽早发现病情变化,早期诊断治疗:①老年人若在吞咽食物时偶感胸骨后停滞或异物感,有时影响进食者;②无胃肠道疾患而近期有胃肠不适,经门诊治疗无明显好转者;③既往有溃疡病史,近期疼痛变得不规律且呈持续性疼痛者;④有痢疾样脓血便、血便,大便急、有下坠感者;⑤原有慢性肝炎或肝硬化,出现消瘦、乏力、食欲缺乏,肝区胀痛或锐痛者。

(徐 静)

第四节　老年人泌尿系统疾病

老年人的护理随着年龄的增长,老年人的泌尿系统发生了不同程度的退行性改变,导致了肾功能的减弱,尿路改变容易感染。若并发其他疾病或者处于某种应激状态下,肾脏的负荷加重,老年患者的肾脏便容易出现功能异常。此外老年人抵抗力较弱,尿路感染的概率也大大增加。由于心理等因素老年人多不愿意接受泌尿系统的检查,而延误了疾病的早期发现和治疗。

一、老年人常见泌尿系统疾病

(一)泌尿系感染

泌尿系感染是由于各种病原微生物的感染而引起的泌尿系急、慢性炎症,是老年人最常见的疾病之一,其发病率仅次于呼吸道感染而居老年人感染性疾病的第二位。主要为细菌所致的泌尿道上行感染,其中以大肠埃希菌最为常见。老年人也可见变形杆菌、克雷伯杆菌、铜绿假单胞菌、肠球菌以及其他革兰氏阳性菌、霉菌和衣原体引起的感染。由于老年人泌尿系统局部及全身的免疫力均低下,大多数男性老年人存在不同程度的排尿不畅,这些因素都可导致老年泌尿系感染反复发作。因而老年泌尿系感染多为慢性顽固性炎症,复发率及重新感染率均较高。泌尿系感染可进一步加重肾脏的损害,进而导致或者加速肾功能衰竭。

(二)急性肾衰竭

急性肾衰竭是指由于各种原因引起的肾功能在短时间内急剧下降而出现的临床综合征。由于老年人的肾脏代偿能力较差,衰老的相关疾病累及并损害肾脏,老年人长期服用药物而导致的肾损伤,使老年人急性肾功衰竭的发病率高。

(三)慢性肾衰竭

慢性肾功衰竭是指由于各种原发或继发的肾脏疾病导致肾实质进行性的损坏,从而出现肾功能进行性减退,最终导致以代谢产物潴留、水、电解质和酸碱平衡紊乱为主要表现的一组临床综合征。老年肾衰的常见病因有肾硬化、糖尿病、慢性肾小球肾炎、肾淀粉样变、多囊肾等。

(四)前列腺增生症

前列腺增生症是老年男性的一种常见疾病。50 岁以上的男性 50％以上有前列腺增生的症状,到 90 岁时几乎全都有前列腺组织的增生。增生的前列腺挤压尿道产生尿道梗阻,从而引起一系列的临床症状。此病对老年男性的生活质量影响很大。

(五)尿失禁

尿失禁是指在非排尿时尿液自尿道口不自主流出,在老年人群中非常常见,有 15％～30％的老年人承受着尿失禁的困扰。由于老化,老年人的膀胱控制能力、膀胱容量及排空能力均降低,老年女性盆底肌肉松弛,尿道闭合力下降,均是导致老年人尿失禁的因素。老年女性中压力性尿失禁较为常见,主要是由于盆底肌肉松弛所致,男性压力性尿失禁常见于前列腺术后患者。当有明显下尿道梗阻或神经性疾病时,可导致逼尿肌活动能力低下,引起充盈性尿失禁:即膀胱内尿液潴留过多时尿液自尿道口不自觉地溢出体外。老年人应当保持生活的规律性,适当参加户外活动,经常做收腹、提肛等练习,以保持肌肉正常功能。如发生泌尿系症状,要及时就医治疗。

二、护理评估

(一)健康史

1.患病史

详细询问患者起病的时间,起病急缓,有无明显的诱因,有无相关疾病病史以及家族史。有无长期服用对肾脏有损害的药物。检查及治疗的经过。目前的一些主要不适和病情变化。

2.生活史

了解患者生活是否规律,工作的紧张程度和劳累程度,是否有计划的锻炼,是否注意个人卫生。有无不良嗜好。患者日常的饮食习惯,口味,食物品种、量等,是否爱吃腌制品以及每日的饮水量。

(二)身体评估

1.一般状况

患者的精神意识状态、营养情况、体重以及有无血压和体温的变化。

2.症状与体征

患病后主要的症状和特点,皮肤黏膜有无苍白、尿素结晶、色素沉着、抓痕、有无水肿等。有无肾区叩击痛和输尿管点压痛。

(三)心理-社会状况

1.心理评估

评估患者对所患疾病相关知识的了解程度。患者的情绪和精神状态,有无焦虑、紧张、抑郁、绝望等负面情绪。

2.社会评估

社会评估包括患者的家庭成员、家庭经济、文化、教育背景,家属对患者所患疾病的认识以及对患者的关怀和支持程度。医疗费用的来源或支付方式,出院后继续就医的条件以及患病对日常生活、学习和工作的影响程度。

(四)实验室及其他检查

1.尿液检查

尿液检查包括尿液一般性状检查,尿液化学检查,显微镜检查,尿沉渣定量检查及尿细菌学检查。

2.肾功能检查

肾功能检查包括肾小球滤过功能,肾小管功能检测。

3.其他

其他包括免疫学检查、肾活组织检查、影像学检查及其结果。

三、常见护理诊断和护理措施

(一)常见护理诊断

(1)体液过多与肾小球滤过率下降导致的水钠潴留、大量蛋白尿导致血浆清蛋白浓度降低、营养不良低蛋白血症导致血浆胶体渗透压降低等有关。

(2)排尿异常尿频、尿急、尿痛、排尿困难、尿潴留与尿路感染、结石、前列腺增生、尿路梗阻及老年人泌尿系统组织结构形态改变等有关。

(3)尿失禁与尿路梗阻、前列腺切除引起的盆底肌肉和支持结构的退行性变化等有关。

(4)有感染的危险与老年人抵抗力低下、排尿不畅、尿潴留、侵入性操作等有关。

(5)有皮肤完整性受损的危险与皮肤水肿、营养不良、瘙痒、尿失禁等有关。

(6)体温过高与感染有关。

(7)睡眠型态紊乱与尿潴留、夜尿增多、排尿困难等有关。

(8)焦虑与尿频、尿失禁、尿潴留、留置尿管等有关。

(9)营养失调:低于机体需要量与慢性肾衰、食欲下降、透析和原发疾病等因素有关。

(二)护理措施

1.合理安排休息与活动

发热的患者应增加休息与睡眠的时间,为患者提供舒适、安静的休息环境。严重水肿的患者应卧床休息,下肢明显水肿者,可抬高下肢,以增加静脉回流,减轻水肿。阴囊水肿者可用托带托起阴囊,可适当活动,但应避免劳累。泌尿系感染急性发作期应当卧床休息,取屈曲位,尽量不要站立或直坐。保持心情舒畅,避免紧张焦虑。指导患者适当听音乐、阅读、聊天等,以分散注意力。

2.饮食护理

发热患者应给予清淡、易消化、营养丰富的食物,应注意多饮水,并做好口腔护理。水肿患者应少盐饮食,一般每日摄入盐量少于 3g,应给予高热量、维生素丰富、易消化的饮食,蛋白入量根据肾功能和病情而定,液体入量要根据水肿的情况和尿量而定。泌尿系感染的患者应增加水分的摄入量,在无其他禁忌的情况下,尽量多饮水勤排尿,以冲洗尿道、减少细菌在尿路停留。尿路感染者每日饮水量应在 2 000 mL 以上,每日尿量在 1 500 mL 左右。

3.病情观察与用药护理

记录 24 h 出入量,监测尿量及尿液性状的变化,定期测量患者的体重。监测生命体征,密切监测实验室检查结果,包括尿常规、肾小球滤过率、血尿素氮、血浆蛋白等。注意体温有无升高,观察有无尿路刺激症状等感染征象。遵医嘱用药,注意观察药物的效果及不良反应。使用利尿剂者,注意观察患者有无低钾血症、低钠血症、低氯性碱中毒等。老年人应用退热药物时,注意药物剂量,以免退热速度过快、大量出汗造成虚脱而加重病情,亦可采取冰敷、酒精擦浴等方法。

4.皮肤护理

观察患者皮肤颜色、弹性、有无水肿、破损等情况及营养状况。保持皮肤黏膜清洁,加强个人卫生,勤换内裤,勤洗外阴部,减少细菌侵入引起感染的机会。患者宜穿着柔软、宽松的衣物。长期卧床的患者,应注意体位的经常变换,预防压疮,避免损伤皮肤的因素。尿失禁者,做好会阴部的护理,保持局部清洁干燥,及时清洗,及时更换衣裤。

5.疼痛的护理

可对膀胱区进行热敷或按摩,以缓解局部肌肉痉挛,从而减轻疼痛。

6.预防尿潴留

对有排尿困难的老年人,指导其避免在短时间内摄入大量的水分、避免受凉、劳累、饮酒等因素,防止发生急性尿潴留。

7.尿潴留的护理

对有尿潴留者,可让其听流水声、热敷下腹部、温水冲洗会阴部,诱导其排尿,必要时导尿。

8.尿失禁的护理

(1)心理支持:鼓励老年人树立治疗信心,积极参与并坚持治疗。

(2)生活护理:①把便器放在老年人易于拿取的地方,便于老年人在来不及去卫生间时使用便器接尿;②鼓励老年人坚持进行盆底肌训练;③使用纸尿裤或接尿器,注意局部护理,保持局部清洁干燥,及时更换纸尿裤,注意接尿器对局部的刺激,防止会阴部湿疹的发生;④保持皮肤清洁、干燥,及时清洗,勤换衣裤、尿垫及床单等。

9.预防感染指导

老年人及家属日常生活中应注意:①保持环境的清洁,定时开窗通风,保持适宜的温度和湿度;②尽量减少探访人数,避免与感染性疾病患者接触;③协助患者加强全身皮肤、口腔黏膜和会阴部的护理;④加强营养和休息,增强身体的抵抗能力,天气转凉时要注意保暖。

四、健康指导

(一)盆底肌锻炼

收缩肛门,每次 10 s,放松间歇 10 s,持续训练 15～30 min,每日数十次,坚持 4～6 周,可以明显改善尿失禁。效果评价方法:用示指或中指插入阴道或用拇指插入肛门,体验盆底肌收缩对手指的紧缩程度以及力量。

(二)尿路感染的预防

做好全身及外阴部的清洁卫生工作,加强营养,有计划性地进行适当的活动锻炼,以增强抵抗力,但避免过劳。对患有尿路感染的老年人,应多饮水、勤排尿,以达到冲洗尿路的目的。对有尿路梗阻的老年人,应帮其树立治疗信心,积极配合治疗,及时解除尿路梗阻。患尿失禁的老年人,应做好会阴部护理,勤清洗外阴,勤换衣裤,保持局部的清洁干燥,充盈性尿失禁的老人容易并发感染,在暂时导尿情况下进行膀胱康复治疗可改善。

(徐　静)

第五节　老年人代谢与内分泌系统疾病

代谢与内分泌系统是由众多组织、器官构成的复杂反馈系统,参与机体的很多生理过程。随着增龄,内分泌腺的形态及功能会发生相应变化,主要表现有:腺体萎缩、重量减轻,腺体实质细胞减少,间质组织增加,腺体分泌功能减退;中枢调节功能衰退,引起内分泌调节失常,腺体分泌功能改变;器官的激素受体亲和力降低,细胞酶的活性障碍。这些变化导致老年人机体代谢失常,各部分功能发生改变,患病的危险性增加。

一、老年常见代谢与内分泌系统疾病概述

(一)糖尿病

老年糖尿病(diabetes mellitus,DM)是指年龄在 60 岁以上的老年人,由于体内胰岛素分泌不足或胰岛素作用障碍,引起内分泌失调,从而导致物质代谢紊乱,出现高血糖、高脂及蛋白质、水电解质等紊乱的代谢病是老年人的常见病和多发病,发病率约为 16%,老年糖尿病占所

有糖尿病患者总数的 40％以上,而且由于老年糖尿病临床表现不典型,轻者易漏诊,导致治疗不及时而使病情加重,重者病情变化错综复杂,治疗矛盾多、难度大、预后差,容易引起各种并发症,威胁老年人的健康和生命。

老年糖尿病以 2 型糖尿病为主,属多基因多因素的遗传病。发病主要与以下因素有关:①胰岛 β 细胞分泌的胰岛素减少,拮抗胰岛素的激素增多;②肥胖:占 2 型糖尿病的80％~90％,腹部肥胖比全身肥胖更容易降低胰岛素的敏感性;③高龄:年龄增加脂肪组织随之增加,贮存糖的肌肉组织则减少,导致葡萄糖被肌肉摄取、储存和代谢减少;④生活方式:缺少运动、饮食过精过细,这些因素共同使老年人更易患糖尿病。

(二)老年人高脂血症

高脂血症是指脂质代谢或运转异常而使血浆中一种或几种脂质高于正常的一类疾病。人体血脂成分主要有总胆固醇、三酰甘油、磷脂及少量的非酯化脂肪酸和极少量的脂溶性维生素和类固醇激素。因此,临床上高脂血症有三种类型:高胆固醇血症、高三酰甘油血症和混合型高脂血症。

(三)痛风

痛风是一种由于嘌呤代谢障碍和(或)尿酸排泄障碍所致的一组异质性慢性代谢性疾病。临床分为原发性和继发性痛风。痛风多见于 40 岁以上的男性,女性多在绝经以后患病,男女患病比例为 30:1。患者常伴有高脂血症、高血压、冠心病、糖尿病和肥胖等。

(四)甲状腺功能减退

甲状腺功能减退简称甲减,是多种病因引起甲状腺激素合成分泌不足或生理效应不足所致的全身性疾病。老年人甲减患病率高于甲亢,女性多于男性。

二、护理评估

(一)健康史

1.患病史及治疗史

本次疾病发生、发展经过,出现的症状,有无相应的诱因及伴随症状,重点关注饮食、排泄有无异常、体力有无减退、用药史及是否有甲状腺放射治疗史等。

2.生活方式

饮食习惯、生活条件与环境等。

(二)身体状况

1.一般状况

精神、意识、生命体征、体型等。

2.专科情况

体重指数、皮下脂肪厚度等营养状况;多汗、水肿、毛发稀落、多毛等皮肤黏膜情况;满月脸、肢端肥大等。

3.功能状态

功能状态主要包括日常生活能力、功能性日常生活能力和高级日常生活能力的评估。

(三)心理-社会状况

1.心理评估

患病对生活的影响,是否适应角色的转变。

2.社会评估

对疾病知识的了解程度,遵医行为是否良好;社会家庭的支持度。

(四)实验室及其他检查

1.血液

如血糖、血脂、电解质、激素水平等,以了解内分泌系统各器官的功能。

2.尿液

如尿 3-甲氧基-4-羟基苦杏仁酸(又称香草基杏仁酸,Vanillyl mandelic Acid,VMA)、尿醛固酮等,为嗜铬细胞瘤的重要检测指标。

3.影像学

X 线片、CT、MRI 等,以了解内分泌系统各器官的形态及结构。

4.超声波

超声波显示肾、肾上腺及胰腺等内分泌器官的形态。

三、常见护理诊断及护理措施

(一)常见护理诊断

(1)营养失调:高于或低于机体需要量与机体代谢异常、饮食习惯不佳、缺乏营养知识有关。

(2)活动无耐力与肥胖、肌肉和神经能量供应不足、肌肉软弱无力、疼痛等有关。

(3)保持和维护健康的能力改变与知识缺乏、缺乏对运动的正确认识和有效指导有关。

(4)潜在并发症:低血糖、高渗性昏迷与知识缺乏、自我健康管理不佳有关。

(5)有皮肤完整性受损的危险与周围神经病变出现肢体远端的感觉功能障碍,足的自主运动神经功能丧失、足的运动神经病变、继发性胼胝形成、下肢血管供血不足有关。

(6)舒适的改变:疼痛与痛风、高血尿酸钠沉淀在骨关节引起畸形、急性关节炎有关。

(7)便秘与代谢率降低、组织消耗减少、活动量减少等有关。

(8)社交障碍与精神情绪改变造成反应迟钝、冷漠有关。

(9)有跌倒的危险与乏力或关节变形有关。

(二)护理措施

1.活动与休息

生活有规律,注意劳逸结合。痛风患者应卧床休息,抬高患肢,一般应休息至关节痛缓解 72 h 后开始恢复活动。

2.维护老人安全

给予乏力的老年人必要的活动帮助,辅助老人使用适宜的助步器,如厕或外出时有人陪伴,常用物品的放置于方便取用处,消除环境中的障碍物,保持地面干燥,以保证老人的安全。

3.病情观察与对症护理

(1)密切观察症状和体征:糖尿病患者注意观察有无高渗性昏迷的预兆(多尿、口渴、神经系统异常和目光呆滞),同时监测糖尿病对心血管系统、周围神经和自主神经系统的影响,如脑血管,冠状动脉和周围血管的损伤,四肢的麻木,足下垂和神经源性膀胱等。

(2)准确记录数据:正确记录患者的生命体征、体重、出入液量和热量的摄入,监测血清血糖和尿丙酮水平。

（3）观察患者皮肤情况：指导老年患者保持皮肤清洁，勤洗澡，用中性肥皂或沐浴露清洁皮肤，使用海绵擦洗身体，温水洗浴。洗澡后轻轻拍干，避免用力擦干，并涂擦润肤液，预防皮肤干燥，避免用含酒精或香料较多的乳液。

（4）疼痛的护理具体措施如下。①倾听患者和家属对疼痛的描述，持续观察患者对疼痛的反应，检查疼痛部位，用疼痛评价工具测定疼痛的强度，同时与患者和家属讨论疼痛变化的原因；②卧床休息，抬高患肢；③遵医嘱使用消炎镇痛药，并观察用药效果。

（5）足部护理具体措施包括：①检查足部：每天检查足部、趾部、脚掌和足跟，注意是否有受伤、感染，同时检查皮温及动脉搏动。②清洁足部：每天用不超过40℃的温水浸泡清洗足部5～10 min，用软毛巾擦干，特别注意擦干趾缝间。③保护足部：勿赤脚行走，防止异物刺伤皮肤。选择头部宽大、大小合适、透气性好、不挤压足趾、舒适的真皮或布鞋，穿鞋前排除鞋内沙粒，平整鞋底，以免伤及皮肤。穿新鞋第一天每半小时检查足部以便及时发现和处理受挤压处。选择吸水性好、透气性好、松软暖和的纯棉或纯毛袜子，袜口不宜过紧，以免影响血循环。避免穿束紧长筒袜、穿拖鞋。勤换勤洗袜子。④处理足部伤口：观察有无鸡眼、老茧、红肿、水肿、青紫和皮肤破溃等情况。足部有伤口要高度重视，及时规范处理，防止恶化。若有鸡眼、胼胝和足癣病者需及时就医，禁止自行处理，以免发生皮肤溃疡。

4. 心理护理

关心患者，鼓励患者表达自己内心的感受。耐心解答其各种问题，使患者理解本病经过合理的药物和非药物治疗病情可控，解除患者思想顾虑，保持乐观情绪，树立战胜疾病的信心。

四、健康教育

1. 饮食指导

饮食控制对糖尿病老人尤为重要，要告诉老人饮食治疗是糖尿病最基本的治疗，可通过适当控制总热量和注重合理的饮食结构来实现。

（1）膳食热量的计算：热能的摄入应根据老人的身高、体重、体力活动量来计算。一般每天每千克标准体重104.6～125.6kJ（25～30 kcal）。

（2）热量的合理分配：最好按一日四餐或五餐分配，三餐热量分配比例为早餐1/5，中餐2/5，晚餐2/5；四餐的热量分配比例为早餐1/7，其余三餐为2/7。控制体重不应过于严格，需要考虑老年人的主观感觉，必要时可在两餐之间加少量水果。

（3）热能的来源：糖类、蛋白质和脂肪提供热能的比例分别是55%～65%、15%～20%和20%～30%。但应尊重老人的饮食习惯，避免过多变动。肥胖者减少脂肪和糖类的摄入，消瘦者则反之。如老人有肾功能损害，蛋白质的摄入量应用低值，并选用优质蛋白如牛奶、鸡蛋、瘦肉等。血脂升高的老人，应减少脂肪和富含胆固醇的食物，如蛋黄、动物内脏、肥肉，用植物油代替动物油。

（4）计算食物的用量：有条件者根据食物营养成分的含量确定各类食物量。

（5）痛风老人应限制嘌呤的摄入，每日控制在150 mg以下（正常为600～1 000 mg）。避免摄入含嘌呤极高的食物，如动物内脏、肉汁、肉松、沙丁鱼等。限制摄入含嘌呤较高的食物，如鱼类、肉类、禽类等。适宜摄入几乎不含嘌呤的食物，如谷类、奶类、蛋类等。增加B族维生素、维生素C、碱性食物如蔬菜水果等摄入。饮用水应以纯净水或碳酸饮料为好，以减少尿酸盐结晶。

（6）戒烟、禁酒、避免咖啡和辛辣调味品。鼓励患者多喝水，每天保持尿液在 2 000 mL 以上，以利于尿酸的排泄。

2. 用药指导

（1）不同作用的降糖药使用方法不同。如瑞格列奈应在餐前半小时服用，而盐酸二甲双胍片则可餐中或餐后服。普通胰岛素餐前半小时注射，而门冬胰岛素则注射后即可进餐。一般遵医嘱从小剂量开始，根据血糖值逐渐调整。注意药物的不良反应，使用二甲双胍的患者要警惕肾功能不全，正在用盐酸罗格列酮治疗的患者，观察有无体液滞留和心力衰竭的征兆。指导老人观察大便颜色的改变，定期监测大便潜血、血常规，观察身体其他不适症状，发现问题及时就医。为了确保用药安全，使用胰岛素的患者和照护者必须视力良好，动作灵活和认知水平正常。

（2）患甲状腺疾病的老人在放射性碘治疗的前后一个月，禁用碘制剂或含碘丰富的食物或药物，如紫菜、海带、碘盐、海鱼和碘酒等。治疗期间遵医嘱服用 β-受体阻滞剂，并严密观察有无心慌、气急等心力衰竭的症状。

（3）痛风老人需遵医嘱尽早服用秋水仙碱及非甾体类抗感染药，服药期间定期监测血常规和肝肾功能，不可随意停药。禁止服用水杨酸类止痛药，因为此类药物可对抗促尿酸排泄药的作用。慢性期和发作间歇期应遵医嘱使用抑制尿酸合成的别嘌呤醇，一旦使用应长期坚持。

3. 预防和处理低血糖

（1）低血糖的识别：发生低血糖的常见症状有虚汗、眩晕、心慌、颤抖（尤其是双手）；双腿软弱无力；饥饿感明显；手足或嘴唇麻木或刺痛；视力模糊，眼冒金花；说话含糊不清；脚步不稳可发生跌倒；焦虑易怒；头晕头痛；精力不集中等。由于每个人低血糖的表现不尽相同，应注意与他人交流低血糖反应，以便及时发现。

（2）低血糖的处理：可服 10～20 g 糖或喝一杯糖水，也可口服 200 g 果汁，两勺蜂蜜，一杯饮料或牛奶，或 1～2 块糖。如症状不缓解，可多次服用，必要时就医给予静脉补充糖。

（3）有条件者必要时应每 2 h 监测血糖。

（4）预防：按时吃饭，不得以延迟吃饭时应预先吃些饼干、水果或巧克力等食物，或延迟降糖药的服用时间。保持运动量的恒定，超过平时运动量应及时补充食物。在发热或胃肠炎时可在医务人员的指导下增加主食量。忌空腹饮酒。外出时随身携带标识牌和必要的食物，标识牌上注明病名、可能出现的健康问题、处理方法等，以便发生问题时他人给予及时处理。

4. 指导运动

指导老人根据年龄、性别、饮食习惯、平时活动量、血糖水平、血压及是否接受药物治疗等，制定合理、可行的运动计划，选择适当的运动项目，确定运动次数、强度和运动量。肥胖者运动应考虑减肥的因素；高血压、心脏病、骨质疏松症或有并发症、身体状况不佳的老人，应选用低强度的运动，如散步、太极拳、家务劳动等。健康状况较好的老年人可选用中等强度的运动，如游泳、骑自行车、老年舞、乒乓球等。运动次数根据运动目的确定，至少每周运动 4 次，肥胖者可每天运动 1～2 次。

5. 健康指导

教会老人及其家属自注胰岛素以及使用血糖仪。监测血糖，并准确记录指导老人记录血糖日记，同时观察进食、运动和药物对血糖的影响，找到合适进食和运动方式。

（徐　静）

第六节 老年人神经系统疾病

神经系统对机体各器官系统进行调节,维持其协调性。随着机体的老化,神经系统在形态和功能上发生一系列的变化,并易转化为病理性改变,导致老年人容易出现一系列的神经系统疾病,如脑血管病、帕金森病、睡眠障碍等,严重威胁着老年人的健康,甚至生命。

因而护理人员不仅要了解神经系统的老化改变,还要掌握常见病症的临床特点、护理诊断及护理措施,以便更好地制定和实施护理计划。

一、老年人常见神经系统疾病概述

(一)短暂性脑缺血发作

短暂性脑缺血发作(transient ischemic attack,TIA)是指颈内动脉系统或椎-基底动脉系统一过性供血不足引起的局灶性神经功能障碍。TIA 好发于中老年人,表现为忽然出现的言语、运动、感觉障碍等局灶性症状,一般症状持续数秒至数小时,最长不超过 24 h,可反复发作,不留后遗症。

(二)老年人脑梗死

脑梗死(CI)是指因脑部血液循环障碍,缺血、缺氧所致局限性脑组织缺血性坏死或软化,包括脑血栓形成和脑栓塞。脑梗死的发生率占脑血病疾病的 60%~80%,是老年人致死、致残的主要疾病之一。脑血栓形成(CT)是最常见的一种脑血管疾病,由于供应脑部血液的血管因动脉粥样硬化或其他原因形成血栓,使血管腔狭窄或闭塞,导致相应区域脑组织因急性供血不足或血流中断而发生软化坏死的疾病。脑血栓形成最常见的原因是脑动脉粥样硬化,其次是脑动脉炎、脑血管畸形、结缔组织病、真性红细胞增多症、血高凝状态等。脑血栓形成男性多发于女性;55 岁以后每增长 10 岁,发病率增加 1 倍;吸烟、肥胖、身体活动少和服雌激素的老人也易发生脑血栓。

脑栓塞(CE)是由于异常的固体、液体或气体栓子沿血液循环进入脑动脉或供应大脑血液的颈部动脉,导致血流受阻,脑组织缺血性坏死引起相应区域脑功能障碍的急性脑血管疾病。心源性栓子是脑栓塞最常见的原因,其产生原因主要有风湿性心脏病、亚急性细菌性心内膜炎、急性心肌梗死、心脏手术等。其次是主动脉弓及其分支动脉粥样硬化性斑块脱落形成栓子,创伤所致的气体或脂肪栓子等。栓子阻塞动脉后造成动脉远端急性供血障碍,引起缺血性梗死,栓子刺激引起广泛性血管痉挛,扩大缺血范围。

(三)老年人脑出血

脑出血(intracerebral hemorrhage,ICH)是指脑实质内非创伤原发性出血,占急性脑血管病的 20%~30%,多发生在大脑半球,占 80%。目前报道年发病率为(60~80)/10 万人。高血压合并细小动脉硬化是脑出血最常见的病因,其次是颅内动脉瘤、动-静脉畸形急性破裂,严重的血液病、动脉炎、肿瘤、抗凝剂及溶栓药物也可引起脑出血。

脑出血的发病率男性略多,冬、春季易发;多在气候显著变化、情绪激动、兴奋、排便及用力时发病。脑出血的预后较差,病死率高达 45%~75%,存活者中 80%~85%遗留神经功能损害,损害程度取决于出血部位、范围、出血量,以及入院时神经功能的障碍程度等。因此及时正确地处理是提高预后效果的重点。

(四)老年人帕金森病

帕金森病(Pakinson's disease,PD)又称震颤麻痹,是一种常见的中老年人神经系统进行性变性疾病,以静止性震颤、肌强直、运动迟缓和姿势步态异常为主要临床表现,主要病理改变是黑质多巴胺能神经元变性和路易小体形成。

帕金森多见于中老年人,65 岁以上人群的患病率为 1.7%,男性稍多,起病缓慢,呈进行性发展。

二、护理评估

(一)健康史

1.患病史

起病的方式,是突发性还是渐进性,是发作性还是持续性,有无明显的致病或诱发因素,主要症状,如头痛、抽搐、瘫痪、言语障碍等;每种症状发生的起始时间、前后顺序及严重程度;病情如何发展与演变,有无伴随症状。

2.生活史

主要经历和生长发育史,包括出生地、居住地、职业、工种和工作能力,有无疫病接触史和地方病史。性格特点和生活方式,包括工作与学习、活动与休息、日常生活与睡眠是否规律。有无吸烟酗酒等特殊嗜好。

(二)身体状况

1.一般状况

生命体征、营养状况、精神状况、有无意识障碍。

2.症状与体征

有无头晕、头痛、复视、额纹及鼻唇沟变浅,言语、意识和活动障碍等症状和体征。

3.功能状态评估

有无吞咽困难、饮水呛咳与关节活动不灵活等功能状态异常的情况。

(三)心理-社会状况

1.心理评估

评估患者的心理状态,人际关系与环境适应能力。有无焦虑、恐惧、抑郁、孤独、自卑等心理障碍及其程度。

2.社会评估

患者的家庭组成、经济状况、文化教育背景;家属对患者的关心、支持以及对疾病的认识程度;了解患者的工作单位或医疗保险机构所能提供的支持情况;患者出院后继续就医的条件,社区保健设施及继续康复治疗的可能性。

(四)实验室及其他检查

1.血液检查

血液检查包括血常规、血脂血糖监测、乙酰胆碱受体抗体测定及血钾等。

2.脑脊液检查

脑脊液压力测定,压颈试验,脑脊液常规、生化、细胞及免疫学检查等。

3.影像学检查

磁共振成像、CT 及 X 线等检查。

4. 其他

脑电图、肌电图、脑诱发电位及活组织等检查。

三、常见护理诊断及护理措施

(一)常见护理诊断

(1)躯体活动障碍与神经肌肉受损、运动敏捷性降低、肌肉无力、偏瘫、肌张力升高等有关。

(2)生活自理缺陷与认知、感知受损、神经肌肉受损有关。

(3)语言沟通障碍与大脑皮质的病理性损伤和各种变性疾病如帕金森病致构音或运动过渡性发音障碍、精神性识别不能及失语等有关。

(4)营养失调:低于机体需要量与咀嚼、吞咽困难有关。

(5)感知紊乱:与环境中的刺激改变、感官接受、传导和统合改变、机体内环境改变、外援性药物和心理应激有关。

(6)有肺部、泌尿系统和皮肤感染的危险与长期卧床、活动减少、长期受压等有关。

(7)焦虑与感受到健康、自我概念、角色、互动型态、社会经济状况甚至死亡的威胁,健康状况改变、角色功能改变、陷入危机、人际关系冲突、日常生活改变等有关。

(8)潜在并发症:肺炎、骨折等。

(二)护理措施

1. 合理安排活动与休息

根据评估结果确定需要补偿的功能并给予恰当的指导与帮助,通过功能训练和疾病护理保存老人残存的功能。具体措施包括:①维持关节功能:保持关节的功能位和维持关节的正常活动范围。正确使用支撑物如枕头、卷筒维持正常的肢体位置,用足托防止足下垂。每天做3次四肢关节的被动、主动运动及肌肉的活动,保持关节的正常活动范围和肌肉的张力,防止关节僵硬和肌肉萎缩。②定时更换体位:每2 h改变一次体位,指导患者及家属掌握锻炼和翻身技巧。③尽早协助患者下床活动,训练老年患者的平衡与协调能力:用支撑物训练患者床上坐起,再训练独自坐起,用患侧手支撑身体使着力点为臀部以保持身体平衡。让患者学会用健侧脚抬起患肢,移至床边,然后双脚着地,辅助老人站立,同时训练老人上肢的功能和灵巧度。老人可用平衡木练习站立,重心移动、转身、迈步、行走。然后鼓励老人使用助步器练习走步。训练时要保证患者的安全。

2. 营养供给

评估老人的吞咽困难程度、咀嚼能力、食欲状况、食量并监测出入量,每周测量体重,评定老人的营养改变情况。病情许可时尽可能让老人坐位进食和饮水。协助老人进餐并保持其注意力集中,提供平衡膳食,注意疾病对饮食营养的特殊要求。

3. 病情观察

密切观察患者的生命体征、认知以及意识等情况,从而及早发现患者的病情变化,及时做出救治。

4. 沟通交流

护理人员先作示范指导家属与失语者沟通,如视线接触、倾听姿势、主动猜测、询问老人的需要等。当老人主动参与沟通时,应给予鼓励,并仔细倾听,尽力理解,给老人足够的时间组织语句,表达自己的意思,以减少挫折感。用"是""否"的简短问题与表达能力缺陷的老人进行交流。对识别不能者(不能凭感觉识别物体),可让患者练习将物品名称与影像结合说话,包括对实物或图片命名,也可让老人描述动作,或在语音提示下说话,或扩展句子等。同情和理解绝望老人,以温和、尊重的方式为老人提供护理。帮助老人正确评价所面临的情况和制定切实可行的目标。鼓励老人表达自己的情感,回忆过去的成就以证实其能力和价值。同情、理解家属因长期照顾患病老人在心理、生理上承受的压力,并给家属相关的信息支持和指导,使家属适应疾病不同阶段的发展状况,更好的帮助患者减缓行为退化。

5.其他

为更好地提供护理,还可以采取以下措施:①鼓励患病老人运用尚存的感觉代替丧失的感觉功能。建立稳定、简单的环境及固定生活日程,指导老人使用熟悉的物品,减少照顾人员的更换,以减少对老人的刺激。②急性期从健侧接近老人,将呼叫设备放在老人健侧以方便其使用。在恢复期从患侧接近老人,刺激患侧,鼓励老人使用患肢。在老人手腕佩戴手表和手镯,以引起老人的注意。尽可能训练老人自己进食。用镜子给老人日常生活的视觉提示,鼓励老人取得进步,以增加其康复的信心。③避免膀胱过度充盈,尽量不留置导尿管。进行大小便训练,白天可每 2 h 给老人使用便盆或尿壶一次。增加食物中的纤维素和腹部按摩,给予软便剂以预防便秘。

四、健康教育

1.介绍疾病相关知识给老人及其家属

讲解有关疾病的相关知识。讲解时注意语言通俗易懂,用缓慢的语速、简单重复的短句讲解,直到理解。对表达能力有缺陷的老年人用直接回答式提问,也可用身体姿势配合讲解帮助理解。如需转换话题,应提前使老人有思想准备。讲解所患疾病或诱发因素的相关知识如病因、诱发因素、临床表现及治疗护理方法等。

2.预防再卒中

教导老人及家属重视再卒中和其他血管疾病的发生,告知患者预防再卒中的重要方法是在医师的指导下积极正确地控制原发疾病,如高血压、糖尿病、冠心病、肾脏病等,定期进行疾病监测,如监测血压、血糖、血脂水平等。

3.坚持健康生活方式

指导老人及其家属改变生活方式,积极控制危险因素,包括:①戒烟、少量饮酒。②坚持适量运动,如打太极拳、散步、游泳,以促进血液循环保证大脑的血液供应,促进大脑新陈代谢,改善脑的营养状况。③合理平衡膳食,大脑对蛋白质、糖类、卵磷脂及 B 族维生素、维生素 C 等的需要较其他器官多,因此膳食中适当增加鸡蛋、牛奶、鱼类、坚果类、新鲜水果和蔬菜。降低体重,控制饮食,减少脂肪、胆固醇的摄入量;严格限制食盐的摄入,每日不超过 5 g,同时补充足量的钾。④适当参加社会活动,积极参与社区健康教育活动,学习有关疾病和生活的新知识,保持对新鲜事物的敏感性,使大脑功能得到锻炼和不断开发利用。⑤调整生活安排,学会保持平静的心情,避免精神紧张和身体过度劳累。

4.正确使用药物

指导老人及其家属正确使用药物,讲解各种药物的治疗作用、不良反应,指导老人及其家属及时报告药物的不良反应,提高老人的药物依从性。指导老人正确使用各种药物。用于睡眠的药宜在睡前半小时服用。常用的安眠药指安定一类的药物,称为"抗焦虑药",小剂量催眠,大剂量抗焦虑,这类药物的品种多,作用特点有所偏重,作用时间长短不等,对入睡困难者应选用短效类药物如三唑仑或中效类药,如艾司唑仑、阿普唑仑等,而对于早醒者则应选用长效类药物,如氟西泮、地西泮、氯硝西泮等。如果睡眠障碍有好转,可逐渐减量停药,突然停药影响药物疗效甚至会出现反跳现象。药效不好需换药时,应逐渐交替。镇痛药可在晚间上床时服用,以避免夜间因疼痛惊醒。利尿剂最好在白天使用,以减少晚间服用引起频繁起床排尿而影响睡眠。为避免摔倒,治疗帕金森病和抗抑郁的药宜在上床后服用。

（徐　静）

第七节　老年人结石性急性胆囊炎

结石性胆囊炎随着年龄的增长,发病率增高。60 岁以上则属于老年人结石性急性胆囊炎。有学者报道,中国 60 岁以上的老年人进一步增多,胆囊结石的发病率升高,峰值年龄段后移。老年人对手术创伤的应激反应能力下降和防御能力减弱,增加了手术后发生感染、多器官功能障碍综合征等并发症的机会。所以,老年人胆囊结石病的护理成为现代护理的重要问题。

一、概述

（一）病因病理

老年人各生命器官功能减弱,随着年龄的增长,胆囊的排空速度减慢,使胆汁排空延迟、胆汁淤滞、胆汁黏稠度增高。同时,老年人胆汁分泌减少及经常发生的胆管感染,加深了老年人发生胆管系统感染、结石的基础。

（二）临床表现

老年急性结石性胆囊结石的临床表现有两方面的特点:一是老年患者的特点;二是老年患者胆石症的特点。

1.腹痛

老年人腹痛程度与病情的严重程度不成正比,因此,易发展为胆囊穿孔、急性梗阻性胆管炎等。

2.发热

可有低或中度发热。

3.并发病

如胆囊肠道内瘘、胆囊穿孔、急性梗阻性胆管炎等。

4.胆囊结石与其他老年性疾病并存

如并发肝肾功能不全、心血管疾病、慢性支气管炎等。而心血管、肺部疾病成为结石病老年人手术后死亡的主要原因。

（三）治疗

老年人急性期手术的并发症发生率高,病死率高。因此,老年人结石性胆囊炎的治疗是胆管外科的重要问题。治疗方法有手术治疗和非手术治疗。手术方法有胆囊切除和胆囊造瘘、胆管引流等。

二、术前护理

(一)术前护理诊断

(1)舒适状态的改变：与疼痛有关。

(2)对疾病的不认同：与既往疾病体验有关。

(3)支持系统不健全：与患者的家庭及社会支持系统缺乏有关。

(4)潜在并发症：胆囊穿孔、急性梗阻性胆管炎，与胆囊结石和感染有关。

(二)护理目标

(1)患者自述疼痛可以耐受，舒适感增加。

(2)患者能说出积极治疗的必要性。

(3)患者得到家庭、社会的关注、支持。

(4)未发生并发症或及时发现并得到控制。

(三)护理措施

1.评估

患者疼痛的性质、部位、伴随症状，必要时给予镇痛治疗；评估患者有无躯体移动障碍，协助自理能力缺陷的患者取舒适的卧位，并定时翻身。

2.掌握患者各种情况

老年人有丰富的生活阅历和疾病史，以往对生活的体验和不正确的就医观念会阻碍患者遵从医护人员的治疗和护理，以至延误治疗至病情恶化。因此，应充分掌握患者主要生活经历、对疾病的认识程度。根据个体情况制订不同的心理护理方案。可以请患者最信任的医护人员向他(她)讲解有关疾病的知识或请同类疾病患者讲解亲身体验，也可以请患者最信任的亲人讲解积极治疗的必要性，以增加患者的遵医行为。

3.获得家人和社会的支持

我国是发展中国家，社会保障体系止处于不断完善之中，经济条件的不足阻碍着老年人的正常就医。因此，医护人员要做好患者家属的工作和社会协调工作，解除患者的后顾之忧，最大限度地获得家人和社会的支持。

4.密切观察病情变化

防止发生并发症，老年人各系统对疾病反应的协调性、反应性差，临床表现往往和疾病的严重程度不一致。如老年人急性结石性胆囊炎，有可能腹痛不明显，而仅表现为睡眠障碍或行为习惯异常。我们应加强对老年人急性结石性胆囊炎的观察及护理，除观察腹痛等典型临床表现外，还要观察患者行为、性格、生活习惯、生命体征的改变，综合判断病情变化，防止发生并发症。

5.做好充分的术前准备

老年患者常合并有其他老年病，如慢性支气管炎、肾功能减退、心血管疾病、糖尿病、营养不良等，严重地威胁着患者的手术和手术后的安全。因此，术前应常规仔细检查各脏器功能，给予必要的支持。同时，积极做好手术准备，避免因准备不足延误手术时机。

(四)护理评价

(1)患者是否感觉舒适感增强。

(2)患者是否认同治疗和护理方案，能否说出就医的目的、必要性。

(3)患者是否获得家人和社会的支持。

(4)是否并发胆囊穿孔、急性重症胆管炎等。

三、术后护理

(一)护理评估

1.手术情况

手术名称、麻醉方式、术中情况、引流管放置情况。

2.生理状况

意识状况、呼吸情况、生命体征、伤口情况、引流管是否通畅、引流液的变化、皮肤情况、活动耐力情况、有无并发症。

3.心理和认知情况

患者对术后康复知识的掌握程度、对术后不适的心理承受及护理配合程度,是否担心预后。

(二)护理诊断

1.疼痛

疼痛与手术创伤及留置引流管有关。主要表现为表情痛苦、呼吸加快、呻吟、血压升高。

2.舒适状态的改变

舒适状态的改变与留置引流管及体位不适、局部受压过久有关。主要表现为主诉全身酸胀不适,局部压痕,睡眠障碍。

3.清理呼吸道低效

清理呼吸道低效与合并有慢性支气管炎、伤口疼痛及留置胃管有关。主要表现为主诉咽喉部不适、咳嗽无力、咳嗽引起伤口疼痛加剧致自主抑制咳痰。

4.知识缺乏

知识缺乏与缺乏引流管护理及术后康复知识有关。主要表现为出现有损健康和安全的行为;反复向医务人员询问。

5.潜在并发症

(1)出血:与手术中止血不彻底,感染侵袭血管,血管结扎线脱落有关。主要表现为生命体征的改变,腹腔管引流出大量血性液体,甚至出现失血性休克。

(2)胆管损伤:与手术创伤有关。主要表现为腹痛、腹胀等胆源性腹膜炎症状及腹腔管引流出胆汁或出现黄疸并进行性加深。

(3)急性肾衰竭:与肾功能减弱、低血压、低血容量有关。主要表现为少尿或无尿、酸碱代谢失衡等。

(4)肺部感染:与卧床时间长、咳嗽无力、合并有慢性支气管炎有关。主要表现为发热、呼吸困难、肺部听诊有湿啰音等,肺部感染是导致老年人手术后死亡的主要原因。

(5)心功能不全:心肌梗死与手术创伤有关。表现为自感心悸、胸闷、心前区不适、胸痛等。

(三)护理目标

(1)患者自诉疼痛缓解或可以耐受。

(2)患者舒适感增加,能采取有效措施增加舒适。

(3)患者能掌握有效咳嗽的方法,呼吸道通畅。

(4)患者能说出术后饮食及活动计划、目的,积极配合术后活动及进食,能掌握引流管的自护方法。

(5)术后生命体征稳定,出血减少或停止。

(6)患者术后未发生胆瘘、黄疸、肺部感染、急性肾衰竭、心肌梗死等并发症或及早发现并得到控制。

(四)护理措施

1.术后床边心电监护

24～48 h密切观察意识、体温、脉搏、呼吸、血压、血氧含量、尿量变化并记录。

2.保持伤口敷料干燥

观察伤口有无渗血、渗液。

3.保持腹腔引流管通畅

妥善固定,防止扭曲、堵塞,每1～2 h挤压1次。观察并记录引流物性质及量的变化,如腹腔引流管内引流液逐渐增加且为鲜血应怀疑为出血,需及时通知医师处理。

4.卧位及休息

根据麻醉情况取适当卧位,病情稳定后取半卧位。协助定时翻身、按摩,增进患者舒适。

5.评估患者伤口疼痛情况

解释疼痛原因。必要时遵医嘱使用镇痛剂,置有PCA者,维持其效能,防止PCA管因翻身而折断。

6.指导饮食

术后禁食,肠蠕动恢复后进半流质,逐渐过渡到普食。

7.指导有效咳痰

术后伤口可行腹带加压包扎,协助患者翻身拍背,常规行超声雾化吸入,每日2次,以利排痰,预防肺部感染。

8.观察患者有无胆管损伤的症状

如术后出现黄疸并逐渐加深,应考虑是手术导致的阻塞性黄疸;如术后出现腹膜炎症状或(和)腹腔引流管引流出胆汁,应考虑是否并发胆瘘,均应及时报告医师处理。

9.监测患者24 h出入量

根据血压、尿量、心功能和肾功能情况调整补液量和补液速度。

10.检查

及时协助医师完成对各重要脏器的检查。

11.其他

向患者及家属宣讲手术后活动计划及目的,以取得配合。术后根据患者体力协助患者早期离床活动。

(五)护理评价

(1)患者对疼痛的缓解措施是否满意,是否表情轻松。

(2)患者是否自感舒适度增加,睡眠满意。

(3)患者能否运用有效咳痰方法;呼吸道分泌物能否及时排除;有无发热,肺部听诊有无湿啰音。

(4)患者是否能说出术后饮食、活动计划,饮食是否合理,是否早期离床活动。

(5)术后是否出血或及时发现。

(6)患者是否出现黄疸及胆瘘或是否及时发现。

(7)有无并发多器官功能障碍综合征,是否及时发现并得到控制。

四、出院指导

(1)注意休息,进普食,有胆囊结石者进低脂饮食。

(2)如出现腹痛、腹胀、发热、睡眠障碍、行为异常等不适,应及时就诊。

（李新英）

第八节　老年退行性骨关节病

老年退行性骨关节病又称骨关节炎,是一种因关节软骨退行性变,关节软骨增生、骨化而致的慢性退行性关节疾病。

一、护理评估

（一）致病因素

1.原发性

其发病与一般易感因素、机械与外伤因素有关。易感因素包括遗传因素、老龄、肥胖、性激素水平下降、吸烟等。机械与外伤因素包括长期不良姿势导致的关节形态异常、长期从事反复使用关节的职业或剧烈的文体活动对关节的磨损等。

老年退行性骨关节病绝大部分为原发性,老年性关节组织变化,再加上长期慢性创伤,过多地承重与牵拉是主要的发病因素。

2.继发性

关节先天性畸形、关节创伤、关节面后天性不平衡等可导致继发性骨关节炎。

（二）身体状况

1.关节疼痛

关节疼痛是本病最常见症状,早期疼痛较轻,多在活动或劳累时发生,休息后减轻或缓解。随病情发展,疼痛逐渐加重,后期则休息时也感到疼痛,且常有夜间痛发生,过度劳累可使疼痛突然加重。膝关节病变在上下楼梯、久坐或下蹲后突然起身可导致关节剧痛;髋关节病变疼痛常自腹股沟传导至膝关节前内侧、臀部及股骨大转子处、大腿后外侧放射。

2.关节僵硬

早期轻微,仅在晨起或久坐后关节活动不灵活,活动后可恢复,时间不会超过 30 min。但到疾病晚期,关节不能活动将是永久性的。

3.关节肿胀、畸形

合并滑膜炎时常出现肿胀,以膝关节多见。病情发展严重者可有肌肉萎缩及关节畸形。

4.功能受限

受累关节因关节变形而活动受限,活动关节时有不同的响声或摩擦声。

(三)心理-社会状况

因反复或持续的关节疼痛、功能障碍和关节肿胀、畸形,影响正常的生活和活动,随之社会交往减少;功能障碍加重了老年人的无能为力感,使老年人产生自卑心理;疾病的迁延不愈使老年人对治疗失去信心,产生消极悲观的情绪。

(四)实验室及其他检查

根据影像学检查具有特征性改变,评估关节损坏的程度。

1. X 线片

X 线片显示受累关节间隙狭窄,关节处的骨质疏松,骨质增生或关节膨大,乃至关节变形,软骨下骨板硬化和骨赘形成是骨性关节炎的基本 X 线特征。严重者关节面萎缩、变形和半脱位。

2. CT 及 MRI

CT 和 MRI 检查能清晰显示关节病变、椎间盘突出、后纵韧带增厚钙化等,对骨关节炎有诊断意义。MRI 检查不但能发现早期的软骨病变,而且能观察到半月板、韧带等关节结构的异常。

(五)护理诊断及医护合作问题

(1)疼痛:关节痛与关节退行性变引起的关节软骨破坏及骨板病变有关。

(2)躯体活动障碍:与关节疼痛、畸形或脊髓受压所引起的关节或肢体活动困难有关。

(3)活动无耐力:与躯体活动受限及自我贬低的心理压力有关。

(4)有自理能力缺陷的危险:与疾病引起的活动障碍等有关。

二、护理措施与健康指导

(一)治疗要点及护理措施

1. 一般护理

患本病的老年人宜动静结合,急性期应限制关节的活动以不负重为宜。对肥胖老年人更应坚持运动锻炼,如游泳、太极拳等,饮食应减少高脂、高糖食物的摄入。

2. 减轻疼痛

髋关节骨关节炎的老年人,通过减轻关节负重和适当的休息,是缓解疼痛的重要措施,疼痛严重者,可采用卧床牵引限制关节活动。膝关节炎的患者除适当休息外,可通过上、下楼梯时使用扶手、坐位站起时手支撑扶手的手法减轻关节承受的压力,膝关节积液严重时,应卧床休息。局部理疗和按摩,可以改善血液循环,解除痉挛,对任何部位的关节炎都有一定的镇痛作用。

3. 增强自理能力及功能锻炼

活动受限的老年人,根据自身条件及受限程度运用辅助器或特殊的设计以帮助或提高患者的自理能力。防止关节粘连和功能障碍,可通过正确的功能锻炼来保持病变关节的正常活动。如髋关节早期做踝、足部的锻炼,尽量让患者做股四头肌的收缩,撤牵引后可在床上练习髋关节活动,最后扶拐下地活动,膝关节早期可进行股四头肌伸缩的锻炼,中后期再练屈、伸、旋转活动等。

4. 手术后的护理

对于晚期骨关节炎患者,症状较重畸形明显者,可行人工关节置换术。髋关节置换术后要给予皮牵引,保证患者在牵引时保持舒适及有效牵引。

5.用药护理

在病变的急性期,可在物理治疗的基础上加用药物治疗。常用药物包括以下几类。

(1)非甾体消炎药(NSAIDs):非甾体消炎药是治疗老年骨关节炎的传统用药。对于中度、重度骨关节炎患者来说,首先推荐使用此类药物。临床常用的包括非特异性 COX 抑制药(双氯芬酸、布洛芬、萘普生等)、倾向性 COX-2 抑制药(蔡丁美酮、美洛昔康等)以及特异性 COX-2 抑制药(昔布类),由于 NSAIDs 药物具有导致胃肠出血和增加肾毒性的危险,在应用时应谨慎。

(2)软骨保护药:硫酸氨基葡萄糖、氨糖美辛等,作为软骨的保护修复药,长期服用后有减少软骨磨损,保护修复软骨,改善关节功能的作用。

(3)关节内注射治疗:通过向关节内注射抗风湿药,利用其润滑和减震功能,对保护残存软骨有一定作用。用药期间应注意监测 X 线片和关节积液。

6.心理护理

为老年人安排有利于交际的环境,如床距离窗户较近,窗户的高度较低,房间距老年人活动中心较近等,邀请老年人的好友到家里聚会,增加其与外界互动的机会。

(二)健康指导

1.知识指导

用通俗易懂的语言向患者介绍本病的病因、骨关节炎表现、药物及手术治疗的注意事项。

2.用药指导

指导患者定量、定时、准确服药,告知每种药物的不良反应,服药后有异常反应要及时告诉医师或护士。

3.减轻体重

肥胖是老年人骨关节病的易患因素。肥胖老年人下肢关节长时间超负荷,以加速关节的退化过程。超体重老年人,宜平衡饮食,适当增加水果和蔬菜,坚持体育锻炼,控制体重。

4.保护关节

注意保暖,特别是关节部位。选择力所能及的工作及家务劳动,对老年人的身心、关节都有利,防止过度劳累而出现的腰酸背痛并加速关节的老化,避免用某一姿势从事一项活动。随时保护好关节,避免关节扭伤。尽量应用大关节而少用小关节,使用背带包而不用手提包。多做关节部位的热敷、热水泡洗、桑拿。避免从事诱发疼痛的工作。避免生活在潮湿环境中。

5.正确活动指导

(1)减轻关节负重。症状严重时可用拐杖以减轻关节负重。在运动中注意关节局部的保护,不要刻意去爬楼梯、练下蹲或做膝关节左右大幅度摇晃动作,因为人在爬楼梯时关节负重是正常的 4～5 倍。

(2)保持正确姿势。不良姿势如长时间站立、跪地、登高、剧烈的竞技运动以及关节外伤等,均可成为骨关节病的病因。因此,应避免这些因素机械性损伤关节。

6.心理指导

告诉患者本病早期治疗得当,坚持锻炼,大多预后较好,以树立患者同疾病做斗争的信心。

(赵晓倩)

第九节　老年骨质疏松

骨质疏松症(OP)是一种以骨量下降、骨组织微结构退化、骨脆性增加、发生骨折的概率大大增加为主要特征的全身性骨骼疾病；表现为骨质总量水平和骨密度降低、骨组织微细结构发生变化并遭到破坏。以骨强度下降和骨折风险增加为特征的骨骼疾病，提示骨量降低是骨质疏松性骨折的主要危险因素，但还存在其他危险因素。骨质疏松症分为原发性和继发性两类。原发性骨质疏松症包括绝经后骨质疏松症(Ⅰ型)和老年骨质疏松症(Ⅱ型)，是机体衰老在骨骼方面的一种特殊表现。

一、护理评估

（一）病史评估

1.病因

(1)内分泌因素：内分泌因素在骨的生成和骨量维持方面起着重要作用，老年人随年龄增长，性腺功能减退，性激素分泌减少，骨的形成减慢，吸收加快，导致骨量下降。

(2)遗传因素：骨密度为诊断骨质疏松症的重要指标，骨密度值主要取决于遗传因素，其次受环境因素的影响。骨密度与维生素 D 受体基因型的多态性密切相关。

(3)活动因素：老年人活动减少，使肌肉强度减弱、机械刺激少、骨量减少。患严重骨关节病患者长期活动受限，不负重，对骨骼的机械刺激减弱，造成肌肉萎缩，骨形成减少，骨吸收增加，最终导致骨质疏松。

(4)营养因素：老年人由于牙齿脱落和消化功能下降，食量减少，导致维生素 D、钙、蛋白质摄入不足；因肾功能减退，1,25-二羟基锥生素 D_3 产生减少，影响钙的吸收。维生素 D 可促进骨细胞的活性作用，磷、蛋白质及微量元素可持钙、磷比例，有利于钙的吸收，缺乏这些物质均可使骨的形成减少。

(5)药物因素：长期服用糖皮质激素、肝素等，可造成骨质疏松。即使服用泼尼稍高于 2.5 mg/d，超过 3 个月，骨质疏松和骨折的风险也增加，因而服用泼尼松 7.5 mg/d 超过 3 个月者，必须服用抗骨质疏松药物；已服用泼尼松<7.5 mg/d 超过 3 个月者，须进行骨密度检测。

(6)生活方式：体力活动是刺激骨形成的基本方式，老年人运动量减少，骨质缺乏活动刺激，导致骨质脱钙，故长期卧床及活动过少的老年人易发生骨质疏松症。此外，吸烟、酗酒，高蛋白、高盐饮食，大量饮用咖啡和浓茶，光照减少等均影响骨形成，是造成骨质疏松症的易发因素。

2.现病史

(1)询问患者有无全身或腰背部疼痛、肌无力的症状；其次是膝关节、肩背部、手指、前臂有无弥散性疼痛，无固定位置，夜间及清晨醒来时加重，日间减轻，有无劳累或活动后疼痛加重，负重能力下降或不能负重。

(2)评估患者有无身高变矮和驼背，因骨质疏松非常严重时，椎体内部骨小梁变细，数量减少，椎体骨密度减少导致脊椎椎体压缩变形，身长平均缩短 3～6 cm，严重者伴驼背。

(3)询问患者有无出现胸闷、气短、呼吸困难等呼吸功能下降的症状。

3.既往史

①询问患者有无其他基础疾病,是否使用激素。②询问患者有无骨折病史。

4.临床表现

骨质疏松是老年人常见病,但 OP 是一个漫长的渐进过程,从 30 岁左右开始随着年龄的增长逐渐明显和严重起来,女性到绝经期前后、男性至 50 岁以后,渐渐出现腰背酸痛、骨痛、弓背,X 线片出现骨质稀松及边缘骨质增生,轻微外伤即可导致骨折等。

(二)身体状况评估

1.生命体征及意识状态评估

(1)观察患者的生命体征,尤其是伴有胸、腰椎压缩性骨折的患者。脊柱压缩性骨折可导致胸廓畸形,使肺活量和肺最大换气量下降,导致肺功能下降,引起胸闷、气短、呼吸困难等,易并发肺部感染、心血管病和慢性衰竭而亡。

(2)根据患者疼痛的程度,使用长海痛尺评估,疼痛评分≥3 分,进行每日 2 次评估,疼痛评分<3 分的进行每次 1 次评估,疼痛评分应随着患者的病情变化动态评估。

2.营养状况评估

询问老年患者牙齿脱落情况,平时的饮食情况及消化道功能状况。

3.症状与生活质量评估

评估患者的自理能力及活动受限程度。

(三)实验室及其他检查

1.骨密度检查

骨密度检测(BMD)是骨折最好的预测指标。测量某一部位的骨密度,可评估总体的骨折发生危险度;测量特定部位的骨密度可以预测发生局部骨折的危险性;参照世界卫生组织(WHO)推荐的诊断标准,基于双能 X 线吸收测定法(DXA)测定:骨密度值低于同性别、同种族健康成人的骨峰值不足 1 个标准差属正常;降低程度在 1~2.5 个标准差为骨量低下(骨量减少)5 降低程度等于和大于 2.5 个标准差为骨质疏松;骨密度降低程度符合骨质疏松诊断标准同时伴有一处或多处骨折时为严重骨质疏松。通常用 T-Score(T 值)表示,即 T 值大于－1.0 为正常,介于－1.0 和－2.5 之间为骨量减少,T 值低于－2.5 为骨质疏松,低于－2.5 和有骨折史为严重骨质疏松。

2.血骨标志检测

碱性磷酸酶(AKP)变化不显著,骨钙素(BGP)轻度升高,尿羟赖氨酸(HOLG)可升高,血清镁下降。

3.X 线检查

典型的 X 表现为骨密度减低,呈粗斑状骨质稀疏,骨皮质变薄,骨内膜骨质吸收,骨髓腔扩大,骨小梁数量减少,变细,小梁间隔增宽,小关节面变薄等,晚期出现骨变形及骨折,以第 3 腰椎为中心的正、侧位 X 线片,可观察到骨质疏松演变的过程。Ⅰ期见椎体变形、边缘改变。Ⅱ期见骨密度降低,小梁骨变薄纤细,终板变薄形。Ⅲ期见骨密度进一步降低,中板内凹,椎体楔形改变。Ⅳ期见骨密度明显降低,中板双凹,椎体塌陷。X 线可发现骨折以及其他病变,如骨关节炎、椎间盘疾病以及脊椎前移。

4.骨活检及骨计量学检查

一般由髂骨取材,做切片后测量小梁骨量、相对吸收表面、相对骨量、相对骨表面等。但该检查有损伤性及局限性,需专人观察,仅在诊断不明时才能采用。

(四)心理-社会状况

骨质疏松、骨折导致骨痛和活动受限,身体外形的改变,经济负担及家属的支持程度都会给老年人带来精神压力,易产生焦虑、烦躁、悲观、失望等情绪,评估时应予重视,协助老年人减轻心理压力。

二、护理目标与评价

减轻患者的疼痛,逐步提高生活自理能力,躯体功能有所改善,减少骨折及其他并发症的发生。

三、护理实施

(一)一般护理

1.活动与休息

①根据老年人的身体状况,制订不同的活动计划。对能运动的老年人,每天进行适当的体育活动可增加骨密度,减少骨丢失;对因疼痛而活动受限的老年人,可指导老年人维持关节的功能位,每天进行关节的活动训练,保持肌肉的张力;对因为骨折而固定或牵引的老年人,可指导做上下甩动臂膀、扭动足趾,做足背屈和跖屈等动作。②椎体一旦发生骨折,即需卧硬板床休息,膝下垫一个枕头以减轻下腰部的应力,注意防止压力性损伤的发生。疼痛可使用止痛药物,待疼痛消失后开始锻炼,并逐日增加活动量,疼痛剧烈者可佩戴支架。

2.饮食护理

饮食要清淡,少盐,注意节制饮食,防止过饱。多食新鲜蔬菜、粗纤维食物,多饮水,保持大便通畅。鼓励老年人多摄入含钙和维生素 D 丰富的食物,如牛奶、乳制品、大豆、豆制品、芝麻酱、海带、紫菜、花生、核桃、虾米、瘦肉等。

含维生素 D 丰富的食物有禽、蛋、肝、鱼肝油等。老年人一般每天摄入钙应不少于 850 mg,如已经发生骨质疏松症,则每天摄入钙应不少于 1 000 mg。少喝浓茶、咖啡和碳酸饮料,去除影响钙吸收的因素。

3.骨痛护理

骨质疏松症引起疼痛的原因主要是与腰背部肌肉紧张及椎体压缩性骨折有关,腰背痛是骨质疏松最常见的症状。如果患者症状较轻,可对患者进行热敷或轻柔的按摩;如果患者症状较重,则应嘱咐患者多卧床休息,适当地限制患者活动,尽量避免长时间的肢体负重或坐立。如果患者出现胸腰椎骨折,应睡硬板床,为防止脊椎屈曲扭曲而进一步损伤或发生后凸畸形,不应垫枕头,也不可坐起来。翻身时应保持直线整体翻身,即进行髋部、腰部及肩部的轴线翻身,必要时可使用背架、紧身衣等限制脊柱活动。

4.疼痛护理

对于疼痛严重者可遵医嘱使用止痛剂、肌肉松弛剂等药物;也可用音乐治疗、暗示疏导等方法缓解疼痛;对骨折者应通过牵引或手术方法缓解疼痛。

(二)病情观察

1.全身疼痛部位评估

观察患者腰背酸痛或周身的酸痛,负荷增加时疼痛是否加重或活动受限,翻身、起坐及行走是否有困难。

2.病情发展与骨折风险观察

跌倒是患者发生骨折的重要危险因素,及时评估患者的跌倒评分,制订安全方案,做好宣教;对于年迈、生活不能自理者必须留 24 h 陪护,加强巡视,注意安全,杜绝发生摔跤、坠床等。

(三)用药护理

1.骨形成促进剂

如碳酸钙、葡萄糖酸钙等,注意不可与绿叶蔬菜一起服用,防止降低钙的吸收率,使用过程中要多饮水,减少泌尿系统结石和防止便秘。

2.双膦酸盐类

如依替膦酸二钠、帕米膦酸钠、阿仑膦酸钠等,此类药物易受食物的影响,降低药效,故应晨起空腹站立服用,同时饮清水 200～300 mL,至少 30 min 内不能进食或喝饮料,也不能平卧。静脉注射要注意血栓性疾病的发生,同时应监测血钙、磷和骨吸收生化标志物。

3.钙调节剂

包括降钙素、维生素 D 和雌激素,使用降钙素时要观察患者有无低血钙和甲状腺功能亢进的表现,因降钙素可减少骨吸收,故应同时补足钙量,起到治疗骨质疏松的作用;在服用维生素 D 的过程中,因维生素 D 连续长期使用后会出现明显的血钙升高,需经常监测血清钙和肌酐的变化,若血钙 24 h＞200 mg 应减量,若血钙 24 h＞300 mg 应暂停药;老年女性患者应慎用雌激素类药物,必须使用时应详细了解家族中有无肿瘤、心血管疾病的病史,须在医师指导下使用性激素,而且剂量要准确。在治疗期间,每 6 个月进行妇科检查一次,严密监测子宫内膜的增生变化,指导老年人学会乳房自我检查的方法及阴道出血的观察。

4.基础与生活护理

对于活动受限制患者应协助生活护理,严重骨质疏松患者应绝对卧床休息,保持床单位的整洁与皮肤清洁,注意预防压力性损伤的发生。

四、出院指导

(一)疾病指导

骨质疏松往往来得无声,很多患者因腰酸腿疼、全身骨头疼、身高变矮等症状就医时,基本上已经发展到了严重阶段。老年人弯腰驼背,往往被当作正常不予理会,但很有可能就是骨质疏松的信号。因此,发现有下列症状,一定要引起警觉,及时到医院检查诊治:①身体移动时,腰部感到疼痛。②初期背部或腰部感觉无力、疼痛,渐渐地成为慢性痛楚,偶尔会突发剧痛。③驼背,背部渐渐弯曲,身高变矮等。

(二)饮食指导

每天坚持喝两杯牛奶,多吃奶制品、虾皮、黄豆、青豆、豆腐、芝麻酱等含钙丰富的食物。选择健康的生活方式,吸烟会使血液酸度得到增加,进一步溶解骨质;咖啡、浓茶及饮酒会增加患者体内溶骨的内分泌激素,从而丢失尿中的钙质。

(三)用药指导

患者每天应补充足够的钙量,医务人员应加强对患者的用药宣教指导,根据医嘱每天及时、正规用药。绝经的妇女要在医师指导下服用少雌激素,遵照医嘱服维生素 D 和钙剂,老年人要慎用利尿剂、异烟肼、泼尼松等药物。

(四)运动治疗指导

可根据病情,有针对性地选择治疗部位、运动幅度、速度和肌肉收缩的强度。

(1)主动运动:主动运动可恢复肌力、增强活动范围、改善肌肉协调性以及增强肌力、耐力等。可根据需要进行单关节或多关节联合运动,单向或多向运动,不同幅度、速度的运动。对于有骨折的患者,在骨折愈合后,更应主动、积极地进行患肢功能锻炼,避免失用性骨质疏松的发生。

(2)被动运动:被动运动适用于各种原因引起的肢体功能障碍,能起到放松痉挛肌肉、牵伸挛缩肌腱及关节囊、恢复或维持关节活动度的作用。被动运动应无疼痛,从远端开始至近端,肢体应放松置于舒适体位;被动活动关节时,治疗师一手固定关节近端,另一手活动关节远端。治疗师在活动中对关节稍加挤压,手法缓慢柔和、有节律性,避免撞伤性动作,并逐步增加关节的活动度。

主动运动主要加于活动范围的开始和结束时,中间部分由患者主动收缩,适用于创伤后无力的肌肉或不完全麻痹的功能练习及年老体弱患者。每次运动后给予休息,随着肌力不断恢复,可逐渐减少助动成分。

(五)活动与休息指导

适当的运动有助于减少绝经后妇女的骨丢失量,对提高患者的峰值骨量有重要的作用,也有助于促进骨细胞的活力。适度的运动可使患者骨骼的强度得到增强。每天保证适量的运动,尤其是户外运动,充足的日光照射有助于患者体内合成维生素 D。也可适当地每次做 20 min的健身操、打太极拳及散步等。每次不宜过度运动,逐步增加运动量即可。

(六)防跌倒指导

培训患者及家属有关预防跌倒的知识,可使其对骨折和跌倒的警觉得到提高,患者应对预防跌倒的运动技巧和知识进行掌握。为患者提供舒适的住院环境,将防滑措施贴于墙上,防跌倒标识贴于床头上,在卫生间设置有扶手的座厕。指导患者缓慢起卧,站稳后移步,提高患者的动作协调性,教会患者如何使用防跌倒辅助仪器。

(七)健康行为指导

做重活时注意腰肌及脊柱的保护,防止脊柱压缩性骨折。如发生腰椎压缩性骨折,应立即去医院诊治,绝对卧硬板床,防止重复受伤,身体不能做扭曲、旋转运动,防止外伤性截瘫。

(赵晓倩)

第十节 老年患者皮肤护理与衣着卫生

皮肤是人体最大的器官,有着其特殊的生理功能,如保护、感觉、调节体温、分泌和排泄、吸收、代谢免疫等。经过几十年的外界刺激,老年人的皮肤逐渐老化,生理功能和抵抗力降低,皮肤疾病逐渐增多。皮肤老化和皮肤病给老年人的日常生活带来烦恼。因此,做好皮肤护理,保持皮肤清洁、讲究衣着卫生舒适,增强老年人皮肤抵抗力,是日常生活护理必不可少的内容,对长期卧床的老年人更具有特殊意义。

一、老年人皮肤清洁

（一）老年人皮肤特点

人到老年,皮肤逐渐老化,尤其是位于暴露部位的头、面、颈及四肢,皮肤松弛、变薄,出现皱纹,下眼睑出现眼袋,皮肤变得干燥、多屑和粗糙,头发稀疏、脱落,皮肤附属器皮脂腺萎缩,功能减弱,皮肤、触觉、痛觉、温度觉等浅感觉功能也减弱,皮肤表面的反应性减低,对不良刺激的防御能力减弱,免疫系统的损害也伴随老化而来,导致皮肤抵抗力全面降低。

（二）老年人皮肤护理要点

根据老年人皮肤的特点,通常护理要点包括以下几种。①协助老年人保持皮肤卫生,尤其是皱褶部位,如腋下、肛门、外阴和乳房下等的皮肤,经常用温水洗净且保持干燥。②协助老年人保持头发的清洁卫生,定期洗头。皮脂分泌较多者可用温水及中性皂液洗头;头发干燥或头屑较多者则清洁次数不宜可用多脂皂清洗,待发干后可涂以少许湿润油。③避免碱性肥皂的刺激,保持皮肤酸碱度即 pH 值在 5.5 左右。④需使用药效化妆品者,首先应观察老年人皮肤能否耐受,是否过敏。要以不产生过敏反应为前提,其次再考虑其治疗效果。对于敏感的皮肤,要慎用含香料的化妆品。⑤避免让老年人生活在高温或寒冷环境。夏季注意防暑,冬天注意保暖。由于老年人在高温环境下耐受温度上升的能力较差,故 60 岁以上老年人易中暑,发生热射病。冬天老年人最适宜的温度为 24 ℃～27 ℃。⑥老年人贴身的衣服要柔软,以本色全棉为宜。

二、老年人皮肤瘙痒症的护理

临床上将只有皮肤瘙痒而无原发性皮肤损害称为瘙痒症。皮肤瘙痒症是临床上常见症状之一,可分全身性和局限性两种,前者多见于老年人,躯干部位最痒,局限性皮肤瘙痒症发生于身体的某一部位,常见的有肛门瘙痒症、阴囊瘙痒症、外阴瘙痒症、头部瘙痒症等。

老年人体内组织细胞中的水分逐渐减少,出现了慢性生理性失水,引起皮肤干燥、皱纹增多。皮肤易受周围环境冷热变化的刺激而诱发瘙痒。大腿发痒最先出现,逐渐蔓延到小腿,甚至全身。老年人皮肤瘙痒症还与生活习惯有关。老年人因皮肤感觉减退,表现为有老年人喜欢用温度较高的热水洗澡,而且洗澡的次数过于频繁,再加上使用碱性大的肥皂,使本来就干燥的皮肤失去了皮脂的滋润,继而引发皮肤瘙痒。

老年人皮肤瘙痒症在冬季由于寒冷而易诱发,以晚间为重,常在脱衣服睡觉时感觉大腿股骨前内侧、小腿等部位剧烈瘙痒。且越抓越痒,直至局部出血为止,然后全身各处皆有瘙痒的感觉,但不是全身同时发痒,往往由一处转移到另一处。瘙痒的程度不尽相同,部分患者瘙痒可忍受,部分患者感全身奇痒,采用刷子刷皮肤或用热水洗烫,直至皮肤出血伴有疼痛时痒感才暂时减轻,患者可因发痒而失眠,由于剧烈瘙痒不断挠抓,瘙痒部位皮肤出现抓痕或血痂,有时有湿疹样、苔藓样改变或色素沉着,可感染而发生囊肿或毛囊炎。

对老年人皮肤瘙痒症的护理,应注意以下事项。①洗澡卫生:老年人洗澡次数不宜过于频繁,夏天每天一次,冬天 3～4 d 一次;洗澡水温以 35 ℃～40 ℃为宜;洗澡时间不宜过长,以15～20 min最好;洗澡时不宜用碱性的肥皂,因为这种肥皂去脂效力太大,会增加皮肤干燥度,故宜用中性肥皂或不用肥皂。②护肤:老年人油脂分泌少,皮肤干燥,故需要经常擦些护肤用品,如护肤膏、护肤霜、护肤油等,使皮肤保持一定的湿度和滋润度,有利于防止皮肤瘙痒。

③合理饮食:老年人平日营养要充分,膳食调配要适当,饮食宜清淡,不要吃得太咸、太腻,少吃或不吃辛辣等刺激性食物,多吃新鲜的黄绿色及高纤维蔬菜,保持大便通畅。禁饮酒,少饮或不饮浓茶和浓咖啡。④规律生活:皮肤瘙痒症可因生活规律紊乱、睡眠不佳、疲劳、不良情绪而加重,故老年人必须注意保持规律生活,劳逸适度。

三、老年人衣着卫生

由于老年人皮肤的特点,关于衣着与健康的关系越来越受到老年护理工作者的关注。对于老年人的服装设计,除考虑美观外,实用则更为重要。服装的实用,最主要指有利于人体的健康。各种织物的通气性、透湿性、吸水性、保暖性等性能不一样。衣服款式,如衣襟位置、袖子的形状、大小等,如何合适美观很有讲究,内衣和外衣、上装或下装等的配合协调,不仅外观要庄重、大方,还要考虑舒适问题。

有些衣料如毛织品、化纤织品,穿起来轻松、柔软、舒适,因此常受到老年人的喜爱。然而,这些面料对皮肤有一定的刺激性,如果用来制作贴身的内衣,就有可能引起皮肤瘙痒、疼痛、红肿或起水疱。尤其是化纤织物,其原料是从煤、石油、天然气等高分子化合物或含氮化合物中提取出来的,其中有些成分很可能成为变应原,一旦接触皮肤,很容易引起过敏性皮炎。这类织物带有静电,容易吸附空气中的灰尘,引起支气管哮喘。纯棉织品的透气性和吸湿性优于化纤织品,因此,在选衣料时要慎重考虑,例如,内衣以棉织品为好,外套可选用毛料、化纤织品等。

对老年人衣着的选择,应注意以下事项:①在尊重老年人习惯的基础上,注意衣服的款式要适合老年人;②选择质地优良的衣料,一般选择柔软、有吸水性、不刺激皮肤、可调节体温、耐洗的布料,以棉制品作为首选;③衣服款式要符合容易穿脱、不妨碍活动、宽松、便于变换体位的特点;④衣着色彩要柔和且不变色;⑤注意衣着的安全性与舒适性,衣服大小要适中,过小影响血液循环,过大过长又容易使老年人行动不便。

(张 玲)

第十一节 老年患者环境与安全护理

一、老年人居住环境要求

环境与人的关系十分密切。环境直接影响老年人的生活质量和安全,对老年人的健康极为重要。老年人外出减少,与外界接触减少,大多数时间在自己的居室内活动。居室对老人的健康有很大影响,如果居室阴暗、潮湿,不仅对老人的心脏不利,还容易引起风湿病、关节炎等疾病,同时还会使老人感到胸闷和压抑,久而久之对心血管、神经系统影响极为不利,因此老年人在居室安排上注意方便、安全与舒适。

(一)居室选择和房间布置

老年人的居室朝向应坐北朝南,冬季室内能晒到阳光,夏季室内能吹进凉风。老年人因腿脚行动不便,居住的楼层不宜太高,一般多层住房三四楼比较合适;居室布置应简单,房间保持清洁平坦,无障碍,以防老人跌倒,室内要留有空地,以方便老人在室内行走和活动,家居摆放要适合老人使用,并注意安全性。

(二)室内温度与湿度

适宜的温度可使人感到舒适、安宁,有利于调节体温。老年人体温调节机能下降,对冷热的变化不敏感,室温变化大容易导致疾病,故老年人房间室温要保持相对恒定,以22 ℃~24 ℃较为适宜。室内可设冷暖设备,冬季可用暖气、火炉取暖,使用火炉时注意防止煤气中毒;夏季为使居室凉爽,应保持室内宽敞通风,可配置风扇或空调。

房间内湿度的控制也是比较重要的:湿度过低,空气干燥,机体水分容易丢失并带走大量热能,可引起呼吸道干燥、咽痛、口渴、便秘,对有呼吸道感染的老年人更是十分不利;湿度过高,利于细菌的繁殖,不利于汗液蒸发,老人会感到潮湿、憋闷,一般要求湿度保持在40%~60%为宜。

(三)室内照明光线

光线明亮的居室,能使老年人精神愉快。老年人房间内照明设备应能随意调节亮度,以适应老年人的不同需要。走廊、卫生间、楼梯及拐角暗处要有一定亮度,防止老年人因视力障碍而跌倒。夜间室内也应保留一定亮度,以方便老人起床如厕。

(四)室内通风及室内日照、色彩的要求

适宜的空气流通有利于室温调节和空气交换,通风能减少空气中微生物密度。居室应采光良好,紫外线的射入可对空气进行直接杀菌消毒作用。经过通风及日照的居室内空气清洁新鲜。老年人居住的房间应每天定时开窗通风,每次 30 min 即可。注意窗口通风不宜直吹老年人,避免其着凉感冒。为老年人提供照明时要避免灯光直射,因老年人在灯光直射时会感到视物困难。另外,老年人视力减退,对色彩的分辨力弱,对红、橙、黄色的色觉好于对蓝、绿、紫色的色觉,故居室布置时应注意尽量避免以蓝、绿、紫色为背景。

(五)噪声

悦耳动听的声音,有利于大脑皮层的调节,使人心情愉快,生活轻松。而噪声则会对机体产生不良影响,噪声对于老年人使原本已减弱的生理机能更趋于恶化,使机体产生越来越严重的疲乏感,降低各种活动的精确度,降低脑力劳动的能力和水平。

噪声除了可引起老年人生理及情绪上的不适,还可直接影响老年人与他人的沟通,使老年人听不清他人说话。因此,应采取措施降低环境的噪声,如使用双层加厚玻璃等。家用电器也是噪声的来源,应避免音量过大和过多使用。

(六)居室环境的安全性

老年人的居室应注意环境安全性。因老年人视觉、听觉等感觉器官机能减退,且走路不稳,容易跌倒。居室地面要防滑,并随时保持干燥。居室内应备齐防护设备,如扶手、床栏、拐杖等。厕所与浴室是老年人使用频率高而最易发生意外的地方,因此,厕所和浴室的设计一定要适合老年人的需要,如为老年人提供可以加温的坐式便器、澡盆不宜过高、盆底垫防滑胶垫等。另外,老年人在使用热水袋、火炉时应注意防止烫伤和火灾等意外。

二、老年人安全护理

(一)老年人坠床的护理

坠床是指从床上掉落到地上。老年人坠床在英美国家均有报道,未见明显地区差异性,有

资料显示,老年人坠床以75~85岁年龄组发病率最高。坠床可造成肌肉、韧带损伤或骨折,这也是造成老年人死亡的因素之一。

1.坠床的危险因素

(1)生理因素坠床的发生率与年龄有关。随着年龄的增加,老年人对刺激源的接受、传导、反应及平衡能力逐渐降低。

(2)疾病因素常见老年性疾病,如骨关节病、帕金森病、心脑血管疾病、眼科疾病(白内障、青光眼等)、内耳眩晕症、直立性低血压、癫痫、阿尔茨海默病、精神病等都可增加坠床的危险。

(3)药物因素使用镇静催眠药、抗精神病药、降糖药、降压药、血管扩张药、镇痛药、强心药、抗组胺药、肌肉松弛剂等药物,可以引起头晕、疲劳和视物模糊,使坠床的危险成倍增加。

(4)日常生活能力降低及自我防护不当者有坠床的危险。

(5)各种原因引起的肌无力、肥胖、酗酒、意识障碍、认知障碍等可致坠床发生。

(6)环境因素物品放置不合理,拿取不方便,如水杯、电灯开关、电话、呼叫器等未放置在随手可取的地方;床的稳定性差,床的高度、宽度不合适,缺少床栏等都可造成坠床。

(7)其他老年人睡眠时在床上辗转反侧;搬移老年人方法不正确;缺乏翻身技巧等都可造成坠床。

2.老年人坠床的护理要点

(1)全面评估病情全面分析老年人发生坠床的危险因素,重点防护高危对象。

(2)注意夜间安全有直立性低血压,服用镇静催眠药及降压药的老年人,尽量夜间不去厕所排尿,应在床边备好所需物品和便器。无人陪伴的老年人应备呼叫装置,这是保证及时急救的前提。

(3)确保床的安全稳固床单位,如将脚轮处于制动状态。床的高矮要适合老年人上下,增加床的宽度,并根据病情适当加床栏或在床旁用椅子护挡。护垫不要太软,以免翻身时滑落坠地。老年人变换体位时动作要慢,幅度要小,确保安全。

(4)加强预防坠床的管理对存在高危因素的老年人加强预防措施的督导。避免坠床的发生。对已发生坠床的老年人,执行上报制度。

(5)预防坠床的安全教育通过宣传手册、讲解、个别交谈等方式,对患者及照顾者进行宣教和指导,说明采取安全防范措施的必要性、重要性及方法。

(二)老年人误吸的护理

误吸是指进食或非进食时在吞咽过程中有数量不一的液体或固体食物(甚至还包括分泌物或血液等)进入到声门以下的呼吸道,而不是食团随着吞咽动作顺利地进入到食管。误吸分显性误吸与隐性误吸两类:伴有咳嗽的误吸称为显性误吸;不伴咳嗽的误吸称为隐性误吸。隐性误吸可以是在无症状的情况下发生。而显性误吸轻者可致呛咳,重者可引起肺部感染、呼吸道梗阻、急性左心衰竭、急性呼吸衰竭,并可直接引起窒息甚至死亡。而呼吸困难常是较重的显性误吸的首发和突发的临床表现。预防误吸是保证老年人进食安全的重要措施。

1.误吸的危险因素

(1)组织结构功能减退老年人的口腔、咽、喉与食管等部位的组织结构发生退行性改变,黏膜萎缩变薄,神经末梢感受器的反射功能渐趋迟钝,肌肉变形,咽及食管的蠕动能力减弱。这些衰老性退行性变化,容易导致老年人的吞咽功能减退,使得其胃排空延迟,加之老人长期卧床,腹胀、咳嗽时易引起呕吐而发生食物反流误吸。

(2)疾病因素疾病因素包括脑血管疾病、阿尔茨海默病、帕金森病、颅内肿瘤、颅脑外伤、脑干损伤、神经性吞咽困难等。慢性阻塞性肺疾病患者由于喘息、咳嗽、多痰而增加误吸的可能,引起吸入性肺炎。长期口服安眠药的老年人,容易发生慢性误吸。意识状态与误吸有明显的相关性,尤其是意识不清或格拉斯哥昏迷评分较低(<9分)的患者。

(3)医源性因素持续头后仰体位,行气管切开与气管插管术,置入鼻胃管使食管下括约肌关闭受阻,鼻饲液输注的速度过快和容量多明显影响胃内压力等,都可能导致胃食管反流,极易产生误吸现象。

2.老年人误吸的护理要点

(1)评估:正确、及时、动态地评估老年人进食情况。

(2)避免刺激咽喉部:如口腔护理、口腔检查、吸痰等操作尽量避免,以免引起恶心而致误吸。

(3)保持正确的体位:意识清楚时尽量取坐位或半卧位,进食后不要立即躺下,如果病情不允许抬高床头时可采取患侧卧位,有助于健侧功能的代偿;对意识障碍的老年人予以鼻饲,在餐中和餐后1 h保持半卧位,或者取侧卧位,保持呼吸道通畅或头偏向一侧,以免误吸。

(4)经口进食的喂养:老年人应在安静状态下缓慢进食,集中注意力,不要谈话及思考与进食无关的问题;喂饭时,护理人员态度要和蔼亲切、不急不躁。给视觉障碍的老年人喂食时,每次喂食物时要先用餐具或食物碰老年人的嘴唇,以刺激知觉;给一侧面舌肌瘫痪的老年人喂食时,食物要放在口腔健侧;对口唇不能紧闭、颊肌收缩无力的老年人喂食时,应将调拌后的食物直接放人舌根附近,进行咽下动作;鼓励老人细嚼慢咽,出现恶心、呕吐反应时,暂停进食;对脑血管疾病引起的轻度吞咽困难、能经口进食的老年人喂食时,应选择合适的食物,避免进食流质及干硬的食物。

(5)积极治疗:原发病对于脑卒中、呼吸道感染、脑外伤、糖尿病并发脑血管病变等出现呛咳和吞咽困难的患者,应及早治疗原发病。

(三)老年人烫伤的护理

烫伤是指由于热液(如沸汤、沸水、沸油)、蒸汽等所引起的组织损伤,是热力烧伤的一种。烫伤不仅给老年人机体组织带来损伤,而且易发生伤口感染,影响其生活质量,同时增加医药费用和家庭负担。

1.烧伤深度的识别

通常采用三度四分法,即Ⅰ度、Ⅱ度(又分为浅Ⅱ度和深Ⅱ度)、Ⅲ度。其中,深Ⅱ度和Ⅲ度烧伤称为深度烧伤。

Ⅰ度烧伤又称红斑烧伤,仅伤及表层,生发层存在。表现为皮肤灼红、痛觉过敏、干燥无水疱,经3~7 d愈合,脱屑后初期有色素加深,后渐消退、不留痕迹。

浅Ⅱ度烧伤伤及表皮的生发层与真皮层,出现大小不一样的水疱,疱壁较薄、内含黄色澄清液体、基地潮红湿润,疼痛剧烈,水肿明显。两周左右愈合,有色素沉着,无痕迹。

深Ⅱ度烧伤伤及真皮层,可有水疱,疱壁较厚、基地苍白与潮红相间、稍湿,痛觉迟钝,有拔毛痛。3~4 周愈合,留有痕迹。

Ⅲ度烧伤伤及皮肤全层,可达皮下、肌肉和骨骼。创面无水疱,痛觉消失,无弹性,干燥如皮革样或呈蜡白、焦黄,甚至碳化成焦痂,痂下水肿。烧伤各处的深度可不同,各种深度烧伤亦可混合存在。病理演变或继发性感染等因素,可使损伤深度增加。

2.烫伤的危险因素

(1)生理老化因素:老年人可因感觉和平衡功能老化,导致烤火、倒开水时造成烫伤,沐浴时水温过高、持装有热汤的碗、添加燃料时也会造成烫伤。

(2)保暖产品的使用:随着保暖产品的不断开发,老年人在使用热水袋、电暖手宝等保暖用物时可能因温度过高、外表无包裹直接接触皮肤时间过长而烫伤。

3.老年人烫伤的护理要点

(1)确定高危人群有糖尿病、下肢动脉闭塞、肢体感觉障碍、视力障碍、长期卧床、曾发生过烫伤的老年人应视为高危人群,重点防护高危人群烫伤的发生。

(2)消除或降低危险因素烫伤可发生在任何季节,对于有视力障碍的老年人,倒热水、处理热油和热汤最好由照顾者操作;做饭打开锅盖时,注意避免蒸汽烫伤;沐浴时要先注入冷水,再注入热水,试过水温后再洗澡;泡脚、坐浴、清洗皮肤的温水,也要先试下水温;尽量不使用热水袋、电暖手宝等物品,必须使用时温度宜在 50 ℃左右或用布包裹后再用。用电暖器时,应注意电暖器与老年人皮肤的距离应大于 30 cm。应用药物热疗时,应了解药物的作用和注意事项,注意观察皮肤的颜色和反应状况,如有明显红肿应停止应用,及时就医。

(四)老年人冻伤的护理

冻伤是指机体短时间暴露于极低温度或较长时间暴露于冰点以下的低温所引起的局部损伤。凡低温作用于机体所引起的损伤即为冻伤。老年人冻伤多发生于寒冷季节,偶有家族遗传。

1.冻伤的危险因素

(1)环境因素:老年人对冷、潮湿的耐受力差,在寒冷季节里风速过大、空气潮湿时可直接或间接导致冻伤。

(2)生理因素:老年人由于机体衰老,微循环差,抵抗力下降,自理能力下降,对外界温度变化的适应和调节能力降低,耐寒力明显下降,容易导致冻伤。鞋太小过紧或长期站立致下肢血液回流减少,长期处于静止状态,骨骼肌产热减少,肢体血液循环较差,易发生冻伤。

(3)疾病因素:在意识障碍、休克、失血、营养不良、饥饿、过度疲劳、酗酒和外伤等状态下,易发生冻伤或加重冻伤。疾病因素躺卧在地,肢体受压造成局部血液循环障碍,易加重冻伤。

(4)冷应用因素:在护理发热患者时,经常使用冰袋、降温机等降温,如果使用不当或临床巡视不到位,可造成冻伤。

2.老年人冻伤的护理要点

(1)寒冷季节保暖调节室内环境,温度、湿度应适宜,温度在 25 ℃左右,湿度在 40%～60%。末梢循环不良时使用热水袋、电暖手宝,注意防烫伤。

(2)生活指导多食高热量富含维生素的食物。鞋袜大小、松紧要合适。经常保持鞋袜的干燥,受潮后要及时更换。避免肢体长期静止不动,应动静交替,以促进血液循环,减少冻伤发生。

(3)消除或降低危险因素使用冰袋降温时,注意冰袋的正确位置,当改变体位时,要随时检查冰袋是否保持原位,避免胸部、腹部及会阴的冻伤。使用降温机时,注意冰毯上铺中单或大单,颈部、足部避免受冷,观察局部皮肤颜色、温度、有无硬结。

(张 玲)

第十二章 结核疾病护理

第一节 肺结核

一、护理评估

(一)健康史

询问患者的健康史时,如出现下列情况应警惕结核病的存在。

(1)近期有结核病接触史,尤其是与排菌肺结核患者密切接触者。

(2)近期反复感冒迁延不愈者或咳嗽、咳痰 2 周以上和(或)痰中带血者。

(3)有肺外结核病、糖尿病、硅沉着病、麻疹、胃大部切除、感染艾滋病等病史。

(4)近期内有长期使用肾上腺皮质激素或免疫抑制药等药物。

(5)近期内生活不规律、过度劳累、营养不良、妊娠、分娩等。

(6)儿童要询问卡介苗接种史、结核菌素试验结果。3 岁以内结核菌素试验阳性、15 岁以内强阳性及近期结核菌素试验阳转者,都应进一步检查。

(二)身体状况

1. 症状

肺结核的临床表现可多种多样,轻重不等,20%患者可无症状或症状轻微而被忽视,其影响因素包括患者的年龄、机体的免疫力、营养状况、并存疾病、有无接种过卡介苗、入侵结核分枝杆菌的毒力和菌量、病变的部位及严重程度等。①全身症状:典型肺结核的全身毒性症状表现为午后低热、乏力、食欲减退、体重减轻、盗汗等。有些女性患者还会伴有月经不调、易怒、心悸、面颊潮红等表现。发热的特点多为长期低热,易于午后或傍晚开始,次日晨降至正常;有的表现为体温不稳定,可能于轻微活动后或妇女月经前体温略升高;当肺部病灶急剧进展播散时,可出现高热。②呼吸系统症状:a.咳嗽咳痰:多为干咳或只有少量黏液痰。若继发感染,则呈黏液性痰或脓性痰。b.咯血:约有 1/3 患者在不同病期有咯血,这是由于结核病灶的炎症使毛细血管通透性增高,导致痰中带血。如病变损伤小血管则血量增加,若空洞壁的肺动脉瘤破裂则引起大咯血。有时硬结钙化的结核病灶可因机械损伤血管,或因为结核性支气管扩张而咯血。咯血易引起结核播散,特别是中、大量咯血时。咯血后会有持续高热。大咯血可造成失血性休克,还可使血块阻塞大气道导致窒息。c.胸痛:当炎症累及壁胸膜时,胸壁局部有固定性针刺样痛,随呼吸和咳嗽而加重,患侧卧位症状减轻。d.呼吸困难:慢性重症肺结核时,呼吸功能受损,可出现渐进性呼吸困难。当发生气胸、大量胸腔积液、重症肺结核呼吸功能受损等时,也可出现呼吸困难。

2. 体征

取决于病变性质、部位、范围及程度。早期多无明显体征,若病变范围较大,患侧肺部呼吸运动减弱,叩诊呈浊音,听诊时呼吸音减弱。继发性肺结核好发于上叶尖后段,听诊肩胛间区闻及细湿音有很大诊断价值。慢性纤维空洞型肺结核的体征有患侧胸廓塌陷,气管和纵隔移位,叩诊呈浊音,听诊呼吸音降低或有湿音,对侧有肺气肿体征。

(三)辅助检查

1.痰结核分枝杆菌检查

该方法是确诊肺结核的特异性方法。痰菌阳性提示很可能具有传染性,检查方法可分为涂片法和培养法。培养法更敏感,培养阳性者还应做药物敏感试验和菌型鉴定,可为治疗提供参考。在采集痰标本时,对于无痰和不会咳痰的儿童,可于清晨抽取胃液检查结核分枝杆菌(吞咽至胃中)。对于成人可应用雾化诱导痰液产生、纤维支气管镜或经气管穿刺吸引法采样。

2.X线检查诊断

胸部X线正位片与侧位片能诊断绝大多数肺结核,与病理诊断符合率高达95%;胸部X线断层片对微小病灶、小空洞、胸内肿大淋巴结显影更清晰,发现率更高;若同时拍胸部X线正位片、侧位片、断层片检查,有相当于CT检查的诊断作用。目前胸部X线透视与摄胸部X线片,仍然是诊断肺结核的首选和常规方法。

3.CT检查诊断

CT对肺结核的发现诊断和定位诊断的准确率可达100%,定性诊断的准确性却较一般X线差。CT检查对肺结核有以下诊断价值。①CT能发现一般X线难以发现的胸部隐蔽部位的病变,如气管内、肺尖区、肺门旁、脊柱旁、心脏后、胸膜缘、膈面上、膈面后、胸腔积液掩盖处。②CT尤其是薄层CT能清楚显示急性粟粒型肺结核粟粒样病灶的分布、大小与密度均匀,即"三均匀"的特征,此特征可与其他弥散性肺病相鉴别。③对肺或胸膜的结核球与其他孤立性球形病灶有很好的鉴别诊断作用。④能区别结核性空洞的类型,对结核性空洞与非结核性空洞有鉴别诊断作用。⑤对囊性病灶与实质性病灶有很好的鉴别诊断作用。⑥CT尤其是纵隔窗层面,能发现很小的钙化灶,若发现钙化灶,是诊断结核病的重要依据。⑦对胸内淋巴结结核有很好的发现与诊断作用,淋巴结结核直径多为 $15\sim20$ mm,>20 mm 者多为肿瘤,胸内淋巴结结核有"六多"表现,即单侧多、右侧多、单组多、单个多、肺门多、肿瘤型多。CT还能发现体检难以发现的锁骨上窝与腋窝淋巴结核。⑧对支气管结核的肉芽型和瘢痕狭窄型显示很好,对不能做纤维支气管镜检查的患者有很好的诊断作用,对结核性支气管扩张和结核性瘘管的诊断,CT可以取代支气管或瘘管的造影检查。⑨对胸膜结核的诊断,CT发现胸腔积液的敏感性仅次于B超检查,对少量、包裹性胸腔积液、叶间积液、纵隔积液、胸膜肥厚的发现,均优于一般X线检查。CT的优点虽然很多,但不是诊断肺结核的首选方法,更不能取代传统的常规X线检查。

4.磁共振成像(MRI)检查诊断

MRI是一种无创性检查技术,MRI的最佳应用范围包括中枢神经(脑与脊髓)、纵隔的肿瘤和淋巴结病变。MRI和CT一样能发现一般X线难以发现的胸部10个隐蔽部位的病变,对胸壁结核、纵隔淋巴结结核也有很好的诊断作用,肺结核病变的MRI检查,还不如普通X线,尤其是CT检查清楚,通常对已出现胸部症状,而胸部普通X线检查阴性的患者,必须进行胸部CT检查,若CT发现病变后,就没有必要再做胸部MRI检查,只在肺结核鉴别诊断困难时,才做MRI检查。

5.超声检查诊断

超声是一种无创、简便且经济的检查技术,是结核性胸膜炎必不可少的、首选的诊断方法,且优于 X 线检查,可与 CT 媲美。B 超能精确地查出胸腔 0.5~1.0 mL 的微量积液,对胸腔积液能精确地立体(上下、左右、前后)定位,能区分渗出性、血性和脓性积液,能区分胸腔积液与胸膜肥厚,能区分包裹性积液与实质性包块,对肺底积液尤其是肺底微量积液和包裹性积液,确诊率高达 100%,具有独特的诊断作用,对肺实质的结核病变与含液囊肿只有一定的鉴别诊断作用。

6.结核菌素(结素)试验

结核菌素是在液体培养基中提炼出来的结核分枝杆菌的代谢产物。旧结素(OT)抗原不纯,可引起非特异性反应。结核分枝杆菌素纯蛋白衍化物(PPD)为纯结素,它优于 OT。PPD 已经取代了 OT。在国际上广泛应用,0.1 mL 为 5 U。

方法:结核菌素试验常用皮内注射法,以 0.1 mL 结素稀释液在左前臂内侧皮内注射,使局部形成皮丘,72 h 后观察和记录局部硬结直径大小,硬结<5 mm 为阴性,5~9 mm 为弱阳性,10~19 mm 为阳性,>20 mm 或虽<20 mm 但局部出现水疱和淋巴管炎为强阳性反应。阳性反应仅表示结核分枝杆菌感染,并不一定患病,成人结核菌素反应并无诊断意义。而 3 岁以下婴幼儿结素阳性反应,即使无症状,也应视为活动性结核病,应予以治疗。

对于结核菌素试验的阴性反应结果应予以分析,因为除无结核分枝杆菌感染反应为阴性外,还有一些情况也会出现阴性反应,如应用免疫抑制药、糖皮质激素或患麻疹、百日咳者,结核分枝杆菌感染后变态反应充分建立之前时,淋巴细胞免疫系统缺陷者和老年人等。

7.支气管镜

作为一种诊断技术已应用于肺结核的诊断,采用支气管镜检查,不仅可在镜下观察到支气管内膜的异常表现及部位,而且可在病变部位直接取分泌物涂片及病变部位组织活检,提高诊断的敏感性和特异性,使肺结核患者有可能获得病原学或病理学的诊断。

8.免疫学诊断和基因诊断

这种诊断技术具有敏感性高、特异性强、快速、不依赖培养、便于检出低活力菌等优点。但目前仍处于研究探索阶段,预期它将为结核病的诊断开辟新的途径。

9.其他

如放射性核素扫描与数字减影血管造影(DSA)技术,只在个别肺结核与非结核性肺病的鉴别诊断时使用。

(四)心理-社会状况

肺结核患者由于病程长、具有传染性,而与社会隔绝。患者感觉自卑,孤独无助,因而会产生悲观厌世情绪,不愿意与医护人员合作,但同时又有强烈渴望与人进行交流,希望得到别人的支持与理解。护士应评估患者家庭、经济能力和社会支持状况,以及疾病带来的变化。

二、常见护理诊断/问题

(1)低效性呼吸形态与痰多或咯血有关。

(2)有窒息的危险与大咯血有关。

(3)营养失调低于机体需要量,与结核病消耗增加、摄入不足有关。

(4)焦虑与疾病病程长有关。

(5)恐惧与咯血或疾病恶化有关。

(6)知识缺乏与医疗知识的复杂性有关。

（7）遵守治疗方案无效与长期化疗及药物的不良反应有关。

（8）娱乐活动缺乏与病程长、疾病有传染性有关。

三、护理措施

（一）一般护理

1.休息与活动

早期中毒症状明显，需卧床休息，随体温恢复，症状减轻，可下床活动，参加户外活动及适度的体育锻炼，部分轻症患者可在坚持化疗下继续从事轻工作。以不引起疲劳或不适为度。

2.饮食护理

结核病是一种慢性消耗性疾病，宣传饮食营养的重要性，指导患者及亲属采取优良的均衡饮食，给予高热量、高蛋白、富含维生素的食物，多食肉类、蛋类、牛奶及水果等高蛋白及富含钙、维生素的食物，有助于增强抵抗力，增进机体的修复能力。

若有大量盗汗应监测患者液体摄入量与排出量，给予足够的液体。每周测量、记录体重1次。

3.环境的护理

清洁与舒适，尽力改善患者的生活条件与居住环境，室内应定时通风，特别是晨起、午后、夜间睡觉前。有盗汗者应及时用温毛巾擦干汗液，勤换内衣，必要时每天更换床单，有条件者每天淋浴。

4.观察患者呼吸的频率、深度及发绀的情况，了解患者血气指标

根据病情给予不同流量氧气吸入并观察用氧效果。密切观察咳嗽、咳痰情况，详细记录痰液的色、量、质。正确收集痰标本并及时送检。

5.做好发热的护理

高热、寒战时注意保暖，及时添加被褥，给予热水袋时防止烫伤。高热时采用乙醇擦浴、冰袋和冰帽进行物理降温，预防惊厥。患者出汗时，及时协助擦汗、更衣，但应避免受凉。

6.消毒隔离

肺结核合并咯血患者应隔离治疗，做好地面、墙壁和用物的消毒，咯血患者使用过的体温表用2 000 mg/L的含氧消毒液浸泡；血压计用紫外线照射消毒60 min；被咯血患者的血渍污染的衣物、被褥等物品用2 000 mg/L的含氯消毒液浸泡45～60 min，再做清洁消毒处理；地面特别是被血渍污染的地面用2 000 mg/L的含氯消毒液浸湿60 min后进行清洁消毒处理；房间每日循环风消毒机照射消毒60 min；出院或死亡患者的床单位要做好终末消毒。定期做好细菌培养，防止交叉感染。

7.保持排便通畅

肺结核咯血患者避免用力排便或做屏气动作，向患者说明发生便秘的可能性和危害性，鼓励患者多食纤维素多的食物，如水果、蔬菜等。对便秘者应及时给予缓泻药，如口服酚酞（果导）或番泻叶代茶饮，亦可外用开塞露灌肠。

（二）对症护理

1.结核毒性症状的护理

遵医嘱应用抗结核药物，一般不需要特殊处理，高热者遵医嘱用糖皮质激素，做好退热护理。

2.咯血的护理

(1)咯血量的评估:咯血量的多少与疾病严重程度不完全一致,少量间断咯血,不致造成严重后果,但可能是严重疾病或肿瘤的早期信号。一次大量咯血,可因窒息致死。①痰血或血染痰:痰中带血丝或点状血块,但以痰为主,视为"痰血"。"血染痰"是指痰被血染成红色,以血为主。②小量咯血:一次或 24 h 内咯血量在 100 mL 以内者。③中量咯血:一次咯血量在 100 mL 以上,或 24 h 内咯血量在 500 mL 以内者,反复、多次少量咯血,持续数日。④大咯血:一次咯血量在 300 mL 以上,或 24 h 内咯血量在 500 mL 以上者。

(2)安慰患者,避免屏气。患侧卧位,保持呼吸道通畅,嘱患者轻轻将气管内存留的积血咯出。①如有窒息征象,立即取头低足高体位,轻拍背部,迅速排出血块,必要时机械吸痰,做好气管插管或气管切开的准备与配合工作。②大咯血不止者,经纤维支气管镜注射凝血酶或气囊压迫止血。③极度紧张、咳嗽剧烈者,遵医嘱给予小剂量镇静药、止咳药,年老体弱、肺功能不全者慎用强镇咳药。④咯血量过多者配血备用,酌情输血。

(3)中到大量咯血患者应绝对卧床休息,小量咯血患者亦应卧床休息为主,减少活动,向患侧卧位,一般要求患者在咯血停止后继续卧床休息5~7 d,再逐渐下床活动。在大咯血期间暂时禁止饮食,咯血停止后此类患者应进易消化的温凉饮食,避免进热食,鼓励患者少食多餐。

3.促进排痰

除按医嘱用祛痰药外,还应采取协助患者排痰措施如下。

(1)指导患者有效咳嗽:适用于神志清醒、尚能咳嗽的患者。患者取舒适体位,先行5~6 次深呼吸,然后于深吸气末保持张口状,连续咳嗽数次使痰到咽部附近,再用力咳嗽将痰排出;或患者取坐位,两腿上置一枕顶住腹部,咳嗽时身体前倾,头、颈屈曲,张口咳嗽将痰液排出。嘱患者取侧卧深屈膝位,有利于膈肌、腹肌收缩和增加腹压,并经常变换体位有利于痰液咳出。

(2)拍背与胸壁震荡:适用于长期卧床、久病体弱、排痰无力的患者。患者取侧卧位,医护人员叩击时五指并拢呈空杯状,利用腕力从肺底由外向内、由下向上轻拍胸壁震动气道,边拍边鼓励患者咳嗽,以利于痰液排出;或指导患者双侧前臂屈曲,两手掌置于锁骨下,咳嗽时以上前臂同时叩击前胸及侧胸壁,振动气管分泌物,以增加咳嗽、排痰效率。

(3)吸入疗法:分湿化和雾化治疗法,适于痰液黏稠和排痰困难者。湿化治疗法是通过湿化器装置,将水或溶液蒸发成水蒸气或小水滴,以提高吸入气体的湿度,达到湿润气道黏膜、稀释痰液的目的。雾化治疗法常用超声发生器薄膜的高频震荡,使液体成为雾滴,其高密度而均匀的气雾颗粒能到达末梢气道,排痰效果好。若在雾化液中加入某些药物如痰溶解药、平喘药、抗生素等,排痰、平喘、消炎的效果更佳。

(4)体位引流:是利用重力作用使肺/支气管内分泌物排出体外。适用于痰液量较多、呼吸功能尚好者,根据患者病灶部位,采取相应的体位,使痰液潴留部位高于主支气管,同时辅以拍背,以便借助重力使痰液流出。

(5)机械吸痰:适用于痰量较多、排痰困难、咳嗽反射弱的患者,尤其是昏迷患者行气管插管或气管切开时,可预防窒息。

4.潜在并发症的预防与处理

(1)窒息的预防:咯血时注意观察病情变化,准确记录咯血量,定时监测呼吸、血压、脉搏。了解双肺呼吸音的变化等。指导患者进行有效咳嗽,劝告患者身心放松,不宜屏气,防止声门痉挛。禁用呼吸抑制药、镇咳药,以免抑制咳嗽反射及呼吸中枢,使血块不能咳出而发生窒息。准备好抢救用品如吸痰器、鼻导管、气管插管和气管切开包等。对年老体弱、咳嗽无力、心肺功能不良者应注意窒息先兆,一旦出现即用手指套上纱布将咽喉、鼻部血块清除;如效果不明显,可使用张口器将舌牵出,清除积血,或用导管将呼吸道分泌物和血液吸出;严重者立即行气管插管或气管切开,以吸尽积血,保持呼吸道通畅。

(2)窒息的抢救配合:立即置患者于头低足高位,轻拍背部以利血块排出。清除口、鼻腔内血凝块,或迅速用鼻导管接吸引器插入气管内抽吸,以清除呼吸道内积血。必要时立即行气管插管或气管镜直视下吸取血块。气管血块清除后,若患者自主呼吸未恢复,应行人工呼吸,给高流量吸氧或按医嘱应用呼吸中枢兴奋药。同时密切观察病情变化,监测血气分析和凝血指标,警惕再窒息的可能。

(三)用药护理

1.用药后不良反应

(1)消化道反应:患者服药后出现恶心、呕吐等消化道症状,为抗结核药常见不良反应。

(2)过敏反应:患者出现皮疹、皮肤瘙痒等症状。

(3)肝功能损害:患者出现皮肤黄染,ALT升高。肝功能损害占抗结核药物不良反应首位。

(4)白细胞减少:患者出现外周白细胞减少。

(5)其他:视力下降及关节疼痛,发生率较低。

2.不良反应的护理

(1)患者出现消化道反应时,如反应较轻可分次饭后服用,消化道症状严重或体质弱者宜减量,必要时应该停药。如无消化道症状,应按规定空腹服药。

(2)督促患者定期复查肝功能及外周白细胞。肝功能受损,ALT高于正常值2倍,可予保肝治疗,治疗1~2周肝功能无好转,肝损害进一步加重者,应告知医师换药。

(3)外周血白细胞减少的患者口服地榆升白片,严重时注射重组人粒细胞集落刺激因子等。出现视力下降时也应及时与医师联系,以便调整用药。

3.加强用药督导

要求患者留下联系方式,以便随访患者用药情况。可以采用全程督导治疗方法。未按时用药者,在24 h内采取补服措施,使患者尽可能完成疗程。告知患者服药的注意事项、服药时间、方法及剂量,不可擅自停药。较轻的不良反应一般不需要处理,不良反应较严重的及时与医师联系。

(四)营养支持

肺结核患者身体处于慢性消耗状态,营养状态极差,需要合理的营养来增强机体的抵抗力,促进疾病的痊愈。

1.进食高热量、高蛋白质、富含维生素的食物

结核病患者由于长期发热、盗汗等增加了能量的消耗,对能量的需要较常人高,因此,患者应进高热量饮食,每日总热量在8 368~12 552 kJ结核分枝杆菌长期感染造成组织破坏、蛋白丢失,患者多消瘦体弱,需要进食高蛋白饮食,15~20 g/(kg·d)为宜,其中优质蛋白最好达到1/2。可以选择瘦肉、家禽、鱼类、蛋类、豆类、乳类及其制品。其中首选推荐的是牛乳,因其含有丰富而全面的营养,不仅含有8种人体必需氨基酸,还含有多种维生素及较多钙、磷、铁等矿

物质。不宜食用过多脂肪,因为过多的脂肪可增加消化系统的负担,尤其是肝,而且有些抗结核药物即有肝损害,更应注意保护肝功能。

2.调理饮食,增进患者食欲

有些患者服用抗结核药物后,常会感到胃中不适、反酸、恶心、食欲缺乏、进食少,造成营养摄入更加不足。可嘱患者饭后服用对胃肠道有刺激的药物。营养师或家人尽量提供色香味美、细软易消化的食物,以增加患者食欲。患者进食时还应做到心情愉快、细嚼慢咽、少食多餐,以减轻胃肠负担。

(五)心理护理

患者多为青年人,有些患者症状又不很明显,突然被诊断为肺结核后往往难以接受,从健康人到患者的角色转换需要一定的时间和医护人员的帮助。疾病造成的身体不适及疾病的传染性使患者焦虑、敏感、自卑,医护人员应充分理解和尊重患者,主动与患者交流,了解患者的需求。向患者介绍有关的病情、治疗、护理的知识,使患者对疾病有良好的控制感。要引导患者减少对疾病的关注,增加对外界信息的了解,选择适合患者的娱乐消遣方式,丰富患者的生活。疾病急性期则应多休息。同时要做好患者亲属的工作,保证亲属既能做好消毒隔离,又能关心爱护患者,给予患者精神和经济上的支持,不能冷淡或歧视患者。

(六)健康指导

1.教育与指导患者正确服用抗结核药

(1)让患者知道抗结核药物的使用原则,患者每天服用药物的数量较多,往往会产生恐惧心理。因结核病疗程较长,尤其是复治患者,会产生悲观心理。告诉患者现代的治疗手段能使多数患者获愈,同时列举成功的例子以鼓励患者,增强患者的信心。

(2)向患者讲明不遵医嘱服药会导致复发难治的严重后果,尤其是经短期治疗后症状减轻或消失的患者,加强教育和管理,说明症状改善不是治愈的客观指标。有的患者虽然知道遵照医嘱服药的效果,但却不能主动服药,对这类患者,护理人员要发挥督导作用,确保规律服药。

(3)有些患者在出现药物不良反应后不愿继续服药,如服用利福平会出现食欲缺乏、恶心等消化道症状,可遵医嘱调整药物剂量和服药时间,同时应为患者制订合理的食谱,以保证患者能够配合药物治疗。

2.消毒隔离知识的教育

(1)嘱患者不要随地吐痰,有痰吐在卫生纸里后放入收集袋,统一焚烧或深埋。

(2)告诉患者不要对着别人咳嗽、打喷嚏,咳嗽、打喷嚏时用手帕遮住口鼻,以减少结核分枝杆菌的传播。

(3)房间每日开窗通风 30 min,并用含氯消毒剂空气消毒,可以减少和杀灭房间空气中的病原微生物。

(4)单独使用餐具并定期煮沸消毒,患者使用过的物品可阳光下暴晒 2 h 以上。

3.生活指导

住院患者的生活指导。告诉患者应加强营养,多吃蛋白质丰富的食物,多吃水果、蔬菜以补充维生素,以满足机体的营养需求。教育患者养成规律的生活习惯,保证足够的睡眠。让患者每日进行适量的户外活动,同样有利于机体的康复。

四、护理评价

通过积极的治疗,观察患者是否达到以下的标准。

(1)按照化疗原则遵医嘱服药。

(2)科学膳食、规律生活。

(3)病灶消退、肺功能正常，无并发症发生。

(4)停止治疗前能恢复正常的活动。

(5)有良好的心理状态，正确面对疾病。

(6)采取预防传播的方法。

（王　倩）

第二节　肠结核

肠结核是结核分枝杆菌侵犯肠道引起的慢性特异性感染。过去在我国比较常见，随着人民生活水平的提高、卫生保健事业的发展及结核患病率的下降，本病亦逐渐减少。发病年龄为 2~72 岁，而以 21~40 岁最多，女性多于男性，为 1.85：1。根据大体形态学表现，肠结核可分为溃疡型、增生型和混合型。

绝大多数病例继发于肠外结核病，主要是肺结核。无肠外结核病灶者称原发性肠结核，占肠结核的 10% 以下。

一、护理评估

（一）评估患者的健康史及家族史

询问患者既往身体状况，尤其是近期是否患有身体其他部位的结核病，或近期是否与结核患者接触过。

（二）临床症状的评估与观察

1. 评估患者腹痛的症状

有腹痛症状者占 95% 以上，疼痛性质一般为隐痛或钝痛，禁食易诱发或加重，出现腹痛与排便，排便后疼痛可有不同程度的缓解。

2. 评估患者腹泻与便秘的症状

腹泻常与腹痛相伴随。大便每日数次至数十次，半成形或水样，常有黏液，重症患者有广泛溃疡可有脓血便，量多，有恶臭味。常在清晨排便，故有"鸡鸣泻"之称。小肠结核如果病变广泛，可引起吸收不良而发生脂肪泻。无腹泻而只有便秘者约占 25%。腹泻与便秘交替常被认为是肠结核的典型症状。腹泻数日继而便秘，如此循环交替。

3. 评估患者有无腹部肿块

主要见于增生型肠结核。溃疡型肠结核病有局限性腹膜炎，病变肠曲和周围组织粘连，或同时有肠系膜淋巴结结核，也可出现腹部肿块。

4. 评估患者的营养状况、有无营养障碍

因进食可诱发疼痛，患者常有食欲缺乏、畏惧进食，食量因而减少，肠管炎症引起的淋巴梗阻、瘀张，使肠局部蠕动异常，发生肠内容物瘀滞，加之肠道菌群失调等因素干扰了食物的消化与吸收，甚至发生脂肪泻，从而体重下降，并有贫血等一系列营养障碍的表现。

5.评估患者有无发热症状

溃疡型肠结核有结核毒血症,表现为午后低热、不规则热、弛张热或稽留高热,体温多在38 ℃,伴有盗汗。增生型肠结核可无发热或有时低热。

6.评估患者有无肠外表现

可有倦怠、消瘦、苍白,随病程发展可出现维生素缺乏、脂肪肝、营养不良性水肿等表现。部分患者可出现活动性肺结核的临床表现。

7.评估患者有无肠梗阻、肠出血、肠穿孔的症状

并发肠梗阻时有腹绞痛,常位于右下腹或脐周,伴有腹胀、肠鸣音亢进、肠型与蠕动波;并发肠穿孔时,由于病变周围多有组织粘连,弥散性腹膜炎较少见。

(三)辅助检查评估

1.血液检查

溃疡型肠结核可有中度贫血,无并发症时白细胞计数一般正常,90%的病例血沉明显增快。

2.粪便检查

外观常为糊状不成形便,或有黏液,镜检见少量脓细胞或红细胞,潜血可呈弱阳性。

3.纯化(结核)蛋白衍生物皮内试验(PPD)

结果如为强阳性有助于本病的诊断。

4.X 线检查

X 线征象有:①肠蠕动过快,钡剂通过加速,有间歇性张力亢进,病变部位黏膜皱襞僵硬和增厚;②钡剂通过病变部位出现激惹现象,称为 Stierlin 征;③小肠有梗阻时有肠管扩张、钡剂排空延迟和分节现象,钡剂呈雪花样分布、边缘锯齿状;④盲肠不充盈,升结肠缩短;⑤盲肠部位扭曲,回盲瓣出现裂隙,回肠末端出现宽底三角形、底向盲肠,称为 Fleischner 征。

5.内镜检查

内镜特征有:①回盲部为主;②肠黏膜充血、水肿;③环形溃疡、溃疡边缘呈鼠咬状;④大小、形态各异的炎性息肉,肠腔变窄;⑤病理检查可见干酪样坏死性肉芽肿或用抗酸染色法发现抗酸结核分枝杆菌。

6.结核菌素(简称结素)试验

目前通用的结素有两类。一类是旧结素(OT),是结核菌的代谢产物,由结核菌培养滤液制成,主要含结核蛋白。OT 抗原不纯可引起非特异反应。另一类是结核菌纯蛋白衍化物(PPD),是从旧结素滤液中提取结核蛋白精制而成,为纯结素,不产生非特异性反应,故临床上广泛使用。方法:通常在左前臂屈侧中部皮内注射 0.1 mL(5 U),经 48~72 h 测皮肤硬结直径。阴性:小于 5 mm;弱阳性:5~9 mm;阳性:10~19 mm;强阳性:大于 20 mm 或局部有水疱、坏死。

(四)心理-社会因素评估

(1)评估患者对肠结核的认识程度。

(2)评估患者心理承受能力、性格类型。

(3)评估患者是否缺少亲人及朋友的关爱。

(4)评估患者是否存在焦虑及恐惧心理。

(5)评估患者是否有经济负担。

(6)评估患者的生活方式及饮食习惯。

（五）腹部体征的评估

疼痛部位大多在右下腹部，也可在脐周、上腹或全腹部，因病变所在的部位不同而异。腹部肿块常位于右下腹，一般比较固定，中等质地，伴有轻度或中度压痛。

二、护理问题

(1)腹痛由于病变肠曲痉挛及蠕动增强所致。

(2)腹泻由溃疡型肠结核所致肠功能紊乱所致。

(3)便秘由肠道狭窄、梗阻或胃肠功能紊乱所致。

(4)体温过高由结核毒血症所致。

(5)营养失调，低于机体需要量。由于结核分枝杆菌毒性作用、消化吸收功能障碍所致。

(6)肛周皮肤完整性受损与腹泻有关。

(7)潜在的并发症：肠梗阻、肠穿孔。这是由于溃疡愈合后或腹腔粘连后出现的瘢痕收缩所致。

(8)缺乏结核病的预防及治疗知识。

(9)焦虑由病程长、疗程长所致。

(10)活动无耐力由肠结核引起的体质衰弱所致。

三、护理目标

(1)患者主诉腹痛缓解。

(2)患者主诉大便次数减少或恢复正常的排便。

(3)患者体温恢复正常。

(4)患者体重增加，或精神状况转好、面色红润。

(5)患者在住院期间肛周皮肤完整无破损。

(6)通过护士密切观察能够及早发现梗阻或穿孔症状和腹部体征，及时给予处理。

(7)患者在住院期间能够复述肠结核的预防、保健知识。

(8)患者焦虑程度减轻，能积极主动配合治疗。

(9)患者住院期间活动耐力不断增加。

四、护理措施

（一）一般护理

(1)为患者提供舒适安静的环境，嘱患者卧床休息，避免劳累。

(2)室内定时通风，保持空气清新，调节合适的温度、湿度。

(3)患者大便次数多，指导患者保护肛周皮肤，每次便后用柔软的卫生纸擦拭，并用温水清洗，以软毛巾蘸干。避免用力搓擦，保持局部清洁干燥。如有发红，可局部涂抹鞣酸软膏或润肤油。

(4)对于便秘的患者应鼓励患者多饮水、定时如厕，养成规律排便的习惯；适量进食蔬菜水果，保持大便通畅。

（二）心理护理

(1)患者入院时主动接待，热情服务，向患者及家属介绍病房环境及规章制度，取得患者及家属的合作,消除恐惧心理。

(2)患者腹痛、腹泻时,应耐心倾听患者主诉,安慰患者,稳定患者情绪,帮助患者建立战胜疾病的信心。

(3)向患者讲解肠结核的相关知识,介绍各种检查的必要性、术前准备及术后注意事项,消除患者紧张、恐惧的心理,使其积极配合治疗。

(三)治疗配合

(1)注意观察患者腹痛的部位、性质、持续时间、缓解方式、腹部体征的变化,及时发现,避免肠梗阻、肠穿孔等并发症的发生。协助患者采取舒适的卧位。

(2)注意观察患者大便次数、性状、量的变化,以及有无黏液脓血,及时通知医师给予药物治疗。

(3)注意观察患者生命体征变化,尤其是体温的变化,遵医嘱给予物理及药物降温。

(4)评估患者营养状况,监测血电解质、血红蛋白及血清总蛋白、清蛋白变化,观察患者皮肤黏膜有无干燥,皮下脂肪厚度、皮肤弹性。

(5)指导患者合理选择饮食,并向患者及家属解释营养对肠结核的重要性,与其共同制订饮食计划,选用清淡易消化、高维生素,高蛋白、高热量的食物,腹泻患者应限制纤维素、乳制品及高脂食物的摄入,便秘患者则应适量增加纤维素的摄取。

(6)指导患者合理用药,观察用药后效果及不良反应。

(7)每周测体重1~2次。如有腹腔积液,每日测腹围一次。

(四)用药护理

(1)抗结核药(链霉素、异烟肼、利福平、乙胺丁醇、吡嗪酰胺等):一般采用2~3种药物联合应用,用药时间为2~3年。链霉素使用前应做皮试,抗结核药宜空腹服用,服药后可有恶心、呕吐、药疹等不良反应。以上药物存在肝毒性,应定期检查肝功能。

(2)有计划、有目的地向患者及其家属逐步介绍有关药物治疗的知识。

(3)强调早期、联合、适量、规律、全程化学治疗的重要性,使患者树立治愈疾病的信心,积极配合治疗。督促患者按医嘱服药、培养按时服药的习惯。

(4)解释药物不良反应时,重视强调药物的治疗效果,让患者认识到发生不良反应的可能性较小,以激励患者坚持全程治疗。

(5)嘱患者如出现巩膜黄染、肝区疼痛、胃肠不适、眩晕、耳鸣等不良反应时,应与医师联系,不可自行停药。

(五)健康教育

(1)向患者和家属讲解肠结核的保健知识,加强有关结核病的卫生宣教,肠结核患者的粪便要消毒处理,防止病原体传播。

(2)患者应保证充足的休息与营养,生活规律,劳逸结合,保持良好的心态,以增强机体抵抗力。

(3)指导患者坚持抗结核治疗,保证足够的剂量与疗程。定期复查。学会自我检测抗结核药物的作用和不良反应,如有异常,及时复诊。

(4)肺结核患者不可吞咽痰液,应保持排便通畅。提倡用公筷进餐,牛奶应经过灭菌。

(王　艳)

第三节　结核性胸膜炎

一、护理评估

(一)健康史

结核性胸膜炎是结核分枝杆菌及其代谢产物进入处于高敏状态的胸膜腔引起的胸膜炎症。依照临床经过和病理表现可分为结核性干性胸膜炎、结核性渗出性胸膜炎和结核性脓胸。

(1)结核分枝杆菌、肺炎球菌、金黄色葡萄球菌、链球菌等感染病史。

(2)肺癌、胸膜间皮瘤、淋巴瘤及胸外转移癌等肿瘤病史。

(3)系统性红斑狼疮、风湿病等免疫性疾病病史。

(4)肺梗死、胸部挫伤及食管破裂等伤病史。

(二)身体状况

1.症状

(1)发热:表现不一,发病缓慢的胸膜炎可无发热,而干性胸膜炎,从发病至引起胸膜腔产生渗液后,以及一般性渗出胸膜炎和包裹性胸膜炎,都可出现发热。热型包括不规则热、弛张热、稽留热,有的体温达 39 ℃～40 ℃,这种患者随着抗结核药物及激素类药物的使用,以及胸腹腔抽液后,体温会逐渐下降,短者经 3～5 d 即可达到正常。

(2)胸痛:病变累及胸膜壁层时有胸壁刺痛,并随呼吸和咳嗽而加重。

(3)咳嗽、咳痰:多为干咳或有少量白色黏液痰。有空洞形成时,痰液增多;合并细菌感染时,痰呈脓性且痰量增多;合并厌氧菌感染时有大量脓臭痰;合并支气管结核表现为刺激性咳嗽。

(4)呼吸困难:多见于干酪样肺炎和大量胸腔积液患者,也可见于纤维空洞型肺结核、自发性气胸的患者,可并发肺源性心脏病、呼吸衰竭和心力衰竭。

2.体征

结核性胸膜炎患者的体征因胸膜腔内渗出液的有无、多少、部位,以及胸膜粘连和胸膜肥厚的情况不同而有很大差异。

(1)干性胸膜炎:干性胸膜炎或渗出性胸膜炎在有渗出液之前,物理诊查时可发现患者呈紧张状态。患者常固定于某一特殊体位以减轻胸痛。多卧于患侧,压迫患侧胸部,减少胸壁运动时的胸膜摩擦,以使胸痛减轻。也有少数患者卧于健侧,或取坐位,或取前弯位。有时亦可见患者用手紧压患侧的胸壁,用以自行限制呼吸时的胸廓运动,借以减轻胸痛。干性胸膜炎时最重要的体征是在听诊时可闻及胸膜摩擦音。此外,在胸部听诊时有患病部位呼吸音减弱,此种情况与患病部位受限有关。

(2)一般性渗出性胸膜炎。①少量积液:胸膜腔渗出液少于 300～500 mL 时仅靠物理检查不易证明积液的存在。如果胸腔积液超过 500 mL,则在患侧肺底部可以出现叩诊浊音以至实音。肺底呼吸音减弱,语颤减弱至消失。②中等量积液:液体量较多时肺底受胸腔积液推移而向上方,并且受到胸腔积液的压迫。③大量积液:渗出液逐渐增多,可由中等量积液变为大量积液,积液可以几乎或完全占据一侧胸壁腔。大量积液时可出现患侧胸廓明显膨隆饱满、肋间隙增宽较显著、肋骨变得平直、触诊语颤消失、叩诊全患侧或绝大部分出现实音、邻近器官移位、气管可向健侧移位。

（三）辅助检查

1.X 线检查

(1)少量胸腔积液,患侧肋膈角变钝或消失。

(2)中等量积液,呈内低外高的弧形阴影。

(3)大量积液,整个患侧胸部呈致密阴影,气管和纵隔推向健侧;积液时常遮盖肺内原发病灶。

(4)胸部 CT 有助于病因诊断。

2.超声检查

常用于估计胸腔积液的量和深度,协助胸腔穿刺术穿刺点的定位。患处可见低回声区。此项检查设备简单,可移动,重症患者可在床边操作;诊断率高(92%以上),能查出 100 mL 以下的胸腔积液;能鉴别积液、胸膜增厚及肺内病变;可了解到积液范围并可为胸腔穿刺定位。

3.结核菌素纯蛋白衍生物(PPD)皮试

PPD 皮试阳性表示对结核分枝杆菌具有敏感性,反应越强,受到结核分枝杆菌感染的可能性越大。通常硬结直径>15 mm 或有水疱,认为是新近受到感染。可以帮助诊断有无结核病感染。

4.胸腔积液检查

可鉴别漏出液和渗出液,有助于病因诊断,并可作为一种治疗方法。结核性渗出性胸腔积液一般为浆液性,草黄色,透明,偶见血性或化脓性,含大量纤维蛋白,放置后易形成胶胨样凝块。常规和生化检查示比重 1.018 以上,镜检白细胞 $100 \sim 10\ 000\ /mm^3$,早期以中性粒细胞为主,后期以单核细胞为主。间皮细胞<5%。蛋白定量 $25 \sim 30$ g/L 或以上。胸腔积液离心沉淀后做涂片检查结核分枝杆菌的阳性率不高,有时结核分枝杆菌培养可获阳性结果,阳性率约30%。近年来胸腔积液测定 pH,结核性胸腔积液多<7.3。除了脓胸,腺苷酸脱氨酶值明显高于其他原因所致的胸腔积液(>45 U/mL)。溶菌酶测定值明显升高。

5.胸膜活检

胸膜活检发现结核性肉芽肿或干酪坏死可确诊结核性胸膜炎,阳性率达71%～88%,胸膜活检标本的结核分枝杆菌培养阳性率 70%,有助于诊断。

（四）心理-社会状况

结核性胸膜炎患者因不能与亲友密切接触,易产生悲观情绪。恶性胸腔积液患者,因胸腔积液产生快,疗效差,预后不良,易产生烦躁、焦虑及恐惧等心理,甚至失去治疗信心。

二、常见护理诊断/问题

(1)气体交换受损与肺组织受压不能充分扩张、气体交换面积减少有关。

(2)急性疼痛、胸痛与胸膜摩擦和胸腔穿刺术有关。

(3)营养失调低于机体需要量,与结核病消耗增加、摄入不足有关。

(4)焦虑与疾病病程长有关。

(5)知识缺乏与医疗知识的复杂性有关。

(6)遵守治疗方案无效与长期化疗及药物的不良反应有关。

(7)娱乐活动缺乏与病程长、疾病有传染性有关。

（8）潜在并发症自发性气胸、脓气胸、肺气肿、继发性支气管扩张和肺源性心脏病。

三、护理措施

（一）一般护理

1.体位

取半卧位或患侧卧位,半卧位有利于呼吸,患侧卧位有利于缓解疼痛。

2.休息

大量胸腔积液致呼吸困难或发热者,应卧床休息。胸腔积液消失后继续休息2～3个月,避免过度劳累。

3.活动与锻炼

待体温恢复正常,胸腔积液抽吸或吸收后,鼓励患者逐渐下床活动,增加肺活量。

4.用药护理

（1）抗结核治疗必须遵循"早期、联合、适量、规律、全程"的治疗原则,鼓励患者按时、按口服用药物,禁止自行停药、减药。服用药物同时出现不良反应应及时就医或向医师咨询,必要时由医师进行方案调整。

（2）糖皮质激素治疗:糖皮质激素可减少机体的变态反应及炎症反应,改善结核中毒症状,加速胸腔积液吸收,减少胸膜粘连或胸膜增厚等后遗症。但有一定不良反应或导致结核病播散,故应慎重掌握适应证。急性结核性渗出性胸膜炎全身毒性症状严重。有大量积液,在有效抗结核治疗的前提下,可加用糖皮质激素,通常用泼尼松或泼尼松龙 25～30 mg/d。待体温正常、全身毒性症状减轻消退、胸腔积液明显减少时,应逐渐减量以至停用。每周减少2.5～5.0 mg,停药速度不宜过快,否则易出现反跳现象,一般疗程4～6周。

（3）对慢性结核性胸膜炎有脓胸倾向及包裹性胸腔积液者可进行胸腔给药治疗。抽出胸腔积液后可注入药物,拔出穿刺针后用无菌纱布覆盖,轻压穿刺点。患者稍活动,以便药物在胸腔内混匀。密切观察注入药物后的反应,如发热、胸痛等。

（二）病情观察

（1）观察患者有无呼吸困难、胸痛、咳嗽及发热等。

（2）监测动脉血气分析。

（3）胸腔穿刺抽液术后患者,应密切观察其呼吸、脉搏、血压的变化,注意穿刺部位有无渗血或液体渗出。

（三）对症护理

1.胸痛的护理

协助患者采取舒适卧位。采用放松疗法:教会患者自我放松技巧,如缓慢深呼吸、全身肌肉放松,听音乐、广播或看书、看报,以分散其注意力,减轻疼痛。如疼痛剧烈时可遵医嘱给予镇痛药。

2.呼吸困难的护理

患者呼吸困难明显者,应取舒适体位,如抬高床头、半坐位或端坐位等,有利于减轻呼吸困难。卧床时应取患侧卧位。必要时遵医嘱给予鼻导管吸氧,做好氧气装置的消毒工作,保持鼻导管通畅及鼻孔清洁。经常巡视病房,及时听取患者主诉,观察呼吸频率、深度及呼吸困难的程度。

3.高热护理

当患者有高热、寒战时,注意保暖,及时添加被褥,给予热水袋时防止烫伤。高热时采用乙醇擦浴,冰袋进行物理降温,预防惊厥。患者出汗时,及时协助擦汗、更衣,并避免其受凉。

4.胸膜腔穿刺的护理

在进行常规胸膜腔穿刺及进行中心静脉导管留置胸膜腔的手术前做好心理安慰和解释,消除患者的恐惧、紧张,诱发类"胸膜反应"影响穿刺的进行,同时检查患者的血压、脉搏、心率、呼吸及精神状况并做好记录。穿刺过程中严密监视患者的精神状况、呼吸、脉搏,及早发现"胸膜反应"先兆并及时通知医师进行处理。穿刺操作完成后告知患者注意休息,避免穿刺部位局部感染,防止导管滑脱引起感染。经过导管帽抽液、注射药物前后进行导管帽更换或者严密消毒后用无菌纱布块包裹导管帽。拔管后 12 h 内严密监测患者生命体征,防止感染的发生,及早处理。

(四)饮食指导

给予患者高蛋白、高热量、高维生素、清淡易消化的饮食,少量多餐,应鼓励患者进高蛋白、高热量、高维生素的饮食,如牛奶、豆浆、鸡蛋、瘦肉、蔬菜、水果等。饮食应当尽量多样化,不吃刺激性强的食物。

(五)心理护理

(1)评估心理状态,根据患者年龄、职业、文化、性格等情况,做出相应的心理疏导。

(2)多与患者沟通,建立良好的护患关系,尽量解答患者问题,使其正确认识和对待疾病。

(3)鼓励患者及亲属共同参与疾病的治疗和护理过程,监督并督促患者保持良好心态,以增强治疗的信心。

(4)帮助建立良好的社会支持网,使患者感受到家人、朋友的关爱,保持积极乐观的情绪与疾病斗争。

(六)健康指导

1.疾病知识指导

向患者及亲属解释病情,指出原发病治疗和对症治疗的重要性和必要性,提高治疗依从性。

2.用药指导

针对病因,指导患者遵医嘱用药,介绍药物的剂量、用法及不良反应。对结核性胸膜炎患者,需特别强调抗结核治疗的重要性,坚持有规律长期服药,不可自行停药,嘱患者定期检查肝功能和复查胸部 X 线片。

3.生活指导

指导患者合理安排休息与活动,避免过度劳累,预防呼吸道感染。向患者及亲属讲解加强营养对疾病康复的重要性,嘱患者进食高热量、高蛋白及富含维生素的食物,促进组织修复,增强抵抗力。督促和指导患者每天进行缓慢的腹式呼吸。

四、护理评价

通过积极的治疗,观察患者是否达到标准:①按照化疗原则遵医嘱服药;②科学膳食、规律生活;③病灶消退,肺功能正常,无并发症发生。

(张笑琰)

第四节 结核性脑膜炎

一、护理评估

结核性脑膜炎是一种严重的继发性结核病,继发于身体其他部位的结核病灶。绝大部分原发病早期分布在肺部和气管、支气管淋巴结,也可以是肠系膜淋巴结及泌尿生殖器的结核或骨结核。这些病灶中的结核分枝杆菌通过病灶内或附近的破损的微血管进入血流引起菌血症,若进入中枢神经系统则有机会引起结核性脑膜炎。

(一)健康史

(1)既往的生活习惯如饮食、休息情况,嗜好,如吸烟、饮酒等,家族史,有无结核病接触史,既往是否患有结核病等。

(2)小儿近期患有麻疹、百日咳、流感或其他传染病,患儿可以惊厥为首发症状。

(3)老年患者也可以偏瘫、单瘫为主诉症状。

(二)身体状况

(1)早期患者有发热、食欲减退、消瘦、乏力、盗汗等,可有畏光、易激动、便秘、尿潴留。

(2)中期脑膜刺激症状明显,表现为头痛、恶心、呕吐、颈强直等。当颅压增高时,可出现剧烈头痛、喷射性呕吐、视盘水肿、意识障碍等;还可出现单瘫、偏瘫、癫痫、四肢及手足徐动、震颤等脑实质损害的症状,以及胸痛、腹痛、双下肢肌力弱、尿潴留,尿失禁,粪便秘结、排便失禁等脊髓受损症状。

(3)晚期严重颅压增高可能导致脑疝。早期临床表现为瞳孔不等大、呼吸加深、加快或有不规则,血压升高、意识障碍加深可进入昏迷。

(三)辅助检查

(1)脑脊液(CSF)检查:对结核性脑膜炎的诊断全关重要,也是观察药物治疗的重要指标。如 CSF 检查各项结果均正常,则结核性脑膜炎的诊断基本除外。CSF 主要表现如下。①腰椎穿刺压力增高,脑脊液轻度混浊或呈毛玻璃状,放置后有薄膜或蛛网状凝集物形成。白细胞中度增多,一般不超过 $500 /mm^3$,脑脊液白细胞超过 $1\ 200 /mm^3$ 几乎不见于结核性脑膜炎。②细胞学改变:结核性脑膜炎急性期(1~2 周),CSF 呈中性粒细胞反应,亚急性期均转化混合性反应,为结核性脑膜炎特征性反应,此期持续时间长,经有效治疗后中性粒细胞下降,出现转化型淋巴细胞反应,趋向修复期,细胞数下降明显,中性粒细胞逐渐消失。③CSF 的生化异常率为100%,主要以蛋白质明显升高和氯化物的明显下降为主,糖呈中度下降。

(2)实验室检查:脑脊液检查,颅内压升高 24~26.7 kPa 及以上,脑脊液呈毛玻璃状。脑脊液生化,典型者糖、氯化物同时降低,蛋白质升高是结核性脑膜炎的典型标志。

(3)影像学检查:CT 和 MRI 能显示结核性脑膜炎病变的部位、范围和某些性质,有助于判断结核性脑膜炎的病型、病期、病变程度及有无并发症,还可选择治疗方法,评价治疗效果并推测预后。①X 线检查:85%有肺结核表现,其中 90%为活动性病变,粟粒性肺结核占 48%。②CT扫描:可以显示颅内渗出性病变,以颅底病变更明显。并能显示脑结核瘤及结核性脑脓肿,粟粒结节,脑水肿,扩大的脑室、脑梗死及钙化灶。③磁共振成像(MRI):能反映其各种病理改变,显示较早或较小的病变,以及病变的形态,大小范围及病变的组织成分。MRI 平扫可显示病变所致不对称增宽的脑底池及侧裂池等,MRI增强扫描比平扫更敏感,可反映出脑膜水肿、渗出,表现为不同程度的强化,受累部位强化提示脑膜浸润。其对发现结核性脑膜炎的并发症也较敏感。

如脑梗死、脑积水及血管神经异常等。这些继发病变的发现,不仅给结核性脑膜炎的诊断提供重要依据,而且对临床治疗及预后评估也有重要的指导意义。对于视交叉、脑干等CT及其他影像学检查不易观察到的部位,MRI则极具优越性。

(四)心理-社会状况

结核性脑膜炎患者病情危重、病程长,治疗费用高,思想压力大,常表现为急躁、意志消沉、恐惧不安、多疑多虑,缺少治愈疾病的信心。

二、常见护理诊断/问题

(1)疼痛:头痛与脑膜刺激征有关。

(2)体温过高与结核菌感染有关。

(3)营养失调(低于机体需要量)由于发热,长期疾病消耗所致。

(4)有皮肤完整性受损的危险与长期卧床、排泄物刺激有关。

(5)有感染的危险与免疫力下降有关。

(6)焦虑与病情危重、预后差有关。

(7)有窒息的危险与脑膜刺激征、意识障碍有关。

(8)潜在并发症颅内高压、脑疝。

三、护理措施

(一)一般护理

1.意识的观察

患者意识状态及变化同结核性脑膜炎的轻重密切相关,在护理中可通过问答、呼吸及压眶反射、瞳孔角膜、吞咽咳嗽等反应来判断患者的意识程度。观察瞳孔变化:瞳孔是否等大等圆,对光反应是否灵敏,如发现患者出现瞳孔不等大、肢体瘫痪、抽搐等,应立即报告医师,及时抢救。

2.生命体征观察

体温、脉搏、呼吸、血压等变化也能反映结核性脑膜炎的病情变化。①体温:低热是结核性脑膜炎的重要症状,在治疗过程中要特别注意,如体温逐渐并持续升高,可能有并发症发生,应及时通知医师调整治疗方案,并及时为患者采取物理方法降温。②呼吸:要特别注意保持患者呼吸道的通畅,对于分泌物较多的患者,应随时用吸痰器吸出,并将头偏向一侧。做好口腔护理,按医嘱给予患者吸氧,必要时可行气管插管或气管切开。③其他:随时观察患者脉搏的快慢、节律、强弱及血压的变化,注意观察其排泄物和呕吐物,必要时按医嘱记录24 h出入量。如出现血压升高、脉搏缓慢、呼吸深快,提示有颅内压升高,为脑疝早期表现,应报告医师,采取措施。

3.体位的护理

患者宜安静卧床,避免多次翻动患者颈部及突然改变其体位,可将患者的床头抬高15°~30°以减轻其头部充血的症状,降低其颅内压。昏迷患者应取平卧位,头偏向一侧,以免痰或呕吐物吸入气管,同时应勤为患者翻身,及时更换其被汗或冰敷物浸湿的衣裤、床单、被套,保持其皮肤清洁。大便失禁者应及时清洗,注意肛周皮肤的护理。留置导尿者应进行会阴护理,避免出现泌尿系统感染。一般情况下,在脑膜刺激症状消失,脑脊液明显好转后,患者方可逐渐起床活动。腰穿术后,及时用温水擦净患者身上的消毒剂和血迹,为患者穿好衣服,盖好被子,注意询问患者有何不适,嘱患者去枕平卧 4~6 h。

4.病室环境

卧床休息保持病室清洁、安静,室内光线宜暗,保持患者情绪稳定,勿过于激动。减少探视,将操作集中安排,避免经常打扰患者。注意室内空气流通。

5.皮肤护理

结核性脑膜炎患者需要特别注意皮肤清洁干燥。保持床铺清洁平整,及时更换尿湿的衣裤、床单,每 2 h 翻身 1 次,每日用温水清洗皮肤 1~2 次,按摩受压部位,防止压疮发生。

6.口腔护理

因抗生素、激素的应用易发生口腔真菌双重感染,应鼓励患者勤漱口,对有意识障碍者每日进行口腔护理,早、晚各 1 次。

(二)症状护理

1.头痛护理

观察患者头痛的性质、程度、部位、持续时间及频率。向患者及亲属解释头痛发生的原因,让患者心情放松,减轻因头痛引起的负面情绪。多与患者交流,特别是疼痛时应做好患者安抚工作,嘱患者深呼吸,听轻音乐等,以转移患者的注意力,减轻疼痛。

2.颅内高压的护理

脱水疗法是治疗颅内高压的重要手段,常用 20% 的甘露醇静脉滴注,应用时速度要快,确保 250 mL 甘露醇在 30 min 内滴完,否则影响脱水的效果。同时要注意观察有无低钾血症。

3.发热的护理

定期测量患者体温,出现体温升高,应立即报告医师,给予处理。对于出汗较多患者协助其饮水,并加强房间通风,防止继发感染。及时更换床单、衣服等,防止皮肤感染发生。

4.腰椎穿刺的护理

腰椎穿刺是诊断和治疗结核性脑膜炎的重要手段之一,进行腰椎穿刺可化验脑脊液协助诊断,检测颅内压的高低等。腰椎穿刺前做好解释工作,向患者说明腰穿的重要性和必要性、操作方法、操作中可能出现的情况,以及如何配合,使患者消除紧张情绪。穿刺中密切观察患者面色、意识、瞳孔及生命体征的变化,发现异常立即停止操作协助抢救,术后嘱其去枕平卧6~8 h。

5.脑室引流的护理

行脑室引流必须在无菌条件下进行操作,连接无菌引流瓶,并将引流瓶妥善固定,保持引流管通畅,无扭曲受压,观察引流液的量、色、质并准确记录。①固定与观察:保持引流管通畅,防止管道扭曲、折叠、堵塞,将引流管固定于枕旁床头或不低于床头 10~20 cm 高度,活动长度适宜。可将导管沿脊柱侧向头部方向延长固定,从肩侧伸出固定于床旁输液架上,这样既可防止引流管打折,方便患者翻身,又可远离肛周而减少污染的机会。引流管口必须高于腰椎管水平 3~4 cm,引流袋低于椎管水平。患者翻身或躁动时常可致引流管脱落或不通畅,每次巡视时,仔细检查引流管有无弯曲、受压、折叠等现象。在搬动患者或转运的途中应先关闭引流管,以免引起脑脊液逆流。对烦躁不安的患者,应给予适当的镇静或约束,以免引流管被牵拉及脱出。②观察引流量、色、质和速度:一般成人每日可产生脑脊液约 500 mL,应严格控制引流量。要严格根据病情控制流速,一般为每分钟 2～4 滴,每小时引流量约 12 mL,每日引流量 150～320 mL。当患者改变体位时,重新调节引流管口高度,使颅内压维持在正常水平。同时观察引流液的量和颜色,如脑脊液由清亮变混浊、有沉淀物或出现鲜红色脑脊液时,及时报告医师予以处理。在观察引流液的同时并注意瞳孔的变化。如有颅内压增高症状,如头痛,呕吐等应立即检查引流管是否通畅,并把引流袋位置放低。当患者发热,意识障碍加重及时留取引流液标本做细菌培养。拔管时夹紧引流管,以防止引流液逆流入脑室,引起逆行感染。③预防感染:每日对病房进行紫外线空气消毒 2 次,每次 1 h,引流装置应严格无菌,每日在引流管穿刺处滴 75%乙醇 3～5 滴,每日 3 次,并保持局部清洁干燥。每天更换引流袋。定时挤压引流管,翻身及搬动患者夹闭引流管,防止引流液反流入颅内。更换引流袋及放液时要严格执行无菌技术操作,随时观察引流创口皮肤是否有红肿等异常情况,必要时可取引流液做细菌培养和药敏试验。行 CT 检查或搬运患者时,要将引流回路临时夹紧,防止脑脊液反流。

6.防止导管脱落、导管堵塞

加强巡视和陪护人员宣教,告知患者亲属保持引流管的有效固定,防止导管扭曲折叠,协助患者直线翻身活动时动作缓慢,如患者神志不清、烦躁、躁动明显,可遵医嘱适当给予镇静药。如发现引流不畅、不滴、引流液过少、伴有血块等,及时给予少量 0.9%氯化钠注射液冲洗引流管,保持引流通畅。

7.防止低颅内压症

如患者在抬高床头或坐、立时头痛加重,应予放低床头及减慢引流速度处理后,头痛得到缓解,应考虑颅内低压综合征,排除是否因引流过快,引流液过多导致。告诫患者及亲属不要擅自调节滴速,勿擅自抬高床头,如需抬高床头,须在护理人员协同下同时调整引流瓶高度和引流液滴速,以免引流过快过多导致颅内压过低。

8.防止脑脊液伤口漏感染

如发现患者穿刺处敷料伴有潮湿渗出,或伴有体温升高,引流液由澄清转为混浊,均应考虑是不是由于脑脊液伤口漏引起的逆行感染,控制引流液的释放速度,减少漏口炎症刺激,每日换药保持局部敷料清洁,必要时及时拔除导管。

(三)用药护理

(1)抗结核药物是治疗结核性脑膜炎的关键,应遵循早期、联合、适量、规律、全程的原则。常应用链霉素、异烟肼、利福平、吡嗪酰胺四联抗结核病治疗。抗结核药物治疗的疗程较长,易发生不良反应,常在治疗初 2 个月内发生,对机体影响较大,有些反应如蜗神经损害是不可逆转的,应密切观察谨防发生。

异烟肼可引起周围神经损害及肝损害,利福平可损害肝,链霉素可引起蜗神经损害及肾损害,吡嗪酰胺可引起尿酸血症和肝功能损害。一旦发生上述不良反应,及时与医师联系,采取调整药物及其他必要处理。

(2)结核性脑膜炎常用的脱水药为高渗脱水药和利尿药,所以,首先要保持静脉通道的通畅,准确记录 24 h 出入量。目前,常用的脱水药为 20%甘露醇,滴速以 10 mL/min 为宜(250 mL,20～30 min 滴完),使药物在血中迅速达到所需浓度起到脱水作用。超过 30 min,甘露醇易氧化成葡萄糖药物作用失效。①输液前仔细观察甘露醇注射液的透明度。20%甘露醇注射液为饱和溶液,室温为 20 ℃～30 ℃贮存时不会析出结晶,若温度过低则析出结晶。除温度因素外,不溶性异物、微粒是诱发甘露醇注射液析出结晶的又一主要因素。不能使带细小结晶的甘露醇注射液输入静脉,否则会出现异物栓塞静脉而引起反应。发现有结晶时,可将甘露醇注射液置于 80 ℃左右热水内加热,摇至溶解,静置 1 h 后再观察透明度,对于仍有结晶者,作为不合格制剂,禁止使用。②穿刺血管的选择:输入甘露醇前应先评估血管,尽量选择使用少、弹性好且较粗的静脉,穿刺时避免同一部位、长时间、多次穿刺。研究表明,甘露醇静脉注射 3 次后即可引起明显的静脉损伤,出现血管壁损害、血管周围出血、血管内淤血、炎性细胞浸润和纤维组织增生等病理改变,这是甘露醇外渗的病理学基础。滴注甘露醇应由远心端向近心端选择穿刺,2 个穿刺点距离＞1.5 cm,这样因血管阻力相对较低,既保证了药液能尽快输入而提高疗效,也可减低药液在局部静脉停留时间,减少对血管壁的损害,降低外渗的风险。对神志不清、躁动不安的患者,要避免在近关节处穿刺,以防在活动时发生外渗。此外,要提高一次性穿刺成功率,可采用套管针输注甘露醇,减少对血管刺激,同时减少穿刺次数,并减少对患者浅静脉的破坏。③输入甘露醇时要加强巡视,尤其对高龄、昏迷、瘫痪、语言障碍影响沟通的患者,要密切观察输液是否通畅、穿刺处周围皮肤有无肿胀和渗出等,向清醒患者及陪护人员介绍甘露醇外渗的危害性,取得主动配合,以期早发现、早处理。若发现输液部位有可疑渗出,即使回血良好,也应停止在该处继续滴注甘露醇,局部予以妥善处理。输注结束时应用 0.9％氯化钠注射液冲净管内剩余药液,拔针前先关闭调节器再拔针头,局部压迫 3 min,预防血液外渗。并指导患者或亲属对四肢及末梢血管经常轻轻按摩,揉搓手背、足背,局部热敷等,以改善血液循环和血管弹性。④甘露醇药液外渗的处理:甘露醇输注过程中出现穿刺周围皮肤红、肿、胀痛,提示药液外渗,应立即停止该处继续输液,抬高患肢,并根据不同损伤程度选择相应的治疗方法。a.热敷和湿敷:热敷能促进外渗于组织的药液消散吸收,每次 30 min,每天 2 次。乙醇具有催眠和消毒防腐的作用,兼有局部麻醉及止痛功效,可采用 75％乙醇或 50％硫酸镁湿敷。b.封闭疗法:此法可阻止药物与组织细胞结合。常用 0.25％普鲁卡因或 0.9％氯化钠注射液局部封闭。c.照射疗法:可用红外线照射 10 min 左右,使局部组织干燥;用浸有庆大霉素 8 万 U、山莨菪碱 10 mg 的纱布敷于外渗处,再用紫外线照射 20 min 左右,每天 2～3 次,可达到预防感染、抗炎收敛、改善微循环的效果。d.外科处理:对已经发生组织坏死的病例,应在坏死组织界限清楚后立即进行外科处理,既可缩短病程,又可减少继发性组织损害。

(3)使用激素的观察与护理:激素具有抗炎、抑制纤维组织增生、防止粘连、降低毛细血管通透性、减少渗出,可有效降低颅内压,防止脑水肿的发生。使用激素用量过大或减量不合适、计量不准确就容易造成反跳现象,因此要严格遵医嘱给药,并嘱患者不能随意增药、减药,如患者出现不适,应及时报告医师进行处理。

(四)健康指导

(1)宣传结核病的知识,向患者及亲属解释病情,使其坚持正确服药,介绍服药方法、药物的剂量和不良反应;详细说明坚持规律用药、全程用药的重要性,以取得患者及亲属的主动配合。

(2)指导亲属掌握肢体运动功能锻炼方法。

(3)指导患者合理安排生活,保证充足的睡眠和休息时间。注意营养搭配和饮食调理,增加机体抗病能力,以避免复发。

(4)嘱患者定期复查,便于了解病情变化,有利治疗方案的调整。

四、护理评价

患者预后与病情的程度、入院时有无意识障碍、抗结核病治疗迟早及患者的年龄有关；通过积极的治疗，观察患者是否达到以下标准。

(1)临床症状体征完全消失。脑脊液的细胞数、蛋白、糖和氯化物恢复正常。

(2)按照化疗原则遵医嘱服药。

(3)科学膳食、规律生活。

(4)停止治疗前能恢复正常的活动。

（徐　洁）

第五节　结核病合并糖尿病

一、护理评估

（一）健康史

1.糖尿病患者有下列情况应考虑合并结核病

(1)糖尿病患者体重明显下降，排尿次数增多，尿糖或血糖增高，不能用饮食和治疗不当或其他原因解释。

(2)近期 PPD 试验转阳者，应密切追踪观察。

(3)肺部出现病灶，抗感染效果不佳者。

2.结核病患者有下列情况应考虑合并糖尿病

(1)肺结核患者有明确的糖尿病家族史。

(2)用 INH、PZA、EMB 或 PAS 治疗出现尿糖或血糖波动。

(3)结核病辅以肾上腺皮质激素治疗出现血糖波动。

(4)经抗结核化疗，病灶经久不愈，甚至进展恶化或痰菌持续阳性。糖尿病与肺结核均属于常见病、多发病，两病可互相并发，临床上以肺结核较多，且糖尿病患者的肺结核患病率比非糖尿病患者高 10 倍。一般认为与免疫力低下、易受结核分枝杆菌感染有关。

（二）身体状况

糖尿病代谢紊乱可促使结核病迅速恶化，结核病进展又可加重糖尿病的代谢紊乱，两病之间相互存在着不利影响，必须两病同治。

糖尿病对肺结核的影响大于肺结核对糖尿病的影响，首先要积极控制糖尿病，抗结核治疗才能有效，同时，对肺结核必须进行有效的化疗，才有利于糖代谢的控制。

1.症状

多尿、多饮和体重减轻。由于高血糖及末梢神经病变导致皮肤干燥和感觉异常，患者常有皮肤瘙痒，女性患者可因尿糖刺激局部皮肤出现外阴瘙痒。

2.其他症状

有四肢酸痛、麻木、腰痛、性欲减退、阳痿不育、月经失调、便秘等。

(三)辅助检查

1.尿糖测定

尿糖阳性是发现和诊断糖尿病的重要线索,但受肾糖阈的影响尿糖不能准确反映血糖的变化情况.

2.血糖测定

血糖升高是诊断糖尿病的主要依据,也是监测糖尿病病情变化和治疗效果的主要指标。糖尿病诊断需要依据静脉血浆葡萄糖测定,毛细血管血糖测定仅用于糖尿病的监测。空腹血糖值正常范围为 $3.9\sim6.0$ mmol/L($70\sim108$ mg/dL),>7.0 mmol/L(126 mg/dL)为糖尿病;糖尿病酮症酸中毒(DKA)时血糖多为 $16.7\sim33.3$ mmol/L($300\sim600$ mg/dL),有时可达 55.5 mmol/L(1 000 mg/dL)以上;糖尿病高渗性昏迷血糖常高至 33.3 mmol/L(600 mg/dL)以上,一般为 $33.3\sim66.6$ mmol/U($600\sim1$ 200 mg/dL)。

3.葡萄糖耐量试验

试验前 3 d 正常饮食,糖类每日不低于 150 g。试验前需空腹(禁食 $8\sim12$ h,可适量饮水),测空腹血浆葡萄糖。用 75 g 无水葡萄糖(普通葡萄糖粉为 83 g)溶于 300 mL 水中,5 min 内喝完,喝第一口时记时间。服糖后 30 min、1 h、2 h 及 3 h 取血(用于诊断可仅取空腹及 2 h 后血样)。

4.X 线检查

糖尿病并发肺结核 X 线片特征为病变示短期渗出浸润后趋向于干酪样坏死、液化,呈现广泛支气管炎及空洞。增生性病变、肺部纤维化及胸膜粘连少见。有关资料证实了 X 线片上病变以干酪样变最为多见,渗出浸润次之,纯渗出性病变及纤维增生性病变均少见。有空洞者占 75%。空洞多呈多发性。X 线片上多表现为双肺或一肺占 $1\sim2$ 个肺叶,或肺段为主的干酪病灶及不规则的液化区域。糖尿病患者发生肺结核,在 X 线片上所见以侵犯肺门部开始,向肺中、下部扩展的渗出性浸润病灶为主。

(四)心理-社会状况

糖尿病为终身性疾病,漫长的病程、严格控制饮食及多器官、多组织结构功能障碍易使患者产生焦虑、抑郁等心理反应,对治疗缺乏信心,不能有效应对,治疗的依从性较差。

二、常见护理诊断/问题

(1)营养失调低于机体需要量或高于机体需要量,与胰岛素分泌或作用缺陷引起糖、蛋白质、脂肪代谢紊乱有关。

(2)潜在并发症糖尿病足、低血糖、酮症酸中毒,与糖尿病病情恶化及治疗不当有关。

(3)有体液不足的危险与血糖升高、尿渗透压增高有关。

(4)活动无耐力与严重代谢紊乱、蛋白质分解增加有关。

(5)焦虑与糖尿病、结核并发症、长期治疗导致经济负担增加有关。

三、护理措施

(一)一般护理

1.糖尿病合并急性活动性肺结核

患者应卧床休息,呼吸道隔离,病室内阳光充足,空气流通,并保持适宜的湿度。

2.皮肤护理

由于糖尿病的病理、生理改变,皮肤微循环障碍,使皮肤屏障防御能力下降,加上结核病慢性消耗,容易发生感染,做好皮肤护理至关重要。应保持皮肤清洁,床单、被褥整洁、干燥、平整、无渣屑,勤更换床单、被套,被胎、床褥应经常行日光暴晒;患者应穿着宽松、透气性能良好的衣物,内衣裤及袜子应着纯棉制品,鞋子的选择应以透气性能好、防潮及保暖为宜,尽量减少对皮肤的刺激;患者应特别注意口腔卫生,经常洗温水浴,每日用温水泡足,以减少感染,促进全身皮肤及足部血液循环,改善机体营养状况;勤沐浴、更衣,保持皮肤清洁,禁止搔抓皮肤,防止皮肤破损引起感染。长期卧床患者应协助翻身,防止发生压疮。

3.饮食护理

饮食治疗是糖尿病患者最基本的治疗措施,饮食治疗对控制糖尿病和促进结核病康复有重要意义。糖尿病为慢性代谢性疾病,治疗上需严格控制饮食;结核病为慢性消耗性疾病,往往表现为消瘦、贫血甚至低蛋白血症等营养不良症状,故单纯糖尿病与糖尿病合并肺结核两者之间存在着饮食要求上的差异,既要解决严格控制饮食与保证足量营养供给之间的矛盾,使之既能有效控制血糖,又要适当增加营养,以利于结核病康复合理地控制饮食,可以减轻胰岛 B 细胞的负荷,有利于血糖水平的控制。

所以,针对糖尿病合并肺结核患者,要合理配制膳食,选择易消化吸收,富含足够的热量、蛋白质及维生素的营养物质,如优质蛋白以乳类、豆制品、鱼类和瘦肉为主,在控制饮食方面不必过于严格,总热量的摄取应较单纯糖尿病患者增加 10％左右,才能既控制好血糖水平又有利于肺结核康复。糖尿病合并肺结核的患者应在医师的指导下采取正确的血糖控制措施,并密切监测血糖变化,为改善饮食和治疗提供依据。

1)糖尿病合并肺结核的饮食原则。a.当两病并存时应适当放宽饮食限制:食物成分所占比例为糖类 50％～60％,蛋白质占 20％～30％,脂肪占 15％～20％,给予高蛋白、高维生素饮食。首选优质蛋白、含糖量低、高纤维素、高维生素的蔬果、粗粮及乳类食品;禁止使用或限制食用对肺结核合并糖尿病病情及治疗有负面影响的食物,如甜食、糖果、糖水、含糖糕点等;脂肪的摄入不宜过高,荤素搭配适当,不要过于油腻,以免影响消化。长期进食高糖、高脂饮食可诱发胰岛素抵抗;建议挑选下类饮食进行搭配,如粳米、大豆、豆腐、豆浆、排骨、鸡肉、鸭肉、鱼肉、猪肉、猪肝、兔肉、牛奶、酸奶、黄豆面、玉米、荞麦、燕麦、芹菜、紫薯、韭菜、山药、黄瓜、南瓜、胡萝卜、白萝卜、香菇、蘑菇、黑木耳、银耳、银杏、百合、莲子、枸杞子,各色蔬菜及苹果、梨、桃、草莓、番茄等低糖水果,花生油、植物油;少选或不选用的食物有肥肉、无鳞鱼(如带鱼)、油炸食物、辛辣刺激食品、动物油等。b.两病并存时,饮食上应注意求同存异,合理调控胰岛素抵抗,过度消瘦又会因营养不良而加重代谢紊乱,导致并发症的发生和加重病情。因此,糖尿病营养治疗的原则之一是维持理想体重,避免消瘦和肥胖。当两病合并存在时,总热量的控制应在糖尿病营养治疗原则的基础上,适当地供给优质蛋白质,可改善患者的营养状况。因蛋白质在体内转化为葡萄糖的速度慢,有利于预防低血糖的发生,故睡前加餐可食用牛奶、鸡蛋等蛋白质丰富的食品。c.补充膳食纤维:膳食纤维可有效控制餐后血糖上升幅度,并可控制脂类代谢紊乱,微量元素和维生素对胰岛素的合成、分泌、储存、活性及能量底物代谢起着重要作用。同时,微量元素和维生素对肺结核的治疗、康复也起着重要作用。d.补充微量元素和维生素:微量元素和维生素对于缓解糖尿病和肺结核病情,增强患者抵抗力和免疫力都是非常重要的。e.饮食安排应注意以下几点。热置:轻体力劳动者,按 125.6～146.5kJ(30～35 kcal)/

(kg·d)供给。蛋白质：摄入量占总热量的15%～20%，按1.2 g/(kg·d)蛋白质计算，并且优质蛋白质占50%以上。一般糖尿病患者每天摄入肉、蛋、鱼150 g左右，在合并肺结核时可增到200～250 g动物蛋白。最好每天500 mL牛奶，也可摄入一些钙元素补充剂。另外进行补充铁，进食一些动物肝脏或铁剂。注意多吃新鲜绿叶蔬菜，血糖控制理想水平可以补充水果。保证维生素A、B族维生素、维生素C、维生素D的供给。避免刺激性食物，禁止饮酒。可采取多餐制，每日进食5～6餐，以兼顾两种疾病的饮食治疗。

由于肺结核合并糖尿病的患者多采用胰岛素治疗，加餐的目的是维持血糖相对稳定，睡前加餐是防止夜间发生低血糖的行之有效的办法。加餐的食物也是在一日饮食计划之内的，并非额外多吃。

2)糖尿病合并肺结核患者血糖控制标准。a.理想控制：治疗后，糖尿病症状消失，空腹血糖<7.2 mmol/L，餐后2 h血糖<9.9 mmol/L。b.较好控制：治疗后，糖尿病症状基本消失，空腹血糖<8.3 mmol/L，餐后2 h血糖<11.1 mmol/L。c.控制不良：治疗后糖尿病症状仍然存在，空腹血糖>8.3 mmol/L，餐后2 h血糖>13.8 mmol/L。

（二）对症护理

(1)低血糖反应的观察和护理如下。

1)密切观察注射胰岛素后患者有无软弱无力、心悸、头晕、出汗、昏迷、抽搐等低血糖反应。若出现以上反应，遵医嘱应立即给予口服或静脉注射50%高渗葡萄糖溶液，继续给予10%葡萄糖溶液静脉滴注，必要时给予吸氧。

2)严密监测血糖变化，血糖值异常时应立即通知医师，以便给予及时处理。

3)根据血糖情况，遵医嘱及时、准确注射胰岛素，合理安排胰岛素的注射时间和进餐时间。如果患者食欲缺乏明显，应及时报告医师，适当调整胰岛素剂量。

(2)入院后连续留取痰标本3次，查结核分枝杆菌。咳嗽剧烈者可用镇咳药；发热或咯血时对症处理；盗汗者睡前注意室内通风，严重盗汗者多饮热水。

(3)糖尿病合并痰结核分枝杆菌阳性的患者，进行呼吸道隔离，开放性结核应住单间。如条件有限，可将同一病种安置在一起。

（三）用药护理

(1)按医嘱注射胰岛素，严格遵守时间，剂量准确，注射后15 min进食，如出现低血糖反应，及时报告医师予相应处理，注射部位应经常更换，防止皮下脂肪萎缩和纤维增生。

(2)应用抗结核药物要了解患者服药情况，询问患者用药后的不良反应，发现异常及时与医师联系。

(3)抗结核病药物治疗的原则是早期、联合、适量、规律、全程，具体来说就是早发现、早用药、多药联合使用、剂量适中、规律用药、疗程足。抗结核病治疗方案是由结核病专科医师制订，患者在抗结核病治疗期间不可随意停药、加药、减药或改药，即使症状减轻或消失，也并不代表结核病灶已痊愈，须经复诊后确定病灶已经完全稳定，达到规定的抗结核病治疗疗程，方能停药。由于抗结核药有一定不良反应，以及结核病和糖尿病的相互影响，故在抗结核病治疗期间应注意定期到结核病及糖尿病专科门诊随访，定期检查血常规、肝肾功能、胸部X线片、痰菌、尿常规，自我检测血糖及尿糖变化。

(4)注意观察降糖药物反应：肺结核患者多对降糖药物较敏感，特别是在强化治疗时更要注意低血糖的出现，应及时监测血糖，根据血糖情况及时调整胰岛素用量。另外，在胰岛素治疗及口服降糖药后要及时就餐,以防低血糖的发生。低血糖是可以预防的,患者应随身携带糖果、饼干等食物,如出现上述情况时随时进食,以防低血糖发生。

(四)心理护理

肺结核是传染性疾病,虽能够治愈,但是糖尿病是终身疾病,需要终身用药,且糖尿病可使肺结核的好转率降低,因糖尿病患者长期高血糖造成的酸性环境有利于结核分枝杆菌的生长,而结核病又促使糖尿病的症状加重,从而造成患者的思想负担过重,有些患者知道自己的疾病后,面对社会、家庭、生活感到无所适从,入院后需要给予隔离,容易产生焦虑、孤独、抑郁、悲观心理,这种不良的心理状态会使血糖增高,加重病情。

亲属应在医务人员的帮助下,尽量为患者创造一个良好的休养环境,做到空气清新、阳光充足,多与患者沟通、交流,经常鼓励、安慰、支持患者,可为患者提供一些糖尿病结核病相关知识的书籍,使其对疾病的发生、发展、治疗、日常护理及预后有一定的了解,使患者认识到全程治疗的重要性,明白糖尿病并发结核病并不可怕,正确掌握治疗原则和方法,及时与医师沟通,在医师的指导下合理治疗,接受治疗,就能取得很好的治疗效果。

(五)健康指导

(1)加强糖尿病及结核病患者的教育,使患者能够严格控制饮食,规律生活,适当运动锻炼,合理用药,以稳定的情绪和愉悦的心情正确对待疾病。

(2)饮食控制是糖尿病治疗的基本措施,应限制动物脂肪的摄入,食盐每日不超过 6 g,高血压者少于 3 g。多使用纤维素量较高的食物,可延缓食物的吸收,降低餐后血糖的高峰。

(3)口服降糖药物,注意有无过敏反应及不良反应。告知患者结核病合并糖尿病服抗结核药的时间比较长,在血糖控制不好的情况下,治疗效果不明显。

(4)加强患者的心理护理,主动向患者介绍环境,消除患者的陌生感和紧张感,保持环境安静,减少不良刺激。糖尿病患者中老年患者较多,护理患者时应保持冷静和耐心,说话速度要慢,尽量解答患者提出的问题,耐心向患者解释病情,使之能积极配合治疗,并得到充分休息。

(5)休息与运动:鼓励患者参加适当的文娱活动、体育锻炼,可促进糖的利用,减轻胰岛负担,可根据患者的病情选择合适的运动方式,如散步、做操、打太极拳等。运动可在饭后 1 h 进行,每天 30～60 min,每天 1 次或每周 4～5 次,但应避免可引起过度疲劳、神经紧张的体育活动,以免引起兴奋交感神经及胰岛 A 细胞等糖原分解和糖异生,导致血糖升高。

肺结核合并糖尿病患者,在肺结核急性阶段合理休息可减少体力消耗,同时也有利于延长药物在病变部位存留时间,有利于病灶组织的修复,促进疾病的愈合。在肺结核急性进展阶段,结核中毒症状明显或合并咯血等并发症时,应指导患者绝对卧床休息至缓解期,病情稳定后再适当活动,以散步为主。

(屈世杰)

第十三章 甲状腺乳腺外科疾病护理

第一节 单纯性甲状腺肿

一、概述

甲状腺肿(simple goiter)是指甲状腺体积和形态增大,是引起地方性甲状腺肿物质或因先天性甲状腺素合成酶缺陷等原因所致的甲状腺代偿性肿大。甲状腺肿患病率低,受检查方法和评价标准的影响。诊断标准各国之间略有差异。我国规定甲状腺重量超过 30 g,视诊和扪诊均可触及甲状腺时,称甲状腺肿。多种甲状腺疾病可导致甲状腺肿。

二、病因和发病机制

（一）病因

1. 碘缺乏或碘相对不足

缺碘是引起地方性甲状腺肿的原因,但是过多摄碘可阻碍碘的有机化,使甲状腺素合成发生障碍,引起甲状腺肿大。经期妇女、青春发育期、妊娠、哺乳等因碘相对不足会导致本病。

2. 摄入致甲状腺肿的物质过多

过多摄入某些含硫氰酸盐的食物,如白菜、大豆、萝卜等,或其他(如磺胺类、过氯酸钾、硫脲类等)具有抑制甲状腺素合成的药物,都可引起甲状腺肿大。

3. 先天性甲状腺素合成障碍

患者体内缺乏某些酶影响甲状腺素的合成。

（二）发病机制

(1)各种原因导致患者甲状腺素分泌不足,促甲状腺素分泌增加,刺激甲状腺滤泡上皮细胞增生,形成新的滤泡,随着滤泡数目增多,甲状腺体积增大,出现甲状腺肿。

(2)遗传因素的作用:流行病学家系研究及双胞胎研究结果,提示遗传易患性在某些单纯性甲状腺肿的发病中起作用。研究显示,某些细胞因子和生长因子促进或介导非毒性甲状腺肿的形成。

三、病理

单纯性甲状腺肿的甲状腺组织学改变因病因或病期不同有不同差异。早期甲状腺呈弥散性轻或中度增生肿大、腺细胞肥大、血管增多,但保持原来轮廓不变。久病或病变反复缓解与加重,甲状腺组织则出现不规则的再生与增生,从而形成结节。

四、诊断要点

（一）流行病史

资料对诊断地方性甲状腺肿意义明显。

（二）临床表现

患者除甲状腺肿大外,常无其他症状。

（三）实验室检查

甲状腺功能检查一般正常。

五、治疗要点

（一）补碘治疗

因缺碘所致者,应补碘剂,地方性甲状腺肿应用碘剂防治。

（二）甲状腺激素治疗

目前多主张单纯性甲状腺肿用 TH 治疗,尤其是先天性甲状腺素合成障碍或无明显原因的甲状腺肿大。

（三）甲状腺手术

甲状腺手术适用于有局部压迫症状者。

六、主要护理问题

（一）自我形象紊乱

自我形象紊乱与甲状腺肿大有关。

（二）焦虑或恐惧

焦虑或恐惧与甲状腺激素分泌过多、对术前准备、手术治疗和预后等缺乏了解有关。

（三）营养失调

营养失调:低于机体需要量与高代谢状态有关。

（四）潜在并发症

呼吸困难和窒息。

七、护理目标

(1)患者能维持正常的代谢和生活。

(2)患者能正确对待身体外表的改变。

八、护理措施

（一）病情观察

(1)了解患者甲状腺肿大的程度、质地及有无伴随压迫症状,如声音嘶哑、呼吸困难、吞咽困难、面部肿胀等,如患者出现肿胀压迫症状要立即通知医师,以便及时手术。

(2)观察患者的情绪变化。

(3)了解患者药物治疗情况,向患者讲解本病相关知识,了解其以往进食药物或食物的种类,以便判断甲状腺肿大的原因。

（二）心理护理

(1)尊重和关心患者,鼓励患者表达心理感受,接受患者交谈中所呈现的焦虑和失落,使患者在表达感受的同时获得情感上的支持。

(2)确定患者对自身改变的了解程度及这些改变对其生活方式的影响,进行相关知识宣教,鼓励患者正确对待。

(3)动员患者的社会支持系统,说服患者的亲戚朋友体谅和关心患者,不要过多关注患者甲状腺肿大部位,鼓励患者与周边人的交往沟通,鼓励患者参加正常的社会交往活动。

(4)指导患者改善身体外观,如衣着合体和恰当的修饰等。

(三)相关治疗的配合和护理

单纯性甲状腺治疗的目的有三。①减轻局部压迫症状。②防止甲状腺肿加重。③美容。其治疗方案主要取决于病因。甲状腺轻度肿大且无局部压迫症状者,可定期门诊随访。

1.补碘治疗的护理

(1)指导患者摄入碘盐和含碘丰富的食物如海带、紫菜等。

(2)服用碘剂时用吸管,用凉开水冲服,避免水温过高。

(3)碘剂要避光保存。

2.口服甲状腺素制剂

常用药有左甲状腺素钠和甲状腺片。

(1)坚持服用可使甲状腺肿明显缩小或消失,但停药后可复发,故应长期使用。

(2)老年人强调从小剂量开始,逐渐增加到最佳剂量,以免心脏负荷加重。

(3)注意服用时间和剂量准确。

3.甲状腺手术治疗的护理

单纯性甲状腺肿手术不作为首选治疗手段。

(1)术前护理

1)协助完善术前检查。

2)指导患者体位训练。

3)心理护理减轻焦虑。

(2)术后护理

1)体位。半卧位或头高卧位。

2)饮食。清淡易消化饮食。

3)观察并发症。局部出血、神经损伤等。

4)复查甲状腺功能。术后甲低的发生主要依赖甲状腺切除的程度。术后可给甲状腺激素治疗,防止甲状腺肿复发。

(四)健康教育

(1)疾病相关知识宣教:向患者讲解碘与本病的关系,强调使用加碘盐的重要性,特别是妊娠、哺乳、青春期发育者,应多进食含碘丰富的食品以满足机体的需要,并告知患者生理性甲状腺肿大属于暂时的生理现象,一般不需特殊治疗,常在成人或妊娠、哺乳期后自行缩小。

(2)用药指导。

(3)修饰方法。

(4)定期门诊随访。

(丁　艳)

第二节　甲状腺功能亢进症

一、概述

甲状腺功能亢进症(hyperthyroidism,简称甲亢)系由多种病因引起的甲状腺功能增强,甲状腺激素(TH)分泌过多所致的临床综合征。甲亢是一种常见病、多发病,按病因分为甲状腺性及垂体性,其中最常见的是弥散性甲状腺肿伴甲亢(Graves),约占全部甲亢的 90%。男女均可发病,但以中青年女性多见,目前我国女性人群患病率达 2%且有逐年增高的趋势,男、女比例为(4~6):1。

二、病因和发病机制

(一)遗传因素

本病病例发生的家庭聚集现象非常明显,与其同卵双胞间的关系显著一致。本病发生与人白细胞抗原(HLA 抗原)显著相关,在不同人种的患者中,检测出 HLA 抗原的频率不同。遗传易患性方面,除 HLA 基因外,还有非 HLA 基因。

(二)环境因素

环境因素(应激、感染、创伤、性腺激素)作为一种诱因作用于患者的免疫系统,使血中的肾上腺皮质激素急剧升高,改变 TS 或 TH 淋巴细胞的功能,增强免疫反应,加重甲亢的临床表现。其中精神刺激作用尤甚,强烈的、突发的精神刺激常常诱发甲亢发病。

(三)自身免疫反应

1.体液免疫

格雷夫斯病(Graves disease,GD)患者血清中可检出甲状腺过氧化物酶抗体、抗甲状球蛋白抗体、TSH 受体抗体等多种甲状腺相关抗体。自身免疫性甲状腺病的特点也表现为甲状腺或残余的甲状腺床内有淋巴细胞浸润。

2.细胞免疫

GD 患者存在 T 细胞亚群紊乱。

(1)外周血液中淋巴细胞绝对值和百分比增高。

(2)淋巴组织增生。

(3)肿大的甲状腺和眼球后组织有大量的淋巴细胞和浆细胞浸润,甲状腺局部有大量合成分泌甲状腺受体抗体的淋巴细胞浸润和积聚,同时 GD 患者甲状腺静脉血中甲状腺受体抗体活性较外周静脉血高。

三、病理

(一)甲状腺肿大

甲状腺多呈不同程度的对称性蝶形、弥散性肿大,质地柔软,血管丰富,充血扩张。滤泡间有淋巴样组织增生,可形成淋巴小结或出现淋巴组织生发中心。

(二)胫前黏液性水肿

胫前黏液性水肿较少见,光镜下见皮肤组织有黏液蛋白样透明质酸沉积,电镜下可见大量微纤维伴糖蛋白及酸性糖胺聚糖沉积。

（三）突眼

球后组织常有淋巴细胞、脂肪细胞、浆细胞浸润，纤维组织增多，眼肌水肿增大，黏多糖沉积和透明质酸增多，纤维纹理模糊、透明性变、断裂与破坏。

四、诊断要点

（一）临床表现

(1)T_3、T_4 分泌增多综合征:患者表现为代谢增高、神经精神兴奋性增加,多系统器官功能亢进和受损。

(2)甲状腺肿大。

(3)眼征:眼征分浸润性突眼和非浸润性突眼。

（二）实验室检查

①甲状腺功能检查:T_3、T_4 升高,TSH 下降;②甲状腺摄^{131}I率增高,高峰前移。

五、治疗要点

（一）一般治疗

保持情绪稳定,合理休息和营养。

（二）抗甲状腺药物治疗

抗甲状腺药物治疗适用于症状轻、甲状腺肿较轻的患者;年龄 20 岁以下;孕妇、年老体弱者;或合并有严重心、肝、肾等疾病不宜选择手术治疗的患者;术前准备和术后复发的辅助治疗。

常用药物主要有硫脲类[丙硫氧嘧啶（PTU）、甲硫氧嘧啶（MTU）]和咪唑类[甲巯咪唑（MM）、卡比马唑（CMZ）]。其机制为抑制合成甲状腺素。

（三）手术治疗

手术治疗适用于甲状腺较大、长期口服药治疗无效、停药后易复发、对抗甲状腺药物有严重不良反应、不愿长期服药而盼望迅速控制病情者,以及结节性甲状腺肿、怀疑恶变者等。

（四）放射性碘治疗

放射性碘治疗适用于中度 Graves 患者;年龄 30 岁以上患者;老年患者;不能用药物或手术治疗或治愈后易复发的患者。

六、主要护理问题

（一）营养失调

营养失调:低于机体需要量与基础代谢率高、吸收差有关。

（二）活动无耐力

活动无耐力与基础代谢率增高、蛋白质代谢呈负氮平衡有关。

（三）自我形象紊乱

自我形象紊乱与甲状腺肿大、突眼有关。

（四）焦虑

焦虑与缺乏本病知识及甲亢所致神经系统兴奋有关。

(五)潜在并发症

甲亢危象。

七、护理目标

(1)患者症状逐渐缓解,病情得到控制。

(2)患者了解疾病相关知识,积极配合治疗。

八、护理措施

(一)饮食和休息

1.饮食

给予高热量、高蛋白、高维生素的饮食。腹泻者,限制含纤维高的食物,并注意补充液体。忌饮酒、咖啡、浓茶,以减少食物对患者的不良刺激。

2.休息

在病情允许的范围内适当活动,注意避免劳累,病情重者严格卧床休息。

(二)病情观察

(1)注意监测患者的生命体征、神志、体重、精神状态、饮食、睡眠、活动能力、大小便及出入量。

(2)甲状腺肿大的程度,有无压迫症状。

(3)突眼的程度和症状,是否存在视力下降等安全隐患。

(三)症状护理

1.高代谢症状的护理

甲亢患者由于 T_3、T_4 分泌增多,往往存在怕热、多汗、易饥多食、消瘦、乏力、脉速、紧张兴奋、多言易怒等症状。护理上要做到以下几方面。

(1)提供安静、整洁、安全、通风良好的环境,维持适当的温度和湿度,避免强光照射,减少陪伴探视,使患者感觉凉爽舒适。

(2)进食清淡易消化饮食,保证水分摄入,忌饮酒、咖啡、浓茶等兴奋性饮料。

(3)在病情允许的情况下适当活动,但要避免劳累,病情重者卧床休息,必要时予以吸氧。

(4)皮肤潮湿多汗者,勤换内衣,勤洗澡,保持皮肤清洁、干爽。

(5)腹泻者减少饮食中纤维素的摄入,适当增加饮水,注意保护肛周皮肤,避免肛周皮损。

(6)医务人员和家属要耐心对待患者,注意自己的语言和行为,避免对患者形成不良刺激。

(7)保证患者有足够睡眠,必要时遵医嘱使用辅助睡眠的药物。过度兴奋者做好安全护理。

2.甲状腺肿大的护理

甲亢患者甲状腺多呈不同程度的对称性蝶形、弥散性肿大,肿大的甲状腺质软,扪及震颤或血管杂音是诊断甲亢的重要体征。甲状腺肿大程度与甲亢轻重无明显关系,但易给患者尤其是女性患者造成心理负担。护理上要注意以下几方面。

(1)向患者讲解疾病相关知识,使其对疾病有正确的认识。

(2)指导患者穿宽松高领衫可以适当修饰颈部和避免甲状腺受压。

(3)体检时避免用力触诊甲状腺。

（4）告知患者如果出现吞咽困难、局部疼痛等压迫症状应及时告诉医护人员。

（四）与治疗相关的护理

1.用药的护理

（1）指导患者正确按疗程足量服药：抗甲状腺药物治疗分为初始期、减量期和维持期 3 个阶段。药效显露往往需要 2 周左右，随时需要根据甲功调节药物用量，且维持时间长至 1.5～2 年，所以护士应熟知药物的作用，要向患者讲清疗程和用法，讲清随意停药和减量的危害，嘱患者用药期间勿私自变更药物剂量或停药，指导和鼓励患者正规服药。

（2）协助医师取血复查甲状腺功能、血常规和肝肾功能，并注意追查结果。

（3）密切观察药物的不良反应：抗甲状腺药物最常见的不良反应如下。

1）粒细胞缺乏。为致命性，多在初治 2 个月及复治 1 个月内发生，该期内需每周复查 WBC。高热、咽痛时要警惕粒细胞缺乏。停药指征：WBC＜$3.0×10^9$/L，粒细胞＜$1.5×10^9$/L。

2）肝损坏。

3）药疹。较为常见。

（4）其他

1）服用受体阻滞剂如美托洛尔、普萘洛尔要监测患者的脉搏。

2）爱西特等活性炭应空腹服用，不能与其他药物同服，以免影响效果。

2.放射性碘治疗的护理

甲状腺细胞具有很强的吸收和浓缩碘化物的能力，口服一定量的^{131}I 被甲状腺大量吸收进入甲状腺组织，其放射出的有效射程仅为 0.5～2 mm 的 β 射线选择性地破坏甲状腺腺泡上皮而不影响邻近组织，被破坏后的腺体逐渐坏死，被无功能的结缔组织代替，使甲状腺的分泌功能降低，甲亢得以治愈。

由于该疗法效果明显，疗程短，受到患者青睐。但并非所有甲亢都适用本疗法，故护理上应注意以下几方面。

（1）向患者讲明年龄小于 25 岁者，妊娠、哺乳期妇女，肝功能差，活动性肺结核，白细胞小于 $3.0×10^9$/L 或粒细胞＜$1.5×10^9$/L，中度浸润性突眼者，甲状腺危象，以往用过大量碘剂而甲状腺不能摄碘者禁用本疗法。

（2）向患者讲明：虽然本疗法效果好，但少数患者仍可能发生甲亢未控制或发生甲减及其他不良反应。

（3）服药后要妥善处理患者的分泌物，以免污染环境。

（4）服药后注意监测患者甲状腺功能、肝肾功能、血常规等。

（五）心理护理

（1）评估患者心理状态并给予必要的关心，消除患者的自卑心理。

（2）动员患者的社会支持系统。

（六）健康教育

1.甲亢一般知识宣教

教育患者有关甲亢的临床表现、诊断性试验、治疗、饮食原则和要求以及眼睛的防护方法。

2.用药指导

强调抗甲状腺药物长期服用的重要性，服用抗甲状腺药物者应注意复查甲状腺功能、血常规和肝肾功能。

3.自我监测

每日清晨卧床时自测脉搏,定期测量体重,脉搏减慢、体重增加是治疗有效的重要标志。

4.预防并发症

上衣宜宽松,严禁用手挤压甲状腺以免甲状腺受压后甲状腺激素分泌增多,加重病情。出现高热、恶心、呕吐、大汗淋漓、腹痛、腹泻、体重锐减、突眼加重等甲亢危象应及时就诊。

5.门诊随访

每隔1~2个月门诊随访做甲状腺功能测定。

(丁　艳)

第三节　甲状腺并发症

一、甲状腺功能亢进性心脏病

(一)概述

甲状腺功能亢进性心脏病(简称甲心病)是指甲状腺功能亢进时,过量的 TH 通过对心脏的直接毒性作用或间接影响,引起心脏扩大、心力衰竭、心律失常和心绞痛等一系列心血管症状和体征的一种内分泌代谢紊乱性心脏病。

(二)诊断要点

(1)原有甲亢病史,且未得到及时有效的控制。

(2)临床表现如下。

1)心脏扩大。多为轻、中度增大。X线透视下可见扩大的心脏心搏快而有力。

2)心律失常。可表现为多种形式,如心房颤动、心房扑动、频发房早等,以心房颤动最为常见,占 50%~70%。其特点常由频发房早发展到阵发心房颤动,最后发展到持续性心房颤动。心房颤动时心室率快,在 120~130 次/分钟以上。

3)心力衰竭。甲亢发生心力衰竭时,多以右心衰竭为主,也可发展为全心衰竭,但常四肢温暖,脉压大。

(三)治疗

(1)积极治疗甲亢。

(2)心力衰竭的治疗:使用小剂量的洋地黄,可多次使用,用短效剂型如毛花苷 C、毒毛花苷 K 等。

(3)控制心律失常:心房颤动、快速心室率未有效控制易诱发心力衰竭。β受体阻滞剂有较好的疗效,也可用钙拮抗剂治疗甲亢心房颤动。

(四)护理

1.休息

休息是减轻心脏负荷的重要方法。

(1)休息的方式和时间根据患者心功能情况而定,心功能一级者应避免重体力活动;心功能二级者应充分休息,可行中体力活动,适当增加午睡时间及夜间睡眠时间;心功三级者以卧床休息为主,可下床行大小便等轻体力活动;心功能四级者应绝对卧床休息。

(2)对于长期卧床的患者应保持体位舒适,定时协助翻身,以避免压疮的发生。鼓励患者在床上做深呼吸及下肢被动性或主动性活动,以避免肺部感染、下肢静脉血栓形成及肌肉萎缩等并发症的发生。

(3)帮助患者合理安排作息时间,白天适当活动,避免精神紧张和注意力过度集中,保证夜间充足睡眠。

2.吸氧

给予持续吸氧,保持管道通畅、清洁。

3.饮食

(1)少量多餐,清淡易消化。

(2)限制钠盐的摄入量。每日钠盐摄入量应在 5 g 以下(可口可乐饮料瓶盖计算,5 g 为半瓶盖)。其他含钠盐多的食物、饮料,如腌制食品、罐头、香肠、味精、碳酸饮料等也应限制。

(3)监督患者的进食情况。

4.用药的护理

(1)使用利尿剂应准确记录出入量、定期测量体重、监测血电解质的变化。

(2)使用扩血管制剂时观察患者的血压,防止因血管扩张过度而致的低血压。

(3)使用洋地黄制剂时应嘱患者按时、按量服用,如有漏服,下一次不可补服,以免过量而中毒。护士给药前要先数患者的心率,若<60 次/分钟不能给药。注意询问患者有无主诉不适,发现洋地黄中毒的表现及时通知医师,协助处理。

(4)尽量避免静脉给药,如必须静脉给药,应限制液体的滴数及输液总量。

5.心理护理

(1)了解患者心理状态并给予关心,消除患者的紧张、焦虑、恐惧心理,关心体贴患者,给患者建立一个安全的治疗环境。

(2)与患者多交流,树立战胜疾病的信心。

二、甲状腺眼病

(一)概述

甲状腺眼病是伴有甲状腺功能异常的浸润性和炎症性眼部疾病。主要发生于 Graves 患者中,也可发生于甲状腺功能正常者及原发性甲减和桥本甲状腺炎的患者。

(二)分类

1.非浸润性突眼

占本病的大多数,一般为双眼突出,有时为单侧突出。患者多无自觉症状。眼征包括:突眼,突眼度一般<18 mm(正常<16 mm);瞬目减少;眼裂增大;双眼聚合能力欠佳;眼上看时前额皮肤无皱褶;眼下看时上端白色巩膜外露。这些眼征主要与甲亢时交感神经兴奋,眼外肌群和上睑肌群张力增高有关,甲亢控制后常自行恢复,预后良好。

2.浸润性突眼

较少见,约占 Graves 病的 5%,男性多于女性,不少患者伴有轻度甲亢,也有相当多的甲状腺功能正常者,称 Graves 眼病。发病与甲亢自身免疫异常导致眼球后组织水肿有关。患者表现为凝视、眼内异物感、畏光、流泪、眼痛、眼球突出等。突眼度一般在 19 mm 以上,有时可高达 30 mm,两眼突度可不等或仅有一侧突眼。严重突眼者因结膜、角膜外露引起充血、水肿、溃疡、眼球炎,以致失明。

(三)治疗

(1)一般治疗:高枕卧位,低盐饮食,适当使用利尿剂。水肿、充血者可使用糖皮质激素及抗生素眼液。异物感者滴甲基纤维素眼药水可减轻局部刺激症状。外出时可戴墨镜。眼睑闭合不全者可戴眼罩。

(2)糖皮质激素:一般用泼尼松,起始剂量要大,60～80 mg/d,连续 1～3 个月,见效后逐渐减量,不能骤停,疗程一般为 3～6 个月甚至以上。

(3)甲亢治疗不宜用[131]I放疗或手术治疗。

(4)上述治疗无效者可使用环孢素、血浆置换疗法。

(5)手术:少数,由于角膜及结膜的严重暴露,可采用暂时性眼睑缝合术或框内减压手术。

(6)激光治疗对某些甲状腺眼病也有一定的效果。

(四)护理

1.保护眼睛

(1)戴深色眼镜,减少光线和灰尘的刺激。

(2)睡前涂抗生素眼膏,眼睑不能闭合者覆盖纱布或眼罩,将角膜、结膜发生损伤、感染和溃疡的可能性降至最低限度。

(3)眼睛勿向上凝视,以免加剧眼球突出和诱发斜视。

(4)定期眼科角膜检查以防角膜溃疡造成失明。

2.减轻眼部症状

(1)0.5％甲基纤维素或 0.5％氢化可的松溶液滴眼。

(2)高枕卧位和限制钠盐摄入可减轻球后水肿,改善眼部症状。

(3)每日做眼球运动以锻炼眼肌,改善眼肌功能。

3.减少不良刺激,合理安排生活

(1)保持居室安静和轻松的气氛,限制访视,避免外来刺激。

(2)忌饮酒、咖啡、浓茶,以减少环境和食物中对患者的不良刺激。

4.心理护理

取得患者家属及亲友的配合,安慰鼓励患者,消除不良情绪,提高对疾病认知水平。

(丁　艳)

第四节　甲状腺功能减退症

一、概述

甲状腺功能减退症(hypothyroidism)简称甲减,是各种原因引起的甲状腺激素合成、分泌或生物效应不足所致的一组内分泌疾病。

二、病因和发病机制

（一）原发性甲减

甲状腺本身疾病所致，患者血清 TSH 均升高。主要见于以下疾病。

（1）先天性甲状腺缺陷。

（2）甲状腺萎缩。

（3）弥散性淋巴细胞性甲状腺炎。

（4）亚急性甲状腺炎。

（5）甲状腺破坏性治疗（放射性碘，手术）后如放射性^{131}I核素治疗甲亢唯一的不良反应就是甲低、甲减。

（6）甲状腺激素合成障碍（先天性酶缺陷），缺碘或碘过量。

（7）药物、食物抑制：许多单价阴离子，如含 SCN^-、ClO_4^-、NO_3^- 的盐类、含硫氰基前提的食物均可抑制甲状腺摄碘，引起甲状腺肿和甲减。浸润性损害（淋巴性癌，淀粉样变性等）。

（二）继发性甲减

患者血清 TSH 降低。主要见于垂体病、垂体瘤、孤立性 TSH 缺乏、下丘脑综合征、下丘脑肿瘤、孤立性 TRH 缺乏、炎症或产后垂体缺血性坏死等原因。

（三）周围性甲减

周围性甲减少见，为家庭遗传性疾病，外周靶组织摄取激素的功能良好，但细胞核内受体功能障碍或缺乏，故对甲状腺激素的生理效应减弱。

（四）促甲状腺激素或甲状腺激素不敏感综合征

促甲状腺激素或甲状腺激素不敏感综合征是由于甲状腺对 TSH 有抵抗而引起的一种甲状腺功能减退症。

三、病理

（一）甲状腺

①甲状腺萎缩。②淋巴细胞和浆细胞浸润、纤维化。

（二）垂体

①TSH 细胞增生（原发性甲减）。②垂体萎缩（垂体性甲减）。

（三）其他组织

（1）皮肤角化，真皮层有黏多糖沉积。

（2）黏液性水肿，浆膜腔积液。

（3）骨骼肌、平滑肌、心肌间质水肿，肌纤维肿胀断裂。

（4）肾小球和肾小管基膜增厚，系膜细胞增生。

（5）动脉粥样硬化。

四、诊断要点

（一）临床表现

甲减按起病年龄分 3 型：呆小症或克汀病、幼年型甲减、成年型甲减。重者表现为黏液性水肿，昏迷者称为"黏液水肿性昏迷"。

(1)成人型甲减:功能减退始于成人期,主要表现为低代谢综合征和黏液性水肿,严重者发生黏液性昏迷。中年女性多见,男女之比均为1:5。

(2)呆小症:又名"呆小病"或"克汀病",功能减退始于胎儿期或出生后不久的新生儿,主要表现为大脑和体格发育迟缓和低代谢综合征。

(3)幼年型甲减:功能减退始于发育前儿童者称为幼年型甲减,临床可表现为呆小病或黏液性水肿。

(二)实验室检查

1.甲状腺功能检查

基础代谢率常在-45%以下;甲状腺摄碘率低于正常;血清T_3、T_4降低。

2.定位检查

(1)原发性甲减患者$TSH>20$ mU/L;继发性甲减患者TSH显著降低,可<0.5 mU/L。

(2)TSH兴奋试验:甲状腺摄^{131}I率明显升高提示为继发性甲减,如不升高,提示为原发性甲减。

(3)TRH兴奋试验:血清TSH呈延迟增高反应提示病变可能在下丘脑水平;如无增高反应病变可能在垂体;如TSH基础值较高,TRH注射后更高,则提示病变在甲状腺。

(4)其他:头颅平片、CT、磁共振或脑室造影检查。

五、治疗要点

(1)对症治疗:补充铁剂、维生素B_{12}、叶酸等,食欲缺乏者适当补充稀盐酸。

(2)TH替代治疗。

(3)病因治疗及预防。

六、主要护理问题

(一)便秘

便秘与代谢率降低使胃肠蠕动减慢、活动量减少等因素有关。

(二)体温过低

体温过低与机体新陈代谢率降低有关。

(三)社交障碍

社交障碍与精神情绪改变造成反应迟钝、冷漠有关。

(四)皮肤完整性受损

皮肤完整性受损与皮肤组织粗糙脆弱及四肢水肿有关。

(五)营养失调:低于机体需要量

营养失调:低于机体需要量与代谢率降低、厌食、贫血有关。

(六)活动无耐力

活动无耐力与疲倦、软弱无力、反应迟钝有关。

(七)潜在并发症

黏液性水肿昏迷。

七、护理目标

(1)患者便秘症状减轻或消除。

(2)恢复正常排便次数和形态。

(3)能够保持良好的人际关系和人际交往。

(4)生命体征保持平稳,重要器官尽最大可能免受损害。

八、护理措施

(一)病情观察和症状护理

1.监测患者的生命体征变化

甲减患者由于甲状腺素分泌不足,往往存在低代谢综合征,患者表现为怕冷、低体温、行动迟缓、记忆力减退、注意力不集中、易疲乏等。护士要注意观察患者有无颤抖、发冷、皮肤苍白等低体温现象,以及心律不齐、心动过缓。同时要注意调节室温,适当保暖,以免患者受凉。若患者体温低于35 ℃,应考虑黏液性水肿昏迷,及时报告医师。

2.观察患者的神志和精神状态

甲减患者常常存在表情淡漠、反应迟钝、言语缓慢、音调暗哑、面颊及眼睑水肿,皮肤萎黄、粗糙、少光泽,毛发干燥、稀疏、脆、易脱落等黏液性水肿症状,所以要注意监测患者身体与精神、智力的变化,及时发现精神异常如痴呆、幻想、木僵、昏睡等,及时报告医师,及时干预,确保患者安全。

另外要注意皮肤护理,每日用温水擦洗皮肤并涂以润滑剂,防止皮肤干裂。观察患者皮肤有无发红、起水泡或破损等,避免造成压疮。给予皮肤护理,避免使用肥皂,洗完后用刺激性小的润肤油涂擦。

3.观察患者的活动能力

甲减患者常常感到疲乏无力,体检时可见肌肉萎缩、反射弛缓期延长,有的甚至出现关节腔、胸腹膜腔和心包积液及心脏扩大、血压升高、动脉粥样硬化及冠心病等,影响患者的活动能力。护士要指导和鼓励患者适当活动,对于活动能力和反应能力低下者,应注意保护,保证其活动范围内无障碍物,地面清洁、干燥,以防发生意外。

4.观察患者的进食和营养状况

甲减患者由于肠蠕动减慢,患者常常存在腹胀、便秘、厌食等,所以护士要注意指导患者进食高蛋白、高糖、高维生素、低脂饮食,食品烹饪时要注意清淡易消化,少食多餐以免加重肠道负担,准备饮食时还要考虑患者的喜好。多食蔬菜、水果以增加膳食纤维摄入,每日饮入2 000～3 000 mL水分,教会患者腹部按摩方法,必要时给予缓泻剂、清洁灌肠以保持其大便通畅。同时教育患者每日定时排便,养成规律排便的习惯。注意观察患者大便次数、性质、量的改变,观察有无腹胀、腹痛等麻痹性肠梗阻表现。

(二)药物护理

(1)用药前后分别测脉搏,观察有无心悸、腹痛、心律失常、出汗、烦躁不安等药物过量的症状。

(2)观察患者的体重和水肿情况。

(3)甲状腺制剂需长期或终身服用,不能随意间断。

(三)心理护理

护士多与患者交谈,让患者倾诉自己的思想,鼓励患者家属及亲友来探视患者,与患者多沟通,理解其行为,提供心理支持。鼓励患者多参与社交互动,结交朋友。

（四）健康教育

（1）地方性甲减多与摄入碘不足有关,要指导患者食用碘化盐;药物引起者应注意及时调整剂量。

（2）适当体育锻炼,提高机体抵抗力。

（3）注意个人卫生,避免皮肤破损、感染和创伤。

（4）冬季注意保暖。

（5）解释终生服药的必要性,给患者说明按时服药,不可随意停药或变更剂量,解释其严重后果。指导患者定时到医院复查。

（6）指导及安排患者出院后的活动计划。鼓励家属多关心,给予支持。

（五）黏液性水肿昏迷的处理和护理

1. 概述

黏液性水肿昏迷是甲状腺功能减退症未能及时得到诊治,病情发展的晚期阶段。其特点除有严重的甲状腺功能减退表现外,尚有低体温、昏迷,有时发生休克。老年女性多发,冬季多发。

2. 诱因

严重躯体疾病、TH 替代治疗中断、寒冷、感染、手术和使用麻醉镇静药物。

3. 临床表现

嗜睡、低体温、呼吸减慢、心动过缓、血压下降、四肢肌肉松弛、反射减弱或消失、昏迷、休克。

4. 治疗

（1）激素治疗:静脉注射 $40 \sim 120$ μg L-T$_3$,以后每 6 h 注射 $5 \sim 15$ μg,患者清醒后改为口服。无注射剂者给予 T$_4$ 片 $25 \sim 50$ μg/次或甲状腺片 $30 \sim 60$ mg/次,经胃管给药,每 $4 \sim 6$ h 1 次,清醒后改为常规替代治疗。

（2）纠正水、电解质紊乱。

（3）病因治疗。

5. 护理

（1）备齐抢救用物,积极配合抢救。

（2）严密观察病情变化。

（3）注意保暖。

（4）病情缓解后做好健康教育:给患者解释黏液性水肿昏迷发生的原因,例如未经治疗的黏液性水肿,易发生在老年妇女和冬季等。讲解其表现,如低血压、心动过缓、体温降低等,使患者学会自我观察。指导患者慎用安眠、镇静、止痛、麻醉药等。避免情绪紧张,避免各种应激情况。

（丁　艳）

<h1 style="text-align:center">第五节　甲状腺癌</h1>

甲状腺癌是头颈部较常见恶性肿瘤,约占全身恶性肿瘤的1%,女性发病率高于男性。

一、病理分类

乳头状腺癌:约占成人甲状腺癌的60%和儿童甲状腺癌的全部,多见于中青年女性,低度恶性,预后较好。

滤泡状腺癌:约占甲状腺癌的20%,多见于中年人,中度恶性,预后较乳头状癌差。

未分化癌:约占15%,多见于老年人,高度恶性,预后很差。

髓样癌:约占7%,常伴家族史,中度恶性,预后较乳头状癌和滤泡状癌差,但较未分化癌好。

二、临床表现

早期:单个甲状腺肿块,质硬、固定、表面高低不平、随吞咽上下移动;未分化癌可在短期内增大迅速;髓样癌组织可产生激素样活性物质,出现腹泻、脸面潮红和血清钙降低等症状。

晚期:颈淋巴结肿大,可出现喉返神经、气管、食管、颈交感神经节压迫症状及扁骨和肺等远处转移症状。压迫症如下。

压迫气管:呼吸困难、窒息

压迫食管:吞咽不适、吞咽困难

压迫喉返神经:声带麻痹、声音嘶哑

压迫颈部交感神经:Horner综合征交感N节、链受压,表现同侧瞳孔缩小,上眼睑下垂,眼球内陷,头面部无汗。

三、处理原则

原则:手术切除(基本)协同核素、甲状腺激素和放射性外照射等综合治疗方法如下。

(一)手术治疗

无淋巴结转移:患侧腺体连同峡部全切以及对侧腺体大部切除术。有淋巴结转移:甲状腺全切以及颈淋巴结清扫术。

(二)内分泌治疗

术后应终身服用甲状腺素片,预防甲状腺功能减退和抑制TSH。

(三)放射性核素治疗

^{131}I治疗,主要用于乳头状癌和滤泡状癌术后及有远处转移者。

(四)放射外照射治疗

放射外照射治疗主要用于未分化癌。

四、护理

(一)术前护理要点

1.评估要点

(1)健康史及相关因素:有无甲状腺疾病史。有无头颈部放射治疗史、放射物质接触史。

有无家族遗传史。

（2）症状体征：甲状腺内发现肿块，质地硬而固定，表面不光滑，可有颈部淋巴结肿大。晚期可产生声音嘶哑、呼吸困难、吞咽困难、Horner 综合征。颈丛浅支神经受侵犯时，患者可有耳、枕、肩等处疼痛。

（3）辅助检查：了解甲状腺 B 超、ECT、X 线检查、喉镜、甲状腺功能测定、血清降钙素、细针穿刺细胞学检查等阳性结果。

（4）心理和社会支持状况。

2. 护理措施

术前准备：采用颈丛麻醉者需教导患者练习术时体位：将软枕垫于肩部，保持头低颈过伸位。术日床边备氧气、负压吸引器、气管切开包等。

（二）术后护理要点

1. 评估要点

（1）评估生命体征、血电解质及引流液颜色、量、性状，评估切口周围敷料有无渗血渗液、颈部有无肿胀，评估呼吸节律、频率和发音状况。

（2）评估有无呼吸困难和窒息、喉返神经损伤、喉上神经损伤、甲状旁腺损伤、乳糜漏等并发症发生。

2. 护理措施

（1）体位与活动：指导患者保持头颈部于舒适体位，颈部相对制动，在改变卧位、起身和咳嗽时可用手固定颈部以减少震动。术后第一天逐步下床活动。

（2）保持呼吸道通畅：有效固定切口引流管，保持有效负压及引流通畅。鼓励和协助患者进行深呼吸及有效咳嗽，及时清除呼吸道分泌物。

（3）饮食管理：术后 6 h 先进少量温凉流质，若无呛咳、误咽等不适可进温凉半流质及软食。

（4）导管护理：做好切口引流管护理。

3. 并发症护理

（1）呼吸困难、窒息：是最危急的并发症，多发生在术后 48 h 内。表现为进行性呼吸困难、烦躁、发绀，甚至窒息，可有颈部肿胀，切口渗出鲜血等。针对引起呼吸困难的不同原因，给予紧急处理：a. 出血、血肿压迫应立即拆开缝线、敞开伤口，清除血肿、彻底止血。b. 痰液堵塞应立即吸除喉腔及气管内痰液。c. 喉头水肿，症状轻者使用激素治疗，严重者准备气管切开。d. 气管塌陷、双侧喉返神经损伤、严重低钙抽搐致呼吸肌麻痹立即准备气管切开。e. 损伤胸膜顶引起气胸应予胸腔闭式引流。

（2）喉返神经损伤：一侧喉返神经损伤引起声音嘶哑，多为暂时性损伤，一般是在 3～6 个月可逐步恢复；双侧喉返神经损伤引起失音、呼吸困难，甚至窒息，需作气管切开。

（3）喉上神经损伤：喉上神经内支（感觉支）损伤引起误咽，饮水呛咳，发生呛咳时可坐起进食或进半流质、半固体饮食，少量慢吞咽；喉上神经外支（运动支）损伤引起音调降低。一般术后数日可恢复正常。

（4）甲状旁腺损伤：轻症患者出现面部、唇部及手足部针刺样麻木感或强直感，口服乳酸钙或葡萄糖酸钙，适当限制肉类、乳品和蛋类等高磷食物。严重者可出现手足抽搐，抽搐发生时立即遵医嘱补钙。

(5)乳糜漏:多发生于颈淋巴清扫术后 2～3 d。表现为引流液量突然增多,开始为淡黄色或淡红色血清样,继而为乳白色。给予患者持续负压吸引,颈根部加压包扎,给予低脂或无脂饮食。

(三)术后并发症的预防与处理

1.呼吸困难和窒息术后最危急的并发症

呼吸困难和窒息术后最危急的并发症多发生在术后 48 h 内。

常见原因:切口内出血压迫气管、喉头水肿、术后气管塌陷、痰液阻塞、双侧喉返神经损伤。

临床表现:进行性呼吸困难、烦躁、发绀甚至窒息、颈部肿胀、切口渗出鲜血。

预防:体位:半卧位;引流:保持通畅,观察引流液的量及性状;饮食:温凉流质保持呼吸道通畅;深呼吸、排痰、雾化吸入物资准备;床旁备气管切开包及负压吸引装置等。

处理:立即床旁拆除缝线,敞开伤口,去除血肿。呼吸不能改善者,立即行气管切开,吸氧。待病情好转后,再送手术室做进一步检查处理。喉头水肿者,立即应用大剂量激素,必要时行环甲膜穿刺或气管切开。

2.喉返神经损伤

原因:手术操作直接损伤;术中立即出现症状为永久性损伤血肿压迫或疤痕组织牵拉;术后数天出现症状临床表现及处理。一侧损伤;引起声嘶,可代偿,不需特别处理两侧损伤:引起失音或呼吸困难。

3.喉上神经损伤

原因:外支损伤;环甲肌瘫痪,声带松弛,音调降低内支损伤:喉黏膜的感觉丧失,进食饮水时可致误咽而呛咳。

处理:一般经针刺、理疗等可自行恢复。

4.手足抽搐

甲状旁腺功能不足。

(1)原因:手术中甲状旁腺被误切挫伤或其血液供应受累。

(2)临床表现:神经肌肉应激性明显增高症状多在术后 1～2 d 出现。

(3)轻者:仅有面部或手足的强直感或麻木感,常有心前区重压感。

(4)重者:面肌和手足搐搦伴喉和膈肌痉挛,可窒息死。

(5)处理:限制含磷高的食物,多食高钙低磷食物,发作时立即静脉推注 10% 葡萄糖酸钙或氯化钙 10～20 mL,口服葡萄糖酸钙或乳酸钙 2～4 g,较重者或长期不能恢复者加服维生素 D_3,口服二氢速固醇油剂,提高血钙,必要时按医嘱给予镇静剂。

(四)甲状腺癌的放疗护理

(1)放疗前评估患者的口腔卫生及健康状况,洁齿并治疗牙病或口腔黏膜疾病,如果有松动牙齿须拔除并待伤口愈合后行放射治疗,以预防骨髓炎发生。

(2)放疗前向患者及家属讲解放疗的目的和意义以及在治疗过程中出现的反应和注意事项,使患者消除恐惧和紧张。

(3)嘱患者在放疗前 1 h 禁食、禁水。

(4)放疗后安静休息 30 min 至 1 h,可减轻喉部的不适。

(5)由于颈部照射野皮肤敏感,建议患者穿柔软的棉质内衣或白色真丝上衣。

(6)每天洗漱时防止洗面奶及肥皂水打湿照射野的皮肤加重皮肤反应。

(7)随时做好家属和患者的放疗相关健康知识指导和心理支持性护理,放疗经历的时间长,放疗后反应大,护士应注意给患者支持鼓励树立信心。

五、出院指导

(一)自我监测

告知患者颈部硬结一般 2～3 个月会逐渐消退。教会患者自检颈部的方法,若发现结节、肿块或异常及时就诊。

(二)饮食指导

术后需行放射性碘治疗者治疗前后四周禁食含碘的食物。

(三)颈部功能锻炼

颈部进行向上、下、左、右转动,防止瘢痕收缩。颈淋巴结清扫术者,应进行肩关节和颈部的功能锻炼,并随时保持患侧上肢高于健侧的体位,以防肩下垂。

(四)药物指导

遵医嘱终身口服甲状腺素片,每日定时服用。定期复查甲状腺功能。

(丁　艳)

第六节　甲状旁腺疾病

一、原发性甲状旁腺功能亢进

(一)概述

原发性甲状旁腺功能亢进症(PHPT)是由于甲状旁腺腺瘤、增生或癌变引起的甲状旁腺激素合成、分泌过多,并作用于骨、肾、小肠而引起的钙、磷和骨代谢紊乱的一种全身性疾病,表现为骨吸收增加的骨骼病变、肾石病、高血钙症和低磷血症等。甲状旁腺贴附于甲状腺侧叶背面,数目不定,一般为 4 枚,呈卵圆形或扁平形,平均重量每枚35～40 mg。甲状旁腺分泌甲状旁腺激素(PTH),其主要靶器官为骨和肾,对肠道也有间接作用。

PTH 的生理功能是调节体内钙的代谢并维持钙和磷的平衡,它促进破骨细胞的作用,使骨钙(磷酸钙)溶解释放入血,致血钙和血磷浓度升高。原发性甲状旁腺功能亢进在欧美多见,仅次于糖尿病和甲亢,占内分泌疾病的第三位。女性多于男性,(2～4)∶1,发病率随着年龄的增加而明显增加,多见于绝经后女性,青春期之前极少见。

(二)病因

确切病因尚不明确,目前认为主要与以下因素有关:①遗传与基因;②头颈放射治疗;③酗酒;④药物,如噻嗪类利尿药、糖皮质激素、硫氧嘧啶、高血糖素等。

(三)病理

原发性甲状旁腺功能亢进的组织病理有甲状旁腺腺瘤、增生及腺癌三种。其中甲状旁腺腺瘤占 80%～90%,其次是增生,甲状旁腺癌少见,国外文献报道不足 1%,国内稍高,占2%～6%。

(四)诊断要点

1.临床表现

原发性甲状旁腺功能亢进包括无症状型及症状型两类。无症状型病例可仅有骨质疏松等非特异性症状,约有 50%无症状型患者只表现血清钙、磷异常和 PTH 升高,常在普查时因血钙增高而被确诊。4S(moans,groans,stones,bones;悲叹、呻吟、结石、骨病)是本病的典型症状,包括复发性肾石病、消化性溃疡、精神改变及广泛的骨吸收。按其症状可分为三型。

Ⅰ型最为多见,以骨病为主,也称骨型。表现为骨量减少、骨质疏松,广泛的骨关节疼痛,伴明显的压痛,易于发生病理性骨折。骨膜下骨质吸收是本病特点,最常见于颌骨、肋骨、锁骨外 1/3 端及长骨。

Ⅱ型以肾结石为主,故称肾型。原发性甲旁亢患者肾石病的发生率国外为 57%~90%(国内 41%~49%)。患者在长期高血钙后,逐渐发生氮质血症影响肾功能。

Ⅲ型为兼有上述两型的特点,表现为骨骼改变及尿路结石。

其他症状可有消化性溃疡、腹胀、腹痛、神经精神症状、心血管病变、虚弱及关节痛。

2.辅助检查

(1)血钙测定是发现甲状旁腺功能亢进的首要指标,正常人的血钙值一般为 2.1~2.5 mmol/L,甲状旁腺功能亢进>3.0 mmol/L。

(2)70%甲状旁腺功能亢进者血磷浓度降低,<0.8 mmol/L。

(3)甲状旁腺激素(PTH)测定值升高。

(4)原发性甲状旁腺功能亢进时,尿中环腺苷酸(cAMP)排出量明显增高。

(5)对可疑病例,可做 B 超、核素扫描或 CT 检查,骨骼 X 线检查,骨密度测定,泌尿系统 B 超检查。

(五)治疗

1.一般治疗

(1)多饮水,限制食物中钙的摄入量。

(2)适当选用降钙素、磷酸盐降低血钙。

2.手术治疗

(1)甲状旁腺腺瘤:原则是切除腺瘤,对早期病例效果良好。病程长并有肾功能损害的病例,切除腺瘤后可终止甲状旁腺功能亢进的继续损害,但对已有肾功能损害,若属严重者,疗效较差。

(2)甲状旁腺增生:有两种手术方法。一是做甲状旁腺次全切除,即切除1/2枚腺体,保留1/2枚腺体;另一种方法是切除所有 4 枚甲状旁腺,同时做甲状旁腺自体移植,并冻存部分腺体,以备必要时应用。

(3)甲状旁腺癌:肿瘤及周围受侵组织的整块切除是甲状旁腺癌的最佳切除范围,包括甲状旁腺肿瘤加同侧甲状腺叶、气管和(或)受累食管壁,可疑或者肿大的同侧局部淋巴结也应一并切除。初次手术后甲状旁腺癌的复发率高达 49%~60%。当局部肿瘤再次复发时,再次手术仍然是首选。但是,多数情况下,再次手术依旧无法治愈,最终仍会复发,预后较差。

(六)主要护理问题

(1)焦虑/恐惧与颈部肿块性质不明、环境改变、担心手术及预后有关。

(2)清理呼吸道低效或无效与咽喉部及气管受刺激、分泌物增多及切口疼痛有关。

（3）舒适的改变与术后伤口疼痛有关。

（4）潜在并发症如出血、感染、呼吸困难和窒息、喉返神经损伤、喉上神经损伤、手足抽搐、胰腺炎、高钙血症。

（5）缺乏疾病和手术的相关知识。

（七）护理目标

（1）患者焦虑恐惧程度减轻，配合治疗及护理。

（2）患者能有效地清除呼吸道分泌物，保持呼吸道通畅。

（3）患者主诉不适感减轻及消失。

（4）术后未发生相关并发症，或并发症发生后能得到及时治疗与处理。

（5）患者获得疾病的相关知识。

（八）术前护理措施

1. 心理护理

（1）解释手术的必要性、手术方式、注意事项。

（2）鼓励患者表达自身感受。

（3）教会患者自我放松的方法。

（4）针对个体情况进行针对性心理护理。

（5）鼓励患者家属和朋友给予患者关心和支持。

（6）对精神过度紧张或失眠者，遵医嘱适当应用镇静剂或安眠药物，使其处于接受手术的最佳身心状态。

2. 营养进食

营养进食富含蛋白质和维生素，尤其是 B 族维生素和维生素 C 的清淡易消化食物，多吃蔬菜、水果，多饮水，适当限制高钙饮食。

3. 病情观察及护理

（1）严密监测血钙情况：血钙较高者，遵医嘱用药将血钙控制在安全范围之内，并加强支持治疗，改善营养，纠正酸中毒。术前当患者血钙＞3.2 mmol/L 应及时给予预防性治疗，给予低钙饮食（100 g 内含钙量＜100 mg 的食品），如鸡、鸭、萝卜、大葱、马铃薯、西红柿、韭菜、瘦肉等，全日食物含钙量＜150 mg，忌牛奶、豆腐、排骨等。鼓励患者多饮水，＞1 500 mL/d，并告知饮水的重要性，以促进尿钙排出，并可预防肾结石。

（2）预防骨折：由于血钙高，易造成骨质疏松。嘱患者卧床休息，协助上、下床，避免坠床、摔伤、滑倒造成骨折，使用床档、穿防滑鞋子、保持病房地面干燥。操作时动作轻柔，禁推、拖、拉等硬动作，避免因外力造成患者骨折。

（3）保持大便通畅：由于高血钙引起胃肠蠕动减慢，易出现腹胀、便秘。应鼓励患者多饮水、多吃香蕉等。必要时可予开塞露通便。

（4）高钙危象的观察和护理：患者在高热、精神刺激、脱水、服用过量钙剂和维生素 D 后易导致大量 PTH 入血，当血清钙＞3.75 mmol/L 时，可发生高钙危象。密切观察患者有无头痛、肌无力、恶心、呕吐、口渴、多尿，甚至低血压、嗜睡、昏迷，类似酮症高渗性昏迷症状，心律失常或心搏骤停。血钙＞3.75 mmol/L，即使无症状或症状不明显，亦按高钙危象处理。遵医嘱静脉输注生理盐水，每日补液量 2 000～3 000 mL，同时应用利尿剂，促进尿钙排出，但禁用双氢克脲噻（该药可引起血钙升高）。每日测定血清钙、钾，以防大量排尿导致低钾，观察有无低钾现象发生。遵医嘱用磷酸盐、降钙素等药物降低血钙浓度。注意补充钠、钾、镁盐。

4.术前常规准备

(1)协助完成相关术前检查：心电图、B超、出凝血试验、喉镜等。

(2)术晨更换清洁病员服。

(3)术晨建立静脉通道。

(4)皮肤准备：彻底清洗手术区域皮肤，范围为上起唇下，下至乳头水平线，两侧至斜方肌前缘。男患者剃去胡须，女患者耳后长发若影响手术可剪去。

(5)术晨与手术室人员进行患者、药物核对后，送入手术室。

(6)麻醉后置尿管。

(九)术后护理措施

1.术后护理常规

(1)全麻术后护理常规：了解麻醉和手术方式、术中情况、切口和引流情况；持续低流量吸氧；持续心电监护；床档保护防坠床；严密监测生命体征。

(2)伤口观察及护理：观察伤口有无渗血、渗液，若有，应及时通知医师并更换敷料；观察颈部体征，有无皮下积血、积液，有无颈部迅速肿胀、颈围明显增粗等。

(3)各管道观察及护理：输液管保持通畅，留置针妥善固定，注意观察穿刺部位皮肤；尿管按照尿管护理常规进行，一般术后第一日可拔除尿管，拔管后注意关注患者自行排尿情况；避免头颈部后仰，避免牵拉引流管；血浆引流管参照血浆引流管护理相关要求。

(4)疼痛护理：评估患者疼痛情况；有镇痛泵（PCA）患者，注意检查管道是否通畅，评价镇痛效果是否满意，观察患者有无不良反应，如恶心、呕吐等；遵医嘱给予镇痛药物；提供安静舒适的体位与环境。

(5)饮食护理：术后6 h内禁食、禁饮，以防呕吐，术后6 h起可进少量温或凉流质，禁忌过热流质；术后第1 d可进普食。

(6)体位与活动：全麻清醒前，去枕平卧位，头偏向一侧；全麻清醒后手术当日，半卧位；术后第1 d，以半卧位为主，增加床上运动，可在搀扶下适当下床沿床边活动；术后第2 d，下床活动。

(7)颈部功能锻炼：手术后颈部适当制动，禁止颈部大幅度活动及头颈部后仰可适当按摩颈部，防止颈部肌肉疲劳；伤口愈合后，可循序渐进做点头、仰头、伸展和左右旋转颈部，做"米"字形颈部全关节活动，每天练习，以防颈部肌肉僵硬功能受限，直至出院后3个月。

(8)心理护理：讲解术后可能出现的情况及术后的注意事项，缓解患者紧张焦虑的情绪。做好人文关怀，鼓励患者表达内心感受；鼓励患者间的相互沟通交流，增加战胜病魔的信心。

2.血浆引流管护理

(1)通畅：定时挤捏管道，使之保持通畅；勿折叠、扭曲、压迫管道；及时倾倒血性液，保持有效负压。

(2)固定：注意正确粘贴胶布，确保牢固；告知患者血浆引流管重要性，切勿牵拉及自行拔出；若血浆引流管不慎脱出，切勿自行安置血浆引流管，应及时通知医师进行处理。

(3)观察并记录：观察引流液性状及量；正常情况下手术当天引流液为血性液，24 h量<200 mL，以后颜色及量逐渐变淡、减少。若术后24 h后仍有新鲜血液流出，或短时间内引出较多鲜红色血液或伴有血凝块，应通知医师，给予止血药物，必要时再次手术止血观察安

置血浆引流管处伤口情况;观察患者颈部体征,有无增粗等。

(4)拔管:遵医嘱拔管。

3.健康宣教

(1)饮食:进食富含蛋白质和维生素的清淡易消化食物,多吃蔬菜、水果,多饮水。

(2)活动:根据体力,适当活动,注意安全,防止骨折。

(3)复查:术后定期门诊随访;术后 3 个月内每 1 个月复查一次,3 个月后每 3 个月复查一次,1 年后每半年复查一次,3 年后每 1 年复查一次。

4.并发症的处理及护理

(1)出血:临床表现为血浆引流管持续有新鲜血液流出,或短时间内引出较多鲜红色血液或伴有血凝块,皮下有淤青、积血、颈部肿胀;伤口敷料持续有新鲜血液渗出。保守治疗:用止血药;保守治疗无效者应及时行再次手术。

(2)呼吸困难和窒息:进行性呼吸困难、烦躁、发绀,甚至发生窒息。半卧位,保持呼吸道畅通;持续吸氧;饮食:术后 6 h 进食温凉流质饮食;协助及鼓励患者排痰和深呼吸;遵医嘱使用减轻呼吸道水肿的药物;急救准备:常规在病床旁放置无菌气管切开包和手套,以备急用;急救配合:积极配合医师进行床旁急救。

(3)喉返神经损伤:一侧喉返神经损伤,引起声嘶;双侧喉返神经损伤,可导致失音或严重的呼吸困难,甚至窒息。一侧损伤可行理疗恢复;双侧损伤需做气管切开。

(4)喉上神经损伤:喉上神经外支损伤,引起声带松弛、音调降低;喉上神经内支损伤,进食特别是饮水时,容易发生呛咳。加强对该类患者在饮食过程中的观察和护理,并鼓励其多进食固体类食物,一般经理疗后可逐渐恢复。

(5)手足抽搐:多在术后 1~3 d 出现。多数患者只有面部、唇部或手足部的针刺样麻木感或强直感。严重者可出现面肌和手足伴有疼痛的持续性痉挛,每天发作多次,每次持续 10~20 min 或更长,严重者可发生喉和膈肌痉挛,引起窒息死亡。

饮食:适当限制肉类、乳品和蛋类等含磷较高食品的摄入,以免影响钙的吸收;补钙:指导患者口服补充钙剂;症状较重或长期不能恢复者,可加服维生素 D,以促进钙在肠道内的吸收抽搐发作处理:立即遵医嘱静脉注射 10% 葡萄糖酸钙或氯化钙 10~20 mL。

(6)伤口感染:伤口出现红、肿、热、痛,可有脓性分泌物或渗出液、异味或窦道、瘘管形成部分患者可有全身感染症状。发现伤口感染时,需将伤口处缝线拆除,分开伤口,充分引流分泌物,去除坏死组织,并采用湿性愈合理念积极换药处理,促进伤口肉芽生长及加速伤口愈合。因感染伤口病程较长,给患者及家属带来较大的痛苦和经济负担,需加强心理护理和健康教育,使患者建立良好的依从性。

(十)特别关注

(1)术前高钙危象的观察和护理。

(2)术后血浆引流管的护理。

(3)术后并发症的观察及处理。

二、继发性甲状旁腺功能亢进

(一)概述

继发性甲状旁腺功能亢进症(secondary hyperparath-yroidism,SHPT)指在慢性肾功能不全,肠吸收功能不全综合征等情况下,甲状旁腺长期受到低血钙、低血镁或高血磷的刺激而分泌过量的 PTH,以提高血钙、血镁和降低血磷的一种慢性代偿性临床综合征。并非由于甲状旁腺本身病变所致。除原发病外,可能出现甲旁亢样骨病、肾石病等。部分患者(5%～10%)因症状明显或代谢并发症需手术治疗,大部分继发性甲状旁腺功能亢进对药物治疗有效。

(二)病因

(1)慢性肾衰竭(主要病因)。

(2)肾移植术后。

(3)活性维生素 D_3 缺乏。

(4)肠道钙吸收绝对及相对减少。

(5)绝经后骨质疏松症。

(6)其他引起血钙降低、血磷升高的因素。

(三)病理

因病因和病情不同而异,其典型病变包括:非对称性肿大、结节和嗜酸性细胞数目增加。结节样增生较弥散性增生更为常见。

(四)诊断要点

1.临床表现

分为原发病表现和甲状旁腺功能亢进的表现。根据病程、血钙、PTH 高低,患者的症状的轻重程度可有不同。①骨骼症状:骨痛,其程度与 PTH 成正相关;病理性骨折:骨骼畸形,多表现为脊柱侧弯、胸廓变形、骨骼变短:口腔和颌面部畸形。②肌肉和神经精神症状,早期表现为神经肌肉兴奋性增加,如手足麻木、四肢抽搐;后期则表现为神经肌肉兴奋性下降,如肌无力、步态不稳、乏力、淡漠,严重者可出现抑郁、木僵、行为异常等。③异位钙化,过高的血钙可引起全身多处软组织钙化,严重血管钙化可致缺血性坏死,出现皮肤坏死和肌肉坏死。

2.辅助检查

(1)血清钙、磷测定:初期血钙多正常或降低,中后期逐渐出现高血钙。血磷由于受肾功能影响较大,多表现为高血磷(用于区别原发性甲旁亢)。

(2)肾功能检查:血肌酐、尿素氮增高。

(3)血 PTH 增高,血清碱性磷酸酶增高。

(4)B 超、同位素、CT 及 MRI。

(5)骨 X 线、骨密度测定等。

(五)治疗

1.一般治疗

(1)处理原发病注意保护肾功能,去除诱发肾功能损害的因素,如感染、电解质失衡,禁用有肾毒性的药物,必要时透析及肾移植。治疗影响维生素 D 吸收的疾病。

(2)低磷饮食减少食物中磷的摄入,如肉类及奶制品,每日磷摄入量为 0.6～0.9 g。不主张口服磷结合剂,以防发生铝中毒性肾病。

(3)根据患者血钙情况补充钙剂和维生素 D 制剂。

2.手术治疗

必要时可考虑手术治疗,手术采取甲状旁腺全切除或次全切除后自体移植。

3.术后治疗

甲状旁腺次全或全切除后可发生明显的低钙血症。需要严密监测患者血钙,关注患者主诉,根据具体情况合理补充钙剂,同时限制磷的摄入。

（丁　艳）

第七节　亚急性甲状腺炎

一、概述

亚急性甲状腺炎(SAT)又称肉芽肿甲状腺炎、巨细胞性甲状腺炎,是一种与病毒感染有关的自限性甲状腺炎,一般不遗留甲状腺功能减退症。

二、主要护理问题

（一）发热

发热与病毒感染及甲状腺激素释放入血引起的甲状腺毒症有关。

（二）疼痛

疼痛与甲状腺滤泡细胞破坏有关。

（三）焦虑

焦虑与缺乏本病知识担心预后有关。

三、护理目标

(1)患者症状逐渐缓解,病情得到控制。

(2)患者了解疾病相关知识,积极配合治疗。

(3)心理状况稳定。

四、护理措施

（一）发热的护理

①遵医嘱给予抗菌药物抗感染,鼓励患者多饮水。②密切监测体温,并做好记录。体温达38.5 ℃以上者给予物理降温和解热镇痛剂口服。③出汗时,应注意保暖,防止受风,预防受凉感冒,同时用干毛巾擦面、胸、背或全身,并及时更换内衣裤,保持清洁卫生。④保障口腔的清洁,饭后要漱口,防止食物残渣发酵腐败引起口臭和牙龈病变。

（二）颈前区疼痛的护理

①提供安静、舒适、通风的环境,减少不良刺激。②经常巡视病房,听取患者的主诉,告诉患者颈前区疼痛为此疾病的常见表现,并表示理解,提高患者对疼痛的耐受性。③勿用手按压颈部疼痛部位,必要时给予应用镇痛剂。

（三）亚急性甲状腺炎不同时期的护理

(1)甲状腺毒症期:由于炎症时甲状腺滤泡被破坏,过多的甲状腺激素释放到血液中,导致全身组织代谢增强,因而出现怕热、多汗、心慌、食欲亢进、消瘦、情绪激动及全身乏力等甲亢的表现。护理时应注意:①给予高蛋白、高热量、高维生素和含钾、钙丰富的饮食,多饮水,保证营养物质供给。②告知患者卧床休息,减少能力消耗。③避免吃含碘丰富的食物,如海带、紫菜等,以免促进甲状腺激素合成。④减少肠道刺激,限制纤维饮食。⑤避免刺激性语言,多与患者交谈,仔细耐心做好疏导工作,解除患者焦虑和紧张情绪。⑥避免强光和噪声的刺激,忌饮兴奋性饮料,如咖啡、茶。

(2)甲减期:当炎症消除、甲状腺组织不在破坏、甲状腺激素也不再大量进入血液循环时,甲状腺功能亢进症状也随之消失,进入到甲状腺功能正常阶段,在甲状腺实质细胞尚未修复前,血清甲状腺激素浓度可降至甲状腺功能减退水平。因而引起心动过缓、反应迟钝、表情淡漠、疲倦、怕冷、腹胀、便秘等甲状腺功能减退症临床表现。护理工作有:①提供少量多餐的低热量、低钠、多维生素、高蛋白饮食,细嚼慢咽有助于消化。②每天定时排便,安排适度的运动,如散步等,每天饮入足够的水分,2 000～3 000 mL,建立正常的排便习惯,必要时给予软便剂或缓泻剂。③注意保暖,提供温暖舒适的环境。④慎用安眠、镇静、止痛药,避免感染和创伤。

(3)恢复期:此期患者症状逐渐好转,甲状腺肿大逐渐缩小,也有部分病例遗留小结节,以后缓慢吸收。如果治疗及时,可完全恢复,变成永久性甲状腺功能减退症患者占极少数。病情缓解后,尚有复发可能。此期应指导患者正规化治疗,按时服药、定期检测甲状腺功能。增强抵抗力,防止上呼吸道感染、腮腺炎。定期复诊。

(四)用药护理

(1)服用肾上腺糖皮质激素的指导:临床上常用泼尼松治疗。指导患者:①遵医嘱按时服药,剂量要正确。②饭后服用,以免刺激胃肠道。③长期服用时定期监测血糖、血电解质和大便有无潜血,有无骨质疏松。

(2)服用解热镇痛药的指导:临床上常用布洛芬。指导患者:①发热、疼痛时遵医嘱服用。②用药期间注意定期检查肝、肾功能。③空腹服药,若胃肠道反应剧烈时可以和食物、牛奶同时服用。

(3)服用肾上腺受体拮抗剂的指导:临床上常用普萘洛尔。应注意监测心率、心律,防止出现窦性心动过缓、房室传导阻滞。长期服用时告知患者可影响脂质代谢,并可导致低血压,注意监测血压、血脂的变化。

(五)心理护理

本组患者均存在精神紧张、焦虑不安心理,是由于患者对疾病认识不够,缺乏相关方面的知识,易导致局促不安、寝食难安,会反复向医护人员和患同种疾病的患者咨询与自己疾病相关的信息,患者心理压力大,对疾病的预后缺乏信心。因此,护理时应重视患者潜在的积极性,消除其紧张、敌对情绪,增强战胜疾病的信心。

(六)出院指导

(1)适当体育锻炼,提高机体抵抗力。

(2)注意个人卫生,避免呼吸道感染。

(3)冬季注意保暖。

(4)指导及安排患者出院后的活动计划。鼓励家属多关心,给予支持。

(丁　艳)

第八节　结节性甲状腺肿

结节性甲状腺肿多由弥散性甲状腺肿演变而成,是在弥散性甲状腺肿的基础上,由于不均匀的复原反应形成的普遍甲状腺结节性肿大。结节可表现为多种形态,这与病变的性质、时间的长短以及继发性改变有关。结节性甲状腺肿,大体标本可分为 4 型:单结节型、多结节型、腺瘤型和囊肿。

一、临床表现

(一)颈部肿块

肿块随吞咽动作活动,柔软,表面光滑,皮肤色泽正常,局部无血管杂音及震颤。

(二)甲状腺结节

结节增大时,可压迫邻近组织、器官,若压迫气管可引起呼吸困难和刺激性咳嗽;压迫食管引起吞咽困难;压迫上腔静脉,可出现头面部和上肢瘀血水肿;压迫喉返神经,可引起声音嘶哑。

(三)结节囊性变

结节囊性变之后,还可发生广泛的纤维化和钙化,这时甲状腺结节大小不等,质地不一,有的表面坚硬,但活动良好,结节长期的压迫可使气管软骨环变性、萎缩,形成气管软化症。

二、护理评估

(一)一般情况

了解患者的诊疗经过,患者是否存在心悸、疼痛、呼吸困难、口干、恶心、大汗等表现,患者言谈是否表现出恐惧,有无恐惧行为和躯体方面客观的表现。

(二)专科情况

(1)术后评估血氧浓度及有无缺氧症状、体征,切口渗血量及有无皮下血肿。

(2)患者呼吸的频率、节律及呼吸深浅,声音的变化,进食、水时有无呛咳,手术部位有无憋胀感。

(三)辅助检查

术前 B 超、CT 检查可了解肿瘤性质及与血管的关系;术前行血尿常规、肝肾功能、心电图等检查,了解患者情况,必要时行心、肺功能检查。

三、护理诊断

(一)窒息

窒息与肿块巨大压迫气管有关。

(二)窒息

窒息与疾病诊断及环境的改变有关。

四、护理措施

(1)每 30 min 测量 1 次患者的血压、呼吸、脉搏。了解患者的发音和吞咽情况,判断有无声音嘶哑或音调降低、误咽呛咳。及时发现创面敷料潮湿情况,估计渗血量,有无血肿发生。

(2)患者出现焦虑时,做好心理护理,帮助患者总结成功的应对经验,增强其克服焦虑的信心。

五、健康教育

(1)术后卧床期间鼓励患者在床上活动,促进血液循环和切口愈合。

(2)指导术后患者早期下床活动,保护头颈部;术后早期进流食,不可过热,以防止颈部血管扩张,加重创口渗血;术后48 h内,患者应避免过频活动或谈话,以减少切口内出血;拆线后指导患者练习颈部活动,防止切口粘连和瘢痕收缩。

(3)定期复诊:嘱患者自行检查颈部,出院后定期复诊,在正规医疗单位检查颈部、肺部等,若发现结节、肿块,及时治疗。

(丁 艳)

第九节 急性乳腺炎

急性乳腺炎是乳腺的急性化脓性感染。多发生于哺乳期妇女,初产妇多见,多发生在产后3～4周。致病菌多为金黄色葡萄球菌,少数为化脓性链球菌。

一、病因

导致急性乳腺炎主要有以下两方面原因。

(一)乳汁淤积

乳汁淤积为细菌的生长繁殖提供有利条件,引起乳汁淤积的原因有:①乳头发育不良,妨碍正常哺乳;②乳汁过多,婴儿吸乳过少致使乳汁不能完全排空;③乳管不通,阻碍排乳。

(二)细菌入侵

在产后全身抵抗力降低的情况下,乳头破损或皲裂导致细菌沿淋巴管入侵,是感染的主要途径;婴儿患口腔炎或口含乳头睡眠,细菌也可直接侵入乳管导致感染。

二、临床表现与诊断

(一)症状和体征

患侧乳房胀痛或搏动性疼痛,而后出现畏寒、高热、脉搏加快等感染中毒症状,严重感染者可并发脓毒症。体格检查可见患侧乳房局部红、肿;局部发热,可触及炎性肿块或脓肿,浅部脓肿有波动感,深部脓肿穿刺可抽出脓液。常伴有患侧腋窝淋巴结大、触痛。

(二)辅助检查

1.血常规检查

白细胞计数及中性粒细胞比例升高。

2.B超检查

确定有无脓肿及脓肿的大小、位置等。

三、治疗原则

（一）局部治疗

1. 非手术治疗

早期注意休息，停止患乳哺乳，保持乳头乳晕卫生，排空乳汁；局部热敷、理疗或外敷药物等，以促进炎症的消散。

2. 手术治疗

若形成脓肿，应及时切开引流。为避免损伤乳管，乳房内脓肿应做放射状切口；乳晕下脓肿应沿乳晕边缘做弧形切口；深部脓肿或乳房后脓肿可沿乳房下缘做弧形切口，经乳房后间隙引流。

（二）全身治疗

1. 抗菌药物治疗

早期给予足量、有效的抗生素，首选青霉素类。避免使用可被分泌至乳汁的四环素、氨基糖苷类、磺胺类和甲硝唑等，防止对婴儿造成不良影响。

2. 中药治疗

服用清热解毒类中药。

3. 退乳

感染严重、脓肿切开引流后并发乳瘘者，需终止乳汁分泌。常用方法：溴隐亭 1.25 mg，口服，每日 2 次，共 7～14 d；或已烯雌酚 1～2 mg，口服，每日 3 次，共 2～3 d；也可用苯甲酸雌二醇 2 mg，肌内注射，每日 1 次，至乳汁分泌停止。

四、护理评估

（一）了解患者发病情况

①了解患者孕产史，产后乳汁分泌、哺乳情况。②了解患者个人卫生习惯，有无乳头破损或皲裂，婴儿有无口腔炎症或含乳头睡觉习惯。

（二）评估患者身心状况

①了解患乳疼痛的部位、程度，有无畏寒、发热、头痛、乏力等全身感染中毒症状。②检查患乳局部有无红、肿、热、压痛及其位置、范围和严重程度，有无压痛性肿块或波动感；脓肿的大小、部位等。患侧腋窝淋巴结有无肿大和压痛。③了解血常规检查、B超检查结果，以便判断乳腺炎症的轻重和脓肿情况。④了解患者和其家属对所患疾病及其治疗方法的知晓程度，患病后的心理反应，其家属对患者的支持度等。

五、护理问题

1. 急性疼痛

急性疼痛与乳汁淤积、炎症、手术等有关。

2. 体温过高

体温过高与急性炎症反应及毒素吸收有关。

3. 知识缺乏

缺乏急性乳腺炎的预防知识。

4.潜在的并发症

脓毒症、乳瘘等。

六、护理措施

(一)局部治疗的护理

用宽松胸罩托起乳房,可减轻疼痛、促进血液循环。指导患者停止患乳哺乳、排空乳汁;局部热敷、理疗,或外敷鱼石脂软膏、50%硫酸镁等,观察炎症消散情况。形成脓肿者,配合医师行切开引流术,术后保持引流通畅,定时更换敷料。

(二)全身治疗的护理

1.休息与营养

注意休息,适当活动。指导患者多饮水,进食易消化和富含营养的饮食。对进食不足者,遵医嘱行静脉输液。

2.遵医嘱用药

遵医嘱给予抗生素和清热解毒类中药,观察药物疗效和不良反应;对需要终止乳汁分泌者,遵医嘱给予溴隐亭、己烯雌酚等口服,苯甲酸雌二醇肌内注射等。

3.对症护理

高热者行物理降温或给予解热镇痛药等降温;疼痛严重者给予镇静镇痛药物。

4.观察病情

观察局部红、肿、热、压痛情况,若有加重应注意有无脓肿形成,必要时行诊断性穿刺;观察脓肿切开伤口的引流情况和愈合情况,若发现伤口内有乳汁漏出,表示发生了乳瘘,应通知医师应用退乳药物。观察发热、脉快、头痛、头晕、乏力等全身症状有无好转,注意生命体征变化,若有脓毒症表现,应及时通知医师,并协助处理。

(三)健康教育

健康教育的重点是急性乳腺炎的预防教育。

1.纠正乳头内陷

乳头内陷者,应于分娩前3~4个月开始每天挤捏、提拉,也可用吸乳器吸引,使乳头外突。但有习惯性流产病史的患者应慎用。

2.保持局部清洁

妊娠后期应经常用温水清洗乳头;每次哺乳前、后均需清洁乳头。

3.正确哺乳

应定时哺乳,双侧乳房轮流哺乳,一侧乳房吸尽后再吸对侧乳房,必要时用吸乳器或手法按摩排空乳汁;哺乳时将乳头和整个乳晕送入婴儿口中;哺乳后挤出少量乳汁涂于乳头和乳晕部,可减少乳头皲裂的机会;婴儿睡觉时应将乳头抽出,避免养成含乳头睡觉的习惯。

4.治疗乳头破损或皲裂

可暂停哺乳,将乳汁挤出或用吸乳器吸出后哺喂婴儿。症状严重者,可涂抹红霉素眼膏治疗,待愈合后再行哺乳。

5.防治婴儿口腔炎症

保持婴儿口腔卫生,预防或及时治疗婴儿口腔炎症。

(丁　艳)

第十节　乳腺囊性增生

一、概述

乳腺囊性增生病(mastopathy)是女性多发病,常见于中年妇女,其发病率约占育龄期妇女的 50%,很少发生在绝经后的妇女,是乳腺组织的良性增生,是以乳腺小叶、小管及末梢导管扩张而形成囊肿为主要特征,同时伴有乳腺管或乳腺上皮增生。

二、病因

本病的发生多与内分泌失调有关:①体内雌激素、孕激素的比例失调,使乳腺实质增生过度和复旧不全。②部分乳腺实质成分中女性激素受体内质和量异常,使乳腺各部分的增生程度不同。

三、病理

本病的病理形态复杂,其病理特征主要有:①小导管高度扩张形成囊肿。②导管壁衬里的上皮细胞呈乳头状增生形成乳头状瘤病。③导管上皮细胞出现异型性增生形成导管上皮的非典型增生。

四、诊断要点

(一)临床表现

1.乳房胀痛

呈周期性,与月经周期有关,表现为月经前疼痛加重,月经来潮后减轻或消失,有时整个月经周期都有疼痛。

2.乳房肿块

查体发现一侧或双侧乳腺有弥散性增厚,可局限于乳腺的一部分。肿块呈颗粒状、结节或片状,大小不一,质韧而不硬。肿块在月经前增大,月经后变小。

3.乳头溢液

少数患者可有乳头溢液,呈黄绿色或血性,偶为无色浆液。

(二)辅助检查

乳腺 X 线片、乳腺超声、乳管镜检查、乳腺肿块针吸细胞学检查或活体组织检查。

五、治疗

治疗要点主要是观察、随访和对症治疗。

(一)非手术治疗

非手术治疗主要是观察和药物治疗。观察期间可用中医中药调理,或口服乳康片、乳癖消、小金丸等;抗雌激素治疗仅在症状严重时采用,可口服他莫昔芬。由于本病有恶变可能,应嘱患者每隔 2～3 个月到医院复查,有对侧乳腺癌或有乳腺癌家族史者应密切随访。

(二)手术治疗

若肿块周围乳腺组织局灶性增生明显、形成孤立肿块,或超声、X 线片发现局部有沙粒样钙化灶者,应尽早手术切除肿块并做病理学检查。

六、主要护理问题

1. 舒适的改变

与内分泌失调致乳腺实质过度增生引起疼痛有关。

2. 知识缺乏

与缺乏疾病诊治的相关知识有关。

七、护理目标

(1)患者主诉疼痛减轻或消失。

(2)患者掌握了疾病诊治的相关知识。

八、护理措施

(一)缓解疼痛

(1)心理护理:解释乳房疼痛的原因,消除患者的思想顾虑,保持心情舒畅。

(2)正确使用乳罩:用宽松乳罩托起乳房,宜使用棉质、宽松的乳罩。

(3)按医嘱服用中药调理及对症治疗药物。

(二)提供疾病的相关知识

(1)告知患者乳腺囊性增生的病因及治疗方法。

(2)定期复查和乳房自我检查,发现病情变化及时就诊。

九、预防

自我心理放松、健康合理的饮食、自行检查及定期体检。

十、特别关注

遵医嘱定期复查、随访。

(丁　艳)

第十一节　乳房良性肿瘤

女性乳房良性肿瘤的发病率甚高,良性肿瘤中以乳房纤维腺瘤为最多,约占良性肿瘤的3/4,其次为乳管内乳头状瘤,约占良性肿瘤的1/5。亦有乳腺囊性增生病。

一、乳房纤维腺瘤

乳房纤维腺瘤(fibroadenoma)是女性常见的乳房良性肿瘤高发年龄是20~25岁,其次为15~20岁和25~30岁。以手术为主,对单发的乳管内乳头状瘤应切除病变的乳管系统。术前需正确定位,用指压确定溢液的乳管口,插入钝头细针,也可注射亚甲蓝,沿针头或亚甲蓝显色部位作放射状切口,切除该乳管及周围的乳腺组织。常规进行病理检查,如有恶变应施行乳腺癌根治术。对年龄较大,乳管上皮增生活跃或间变者,可行单纯乳房切除术。

(一)病因

主要是小叶内纤维细胞对雌激素的敏感性异常增高,可能与纤维细胞所含雌激素受体的量或质的异常有关。雌激素是本病发生的刺激因子,所以纤维腺瘤好发生于卵巢功能期。

(二)临床特点

主要是乳房肿块,好发于乳房外上象限,单发占 75%,少数为多发。肿块增大缓慢,质似硬橡皮球的弹性感,表面光滑,易于推动。月经周期对肿块的大小并无影响。除乳房肿块外,临床上患者常无明显自觉症状。

(三)治疗

手术切除肿块是治疗纤维腺瘤唯一有效的方法。

(四)主要护理问题

(1)缺乏疾病诊治的相关知识。

(2)舒适的改变与术后伤口疼痛有关。

(3)潜在并发症:伤口出血。

(五)护理目标

(1)提供相关疾病知识。

(2)患者主诉伤口疼痛减轻或消失。

(3)无出血并发症的发生或发生出血后得到及时治疗和护理。

(六)术前护理措施

1.提供疾病的相关知识

(1)告知患者乳腺纤维腺瘤的病因及治疗方法。

(2)暂不手术者应密切观察肿块的变化,明显增大者应及时到医院就诊。

2.术前常规准备

(1)协助完善相关术前检查:超声、心电图、凝血常规检查等。

(2)更换清洁病员服。

(3)备皮:备皮范围为上至锁骨上部,下至脐水平,两侧至腋后线,包括同侧上臂上 1/3 和腋窝。

(4)术前建立静脉通道。

(5)入手术室时与手术室人员进行患者药物核对后,送入手术室。

(七)术后护理措施

1.术后护理常规

(1)全麻术后护理常规:①了解麻醉和手术方式,术中情况、切口和引流情况;②持续低流量吸氧;③持续心电监护;④床档保护防坠床;⑤严密监测生命体征。

(2)伤口观察及护理:观察伤口有无渗血渗液,若有,应及时通知医师并更换敷料。

(3)各管道观察及护理:输液管保持通畅,留置针妥善固定,注意观察穿刺部位皮肤情况,如有胸腔引流管应注意妥善固定,保持有效负压吸引,观察并记录引流液的量和性状。

(4)疼痛护理:①评估患者疼痛情况;②对有镇痛泵(PCA)患者,注意检查管道是否畅通,评价镇痛效果是否满意;③遵医嘱给予镇痛药物。

(5)基础护理:做好患者生活护理。

(6)饮食护理:全麻醉清醒后 6 h 进普食,局麻者可尽早进食。

(7)体位与活动:①全麻清醒前去枕平卧位头偏向一侧;②全麻清醒后手术当日取平卧位或半卧位;③术后第 1 d 起,可下床活动并逐渐增加活动量。

2.伤口出血的观察及护理

(1)表现:在短时间内伤口渗出较多颜色鲜红的液体。

(2)处理:给予更换敷料、加压包扎、用止血药;如无效者,应及时再次手术止血。

(八)健康宣教

(1)保持愉快心情。

(2)遵医嘱定期复查、随访,一般每年一次。

(3)每月进行乳房自查,发现有异常及时就诊。

(九)特别关注

术后伤口出血的观察及处理。

二、乳管内乳头状瘤

乳管内乳头状瘤(intraductal papilloma)多见于经产妇,以 40～50 岁为多。属于良性肿瘤,但有恶变的可能,恶变率为 6%～8%,尤其是对起源于小乳管的乳头状瘤应警惕其恶变的可能。

(一)病因

乳管内乳头状瘤发病原因尚不明确。多数学者认为与雌激素的过度刺激有关。

(二)诊断要点

1.临床表现

乳头溢血性液为主要表现。因瘤体小,常不能触及。

2.辅助检查

①乳腺导管造影检查;②乳管内镜检查;③乳腺超声;④溢液涂片检查。

(三)治疗

诊断明确者以手术治疗为主,行乳腺腺叶切除并做病理学检查,若有恶变应施行根治性手术。

(四)主要护理问题

(1)焦虑与乳头溢液、缺乏相关疾病知识有关。

(2)舒适的改变与伤口疼痛有关。

(3)潜在并发症:伤口出血。

(五)护理目标

(1)提供相关疾病知识,焦虑减轻。

(2)患者主诉伤口疼痛减轻或消失。

(3)无出血并发症的发生或发生出血后得到及时治疗和护理。

(六)术前护理措施

(1)提供疾病的相关知识,减轻患者的思想顾虑。

(2)术前常规准备:①协助完善相关术前检查:超声、心电图、凝血常规检查等;②更换清洁病员服;③备皮:备皮范围为上至锁骨上部,下至脐水平,两侧至腋后线,包括同侧上臂上1/3和腋窝;④术前建立静脉通道;⑤入手术室时与手术室人员进行患者药物核对后,送入手术室。

(七)术后护理措施

1. 术后护理常规

(1)全麻术后护理常规:①了解麻醉和手术方式,术中情况、切口和引流情况;②持续低流量吸氧;③持续心电监护;④床档保护防坠床;⑤严密监测生命体征。

(2)伤口观察及护理:观察伤口有无渗血渗液。若有,应及时通知医师并更换敷料。

(3)各管道观察及护理:①输液管保持通畅,留置针妥善固定,注意观察穿刺部位皮肤情况;②如有创腔引流管应注意妥善固定,保持有效负压吸引,观察并记录引流液的量和性状。

(4)疼痛护理:①评估患者疼痛情况;②对有镇痛泵(PCA)患者,注意检查管道是否畅通,评价镇痛效果是否满意;③遵医嘱给予镇痛药物。

(5)基础护理:做好患者生活护理。

(6)饮食护理:全麻醉清醒后6 h进普食。

(7)体位与活动:①全麻清醒前去枕平卧位头偏向一侧;②全麻清醒后手术当日取平卧位或半卧位;③术后第1 d起,可下床活动并逐渐增加活动量。

2. 伤口出血的观察及护理

(1)表现:在短时间内伤口渗出及引流管流出较多颜色鲜红的液体。

(2)处理:给予更换敷料、加厚包扎、用止血药;如无效者,应及时再次手术止血。

(八)健康宣教

(1)保持愉快心情。

(2)遵医嘱定期复查、随访,一般每年一次。

(3)每月进行乳房自查,发现有异常及时就诊。

(九)特别关注

①术后伤口出血的观察及处理。②遵医嘱定期复查、随访。

（丁　艳）

第十二节　乳腺肿瘤患者的心理护理评估与干预

一、不同治疗时期的心理反应特征

肿瘤患者患病期间的心理变化常经历否认期、愤怒期、磋商期、忧郁期和接受期等。表现为坐卧不安、心神不宁、孤独无助、企求逃避现实、愤怒、爱发脾气、对他人心怀嫉妒、挑剔、怨天尤人和有罪恶感等心理反应。尤其是乳腺癌患者,完善整个治疗过程的时间长,加上乳房的缺失,患者的心理负担加重,焦虑感增加。特别是在不同的治疗发展阶段,同一患者的心理变化较大。

1. 入院阶段

一旦被确诊为乳腺癌的患者和其家属都难以接受这一残酷现实。在强烈的痛苦后,会经过一个否定期,认为不可能得这种病,是否诊断错误。否认心理是患者面对困扰的自我保护机制,但持续的时间过长易延误治疗。同时,乳腺癌不但会给患者身心健康带来严重影响,而且对其家属也是一种压力,尤其是对患者配偶更为明显。

2.术前化疗阶段

大部分患者及其家属入院后都希望尽快手术,以为肿瘤切除后便会万事大吉,对术前化疗不理解,再因周围化疗患者化疗后不良反应的负面影响和部分其他患者及其他家属对化疗不良反应的扩大宣传等因素,更增加了患者的抑郁、焦虑和恐惧情绪。

3.手术阶段

手术内外环境因素均可成为应激源而引起机体神经内分泌系统一系列功能代谢改变。患者一旦确定手术,大部分患者便有紧张、恐惧及对即将失去女性器官的悲观心理,担心以后配偶会嫌弃自己。有调查,乳腺癌手术患者介意形体破坏者占 89.3%,认为对性的吸引减少的占 73.3%。对性及形体的关注程度较高。

4.放疗及回访阶段

患者经过住院期间系统治疗后出院回到社会,又是一个角色的转变过程,一般都有喜忧参半,患得患失的心理,同时对即将进行的放疗也有一种恐惧感。担心癌症的复发及如何做好出院后的复查、自我防护等相关因素,是此时大部分患者的心理压力源。为探究患者的心理状况及影响因素,以心理应激模式和情绪调整过程模式为理论依据进行心理行为干预,提高自我效能水平,改善消极心理,提高生活质量。有效地进行护理干预,以针对性的信息支持,帮助患者正确认知和评价应激源,了解其最关心的问题,给予实用性和针对性强的信息支持,降低患者对疾病不确定感和紧张焦虑水平。情感支持减轻患者心理应激反应,放松训练降低患者心理体验。

二、心理-社会支持

当患者得病时,来自社会各方面,包括家庭、朋友及其他人的精神上和物质上的帮助与支持全关重要。人体在过度应激的情况下,均可造成明显的情绪障碍,而出现焦虑、恐惧、抑郁、怀疑、否认、悲观、失望,尤其是癌症患者正经历着无限希望又到无限绝望的痛苦过程,内心极其脆弱,需要加强心理护理,通过疏泄、劝慰、暗示、分散注意力等帮助患者调节心理状况,维持正常的活动能力、独立性和尊严,使得患者心理和精神上获得良好的支持与安慰。

1.消除陌生感

对新入院的患者热情接待,详细介绍病区环境、设施、规章制度、经管医师、护士及同病室的病友,从衣食住行等方面帮助患者解决问题,消除陌生感,熟悉住院环境。理解患者及其家属的心情,尤其要为患者配偶提供心理上的支持,通过与其配偶进行沟通,介绍疾病知识及治疗,讲明情感的投入与治疗的关系;与患者家属建立统一联盟,鼓励患者通过各种方式宣泄自己的内心感受、想法及痛苦,减轻心理压力,接受患病的事实,尽快完成角色转换,以平静的心态接受各项治疗。

2.提供相关信息

对术前新辅助化疗的患者,护士除加强预防措施外,应告之相关知识,让其及早做好心理准备。针对患者进行正确的评估,找出护理问题,制订护理措施,为患者提供主动、周到、细致的服务;介绍心理支持小组成员,让其以自身的经验言传身教,使者接受化疗并积极配合;与患者家属一道制订饮食计划,调整食物花样,变换口味,以促进食欲,改善营养状况;鼓励患者多饮水,每日饮水量≥1 500 mL,以加速化疗药代谢产物的排泄;提供安静,舒适的病区休息环境;有脱发的为其选择合适的假发,来实现自身形象完整的愿望。

3.有效的治疗性沟通

术前针对患者的心理特点进行心理干预,可有效地减轻患者的应激反应,调动患者的主观能动性。术前护士应主动倾听,热心关注患者的需求,认真完成各项术前准备工作。介绍手术的方式及预后;应用治疗性触摸,鼓励患者配偶对其多进行肢体接触,如拉手、轻抚、拥抱等,让其感受到被重视、被关怀、被宠爱,即使失去女性器官,丈夫也一样会自始至终疼爱自己,解除手术的后顾之忧。

乳腺癌根治术切除范围较广,患肢功能受损,手术后的功能锻炼应与切口的恢复同时进行。另有患者担心功能锻炼会使切口裂开,而不愿意锻炼,护士除生活上关心患者,还应及时为患者及其家属讲解功能锻炼的目的、意义及方法,按照临床图文路径对整个过程进行督促、指导,可以组织同一时期手术的患者进行功能锻炼成果演示,分发一些小礼品,促进患者积极、主动的训练,增加趣味性。患者经过化疗、手术等创伤后,身体免疫机制受损,对于术后化疗的延续,机体对化疗的不良反应耐受力降低,身体上要承受更大的痛苦,部分患者会产生消极心理,甚至想要放弃治疗。因此,护士应该提前告之,让完成化疗的患者与之交流,告诉患者黑暗之后便是黎明,由此提高士气,使化疗能如期进行。

4.针对性的心理支持

对接受放疗的患者,护士应同样重视对其的心理支持,可以鼓励其说出内心的感受,了解其思想动态。介绍放疗可能出现的不良反应及各种预防措施,使患者有心理准备,并主动提供联系方式,告之有情况随时可以咨询,给予情感支持。指导其定期来院复查,教会乳房自查。与患者共同讨论穿着打扮的问题,如佩戴义乳,穿有领衣服等。鼓励患者家属对患者多加赞美,使其尽快建立自信,融入社会,精彩生活。护士每周电话回访1次,了解健康恢复的进程,及时针对乳腺癌患者在不同的治疗过程中出现的心理问题,对患者及其家属采取心理干预护理,使患者在整个治疗过程中情绪波动小,能够坚持完成各种治疗,无退缩行为,且对化疗药物引起不良反应的耐受性普遍增强,术后切口及患肢功能恢复良好,平均住院天数减少,从而也相应减轻了家庭的经济负担。并解决患者提出的问题,分享治疗成功的喜悦。

(丁　艳)

第十三节　乳腺肿瘤外科治疗期的护理

一、术前教育护理

1.护理评估

(1)评估一般资料。

(2)评估有无既往史及身体健康状况。

(3)评估有无家族史。

(4)评估有无腋窝或其他部位淋巴结肿大。

(5)评估患者家属对本疾病及其手术治疗方法、预后的认知程度及心理承受能力。

2.护理诊断/问题

(1)恐惧、焦虑：与不了解病情、害怕手术及因器官缺失有关。

(2)营养失调，低于机体需要量：与食欲减退致进食量减少及癌性消耗有关。

(3)睡眠形态紊乱：与面临手术、害怕手术、担心预后有关。

3.预期目标

(1)患者恐惧/焦虑减轻。

(2)患者营养符合机体需要量。

(3)患者感觉舒适，睡眠质量好。

4.护理措施

快速康复模式是用循证医学证据证明围手术期处理的变化措施，其核心是减少手术应激反应，为患者提供舒适护理。

(1)生理舒适护理：静脉穿刺实践技术操作娴熟，保护好静脉，减轻患者痛苦；做好手术区皮肤的准备，避免损伤皮肤；需植皮者，还应做好供皮区的准备；提供安静舒适的环境，建立良好的护患关系。

(2)心理舒适护理：多关心、体贴患者，耐心倾听患者主诉，了解患者的心理、家庭和夫妻感情变化，从语言、态度、行为上关心、安慰患者；介绍患者与曾接受过类似手术且已痊愈的女性见面，通过手术成功者的现身说法帮助患者渡过心理调适期，使其相信一侧乳房切除将不影响正常的家庭生活、工作和社交；告知患者今后乳房重建的可能，鼓励其树立战胜疾病的信心，以良好的心态面对疾病和治疗。

5.健康教育

(1)根据患者的心理特点向患者及其家庭讲解乳腺癌的相关知识、治疗方法、预后等情况，帮助患者正确认识疾病和手术的关系。

(2)介绍术前各项化验检查的目的、注意事项；介绍术前各项准备工作，如备皮、指导进食高蛋白、高热量、高维生素饮食；让患者了解术前 12 h 禁食、4 h 禁饮的意义；训练患者适应在床上使用便器排便；告知患者注意保暖，预防上呼吸道感染，教会患者有效咳嗽排痰的方法；嘱患者术前保证充足睡眠。

二、术中配合护理

(一)护理评估

1.健康史

(1)一般资料：年龄、生育史和月经史。

(2)既往史：有无对侧乳腺癌及其他部位肿瘤病史或手术治疗史；有无其他伴随疾病，如心血管疾病、糖尿病等；重要脏器功能状态及营养状态等。

(3)家族史：家族中有无乳腺癌或其他肿瘤患者。

2.身体状况

(1)局部：除双侧乳房外，还包括有无腋窝或其他部位淋巴结肿大。

(2)全身：估计可能采取的手术及患者对手术的耐受力，以便在手术前后提供针对性护理。

(3)辅助检查：包括特殊检查及与手术耐受性有关的检查结果。

3.心理状况

(1)认知程度:患者对疾病预后、拟采取手术方案以及术后康复知识的了解和掌握程度。

(2)心理承受程度:患者对手术及手术可能的并发症、自我形象改变和生理功能改变的恐惧、焦虑程度和心理承受能力。

(二)护理诊断/问题

1.焦虑和恐惧

焦虑和恐惧与对癌症的恐惧、乳房缺失后忧虑有关。

2.睡眠形态紊乱

睡眠形态紊乱与对手术人员、环境、手术过程不熟悉、手术麻醉是否安全等有关。

3.知识缺乏

缺乏术前准备、麻醉和手术的知识:与患者从未接受过此类手术、信息来源受限和文化水平低等因素有关。

4.自我形象改变

自我形象改变与手术前担心乳房缺失、术后乳房切除影响自我形象与婚姻生活质量有关。

5.有窒息的危险

窒息与全身麻醉实施气管内插管时,自主呼吸消失、肌肉松弛等有关。

6.有围手术期损伤的危险

围手术期损伤与手术中出血、异物存留等有关。

7.有组织完整性受损的危险

组织完整性受损与手术中留置引流管、患侧上肢淋巴引流不畅、头静脉被结扎、腋静脉栓塞或感染有关。

8.潜在并发症

(1)潜在性的电灼伤:与手术中使用高频电刀等仪器有关。

(2)潜在性的外周神经血管功能异常:与手术中约束带的使用时间过久、手术中体位摆放不当致使手臂过度外展,损伤臂丛神经等有关。

(3)潜在性感染的危险。

(三)预期目标

(1)患者恐惧/焦虑减轻。

(2)患者手术中无潜在的并发症发生。

(3)患者手术后未出现感染。

(4)患者上肢肿胀减轻。

(5)患者能够主动应对自我形象的变化。

(四)护理措施

1.麦墨通(Mammotome)

真空辅助乳腺肿块旋切术。

(1)心理护理:术前1 d访视患者,向患者介绍麦墨通微创手术的方法和患者的思想顾虑,使其积极配合治疗和护理。

(2)饮食:一般情况下无须禁食,如行静脉麻醉术前禁食12 h,禁饮4 h。

(3)基础操作:①麻醉,局部麻醉或静脉麻醉;②体位,患者取平卧位,患侧肢体上抬或与躯体呈 90°外展,必要时腋下垫一小软枕,充分显露乳腺区域;③切口,在患侧乳房外侧隐蔽处取 1 个 3 cm 左右的切口;④手术仪器、物品的准备,美国强生公司麦墨通微创旋切系统(包括 8～11 G旋切刀、真空抽吸泵、控制器及相关软件)、超声诊断仪、乳腺肿块手术器械和敷料、10 mL注射器、1%利多卡因注射液、0.9%氯化钠注射液、无菌保护套和绷带。

(4)手术方法及护理要点:①操作前检查 Mammotome 的真空罐有无破损,各管道连接是否紧密,避免漏气,确保各仪器能运转正常;②术前行超声检查双侧乳腺,确定肿块部位、大小、数量,选定穿刺部位;③巡回护士协助连接控制器部件,在超声引导下,手术医师将探针穿刺至乳腺肿块部位,通过负压吸引旋切技术,将整个乳腺肿块完整切除,在手术过程中巡回护士应密切观察机器的运转情况和旋切刀的使用情况,出现故障时应根据机器的提示及时给予解决;④手术完毕后,巡回护士将病理组织装入标本袋及时送病理检查。并协助手术医师进行创口的加压包扎,松紧应适度。

2.乳腺癌改良根治术

(1)心理护理:术前 1 d 巡回护士应访视患者及其亲属,自我介绍并宣传该手术的有关知识,耐心解释该手术的必要性和安全性;介绍同种疾病患者术后的健康状况,树立康复信心。

(2)饮食:手术麻醉前禁食 12 h,禁饮 4 h。

(3)基础操作:①麻醉,全身麻醉;②体位,平卧位,患侧上肢外展 90°,外旋,待消毒后再给予固定,静脉输液多选择在下肢;③切口,距病灶边缘＞3 cm 做梭形切口;④手术物品的准备:乳腺癌手术器械和敷料,开胸洞巾、高频电刀,手术缝线,43 ℃蒸馏水,粗乳胶管,负压引流瓶和网织绷带等。

(4)手术方法及护理要点。①游离皮瓣,完成切口后递直钳将皮肤边缘提起,术者左手用干纱布做对侧的牵引,电刀游离止血;洗手护士应随时清除刀头上的积痂;②分离腋下血管神经,递纱布垫,助手牵开乳腺组织,递小圆刀、组织剪、湿纱布,术者钝性分离头静脉显露腋静脉。③清除腋下淋巴结,洗手护士及时用纱布块将术者清除的腋下淋巴结包裹放标本盒内。④关闭切口,整块切除标本后,用电刀仔细止血。用适量温生理盐水和蒸馏水冲洗创面。洗手护士更换另一套器械,手术人员也重新更换手术衣、手套。腋下放置粗乳胶管负压引流。清点器械、纱布、缝针无误后关闭切口。⑤纱布、棉垫覆盖腋下及乳腺切口并用网织绷带加压包扎,待全麻苏醒后护送回病房。

3.保留乳房的乳腺癌切除术

(1)心理护理:开展保留乳房治疗应严格掌握适应证,并且具备较好的放射科、病理科、放疗科以及肿瘤内科基础,同时,患者自身的意愿也很重要。

因此,巡回护士在术前 1 d 访视患者及其亲属之前,应向经管医师仔细了解该手术适应证及患者的意愿。在介绍同种疾病患者术后健康状况的同时,介绍主刀医师实施该手术的成功经验,树立康复自信。

(2)饮食:手术麻醉前禁食 12 h,禁饮 4 h。

(3)基础操作:麻醉、体位、手术物品的准备同改良根治术。

(4)手术方法及护理要点:肿块切除时应包括肿块周围适量正常乳腺组织,巡回护士及时将术者取下的肿块组织送病理科,直到确保切除标本的边缘无肿瘤细胞浸润后,清点器械、纱布、缝针无误后关闭切口。洗手护士更换另 1 套器械,手术人员也重新更换手术衣、换手套。于腋窝底部另做长 6～8 cm 的横切口,参照改良根治术行腋窝淋巴结清除。

4.乳房缩小成形术

(1)心理护理:患者大多有羞怯和自卑等心理,应对其痛苦深表同情,关心并注意维护患者的自尊,详细介绍术前、术中注意事项,以及手术效果和安全性,以解除其恐惧、疑虑心理,以取得患者的配合。

(2)饮食:手术麻醉前禁食 12 h,禁饮 4 h。

(3)基础操作:①麻醉,全身麻醉;②体位,平卧位,双侧上肢外展 90°,肩背部垫高 15°;③切口设计,目前国内外报道的手术方法很多,常用的切口有梯形切口(以沿乳晕下缘为顶,乳房下皱褶为底设计梯形切口线,底宽一般为 8~10 cm)和新月形切口(于设计的乳晕下方 3 cm 处设计横行弧线,凹面向上,两端于乳房下皱褶画线重合,呈一新月形切口线,内侧多重合于胸骨旁,外侧多重于腋前线);④手术物品的准备,乳房缩小成形手术器械和敷料,双乳洞巾、高频电刀,手术缝线,粗乳胶管,负压引流瓶和网织绷带等。

(4)手术方法及护理要点:①选留梯状瓣处切除表皮,保留真皮层。②沿半月线切开皮肤,皮下组织直达胸大肌肌膜,切除病变腺体与多余皮肤,术者使用电刀切割止血,洗手护士应随时清除刀头上的积痂。③留下的乳头乳晕连同真皮层梯状瓣向,上移至新拟位置,放置负压引流管,逐层缝合。洗手护士要严格执行无菌操作及查对物品清点制度,防止差错事故的发生。④用厚层敷料加压包扎,保持引流管道的通畅。待全麻苏醒后送回病房。

5.乳房再造成形术

主要适应证为乳房疾病切除术后和乳房缺失。乳房再造的时机分为即时和延期两种,但多提倡手术即时(一期)完成,以减少住院时间和费用,还能防止组织回缩,使重建乳房有良好的外观。乳房再造术包括皮肤乳房体以及乳头乳晕的修复,甚至还需健侧乳房的调整修复手术。

(1)具体操作方法。①腹直肌蒂皮瓣法,按切口剪裁,先做脐下腹部横梭形,带患侧腹直蒂的皮瓣,放置于同侧上腹部分离的皮下"隧道"中腹直肌带蒂皮瓣、卷曲成隆起的乳房样,充填在胸部缺损创面,缝合后即成再造的乳房。②胸大肌带蒂皮瓣法,沿胸肌肱骨端肌纤维平行方向将健侧乳房(包括乳头、乳晕)斜行从中劈成两半,直达胸大肌筋膜,在切线下水平分出胸大肌一部分,在肱骨端切线上部水平处横断胸大肌一部分,并游离至胸骨端,皮下潜行分离成一"隧道",与患者胸部在同一平面上相遇。然后轻轻将带蒂肌皮瓣由皮下向对侧乳房创面提出,卷曲缝合后即成再造乳房。③背阔肌带蒂皮瓣法,保留皮肤改良根治加隆乳,在乳腺手术同侧背部设半月形皮肤切口,以胸背血管为蒂,游离出肌皮瓣及周围脂肪组织,再将皮瓣向前转移至胸部缺损创面,缝合后即成再造的乳房。对肿块距乳头>3 cm 乳腺癌患者,还可采取保留乳头、乳晕改良根治加胸肌下假体置入术,以弥补肌皮瓣组织量的不足。④皮肤脂肪瓣法,依乳房形态不同可选择乳房外缘或下缘或上、下月牙形切口。持刀片锐性潜行游离皮肤脂肪瓣,乳头乳晕部位的皮下薄层腺体组织宜少量保留,然后将腺体组织自乳腺尾部开始将整个乳腺由上而下,由外向内,沿胸大肌筋膜浅面整块切除,再于胸大肌下置入适当型号的硅凝胶假体。⑤假体充填乳房再造,宜选择保留乳头、乳晕、胸部覆盖组织良好、胸大肌保留的乳腺癌改良根治术;在彻底切除肿瘤和清除腋窝淋巴结后,分离胸大肌下间隙,置入硅凝乳房假体,这种术式具有创伤小,不增加损伤,形态及手感均接近正常。⑥可调式假体乳房再造,在行乳腺癌改良根治术时,同期于胸大肌后置入可调式双囊硅凝胶-生理盐水假体。并将注水阀埋于皮下,注入适当容量的生理盐水后,完成再造手术。术后 2 周,分次向假体内经皮穿刺注入生理盐水,扩张皮肤,直至两侧乳房对称;⑦乳头、乳晕重建,乳腺癌切除后进行乳房再造时,有一部分患者常需要附加乳头、乳晕的修复重建,临床一般采用局部皮瓣法来塑造一个突起的乳头,而组织游离移植应用对侧耳垂、小阴唇或健侧较大乳头的一部分;乳晕的重建则力求获得与健侧乳晕相近的颜色和直径,可采用皮片移植,"文刺"技术等,应用也较为普遍。

(2)心理护理:向患者做自我介绍,并宣传该手术的有关知识;耐心解释该手术的必要性和安全性;介绍同种疾病患者术后的健康状况,树立康复信心;访视过程中,对于患者提出的特殊问题,请主管医师解释,实施保护性医疗,同时避免伤害患者自尊,并注意保护患者隐私,让患者获得更多的信息,取得患者的密切配合。

(3)饮食:手术麻醉前禁食 12 h,禁饮 4 h。

(4)基础操作:①麻醉,全身麻醉。②体位,乳腺癌改良根治手术时取平卧位,双上肢外展 90°,外旋,待消毒后再给予固定,必要时背部可用软枕稍垫高。取背阔肌肌皮瓣时,患者侧卧位。静脉输液选择下肢。③手术物品的准备,常规备两套灭菌手术器械,1 套用于乳腺癌改良根治术,另 1 套用于肌皮瓣切取及乳房再造术,4~0 号强生薇乔线,高频电刀 2 把,43 ℃蒸馏水,引流管 2~4 根,取背阔肌肌皮瓣时准备摆放侧卧位的体位用物。

(5)手术方法及护理要点。

1)乳腺癌改良根治术,手术方法及护理要点同上。

2)肌皮瓣的切取和乳房假体置入,乳腺癌患者术后的局部复发及转移和术中无瘤技术的好坏也有一定关系。因此,术中洗手护士严格遵守无瘤操作的各项技术原则至关重要。当患侧乳房切除和腋窝淋巴清除术后应更换另一套器械进行供区皮瓣的切取,手术人员也重新更换手术衣、换手套,以防止术区的肿瘤细胞种植到供区。取背阔肌肌皮瓣时患者取侧卧位,应注意负重点和支点是否正确,禁忌将患者安置在超过其忍受程度的强迫体位上,避免神经、血管损伤。

3)乳房成形,严格执行无菌操作及查对物品清点制度,保管手术切除标本等,防止差错事故的发生。

(五)术后随访

术后随访有助于责任护士评价手术中的护理效果,一般第 1 次随访于术后第 2 d 或第 3 d 开始,其次是术后第 7 d,也可于手术当天或术后几日多次随访。当患者知道手术室的护士仍然关心她的术后恢复时,会很愉快,这种愉快的心情也能促使其早日康复。向患者和其家属介绍手术情况并进行术后康复指导,查看伤口愈合情况、有无手术并发症发生,认真填写手术患者的术后随访单。

三、术后观察护理

(一)护理评估

(1)评估术后康复状况。

(2)评估患侧肢体功能。

(3)评估患者及其家属的心理和认知状况。

(二)护理诊断/问题

1.舒适的改变

舒适的改变与切口疼痛,手术侧肢体不适有关。

2.有术侧肢体水肿的可能

术侧肢体水肿的可能与患侧淋巴液及静脉血液回流不畅有关。

3.有感染的危险

感染的危险与引流管留置有关。

4.自尊受挫/自我形象改变

自尊受挫/自我形象改变与乳房或邻近组织切除、瘢痕形成、乳房再造或义乳致双侧不对称有关。

5.康复知识缺乏

康复知识缺乏与未接受专业指导及文化程度有关。

(三)预期目标

(1)患者切口疼痛感减轻。

(2)患侧上肢肿胀减轻或消失。

(3)患者未出现感染。

(4)患者能够主动应对自我形象的变化。

(5)患者能复述乳腺癌预防的要点和相关知识。

(四)护理措施

1.生理舒适护理

严密观察病情变化:术毕回病房后应给予平卧位,患者清醒且生命体征平稳后给予半卧位,以利于呼吸和引流。卧床时用自制专用肢架抬高患侧上肢,避免或减轻术侧肢体水肿。注意切口有无渗血或渗液,保持外敷料清洁、干燥,做好负压引流管护理。

注意术侧肢端血供及皮肤色泽。观察引流液颜色、性状、量,引流量>100 mL/h提示有活动性出血,应立即报告医师紧急处理。切口疼痛、缺氧可遵医嘱给予镇痛、吸氧等对症治疗。拔管前患侧上肢可用三角巾式制动吊带支托,避免外展,并使用肩肘约束带固定预防乳腺癌术后皮下积液。注意外界环境变化,保持病室整洁、安静,以满足患者的生理舒适。

2.心理舒适护理

由于乳腺癌术后影响患者的形体美,多数患者情绪极其低落,表现出烦躁、自卑,甚至缺乏治疗信心,应继续给予患者及其家属心理上的支持,并进行安抚,如握住患者的手,勤巡视、多交谈。在护理等操作中避免过度暴露手术部位,以增加心理舒适并消除顾虑。

3.社会舒适护理

存在社会不适的患者(如丧偶,失子等)往往在手术后尤为忧伤、孤独、无助等。因此,在与患者的交谈中,应仔细观察患者的言行、神态,并运用丰富的专业知识开导、鼓励患者,消除陌生感,减轻不适症状,尽快进行术后的康复锻炼。

(五)健康教育

(1)避免用患侧上肢搬动、提托过重物体,按功能康复操、临床图文路径进行功能锻炼。

(2)创面愈合后可清洗局部,以柔软毛巾轻轻吸干,粗暴的擦洗易损伤新愈合的组织,以冷霜轻轻涂于皮肤表面,防止干燥脱屑。避免皮肤破损,减少感染发生。

(3)合理饮食有利于疾病康复,指导患者做好饮食调整,减少患者腹胀和便秘发生。

(4)介绍假体的作用和应用,衣着不过度紧身;根治术后可即时或3个月行乳房再造术,但有肿瘤转移或乳腺炎者,严禁假体置入。

(5)术后 5 年内避免妊娠,因妊娠常使乳腺癌复发;教会患者乳房自查方法,嘱其每月自查 1 次。

(6)指导其保持平和的心态,勇敢地面对人生,生活有规律,避免劳累。

(7)定期复查;有情况随诊。

四、乳腺癌术后并发症的预防和护理

(一)护理评估

1.评估心理特征

患者情绪是否焦虑不安。

2.评估日常生活习惯

如饮食卫生、排便习惯。

3.评估生化指标

评估生化指标包括电解质、心、肝、肾功能指标等。

(二)护理诊断/ 问题

1.知识缺乏

知识缺乏与不了解疾病的并发症有关。

2.焦虑

焦虑与并发症的严重后果有关。

3.舒适改变

舒适改变与引流不畅及包扎过紧有关。

4.发热

发热与术后肺部损伤有关。

(三)预期目标

(1)患者及其家属对并发症的知识有一定的了解。

(2)减轻心理压力,使情绪稳定,安心接受治疗。

(3)引流通畅,无发热,感染,患臂无肿胀。

(四)护理措施

(1)应定时巡视病房,注意观察负压吸引器压力,胸壁引流是否通畅,记录引流液的颜色量,通常术后 1~2 d,每日引流血性液体 50~100 mL,3~5 d,每日引流 20~50 mL,颜色由暗红色转为淡红色。术后 3~5 d 可拔除胸壁引流管。拔除引流管之后观察切口敷料有无血性液渗出。

(2)加压包扎,避免积液。

(3)指导加强营养,注意休息,提高免疫力。

(4)乳癌根治术后 24 h,持续给患者吸氧,术后患者血压平稳后,改半卧位,有利于呼吸和引流。术后早期,患者常因切口疼痛不敢咳嗽和排痰,可遵医嘱予以镇痛药帮助患者缓解疼痛,为患者雾化吸入,翻身,叩背,注意保护切口,鼓励患者有效咳嗽,排痰。

(5)术后经常锻炼患侧上肢功能,避免患侧上肢进行过重的体力劳动以减轻疼痛。保持引流管的通畅,不折叠,不扭曲管道。维持持续有效的负压吸引。

(6)早期功能锻炼,避免在患侧上肢测血压和静脉输液。

(7)合并糖尿病患者,指导糖尿病饮食,密切监测血糖,遵医嘱进行降糖治疗。

(五)健康教育

(1)告诉患者要保持良好的心态勇敢面对生活。

(2)坚持进行患臂功能锻炼。

(3)告知患者勿在患侧上肢测血压,或行静脉穿刺。

(4)不宜用患臂提重物,患臂下垂时间不宜过长。

(5)饮食宜低脂、高蛋白、高维生素饮食。

(6)教会患者自我检查乳房的方法。

(7)有生育要求者,告知患者 5 年内避孕。

(8)合并糖尿病患者,应严密监测血糖,注意饮食控制＋降糖治疗＋合理运动。

(9)定期复查。

五、乳腺癌术后患肢康复干预

(一)护理评估

1.评估心理特征

患者及其家属的心理变化和期望值。

2.评估日常生活习惯

如饮食、卫生等。

3.评估周围的环境

如家人的关爱,社会的帮助。

4.评估患者的康复情况

如上肢抬高的角度。

(二)护理诊断/问题

1.舒适的改变

舒适的改变与功能锻炼有关。

2.焦虑

焦虑与担心康复效果有关。

3.自信心缺乏

自信心缺乏与康复知识缺乏有关。

(三)预期目标

(1)精神状态好,康复效果好。

(2)存在的不同心理状态及时进行疏导,鼓励家属一起参与锻炼。

(3)听取其他患者的现身说法,增加患者对功能锻炼的兴趣。

(4)能自我演示并坚持进行锻炼。

(四)护理措施

1.情感支持

理解患者的痛苦和感受,尊重患者的想法,增强其自信。

2.认知疗法

通过健康教育,使患者了解乳腺癌治疗后康复的知识。

3.放松训练

指导患者进行肌肉放松、想象放松,每日进行1次或2次。

4.互相支持

定期组织患者进行座谈,让她们相互交流,介绍自己功能康复锻炼的经过与经验。

5.康复操与抗阻器械运动

自行编制联合运动训练操,以运动上肢为主,全身运动为辅,训练过程中肢体水肿加重停止或减轻活动量。评定指标干预前后均采用上肢 ROM 测量标准进行上肢功能评定。患侧肘、腕关节活动正常,肩关节外展 0°～50°,内收 0°～75°,屈曲、外展 0°～180°;好转:患侧肘、腕关节活动正常,肩关节屈曲 0°～145°,外展 0°～150°;无效:患侧腕关节活动正常,肘关节屈曲 0°～90°,肩关节内收 0°～30°,屈曲 0°～75°,外展 0°～50°。有学者自行创作和编排了一套功能康复操,其特点是充分利用了三角肌、背阔肌、肱二头肌、肱三头肌代替胸大肌、胸小肌及腋下组织的作用,并通过对皮肤的主动和被动的牵拉,防止瘢痕挛缩所造成的不良后果。音乐则是以中国古典音乐为主旋律,结合现代交响乐的宏伟气场及中医五音中的"羽"音,安抚患者的情绪,舒缓流畅,富有诗意,患者可以在临床路径督导下,心情愉悦地投入康复操的训练,能有效缩短患臂功能恢复时间,在享受优美旋律的乐声中提高患臂功能。

(五)健康教育

健康信念模式是用社会-心理学的方法强调个体主观心理过程,对采取健康行为起到知、信、行的主导作用。开始规范、系统、循序渐进地进行指间关节、腕关节的徒手训练,逐渐至肘、肩关节的抗阻力器械及康复操训练,而康复操训练以不同的速度、旋律、音调,使患者患侧上肢产生共振,肌肉主被动节律性收缩与松弛,有效促进脑与肌肉间信息的双向传导作用,同时亦调节患者恐惧、焦虑和忧郁的不良心理。

与抗阻力器械结合训练,可改善患肢局部血液循环及淋巴循环,加速静脉回流,减轻水肿、粘连、关节僵硬及肌肉萎缩,从而有效地促进患侧上肢功能的康复。要求患者反演示,并且每天定时检查患者完成情况,给予正性鼓励。尽量调动家庭成员的配合,更增加恢复的信心。

六、乳腺导管内镜检查的护理

(一)护理评估

1.评估病史

既往史、家族史、病变部位、溢液性质、颜色、时间、有无肿块和并发症;认真询问患者有无高血压、冠心病、特别是新近发生心肌梗死(6个月)、严重心肺功能不全、精神病患者及精神过度紧张不合作者、糖尿病病史及药物过敏史等;了解患乳有无急性乳腺炎、隆乳手术及乳头溃烂等禁忌证。

2.评估心理特征

评估患者在检查前、检查中、检查后的心理特征。

3.评估身体状况

有无禁忌证、身体承受能力。

(二)护理诊断/问题

1.有并发症的危险

乳管破裂、皮下气肿,或局部感染发生。

2.焦虑或恐惧

焦虑或恐惧与不了解检查过程,害怕疼痛及担心检查结果有关。

3.乳房疼痛

乳房疼痛与侵入性操作刺激有关。

(三)护理目标

(1)患者能了解整个检查过程和疾病相关知识,能顺利完成检查和治疗。

(2)患者恐惧消失,情绪稳定,呼吸平稳,疼痛减轻或消失。

(3)患者未出现并发症,乳头无活动性出血、皮下无积气,生命体征平稳。

(四)护理措施

1.一般护理

(1)环境:提供舒适环境,保持室内温度、相对湿度适宜。

(2)体位:嘱患者平卧检查床上,注意安全,并显露乳房及胸部。

(3)仪器准备:操作前对仪器各部件功能进行详细检查,确认仪器功能正常,导管内镜按消毒规范程序进行消毒,确保检查的顺利和患者的安全。

(4)物品准备:术前备好无菌包、注射器、0.5%碘伏、2%利多卡因、生理盐水和庆大霉素等。

(5)仪器管理:全部检查结束后,按《内镜清洗消毒技术操作规范》,彻底清洗消毒纤维乳管镜,防止通道堵塞而影响使用,以及导管镜污染造成交叉感染。清洗完毕后,用无水乙醇冲洗,推入空气吹干乙醇,最后管腔内置入专用细钢丝,套上窥镜护管放于干燥处保存。注意轻拿轻放,勿折叠扭曲,定期行细菌培养。

2.心理护理

有效的心理护理有利于乳腺导管镜检查的成功,并减少并发症的发生。

(1)检查前护理人员应向患者介绍检查过程及注意事项,告知乳腺导管镜检查的必要性、目的、方法和意义。引导患者观看纤细的乳管镜(直径为0.75~0.9 mm)、乳腺导管镜检查图像及既往检查的录像等资料,消除其恐惧心理。

(2)检查时护士应陪伴在患者身边,安慰患者,密切配合。根据不同患者进行针对性心理护理。指导其平静呼吸至逐渐放松身心,配合检查和治疗。

(3)检查完后,及时告知患者检查结果,并对患者提出的疑问给予适当、合理的回答。

3.缓解疼痛

由于乳腺导管的纤维、上皮组织娇嫩,以及乳头部位的神经纤细、丰富,对外来刺激比较敏感,为了避免患者感觉疼痛,可注入麻醉剂,2%利多卡因0.1~0.2 mL;医务人员应操作规范,动作轻柔。

4.病情观察

认真观察患者的表情,疼痛部位、性质、程度、时间、加重和缓解因素;注意用药后呼吸等情况;以及乳房有无活动性出血及皮下积气等并发症。

(五)健康教育

(1)指导保持患者乳房清洁,检查后1 d内禁止洗澡,哺乳者3 d内禁止哺乳,以免发生感染。

(2)行乳腺导管内镜检查时,可能有小的血管损伤,检查后12 h内可能出现少量血性溢液,应告知患者不必紧张,如观察 24 h 后仍有溢血,应及时来院就诊。

(3)注意尽量避免挤压、碰撞乳房。

(4)对乳腺检查时发现有肿瘤患者,向其陈述生命的重要性,使其尽早积极地配合治疗。

(5)叮嘱患者养成良好的生活习惯;保持开朗的心情;做好计划生育,避免人工流产;禁止滥用避孕药及含雌激素的产品等;同时鼓励患者,树立战胜疾病的信心。

(6)定期复查,及时治疗。

(丁 艳)

第十四节 乳腺癌化学治疗期的护理

一、护理评估

1.评估健康史

患者的个体状况,身高、体重、年龄,伴随疾病或各脏腑和系统功能,有无肝肾功能不全,尤其是免疫和骨髓功能状况等。

2.评估用药史

患者以往的用药史、饮酒史、接受抗癌药物耐受性。

3.评估患者的日常生活习惯

评估患者的日常生活习惯包括饮食、口腔卫生、排便习惯。

4.评估各种化验室资料

评估各种化验室资料包括血常规和生化指标检测等。并监测生命体征、心电图等。

二、护理诊断/问题

1.知识缺乏

知识缺乏与患者对化学治疗的目的、方案与步骤、化疗药物的毒性、不良反应及护理重点不了解有关。

2.焦虑

焦虑与担心疾病预后及化疗药物引起的各种毒性不良反应有关。

3.舒适的改变(恶心、呕吐)

舒适的改变与化疗药物刺激胃黏膜、中枢神经受刺激有关。

4.口腔黏膜改变

口腔黏膜改变与化疗药物直接破坏口腔黏膜细胞及化疗致免疫力低下、口腔感染有关。

5.自我形象改变

自我形象改变与化疗致毛发缺失及皮肤色素沉着有关。如脱发和灰指甲等。

6.感染危险

感染危险与化疗药物致骨髓抑制、白细胞减少,机体抵抗力差有关。

7.有损伤的危险

损伤的危险与化疗药物对血管的刺激,造成血管及其周围产生无菌性炎症反应有关;与化疗药从血管中漏出或渗出或直接注射到组织中引起严重局部反应有关。

8.营养失调

营养失调与化疗的不良反应有关。如恶心、呕吐、食欲缺乏、口腔黏膜改变和腹泻等。

三、预期目标

(1)减轻心理压力或恐惧,精神状况好、乐观接受治疗。

(2)恶心呕吐减轻或消失,舒适感增加。

(3)能正确面对自身形象改变。同时能采取一些改变形象的应对措施。

(4)不发生感染,皮肤、黏膜无破溃、感染,体温正常。

(5)了解减少体力消耗的措施。能按活动计划进行活动,耐力增加。

(6)体重基本维持稳定或有所增加,患者不出现脱水和电解质紊乱。

(7)患者及其家属能解释有关疾病及化疗药物的知识。

(8)能养成良好卫生习惯。

四、护理措施

(一)一般护理

(1)提供安静、舒适的病室环境,注意室内的空气流通,保持适宜的温、湿度,保证充足睡眠。

(2)做好心理护理,化疗患者由于受本身疾病的折磨及化疗中出现的一些不良反应,往往从疑虑、侥幸心理转向消极、悲观,甚至绝望,表现出烦躁、孤独,对治疗失去信心,乃至拒绝治疗。护理人员应主动关心患者,多与患者交谈,了解其内心世界。给予安慰和鼓励,使之消除不必要的顾虑和担忧,树立战胜病魔的信心。

(3)主动向患者介绍联合化疗的方法、目的、效果,化疗药物的药理作用和毒性、不良反应,化疗期间的注意事项,化疗过程中药物引起不良反应的应急处理,使患者对化疗药物有一个大概的了解,做到心中有数,确保化疗方案顺利进行。

(二)局部反应的护理

化疗药物属细胞毒性药物,其局部毒性作用可致静脉炎或外渗引起组织坏死。有计划、合理使用静脉血管、保证静脉给药途经的安全是护理重点。

(1)有条件的可经外周中心静脉置管(PICC)或深静脉置管(CVC),它在癌症化疗中的使用较行外周静脉化疗明显地降低化疗毒性、不良反应,减轻了患者痛苦。

(2)使用周围静脉输液时,应选择弹性好,粗直的血管,先远端后近端避开关节、神经和韧带处的血管,一般不使用下肢静脉注射;宜使用交替注射法,勿在同一血管反复穿刺,否则容易使血管受损,纤维化形成瘢痕,血循环不畅,化学药物滞留刺激血管引起静脉炎;对接受术前化疗的患者,建议先在患侧上肢输液化疗,以保护健侧上肢接受术后化疗。通过合理、有计划的安排患者的血管,持续、有序、有效地保护患者的静脉,能预防静脉炎的发生。

(3)严格执行无菌技术操作,提高静脉一次穿刺成功率。成立静脉输液治疗小组,建立静脉化疗安全输液系统。

(4)合理使用静脉留置针,输液治疗时无菌器具的选择和更换,应以人体最舒适,造成的损伤最少,能最大限度地预防感染为目的。

（5）化疗输注完毕后在穿刺局部放置冰袋，冰袋水温升高时应及时更换。夏季可将冰袋直接放置穿刺部位，冬季须用厚毛巾包裹。24 h 内采用冰敷，至少 3 次，1 次 15～20 min，夏季冰敷时间 1 次可适当延长至 30 min；24 h 后再改用热敷，3 次/天，1 次 15～20 min，冬季热敷时间 1 次可延长至 30 min，持续 2～3 d。冷、热疗法对血管能起到很好的保护作用，避免或减少化学性静脉炎的发生。

（6）输液过程中和拔针后也可沿穿刺血管走行方向用喜疗妥、美宝烧伤膏、芦荟汁每 1～2 h 涂抹 1 次，减少化疗药物对血管的刺激，改善血液循环。

（7）化疗过程中必须随时巡视、随时观察药液滴注情况，认真听取患者的主诉，严密观察穿刺局部的血管情况，正确判断有无药物渗漏，做到"三早"：早预防、早发现、早处理。

（8）一旦发现化疗药物外渗立即停止输液，更换输液器，保留针头，由原部位尽量回抽残留在针头药液，再用生理盐水 5～10 mL 推入冲淡，局部组织及血管内的药液，拔出针头。及时通知医师。根据外渗局部情况遵医嘱使用解毒剂或 0.9%生理盐水 5～10 mL＋2%利多卡因 2 mL＋地塞米松 1 mL 局部做环形封闭处理。抬高患侧肢体。局部间断冰敷 24～48 h，减少药物的吸收，加强观察并记录。

（三）消化道反应的护理

胃肠道反应是化疗最常见的不良反应，而严重的恶心、呕吐往往也是影响患者对化疗依从性的重要因素。预防和积极处理此类反应对化疗的顺利实施有重要意义。

（1）及时准确地遵医嘱，在化疗前常规使用止吐药物静脉注射，预防不良反应。

（2）有条件者，可让患者在听音乐、看电视中接受化疗。

（3）通过按摩穴位，可以达到沟通内外、联系肢体、运行气穴、营养周身、抗御外邪、保卫机体的作用，特制作了一套防化疗反应操，能降低化疗引起的胃肠道反应。

（4）给予清淡易消化的饮食，并指导患者在适当时间内进食。如化疗当天 7 时前进食早餐，化疗后 4～6 h 最好不进食。

（5）呕吐时及时帮患者清理打扫干净，观察记录呕吐次数、数量、性状，指导患者可在呕吐间歇期进食，少量多餐，多饮水。对严重呕吐者遵医嘱给予补液维持水、电解质平衡。

（6）便秘患者，可嘱患者进富含膳食纤维及润肠通便作用的食物，如粗粮、水果、蔬菜和蜂蜜等，多饮水，适当活动，必要时可给予缓泻药和灌肠。

（7）腹泻患者应注意观察粪便次数、量、性状、颜色，必要时送化验室检查，加强肛周清洁护理。嘱患者进食对胃肠道无刺激性食物。严重者遵医嘱给予补液和抗菌治疗。

（四）骨髓抑制的护理

由于抗癌药物对骨髓损害较大，患者均会不同程度出现白细胞和中性粒细胞减少，少数出现血小板减少，患者自诉周身乏力、困倦。因此，对每位患者必须细心观察，每周复查血常规。

（1）化疗期间患者白细胞低下，如 ≤2.0×10^9/L 时应通知医师，遵医嘱停药，按医嘱使用升白细胞的生物制剂，如瑞白、非格司亭（惠尔血）皮下注射，每日 1 次，口服地榆升白片、利血生和沙肝醇等治疗，一般白细胞在几天后升至正常可继续接受治疗。做好口腔护理 3 次/天，防止口腔炎、牙龈炎。保持病室清洁卫生，床单位整洁干净，空气清新。

（2）患者白细胞≤1.0×10^9/L，应安置患者住单间，卧床休息，室内开门、开窗通风至少 0.5 h，2 次/天，定期做细菌培养，观察患者体温的变化，注意保暖，避免到公共场所，限制家属及不必要的人员探视陪伴，防止发生感染。

（3）血小板≤$50×10^9$/L 会有出血危险，协助做好生活护理，指导患者注意休息，避免碰撞。

（五）肝肾功能损害的护理

化疗药物在治疗疾病的同时又可对其他脏器有损害，尤其是对肝肾毒性反应较大，化疗过程中严密观察尿量、颜色及性质变化，24 h 尿量≥2 000 mL。嘱其多饮水，饮水≥1 500 mL/d，以加速体内化疗药物毒性产物代谢排泄，避免蓄积，必要时遵医嘱给予呋塞米（速尿）20～40 mg 静脉滴注，以促进排尿，准确记录 24 h 出入量。定期检查肝肾功能情况，肝功能异常时，立即遵医嘱给予保肝治疗，加强休息，保持平和心态。饮食宜清淡，多食新鲜蔬菜和水果。

（六）其他损害的护理

1.心脏毒性反应的护理

蒽环类及紫杉醇类化疗药物心脏毒性反应表现为心率（律）改变、无症状的短时间心动过缓、低血压，故化疗开始给予心电、血压、血氧饱和度持续监测，详细记录。

2.变态反应的护理

紫杉醇类化疗药物可引起变态反应，在静脉滴注过程中做好心电监护，详细记录。观察有无呼吸困难和胸闷等情况，一旦发生严重变态反应，立即停药进行抢救。预防性用药是预防过敏的最有效措施，使用紫杉醇前 12 h 遵医嘱指导患者口服地塞米松片。

3.神经毒性反应护理

应用紫杉醇时多数患者出现四肢神经末梢感觉异常，肢端麻木，向患者解释此类症状是化疗药物毒性反应。为了减轻病痛，遵医嘱指导患者口服 B 族维生素和复合 B 族维生素等药物，切忌肢体受凉，注意保暖。停药后症状慢慢缓解、消失。

4.脱发护理

在用化疗药后患者出现不同程度脱发现象。向患者解释脱发的原因和性质，给予心理疏导，使患者接受这个现实、认识到脱发是暂时的，化疗结束后头发会重新长出来。化疗时头部置冰帽或床头摇高，可减少血流从而防止药物对毛囊的损害，或把发带系在发际上，采用局部压迫起到阻止药物进入头部皮下组织的目的，减少脱发。同时鼓励患者戴帽子或假发，树立生活的勇气和信心。

5.介入治疗的护理

经动脉内灌注化学药物治疗晚期乳腺癌，可降低肿瘤分期而获得根治性手术切除的机会，延长患者的生存率。充分的术前准备及术后细致的观察护理，对介入的成功有着至关重要的作用。因大剂量化疗不良反应大，故护士应密切观察患者不良反应，给予精心护理。除出现上述不良反应应加强护理外，还应注意防治并发症，让患者从心理和行为过程中充分体会到护士的热情、关心、理解和帮助，给患者带来生的信念和希望，促进顺利康复。

五、健康教育

（一）心理疏导

鼓励患者保持乐观向上精神，解放思想，勇敢面对现实；善于排除各种因素干扰，如紧张、发怒等，学会自我调节、自我控制、保持心理健康；参与社会支持组织，正确对待身体形象的改变；鼓励患者适当的化妆和修饰，可提高自信心，维护自尊；提供假发、义乳等信息；鼓励其家属给予心理支持。

（二）饮食指导

指导患者合理饮食，不宜在饱餐后或空腹时行化疗，化疗间歇期努力进食、少量多餐，以保障能量及营养物质的摄入，保持良好的饮食卫生习惯，勿吃生冷和过期食品，忌食辛辣、油腻、熏烤、腌制和霉变食物；多饮水，每日饮水量≥1 500 mL，以补充水分，利于毒素排泄；多食用含钾的食物，如橘子汁和苹果汁等；便秘患者多食豆类、芝麻和核桃等；恶心时指导其做深呼吸或大口喘气，以抑制呕吐反射，同时可指导患者做化疗保健穴位操，如按压内关、外关和足三里等穴位以减轻恶心、呕吐以及胃部不适；指导其家属提供适合患者口味、爽口的菜，以促进食欲。

（三）休息与活动

合理安排日常生活，注意休息，保证充足睡眠；劳逸结合，活动适度，每天可进行一些体力消耗较小的活动，如散步、家务活等，活动时使用扶手或洗澡时使用防滑垫，以防跌倒。

（四）预防感染

注意保暖和个人卫生；减少外出，远离感染并可能传染的患者；做好口腔护理，每日早晚及饭后刷牙并且使用软毛的牙刷，刷牙后用淡盐水或淡碱水漱口；化疗致腹泻的患者，排便后用温水及软性皂清洗肛门，或应用高锰酸钾经常性坐浴；在白细胞降至最低时，要注意监测体温，这样有利于尽快发现感染的征兆。

（五）遵医嘱按时服药

进餐后不要马上口服药物，宜安静休息或入睡 0.5 h 后再服药，以免药物刺激引起呕吐。

（六）定期复查

坚持治疗，定期复查血常规及生化等指标，并监测心功能的变化，每周 1～2 次，有情况随诊。

（七）PICC 置管与维护

经外周插入中心静脉导管（PICC）是经外周肘部浅静脉穿刺置入，并使导管末端开口于上腔静脉的置管新方法。它简化了中心静脉的穿刺过程，降低了中心静脉的穿刺风险和感染概率，延长了导管的留置时间。在临床广泛应用于危重患者抢救、肿瘤化疗、静脉肠外营养、长期输液等患者，是一条安全、快捷、效果良好的静脉输液途径。

目前，PICC 已经成为发达国家和地区继中心静脉导管之后的又一种极其重要的输液途径和方式，为医护人员提供了更多种选择。

1. PICC 的优势

相对于锁骨下静脉穿刺和颈内静脉穿刺而言，并发症更少，操作风险小；相对其他外周静脉导管（如留置针）有更长的留置和使用时间；相对其他静脉导管更加节省医疗费用；不需每次输液时穿刺，减少痛苦，更加舒适。

2. PICC 的适应证

需要提供可靠的输液通路，但又没有很好的外周静脉通路可用；需要长期连续或周期性间断静脉输液治疗；给予高渗液或刺激性溶液，如高渗葡萄糖、脂肪乳等静脉营养液、化疗药物；放置中心静脉导管风险较高或失败时，如颈、胸部穿刺点位置感染。

3. PICC 的禁忌证

（1）严重的出、凝血障碍。

（2）穿刺部位或附近组织有感染、皮炎、蜂窝织炎、烧伤等情况。

（3）准备放置导管的静脉,其近心端有静脉损伤、栓塞、血管外科手术史。

（4）准备放置导管的上肢,有肌肉挛缩、放疗史及乳腺癌根治术后及腋下淋巴结清除的术后患侧。

（5）上腔静脉压迫综合征。

（6）不合作或躁动。

（7）已知或怀疑患者对导管所含成分过敏者。

4. PICC 置管操作

（1）操作前准备:①评估患者,询问、了解患者的身体状况、出凝血情况;评估患者局部皮肤组织及血管情况;由医师负责与患者签署知情同意书;②准备无菌操作的相关物品,PICC 无菌包,正压接头;③测量并记录上臂中段周径,以供监测可能发生的并发症,新生儿及小儿应测量双臂围;④摆放体位,患者仰卧位,预置管上肢从躯干部向外展大约 90°;⑤选择穿刺静脉,成年人通常选择贵要静脉（首选）、肘正中静脉（次选）或头静脉（后选）作为穿刺位置;儿童通常选择贵要静脉、头静脉、头皮静脉或隐静脉作为穿刺位置。要根据儿童体型和发育程度选择最合适的静脉;⑥插管长度测量:成年人将上肢从躯干部向外展大约 90°。测量自穿刺点起至右胸锁关节,然后向下至第 3 肋间止。导管尖端最终应位于上腔静脉的下 1/3 段到上腔静脉与右心房的连接处。体表投影在胸骨右缘第 3 肋间,并与上腔静脉壁平行。

（2）PICC 置管:①建立无菌区,打开 PICC 无菌包,戴手套;应用无菌技术,准备正压接头、抽吸生理盐水;将第 1 块治疗巾垫在患者手臂下。②消毒穿刺点,按照无菌原则消毒穿刺点,穿刺点上下直径 20 cm,两侧至臂缘;先用乙醇清洁脱脂,再用碘伏消毒,等待两种消毒剂自然干燥;更换手套;铺孔巾,扩大无菌区。③预冲导管,根据测量插管长度裁剪导管。④实施静脉穿刺,扎止血带,穿刺进针角度成 20°～30°,直刺血管,一旦有回血立即放低穿刺角度,再推入导入针少许,确保导入鞘管的尖端也处于静脉内,再送套管;松开止血带,左手示指固定导入鞘避免移位,中指轻压在套管尖端所处的血管上,减少血液流出;从导入鞘管中抽出穿刺针。⑤置入 PICC 导管,将导管逐渐送入静脉,送入 25 cm 左右时,嘱患者将头转向穿刺侧,下颌紧贴肩峰,继续送管至测量长度,用力要均匀缓慢;撤出并撕裂导入鞘;松动导丝柄,左手固定导管,右手缓缓撤出导丝。⑥确定回血和封管,用生理盐水注射器抽吸回血,并注入生理盐水,确定是否通畅;连接正压接头;用肝素生理盐水正压封管。⑦清理穿刺点,固定导管,覆盖无菌敷料:将体外导管放置呈 S 状弯曲;在穿刺点上方放置一小块纱布吸收渗血,并注意不要盖住穿刺点;覆盖透明贴膜在导管及穿刺部位,加压粘贴。在衬纸上标明穿刺的日期、时间及穿刺者。⑧通过 X 线拍片确定导管尖端位置,记录导管置入长度,书写护理记录。

5. 导管护理

（1）冲洗及封管:冲洗液的选择建议采用生理盐水脉冲冲洗管腔,并用 100 U/mL 的肝素生理盐水正压封管,冲洗时严禁使用<10 mL 注射器,因<10 mL 的注射器可产生较大的压力,遇导管阻塞可致导管破裂。下列情况下应冲洗管腔并封管:①每次通过 PICC 导管输液、输血或 TPN 治疗后;②每次通过 PICC 导管采血后;③治疗间歇期至少每周冲洗管腔并封管 1 次。

（2）无菌及导管维护,定期更换敷料和正压,接头:①置管术后 24 h 内更换贴膜,并记录更换者姓名、日期、时间,观察局部出血情况,以后酌情每周更换贴膜 1 次或 2 次,更换正压接头 1 次。②更换贴膜时,护士应当严格执行无菌操作技术。换药时沿导管方向由下向上揭去透明贴膜。③左手固定导管,以穿刺点为中心,右手用碘伏棉签由内向外螺旋式消毒,消毒圈直径8~10 cm,重复≥2次,自然干燥。④注意观察穿刺点附近皮肤有无感染、肿胀、静脉炎和出血迹象。⑤固定导管,覆盖无菌透明贴膜。⑥定期测量导管留在体外的长度,如果与初始记录长度相差>2 cm,应立即通知医师并进行X线检查,以确认导管尖端的位置。

(3)注意事项:①冲管封管禁用<10 mL注射器,建议使用20 mL注射器;②避免外露部分导管打折,固定时外露导管S形固定,敷料粘贴密封牢固,从中心向外驱尽空气;③冲管发现有阻力时,需及时查找原因,避免强行暴力冲管,当导管发生堵塞时,可使用尿激酶溶解导管内的血凝块,严禁将血块推入血管;④置管手臂避免剧烈活动和受压,尽量避免在置管侧肢体测量血压;⑤密切观察患者状况,发生感染时应当及时处理或者拔管。

6.拔管

揭去贴膜;左手纱块轻压穿刺点,右手缓缓拔出导管;贴膜覆盖穿刺处48 h;检查导管完整性及长度,与记录的插入长度比对;书写记录。

7.常见并发症预防及处理

(1)穿刺点感染:①严格执行无菌操作;严密观察穿刺点情况;②加强换药;遵医嘱给予抗生素治疗;取局部分泌物做细菌培养。

(2)机械性静脉炎:①穿刺前,将附着于手套上的滑石粉等冲洗干净,避免有粉手套直接接触导管,以防止其微粒对血管内膜的刺激;同时将导管充分浸泡在生理盐水中,增加润滑度,减少摩擦对血管内膜的损伤。②穿刺时,保持与患者的良好交流,以降低应激反应的强度,防止血管痉挛导致送管困难,增加导管与血管壁的摩擦。③导管型号选择要合适,穿刺及送管时动作要轻柔,匀速送管,防止损伤血管内膜。④置管后从第1 d开始,用毛巾热敷置管上臂皮肤10 min,并用静脉炎膏涂抹以走行导管静脉为中心的术肢,上臂皮肤,3/d,连用10 d,以防止静脉炎发生。⑤置管后注意观察有无静脉炎发生,如出现沿静脉走行的发红、疼痛、肿胀,有"红线"样改变,触之有条索状改变时,可用紫外线治疗仪治疗。治疗方法:治疗强度为4~5生物剂量,距离皮肤15 cm,第1 d 5 s,第2 d 10 s,第3 d 15 s,治疗后皮肤变红即可起到治疗作用。或在肿胀部位敷用如意金黄散,每日1次或2次;或采取热敷30 min后涂抹非甾体抗感染药膏,每日3次或4次。在患者体温升高和(或)伴有3级机械性静脉炎时可联合使用抗生素。⑥发生静脉炎时可抬高患肢;避免剧烈运动,可做握拳/松拳运动;湿热敷:每日20 min,4次;若处理3 d未见好转或更严重,应拔管。

(3)化学性静脉炎:①更换敷料使用乙醇消毒时应避开穿刺点>1 cm;②出现化学性静脉炎时,可在肿胀部位涂抹静脉炎膏,每日3次或4次。

(4)细菌性静脉炎及导管感染:①正确洗手,严格执行无菌技术操作原则;②按时更换无菌敷料;③使用固定翼固定导管,防止导管随意出入人体;④体外导管须完全覆盖在无菌的透明敷料下;⑤做好自我护理的宣教;⑥患者体温>38 ℃时不做置管;⑦通过血培养选用敏感的抗生素;⑧必要时拔除导管做细菌培养记录。

(5)导管阻塞:分为非血凝性导管阻塞和血凝性导管阻塞。非血凝性导管阻塞:①严禁输注有配伍禁忌的药物;②输注血制品或脂肪乳等黏滞性药物后,必须立即进行脉冲式冲管,再继续使用其他药物;③应给予充分、正确的导管冲洗,如为末端开口式导管,应使用10~20 mL生理盐水脉冲式冲洗导管后,再用肝素生理盐水正压封管;如为三向瓣膜式导管则使用10~20 mL生理盐水脉冲式正压封管即可;④置管后应行胸部X线片检查,以确认导管有无打折、盘绕,导管尖端是否到达上腔静脉;⑤解除导管阻塞药物的选择应根据导管阻塞的物质所决定,如为脂肪乳剂引起阻塞,选择75%的乙醇有显著效果,如药物沉积应根据药物的pH选择弱盐或碳酸氢钠,处理无效时应拔管。

血凝性导管阻塞:①保持导管固定良好;②执行正确的脉冲式正压封管操作规程;③给予正确的冲、封管液(生理盐水、肝素生理盐水)、冲管量(10～20 mL)以及冲管频率(治疗期间每天冲管,间歇期每7 d冲管1次);④尽量减少可能导致胸腔内压力增加的活动,如咳嗽等;⑤可使用抗凝血药物以预防导管阻塞的发生,如肝素生理盐水等;⑥溶栓治疗时,应使用负压注射技术,所用尿激酶的浓度为5 000 U/mL;⑦对末端开口的导管阻塞可以持续用力回抽;⑧发现导管阻塞时,首先检查是否存在导管打褶等机械性堵管的情况;确认导管尖端位置正确;如导管不通畅,不可暴力推注;各种方法处理无效时应拔管。

(6)导管断裂:①预防,应使用>10 mL注射器冲、封管;正确固定;导管上下不可用缝合或胶带缠绕;避免使用锐器;②处理,如为体外部分断裂,可修复导管或拔管;如为体内部分断裂,应快速处理,立即用止血带扎于上臂;如导管尖端已漂移至心室,应制动患者,在X线透视下确定导管位置,以介入手术取出导管。

(7)血栓形成:①根据血管粗细,选择合适规格的导管;②应保持导管末端在上腔静脉;③穿刺过程中应尽量减少对血管内膜的损伤;④对高凝状态的患者可使用抗凝药物以防止血栓形成,如低分子量肝素等;⑤应在患肢静脉输注肝素进行抗凝治疗,或在患肢静脉泵入尿激酶进行溶栓治疗;⑥若发现导管脱出至40 cm处时,应将其拔至35 cm处,以防止锁骨下静脉血栓形成。40 cm处锁骨下静脉处于平坦部位,当液体进入时易形成涡流造成此处血栓形成。

(8)穿刺处渗血:①穿刺时选择肘下两横指位置进针,在皮下走一段后再进血管;②置管后1周内尽量减少屈肘运动;③置管后立即用纱球压迫穿刺点,并用弹力绷带加压包扎24 h,但不要太紧,以防影响血液回流;④一旦出现渗血,应按压穿刺点局部10～15 min,更换无菌透明敷料后再用弹力绷带加压包扎;⑤牢固固定导管,防止导管随意出入。

(9)穿刺处渗液:①穿刺处渗液多为纤维蛋白鞘形成所致,可遵医嘱使用尿激酶溶解纤维蛋白鞘;②出现穿刺处渗液时用紫外线照射治疗,同时合并使用抗生素。

(10)接触性皮炎:使用通透性强的透明贴膜或无纺敷料固定导管。在透明贴膜使用前涂抹无痛保护膜,防止易过敏敷料直接接触皮肤。

(丁　艳)

第十五节　乳腺癌放疗期的护理

一、护理评估

(1)评估患者的身体情况:生命体征、术后恢复情况、手术切口必须完全愈合、术侧上肢功能康复、化疗后血细胞分析、肝功能、肾功能。

(2)评估家庭状况:对放疗的应对方式、适应能力及经济上对放疗的承受能力。

(3)评估患者及其家属对放疗的知识和放疗所引起的放疗反应的心理准备和耐受情况。

（4）评估放疗过程中有无不良反应发生，如全身反应、局部皮肤反应。

（5）评估放疗结束后的反应。

二、护理诊断/问题

1.恐惧

恐惧与担心身体再次受伤有关。

2.知识的缺乏

缺乏有关放疗及放疗反应的知识。

3.营养状况改变

营养状况改变与放疗全身反应引起恶心、咽痛、食欲缺乏等有关。

4.感染的危险

感染的危险与放疗对骨髓抑制有关。

5.皮肤完整性受损

皮肤完整性受损与放疗引起局部皮肤反应有关。

6.自我形象受损

因放疗所致术侧上肢水肿。

三、预期目标

（1）减轻或消除恐惧心理。

（2）患者了解放疗的相关知识，并做好放射野皮肤的护理。

（3）保持足够的营养，合理膳食，提高机体免疫力。

（4）保证充足的休息时间。

（5）避免全身及局部皮肤感染，维持放射野皮肤的清洁。

（6）保持良好的自我形象，按指导进行康复锻炼。

四、护理措施

（1）向患者及其家属提供全面正确的医疗信息，讲解不良的心理因素与疾病的关系，介绍已接受放疗的病友与其相识，通过现身说法来缓解心理压力，以取得更好的配合。

（2）加强饮食护理，合理安排治疗和饮食的时间，鼓励其家属陪伴餐饮，保持口腔清洁，饭后用温开水漱口，避免过冷过热食物。鼓励患者多饮水，每日≥1 500 mL，以利于毒素排出。给予高热量、高蛋白、高维生素、低脂肪易消化饮食，同时可选用红枣薏苡仁、人参等炖汤喝，以利提高机体免疫功能。

（3）保持放射野皮肤清洁干燥。乳腺癌患者术后的皮肤弹性差，放疗部位皮肤组织较薄，特别容易产生皮肤反应，应协助患者做好个人清洁卫生，放射野禁贴胶布，禁涂红汞、碘酊及化妆品等刺激性物品，清洗时勿用肥皂，印记标记如有褪色要及时找医师重新描画。避免放射野皮肤机械性刺激，如禁用粗毛巾擦拭，穿宽松柔软的棉织衣物，建议不戴胸罩。避免放射野皮肤在阳光下曝晒和冷热刺激；避免对放射野内的皮肤搔抓，瘙痒只可用手轻拍，或局部使用薄荷止痒水；切勿用手剥即将脱落的痂皮，防止局部破溃。对湿性放射性皮炎，暂停放疗，可暴露皮肤损伤区，在局部清洗和抗感染同时，可在医师指导下用药，如复方地塞米松软膏、康复新等药物，使其干燥愈合，促进皮肤修复。

放疗后放射线在体内被吸收而产生辐射电离现象,有些患者会产生全身症状,如头晕、食欲减退、恶心、呕吐、白细胞下降等.这些症状是人体免疫力下降的一种表现,尤是其当白细胞减至<$3.5×10^9$/L,血小板降至 $6×10^9$/L 时,应暂停放疗,多休息,注意保暖,预防感冒,减少外出活动,避免与人群接触,以免引起交叉感染,病房每日至少开门、开窗通风 1 h,定期检测血常规。

加强术侧上肢的功能康复锻炼,乳腺癌保留乳房手术后通常需要进行腋窝淋巴照射,放疗后可使放射野毛细血管发生反应性扩张,淋巴回流受阻,易导致上肢水肿及功能障碍。指导患者循序渐进地进行康复锻炼,避免局部受压、负重。可使用间歇性压力仪预防及治疗上肢水肿。

放疗结束后,仍需注意皮肤护理,因放射线对人体正常组织及肿瘤细胞的作用还将保留一段时间。如果不注意放射野皮肤的保护,还会有可能出现放射性皮炎。另外,还要警惕放射性肺炎的发生,注意预防感冒,天气变化时,及时添减衣物。出院后 2 年内每 3 个月复查 1 次,第 3～5 年每 6 个月复查 1 次,5 年后每年复查 1 次,直至终身。

五、健康教育

针对不同的患者采用不同的教育方式,让患者及其家属了解和掌握乳腺癌放疗护理知识。

1. 心理卫生宣教

应让患者懂得生命第一、保形第二的道理。鼓励患者面对现实,配合治疗,可减轻放疗的不良反应,降低乳腺癌复发的危险。

2. 休息与活动

指导患者放疗前后静卧 30 min,避免不必要的操作或噪声、异味等的干扰,保证充足的休息与睡眠。协助患者评估自己的活动耐力,循序渐进、逐渐增加日常活动量,一旦活动时有气促、心慌、出冷汗等不适症状,应立即停止活动。

3. 饮食指导

鼓励患者进食,以进食清淡而易消化的食物为原则,防止"忌口"扩大化,癌症患者适合的食物有新鲜水果、蔬菜、鱼、猪肉、鸡肉、鸭肉、鸡蛋、鸭蛋、海带、墨鱼及豆类等。

4. 放射野皮肤的自我护理

穿棉质宽松内衣,保持放射野标记清楚,禁止在照射区域内理疗或热敷,勿戴胸罩。

5. 增强自我保护意识

减少与有感染人群的接触,外出时注意防寒保暖。适当锻炼,加强营养,增强免疫力,预防感染。

6. 功能锻炼

指导患者行术侧上肢功能康复锻炼,如上肢的抬高、外展、旋转等各项运动。鼓励患者生活自理,以促进肢体血液及淋巴回流,减少肢体肿胀,早日恢复正常功能。

7. 防治放射性肺炎

每日监测体温 2 次,若发热、咳嗽应及时进行 X 线检查。如发生放射性肺炎,应暂停放疗,使用抗生素、激素治疗。

(丁　艳)

第十六节　乳腺癌生物治疗期的护理

一、护理评估

1. 评估患者的健康史

了解患者乳腺癌的病理分型、免疫组化结果、既往手术、化疗、放疗、内分泌治疗情况,有无心脏疾病家族史、既往史。

2. 评估患者的身体状况

(1)心脏及全身症状:如生命体征、心功能、呼吸功能、营养状况、精神状况、饮食、睡眠情况、有无关节疼痛。

(2)辅助检查结果:包括血液分析、肝功能、肾功能、心肌酶谱、心电图、肺部 X 线检查、大小便常规。

3. 评估心理及社会支持状况

了解患者认知程度、心理承受及经济承受程度。

二、护理诊断/问题

1. 体温变化

体温变化与输注赫赛汀过程中出现输液相关症状综合征有关。

2. 潜在不良反应

呼吸困难、气管痉挛、呼吸窘迫等呼吸系统症状;低血压、皮疹等变态反应。

3. 心功能改变

心功能改变与赫赛汀心脏不良反应有关。

4. 知识缺乏

缺乏有关赫赛汀治疗知识及药物保存知识。

5. 焦虑、担心

与社会、家庭、情感、经济支持,对治疗后的效果及不良反应的担忧有关。

三、预期目标

(1)减轻心理压力及焦虑。

(2)预防和控制赫赛汀静脉输注相关的不良反应。

(3)预防和控制赫赛汀心脏不良反应。

(4)患者及其家属知晓赫赛汀不良反应及药物保存方法。

四、护理措施

1. 心理护理

患者在经历乳腺癌诊治过程中不仅承受治疗带来的不良反应,还需承受家庭、社会、经济上等多方面的压力,护理人员根据不同患者的心理特点进行心理疏导:①鼓励患者诉说心理感受,给予正面疏导;②让患者了解使用心电监测的目的、意义,以减轻使用过程中的焦虑;③告诉患者可能出现的不良反应及应对措施,不至于因出现不良反应而引起过度恐慌;④指导其家属尽可能帮助患者缓解来自各方面的压力。

2.输液的护理

(1)预防和控制赫赛汀注射相关不良反应:赫赛汀作为单药治疗耐受性好,主要毒性、不良反应为第1次输注赫赛汀时,约有40％的患者出现战栗和(或)发热等输液相关症状。严重注射相关反应较罕见,通常发生在首次赫赛汀输注2 h内,表现为呼吸困难、气管痉挛、呼吸窘迫等呼吸系统症状,一些患者可出现低血压、皮疹等变态反应。在首次使用赫赛汀时应注意床边备心电监护仪、氧气,备好抢救药物及器材。控制输注时间≥90 min,观察2 h,建立特别护理记录单,每30 min测体温、脉搏、呼吸、血压并记录病情变化,倾听患者主诉。出现高热,按高热护理。如出现严重的呼吸系统症状或变态反应,立即停止赫赛汀输注,配合医师完成各项抢救。如无异常,赫赛汀负荷量维持静脉滴注30 min滴完。

(2)预防和控制赫赛汀心脏不良反应:赫赛汀治疗中较常见无症状的左心室射血分数(LVEF)降低,有<3％转移性乳腺癌治疗患者出现有症状的心脏不良反应。赫赛汀联合其他类药化疗,如表阿霉素、环磷酰胺使用时,患者存在心脏基础病变时,应注意重新评估患者的心功能状况。在用药前给予心电监护,生命体征平稳后方可给药,用药后15 min观察心律、心率、血压、呼吸等有无异常,每30 min巡视观察1次,直至药物使用结束后1 h。

(3)保证赫赛汀有效使用:赫赛汀配制在无菌条件下,20 mL无菌注射水稀释,不可用葡萄糖输注(引起蛋白沉淀),缓慢注入注射水轻轻摇晃,溶解后静置5 min,配制后立即使用。无菌水溶解后,在2～8 ℃条件下赫赛汀物理化学性状稳定达28 d。稀释后溶于生理盐水中在<30 ℃室温下物理化学性状稳定达24 d。

五、健康教育

(1)告知患者及其家属赫赛汀使用过程中可能出现的战栗、发热等相关输注症状。

(2)指导患者如何测量观察心率、心律、呼吸,如出现呼吸困难、咳嗽增加、奔马律等,应立即通知医师。

(3)门诊患者向患者说明赫赛汀保存温度及时间为在2～8 ℃条件下保存28 d。

(4)定期复查;有情况随诊。

(丁　艳)

第十七节　乳腺癌内分泌治疗期的护理

一、药物去势的护理

1.护理评估

(1)评估病史:评估患者激素受体情况及月经情况;内分泌治疗药物对身体的各个组织、器官都会有不同程度的影响;估计各个系统的基本情况。

(2)评估用药史:确定正在服用的抗肿瘤药物与内分泌治疗用药有无相互作用禁忌;评估药物治疗反应、不良反应的程度。

(3)评估身体的基本状况:如生命体征、体力、自立能力、精神状态等。

（4）各种检验的基础值评估：根据药物治疗目的和作用不同，用药前要评估各种检验的基础值，如应用有引起肾损伤药物时，应评估肾功能、血钙、尿液的各项指标；应用对消化系统有损伤的药物时，评估肝功能、血脂、电解质、粪便等化验指标；应用对生殖系统有影响的药物时，要评估患者子宫及附件的情况。

（5）评估患者家属状况：对治疗用药的反应方式、经济方面对治疗的承受能力。

（6）其他：评估患者及其家属对内分泌药物治疗知识及对药物引起的不良反应的心理准备和应付能力。

2.护理诊断/问题

（1）知识缺乏：缺乏对药物的认识。

（2）组织完整性受损：与药物不良反应引起的皮疹、皮肤干燥、脱皮、水肿有关。

（3）营养状况改变（低于机体需要量）：与药物引起的恶心、呕吐、食欲减退、腹泻有关。

（4）自尊受损：与药物不良反应引起的脱发、男性化、库欣综合征有关。

（5）损伤的危险：与药物引起的肝脂肪浸润、肿大、肾实质钙沉积、暂时性血小板减少、骨质疏松易骨折有关。

（6）体液失衡：与药物引起体内钠潴留、高钙血症、电解质紊乱有关。

（7）体力活动受限：与药物治疗引起的乏力、贫血、食欲减退有关。

（8）感知功能改变：与药物治疗引起的嗜睡、疲倦共济失调有关。

（9）性功能改变：与药物不良反应有关。

（10）焦虑：与疾病及药物不良反应引起的精神压力有关。

（11）不合作：与药物引起的诸多不适及痛苦有关。

（12）应付能力不足：与无法支付药费有关。

3.预期目标

（1）舒缓焦虑，减轻精神上的压力和负担，逐步适应及耐受治疗。

（2）避免和消除药物不良反应。

（3）保证足够的饮食营养，无体液失衡的发生。

（4）维持体力活动和自理能力。

（5）保持良好的自我形象。

（6）坚持随诊，定期检查，配合治疗。

（7）能够叙述药物的治疗、不良反应及缓解的方法。

4.护理措施

（1）避免损伤：①有部分内分泌治疗用药会引起暂时性的血小板减少，子宫内膜增厚、阴道流血、增加子宫癌的发生率，应定期复查子宫及附件情况。②恶心、呕吐、食欲减退是药物治疗中最多见的不良反应，要加强口腔护理，用淡盐水或非刺激性的漱口液漱口，饮食应细软、热度适中，不食辛辣、刺激性食物。③组织器官损害是药物的毒性所致。通过定期监测血液各项肝肾功能指标，就不难发现肾和肝功能变化。④骨质疏松、脱发是由于药物不良反应造成的，只有少数患者会出现，可采取适当的防护措施，日常可口服钙剂，多吃含钙的食物，如牛奶排骨汤等来补充钙；生活中注意安全，防止骨折；洗头时应选用中性的香波和护发素，不要染发、烫发及用过紧的发带束发，不用吹风机或发膜等。

（2）营养补充：①药物改变味觉，引起食欲减退恶心、呕吐，腹泻等，使患者无法获得足够的营养补充。采取有效的方法来增进食欲,避免这些不良反应,是保证和改善患者体质、增强机体抵抗力的关键。若改变食物味道或种类无助于恶心、呕吐的改善,需通过物理及药物的方法来预防和控制。②避免患者厌恶的饮食和气味,减少患者自己烹调。③冷食或室温下的食物比热食更易于接受。④合理安排服药和饮食时间,对胃肠道有刺激的药物安排在饭后服用。如食物会影响药物作用则服药时间安排在饭前服用,服药后再进食。

(3)维护自尊重拾信心:①给患者心理上的安慰和支持,使获得亲属、朋友的帮助,提供与其他患者交流的机会,相互交流对自己疾病治疗方面的感受和经验;②给予患者及其伴侣性生活正确指导,告知患者进行药物内分泌治疗并不会丧失性生活能力,应正确面对,解除患者思想负担。

5.健康教育

(1)教给患者及其家属药物内分泌治疗的预期效果、可能的不良反应,避免和消除的方法。

(2)药物引起严重的不良反应常是不能坚持和配合治疗的原因。教给患者及其家属缓解药物不良反应的方法。

(3)指导患者及其家属学会减轻压力和缓解不良反应的方法;维护自尊;营养的补充;减少和避免损伤等。

(4)指导患者定期复查肝、肾功能等;子宫及附件等情况。

(5)指导患者正确安排服药时间。

(6)为患者推荐有关的抗癌组织,介绍其特殊的功用,帮助患者获得治疗及精神上的支持。

(7)定期复查;有情况随诊。

二、手术去势的护理

(一)护理评估

1.术前评估

(1)一般资料:性别、年龄、家族史、既往史、现病史、生活方式、生活环境。

(2)身体状况:①局部情况;②全身情况,患者的营养状况,手术耐受力,乳腺癌对重要脏器功能的影响;③辅助检查,血常规、凝血功能、妇科、B超、腹腔镜。

(3)心理和社会支持状况:①心理状态,恐惧、忧虑、自卑的心理,患者担心手术能否成功,麻醉出现意外情况,术中、术后疼痛及术后身体恢复情况,术后女性特征、性功能、生育能力及家庭生活的不美满;②认知程度,患者对乳腺切除相关知识的了解程度及手术对乳腺癌治疗的重要性,对手术的期望程度;③社会支持系统,丈夫对妻子切除乳腺存在顾虑,而丈夫对妻子切除乳腺的态度是关系到日后性生活质量及性生活稳定的重要因素。

2.术后评估

(1)腹痛情况:有无内出血,阴道流血,排尿情况。

(2)生命体征:神志、体温、脉搏、呼吸、血压、疼痛。

(3)心理及术后康复的认知情况:患者术后心理适应程度,患者及其家属对有关乳腺切除的认知程度。

(二)护理诊断/问题

1.焦虑

焦虑与对手术的恐惧及术后影响夫妻感情及性生活有关。

2.营养失调

低于机体需要量,与肿瘤所致高代谢状态及机体摄入减少,吸收障碍,消耗增加有关。

3.疼痛

疼痛与手术创伤有关。

4.睡眠形态紊乱

睡眠形态紊乱与环境陌生,担心手术有关。

(三)预期目标

(1)患者的焦虑、恐惧程度减轻,能用语言表达对丧失乳腺的看法,并积极接受治疗。

(2)患者的营养失调有所预防和改善,营养状况得以维持。

(3)患者的疼痛得到有效控制。

(4)患者熟悉病区环境,能够安静入睡。

(5)3 d 肛门排气,腹胀缓解或消失,无泌尿感染。

(6)患者对检查、手术、康复方面的知识(包括目的、方法、流程和注意事项)能复述或演示。

(四)护理措施

1.心理护理

患者治疗需要切除乳房,心理反应复杂而强烈,既渴望手术,又害怕手术,顾虑重重,情绪多变。护理人员通过交流,深入地了解其心理和情感的变化,耐心、细致地介绍手术的重要性及必要性,提供隐蔽安全的环境。做好患者丈夫的思想工作,消除其对患者所持有的不正确的观点,全方位关心患者,从而减轻患者的心理压力。

2.营养支持

重视患者手术前后的营养支持,以提高其对手术的耐受性,创造舒适愉快的用餐环境,提供品种多样、适合患者口味的,营养丰富、易消化的食物,如蛋、瘦肉、动物肝、乳制品、菠菜、木耳、红枣等,伴疼痛或恶心不适者餐前宜适当用药物控制症状,对经口进食摄入不足者,通过肠内、肠外营养支持改善营养状况,术后患者在消化功能未恢复之前,可经静脉供给高能量和营养,以利于创伤修复,也可经鼻饲方法提供肠内营养,支持和促进胃肠功能恢复,指导术后患者少量多餐循序渐进恢复饮食。

3.缓解疼痛

及时向患者说明切口疼痛的原因,可能持续时间,让患者做好心理准备。观察切口疼痛的性质,程度,加强心理安慰,设法分散注意力,帮助患者使用耳压法镇痛,术后 24 h 内可用镇痛药物或使用镇痛泵等充分镇痛,以保证患者得到充分的休息,告诫患者镇痛药不宜多用,以免影响术后胃肠功能的恢复,并且有药物依赖的作用。

4.保证充足睡眠

保持病房清洁卫生,为患者提供一个清洁、舒适、安静、满意的休息环境,嘱其取自觉舒适体位,睡前适当看书、听音乐、放松/深呼吸训练或足浴,背部穴位按摩等。

5.预防并发症

密切的病情观察,充分的术前准备,完善的基础护理,可有效预防各类并发症。乳腺癌机体免疫功能低下,术后易并发呼吸,泌尿系统、切口或腹腔内感染,故术后除常规监测生命体征和切口护理外,尤应注意防治感染,留置导尿者注意无菌技术操作,并做好导管的护理。

保持病室环境清洁,鼓励患者多翻身,深呼吸,有效咳嗽、咳痰;鼓励早期下床活动,注意保暖。

（五）健康教育

（1）保持心情舒畅,保持良好的心态,避免不必要的情绪刺激。

（2）加强营养:肿瘤康复期患者应均衡饮食,摄入足够高热量、高蛋白、富含膳食纤维的各类营养素,做到不偏食、不忌食、荤素搭配。

（3）劳逸结合,适时进行功能锻炼。

（4）定期复查:督促患者按时随访、用药和接受各项后续治疗,在手术治疗后最初 2 年内至少每 3 个月随访 1 次,继之每 6 个月复查 1 次,5 年后每年复查 1 次,有情况者随诊。

三、放射去势的护理

（一）护理评估

1.身体状况

患者一般情况、病情、相关的实验室检查结果、已接受的手术方式和其他治疗的疗效及肿瘤的病理类型、临床分期等,评估有无放疗适应证和机体放疗的敏感程度。

2.心理和认知状态

评估患者对放疗的认知和配合程度,心理承受状态及家庭经济承受能力,判断其对放疗的接受程度。

3.放疗后的机体反应

评估有无毒性、不良反应出现,包括骨髓抑制（白细胞减少、血小板减少等）、皮肤黏膜改变和胃肠道反应等。

（二）护理诊断/问题

1.营养失调

低于机体需要量与放疗所致食欲减退、进食困难、恶心、呕吐等有关。

2.活动无耐力

活动无耐力与放疗所致疲乏、虚弱、头晕等有关。

3.有皮肤、黏膜完整性受损的危险

皮肤、黏膜完整性受损的危险与放疗所致皮肤、黏膜反应性充血、水肿有关。

4.有感染的危险

感染的危险与放疗所致白细胞减少有关。

5.腹痛、腹泻、里急后重等肠道刺激症状

腹痛、腹泻、里急后重等肠道刺激症状与放射性直肠炎有关。

6.尿急、尿频、血尿、尿痛排尿困难等

尿急、尿频、血尿、尿痛排尿困难等与放射性膀胱炎有关。

（三）预期目标

（1）患者营养状况良好、体重未减轻。

（2）患者保证有充足的休息与睡眠,维持良好的体力。

（3）患者放射野皮肤及口腔黏膜完整。

（4）患者在治疗期间无感染发生。

（5）患者无腹痛、排便正常。

(6)患者无排尿困难、尿色清亮。

(四)护理措施

1.休息与活动

指导患者放疗前后静卧 30 min,避免不必要的操作或噪声、异味等的干扰,保证充足的休息与睡眠。协助患者评估自己的活动耐力,循序渐进、逐渐增加日常活动量,一旦活动时有气促、心慌、出冷汗等不适应时,应立即停止活动。

2.饮食指导

制订科学合理的饮食计划,选择高热量、高蛋白、富含维生素、易消化的饮食,注意食物的色、香、味及温度;避免粗糙、辛辣食物;忌油腻,少量多餐。口干者多饮水及富含维生素 C 的果汁;口腔溃疡严重者进微冷、无刺激的流食或软饭;咀嚼、吞咽困难者流食。必要时给予肠内外营养支持。

3.皮肤、黏膜护理

保持皮肤清洁干燥,尤其是皮肤皱褶部,勤换内衣,并穿棉质内衣。放疗前摘除金属饰品以免增加放射线吸收。为保护放射野皮肤,可用温水、软毛巾轻轻蘸洗,禁用肥皂、热水。外出时防止阳光直射。

4.预防感染

有效杜绝感染的易患因素,如保持病室空气新鲜,每日通风 2 次;医护人员严格遵守无菌技术等,以减少放疗期间继发感染发生率。严密观察体温变化,体温过高者鼓励多饮水;若白细胞计数极低,应实施保护性隔离、限制人员探视、每日 2 次开门、开窗通风,每次 0.5 h,并给予升白细胞药物治疗。

(五)健康教育

1.定期检查

督促患者每周 1 次或 2 次做白细胞计数及重要脏器功能检查。若白细胞、血小板计数下降,应给予药物治疗,明显下降者暂停放疗。

2.提高自我护理能力

指导患者在放疗期间戒烟、酒,多饮水,保护照射野的定位标记,衣着柔软、宽松,学会对皮肤黏膜的自我护理方法,如漱口、鼻腔冲洗、会阴部护理。

3.增强自我保护意识

减少与有感染人群的接触,注意保暖。适当锻炼,加强营养,增强免疫力,预防感染。

(丁　艳)

第十八节　复发转移性乳腺癌姑息治疗的护理

一、护理评估

(1)评估病史:如既往史,家族史,肿瘤部位、大小、类型、是否有转移以及转移部位。

(2)评估心理特征:患者对待疾病的态度,情绪是否稳定,是否配合医护人员的检查、治疗。

（3）评估患者及其家属对疾病的认识及相关知识了解程度、对疾病的应对方式、适应能力及经济承受能力。

（4）评估身体状况：如营养、体重、生活自理能力及皮肤的完整性、抗肿瘤治疗的耐受情况、意识状态等。

（5）评估坚持治疗的完整性。

（6）评估患者消化吸收能力及进食方式，选择恰当的饮食形式及摄入途径。

（7）评估患者疼痛分级。

（8）评估患者面对死亡态度：是乐观、顺其自然还是高度紧张、恐惧。

二、护理诊断/问题

（1）有否认病情，拒绝接受治疗的可能：与疾病反复折磨、治疗无望有关。

（2）悲观、绝望（心因性）拒食：与病情发展、病痛折磨有关。

（3）恐惧、留恋：与害怕死亡、亲人离别有关。

（4）有疼痛的可能：与晚期恶性肿瘤有关。

（5）生活自理能力受限：与疾病本身有关。

（6）有皮肤完整性受损的可能：与疾病本身及长期卧床致局部血液循环不畅有关。

（7）营养缺乏恶病质：与疾病长期消耗和放化疗药物引起的胃肠道功能紊乱有关。

（8）吞咽困难：与乳腺癌放化疗后患者唾液分泌减少、咽喉干燥疼痛有关。

（9）有全身感染的可能：与身体虚弱、免疫功能低下有关。

（10）有意识障碍的可能。

（11）有大小便失禁的可能。

三、预期目标

（1）患者接受事实，坦然面对疾病，振作精神，逐步适应，接受治疗。

（2）舒缓焦虑、恐惧，减轻精神上的压力，缓解患者的负性情绪。

（3）解除思想顾虑，消除陌生感，尽快熟悉医院环境，与病友和谐相处，互相帮助。

（4）正确认识和对待疾病，端正思想，树立战胜疾病的信心，使其达到治疗和康复所需的最佳身心状态。

（5）有效缓解恶性肿瘤引起的疼痛。

（6）营养状况得到改善。

（7）预防口腔感染、压疮等并发症。

（8）提高患者的耐受性，将抗肿瘤治疗的不良反应控制在最低程度。

（9）保证充足的营养摄入。

（10）临终期间患者生理需要得到基本满足。

（11）正确对待患者，在安详、平和、舒适的生活途径下到达生命终点。

四、护理措施

1.心理变化的护理

（1）提供安全、舒适的环境：减少不良刺激，营造温馨病房，如病床之间挂隔帘，以防看见同室病友的病痛与死亡，必要时安排单人病房，定时安排其家属和亲友探视，消除孤独心理。室内常通风换气,保持空气清新,播放轻松优美的音乐,定时帮助患者更换体位,按摩受压肢体,创造良好的休养环境,以保证患者安静的休息和充足的睡眠。

(2)执行保护性医疗:根据患者的文化、认识、素质等不同,采取不同的心理护理。对于心理承受力差、文化层次低的患者一般采取隐瞒病情的方法,让患者树立坚强信念,避免患者情绪低落,丧失治疗信心。对于一些知识修养高、性格乐观的患者进行试探性的交谈,知道其已经对自己病情略知一二时,以必要的医学知识、心理知识与之沟通。多年实践证明,只要患者心情轻松舒展,就一定有助于治疗。

(3)建立良好的护患关系:良好的护患关系是心理护理关键,也是做好心理护理的基础。医护人员要有高度责任心与同情心,用心去倾听患者的陈述,尊重患者并善于引导,在精神上给予其安慰和鼓励,耐心解说治疗的安全性和有效性,让患者情绪稳定配合治疗。

(4)尽量满足患者的需要:想方设法解除其痛苦,特别是癌症疼痛的患者,护士应熟悉各种常用药物的性能、剂量及注意事项,合理的给予镇痛药物,减轻患者的痛苦。同时加强营养,增加机体抵抗力。

(5)保持患者的尊严,重视患者的微小愿望:尽可能满足患者的生理、心理和社会的需要,应多给予关心,并注意防止发生意外,使临终患者得到真正需要的心理安慰和疏导,以脱离痛苦和恐惧,恢复一定程度的和谐与平衡,并借助宗教信仰者仁慈科学的一面进行心理暗示,尽可能地让患者在舒适和放松中走完人生旅程。

2.减轻症状的护理

(1)预防口腔感染:晚期乳腺癌患者全身衰竭,各脏器功能相继减退,大多数患者生活无法自理,应加强基础护理,每天为患者做口腔护理两次,用花生油或橄榄油涂在患者口唇,上防止干裂,保持口腔清洁。

(2)预防压疮:为防止压疮发生,每2 h帮助患者变换1次体位,避免局部皮肤长期受压。用毛巾、枕头、气垫将患者的足跟、踝关节、髋关节等容易发生压疮的部位垫好,并定时为患者擦洗,按摩骨隆突部位,保持衣、被、褥整洁,减少压疮和交叉感染的发生。

(3)加强饮食护理:由于晚期癌症患者长期消耗,大都存在营养不良,再加上化疗药物的应用,往往食欲不佳,故应给予患者营养丰富易消化的清淡食物,保证食物色香味俱全,符合患者的口味,增进患者的食欲,同时为患者创造良好的进餐环境,少食多餐为佳。

(4)疼痛的护理:难以忍受的疼痛对癌症晚期患者是最痛苦的,护理上首先对患者的疼痛要给予同情和理解,进行心理安慰、鼓励,使其从精神上摆脱恐惧感,有效配合治疗。其次遵医嘱按三级阶梯镇痛原则给予镇痛药,疼痛反应强烈时适当加用镇静药。

3.饮食营养护理

(1)为患者营造良好的进食环境,如保持室内空气流通、温度适宜、光线充足,并尽可能减少不良的听觉、视觉刺激(同室内不安排危重患者,最好安排单间病房,有家属陪伴)。

(2)做好患者的心理疏导,消除患者的心理障碍。

(3)为患者制订合理的食谱,以高热量、高蛋白、高维生素、低脂肪饮食为主,并根据病情选择饮食摄入途径,途径一般有3种:①经口膳食,经口是最好的摄入途径,凡患者能经口进食应给予鼓励;②鼻饲膳食,适用于极度厌食、昏迷、口腔疾病的患者,一般采用高热量流食或混合奶,食温应保持37 ℃~38 ℃,掌握进食速度,太冷太快会引起反应;③静脉营养,适用于胃肠功能衰竭或喂养不足营养衰竭的患者。食谱最好符合患者的口味,做到色香味俱全。

(4)化疗患者在用药期间应加强营养,只有加强营养配合有效的治疗才能达到最好的效果。

4.临终患者的护理

(1)做好各项基础护理:预防口腔感染、压疮等并发症,保持呼吸道通畅,根据病情给予易消化富有营养饮食,濒死患者可能会出现大小便失禁等现象,应使用防护垫等以保持患者的清洁与舒适。

(2)及时了解患者心理状况:进行体贴入微的心理护理,如谈心交流思想,抚慰患者,认知死亡教育,介绍人不可能长生不老,明白生死乃自然规律,帮助患者摆脱恐惧。

(3)抢救室内医疗设备、用品应齐全,医护人员应认真严肃,富有同情心,抢救及时,让患者感到死而无憾。

(4)生命最后时刻,大多数患者在生理存在恐惧不安和悲观失望情绪,渴望与亲人团聚,享受最后的天伦之乐。因此,安排其家人经常陪伴在身边,让患者时时感受家庭温暖,减少心理上的孤独感和凄凉感,让患者安详、无怨离开人世。

(5)病房布置应温馨、整洁、舒适,保持空气流畅,并有适当照明,使病房充满家庭式爱抚与温暖,给予感情上关怀和实质上的支持,使其拥有安全感和归宿感,让患者安详地、舒适地、有尊严而无憾地走到生命终点。

(6)晚期乳腺癌以疼痛对患者威胁最大,因此,遵医嘱给予有效镇痛药以缓解疼痛是十分必要的,如有持续而强烈疼痛时,应给予口服镇痛药物,在无法口服时,也可通过静脉或肌内注射给药。

(7)对镇痛药产生依赖的患者,遵医嘱给予非镇痛药治疗,满足其心理依赖。

五、健康教育

(1)保持良好的心态,正确对待疾病,积极配合治疗。

(2)保持床单元清洁干燥,如有潮湿等及时更换,勤换内衣、裤,避免大小便污染。

(3)患者疼痛时可采用非药物镇痛法,让患者听音乐,按五行音乐选曲,根据宫、商、徵、羽、角五音直接影响人的情绪,尤以"羽"音柔和透彻,发人遐思,启迪心灵。静坐时做节律性深呼吸,按摩和热敷疼痛部位。增加娱乐活动,分散注意力。

(4)进食宜高蛋白、高维生素、高热量膳食,如富含优质蛋白的牛奶、蛋类、禽类、鱼类和豆类食物及其制品,选择各种新鲜蔬菜和水果。

(丁　艳)

第十四章 普外科疾病护理

第一节 肠梗阻

肠内容物不能正常运行、顺利通过肠道,称为肠梗阻,是外科常见的急腹症,可导致全身性生理上的紊乱,临床病象复杂多变。

一、病因

肠梗阻的病因和发病机制极为复杂,主要由于腹部手术后引起粘连或者肿瘤引起,但是先天因素也参与其发病。

二、临床表现

共同表现是腹痛、呕吐、腹胀及停止自肛门排气排便。

(一)症状

1.腹痛

腹痛为阵发性绞痛。空肠或上段回肠梗阻,每 3～5 min 发作 1 次,回肠末端或大肠梗阻,每 6～9 min 发作 1 次,发作间歇期疼痛缓解,绞痛期间伴有肠鸣音亢进。肠鸣音呈高调。有时可闻气过水声。麻痹性肠梗阻可以无腹痛,高位小肠梗阻绞痛可以不严重,中段或低位肠梗阻则呈典型剧烈的绞痛,位于脐周或定位不确切。每次绞痛可持续数秒到数分钟。如果阵发性绞痛转为持续性腹痛,则应考虑已发展为绞窄性肠梗阻。

2.呕吐

在肠梗阻早期,呕吐呈反射性,吐出物为食物或胃液,进食或饮水均可引起呕吐。梗阻部位愈高,呕吐出现愈早、愈频繁。高位肠梗阻时呕吐频繁,吐出物主要为胃及十二指肠内容物;低位肠梗阻时,呕吐出现迟而少,吐出物可呈粪样。呕吐物如呈棕褐色或血性,是肠管血运障碍的表现。麻痹性肠梗阻时,呕吐多呈溢出性。

3.腹胀

一般梗阻发生一段时间后出现,其程度与梗阻部位有关。高位肠梗阻腹胀不明显。低位肠梗阻及麻痹性肠梗阻腹胀显著,遍及全腹。

4.停止自肛门排气排便

完全性肠梗阻发生后,患者多不再排气排便;但梗阻早期,尤其是高位肠梗阻,可因梗阻以下肠内尚残存粪便和气体,仍可自行或在灌肠后排出。某些绞窄性肠梗阻,可排出血性黏液样粪便。

(二)体征

1.全身变化

单纯性肠梗阻早期,患者全身情况多无明显改变。梗阻晚期或绞窄性肠梗阻患者,可表现明显缺水征或中毒和休克征象。

2.腹部体征

(1)视诊:机械性肠梗阻常可见肠型和蠕动波。肠扭转时腹胀多不对称。麻痹性肠梗阻则腹胀均匀。

(2)触诊:单纯性肠梗阻因肠管膨胀,可有轻度压痛,但无腹膜刺激征。绞窄性肠梗阻时,可有固定压痛和腹膜刺激征。蛔虫性肠梗阻时,常在腹中部触及条索状团块。

(3)叩诊:绞窄性肠梗阻时,腹腔有渗液,移动性浊音可呈阳性。

(4)听诊:机械性肠梗阻时,肠鸣音亢进,有气过水声或金属音。麻痹性肠梗阻时,则肠鸣音减弱或消失。

三、诊断要点

(1)患者有腹痛、腹胀、呕吐、停止自肛门排气排便的表现。

(2)直肠指诊。若触及肿块,可能为直肠肿瘤;若见指套染血,应考虑较窄性肠梗阻。

(3)腹部 X 线检查见扩张的胀气肠袢、气液平面。

四、治疗要点

各种类型的绞窄性肠梗阻、肿瘤及先天性肠道畸形引起的肠梗阻,以及非手术治疗无效的患者,适于手术治疗。由于急性肠梗阻患者的全身情况常较严重,所以手术的原则和目的是:在最短手术时间内,以最简单的方法解除梗阻或恢复肠腔的通畅。具体手术方法要根据梗阻的病因、性质、部位及患者全身情况而定。手术大体可归纳为下述四种。

(1)解除引起梗阻的原因:如粘连松解术、肠切开取除异物、肠套叠或肠扭转复位术等。

(2)肠切除吻合术:如肠管因肿瘤、炎症性狭窄等,或局部肠袢已经失活坏死,则应做肠切除肠吻合术。

(3)短路手术:当引起梗阻的原因既不能简单解除,又不能切除时,如晚期肿瘤已浸润固定,或肠黏连成团与周围组织愈合,则可做梗阻近端与远端肠袢的短路吻合术。

(4)肠造口或肠外置术:如患者情况极严重,或局部病变所限,不能耐受和进行复杂手术,可用这类术式解除梗阻。

五、护理评估

(一)术前评估

1.健康史和相关因素

询问患者的年龄,有无感染、饮食不当、过劳等诱因,既往有无腹部手术及外伤史、克罗恩病、溃疡性结肠炎、结肠憩室、肿瘤等病史。

2.身体状况

腹痛、腹胀、呕吐、停止排气排便症状出现的时间及动态变化;呕吐物、肛门排出物、胃肠减压抽出液的性质和量;腹部体征的动态变化,有无腹膜刺激征出现。生命体征的变化;有无眼窝内陷、皮肤弹性差、尿少等明显的脱水征象,脱水的性质与程度;有无脉搏细弱、血压下降、面色苍白、四肢冰冷等休克的表现。各项检查的结果,判断患者有无体液及酸碱平衡失调。

3.心理-社会状况

肠梗阻的急性发生是否引起患者和家属的焦虑或恐惧,患者和家属对疾病的认知程度。

(二)术后评估

麻醉方式、手术方式、术中输血和输液情况。生命体征如血压、脉搏、呼吸的变化。腹部有无腹痛、腹胀、恶心呕吐等不适。术后恢复情况、有无切口感染、腹腔内感染或肠瘘等并发症发生。腹腔引流管是否通畅,引流液的颜色、性状和量。

六、护理诊断/合作性问题

1.疼痛

疼痛与肠内容物不能正常运行或通过障碍有关。

2.不舒适

不舒适与肠梗阻致肠腔积液积气有关。

3.体液不足

体液不足与呕吐、禁食、肠腔积液、胃肠减压有关。

4.体温升高

体温升高与肠腔内细菌繁殖有关。

5.潜在并发症

潜在并发症包括肠坏死、腹腔感染、休克。

七、护理措施

(一)术前护理

1.饮食

肠梗阻患者应禁食,若梗阻缓解,如患者排气、排便,腹痛、腹胀消失后可进流质饮食,忌食产气的甜食和牛奶等。

2.胃肠减压

胃肠减压期间应观察和记录引流液的颜色、性状和量。若发现有血性液,应考虑有绞窄性肠梗阻的可能。

3.体位

生命体征稳定可取半卧位,可使膈肌下降,减轻腹胀对呼吸循环系统的影响。

4.缓解腹痛和腹胀

若无肠绞窄或肠麻痹,可应用阿托品类抗胆碱药物解除胃肠道平滑肌痉挛,使腹痛得以缓解。但不可随意应用吗啡类止痛剂,以免掩盖病情。此外,还可热敷腹部、针刺双侧足三里穴,如无绞窄性肠梗阻,也可从胃管注入液体石蜡,每次 20~30 mL。

5.呕吐的护理

呕吐时嘱患者坐起或头侧向一边,以免误吸引起吸入性肺炎或窒息;及时清除口腔内呕吐物,给予漱口,保持口腔清洁,并观察记录呕吐物的颜色、性状和量。

6.记录出入液量和合理输液

观察和记录呕吐量、胃肠减压量和尿量等,结合血清电解质和血气分析结果,合理安排输液种类和调节输液量。

7.防治感染和脓毒症

正确、按时应用抗生素可有效防治细菌感染,减少毒素产生,同时观察用药效果和不良反应。

8.严密观察病情

定时测量记录体温、脉搏，呼吸、血压，严密观察腹痛、腹胀、呕吐及腹部体征情况；若患者症状与体征不见好转或反有加重，应考虑有肠绞窄的可能。绞窄性肠梗阻的临床特征：①腹痛发作急骤，起始即为持续性剧烈疼痛，或在阵发性加重期间仍有持续性疼痛。肠鸣音可不亢进。呕吐出现早、剧烈而频繁。②病情发展迅速，早期出现休克，抗休克治疗后症状改善不显著。③有明显腹膜刺激征，体温升高，脉率增快，白细胞计数和中性粒细胞比例增高。④不对称性腹胀，腹部有局部隆起或触及有压痛的肿块。⑤呕吐物、胃肠减压抽出液、肛门排出物为血性，或腹腔穿刺抽出血性液体。⑥经积极非手术治疗后症状体征无明显改善。⑦腹部 X 线检查所见符合绞窄性肠梗阻的特点。此类患者因病情危重，多处于休克状态，需紧急手术治疗。应积极做好术前准备。

（二）术后护理

1.观察病情

观察患者的生命体征、腹部症状和体征的变化。观察腹痛、腹胀的改善程度，呕吐及肛门排气、排便情况等。留置胃肠减压和腹腔引流管时，观察和记录引流液的颜色、性状及量。

2.体位

血压平稳后给予半卧位。

3.饮食

禁食，禁食期间给予补液。待肠蠕动恢复并有肛门排气后可开始进少量流质；进食后若无不适，逐步过渡至半流质。

4.胃肠减压和腹腔引流管的护理

妥善固定引流管，保持引流通畅，避免受压、扭曲。

5.并发症的观察与护理

术后，尤其是绞窄性肠梗阻术后，若出现腹部胀痛、持续发热、白细胞计数增高，腹壁切口处红肿，或腹腔引流管周围流出较多带有粪臭味的液体时，应警惕腹腔内或切口感染及肠瘘的可能，应及时报告医师，并协助处理。

6.活动

病情允许，鼓励患者早期下床活动，促进肠蠕动恢复，防止肠粘连。

7.健康指导

（1）告知患者注意饮食卫生，不吃不洁的食物，避免暴饮暴食。

（2）嘱患者出院后进易消化食物，少食刺激性食物；避免腹部受凉和饭后剧烈运动；保持大便通畅。

（3）老年便秘者应及时服用缓泻剂，以保持大便通畅。

（4）出院后若有腹痛、腹胀、停止排气排便等不适，及时就诊。

（喻小清）

第二节 肠 瘘

肠瘘系肠管与其他空腔脏器、体腔或体表形成异常通道,肠内容物循此进入其他脏器、体腔或至体外,引起感染、体液丧失、内稳态失衡、器官功能受损及营养不良等改变。肠瘘的并发症多,处理难度大,死亡率高,应予重视。

一、病因

肠瘘的常见原因有手术、创伤、腹腔感染、恶性肿瘤、放射线损伤、化疗以及肠道炎症与感染性疾病等方面。临床上肠外瘘主要发生在腹部手术后,是术后发生的一种严重并发症,主要的病因是术后腹腔感染、吻合口裂开、肠管血运不良造成吻合口瘘。小肠炎症、结核、肠道憩室炎、恶性肿瘤以及外伤感染、腹腔炎症、脓肿也可直接穿破肠壁而引起肠瘘。有些为炎性肠病本身的并发症,如克罗恩病引起的内瘘或外瘘。根据临床资料分析,肠瘘中以继发于腹腔脓肿、感染和手术后肠瘘最为多见,肠内瘘常见于恶性肿瘤。放射治疗和化疗也可导致肠瘘,比较少见。

二、临床表现

在腹部手术、创伤后一周左右,患者出现腹膜炎、腹壁瘘口、全身脓毒症和水、电解质、酸碱平衡失调的症状和体征。

(一)局部表现

1.腹膜炎症状和体征

无论是高位还是低位肠瘘,一旦发生,即有局限性或弥漫性腹膜炎,多数肠外瘘患者在肠瘘发展期间,出现肠祥间脓肿、膈下脓肿或瘘管周围脓肿等。

2.腹壁瘘口

腹壁瘘口是肠外瘘的主要表现,可有一个或多个,系腹腔内脓肿穿破切口或引流口所形成。创口内可见脓液、消化液和气体流出。严重的肠外瘘可在创面直接观察到破裂的肠管和外翻的肠黏膜及大量肠内容物流出。

3.瘘口周围皮肤受累

肠瘘尤其是高位肠瘘,漏出肠液中含有大量消化酶,对皮肤组织有很强的腐蚀性,常引起瘘口周围皮肤潮红、糜烂和轻度肿胀,部分患者可发生感染、脓痂、溃疡或出血,感觉疼痛难忍。

(二)全身表现

主要表现为精神不振、食欲下降、消瘦、水肿;严重的水、电解质及酸碱平衡失调;并发严重感染者,可有寒战、高热、呼吸急促、脉率加速等脓毒症表现。若病情得不到及时控制,最终发展为多系统多器官功能衰竭。

三、诊断要点

(1)患者有腹痛、腹胀、呕吐、停止自肛门排气排便的表现。

(2)直肠指诊:若触及肿块,可能为直肠肿瘤。

(3)腹部X线检查见扩张的胀气肠祥、气液平面。

四、治疗要点

治疗要点包括纠正内稳态失衡、控制感染、加强瘘口护理、重视营养支持、维护重要器官功能和防治并发症。待感染完全控制和营养状况改善后可考虑手术。

1.手术适应证

①唇状瘘伴有肠梗阻;②管状瘘已上皮化或瘢痕化;③特异性病变;④多个瘘存在等。

2.手术方式

根据肠瘘位置、病变情况选择不同术式。①肠段部分切除吻合术:切除瘘管邻近已有病理改变的肠祥后行肠吻合,最常用效果好、可根治肠瘘,适用于空回肠和结肠部的肠外瘘;②肠瘘局部楔形切除缝合术:适合于瘘口小,肠壁周围组织正常者;③肠瘘旷置术:瘘管近远端做短路手术,适合于肠瘘口大、情况复杂、肠液流出量多、局部感染严重、肠外和肠内营养难以长期维持又不能耐受一次性彻底手术者。可待患者情况好转后再手术切除旷置肠段;④小肠浆膜补片覆盖修补术。

五、护理评估

(一)术前评估

1.健康史和相关因素

询问患者有无腹部外伤或手术史,若系手术并发症,则需要手术情况及肠瘘发生后的治疗经过和效果。肠瘘的类型、数目、腹壁上多个瘘口相互间的关系;有无腹痛、腹部压痛、反跳痛、腹肌紧张等腹膜炎征象;肠液外漏情况,瘘口周围皮肤受损程度;非手术治疗者:双套管负压引流及堵瘘效果。

2.身体状况、营养状况

有无消瘦、乏力、水肿表现;有无寒战、高热、呼吸急促、脉率加速等脓毒症的表现。结合实验室检查结果判断有无贫血及水、电解质及酸碱平衡失调。

3.心理-社会状况

患者是否因病程长、工作和生活受到影响、家庭经济负担增加、担心疾病的预后而感到焦虑不安;是否因肠内容物不断流出刺激皮肤并引起破损而感到非常痛苦;是否因治疗时间长、效果欠佳而对治疗失去信心;家庭成员能否给予足够的心理支持。

(二)术后评估

手术情况包括麻醉方式、手术名称、术中输血和输液情况。生命体征、伤口渗血、渗液情况有无出血性休克征象;腹腔引流管是否通畅,引流液的色、量和性状,有无持续发热、伤口红肿、腹痛、腹部压痛、反跳痛和肌紧张等腹壁皮肤和腹腔感染的征象。有无发生肺炎、腹腔内感染、胃肠道或瘘口出血、肝肾损害等并发症的征象。对术后早期活动的重要性、活动内容与方法的程度。

六、护理诊断/合作性问题

1.营养失调:低于机体需要量

营养失调与肠液大量外漏、炎症和创伤等所致的高消耗有关。

2.体液不足

体液不足与禁食、肠液大量外漏有关。

3.皮肤完整性受损

皮肤完整性受损与瘘口周围皮肤被消化液侵蚀致糜烂有关。

4.焦虑

焦虑与长期肠液外漏的视觉和痛觉刺激及担心预后有关。

5.潜在并发症

潜在并发症包括腹腔感染、胃肠道或瘘口出血、肝肾功能障碍。

七、护理措施

（一）非手术治疗的护理

1.心理护理

向患者及其家属解释肠瘘的发生、发展过程和治疗方法，消除其顾虑，增强对疾病治疗的信心，并配合各项医疗和护理。

2.体位

采取低半卧位，利于呼吸和引流，并使炎症局限。

3.负压引流的护理

瘘口内放置持续负压吸引管和滴液管，以充分稀释、引流溢出的肠液，减少肠液对瘘口周围组织的侵蚀，利于炎症、水肿消退、肉芽组织生长，从而促进瘘口愈合。

（1）引流管的选择与安放：根据瘘口情况选用合适的引流管。引流管的顶端应放置在肠壁内口附近，但不可放入肠腔内，滴液管应放在引流管顶端附近。固定引流管并覆盖敷料。

（2）调节负压大小：根据肠液黏稠度、流出量调整。一般负压以 $10\sim20$ kPa 为宜，肠液黏稠、流出量大时，负压可调高，但应避免负压过小致引流不充分或过大造成肠黏膜损伤、出血。

（3）调节冲洗液的速度：冲洗的目的是保持引流管内湿润，防止分泌物干涸成痂状妨碍引流。肠液稠厚、流出量多、刺激性强时，应加快冲洗速度。一般每日的冲洗液量为 $2\,000\sim4\,000$ mL，速度为 $40\sim60$ 滴/分。冲洗液为等渗盐水，如若内有感染，可加入敏感抗生素。

（4）观察记录冲洗液量及肠液量：肠液量的计算是 24 h 引出液总量减去已冲洗的等渗盐水量。多发瘘需同时冲洗和引流时，冲液瓶和吸引瓶应做标记，以便分别观察和记录。

（5）保持引流管通畅：及时清除双套管内的堵塞物，可将双套管的内管取出清洗，或缓慢做顺时针方向旋转松动外套管；若无效，另行更换双套管。

4.堵瘘的护理

肠瘘经过引流冲洗后，成为被控制的瘘（肠液能按治疗的要求引流至体外）。此时可根据瘘的情况选用不同的堵瘘方法，包括外堵法和内堵法两种。

（1）外堵法：适用于经过充分引流、冲洗，已经形成完整、管径直的瘘管。用医用黏合胶、盲端橡胶管或塑料管、水压等方法将瘘管堵塞，达到肠液不外溢，瘘口自行愈合的目的。

瘘口外堵后，护理时应注意外堵物是否合适，肠液有无继续外漏、患者有无主诉疼痛不适、瘘口周围组织有无红肿，以及体温、脉搏、呼吸的变化。若有肠液外渗，除调整外堵方法外，还需及时更换敷料，瘘口周围皮肤涂复方氧化锌软膏保护。

（2）内堵法：适用于须手术才能治愈的唇状瘘及瘘管短且口径大的瘘。用乳胶片或硅橡胶片等放入肠腔内，将瘘口堵住，使肠液不再流至肠外。护理应注意观察有无因堵片损伤周围组织而致炎症;堵片位置是否合适,肠液外溢的量。若肠液溢出量大,应注意堵片位置有无移动或堵片质地变软、弹性不够、不能与肠黏膜紧贴,必要时更换堵片,听取患者的主诉并观察腹部体征;若出现腹痛、腹胀、恶心呕吐、肠鸣音亢进等,可能为堵片位置不合适引起机械性肠梗阻,应予及时处理。

5.瘘口周围皮肤的护理

(1)及时清除溢出肠液:是防止肠液腐蚀皮肤的最有效方法。若引流管或瘘口阻塞,必须设法改进引流或瘘口堵塞的方法,使肠液的溢出量减至最低程度。

(2)敞露瘘口:敞露瘘口周围皮肤,不加盖敷料,有肠液漏出则及时吸净保持干燥、清洁,若局部皮肤发生糜烂,可用红外线灯照射使其干燥。

(3)保护瘘口周围皮肤:应用具有附着力强、收敛、耐消化液腐蚀等特点的复方氧化锌油膏保护瘘口周围皮肤。肠瘘管理较困难、局部肠液溢出较多时,可与敞露疗法相结合,白天敞露,夜间休息时涂敷油膏,并加盖敷料包扎。

6.营养支持

肠外瘘患者丢失大量肠液,又不能正常饮食,加之感染和消耗,将迅速发生营养不良,因此需加强营养支持,包括肠外营养和肠内营养。

(二)术前护理

除常规护理外,还要做好以下几方面的护理。

1.肠道准备

术前3～5 d开始禁食;口服肠道不吸收抗生素;做好瘘口及旷置肠襻的灌洗,术日晨做清洁灌肠(从肛门及瘘口两个进路)。

2.皮肤准备

去除胶布,暴露局部皮肤,清除瘘口周围的油膏等污垢,使其保持干燥。

3.应用抗生素

根据创面与瘘口分泌物的细菌培养和药敏试验结果,术前2 d给予合适的抗生素。

(三)术后护理

1.严密观察病情

复杂的肠外瘘手术创伤大、术中失血失液多,术后腹腔内可继续渗血、渗液。故应严密观察生命体征的变化、伤口渗血、渗液情况,以及腹腔引流管引流液的性状、颜色和量,警惕出血性休克的发生。

2.观察有无伤口感染、腹腔感染和再次瘘的发生

观察伤口局部有无红、肿、痛的感染征象;观察有无持续高热、腹痛、腹胀、恶心呕吐、腹部压痛、腹肌紧张等腹腔内感染的征象;术后可能因远端肠道不通畅、功能失调、胃肠减压不充分或营养状况欠佳等,有再次发生瘘的可能,临床可有"先胀后瘘"的表现,应注意观察。

3.营养支持

继续应用TPN,直至肠功能恢复,并做好相应的护理。

4.各种引流管护理

肠瘘术后常留置各种引流管,如肠排列管、肠造口管、腹腔负压引流管、胃肠减压管、导尿管等。应明确各种管道的作用,严格无菌操作,注意勿错接;妥善固定、防止其移位、脱出;保持各管道的通畅;观察并记录各引流液的颜色、性状和量。

5.术后并发症的预防与护理

(1)腹腔感染：观察患者腹部和全身情况的变化，一旦发生腹腔感染，协助医师行腹腔引流、保持引流通畅、全身应用抗生素等。

(2)胃肠道或瘘口出血。原因包括：①消化液腐蚀瘘附近组织，导致血管破裂出血；②胃肠黏膜弥漫性糜烂出血；③应激性溃疡，应安慰患者，使之保持安静；局部应用血管收缩剂。预防胃肠道出血的有效措施是充分引流漏出肠液有效控制感染。

(3)肝、肾功能障碍：大量肠液丧失致水、电解质、酸碱平衡失调、循环血量减少及腹腔内感染，是肠外瘘早期并发肝、肾功能障碍的主要原因。因此应定期复查肝、肾功能，尿常规等，详细记录 24 h 出入液量、合理输液、有效控制感染、减少毒素吸收，以期预防和早期发现肝、肾功能障碍。

（常蒙蒙）

第三节　急性阑尾炎

急性阑尾炎为外科常见病，居各种急腹症首位。多见于 20～30 岁年轻人，男性多于女性。

一、病因

1.阑尾管腔阻塞

急性阑尾炎发生的主要原因，由于阑尾本身的解剖特点，阑尾管腔易于阻塞，梗阻物有食物残渣、粪石、异物、寄生虫、肿瘤等。梗阻使黏膜分泌积聚，腔内压力上升，静脉回流受阻，局部缺血、坏死，细菌乘机繁殖，引起炎症。

2.细菌入侵

致病菌主要是肠道革兰阴性杆菌和厌氧菌。

二、临床表现

(一)症状

1.腹痛

疼痛多起于脐周和上腹部，开始时疼痛并不剧烈，位置不固定，呈阵发性绞痛。经过数小时(6～8 h)后，腹痛转移并固定在右下腹，呈持续性加重。70%～80%患者有此典型的转移性右下腹痛。

不同位置的阑尾，腹痛的部位不同。盲肠后位阑尾炎为右侧腰部疼痛，盆位阑尾炎为耻骨上区疼痛，肝下区阑尾炎为右上腹痛，左侧腹部阑尾炎为左下腹痛。

疼痛的性质与病理类型有关，单纯性阑尾炎多呈隐痛或钝痛，一般程度较轻；化脓性阑尾炎为阵发胀痛、剧痛；坏疽性阑尾炎开始多呈持续跳痛，程度较重难以忍受；阑尾穿孔后，疼痛可暂时减轻，之后又加剧。

2.胃肠道症状

恶心、呕吐发生率仅次于腹痛，常很早发生，属于神经反射性，而非持续性，程度较轻。有些可能发生便秘、腹泻。出现弥漫性腹膜炎会导致麻痹性肠梗阻,此时胃肠道症状加重。

3.全身症状

早期有乏力、头痛等,炎症加重时可有出汗、口渴、脉速、发热等全身感染中毒症状。腹膜炎时可出现畏寒、高热;如发生门静脉炎时可出现黄疸。

(二)体征

1.一般情况

(1)单纯性阑尾炎,早期体温、脉搏正常,随炎症发展体温多在 37 ℃~38 ℃。

(2)化脓性或坏疽性阑尾炎,体温多在 38 ℃~39 ℃。

(3)穿孔合并弥漫性腹膜炎则有急性病容和全身感染中毒表现,体温升高至 38 ℃以上,甚至高达 40 ℃,脉搏可在 100 次/分钟以上,寒战罕见。

2.腹部检查

(1)右下腹压痛:急性阑尾炎的最重要体征,压痛点常在麦氏点,阑尾位置不同体表压痛点的位置也有差异,但右下腹有一局限性明显压痛点对诊断非常重要。

(2)腹膜刺激征:有肌紧张、反跳痛、肠鸣音减弱或消失。这是壁腹膜受到炎症刺激的一种防御反应,常提示阑尾炎已发展到化脓、坏疽或穿孔的阶段。小儿、老人、孕妇肥胖、虚弱患者或盲肠后位阑尾炎时,腹膜刺激征可不明显。

3.其他可协助诊断的体征

(1)结肠充气试验:用一手压住左下腹降结肠区,再用另一手反复按压近端结肠部,出现右下腹痛者为阳性。

(2)腰大肌试验:患者左侧卧位,右下肢向后过伸,引起右下腹痛者为阳性,有助于盲肠后位阑尾炎的诊断。

(3)闭孔内肌试验:仰卧位,将右髋和右膝均屈曲 90°,并将右股向内旋转,如引起右下腹痛者为阳性,提示阑尾位置较低,靠近闭孔内肌,有助于盆位阑尾炎的诊断。

(4)直肠指诊:当阑尾位于盆腔或炎症已波及盆腔时,直肠指诊有直肠右前方的触痛。如发生盆腔脓肿时,可触及痛性肿块。

三、诊断要点

根据患者典型的转移性右下腹痛病史和右下腹(麦氏点)有固定压痛,即可初步诊断。血白细胞计数、中性粒细胞比例升高和影像学检查可协助确诊。

四、治疗要点

急性阑尾炎一旦确诊,应早期手术治疗。但对于早期单纯性阑尾炎、阑尾周围脓肿已局限、病情趋于好转或有严重器质性疾病有手术禁忌者可采用非手术治疗。对于阑尾周围脓肿则不宜手术,应采用抗炎等非手术治疗,待肿块消失 3 个月以后,再行阑尾切除术。如脓肿增大、体温升高,应行切开引流术。

1.非手术治疗

休息、抗感染及全身支持疗法,以促进炎症的吸收及脓肿的消退。

2.手术治疗

采用阑尾切除术或阑尾周围脓肿切开引流术。

五、护理评估

(一)术前评估

1. 健康史和相关因素

询问患者既往病史,尤其有无急性阑尾炎发作史、胃十二指肠溃疡穿孔、右肾与右输尿管结石、急性胆囊炎及胆石症或妇产科疾病史,手术治疗史。患者发病前是否有剧烈活动及不洁饮食等诱因。对老年患者,其是否有心血管疾病糖尿病及肾功能不全等病史。

2. 身体状况

患者发生腹痛的时间、部位性质、程度及范围等,有无转移性右下腹痛、右下腹固定压痛、压痛性包块及腹膜刺激征。患者的精神状态、饮食、活动及生命体征等改变。注意患者有无乏力、脉速、寒战、高热、黄疸以及感染性休克等表现。评估血、尿常规检查、腹部 X 线、B 超及必要的与手术耐受性相关的辅助检查结果。急性阑尾炎发病急,腹痛明显且需行急诊手术治疗。

3. 心理-社会状况

患者常因发病突然而可能产生焦虑情绪。因此术前应评估患者的心理状态、患者和家属对疾病、拟采取的麻醉及手术方式的认知程度和心理承受能力;对术前准备的配合、术后康复知识的掌握程度。同时,评估家庭的经济情况及手术治疗的经济承受能力。

(二)术后评估

麻醉和手术方式、术中情况、原发病变;对放置腹腔引流管的患者,引流管放置的位置及作用。康复状况包括术后切口愈合情况、引流管是否通畅及引流液的颜色、性状及量等;是否发生并发症。

六、护理诊断/合作性问题

1. 焦虑

焦虑与发病突然,正常的生活、工作秩序受影响,缺乏术前准备及术后处理等相关知识有关。

2. 疼痛

疼痛与疾病、手术切口等有关。

3. 潜在并发症

潜在并发症包括出血、切口感染、粘连性肠梗阻、腹膜炎、腹腔脓肿、阑尾残株炎及粪瘘等。

七、护理措施

(一)术前护理

1. 心理护理

患者及其家属的心理反应,在与患者和家属建立良好沟通的基础上,做好解释安慰工作,稳定患者的情绪,减轻其焦虑;向患者和家属介绍有关急性阑尾炎的知识,讲解手术的必要性和重要性,提高他们的认识,使之积极配合治疗和护理。

2. 加强病情的观察

定时测量体温、脉搏、血压和呼吸;加强巡视,观察患者的腹部症状和体征,尤其注意腹痛的变化;禁用镇静止痛剂,如吗啡等,以免掩盖病情。若患者腹痛加剧、出现发热等,应及时通知医师。

3.避免增加肠内压力

疾病观察期间,患者禁食;输液、应用抗生素;禁服泻药及灌肠,以免肠蠕动加快,增高肠内压力,导致阑尾穿孔或炎症扩散。

(二)术后护理

1.密切监测生命体征及病情变化

定时测量体温、血压及脉搏,并准确记录;加强巡视,注意倾听患者的主诉,观察患者腹部体征的变化,及时发现异常,通知医师并配合治疗。

2.体位

患者全麻术后清醒或硬膜外麻醉平卧6 h后,血压、脉搏平稳者,改为半卧位,以减少腹壁张力,减轻切口疼痛,有利于呼吸和引流。

3.切口和引流管的护理

保持切口敷料清洁、干燥,及时更换有渗血、渗液污染的敷料;观察切口愈合情况,及时发现切口出血及感染的征象。妥善固定引流管,防止扭曲受压,保持通畅;经常从近端至远端挤压引流管,防止因血块或脓液而堵塞;观察并记录引流液的颜色、性状及量。当引流液量逐渐减少、颜色逐渐变淡至浆液性,患者体温及血象正常,可考虑拔管。

4.饮食

患者术后禁食、胃肠减压,并经静脉补液。待肠蠕动恢复,肛门排气后,逐步恢复经口饮食。

5.抗生素的应用

术后应用有效抗生素,控制感染,防止并发症发生。

6.活动

鼓励患者术后在床上翻身、活动肢体,待麻醉反应消失后即下床活动,以促进肠蠕动恢复,减少肠黏连的发生。

7.并发症的观察

(1)切口感染:是阑尾切除术后最常见的并发症,多见于化脓性或穿孔性阑尾炎。切口感染可通过术中有效保护切口、彻底止血、消灭无效腔等措施得到预防。切口感染的临床表现为术后2~3 d体温升高,切口局部胀痛或跳痛、红肿、压痛等。治疗原则:先试穿刺抽脓液,或在波动处拆除缝线敞开切口,排出脓液,放置引流,定期换药,一般于短期内可愈合。

(2)粘连性肠梗阻:与局部炎性渗出、手术损伤和术后长期卧床等因素有关。完全性肠梗阻者应手术治疗。

(3)出血:多因阑尾系膜的结扎线松脱而引起系膜血管出血。临床表现为腹痛、腹胀和失血性休克等。一旦发生出血,应立即输血补液,紧急手术止血。

(4)腹腔感染或脓肿:多发生于化脓性或坏疽性阑尾炎术后,尤其是阑尾穿孔伴腹膜炎的患者。因炎性渗出物常积聚于膈下、盆腔、肠间隙而易形成脓肿。多于术后5~7 d,患者表现为体温升高或下降后又升高,有腹痛腹胀、腹部压痛、腹肌紧张或腹部包块,亦可出现直肠子宫膀胱刺激症状及全身中毒症状等。

(5)阑尾残株炎:阑尾切除时若残端保留过长超过1 cm,术后残株易复发炎症,仍表现为阑尾炎的症状。X线钡剂检查可明确诊断。症状较重者,应手术切除阑尾残株。

(6)粪瘘:少见。术后发生粪瘘的原因有残端结扎线脱落、盲肠原有结核或癌肿等病变、手术时因盲肠组织水肿脆弱而损伤。临床表现类似阑尾周围脓肿。经非手术治疗后,多可自行闭合,少数需手术治疗。

8.健康指导

(1)对非手术治疗的患者,应向其解释禁食的目的,教会患者自我观察腹部症状和体征变化的方法。

(2)指导患者术后饮食:鼓励患者摄入营养丰富齐全的食物,以利于切口愈合;饮食种类及量应循序渐进,避免暴饮暴食;注意饮食卫生,避免进食不洁食品。

(3)向患者介绍术后早期离床活动的意义,鼓励患者尽早下床活动,促进肠蠕动恢复,防止术后肠黏连。患者出院后,若出现腹痛、腹胀等不适,应及时就诊。

(王红宇)

第四节　阿米巴性肝脓肿

阿米巴性肝脓肿是肠道阿米巴病最常见的并发症,大多为单发性的大脓肿,好发于肝右叶,尤以右叶顶部多见。

一、病因与病理

阿米巴原虫从结肠溃疡处肠壁小静脉经门静脉血液、淋巴管或直接侵入肝门。原虫产生溶组织酶,可致肝细胞坏死,液化的肝组织和血液组成脓肿。阿米巴脓肿的脓腔较大,充满脓液,可多达 1 000～2 000 mL。典型的脓液为果酱色,较黏稠,无臭、无菌。

二、临床表现

1.症状

(1)发热:体温波动于 38 ℃～39 ℃,呈弛张热或间歇热;伴畏寒、多汗。

(2)全身表现:可有恶心、呕吐、食欲缺乏、腹胀,甚至腹泻、痢疾等症状,体重减轻、消瘦、贫血也较常见。

2.体征

肝大,局部有明显压痛和叩击痛。

三、治疗原则

1.非手术治疗

非手术治疗主要采用抗阿米巴药物(甲硝唑、氯喹、依米丁、环丙沙星等)治疗,必要时反复B超定位穿刺抽脓及支持疗法,一般较小的脓肿可经非手术治疗治愈。

2.手术治疗切开引流

(1)对病情重、脓腔较大者,或非手术治疗脓腔未见缩小者,可行套管针穿刺留置导管做闭式引流。

(2)如遇以下情况应在严格无菌原则下手术切开排脓,并采用持续负压闭式引流:经抗阿米巴治疗及穿刺抽脓,脓腔未见缩小、高热不退者;脓肿位于左肝外叶,有穿入心包危险者;脓肿伴继发细菌感染,经综合治疗不能控制者;脓肿已穿破胸腹腔或邻近器官;直径大于 10 cm 的巨大脓肿或较浅表脓肿。

四、护理评估

(一)术前评估

1.健康史

了解患者发育营养状况,有无抵抗力低下。是否患有胆道疾病、细菌性肠炎、肝的开放性损伤等。

2.身体状况

(1)症状:了解肝区疼痛的范围,全身症状,如寒战、发热、恶心、呕吐等。

(2)体征:了解肝区肿大的范围,有无压痛及局限性隆起等腹部体征。

(3)辅助检查:血培养结果,脓液的性状、有无臭味,患者营养状况等。

3.心理-社会状况

评估患者及家属对本病的认知程度,对治疗方案、疾病预后及康复知识的掌握程度。患者的心理承受能力,是否会出现恐惧、焦虑等,患者家庭对本病治疗的经济承受能力。

(二)术后评估

1.术中情况

评估患者的手术及麻醉方式、出血量等。

2.术后情况

评估患者术后生命体征、腹部伤口情况,术后引流情况。

五、主要护理诊断/问题

1.疼痛

疼痛与肝脏肿大致包膜张力增加及炎性介质刺激有关。

2.体温过高

体温过高与肝脓肿及其产生的毒素吸收有关。

3.有感染的危险

感染与肝脓肿有关。

4.营养失调:低于机体需要量

营养失调与进食减少、感染引起分解代谢增加有关。

六、护理措施

(一)术前准备和非手术患者的护理

1.病情观察

密切观察患者生命体征、腹部和胸部体征,注意有无脓肿破溃引起的急性腹膜炎、膈下脓肿、胸腔内感染等严重并发症。长期应用抗生素治疗的患者,应注意观察有无继发伪膜性肠炎及二重感染的表现。肝脓肿可并发脓毒血症、中毒性休克、急性化脓性胆管炎等危及患者生命的严重并发症,应立即通知医师并协助处理。

2.高热的护理

(1)物理降温:保持病室内空气流通,室温为 18 ℃～22 ℃,湿度 50%～70%;根据病情给予酒精擦浴、头枕冰袋或冷生理盐水灌肠等。

(2)药物降温:细菌性肝脓肿患者,体温多在 39 ℃～40 ℃,在物理降温的同时可配合使用解热镇痛药,以增强降温效果。

(3)观察降温效果:密切监测体温变化,患者出汗时,应及时更换汗湿衣服和被单,防止着凉。

(4)补充水分:鼓励患者多饮水,必要时经静脉补充液体,以防脱水。

(5)控制感染:严格遵医嘱应用抗生素控制感染,恢复正常体温。

3.疼痛护理

动态评估患者疼痛的程度及其对疼痛的耐受情况,协助患者采取舒适体位,必要时遵医嘱应用镇痛剂。

4.营养支持

根据患者的营养状况和饮食习惯,指导并鼓励患者进食高蛋白、高热量、富含维生素和膳食纤维的食物,改善全身营养状况;必要时经静脉补充营养,适量输注全血、血浆及清蛋白等,以增强机体的免疫力,促进脓肿局限及脓腔闭合。

(二)术后护理

1.维持有效引流

(1)妥善固定引流管,防止引流管扭曲、折叠、滑脱。

(2)麻醉清醒后,给予半坐卧位,以借助体位的作用充分引流脓腔。

(3)保持引流通畅,每日用生理盐水多次或持续冲洗脓腔,观察并记录引流液的量、色、质。

(4)每日更换引流瓶或引流袋,并保持引流瓶或引流袋低于皮肤切口水平,防止引流液逆流。

(5)当每日脓腔引流液少于 10 mL 时,可逐步将引流管向外拔出,并拔除引流管,适时换药,直至脓腔闭合。

(6)阿米巴性肝脓肿应采用闭式引流,以防继发二重感染。

(7)经皮肝穿刺脓肿置管引流的护理:严密观察患者的生命体征、腹部体征;位置较高的脓肿穿刺后,注意防止气胸、脓胸等并发症的发生;观察患者发热、肝区疼痛改善情况;适时复查B超,了解脓肿情况。

2.肝叶切除护理

密切观察切口敷料有无渗血及腹腔引流管引流液的量、色、质,及时发现出血征象;同时注意观察患者腹部情况及生命体征变化,严防腹腔内出血。肝细胞对缺氧耐受力差,术后应给予氧气吸入,保证血氧浓度,促进肝创面愈合。

(三)健康教育

(1)细菌性肝脓肿的预防:积极治疗胆道系统疾病,如胆囊炎、胆道蛔虫等,防止肝脓肿发生。

(2)阿米巴性肝脓肿的预防关键在于防止阿米巴痢疾的感染,严格粪便管理,教育大众养成讲究卫生的良好习惯,一旦感染阿米巴痢疾应做积极、彻底的治疗。

(3)自我护理,养成良好的生活及卫生习惯。

(4)嘱患者出院后多进食高热量、高蛋白、高维生素及富含纤维素的食物,多饮水。

(5)遵医嘱服药,不得擅自改变剂量或停药。在使用抗阿米巴药物时,注意观察患者的药物不良反应,在"临床治愈"后如脓腔仍存在,嘱患者继续服用1个疗程的甲硝唑。

(6)若出现发热、肝区疼痛等症状,应及时回院就诊。

(刘彩云)

第五节　门静脉高压症

门静脉高压症是由于门静脉系统血流受阻、血液淤滞而造成门静脉及其分支压力增高,导致脾大伴有脾功能亢进、食管-胃底静脉曲张破裂大出血、腹腔积液等一系列临床综合征。正常门静脉压力为 $1.27\sim2.35$ kPa $(13\sim24$ cmH$_2$O),门静脉高压时可达 $2.45\sim4.90$ kPa $(25\sim50$ cmH$_2$O),当肝静脉压力梯度不超过 1.6 kPa $(16$ cmH$_2$O)时很少发生食管-胃底曲张静脉破裂出血。

正常人全肝血流量每分钟约 $1\,500$ mL,门静脉与肝动脉所供血流量比例为3∶1,但因为肝动脉压力大、血氧含量高,所以门静脉和肝动脉对肝的供氧比例却几乎相等。门静脉和腔静脉之间有四个交通支。其中胃底、食管下段交通支最主要,在正常情况下这些交通支的血流都很少,当门静脉高压症时则开放,血流增多。

一、病因与分类

门静脉没有静脉瓣,其压力是通过流入的血量和流出阻力形成并维持的。门静脉血流增加是门静脉高压症的始动因素。根据阻力增加的部位不同,将门静脉高压症分为以下三种类型。

1.肝前型

肝前型常见病因是肝外门静脉血栓形成,由脐炎、腹腔内感染(如急性阑尾炎和胰腺炎)、创伤等引起;肝外门静脉先天性畸形,如闭锁、狭窄或海绵样变等;肝外门静脉外存在压迫,如转移癌、胰腺炎等所致。此型患者肝功能多正常或轻度损害,预后较肝内型好。

2.肝内型

肝内型占95%以上,是我国门静脉高压症的最常见类型。可分为窦前、窦后和窦型。在我国,窦前型主要病因是好发于南方的血吸虫病肝硬化;我国窦型和窦后型门静脉高压症常见病因是肝炎后肝硬化,在西方国家则是酒精性肝硬化。

3.肝后型

肝后型病因包括巴德-吉利亚综合征、缩窄性心包炎、严重右心衰竭等。

二、临床表现

1.脾大、脾功能亢进

门静脉高压症的早期即可有脾大,程度不一,在左肋缘下可扪及,巨脾下缘可达脐下、内侧可超过腹中线。脾脏早期肿大时质软、活动,晚期则变硬、活动受限。患者伴不同程度的脾功能亢进,表现为全血细胞减少,出现贫血、黏膜及皮下出血倾向。

2.呕血和(或)黑便

较多见,由于食管、胃底曲张静脉破裂出血所致,是门静脉高压症最危险的并发症。由于肝功能损害致凝血功能障碍,脾功能亢进使血小板减少,加之曲张静脉压力高,故出血不易自行停止。少量出血时呈柏油样便,急性大出血时患者出现呕血,颜色鲜红,常达500～1 000 mL,可引起休克和肝性脑病。

3.腹腔积液

是肝功能严重损害的表现,大出血后可引起或加剧腹腔积液形成,有些顽固性腹腔积液会难以消退。患者常伴腹胀、食欲减退、气急,也可引起脐疝、腹腔积液感染。

4.其他

可伴有黄疸、蜘蛛痣、肝掌、痔、腹壁静脉曲张、下肢水肿、男性乳房发育等体征。多数患者还会有疲乏、厌食、无力等症状。

5.并发症

约有20%的门静脉高压症患者可并发门静脉高压性胃病。还可并发肝性脑病,但自然发展者不足10%,多因为存在胃肠道出血、感染、过量摄入蛋白质、镇静药、利尿剂等诱发因素。

三、治疗原则

门静脉高压症以非手术治疗为主。外科手术治疗的目的是预防和控制急性食管-胃底曲张静脉破裂出血,解除或改善脾大、脾功能亢进,治疗顽固性腹腔积液。

(一)食管-胃底曲张静脉破裂出血的治疗

1.非手术治疗

有黄疸、大量腹腔积液、肝功能严重受损的门静脉高压症患者发生大出血,如果进行外科手术,病死率可高达60%～70%,此类患者应尽量采用非手术治疗:补充血容量、应用止血药物、内镜治疗、三腔两囊管压迫止血、经静脉肝内门体分流术(TIPS)。

2.手术治疗

没有黄疸及明显腹腔积液的患者发生大出血,应该及早手术治疗。主要手术方法有非选择性门体分流术、选择性门体分流术、断流术、肝移植。

(二)严重脾大、并发明显脾功能亢进的治疗

严重脾大、并发明显的脾功能亢进最多见于晚期血吸虫病,也见于脾静脉栓塞引起的门静脉高压症,此类患者行单纯脾切除术效果良好。

(三)肝硬化引起顽固性腹腔积液的治疗

肝硬化引起顽固性腹腔积液最有效的治疗方法是肝移植,其他疗法包括TIPS和腹腔-上腔静脉转流术。腹腔-上腔静脉转流术是将有单向活瓣作用的微型转流装置置于腹膜外肌层下,两端分别接管于腹腔、经右颈内静脉至上腔静脉,利用腹膜腔间的压力差,使腹腔积液随呼吸运动节律性地流入上腔静脉。

四、护理评估

(一)术前评估

1.健康史

(1)一般情况:了解患者年龄、性别及有无大量饮酒史等。

(2)病因及相关因素:发病诱因是否与腹内压增高有关,及与饮食的关系。

(3)既往史:询问患者既往是否有肝炎病史及血吸虫病史及诊疗经过;对没有肝炎或血吸

虫病史且肝功能检查正常的患者,应注意询问有无急性阑尾炎、胰腺炎等腹腔感染史。

2.身体状况

(1)症状及体征:①评估局部体征,脾大、脾功能亢进情况。有无黏膜及皮下出血情况;②患者生命体征,意识状态、有无出血性休克,有无呕血和黑便,呕吐物或排泄物的色、质、量;③腹腔积液情况,有无腹胀、气急、食欲减退;④黄疸、肝掌及皮下出血点和肝性脑病的症状。

(2)辅助检查:血常规、肝功能的变化,影像学检查结果。结合临床情况判断出血部位及食管静脉曲张程度。

3.心理-社会状况

了解患者心理情况,因肝硬化是导致门静脉高压症的主要病因且是一个慢性疾病过程。评估患者是否感到焦虑、恐惧、悲观失望,评估患者及家属对疾病的诊疗、护理、转归、预后的了解程度,家属是否理解并有能力提供心理和经济的双重支持。

(二)术后评估

(1)术中情况:评估麻醉、手术方式,术中出血、输血、输液情况。

(2)身体状况:评估患者的生命体征、意识、尿量、肝脏功能等。了解有无并发症发生。

(3)心理-社会状况:了解患者及家属术后心理应激反应,对术后护理相关知识了解程度。

五、主要护理诊断/问题

1.恐惧

恐惧与大量呕血、便血,肝性脑病造成精神刺激和对治疗效果及担心预后有关。

2.体液不足

体液不足与食管静脉曲张破裂出血造成血容量不足有关。

3.体液过多

体液过多与肝功能损害致低蛋白血症、血浆胶体渗透压降低及醛固酮分泌增加有关。

4.营养失调:低于机体需要量

营养失调与肝功能减退、营养摄入不足、消化吸收障碍有关。

5.潜在并发症

潜在并发症有肝性脑病、门静脉血栓形成、肝肾综合征、出血、感染。

6.知识缺乏

缺乏预防上消化道出血、肝脏疾病的有关知识。

六、护理措施

(一)术前护理

1.改善贫血及凝血功能

贫血及凝血功能障碍者,应予以纠正,可输注新鲜血、肌内注射维生素K。

2.肠道准备

拟行分流术者,术前2～3 d口服肠道不吸收的抗生素,减少氨的产生,预防术后肝性脑病的发生,术前1 d晚清洁灌肠,避免术后肠胀气压迫血管吻合口。

3.完善相关检查

脾-肾静脉分流术前应明确肾功能是否正常,行脾切除术者应测定血小板计数,便于与术后对比。

4.其他

术前一般不放置胃管,必要时可选择细软胃管并充分润滑后轻柔插入,避免置管过程中发生食管-胃底曲张静脉破裂出血。

食管-胃底曲张静脉破裂出血的患者若行急诊手术治疗,应在积极抗休克的同时做好手术准备。

(二)术后护理

1.卧位与活动

术后生命体征平稳可取半卧位。分流术后患者术后不宜过早下床活动,以防血管吻合口破裂出血;48 h 内,取平卧位或 15°低坡卧位,经 2～3 d 改半卧位,一般需卧床 1 周,翻身时动作要轻柔,避免过多活动。

2.营养支持

禁食期间给予肠外营养,保证摄入足够的热量,术后肠蠕动恢复后给予流质饮食,逐步改为半流质和软食。分流术后患者应限制蛋白质摄入,避免诱发肝性脑病。

3.病情观察

密切观察患者的神志,监测生命体征、尿量、面色、引流液的变化,记录 24 h 液体出入量。

4.保护肝脏功能

术后吸氧,禁用吗啡等对肝脏有损害的药物。

5.并发症的观察与护理

(1)术后出血:可因分流术后血管吻合口破裂、血小板减少、凝血功能障碍等原因引起。密切观察胃肠减压和腹腔或膈下引流液的性状、颜色及量。若引流出较多新鲜血液,患者出现面色苍白、血压下降、脉快、尿量减少等情况,应考虑术后出血。给予输液、输血、止血等非手术治疗,必要时手术止血。

(2)肝性脑病:分流术后部分静脉血未经肝脏解毒而直接进入体循环,加之手术应激及术前不同程度的肝功能损害,极易诱发肝性脑病。术后除限制蛋白质摄入外,忌用肥皂水灌肠,可采用弱酸性溶液灌肠,减少肠道氨的吸收;术后遵医嘱输入谷氨酸钾,降低血氨水平;动态监测患者的血氨水平。

若患者出现神志淡漠、性格改变、定向力减退、嗜睡、谵妄等改变时,应高度怀疑出现肝性脑病,需及时处理。

(3)静脉血栓形成:脾切除后血小板可迅速升高,易诱发静脉血栓形成。故术后 2 周内每日或隔日查血小板计数,若血小板超过 $600 \times 10^9/L$,须应用抗凝药,动态监测血常规和凝血功能的变化。

(4)感染:脾切除后膈下血肿继发感染最为常见,可见患者高热 39 ℃以上持续 2 周左右,遵医嘱及时使用有效的抗生素治疗。术后应保持膈下引流管的通畅,注意无菌操作,观察和记录引流液的情况,引流逐日减少、颜色清凉、少于 10 mL/d 则可拔管。

(三)健康教育

1.生活指导

避免劳累和较重的体力劳动,保证充分的休息。进食高热量、适量蛋白质、维生素丰富的食物。禁烟、酒、浓茶,避免粗糙、干硬、辛辣、带刺的食物,以免诱发曲张静脉出血。保持心情舒畅,避免紧张、焦虑等不良情绪。注意自我保护,用软牙刷刷牙,避免牙龈出血,防止外伤。

2.保护肝功能

向患者说明手术治疗并不能改善肝功能,应继续遵医嘱服用保肝药物,避免对肝脏有损害的药物,定期复查肝功能,若发现异常,应及时治疗。

（刘彩云）

第六节 原发性肝癌

原发性肝癌在我国较常见,病死率占肿瘤病死率的第二位,东南沿海地区高发。我国肝癌患者的中位年龄为 40～50 岁,男性较女性多见。

一、病因

原发性肝癌的病因和发病机制尚未确定。目前认为与肝硬化、病毒性肝炎、食物黄曲霉毒素污染、饮用水受蓝绿藻类毒素污染、长期酗酒等有关,其他还有肝脏代谢疾病、自身免疫性疾病及隐源性肝病等。流行病学和实验研究均表明,在我国病毒性肝炎与原发性肝癌的发生有着特定的关系,其中以乙型肝炎与肝癌关系最为密切。

二、临床表现

原发性肝癌早期缺乏典型的临床表现,多在普查或体检时被发现。患者一旦出现典型症状,往往已达中、晚期,病情进展迅速,一般为 3～6 个月。

1.症状

(1)肝区疼痛:有半数以上患者以此为首发症状,夜间或劳累后加重。多为持续性钝痛、刺痛或胀痛,主要因为肿瘤迅速生长,肝包膜张力增加所致。疼痛部位与癌肿部位关系密切,肝右叶肝癌为右季肋区疼痛;肝右叶顶部的癌肿累及横膈,疼痛可牵涉至右肩背部;向右后生长的肿瘤会引起右侧腰部疼痛,肝左叶癌肿则表现为剑突下疼痛。当肝癌结节坏死、破裂时,可引起腹腔内出血,表现为右上腹突发性的剧痛,从肝区开始迅速蔓延至全腹,产生急腹症的表现。

(2)消化道症状:缺乏特异性,易被忽视。表现为食欲减退、餐后上腹饱胀、腹胀、恶心、呕吐、腹泻等。

(3)全身症状:晚期出现进行性消瘦、乏力、贫血、出血倾向及恶病质等。

(4)发热:比较常见,在 37.5 ℃～38 ℃,多为持续性低热,也可呈不规则或间歇性、持续性或者弛张型高热,类似肝脓肿表现,但不同之处在于发热前无寒战,抗生素治疗无效。发热多为肿瘤坏死物的吸收所致的癌性热,有时可因癌肿压迫或侵犯胆管引起胆管炎,或者因为抵抗力下降并发其他感染而引起发热。

(5)伴癌综合征:是由于肝癌组织本身代谢异常或癌组织对机体产生的多种影响引起的内分泌或代谢紊乱的综合征。临床表现多样且缺乏特异性,其中自发性低血糖症、红细胞增多症较为常见。其他还有高脂血症、高钙血症、促性腺激素分泌综合征、皮肤卟啉症、性早熟、异常纤维蛋白原血症、类癌综合征等,这些均比较少见。

2.体征

在肝癌早期,多数患者缺乏明显的相关阳性体征,仅少数患者体检时发现轻度的肝大、黄疸和皮肤瘙痒,往往是基础肝病的非特异性表现。中晚期肝癌,常见黄疸、肝大和腹腔积液等。肝大为中、晚期肝癌最常见的体征,呈进行性,质地坚硬,边缘不规则,表面凹凸不平,有明显的结节或肿块,血管杂音;肝大显著者可见右上腹或上腹、右季肋部明显隆起;肝右叶顶部的癌肿可使膈肌抬高而肝浊音界上移;有时患者自己偶然扪及肝大或肝区肿块而成为肝癌的首发表现。患者可伴有各种程度的肝区压痛和腹肌痉挛,还可见肝硬化体征。

3.并发症

并发症可由肝癌本身或并存的肝硬化所引起。主要有肝性脑病、上消化道出血、肝癌结节破裂出血、肝肾综合征、继发感染(肺炎、败血症、真菌感染、肠道感染等)。

三、治疗原则

原发性肝癌的治疗原则为早期诊断、早期治疗,根据病情进行综合治疗。早期手术切除是首选、最有疗效的治疗方法。

随着原发性肝癌的早期诊断、早期治疗以及肝外科的不断发展,我国肝癌手术切除率得到了极大的提高,手术病死率大大降低,总体疗效显著提高。

四、护理评估

(一)术前评估

1.健康史

了解患者是否居住于肝癌高发区,有无长期摄入黄曲霉素污染的食物史,有无水土因素的接触史,有无肝炎或肝硬化病史。

2.身体状况

了解有无肝区疼痛、肝大;有无食欲减退、消瘦、乏力、腹胀、恶心、呕吐等消化道症状;有无黄疸、腹腔积液、上消化道出血等全身症状;了解 AFP、B 超、CT 或 MRI、肝功能等检查结果。

3.心理-社会状况

评估患者对检查、治疗方法、疾病预后及手术前后有关知识的了解情况。评估患者对手术、并发症、疾病预后的心理承受能力,有无对癌症和手术的恐惧、焦虑等不良心理情况。评估家属对患者的支持情况,以及其家属对疾病治疗、护理、预后的认知程度。评估家庭的经济状况和患者的医疗保障支持情况。

(二)术后评估

1.术中情况

评估手术、麻醉方式,术中出血、补液、输血及引流安置等情况。

2.身体情况

评估患者意识、生命体征、各种引流、肝功能等情况,有无出血、膈下积液、胆汁漏等并发症。

五、常见护理诊断/问题

1.焦虑

焦虑与担忧疾病预后、生存期有关。

2.急性疼痛

急性疼痛与肿瘤迅速生长使肝包膜张力增加、手术及其他有创治疗有关。

3.营养失调:低于机体需要量

营养失调与胃肠道功能紊乱、肝功能不良、恶性肿瘤消耗、放疗或化学治疗不良反应有关。

4.潜在并发症

潜在并发症有肝性脑病、上消化道出血、肝癌结节破裂出血、感染等。

六、护理措施

(一)术前护理

1.心理护理

护士应及时了解患者及家属情绪、心理变化,鼓励患者建立战胜疾病的信心。对晚期患者应给予情感上的支持,尊重、理解患者的言行,使患者尽可能舒适地度过生命的最后阶段。

2.改善营养状态

饮食应高蛋白、高热量、高维生素、易消化,注意调整饮食以增进患者的食欲,少量多餐。肝功能受损者应限制蛋白质的摄入。必要时可给予肠内外营养支持,输血浆或清蛋白,以纠正低蛋白血症,提高患者对手术的耐受力。

3.预防出血

巨块型肝癌容易发生肝癌结节破裂出血,嘱患者卧床休息,避免剧烈的咳嗽、用力排便等增加腹压的因素。若患者突发腹痛,伴有腹膜刺激征,应高度怀疑发生出血,须及时报告医师并协助抢救,积极做好急诊手术的准备;对于不能手术的晚期患者,积极采取输血、应用止血药物、补液等支持治疗。上消化道出血是晚期肝癌伴肝硬化的常见并发症,按上消化道出血预防和护理。

4.术前准备

术前 2 d 遵医嘱使用抗生素,预防感染性并发症。术前 3 d 开始进行肠道准备,给予口服肠道抗生素,以抑制肠道细菌;手术前晚清洁灌肠,以减少血氨的来源,预防肝性脑病的发生,并减轻术后腹胀。多数肝癌患者并发肝硬化,肝脏凝血因子合成减少,于术前 3 d 开始给予维生素 K_1,必要时输血浆和凝血因子,预防术中、术后出血。

(二)术后护理

1.吸氧

吸氧可提高血氧浓度,增加肝细胞的供氧量,促进肝细胞的再生与修复。一般吸氧 1～3 d,接受半肝以上切除者,吸氧 3～5 d,尤其是肝叶切除量大及术中做肝门阻断、肝动脉结扎或栓塞、肝硬化严重者。

2.病情观察

密切监测生命体征,观察腹部切口及敷料有无渗血,以及时发现出血征象。此外,应动态监测肝、肾功能,以及水、电解质、酸碱平衡情况,为治疗提供依据。观察引流情况,若引流液含胆汁,应考虑胆瘘;若为血性且持续性增加,应警惕腹腔内出血的发生。

3.引流管的护理

肝叶和肝局部切除术后常放置双腔引流管。应妥善固定,保持引流通畅,及时更换引流袋并严格遵守无菌原则,观察引流液的情况。

4.肝性脑病的预防和护理

患者因手术创伤和肝解毒功能降低易出现肝性脑病,常见于肝功能濒临或已经失代偿的患者。预防和护理措施包括减少氨的产生和病情观察。

5.并发症的预防和护理

(1)出血:是肝切除术后常见并发症之一。术后应严密观察病情变化,术后48 h内专人护理,监测生命体征。术后应卧床休息1～2 d,避免早期活动,可在床上适当活动,注意避免剧烈咳嗽及其他增加腹压的活动,以防肝断面出血。保持引流通畅,严密观察引流液的颜色、形状、量,一般术后肝周引流管引出血性液100～300 mL,若量多而鲜红,则提示腹腔内出血。若经输血、补液,但患者血压、脉搏仍然不稳定,应做好急诊手术止血的准备。如果为凝血机制障碍所致的出血,可遵医嘱及时应用凝血酶原复合物、纤维蛋白原、输新鲜血。

(2)膈下积液、脓肿:是术后严重的并发症。多发生于术后1周左右,原因包括:术后引流不畅或过早拔管导致积液、积血,或者肝断面坏死组织及胆汁渗漏造成膈下积液。若继发感染则形成膈下脓肿。患者可出现体温再度升高,或术后持续发热,伴有右上腹胀痛、呃逆、脉速、白细胞计数升高、中性粒细胞达90%以上,通过B超可以确诊。护理措施如下:①保持引流通畅,妥善固定引流管,若引流逐渐减少,一般术后3～5 d拔管;对放置胸腔闭式引流的患者做好相应护理;②已经形成的脓肿,协助医师在B超引导下穿刺抽脓,留置引流者应加强冲洗和吸引;③加强支持治疗的护理;④做好高热的护理,并遵医嘱使用抗生素。

(3)胆汁漏:由于肝断面小胆管渗漏或胆管结扎线脱落、胆管损伤引起。观察术后有无腹痛、发热、腹膜刺激征,切口或引流管内有无胆汁。一旦发现,应及时通知医师,保持引流通畅并注意观察引流液颜色、性状、量的变化。必要时在B超引导下置管引流,若发生胆汁性腹膜炎,应积极做好术前准备。

(三)健康教育

1.肝癌的预防

积极防治病毒性肝炎,避免不必要的输血和应用血制品。避免食用霉变食物、改进饮水水质,戒除饮酒嗜好亦是预防肝癌的重要措施。对有肝炎、肝硬化、肝癌家族史、高发地区的人群,应定期进行 AFP 检测与超声检查进行筛查,以便早期发现肝癌。

2.生活指导

嘱患者注意休息,在病情和体力允许的情况下可适量活动,但切忌过量、过度运动。选择高热量、富含优质蛋白和维生素、清淡易消化的食物,少量多餐。伴有腹腔积液、水肿者,应严格控制水和食盐的摄入。防止便秘,可适当使用缓泻剂,预防血氨升高。

3.坚持后续治疗

鼓励和指导患者及家属坚持后续治疗。

4.定期复查

动态观察患者的症状、体征和辅助检查(主要是 AFP 和影像学检查),术后第3年每3～6个月复查1次,3～5年期间每4～6个月1次,5年后若无异常则6～12个月1次。嘱患者一旦出现水肿、黄疸、腹腔积液、体重减轻、出血倾向、乏力等情况时,应及时就诊。

(刘彩云)

第七节　胆囊结石

胆囊结石为发生在胆囊内的结石,主要为胆固醇结石和以胆固醇为主的混合性结石和黑色素结石,常与急性胆囊炎并存,是常见病、多发病。主要见于成年人,发病率在 40 岁后随年龄增长,女性多于男性。

胆囊结石的成因非常复杂,与多种因素有关。任何影响胆固醇与胆汁酸和磷脂浓度比例和造成胆汁淤滞的因素都能导致结石形成,如某些地区和种族的居民、女性激素、肥胖、妊娠高脂肪饮食、长期肠外营养、糖尿病、高脂血症、胃切除或胃肠吻合手术后、回肠末段疾病和回肠切除术后、肝硬化、溶血性贫血等。在我国经济发达城市及西北地区的胆囊结石发病率相对较高,可能与饮食习惯有关。

一、病理生理

饱餐及进食油腻食物后引起胆囊收缩,或睡眠时体位改变致结石移位并嵌顿于胆囊颈部而导致胆汁排出受阻,胆囊强烈收缩而发生胆绞痛。较大的结石长时间持续嵌顿和压迫胆囊壶腹部或颈部,尤其是解剖学变异导致胆囊管与胆总管平行者,可引起肝总管狭窄或胆囊胆管瘘,临床可出现胆囊炎、胆管炎或梗阻性黄疸,称为 Mirizzi 综合征;较小的结石可经过胆囊管排入胆总管形成继发性胆管结石。进入胆总管的结石在通过胆总管下端时可损伤 Oddi 括约肌或嵌顿于壶腹部引起胆源性胰腺炎;较大结石可经胆囊十二指肠瘘进入小肠可引起个别患者发生胆石性肠梗阻。此外,结石及炎症反复刺激胆囊黏膜可诱发胆囊癌。若胆囊结石长期嵌顿而未合并感染时,积聚于胆囊的胆汁中的胆色素被胆囊黏膜吸收,加上胆囊分泌的黏性物质而形成胆囊积液,积液呈无色透明,称为白色胆汁。

二、临床表现

大多数胆囊结石患者可终身无临床症状,称为无症状胆囊结石,仅于体检或手术时发现。胆囊结石的典型症状为胆绞痛,只有少数患者出现,其他常表现为急性或慢性胆囊炎。

三、诊断要点

根据患者的典型临床表现,结合辅助检查结果,可以诊断。注意与溃疡病、急慢性胃炎和肝炎等疾病鉴别。

四、治疗要点

(一)手术治疗

对于有症状和(或)并发症的胆囊结石,首选腹腔镜胆囊切除术(laparoscopic cholecystectomy,LC)治疗。腹腔镜胆囊切除术(LC)是指在电视腹腔镜窥视下,通过腹壁的3~4 个小戳孔,将腹腔镜手术器械插入腹腔行胆囊切除术。该术式为微创手术,具有创伤小、恢复快、瘢痕小等优点,已得到迅速普及。病情复杂或没有腹腔镜条件也可开腹做胆囊切除。无症状的胆囊结石一般不需预防性手术治疗,可观察和随诊。

但是,长期观察表明,约 30%以上的患者会出现症状及合并症而需要手术。下列情况应考虑手术治疗:①结石数量多及结石直径≥2~3 cm;②胆囊壁钙化或瓷性胆囊;③伴有胆囊息肉直径>1 cm；④胆囊壁增厚（>3 mm）即伴有慢性胆囊炎；⑤儿童胆囊结石：无症状者原则上不手术。

行胆囊切除术时，若有下列情况应同时行胆总管探查术：①术前病史、临床表现或影像学检查提示胆总管有梗阻，包括梗阻性黄疸，胆总管结石，反复发作胆绞痛、胆管炎、胰腺炎；②术前检查发现胆总管有病变，如术中胆道造影提示或扪及胆总管内有结石、蛔虫或肿块；③胆总管扩张直径超过 1 cm，胆管壁明显增厚，发现胰腺炎或胰头肿物，胆管穿刺抽出脓性或血性胆汁或胆汁内有泥沙样胆色素颗粒；④胆囊结石小，有可能通过胆囊管进入胆总管。术中应争取行胆道造影或胆道镜检查，避免使用金属胆道探子盲目的胆道探查造成不必要的并发症。胆总管探查后一般需放置 T 管引流。

（二）非手术治疗

对合并严重心血管疾病不能耐受手术的老年患者，可采取溶石或排石疗法。

五、护理诊断/合作性问题

1.疼痛

疼痛与胆囊结石突然嵌顿、胆汁排空受阻导致胆囊强烈收缩有关。

2.知识缺乏

缺乏胆石症和手术相关的知识。

3.潜在并发症

潜在并发症包括胆瘘。

六、护理措施

（一）术前护理

1.疼痛的护理

（1）加强观察：观察疼痛的程度、性质；发作的时间、诱因及缓解的相关因素；与饮食、体位、睡眠的关系；腹膜刺激征及 Murphy 征是否阳性等。为进一步治疗和护理提供依据。

（2）卧床休息：协助患者采取舒适体位，指导其有节律地深呼吸，达到放松和减轻疼痛的效果。

（3）合理饮食：根据病情指导患者进食清淡饮食，忌油腻食物；病情严重者予以禁食、胃肠减压，以减轻腹胀和腹痛。

（4）药物止痛：对诊断明确的剧烈疼痛者，可遵医嘱通过口服、注射等方式给予消炎利胆、解痉止痛药物，以缓解疼痛。

2.合理饮食

进食低脂饮食，以免诱发急性胆囊炎而影响手术治疗。

3.提供相关知识

介绍胆石症和腹腔镜手术相关的知识，如疾病的发生发展；手术的适应证、术前准备、手术的基本过程等，让患者了解相关知识，更好地配合治疗和护理。告知患者腹腔镜手术时要将 CO_2 注入腹腔形成气腹，以达到和维持术中手术视野清晰及保证腹腔镜手术操作所需的空间，但腹腔中 CO_2 亦可聚集在膈下产生碳酸，并刺激膈肌及胆囊床创面而引起术后不同程度的腰背部、肩部不适或疼痛等，一般无需做特殊处理，可自行缓解。

4.LC 术前特殊准备

(1)皮肤准备:腹腔镜手术多在脐部附近进入,嘱患者用肥皂水清洗脐部,脐部污垢可用松节油或液体石蜡清洁。

(2)呼吸道准备:LC 手术中将 CO_2 注入腹腔形成气腹,CO_2 弥散入血可导致高碳酸血症及呼吸抑制,因此,术前患者需进行呼吸功能锻炼;患者还需避免感冒,戒烟,以减少呼吸道分泌物,利于术后早日康复。

(二)术后护理

1.体位

协助患者取舒适卧位,有节律地深呼吸,达到放松和减轻疼痛的目的。

2.LC 手术后的护理

(1)饮食护理:术后禁食 6 h。术后 24 h 内饮食以无脂流质、半流质饮食为主,逐渐过渡到低脂饮食。

(2)高碳酸血症的护理:表现为呼吸浅慢、$PaCO_2$ 升高。为避免高碳酸血症的发生,LC 手术后常规给予低流量吸氧,鼓励患者深呼吸,有效咳嗽,促进体内 CO_2 排出。

(3)肩背部酸痛护理:腹腔中 CO_2 可聚集在膈下产生碳酸,刺激膈肌及胆囊床创面,引起术后不同程度的腰背部、肩部不适或疼痛等。一般无须处理,可自行缓解。

3.并发症的观察和护理

观察生命体征、腹部引流和引流液的情况。若患者出现发热、腹胀和腹痛等腹膜炎表现,或腹腔引流液呈黄绿色胆汁样,常提示发生胆瘘。一旦发生,及时报告医师并协助处理。

(刘彩云)

第八节　胆管结石

胆管结石为发生在肝、内外胆管的结石。

一、病因

胆管结石的主要原因包括胆汁淤滞、细菌感染和脂类代谢异常。肝外胆管结石的形成除上述原因外,胆道内异物,如虫卵和蛔虫的尸体亦可成为结石的核心;胆囊内结石或肝内胆管结石在某些因素作用下进入肝外胆管引起肝外胆管结石。

二、临床表现

取决于胆道有无梗阻、感染及其程度。当结石阻塞胆道并继发感染时,可表现为典型的 Charcot 三联征:腹痛、寒战、高热和黄疸。

三、诊断要点

根据患者的临床表现和辅助检查结果,可以做出诊断。

四、治疗要点

以手术治疗为主。原则为取出结石,解除梗阻或狭窄,去除感染灶。胆道术后常放置 T

形引流管。

主要目的是：①引流胆汁和减压，防止因胆汁排出受阻导致胆总管内压力增高、胆汁外漏而引起胆汁性腹膜炎；②引流残余结石，使胆道内残余结石，尤其是泥沙样结石通过 T 管排出体外；③支撑胆道，防止胆总管切口瘢痕狭窄、管腔变小、黏连狭窄等；④经 T 管溶石或造影等。

五、护理评估

（一）术前评估

1. 健康史

（1）一般情况：年龄、性别、出生地居住地、饮食习惯、营养状况、工作环境、劳动强度、妊娠史等。

（2）既往史：有无反酸、嗳气、饭后饱胀、厌油腻食物或因此而引起腹痛发作史；既往有无类似发作史，有无胆石症、胆囊炎和黄疸病史；家族中有无类似疾病史。

2. 身体状况

（1）局部：腹痛的诱因、部位、性质及有无放射痛；有无肝大、肝区疼痛和叩击痛等，是否触及肿大的胆囊，有无腹膜刺激征等。

（2）全身：有无神志淡漠、烦躁、谵妄、昏迷等意识障碍；有无食欲减退、恶心呕吐、体重减轻、贫血、黄疸发热、寒战、腹腔积液等症状。

（3）辅助检查：白细胞计数及中性粒细胞比例是否明显升高；肝功能是否正常，凝血酶原时间有无延长；胆道系统特殊检查及重要脏器功能检查的结果。

3. 心理-社会状况

患者对疾病的发展、医疗及护理措施了解的程度；患者有无烦躁不安、焦虑、恐惧等情绪变化；其应对能力如何；家庭的经济承受能力，家庭和社会对患者的支持程度。

（二）术后评估

1. 手术情况

麻醉方式、手术名称、术中情况、引流管的位置及数量。

2. 身体情况

动态评估生命体征，引流管是否通畅，引流液的颜色、性质、量，切口及引流管出口情况，有无并发症发生。

3. 认知-心理状况

患者及其家属对术后康复知识的掌握程度，是否担心并发症及预后，社会支持力量如何。

六、护理诊断/合作性问题

1. 疼痛

疼痛与胆道结石、胆道梗阻所致胆汁流出不畅及 Oddi 括约肌痉挛、胆道感染等有关。

2. 体温过高

体温过高与胆道感染、炎症反应有关。

3. 体液不足

体液不足与 T 管引流、感染性休克有关。

4.营养失调:低于机体需要量

营养失调与发热、恶心、呕吐、食欲缺乏、感染、手术创伤等有关。

5.皮肤完整性受损

皮肤完整性受损与皮肤瘙痒、引流液刺激等有关。

6.焦虑/恐惧

焦虑/恐惧与胆道疾病反复发作,担心预后等有关。

7.潜在并发症

潜在并发症包括黄疸、胆道出血、胆瘘。

七、护理措施

(一)术前护理

1.病情观察

密切观察患者病情变化,若出现寒战、高热、腹痛加重、腹痛范围扩大等,应考虑病情加重,要及时报告医师,积极进行处理。

2.降低体温

根据患者的体温情况,采取物理降温和(或)药物降温;遵医嘱应用足量的抗生素,控制感染,恢复正常体温。

3.缓解疼痛

(1)针对患者疼痛的部位、性质、程度、诱因、缓解和加重的因素,有针对性地采取措施以缓解疼痛。先用非药物缓解疼痛的方法止痛,必要时遵医嘱应用镇痛药物。

(2)指导患者卧床休息,采取舒适卧位。

4.改善和维持营养状态

(1)入院后即准备手术者,禁食、休息,并积极补充液体和电解质,以维持水、电解质、酸碱平衡。非手术治疗者根据病情再决定饮食种类。

(2)营养不良会影响术后伤口愈合,应给予高蛋白、高碳水化合物、高维生素、低脂的普通饮食或半流质饮食。不能经口饮食或进食不足者,可经胃肠外途径补充足够的热量、氨基酸、维生素、电解质,以维持患者良好的营养状态。

5.保护皮肤完整性

指导患者修剪指甲,不可用手抓挠皮肤,防止破损。保持皮肤清洁,用温水擦浴,穿棉质衣裤。瘙痒剧烈者,遵医嘱使用外用药和(或)其他药物治疗。

6.心理护理

观察了解患者及其家属对手术的心理反应,有无烦躁不安、焦虑、恐惧的心理。耐心倾听患者及其家属的诉说。根据具体情况给予详细解释,说明手术的重要性,疾病的转归,以消除其顾虑,积极配合手术。

7.并发症的预防

(1)拟行胆肠吻合术者,术前 3 d 口服卡那霉素、甲硝唑等,术前 1 d 晚行清洁灌肠。观察药物疗效及不良反应。

(2)肌内注射维生素 K_1 10 mg,每日 2 次。纠正凝血机能障碍,应观察其疗效及有无不良反应出现。

(二)术后护理

1.病情观察

(1)生命体征:尤其是心率和心律变化。术后患者意识恢复慢时,注意有无因肝功损害低血糖、脑缺氧、休克等所致的意识障碍。

(2)观察、记录有无出血和胆汁渗出:包括量、速度、有无休克征象。胆道手术后易发生出血量小时,表现为柏油样便或大便隐血;量大时,可导致出血性休克。若有发热和严重腹痛,可能为胆汁渗漏引起的胆汁性腹膜炎,需立即报告医师处理。

(3)黄疸程度、消退情况:观察和记录大便的颜色,检测胆红素的含量,了解胆汁是否流入十二指肠。若黄疸加重,可能有胆汁引流不畅。

2.T管引流的护理

胆总管探察或切开取石术后,在胆总管切开处放置 T 管引流,一端通向肝管,一端通向十二指肠,由腹壁戳口,穿出体外,接引流袋。

(1)妥善固定:术后除用缝线将 T 管固定于腹壁外,还应用胶布将其固定于腹壁皮肤。但不可固定于床上,以防因翻身、活动、搬动时牵拉而脱出。对躁动不安的患者应有专人守护或适当加以约束,避免将 T 管拔出。

(2)保持有效引流:平卧时引流管的高度不能高于腋中线,站立或活动时应低于腹部切口,以防胆汁逆流引起感染。若引流袋的位置太低,可使胆汁流出过量,影响脂肪的消化和吸收。T 管不可以受压、扭曲、折叠,经常予以挤捏,保持引流通畅。若术后 1 周内发现阻塞,可用细硅胶管插入管内行负压吸引。1 周后,可用生理盐水低压冲洗。

(3)观察并记录引流液的颜色、量和性状。正常成人每日的胆汁分泌量为 800~1 200 mL,呈黄或黄绿色,清亮无沉渣。术后 24 h 内引流量为 300~500 mL,恢复饮食后,可增至每日 600~700 mL,以后逐渐减少至每日 200 mL 左右。术后 1~2 d 胆汁呈混浊的淡黄色,以后逐渐加深清亮,呈黄色。若引流的胆汁突然减少甚至无胆汁流出,则可能有受压、扭曲、折叠、阻塞或脱出,应立即检查,并通知医师及时处理。若引流量多,提示胆道下端有梗阻的可能。若胆汁浑浊,应考虑结石残留或胆管炎症未被控制。

(4)预防感染:严格无菌操作。长期带 T 管者,应定期冲洗,每周更换无菌引流袋。引流管周围皮肤每日以 75% 酒精消毒,T 管周围垫无菌纱布,防止胆汁浸润皮肤引起发炎、红肿。行 T 管造影后,应立即接好引流管进行引流,以减少造影后反应和继发感染。

(5)拔管:一般是在术后 2 周,患者无腹痛、发热,黄疸消退,血象、血清黄疸指数正常,胆汁引流量逐渐减少、清亮,胆管造影或胆道镜证实胆管无狭窄、结石、异物、胆道通畅,夹管试验无不适时,可考虑拔管。拔管前引流管应开放 2~3 d,使造影剂完全排出。拔除后残留窦道用凡士林纱布填塞,1~2 d 可自行闭合。若胆道造影发现有残余结石,则需保留 T 管 6 周以上,再做取石或其他处理。

3.并发症的观察和预防

(1)黄疸:术前有肝硬化、慢性肝炎或肝功能损害者,术后可出现黄疸,一般于术后 3~5 d 减退;若术前有较重的肝功能损害、胆管狭窄或术中损伤胆管,术后黄疸时间较长。护理应注意:密切观察血清胆红素浓度,发现问题及时报告医师,并遵医嘱肌内注射维生素 K_1。将患者指甲剪短,防止因黄疸所致皮肤瘙痒时抓破皮肤。以温水擦洗皮肤,保持清洁。

(2)出血:术后早期出血多由于止血不彻底或结扎血管线脱落所致。观察患者出血量,若每小时出血大于 100 mL,持续 3 h 以上,或患者有血压下降、脉细速、面色苍白等休克征象,应立即与医师联系,并立即配合医师进行抢救。

(3)胆痿:由于胆管损伤、胆总管下端梗阻、T 管脱出所致。注意观察腹腔引流情况,若患者切口处有黄绿色胆汁样引流物,每小时 50 mL 以上者,应疑有胆痿,立即与医师联系协助处理。长期大量胆痿者,遵医嘱及时补充水和电解质,以维持平衡。长时期胆汁丢失将影响脂肪消化、吸收,可引起营养障碍和脂溶性维生素缺乏,应补充热量和维生素。能进食者,鼓励进低脂、高蛋白、高维生素饮食,少量多餐。

(三)健康指导

(1)指导患者选择低脂、高糖、高蛋白、高维生素易消化的饮食,忌油腻食物及饱餐。肥胖者应适当减肥,糖尿病者应遵医嘱坚持药物和饮食治疗。养成良好的工作、休息和饮食规律,避免劳累及精神高度紧张。

(2)非手术治疗的患者,应遵医嘱坚持治疗,按时服药,定期复查。若出现腹痛、黄疸、发热、厌油腻等症状时,应立即到医院就诊。告诉中年以上胆囊结石患者,应定期复查或尽早行胆囊切除术,以防胆囊癌发生。

(3)向带 T 管出院的患者解释 T 管的重要性,告知出院后的注意事项。尽量穿宽松柔软的衣服,以防引流管受压;沐浴时采用淋浴,用塑料薄膜覆盖引流管处,以防增加感染的机会。日常生活中避免提举重物或过度活动,以免牵拉 T 管而致其脱出。在 T 管上标明记号,以便观察其是否脱出。引流管口每日换药 1 次,周围皮肤涂氧化锌软膏加以保护。若敷料渗湿,应立即更换。每日在同一时间更换引流袋,并记录引流液的颜色、量和性状。若发现引流液异常或身体不适等,应及时就医。

(刘彩云)

第九节　急性梗阻性化脓性胆管炎

急性梗阻性化脓性胆管炎(acute obstructive suppurative cholangitis,AOSC)又称急性重症胆管炎(acute cholangitis of severe type,ACST),是在胆道梗阻基础上并发的急性化脓性细菌感染,急性胆管炎和急性梗阻性化脓性胆管炎是同一疾病的不同发展阶段。

一、病因

1.胆道梗阻

最常见的原因为胆道结石性梗阻。胆道发生梗阻时,胆盐不能进入肠道,易造成细菌移位。此外,胆道蛔虫、胆管狭窄、胆管及壶腹部肿瘤等亦可引起胆道梗阻而导致急性化脓性炎症。

2.细菌感染

胆道内细菌大多来自胃肠道,其感染途径可经十二指肠逆行进入胆道,或小肠炎症时,细菌经门静脉系统入肝到达胆道引起感染。可以是单一菌种感染,也可是两种以上的菌种感染。以大肠埃希菌、变形杆菌、克雷伯菌、绿脓杆菌等革兰阴性杆菌多见。近年来,厌氧菌及革兰阳性球菌在胆道感染中的比例有增高的趋势。

二、临床表现

多数患者有胆道疾病及胆道手术史。本病发病急骤,病情进展迅速,除了具有急性胆管炎的 Charcot 三联征(腹痛、寒战、高热、黄疸)外,还有休克及中枢神经系统受抑制的表现,即 Reynolds 五联征。

三、诊断要点

根据患者的病史、临床表现及辅助检查进行诊断。

四、治疗要点

紧急手术解除胆道梗阻并引流,尽早而有效降低胆管内压力,积极控制感染和抢救患者生命。

1. 非手术治疗

既是治疗手段,又是手术前准备。在严密观察下进行,主要措施如下。

(1)禁食、持续胃肠减压及解痉止痛。

(2)抗休克治疗:补液扩容,恢复有效循环血量;及时应用肾上腺皮质激素,必要时使用血管活性药物;纠正水、电解质及酸碱平衡紊乱。

(3)抗感染治疗:联合应用足量、有效、广谱,并对肝、肾毒性小的抗菌药物。

(4)其他:包括吸氧降温、支持治疗等,以保护重要内脏器官功能。

(5)引流:非手术方法进行胆管减压引流,如 PTCD、经内镜鼻胆管引流术(endoscopicnasobiliary drainage ,ENBD)等。

在非手术治疗期间,若症状不能缓解或病情进一步加重,则应紧急手术治疗。

2. 手术治疗

手术治疗主要目的是解除梗阻、胆道减压,挽救患者生命。手术力求简单而有效。多采用胆总管切开减压加 T 管引流术。术中注意肝内胆管是否引流通畅,以防形成多发性肝脓肿。若病情无改善,应及时手术治疗。

五、护理评估

(一)术前评估

1. 健康史及相关因素

(1)发病情况:是否为突然发病,有无表现为起病急、症状重、进展快等特点。

(2)发病的原因及诱因:此次发病与饮食、活动等的关系,有无肝内、外胆管结石或胆管炎反复发作史,有无类似疼痛史等。

(3)病情及其程度:是否表现为急性病容,有无神经精神症状,是否为短期内即出现感染性休克的表现。

(4)既往史:有无胆道手术史;有无用(服)药史、过敏史及其他腹部手术史。

2. 身体状况

(1)全身

1)生命体征:患者是否在发病初期即出现畏寒发热。体温持续升高至 39 ℃～40 ℃或更高。有无伴呼吸急促、出冷汗、脉搏细速及血压在短时间内迅速下降等。

2)黄疸:患者有无巩膜及皮肤黄染及黄染的程度。

3)神志:有无神志改变的表现,如神志淡漠、谵妄或嗜睡、神志不清甚至昏迷等。

4)感染:有无感染、中毒的表现,如全身皮肤湿冷发绀或皮下瘀斑等。

(2)局部:腹痛的部位、性质、程度及有无放射痛等;腹部有无不对称性肿大;肝区有无压痛及叩痛;腹膜刺激征是否为阳性等。

(3)辅助检查:血常规检查白细胞计数及中性粒细胞比例是否明显升高,细胞质内是能损害、电解质紊乱、代谢性酸中毒及尿素氮升高等;血气分析检查是否出现血氧分压降低。B 超及其他影像学检查是否提示肝、内外胆管扩张和结石。心、肺、肾等器官功能有无异常。

3.心理-社会支持状况

患者及其家属对疾病的认识,家庭经济情况及心理承受程度。

(二)术后评估

1.手术中情况

了解术中胆总管探查及解除梗阻、胆道减压、胆汁引流情况;术中患者生命体征是否平稳;肝内、外胆管结石清除及引流的情况;有无多发性肝脓肿及处理情况;各引流管放置的位置及目的等。

2.术后病情

生命体征是否平稳;T 管及其他引流管是否通畅及引流的情况。

3.心理及认知状况

患者及其家属对手术的认知及对术后康复的期望程度。

六、护理诊断/合作性问题

1.体液不足

体液不足与呕吐、禁食、胃肠减压和感染性休克有关。

2.体温过高

体温过高与胆管梗阻并发感染有关。

3.低效性呼吸型态

低效性呼吸型态与感染中毒有关。

4.营养失调:低于机体需要量

营养失调与胆道疾病导致长时间发热、肝功能损害及禁食有关。

5.潜在并发症

潜在并发症包括胆道出血、胆瘘、多器官功能障碍或衰竭。

七、护理措施

1.术前护理

(1)病情观察:观察神志、生命体征、腹部体征、皮肤黏膜情况,监测血常规、电解质、血气分析等结果的变化。若患者出现神志淡漠、黄疸加深、少尿或无尿、肝功能异常、PaO2 降低、代谢性酸中毒及凝血酶原时间延长等,提示发生 MODS,及时报告医师,协助处理。

(2)维持体液平衡。

1)观察指标:严密监测生命体征,特别是体温和血压的变化;准确记录 24 h 出入量,必要时监测中心静脉压及每小时尿量,为补充液体提供依据。

2)补液扩容:迅速建立静脉通路,使用晶体液和胶体液扩容,尽快恢复有效循环血量;必要时使用肾上腺皮质激素和血管活性药物,改善组织器官的血流灌注及供氧。

3)纠正水、电解质及酸碱平衡失调:监测电解质、酸碱平衡情况,确定补液的种类和量,合理安排补液的顺序和速度。

(3)维持正常体温:根据患者体温升高程度,合理使用物理降温和药物降温;联合使用足量的有效抗生素,控制感染,使体温恢复正常。

(4)维持有效气体交换。

1)加强观察:密切观察患者呼吸的频率、节律和深浅度;动态监测血氧饱和度的变化,定期进行动脉血气分析检查,以了解患者的呼吸功能状况。若患者呼吸急促、血氧饱和度下降、氧分压降低,提示患者呼吸功能受损。

2)采取合适体位:协助患者卧床休息,以减少耗氧量。非休克患者取半卧位,使腹肌放松、膈肌下降,有助于改善呼吸和减轻疼痛;半卧位还可促使腹腔内炎性渗出物局限于盆腔,减轻中毒症状。休克患者应取仰卧中凹位。

3)禁食和胃肠减压:禁食可减少消化液的分泌,减轻腹部胀痛;通过胃肠减压,可吸出胃内容物,减少胃内积气和积液,从而达到减轻腹胀、避免膈肌抬高和改善呼吸功能的效果。

4)解痉镇痛:对诊断明确的剧烈疼痛患者,可遵医嘱通过口服、注射等方式给予消炎利胆、解痉或止痛药,减轻腹痛,有利于平稳呼吸,尤其是腹式呼吸。

5)吸入氧气:根据患者呼吸的频率、节律、深浅度及血气分析情况选择给氧方式和确定氧气流量或浓度,如可通过鼻导管、面罩、呼吸机辅助等方法给氧,以维持患者正常的血氧饱和度及动脉血氧分压,改善缺氧症状,保证组织器官的氧气供给。

(5)营养支持:不能进食或禁食及胃肠减压的患者,可从静脉补充能量、氨基酸、维生素、水及电解质,以维持和改善营养状况。对凝血机制障碍的患者,遵医嘱予以维生素 K_1 肌内注射。

(6)完善术前检查及准备:积极完善术前相关检查,如心电图、B超、血常规、凝血时间、肝肾功能等。准备术中用药,更换清洁病员服,按上腹部手术要求进行备皮。待术前准备完善后,送入手术室。

(刘彩云)

第十五章　肛肠外科疾病护理

第一节　痔

痔(hemorrhoid)是肛垫的病理性肥大、移位及肛周皮下血管丛血流淤滞形成的团块。是一种常见病、多发病,其发病率占肛门直肠疾病的首位,约为80.6%。随着年龄的增长,发病率逐渐增高。任何年龄皆可发病,但以20～40岁为最多。主要表现为便血、肿物脱出及肛缘皮肤突起三大症状。

一、病因与发病机制

痔的确切病因尚不完全明了,可能与以下学说有关。

1.肛垫下移学说

1975年 Thomson 提出肛垫病理性肥大和下移是内痔的原因,亦是目前临床上最为接受的痔的原因学说。肛垫具有协助肛管闭合、节制排便。若肛垫发生松弛,导致肛垫病理性肥大、移位,从而形成痔。

2.静脉曲张学说

早在18世纪 Huter 在解剖时发现痔内静脉中呈连续扩张为依据,认为痔静脉扩张是内痔发生的原因。但现代解剖已证实痔静脉丛的扩张属生理性扩张,内痔的好发部位与动脉的分支类型无直接联系。

3.血管增生学说

血管增生学说认为痔的发生是由于黏膜下层类似勃起的组织化生而成。

4.慢性感染学说

直肠肛管区的感染易引起静脉炎,使周围的静脉壁和周围组织纤维化、失去性、扩张而形成痔。此外,长期饮酒、嗜食刺激性食物、肛周感染、长期便秘、慢性腹泻、妊娠分娩及低膳食纤维饮食等因素都可诱发痔的发生。

二、临床表现

1.内痔

内痔临床上最多见,占64.1%。主要临床表现是无痛性便血和肿物脱出。常见于右前、右后和左侧。根据内痔的脱出程度,将内痔分为4期。Ⅰ期:便时带血、滴血或喷射状出血,色鲜红,便后自行停止,无肛内肿物脱出。Ⅱ期:常有便血,色鲜红,排便时伴有肿物脱出肛外,便后可自行还纳。Ⅲ期:偶有便血,便后或久站、久行、咳嗽、劳动用力、负重远行增加腹压时肛内肿物脱出,不能自行还纳,需休息或手法还纳。Ⅳ期:痔体增大,肛内肿物脱出肛门外,不能还纳,或还纳后又脱出。

2.外痔

外痔平时无感觉,仅见肛缘皮肤突起或肛门异物感。当排便用力过猛时,肛周皮下静脉破裂形成血栓或感染,出现剧烈疼痛。

3.混合痔

混合痔兼有内痔和外痔的症状同时存在。

三、辅助检查

1.直肠指诊

内痔早期无阳性体征,晚期可触到柔软的痔块。其意义在于除外肛管直肠肿瘤性疾病。

2.肛门镜检查

肛门镜检查是确诊内痔的首选检查方法。不仅可见到痔的情况,还可观察到直肠黏膜有无充血、水肿、溃疡、肿块等,以及排除其他直肠疾病。

3.直肠镜检查

直肠镜检查图文并茂,定位准确,防止医疗纠纷,可准确诊断痔、直肠肿瘤等肛肠疾病。

4.肠镜检查

对于年龄超过45岁便血者,应建议行电子结肠镜检查,除外结直肠肿瘤及炎症性肠病等。

四、治疗要点

痔的治疗遵循三个原则:①无症状的痔无须治疗,仅在合并出血、痔块脱出、血栓形成和嵌顿时才需治疗;②有症状的痔重在减轻或消除其主要症状,无须根治;③首选保守治疗失败或不宜保守治疗才考虑手术治疗。

五、护理评估

(一)术前评估

1.健康史和相关因素

(1)了解患者有无长期饮酒的习惯,有无喜食刺激性食物或低纤维素饮食的习惯。

(2)有无长期便秘、腹泻史,长期站立、坐位或腹压增高等因素。或有痔疮药物治疗、手术史;有无糖尿病、血液疾病史。

(3)了解患者有无肛隐窝炎、肛周感染、营养不良等情况促进痔的形成。

(4)家族中有无家族性息肉、家族中有无大肠或其他肿瘤患者。

(5)既往是否有溃疡性结肠炎、克罗恩病病史、手术治疗史及用药情况。

2.身体状况

(1)注意观察患者的生命体征、神志、尿量、皮肤弹性等。

(2)排便时有无疼痛及排便困难,大便是否带鲜血或便后滴血、喷血,有无黏液,有无脓血、便血、发作次数等。

(3)注意患者的营养状况,有无消瘦、头晕、眼花、乏力等贫血的体征。

(4)肛门有无肿块脱出,能否自行回纳或用手推回,有无肿块嵌顿史。

(5)直肠指诊肛门有无疼痛、指套退出有无血迹、直肠内有无肿块等。

3.心理-社会状况

(1)疾病认知:了解患者及其家属对疾病相关知识的认知程度,评估患者及其家属对所患疾病及站立方法的认识,对手术的接受程度,对痔传统手术或微创手术知识及手术前配合知识的了解和掌握程度。

（2）心理承受程度：患者及其家属对接受手术及手术可能导致的并发症带来的自我形象紊乱和生理功能改变的恐惧、焦虑程度和心理承受能力。

（3）经济情况：家庭对患者手术及并发症进一步治疗的经济承受能力。

（二）术后评估

1.手术情况

了解麻醉方式、手术方式，手术过程是否顺利，术中有无出血、出血部位、出血量，有无输血及输血量。

2.病情评估

观察患者神志和生命体征变化，生命体征是否平稳，切口敷料是否渗血，出血量多少，引流是否通畅，引流液的颜色、性质和引流量，切口愈合情况，大便是否通畅，有无便秘或腹泻等情况。

3.切口情况

切口渗出、愈合情况，有无肛缘水肿、切口感染，引流是否通畅，有无假性愈合情况。定期进行血常规、血生化等监测，及时发现出血、切口感染、吻合口出血、吻合口瘘等并发症的发生。

4.评估手术患者的肛门直肠功能

有无肛门狭窄、肛门失禁，包括排便次数、控便能力等。

5.心理-社会状况

患者对手术后康复知识的了解程度。评估患者有无焦虑、失眠，家庭支持系统等。

六、护理诊断

1.恐惧

恐惧与出血量大或反复出血有关。

2.便秘

便秘与不良饮食、排便习惯及惧怕排便有关。

3.有受伤的危险

出血与血小板减少、凝血因子缺乏、血管壁异常有关。

4.潜在并发症

潜在并发症尿潴留、肛门狭窄、排便失禁等。

七、护理措施

（一）非手术治疗护理/术前护理

1.调整饮食

嘱患者多饮水，多进食新鲜蔬菜、水果，多食粗粮，少食辛辣刺激性食物，忌烟酒。养成良好生活习惯。

适当增加运动量，促进肠蠕动，切忌久站、久坐、久蹲。

2.热水坐浴

便后及时清洗，保持局部清洁舒适。必要时用 1∶5 000 高锰酸钾溶液或复方荆芥熏洗剂熏洗坐浴，控制温度在 43 ℃，每日 2 次，每次 20～30 min，可有效改善局部血液循环，减轻出血、疼痛症状。

3.痔块还纳

痔块脱出时应及时还纳,嵌顿性痔应尽早行手法复位,防止水肿、坏死;不能复位并有水肿及感染者用复方荆芥熏洗剂坐浴,局部涂痔疮膏,用手法再将其还纳,嘱其卧床休息。注意动作轻柔,避免损伤。

4.纠正贫血

缓解患者的紧张情绪,指导患者进少渣食物,术前排空大便,必要时灌肠,做好会阴部备皮及药敏试验,贫血患者应及时纠正。贫血弱者,协助完成术前检查,防止排便或坐浴时晕倒受伤。

5.肠道准备

术前 1 日予全流质饮食,手术当日禁食,术前晚口服舒泰清 4 盒,饮水 2 500 mL 或术晨 2 h 甘油灌肠剂 110 mL 灌肠,以清洁肠道。

(二)术后护理

1.饮食护理

术后当日应禁食或给无渣流食,次日半流食,以后逐渐恢复普食。术后 6 h 内尽量卧床休息,减少活动。6 h 后可适当下床活动,如厕排尿、散步等,逐渐延长活动时间,并指导患者进行轻体力活动。

2.疼痛护理

因肛周末梢神经丰富,痛觉十分敏感,或因括约肌痉挛、排便时粪便对创面的刺激、敷料堵塞过多导致大多数肛肠术后患者创面剧烈疼痛。疼痛轻微者可不予处理,但疼痛剧烈者应给予处理。指导患者采取各种有效止痛措施,如分散注意力、听音乐等,必要时遵医嘱予止痛药物治疗。

3.局部坐浴

术后每次排便或换药前均用 1∶5 000 高锰酸钾溶液或痔疾洗液熏洗坐浴,控制温度在 43 ℃～46 ℃,每日 2 次,每次 20～30 min,坐浴后用凡士林油纱覆盖,再用纱垫盖好并固定。

4.保持大便通畅

术后早期患者有肛门下坠感或便意,告知其是敷料压迫刺激所致;术后 3 d 内尽量避免解大便,促进切口愈合,可于术后 48 h 内口服阿片酊以减少肠蠕动,控制排便。术后第 2 d 应多吃新鲜蔬菜和水果,保持大便通畅。如有便秘,可口服液体石蜡或麻仁软胶囊等润肠通便药物,宜用缓泻剂,忌用峻下剂或灌肠。避免久站、久坐、久蹲。

5.避免剧烈活动

术后 7～15 d 应避免剧烈活动,防止大便干燥,以防痔核或吻合钉脱落而造成继发性大出血。

6.并发症的观察与护理

(1)尿潴留:因手术、麻醉刺激、疼痛等原因造成术后尿潴留。若术后 8 h 仍未排尿且感下腹胀痛、隆起时,可行诱导、热敷或针刺帮助排尿。对膀胱平滑肌收缩无力者,肌内注射新斯的明 1 mg(1 支),增强膀胱平滑肌收缩,可以排尿。必要时导尿。

(2)创面出血:术后 7～15 d 为痔核脱落期,因结扎痔核脱落、吻合钉脱落、切口感染、用力排便等导致创面出血。如患者出现恶心、呕吐、头昏、眼花、心慌、出冷汗、面色苍白等并伴肛门坠胀感和急迫排便感进行性加重,敷料渗血较多,应及时通知医师行相应消除处理。

（3）切口感染：直肠肛管部位由于易受粪便、尿液等的污染，术后易发生切口感染。应注意术前改善全身营养状况；术后 2 d 内控制好排便；保持肛门周围皮肤清洁，便后用 1∶5 000 高锰酸钾液坐浴；切口定时换药，充分引流。

（4）肛门狭窄：术后观察患者有无排便困难及大便变细，以排除肛门狭窄。术后 15 d 左右应行直肠指诊如有肛门狭窄，定期扩肛。

（三）健康教育

（1）指导患者合理搭配饮食，多饮水，多食蔬菜，水果以及富含纤维素的食物，少食辛辣等刺激性食物，忌烟酒。

（2）指导患者养成良好的排便习惯，保持排便通畅，避免久蹲、久坐。

（3）便秘时，应增加粗纤维食物，必要时口服适量蜂蜜或润肠通便药物。

（4）出院后近期可坚持熏洗坐浴，保持会阴部卫生清洁，并有利于创面愈合。

（5）术后适当活动，切勿剧烈活动。若出现创面出血，随时与医师联系，及早处理。

（6）术后早期做提肛运动，每日 2 次，每次 30 min，促进局部血液循环。一旦出现排便困难或便条变细情况时，应及时就诊，定期进行肛门扩张。

（柯红娟）

第二节　肛门直肠异物

直肠异物是指各种异物进入直肠后，造成肠壁、肛管及周围组织的损伤，临床上比较少见，其发病率仅占消化道异物的 3%～5%。异物可由口、肛门进入，一般异物均可自行排出体外，部分异物可在直肠狭窄部或弯曲处发生刺伤或梗阻，其中最常见的部位为肛管直肠部。

一、病因与发病机制

直肠异物来源于两方面，一是下行的上消化道异物，二是直接经肛门进入。误吞的异物体积较小，多为短骨、发卡、别针、义齿等；蓄意吞服的异物相对较大，可有铁条、木条、铁钉等。异物一旦进入下消化道，细长或锐利的异物易造成肠穿孔，最常穿孔的，部位是回盲部，其次为乙状结肠，80% 需结肠镜取出的异物位于这些部位。

在临床上，所常见的肛门直肠异物其种类和来源可以分为三类：①口源性异物；②肛源性异物；③内源性异物。其常见程度：肛源性异物＞口源性异物＞内源性异物。

根据异物的位置不同，通常将其分为低位与高位异物，前者指异物在直肠壶腹可以触及，后者位于直乙状结肠交界，通常距肛缘 10 cm 以上。

二、临床表现

因异物的大小、形状和所在部位深浅，以及损伤轻重的不同，临床上会出现轻重不等的症状。如肛门内坠胀、沉重、刺痛、灼痛、里急后重等；疼痛常呈持续性，往往大便时加重；异物在直肠内，还可以引起出血，黏膜溃烂，排粪不畅，有时有下腹绞痛，或有恶心呕吐、呃逆、腹泻或昏迷等症状；如继发感染，可引起肛门直肠周围脓肿，出现一系列症状。有些直肠内异物，也可无明显症状。

三、辅助检查

1.实验室检查

白细胞总数及中性粒细胞增高。

2.影像学检查

(1)腹部 X 线检查:腹部 X 线片是最常用的检查方法,立位腹部 X 线片可以显示异物的数目、形状、轮廓、位置和有无膈下游离气体。

异物导致排尿困难可见膀胱充盈影像,还可见结肠或小肠袢膨胀。结肠气钡造影可以更确切地显示异物的位置,异物与肠壁的关系,还能显示常规腹部 X 线片检查不显影的异物。

(2)腹部 CT 或 B 超检查:对于腹部 X 线片检查改变不明显的患者,腹部 CT 或 B 超检查也是为诊断提供进一步依据的简单方法。

(3)肛门镜和结肠镜检查:肛门镜和结肠镜检查可以进一步确定异物的位置和性质,了解异物对结直肠黏膜的损伤情况,条件允许的情况下可以直接取出异物。

四、治疗要点

1.自行排出法

自行排出法适用于异物小且光滑者。

2.经肛门取异物法

经肛门取异物法适用于异物相对光滑规整且位置不高者能通过肛门取出者。

3.经腹取异物法

经腹取异物法适用于异物偏大不规整位置偏高经肛门不能取出者,并发肠穿孔腹膜炎等。

五、护理评估

1.健康史

了解患者的年龄、性别嗜好、饮食习惯、性取向等病史。

2.目前身体状况

评估患者目前异物所在的部位、程度、性质,是间断性还是持续性以及变化情况;异物出现的时间、性状等;有无排气排便。

评估患者的全身情况,了解目前采取的治疗方法,有无并发症,观察手术患者术后恢复情况等。

3.心理-社会状况

评估患者对肛门直肠异物情况出现的羞愧、自卑、恐惧等心理。仔细评估患者的情况,必要时给予心理支持。

六、护理诊断

1.自我形象紊乱

自我形象紊乱与肛门直肠异物产生的方式、部位隐私有关。

2.疼痛

疼痛与异物压迫有关。

3.出血

出血与部分异物在直肠狭窄部或弯曲处发生挤压、刺伤、摩擦有关。

4.潜在并发症

潜在并发症包括肛门直肠周围脓肿、肛周感染、肠穿孔。

七、护理措施

按肛肠科一般护理常规进行,注意患者的情绪变化,及时报告医师。

1.心理护理

了解患者的心理状况及造成异物的原因,积极开展心理疏导,解除患者的心理顾虑,配合医师的手术治疗,引导患者认识自己的疾病。

2.疼痛及出血的护理

解释异物压迫摩擦直肠会引起的症状,安排舒适的病房环境,做好健康宣教。

3.完善术前检查

除一般检查外,还要进行免疫检查等。

4.健康教育

(1)引导正确认识自身问题,采取积极的态度配合治疗,鼓励患者培养、养成健康积极的生活态度和拥有健康的心理。

(2)指导患者劳逸结合,保证足够的休息和睡眠,多食营养丰富、均衡和富含维生素的食物,以清淡、易消化为主。

(3)保持大便通畅,防止便秘。

(4)如果自己感觉肛门部不适,不能用异物刺激肛门,应及时来医院检查治疗。

(贾彩虹)

第三节 肛门直肠大出血

肛门直肠为下消化道出血的好发部位,出血时因肛门括约肌收缩,血液多向上逆流至结肠,当患者有便意时排出大量血便,导致血压下降甚至引起休克。对疑有肛门直肠大出血的患者,应做到密切观察,早发现,早治疗,防止因大出血而造成患者死亡。

一、病因

1.直肠疾病

直肠息肉是直肠的良性肿瘤,便血多因息肉继发感染,带蒂息肉脱落所致,儿童多见。如果出现持续便血,伴下坠感,大便次数增加,有便秘与腹泻交替出现的情况,同时有体重在短期内明显下降的情况,则提示可能发生直肠恶变的可能,老年人应特别注意,少数直肠癌患者可发生急性大出血。

2.结肠疾病

结肠也可有息肉与恶变发生,少数结肠癌患者亦可发生急性大出血。溃疡性结肠炎可致急性大出血,严重者造成肠外综合征,甚至死亡。细菌性痢疾也可引起便血。此外,一些比较少见的疾病,如肠套叠、肠伤寒、肠结核等,也偶见肛门直肠出血发生。

3.肛门疾病

内痔、肛裂等肛门疾病是引起便血最常见的原因。

4.全身性疾病

血液系统如白血病、再生障碍性贫血、原发性血小板减少性紫癜、血友病等;传染病如斑疹伤寒、流行性出血热、艾滋病等,都会出现便血。维生素 K 缺乏,中毒和严重感染如败血症、尿毒症后期等都会出现便血。

5.其他疾病

憩室病、先天性肠道血管病、粪便嵌塞、缺血性肠病、子宫内膜异位症等均可引起直肠肛门出血。

6.医源性损伤

痔及肛裂手术后,直肠息肉切除或电灼,肛门镜、结肠镜等检查操作不当,可引起肛门直肠大出血。

二、临床表现

一次出血量超过 400~800 mL 者为急性大出血,超过 800~1 000 mL 为严重大出血。

(1)肛裂引起的便血常伴有排便后肛门疼痛。内痔出血是在排便用力时,有小肿块由肛门内向外凸出,并有便后滴鲜血或有喷射状鲜血排出,血与粪便不相混淆,出血量可大可小,内痔为无痛性出血。

(2)细菌性痢疾、肠结核、溃疡性结肠炎等疾病引起的便血多混有黏液或呈脓血便,并伴有腹痛、发热、里急后重等症状。

(3)出血性坏死性肠炎、肠系膜血管栓塞肠套叠等疾病引起的便血,可伴剧烈腹痛,严重者出现休克。

(4)肿瘤、肠结核、肠套叠等疾病,除便血症状外,体征检查时可触及腹部包块。

(5)血液系统疾病、急性感染性疾病,便血同时会伴有皮肤或其他器官出血。

(6)内痔手术后引起的大出血,出血量一般是在 400~600 mL,严重者可达 1 000 mL,可有肠鸣音亢进、腹痛、腹胀嗳气、便感强烈、难以入睡,随着出血量的增加可排出大量鲜红血液或暗红的血液及血凝块,由于大量出血及腹压的短时间内下降,患者可出现失血性休克症状。

三、辅助检查

1.直肠指检

直肠指检有助于查明距肛缘 7 cm 的中、下段直肠内病变;若患者取蹲位行直肠指诊,指尖可达距肛缘 10 cm 的直肠。

2.肛门镜检查

肛门镜检查对于有痛性便血,可见特定部位小溃疡;对于痔、肛裂出血,可明确病因,还可在肛门镜下采取止血治疗。

3.纤维结肠镜检查

下消化道出血约 2/3 以上病因在大肠,直肠指检未发现病灶者,结肠镜检查应列为首选;诊断阳性率最高,可发现由肿瘤、憩室、息肉、炎症、血管畸形等病变引起的出血,约有 80% 的患者通过纤维结肠镜检查能明确出血病因及部位。

4.选择性动脉造影

出血速度快、出血量大患者可做此检查,对肠壁血管畸形,憩室与肿瘤等有很高的诊断价值。

5.结肠气钡造影检查

对肿瘤或肠镜通过困难的患者,此检查较有诊断价值。检查应在出血静止期进行,不仅能显示病变轮廓,还能观察结肠功能。

四、治疗要点

(一)保守治疗

对于病变广泛,出血量不大的炎性疾病如溃疡性结肠炎、肠伤寒等,保守治疗为主要的治疗措施。对大肠良性出血可采用冰盐水保留灌肠,使局部血管收缩从而达到止血目的,再进一步病因治疗。对出血量较大患者应快速输液、输血,补充有效循环血容量,改善组织血液灌注,若患者发生休克,在迅速补充血容量仍未见好转时可考虑应用多巴胺等血管活性药物。同时注意纠正水电解质及酸碱平衡紊乱。因感染导致出血的患者,应给予足量有效的抗生素治疗,以控制炎症。对于一、二期内痔及一期肛裂出血可行保守治疗,必要时输血,并局部注射血管收缩药或硬化剂。

(二)内镜治疗

浅表性出血病灶可将止血药物作用于出血部位,起到收敛、凝血作用,还可采用高频电凝、激光等方法止血。当出血部位广泛或局限出血显示不清时,应避免使用高频电凝止血。出血局限的某些良性病变如息肉、血管畸形等,可应用结肠镜行激光、电灼治疗。有些晚期肿瘤患者,因不耐受手术治疗,发生出血时亦可通过内镜行姑息性止血治疗。

(三)介入治疗

介入治疗可经留置导管持续滴注血管收缩剂或生长激素类药物止血。

动脉栓塞常常导致肠管缺血性坏死,引起严重的并发症。对于出血严重,但暂不能手术的患者,可先选择吸收性明胶海绵、自体血凝块或聚乙烯醇等进行动脉栓塞疗法,待病情稳定后择期手术。年老体弱患者,应首选介入治疗,若介入不成功,再选择手术治疗。

(四)手术治疗

出现失血性休克,血流动力学不稳定者;有急性出血合并有肠梗阻肠套叠、肠穿孔、腹膜炎者;经保守治疗仍不能止血者;已明确出血原因,需要手术治疗并可耐受者;反复多次出血导致患者贫血,再次复发者都应尽早手术治疗。

对结肠、直肠病变广泛而无法止住的大出血,可做肠系膜下动脉、直肠上动脉或髂内动脉结扎术,以控制出血。右半结肠及其以上的病变,或无梗阻的病变,可考虑一期吻合,左半结肠的病变,尤其是伴左半结肠及其以上的病变,做一期吻合应慎重。如缺乏把握,应做 Hart-mann(哈特曼)手术,即切除病变肠段近端造瘘,远端缝闭。

五、护理评估

(一)术前评估

1.健康史

了解病情、有无肛门直肠疾病、血液系统疾病等既往病史,有无继发感染及全身性疾病。

了解饮食、排便情况、活动情况、过敏史及诱发因素等。

2.身体情况

评估便血性质、出血量大小,有无烦躁不安、面色苍白、出汗、四肢湿冷、心悸、心率加快、血压下降等失血性休克症状。评估辅助检查结果,明确出血部位及原因,选择治疗方案,评估患者对于手术的耐受力。

3.心理-社会状况

评估患者有无对疾病以及拟采取的治疗护理,而产生的紧张、焦虑情绪;评估家属对于患者的关心和支持程度。

(二)术后评估

1.手术情况

了解麻醉方式和手术类型,术中出血量、有无输血,补液量。

2.身体情况

评估生命体征及引流管情况;手术切口愈合情况,有无出血、感染等并发症发生。

3.心理-社会状况

评估患者对于疾病和术后有无焦虑等心理反应,患者及其家属对于术后康复及健康宣教的认知程度。

六、护理诊断

1.焦虑恐惧

焦虑恐惧与肛门直肠疾病所致便血有关。

2.体液不足

体液不足与肛门直肠疾病大出血致血容量降低有关。

3.知识缺乏

缺乏疾病治疗与康复有关知识。

4.潜在并发症

潜在并发症包括低血容量性休克、出血、感染等。

七、护理措施

(一)非手术治疗护理/术前护理

1.积极抢救

备好心电监护、氧气以及各种抢救用药和器械,如患者出现面色苍白、心率加快等休克早期的临床表现,应密切观察并给予高度重视。出现休克表现,应取平卧位或中凹位,绝对卧床,减少搬动,迅速建立静脉通路以补充血容量,开始输液时速度宜快,待休克纠正后可减慢输液速度,密切观察生命体征变化,对轻度、中度休克的患者,在补充血容量的同时积极止血治疗。

2.常规准备

遵医嘱做好血常规、血型、出凝血时间、尿常规、便常规、肝肾及心肺功能等检查,并根据辅助检查结果确定治疗方案。

3.心理护理

肛门直肠大出血患者易有恐惧、焦虑等情绪,应给予无微不至的关心、体贴,安慰患者,鼓励患者积极配合诊疗及护理;向患者讲解止血方法的可靠性和术后注意事项,消除患者的顾虑。

4.对症处理

遵医嘱立即采取止血措施,应用止血药物或冰盐水保留灌肠等。

5.饮食护理

应暂禁食,出血停止后可根据恢复情况,进流质或无渣半流质饮食,逐渐增加富含蛋白质、高热量高维生素、清淡易消化食物,可提高机体防御能力,促进伤口愈合。肛门疾病引起的犬出血经止血治疗后,注意排便时勿用力,保持大便通畅,以免再次出血。

6.病情观察

严密观察血压、脉搏、尿量、中心静脉压及周围循环情况,密切观察便血的量、性质,判断有无活动性出血以及止血效果。若出血不止,应立即报告医师,并配合做好术前准备。

7.术前皮肤、肠道准备

剃除手术部位毛发,注意防止损伤皮肤。术前排空大便,保证直肠清洁无便。

(二)术后护理

1.病情观察

术后密切观察生命体征变化,至少每 30 min 测生命体征一次,直至血压平稳,如果病情较重,仍需每 1~2 h 测量一次;详细记录患者 24 h 出入量,密切观察尿量变化;维持水、电解质以及酸碱平衡,维持有效循环血量。

密切关注患者主诉,注意体征变化,及时发现异常情况,并通知医师处理;观察患者神志、体温、切口渗血、渗液以及引流情况等。

2.体位护理

患者手术后给予平卧位。全麻未清醒者头偏向一侧,注意有无呕吐,保持呼吸道通畅。全麻清醒或硬膜外麻醉患者平卧 6 h,生命体征平稳后改为低半卧位,以减轻切口张力和疼痛,有利于呼吸及循环。

3.引流管护理

经手术治疗后的患者常留置胃管腹腔引流管、导尿管等,护理时应注意妥善固定,保持引流管通畅,并注意观察记录引流液量、性质、颜色。患者无发热和腹胀、白细胞恢复正常,可考虑拔除引流管。留置胃管可起到胃肠减压作用,待结肠造瘘开放、胃肠减压量减少或肛门排气后,可停止胃肠减压。

4.鼓励早期活动

除年老体弱或病情较重者,鼓励协助患者术后第 1 d 可在床上轻微活动,第 2 d 可协助患者床边活动,第 3 d 可逐渐增加活动量。术后早期活动目的在于可促进肠蠕动,预防肠粘连及下肢静脉血栓的发生。

5.营养支持

根据患者的营养状况,给予营养支持。术后给予全胃肠外营养,待出血停止、排气排便后可逐渐过渡到肠内营养。必要时给予血浆、全血输注,改善贫血状况。

6.预防感染

合理应用抗生素,患者全身情况得到改善临床感染症状消失后,可停用抗生素。观察伤口敷料是否干燥,有渗血或渗液时及时更换敷料;观察伤口愈合情况,及早发现感染情况。

7. 预防并发症

生命体征平稳时应协助患者翻身、叩背,指导患者有效咳嗽咳痰,必要时给予雾化吸入治疗,促使呼吸道分泌物排出,减少肺部感染的发生。

高龄患者补液速度切忌过多、过快,防止肺水肿和心力衰竭的发生。密切观察患者有无尿潴留、腹痛、便血及出血等并发症,发现异常情况及时通知医师并协助处理。

(三)健康教育

1. 疾病指导

为患者讲解有关疾病治疗和护理方面的知识。

2. 饮食调整

讲解手术后恢复饮食的规律,鼓励循序渐进,少食多餐,多进食富含蛋白质、高热量、高维生素的食物,以提高机体防御能力,促进伤口愈合,保持大便通畅。少食刺激性的辛辣食物,避免暴饮暴食,禁烟禁酒。

3. 注意休息

肛门直肠大出血患者应以休息为主,待病情平稳后可适当活动。

4. 保持排便通畅

因肛门疾病引起大出血的患者,应告知患者禁止排便时间过长,禁止排便用力过猛,保持大便通畅,如大便干燥可适当应用润肠通便药物,避免做肛门镜等检查。

5. 积极治疗

结、直肠息肉患者应积极治疗,防止发生癌变;对于患溃疡性结肠炎、肠结核、血液系统疾病的患者,应指导其规律治疗与用药。

6. 随访指导

出院后定期复查随访,出现腹痛、便血等不适症状,及时到医院就诊。

（贾彩虹）

第四节 肛门周围化脓性汗腺炎

肛门周围化脓性汗腺炎是由于各种因素导致的肛周大汗腺开口发生角化性阻塞而继发的慢性复发性感染,是一种慢性蜂窝织炎样皮肤病。特点为肛周、会阴、臀部或骶尾反复出现疖肿,自行溃破或切开后形成窦道和瘘管,反复发作,病程较长,发病缓慢,常影响患者生活质量,若疏于治疗,有恶变倾向。

一、病因与发病机制

人体大汗腺有较复杂的腺管,一般位于真皮深度,分布在腋下、腹股沟、阴囊、颈后、会阴部和肛门周围。分布在肛门周围的大汗腺约占11%,这种大汗腺由毛囊发育而来。当全身或局部的汗腺分泌功能障碍,或腺管阻塞、水肿感染,即可引起化脓性汗腺炎。

若多数腺体均有严重的感染,即可发生脓肿。由于肛门周围的皮下毛囊与汗腺之间有导管相通,并和淋巴管相连,炎症可沿淋巴管或导管向会阴、臀部蔓延,形成广泛性脓肿和蜂窝织炎。反复感染即造成慢性化脓性汗腺炎,在皮下形成复杂性窦道和瘘管,甚至相互连通而形成"桥形瘢痕"。致病菌主要为金黄色葡萄球菌、链球菌。本病以 20~40 岁青壮年男性为多,尤其是有吸烟习惯、糖尿病、痤疮和肥胖者易患此病,可能与雄性激素分泌异常相关,由于本病有家族高发倾向,因此可能存在遗传易感性。

二、临床表现

(一)症状和体征

1.症状

初起肛门周围皮肤表面出现单发或多发的皮下或皮内、大小不等、与汗腺毛囊位置一致的小硬结,色红肿胀时有脓液,形如疖肿,触痛明显。脓肿自溃或切开后排出黏稠糊状有臭味的脓性分泌物,反复发作,愈合与复发交替出现,逐渐形成广泛皮下窦道和瘘口融合成片,瘘口可达数个至数十个。

一般全身症状较轻,若继发感染,向深部蔓延,则有发热、头痛、全身不适、白细胞升高、淋巴结疼痛肿大等症。病程较长的可表现为慢性病容,贫血、消瘦、低蛋白血症等。

2.体征

病变部位色素沉着,皮肤呈褐色;皮肤萎缩、变硬、肥厚,形成片状瘢痕;窦道、瘘管和小脓肿,融合成片,相互连通,炎症可广泛蔓延至会阴、臀部等处。病变一般相对浅表,仅位于皮下,但极少情况下也可侵犯深部组织;一般不深入内括约肌。若伴有腋窝、乳腺等大汗腺分布处相同的感染,则更易确诊。

(二)分类

赫尔利(Herley)分期:Ⅰ期:单发或多发的孤立性脓肿形成,不伴窦道和瘢痕。Ⅱ期:多1个复发性脓肿,伴有窦道形成和瘢痕。Ⅲ期:多个窦道相互联通和广泛脓肿形成。

三、辅助检查

彩超检查可见瘘管表浅,位于皮下组织,未深及肌肉筋膜。

四、治疗要点

肛周化脓性汗腺炎的治疗,初期以抗感染治疗为主,可以局部或系统使用抗生素治疗;成脓、形成窦道或反复感染者,以手术彻底切除炎症累及的大汗腺组织为主。

(一)非手术治疗

1.抗生素的使用

抗生素可根据培养加药敏决定,针对软组织感染推荐的抗生素有头孢菌素类、克林霉素、青霉素、米诺环素、环丙沙星等,虽然抗生素不能治愈,但能有效缓解疼痛和减少排脓,可以对赫尔利Ⅰ期的患者起到控制感染的作用,宜早期介入。

由于本病病变部位长期慢性炎症刺激,局部病灶纤维化明显,药物浸润困难,所以药敏试验不一定与临床效果一致。

2.抗雄性激素

治疗没有足够的证据支持化脓性汗腺炎患者使用抗雄激素治疗。对于疾病分期为轻、中度(赫尔利Ⅰ期、Ⅱ期),抗感染治疗无效的女性患者或激素水平异常的女性患者可考虑抗雄激素治疗。

3.激素治疗

早期皮损局部使用激素软膏可以迅速缓解局部症状。大剂量抗生素控制不佳的患者可全身性使用激素,阻止硬结形成脓肿。激素治疗需要尽快减量并撤药。

4.急性炎症期

急性炎症期可局部应用温高渗性盐水冲洗。

(二)手术治疗

反复发作形成皮内窦道、瘘管及瘢痕时,应选择手术治疗。

1.术前准备

完善术前辅助检查:血、尿常规,凝血机制,生化等实验室检查,腹部彩色多普勒超声等影像学检查。清洁灌肠1～2次。根据病情选择腰部麻醉、硬膜外麻醉或全身麻醉,需术前禁食禁水。一般取侧卧位或折刀位。

2.手术方法

(1)急性期:可简单切开引流术。

(2)缓解期:根据病变情况,手术可一期或分期进行。

初期阶段,各病变部位范围局限且独立未融合,可将各病灶分别切开,并充分敞开引流。病灶广泛,有感染,深达正常筋膜者可行扩创术,充分切开潜在皮下瘘管,术中将病变区瘘道全部切开,彻底搔刮管壁,术中用过氧化氢溶液冲洗。手术时充分暴露化脓性汗腺炎瘘道的基底,修剪时必须在正常组织的边缘,目的是去除可能因炎症的纤维化反应而使汗腺管道堵塞,防止病变复发。要细心检查残留的瘘道基底。任何微小的残留肉芽都应用细探针详细探查,以发现极微细的瘘道,广泛切除感染灶,开放引流,用填塞法或袋形缝合术创口Ⅱ期愈合或植皮。切除时,既要范围广泛,使窦道彻底开放,又要尽量保留皮岛或真皮小岛,以利于伤口愈合。病灶特大者,可行广泛切除加转流性结肠造口术。造口是为了避免创口污染,并非常规,一般不轻易使用。

3.术后处理

由于本病的手术主要是扩创,故术后换药至关重要,密切观察创面,直到整个创面完全被皮肤覆盖。可选用甲硝唑、碘伏等局部换药,紫草膏等促进愈合。

五、护理评估

1.健康史及病因

了解患者的年龄、性别、身高、体重、既往病史(肛周有反复发作的化脓性感染、破溃或切开引流史,病程持续3个月以上)、家族史、职业、生活及饮食习惯等,找出诱发疾病发生发展的因素。本病以20～40岁青壮年男性为多,尤其是有吸烟习惯、糖尿病、痤疮和肥胖者易患此病,由于本病有家族高发倾向,因此可能存在遗传易感性。

2.身体情况

典型的症状:肛门周围可见数个甚至数十个瘘口,瘘口周围增厚、变硬,色素沉着,呈暗紫色,瘘口处瘢痕多,融合成片,以致病变区凹凸不平。

3.心理-社会状况

由于本病发病年龄较年轻,多有痤疮和肥胖,病程较长,发病缓慢,又容易反复发作,易形成瘢痕,常影响患者生活质量,若疏于治疗有恶变倾向,给患者生活和工作带来痛苦和不适,而产生焦虑、恐惧或自卑心理。

4.辅助检查

彩色多普勒超声检查可见瘘管表浅,位于皮下组织,未深及肌肉筋膜。

六、护理诊断

1.疼痛

疼痛与肛周疾病或手术创伤有关。

2.便秘

便秘与饮水或纤维素摄入量不足、惧怕排便时疼痛有关。

3.潜在并发症

潜在并发症切口出血、感染等。

4.尿潴留

尿潴留与麻醉后抑制排尿反射、切口疼痛等有关。

5.焦虑

焦虑与病情反复、病程长、易形成瘢痕等因素有关。

6.知识缺乏

缺少有关疾病的治疗和术后康复知识有关。

七、护理措施

（一）非手术治疗护理

1.饮食护理

高脂食物会使皮脂腺分泌过量皮脂。含糖高的食品如摄入过量,大量的糖可以转化为脂类,可加重痤疮生长。因而嘱家属为患者提供低脂、低糖、高维生素、高蛋白质饮食,并鼓励患者多饮水,多进食新鲜蔬菜、水果,避免辛辣刺激性食物。

2.养成良好排便习惯

习惯性便秘者,轻症可每日服用适量蜂蜜,重症可用缓泻药。粪便过于干结有排便困难者,可考虑灌肠通便。

3.肛周中药熏洗

肛周中药熏洗可以清洁肛门,改善局部血液循环、促进炎症吸收、缓解括约肌痉挛、减轻疼痛。

4.缓解疼痛

对有剧烈疼痛的患者,可肛周使用消炎镇痛的药膏。

5.保持肛周清洁

每日便后或睡前清洗肛周。

（二）手术治疗护理

1.术前护理

（1）饮食:术前一日禁食辛辣、刺激、肥腻的食物。术前晚18点遵医嘱服用清肠药。术前禁食10 h,禁水4 h。

（2）肠道准备:术日晨给予清洁灌肠,以确保肠道清洁。

2.术后护理

(1)饮食:手术当天宜进少渣的半流质饮食,如稀饭、米粥、面条等。不宜过早饮用豆浆、牛奶,以免肠胀气不适;术后第 1 d 可进普食,适当摄入肉、蛋等营养食物;术后第 2 d 可进食含纤维素的蔬菜、水果。禁烟酒、辛辣刺激、肥甘食品,同时应多饮水以软化大便。

(2)保持大便通畅:48 h 后鼓励患者排便,并要养成每日定时排便的习惯,保持大便通畅。便秘时,用手绕脐周顺时针按摩腹部,每日 3 次,每次 20~30 圈。有一部分患者因为害怕排便引起伤口疼痛,故通过严格控制饮食来控制排便,常常因此导致营养不良使伤口愈合延迟,作为护理人员应及时令发现此类患者并加以劝导,告之为控制饮食而控制排便会人为导致排便困难的后果,应顺其自然形成规律饮食、规律排便的良性循环。

(3)疼痛护理:由于肛周部血管、神经丰富,神经末梢对炎症、水肿、压力等刺激非常敏感,也和患者对疼痛的耐受性有关。要多与患者交谈,分散其注意力,如疼痛较重不能耐受者,中医疗法可给予中药熏洗、耳穴压豆、穴位按摩、理疗、中药湿敷等,必要时遵医嘱给予止痛药物。

(4)病情观察:密切观察术后情况,及时测量血压、脉搏、呼吸及面色变化,注意创面有无渗血,敷料是否染血等。观察有无切口感染等其他并发症。如发现异常,应及时报告医师,做到及时处理。

(5)尿潴留处理:术后患者出现排尿障碍是因为麻醉、精神紧张、切口疼痛等所致,要做到心平气和,不要急躁,正常饮水。可听流水声,热敷小腹部,一般都能自行排出,如上述措施无效,可遵医嘱给予耳穴压豆。若患者腹部难忍、有急迫排尿感、膀胱充盈,小便仍未自行解出,则考虑为尿潴留,遵医嘱可导尿。

(6)换药与肛周中药熏洗:术后应保持伤口清洁,要每日换药。伤口在排便后中药熏洗,并更换敷料。护理程序为:先排便-再清洗-再熏洗-后换药。

3.心理护理

在护理本病患者时,护理人员首要问题是鼓励患者主动宣泄疾病带来的各种身心压抑,用心倾听患者,主动调动患者积极性,对患者表示理解与同情,耐心向患者讲解肛门周围化脓性汗腺炎的病情及相关知识,消除或减轻患者的焦虑、恐惧、自卑心理。

(三)健康教育

(1)患者应多进食新鲜蔬果,发病时禁饮酒或食辛辣刺激食物,少食厚味食物。

(2)加强局部卫生护理,保持皮肤功能的完整性及肛周干燥,对于皮肤病,尤其是瘙痒性皮肤病,应及时进行合理治疗,防治皮肤损伤,避免搔抓及皮肤摩擦等刺激。嘱患者注意个人卫生,既要保持皮肤、头发清洁,又要避免过度清洗。清洁皮肤时应以温水为宜,如需选择洗涤剂,则应选择中性、柔和的洗涤剂,不能选择碱性或刺激性强的洗涤剂。穿着以宽松、柔软的棉质衣服为宜,尤其是贴身衣服,宜勤换并用开水烫洗或阳光曝晒消毒。嘱患者不与他人混用梳子,宜选用稀齿梳,尖端不可过锐,用力不能过猛,以免损伤头皮,用后定时清洁消毒。

(3)养成良好的生活习惯,勤剪指甲,勿搔抓、搓擦皮肤,严禁挤压痤疮脓点,尤其是面部三角区部位的脓点,防止继发颅内感染。

(4)本病易发生于肥胖人群,故控制吸烟、减轻体重、多运动,有利于改善患者内环境的代谢紊乱。

(5)给予患者适当的心理疏导,帮助患者建立正确的疾病观,益于治疗。

(柯红娟)

第五节　肛周脓肿

肛周脓肿(perianal abscess)是肛门直肠周围脓肿的简称,是由于细菌感染所致的软组织急性化脓性疾病,属肛肠外科最常见的急症。任何年龄均可发病,多见于 20～40 岁的青壮年,男性多于女性。临床上多数起病急骤,疼痛剧烈,伴有恶寒发热,脓肿破溃或切开引流后易形成肛瘘。

一、病因与发病机制

肛周脓肿绝大多数是由肛腺感染所致,常见的致病菌有大肠埃希菌、金黄色葡萄球菌等,其次是肛周皮肤感染、损伤、异物、药物注射和手术后并发感染引起,极少部分可继发于糖尿病、白血病、Crohn 病、溃疡性结肠炎等。

肛瘘性脓肿可分四个阶段:①肛窦炎阶段;②肛管直肠周围间隙脓肿阶段;③脓肿破溃阶段;④肛瘘形成阶段。

按脓肿部位以肛提肌为界分为低位脓肿和高位脓肿两类。

(1)低位脓肿:①肛周皮下脓肿;②坐骨直肠间隙脓肿;③肛管后间隙脓肿;④低位肌间脓肿;⑤低位蹄铁形脓肿。

(2)高位脓肿:①骨盆直肠间隙脓肿;②直肠黏膜下脓肿;③直肠后间隙脓肿;④高位肌间脓肿;⑤高位蹄铁形脓肿。

二、临床表现

主要症状为肛门周围持续性疼痛,活动时加重。因脓肿的部位不同,临床表现也不尽一致。

1.肛门周围皮下脓肿

肛门周围皮下脓肿最常见,约占 80%。部位局限、浅在,局部疼痛明显,而全身症状不明显。病变部明显肿胀,有压痛,可触及明显波动感。

2.坐骨肛管间隙脓肿

坐骨肛管间隙脓肿较常见。此处间隙较大,形成的脓肿范围亦较大,容量为 60～90 mL。疼痛较剧烈,常可有直肠刺激症状,并伴有明显的全身症状,如发热、头痛、乏力、寒战等。早期体征不明显,随着炎症的加重,脓肿增大时局部大片红肿,明显触痛,排便时剧烈疼痛,有时影响排尿。穿刺时抽出脓液,处理不及时可导致肛瘘。

3.骨盆直肠间隙脓肿

骨盆直肠间隙脓肿少见。早期就有全身中毒症状,如高热、寒战、疲倦不适等,严重时出现脓毒血症表现。常伴有排便不畅、排尿困难,但局部表现不明显。位置较深,临床上常常易被误诊。

4.直肠后间隙脓肿

直肠后间隙脓肿以全身症状为主,有寒战、发热、疲倦不适等中毒表现,直肠内有明显重坠感,骶尾部有酸痛。直肠内指诊时直肠后壁饱满,有触痛和波动感。

三、辅助检查

1.直肠指诊

肛周可触及一肿块,压痛(+),波动感(+),皮温升高。

2.局部穿刺抽脓

诊断性穿刺抽得脓液即可诊断。可同时将抽出的脓液做细菌培养及药敏试验。

3.血常规检查

白细胞计数及中性粒细胞比例增高。

4.其他

少数深部脓肿需要依靠直肠腔内超声明确诊断,必要时需做盆腔 CT 和 MRI 检查协助诊断。

四、护理评估

(一)术前评估

1.健康史和相关因素

了解患者的一般情况,发病前有无饮食不当、大量饮酒、过度劳累等诱因;了解患者是否存在易引发肛腺感染的因素,如有无长期便秘、腹泻史,或有无外伤、肛裂、痔疮药物治疗史;有无糖尿病、恶性肿瘤史。

2.身体状况

(1)评估患者肛周局部有无红肿、硬结、肿块,皮肤破溃后有无脓液排出的情况。

(2)有无恶寒、高热、乏力、食欲缺乏、恶心等全身症状,有无出现排尿困难或里急后重。

(3)有无持续高热、恶心、头痛等,会阴和直肠坠胀感,排便不尽感,有无二便困难。

(4)是否伴有精神紧张、情绪焦虑等精神症状,除外肛门直肠神经症。

(5)评估患者生命体征变化,有无面色苍白、出冷汗、脉搏细速、血压不稳等休克的早期征象;有无体温升高、脉搏增快等全身中毒症状。

(6)直肠指诊肛周肿胀部位有无压痛、波动感、皮温高,指套退出有无血迹、直肠内有无肿块等。

(7)了解辅助检查情况:红细胞计数、白细胞计数、血红蛋白和血细胞比容等数值的变化;其他辅助检查,如腹腔穿刺/腹腔灌洗、X 线、B 超、CT、MRI 等影像学检查的结果。

(8)了解患者既往有无结核病、糖尿病、高血压等病史;有无酗酒、吸烟和吸毒史;有无腹部手术史及药物过敏史等。

3.心理-社会状况

了解患者及家属对肛周脓肿相关知识的认知程度及心理承受能力。了解有无过度焦虑、恐惧等影响康复的心理反应;了解能否接受制订的治疗护理方案,对治疗是否充满信心等,以及对治疗和护理的期望程度。

(二)术后评估

1.手术情况

了解患者术中采取的麻醉方法、手术方式、病变部位及深浅程度,手术过程是否顺利,术中有无脓汁及其数量多少。

2.康复状况

观察患者生命体征是否平稳,手术切口愈合情况,有无发生出血、切口感染、假性愈合等并发症,注意保持伤口引流通畅,防止假性闭合。注意观察挂线橡皮筋松紧度,术后15 d定期紧线,使其脱落。评估患者有无发生再次发作、肛瘘、肛门失禁等并发症。

3.心理-社会状况

评估患者有无焦虑、失眠,家庭支持系统等。了解患者及其家属对术后康复知识的掌握程度;是否担心并发症及预后等。

五、治疗要点

早期炎症浸润尚未形脓肿时,可口服或注射广谱抗生素,防止炎症扩散,但有的抗生素不仅不能控制炎症,反而会使脓肿向深部蔓延,并易导致感染加重。无论何种类型和何种部位的肛周脓肿,一旦确诊,尽早手术。脓肿若治疗不及时,易自行破溃或切开引流后形成肛瘘。常用手术方式如下。

1.切开引流术

切开引流术适应于坐骨直肠间隙脓肿、骨盆直肠间隙脓肿、蹄铁形脓肿及高位脓肿、无切开挂线条件者,也是各种术式的基础。

2.切开挂线术

切开挂线术适应于坐骨直肠间隙脓肿、骨盆直肠间隙脓肿、直肠后间隙脓肿、前位脓肿、高位蹄铁形脓肿及婴幼儿脓肿。于脓肿波动明显处先做切开引流,然后,一手示指伸入肛内做引导,另一手持探针从切口插入脓腔,沿脓腔最高处探查内口。将橡皮筋引入内口,再从切口牵出肛外。切开自切口至内口之间的皮肤。内外两端合拢,轻轻拉紧并以丝线结扎。

3.内口切开术

内口切开术适应于低位肛瘘性脓肿。

六、护理诊断

1.急性疼痛

急性疼痛与肛周炎症及手术有关。

2.便秘

便秘与疼痛恐惧排便有关。

3.体温升高

体温升高与直肠肛管周围感染和全身感染有关。

4.皮肤完整性受损

皮肤完整性受损与肛周脓肿破出皮肤、皮肤瘙痒、手术治疗等有关。

5.潜在并发症

潜在并发症肛瘘和肛门狭窄。

七、护理措施

(一)非手术治疗护理/术前护理

1.保持大便通畅

告知患者多饮水,多进食含膳食纤维丰富的蔬菜、水果和蜂蜜等,忌食辛辣刺激食物,避免饮酒。也可遵医嘱给予麻仁丸或液体石蜡口服。

2.应用抗生素

根据医嘱全身应用抗生素,有条件时穿刺抽取脓液,并根据药敏试验结果合理选择抗生素,控制感染。

3.热水坐浴

局部用 1∶5 000 高锰酸钾溶液 3 000 mL 或痔疾洗液熏洗坐浴,控制温度在43 ℃～46 ℃,每日 2 次,每次 20 min,可有效改善局部血液循环,减轻出血、疼痛症状。养成定时排便习惯,便后清洗或坐浴。

4.卧床休息

急性炎症期应卧床休息,协助患者采取舒适体位,避免局部受压加重疼痛。

5.降温

高热患者给予物理降温或遵医嘱药物降温,嘱患者增加饮水。

(二)术后护理

1.饮食护理

术后 6h 进流质,术后第一日给半流质,以清淡、易消化食物为主,保持排便通畅。

2.有脓液形成时,及时切开引流

早期分泌物较多,应定时观察敷料有无渗出,一旦渗出应及时更换敷料,可每日更换 2 次,防止切口感染。

3.脓肿切开引流术的护理

对脓肿切开引流者,应密切观察引流液的颜色、量、性状,并记录。定时冲洗脓腔,保持引流通畅。

4.脓肿切开挂线术的护理

(1)皮肤护理:保持肛门皮肤清洁,嘱患者局部皮肤瘙痒时不可搔抓,避免皮肤损伤感染。

(2)挂线橡皮筋护理:嘱患者术后 7～15 d 至门诊收紧橡皮筋,直到橡皮筋脱落。脱落后局部创面可外敷中药生肌散,以促进创面愈合。

5.热水坐浴

便后局部创面用 1∶5 000 高锰酸钾溶液 3 000 mL 或痔疾洗液熏洗坐浴,每日 2 次。既可缓解局部疼痛、清洁肛门周围皮肤,又有利于局部炎症的消散、吸收,促进创面愈合。

6.后期创面护理

表浅可定时坐浴使其自然愈合。排便后应先坐浴再换药。创面愈合应由内向外,避免皮肤假性愈合形成肛瘘。指导患者注意个人卫生,勤洗、勤换内裤。

(三)健康教育

(1)多饮水,多吃蔬菜、水果以及富含纤维素的食物,禁止饮酒及食辛辣等刺激性食物。

(2)嘱患者改变以往不良的饮食习惯,养成良好的饮食、排便及卫生习惯。教会患者坐浴的方法,并嘱其坚持坐浴。

(3)养成定时排便的习惯,避免排便时间延长,避免便秘和腹泻。避免久坐、久卧。

(4)提肛运动:肛门括约肌松弛者,术后 15 d 起可指导患者进行提肛运动,促进局部血液循环,加速愈合,软化瘢痕,预防肛门狭窄。

(柯红娟)

第六节 肛 瘘

肛瘘是指肛门直肠因肛门周围间隙感染、损伤、异物等病理因素形成的与肛门周围皮肤相通,形成异常通道的一种疾病,是常见的直肠肛管疾病之一,发病年龄以 20~40 岁青壮年为主,男性多于女性。

一、病因与发病机制

大多数肛瘘由直肠肛周脓肿发展而来。由内口、瘘管和外口三部分组成。内口即原发感染灶,外口为脓肿破溃处或手术切开引流部位,内、外口之间由脓腔周围增生的纤维组织包绕的管道即瘘管,近管腔处有炎性肉芽组织。其内口多在肛窦内及其附近,外口位于肛门周围的皮肤上,内、外口既可为单个,也可以为多个。由于致病菌不断由内口进入,而瘘管迂曲,少数存在分支,常引流不畅且外口皮肤生长速度较快,常发生假性愈合并形成脓肿。

脓肿可从原外口溃破,也可从他处穿出形成新的外口,反复发作,发展为有多个瘘管和外口的复杂性肛瘘。

二、临床表现

肛门周围流脓水、潮湿、瘙痒,甚至出现湿疹。外口处有脓性、血性、黏液性分泌物流出,有时有粪便及气体排出。外口因假性愈合或暂时封闭时,脓液积存,形成脓肿,可出现肛周肿痛、发热、寒战、乏力等症状。脓肿破溃或切开引流后,脓液排出,症状缓解,上述症状反复发作是肛瘘的特点。

三、辅助检查

1.直肠指诊

在内口处有轻压痛,瘘管位置表浅时可触及硬结内口及条索样肛瘘。

2.探针检查

探针检查是最常用、最简便、最有效的方法。自外口处插入,沿瘘管轻轻探向肠腔,可找到内口的位置。

3.染色检查

自外口注入 1% 亚甲蓝溶液,检查确定内口位置。

4.实验室检查

发生肛周脓肿时,血常规中可出现白细胞计数及中性粒细胞比例增高。

5.X 线造影

碘油造影或 70% 泛影葡胺造影,适用于高位复杂性肛瘘的检查。检查自外口注入造影剂,可判定瘘管的分布、多少、位置、走行和内口的位置。

6.MRI 检查

MRI 检查可清晰显示瘘管位置及括约肌间的关系,明确肛瘘分型。

另外,特别注意复杂性肛瘘青年患者是否合并炎症性肠病可能,必要时行肠镜检查。

四、治疗要点

肛瘘一般不能自愈,必须手术治疗。手术成败的关键在于:①准确寻找和处理内口;②切除或清除全部瘘管和无效腔;③合理处理肛门括约肌;④创口引流通畅。

1.堵塞法

堵塞法适用于单纯性肛瘘。瘘管用1%甲硝唑、生理盐水冲洗后,自外口注入生物蛋白胶。治愈率较低。

2.手术治疗

(1)肛瘘切开术:主要应用于单纯性括约肌间型肛瘘和低位经括约肌间型肛瘘。用探针自外口进入瘘管,沿瘘管到达位于齿状线附近的内口。将探针上方的组织切开,将肉芽组织用刮匙刮除,若存在高位盲道或继发分支,则需彻底清除。

(2)肛瘘切除术:在瘘管切开的基础上,将管壁全部切除,直至健康组织,并使创面呈内小外大,以利引流。

(3)肛瘘切开挂线术:适用于距肛缘3~5 cm,有内外口的单纯性肛瘘、高位单纯性肛瘘,或坐位复杂性肛瘘切开、切除的辅助治疗。

利用橡皮筋或有腐蚀作用药线的机械性压迫作用,使结扎处组织发生血运障碍而坏死,以缓慢切开肛瘘。

(4)经肛直肠黏膜瓣内口修补术:是治疗复杂性肛瘘的一种保护括约肌的技术,切除内口及其周围约1 cm的全厚直肠组织,然后游离其上方的直肠瓣,并下移修复内口处缺损。通过清除感染灶,游离内口上方直肠黏膜肌瓣或内口下方肛管皮瓣覆盖缝合于内口上,阻碍直肠内容物使之不能进入瘘管管道。

五、护理评估

(一)术前护理评估

(1)了解有无肛管直肠周围脓肿自行溃破或切开引流的病史。

(2)病情评估:①肛门皮肤有无红、肿;②肛周外口有无反复流脓及造成皮肤瘙痒感;③了解直肠指检、内镜及钡灌肠造影等检查结果。

(3)对肛瘘的认知程度及心理承受能力。

(4)自理能力。

(二)术后护理评估

(1)肛门皮肤有无红、肿、疼痛,肛周外口有无反复流脓及造成皮肤瘙痒感。

(2)了解辅助检查结果及手术方式。

(3)患者的饮食及排便情况。

(4)评估患者对术后饮食、活动、疾病预防的认知程度。

六、护理诊断

1.急性疼痛

急性疼痛与肛周炎症及手术有关。

2.完整性受损

完整性受损与肛周脓肿破溃、皮肤瘙痒、手术治疗等有关。

3.潜在并发症

潜在并发症肛门狭窄、肛门松弛。

七、护理措施

(一)术前护理措施

(1)观察患者有无肛门周围皮肤红、肿、疼痛,流脓或排便困难。症状明显时,嘱其卧床休息,肛门局部给予热水坐浴,以减轻疼痛,利于大便的排出。

(2)鼓励患者进高蛋白、高热量、高维生素、易消化的少渣饮食,多食新鲜蔬菜、水果及脂肪类食物,保持大便通畅。

(3)急性炎症期,遵医嘱给予抗生素,每次排便后用清水冲洗干净,再用 1∶5 000 高锰酸钾溶液温水坐浴,每次 20 min,每日 3 次。

(4)术前 1 d 半流质饮食,术前晚食流质,视所采取的麻醉方式决定术前是否禁食禁饮。术前晚按医嘱给予口服泻药,但应具体应用时视患者有无长期便秘史进行调整。若排便不充分时,可考虑配合灌肠法,洗至粪便清水样,肉眼无粪渣为止。

(5)准备手术区域皮肤,保持肛门皮肤清洁,予修剪指甲。

(二)术后护理措施

(1)腰麻、硬膜外麻醉,术后需去枕平卧 6 h,避免脑脊液从蛛网膜下隙针眼处漏出,致脑脊液压力降低引起头痛。监测脉搏、呼吸、血压 6~8 h,至生命体征平稳。

(2)加强伤口换药,避免假性闭合。伤口距离肛门近,有肠黏液或粪便污染时,需拆除敷料,温水冲洗、1∶5 000 的高锰酸钾溶液或中药熏洗坐浴,洗净沾在伤口上的粪渣和脓血水;伤口换药要彻底、敷料填塞要达深部,保证有效引流,避免无效腔。如行挂线术的患者创面换药至挂线脱落后 1 周。

(3)做好排便管理,术前给予口服泻药或清洁灌肠,术后给予轻泻软便药乳果糖或麻仁丸及纤维增加剂,使粪便松软,易于排出。排便后及时坐浴和换药,以保持伤口和肛门周围皮肤清洁。

(4)肛门括约肌松弛者,术后 3 d 可指导患者进行提肛运动。

(三)健康教育

1.饮食指导

术后 1~2 d 少渣半流饮食,之后正常饮食,忌辛辣刺激性食物如辣椒及烈性酒等,多食粗纤维富营养的食物,如新鲜蔬菜、水果等,切忌因惧怕疼痛而少吃饭或不吃饭。鼓励患者多饮水,防止便秘。

2.肛门伤口的清洁

每日排便后用 1∶5 000 高锰酸钾溶液或痔疮洗液坐浴,坐浴时应将局部创面全部浸入药液中,药液温度适中。平时排便后,可用温水清洗肛门周围,由周边向中间洗净分泌物。

3.术后活动指导

手术创面较大,而伤口尚未完全愈合期间,应尽量少走路,避免伤口边缘因用力摩擦而形成水肿,延长创面愈合时间。创面愈合后 3 个月左右不要长时间骑自行车,以防愈合的创面因摩擦过多而引起出血。如发现排便困难或大便失禁,应及时就诊。

(贾彩虹)

第七节 肛 裂

肛裂(anal fissure)是指齿状线以下肛管皮肤全层破裂形成的慢性溃疡。主要表现为便后肛门疼痛、便血、便秘三大症状。其发病率仅次于痔、位居第二位,可发生于任何年龄,但多见于青壮年。具有"四最"特点:病变最小、痛苦最大、诊断最易、治法最多。

一、病因与发病机制

1.解剖因素

肛门外括约肌浅部在肛门后方形成肛尾韧带,较硬,伸缩性差,并且皮肤较固定,肛直角在此部位呈90°,且肛门后方承受压力较大,故后正中处易受损伤。

2.外伤因素

大便干硬,排便时用力过猛,可损伤肛管皮肤,反复损伤使裂伤深及全层皮肤,形成溃疡。肛门镜等内镜检查或直肠指检方法不当,也容易造成肛管后正中的皮肤损伤,形成肛裂。

3.感染因素

齿状线附近的慢性炎症,如发生在肛管后正中处的肛窦炎,可向下蔓延而致肛管皮下脓肿,脓肿破溃后形成溃疡,加之肛门后正中的血供较其他部位差,肛管直肠的慢性炎症易引起内括约肌痉挛又加重了缺血,致使溃疡不易愈合。

二、临床表现

肛裂患者的典型临床表现是疼痛、便秘和便血。

1.疼痛

肛裂可因排便引起肛门周期性疼痛,这是肛裂的主要症状。排便时,粪块刺激溃疡面的神经末梢,立刻感到肛门灼痛或剧痛,便后数分钟疼痛缓解,此期称疼痛间歇期。

2.便血

排便时常在粪便表面或便纸上有少量新鲜血迹或滴鲜血。出血的多少与裂口的大小,深浅有关,但很少发生大出血。

3.便秘

因肛门疼痛不愿排便,久而久之引起便秘,粪便变得更为干硬,排便时会使肛裂进一步加重,形成恶性循环。这种恐惧排便现象可导致大便嵌塞。

三、辅助检查

(1)用手牵开肛周皮肤视诊,可看见裂口或溃疡时,应避免强行直肠指诊或肛门镜检查。

(2)若发现侧位的慢性溃疡,应想到有否结核、癌、克罗恩病及溃疡性结肠炎等罕见病变,必要时行活组织病理检查。

四、治疗要点

(一)非手术治疗

1.调整饮食

对于急性新鲜肛裂,通过调整饮食、软化大便,可以缓解肛裂症状,促使裂口愈合。增加多纤维食物如蔬菜、水果等,增加每日饮水量,纠正便秘。

2.局部坐浴

用温热盐水或中药坐浴,温度43 ℃~46 ℃,每日2~3 s次,每次20~30 min。温水坐浴可松弛肛门括约肌,改善局部血液循环,促进炎症吸收,减轻疼痛,并清洁局部,以利创口愈合。

3.口服药物

口服缓泻剂如福松或石蜡油,使大便松软、润滑,以利排便。

4.外用药物

通过局部用药物(如太宁栓)可缓解内括约肌痉挛以达到手术效果。新近用于临床的奥布卡因凝胶可有效缓解肛管括约肌痉挛性疼痛,改善局部血液循环,促进肛裂愈合,疼痛剧烈者可以选用。必要时局部应用长效麻药封闭治疗,可有效缓解疼痛,部分病例可以使溃疡愈合。

5.扩肛疗法

扩肛疗法适用于急性或慢性肛裂不伴有肛乳头肥大及前哨痔者。优点是操作简便,不需要特殊器械,疗效迅速。

(二)手术治疗

对经久不愈、非手术治疗无效的慢性肛裂可采用以下手术方法治疗。目前国内常用的术式如下。

(1)肛裂切除术。

(2)肛裂切除术加括约肌切断术。

(3)V-Y肛门成形术。

(4)肛裂切除纵切横缝术等。实践证明,肛裂切除术加括约肌切断术的效果较好,可作为首选术式。

五、护理评估

(一)术前评估

1.健康史及相关因素

了解患者疼痛部位多与病灶位置及疾病性质有关。注意询问患者疼痛的部位、持续的时间、急缓、性质及病程长短,有无明确的原因或诱因;了解患者有无长期便秘史,便秘发生的时间、病程长短、有无便意感,起病原因或诱因;排便的次数和量;有无便血、肛门疼痛、腹痛、腹胀、嗳气、食欲减退、肛门坠胀、排便不尽、反复排便等伴随症状,甚至用手挖便的情况;有无用药史,效果如何。有无焦虑、烦躁、失眠、抑郁,乃至性格改变等精神症状。评估患者有无肛窦炎、直肠炎等诱发肛管溃疡的因素。

2.身体评估

(1)便秘的原因很多,有功能性便秘和器质性便秘两种,应加以区分。

(2)有无便后肛周出现烧灼样或刀割样剧烈疼痛,缓解后又再次出现剧痛,持续30 min至数小时不等。

(3)因惧怕肛周疼痛而不敢排便。便后滴新鲜血,或便中带新鲜血。

(4)肛裂便秘,多伴便后手纸染血、肛门剧痛,呈周期性。

(5)了解肛门局部检查结果,有无发现裂口、肛乳头肥大、哨兵痔、肛窦炎、皮下瘘、肛门梳硬结。

3.心理-社会状况

评估患者及家属对肛裂相关知识的了解程度及心理承受能力,以及对治疗、护理等的配合程度。

(二)术后评估

1.手术情况

了解患者术中采取的麻醉方式、手术方式,手术过程是否顺利,术中有无出血及其量。

2.康复状况

观察患者生命体征是否平稳,手术切口愈合情况,有无发生出血、肛门狭窄、排便失禁等并发症。

3.心理-社会状况

评估患者有无焦虑、失眠,家庭支持系统等。了解患者及其家属对术后康复知识的掌握程度;是否担心并发症及预后等。

六、护理诊断

1.排便障碍

排便障碍与患者惧怕疼痛不愿排便有关。

2.急性疼痛

急性疼痛与粪便刺激及肛管括约肌痉挛、手术创伤有关。

3.潜在并发症

潜在并发症增加了结直肠肿瘤发生的风险。

七、护理措施

(一)非手术治疗护理/ 术前护理

1.心理支持

向患者详细讲解有关肛裂知识,鼓励患者克服因害怕疼痛而不敢排便的情绪,配合治疗。

2.调理饮食

增加膳食中新鲜蔬菜、水果及粗纤维食物的摄入,少食或忌食辛辣和刺激性食物,多饮水,以促进胃肠蠕动,防止便秘。

3.热水坐浴

每次排便后应热水坐浴,清洁溃疡面或创面,减少污染,促进创面愈合,水温43 ℃~46 ℃,每日2~3 次,每次20~30 min。

4.肠道准备

术前3 d少渣饮食,术前1 d流质饮食,术前日晚灌肠,尽量避免术后3 d内排便有利于切口愈合。

5.疼痛护理

遵医嘱适当应用止痛剂,如肌内注射吗啡、消炎栓纳肛等。

(二)术后护理

1.术后观察

有无渗血、出血、血肿、感染和尿潴留并发症发生,如有急事报告医师,并协助处理。

2.保持大便通畅

鼓励患者多饮水,多进食新鲜蔬菜、水果、粗纤维食物,指导患者养成每日定时排便的习惯,进行适当的户外锻炼,防止便秘。便秘者可服用缓泻剂或液体石蜡等,也可选用蜂蜜、番泻叶等泡茶饮用,以润滑、松软大便利于排便。

3.局部坐浴

术后每次排便或换药前均用1:5 000高锰酸钾溶液或痔疾洗液熏洗坐浴,控制温度在43 ℃~46 ℃,每日2次,每次20~30 min,坐浴后用凡士林油纱覆盖,再用纱垫盖好并固定。

(1)切口出血:多发生于术后7~12 d,常见原因多为术后大便干结、用力排便、换药粗暴等导致创面裂开、出血。预防措施包括:保持大便通畅,防止便秘;避免腹内压增高的因素如剧烈咳嗽、用力排便等;切忌换药动作粗暴,轻轻擦拭。密切观察创面的变化,一旦出现创面大量渗血,紧急压迫止血,并报告医师处理。

(2)肛门狭窄:大便变细或肛门狭窄者,遵医嘱可于术后10~15 d行扩肛治疗。

(3)排便失禁:多由于术中不慎损伤肛门括约肌所致。询问患者排便前有无便意,每日的排便次数、量及性状。若为肛门括约肌松弛,可于术后3 d开始指导患者进行提肛运动,每日2次,每次30 min;若发现患者会阴部皮肤常有黏液及粪便污染,或无法随意控制排便时,立即报告医师,及时处理。

(三)健康教育

(1)指导患者养成定时排便的习惯,避免排便时间延长。保持排便通畅,鼓励患者有便意时,尽量排便,纠正便秘。

(2)多饮水,多吃蔬菜、水果以及富含纤维素的食物,禁止饮酒及食辛辣等刺激性食物。

(3)出现便秘时,应增加粗纤维食物,必要时口服适量蜂蜜或润肠通便药物。

(4)出院时如创面尚未完全愈合者,便后温水坐浴,保持创面清洁,促进创面早期愈合。

(5)大便变细或肛门狭窄者,遵医嘱可于术后10~15 d行扩肛治疗。

(6)肛门括约肌松弛者,手术3 d后做肛门收缩舒张运动,大便失禁者需二次手术。

(柯红娟)

第八节 肛门瘙痒症

肛门瘙痒(peritusani,PA)是一种常见的局部瘙痒症。肛门部有时有轻微发痒,如瘙痒严重,经久不愈则成为瘙痒症。它是一种常见的局限性神经功能障碍性皮肤病。一般只限于肛门周围,有的可蔓延到会阴、外阴或阴囊后方。

一、病因及发病机制

肛门瘙痒症是局限于肛门局部的瘙痒症,多与肛门及直肠疾病有关,或继发于肛门直肠疾病。局部炎症充血使皮肤循环增加,温度上升,臀间又是不易散热的部位,促使汗液排泄增多,湿润浸渍,引起不适和瘙痒。初发病患者常以热水烫洗或较长时间外用含有类固醇皮质激素等药涂敷,虽可一时缓解瘙痒症,日久可形成瘙痒不良刺激,使局部症状更加严重。嗜食辛辣食品也可引起肛门瘙痒,卫生习惯不良,不及时清洗肛门会阴,隔裤搔抓摩擦,可使瘙痒加剧。着装不良,穿着窄小的衣裤,或穿质地不适的内裤如某些化纤织衣物或厚实而粗糙衣物,使臀围汗液不易散发及摩擦也可诱发肛门瘙痒。

二、临床表现

本病初期,仅限于肛门周围皮肤瘙痒,时轻时重,有时刺痛或灼痛,有时如虫行蚁走,有时如蚁咬火烤,有时剧痒难忍,入夜更甚,令人坐卧不安。由于瘙痒使皮肤溃烂、渗出、结痂,长期不愈,致肛周皮肤增厚,皱襞肥厚粗糙呈放射状褶纹,苔藓样变,色素沉着或色素脱失,蔓延至会阴、阴囊、阴唇或骶尾部。患病日久,易继发皲裂。久之可引起神经衰弱,精神萎靡,食不知味,夜不成眠。

三、辅助检查

根据典型的肛门瘙痒史,结合临床症状、体征,对本病不难诊断,但要明确病因则比较困难。一般肛门局部有原发病变为继发性瘙痒症,否则为原发性瘙痒症。此外,还应进行全身体检,有针对性地做必要的实验室检查,如血、尿、大便常规,肝、肾功能,尿糖、血糖、糖耐量试验及活组织和涂片等检查。

四、治疗要点

(1)治疗原发病或合并症如痔、肛瘘、蛲虫病等。给予相应抗生素或抗菌药治疗合并感染。

(2)避免不适当的自疗,不少肛门瘙痒病患者不愿到医院就诊,采取不当的自我治疗,如用热水烫洗,外用高浓度皮质类固激素或含对抗刺激药物,自购某些粗制家用理疗器械自疗等,这些方法弊多利少,仅能有暂时抑制瘙痒,日久致使病变迁延增剧,应劝告患者停用。

(3)注意卫生,不食或少食刺激性食物,如辛辣食品、浓茶和咖啡、烈性酒等。衣裤应宽松合体,贴身内衣以棉织品为好。

(4)局限性肛门瘙痒病的药物治疗应以局部外用治疗为主,全身治疗所用的各类药剂,如类固醇皮质激素、抗炎介质类制剂、各种镇静剂等对肛瘙痒并无明显止痒作用,但都有不少不良作用或不利影响,在没有明确适应证情况下应避免应用。

(5)对仅有局部瘙痒而肛门皮肤正常者,以硼酸水清洗冷敷肛门,若加冰块使水温在4 ℃~5 ℃冷敷。患者蹲位以纱布或脱脂棉冷敷肛门,每日早、晚各一次,每次约5 min,冷敷后以干毛巾拭干局部,保持干燥。此型肛门瘙痒不宜外敷软膏,软膏妨碍散热,增多汗液易诱发瘙痒。宜用清凉干燥洗剂,如白色洗剂、炉甘石洗剂等。

(6)肛门皮肤呈粗糙肥厚的苔藓化损害者多有合并感染,可用适当抗生素或抗菌药剂,感染控制后,施行局部包封治疗;在清洗局部后,以酒精或新洁尔灭溶液局部消毒,注射用泼尼松注射液或地塞米松注射液以注射针将药液滴于皮损部位,需使皮损充分浸入药液,患者感瘙痒减轻,局部药液干燥,再按病灶大小贴敷普通橡皮膏或含有止痒剂的软膏,也可用含有药物的成膜剂或凝胶剂做膜状包封。该方法宜于睡前施行,经6~8 h去除硬膏或成膜包封物,清洗局部,涂以干燥洗剂或止痒气雾剂喷涂。该法对缓解瘙痒促使苔藓化损害消退效果佳。

(7)注射疗法:将药物注射到皮下或皮内,破坏感觉神经,使局部感觉减退,症状消失,局部损伤治愈,约50%以上的病例可永久治愈。

(8)手术疗法:瘙痒经过上述治疗后不见好转或多次复发的,可用手术治疗。手术方法有除去肛门部皮肤神经支配和切除肛门部皮肤两种。

五、护理评估

(一)发病状况

肛门瘙痒症多发生在 20～40 岁中年,20 岁以下的青年较少,很少发生于儿童。男性比女性多见,习惯安静和不常运动的人多发生这种瘙痒症。继发性瘙痒症有明显致病原因,容易治疗;自发性或原因不明的不易治愈,也常复发,约占全部患者的 50%。部分为全身性皮肤瘙痒病的局部症状,则多见于老年人。

(二)过去健康状况

1.全身因素

①如糖尿病、风湿病、痛风等和一些腹泻、便秘、黄疸等临床症状,都可以伴发肛门瘙痒症;②在惊吓、精神忧郁或过度激动等精神因素存在时,也发生肛门瘙痒;③妇女绝经期、男性更年期也可以引起肛门瘙痒。部分患者与家族遗传因素有关系。

2.局部因素

①寄生虫病。最常见的是蛲虫病,其瘙痒多在晚间睡眠时加重,这时肛门括约肌松弛,雌性蛲虫爬到肛门外产卵,从而刺激肛周皮肤引起奇痒。此外,阴虱、滴虫等也容易引起肛门的瘙痒。②各种肛肠疾病,如痔疮、肛裂、脱肛、直肠炎,及肛门手术后均会因肛门周围分泌物增多,刺激皮肤发炎而引起瘙痒。③肛门皮肤病,如肛门周围湿疹、神经性皮炎、股癣等皮肤病均可引起肛门瘙痒症状。患有痔的患者,粪便附着在痔体间或肛门皮肤的皱褶里,产生刺激,引起瘙痒和刺激的症状。

(三)生活习惯和自理程度

肛门瘙痒症多发生在:肛门周围不清洁,内裤过紧、过硬,不及时更换;搔抓肛门,用过硬的物品擦肛门;吃蔬菜、水果太少,或者吃刺激性食物,如辣椒、浓茶、咖啡、高度酒等;用带化工染料以及带有油墨字迹的纸张、植物叶等揩擦肛门;食用和接触对自己易产生过敏的食物、化学药品、花粉、辛辣等刺激性食物,以及某些药品;使病灶感染和致病的食物、药物或接触某些致敏物质;局部直接受到化学物质等刺激而诱发湿疹;过度劳累、精神紧张、忧郁、失眠等。儿童不洁生活习惯的肛门瘙痒以蛲虫病、形成机械刺激引起肛门瘙痒多见。

(四)心理-社会状况

疾病导致患者的心理产生紧张、排斥等不良的状态,使其无法与医护人员进行有效的沟通,影响治疗的效果,使病情有发生反复的可能。或者随意购买理疗器械等,要劝告患者及时就医。女性患者的心理比较脆弱和敏感,对于治疗也比较害羞,不对医护人员说明情况,延误治疗。此外,还有不注意饮食及卫生,食用辛辣的食物,咖啡、浓茶及烈酒等。

六、护理诊断/问题

(1)疼痛。

(2)便秘。

(3)尿潴留。

(4)知识缺乏。

(5)有感染的危险。

七、护理措施

1. 了解肛门瘙痒症的原因

肛门瘙痒症常表现为肛门周围皮肤有剧烈疼瘙痒感,肛门周围皮肤瘙痒多为长久不愈。局部炎症可以使皮肤充血水肿,循环增加,温度上升,会阴部本身散热较差,黏液汗液分泌较多,湿邪浸渍致不适瘙痒,部分肛门瘙痒症可以是全身性皮肤瘙痒病的局部症状。肛门直肠疾病:肛瘘、肛裂、痔、肛窦炎、肛乳头炎、肛门失禁等,使肛门口分泌物增多,潮湿刺激皮肤亦引起瘙痒。寄生虫局部刺激,神经末梢病变均引起肛门瘙痒。

2. 解除患者各种顾虑

肛周瘙痒与心理因素息息相关,有压力或焦虑时瘙痒可明显加重。肛肠患者有各种顾虑,如年轻女性害羞,老年患者不方便,痒痛难忍、精神紧张、这些不利心理因素将影响治疗。护理要掌握自己的语言艺术,护士的言行对患者影响极大,要接近患者,善待患者如亲人,想想者所想,急患者所急,随时掌握患者的心理变化,疏导患者,使患者精神愉快,思想放松,情绪稳定。要为患者负责,消除患者的不安情绪,在检查、治疗、护理时,动作宜正确、轻柔,尽量减少患者痛苦,要积极沟通,调动患者及家属的积极性,请其配合治疗,促进疾病的康复。

3. 注意清洁卫生

习惯不良,习惯太差,不及时洗肛门会阴,有粪便残留,致局部污染细菌滋生刺激。加之瘙痒难忍,搔抓摩擦,皮肤因搔抓出现抓痕、血痂、苔藓样硬化或湿疹样变,甚者可继发感染均可使瘙痒加剧。

全身性原因和寄生虫感染当标本兼顾,积极治疗原发病并予以杀虫止痒。内衣太紧、被褥太厚、衣物粗糙、化纤内衣、肥胖,天气炎热多汗。汗液不易散发,或者过多、频繁使用肥皂等,也可诱发肛门瘙痒,所以要避免使用劣质的护肤洗涤用品,内衣应宽大舒适,衣料棉质,利于减少汗液的分泌,增加汗液及排泄物的挥发及排除,易于局部保持卫生干燥,减轻避免瘙痒的发生。

4. 指导合理用药

有人习惯在清洗时加入一些消毒剂,其实大可不必,有时甚至适得其反。因为人体的每个部位都有正常的菌群,由于消毒剂的使用,会破坏了正常菌群,影响其正常功能,肛门皮肤的真菌感染和细菌感染易致瘙痒。针对真菌感染要指导患者全身及局部用药。临症用灭虫止痒洗剂熏洗,热时先熏患处约 15 min,待药温适宜时坐浴清洗,清洗后拭干或吹干患处。对水温的要求一般不能太烫,以免损伤皮肤。高温止痒是一误区,水温应保持在正常体温左右,适宜入手即可。老年人局部皮肤感觉功能障碍,对水温不敏感,常常会在清洗中烫坏皮肤,亦加重肛门瘙痒症。每个人都要保持良好习惯,注意不要与他人共用卫生用具,公共场合积极防护,在公共场所感染真菌等,甚至淋病导致瘙痒者皆有之。

5. 正确的饮食

护理肛门是食物消化吸收后排出粪便的器官,建议患者合理的膳食可以促进康复。肛门瘙痒症患者饮食宜清淡,在日常饮食中应适当增加蔬菜、水果,保持大便通畅。

肛门瘙痒也可以因嗜食辛辣食品所引起,要忌食辛辣刺激食物,忌食过敏食物及药物,忌饮酒,不宜浓茶、咖啡等。不切实际地过食补品,会犯"气有余便是火"之戒。火锅、炖品老汤等均应忌食,可有效地避免瘙痒症的发生。

6.其他护理

由于麻醉术后伤口疼痛等因素的影响,患者可能出现下腹部胀痛,自行排尿困难的现象。此时护士应鼓励患者自行排尿,可给予腹部按摩热毛巾热敷或利用听流水声以反射性诱导患者排尿,效果不佳应遵医嘱给予留置导尿。留置尿管期间,应每日进行会阴护理 2 次,防止尿路感染。

7.健康教育

(1)多吃蔬菜、水果,不吃或少吃刺激性食物,如辣椒、浓茶、咖啡、高度酒等。过敏体质者应少食用易致过敏的食品,如鱼、虾等,避免接触引起过敏的化学物质。

(2)保持肛门清洁干燥,尽可能每晚清洗一次肛门。清洗肛周宜用温水,一般不用肥皂,尤其不能用碱性强的肥皂。清洗用的毛巾、脸盆等要专人专用,以免交叉感染。也不要一天洗好几次,这会将肛门附近的黏膜冲掉,导致肛门附近太干燥可能会导致肛门瘙痒。

(3)注意劳逸结合,保持心情愉快,防止过度紧张和焦虑不安,不搔抓肛门,不用过硬的物品擦肛门。痒的时候可涂止痒霜或激素膏;也可用冷水冲洗数分钟。如因瘙痒而影响睡眠,可在临睡前服氯苯那敏、赛庚啶和阿司咪唑等。

(4)内裤不要过紧、过硬,宜穿纯棉宽松合体的内裤,不要穿人造纤维内裤,并要勤洗勤换。便纸要用清洁柔软吸水的卫生纸,不要用带油墨字迹的纸张,或用植物叶、土块擦肛门,这容易使细菌、病毒感染造成肛门瘙痒。及时治疗引起肛门瘙痒症的局部和全身性疾病,如内痔、肛裂、肛瘘、腹泻、糖尿病、寄生虫病等。

(5)防止病毒感染、性传染病所造成的肛门瘙痒,除了治疗肛门瘙痒的症状外,也必须及早治疗病毒感染、性传染病等重大疾病,因此病患千万不要忽视肛门瘙痒的症状。如果发现了肛门瘙痒,最好采取相应的治疗措施,及时去医院就诊。

(柯红娟)

第九节　肛隐窝炎及肛乳头炎

肛隐窝炎、肛乳头炎均为常见病,只是由于其症状较轻而易被忽视。临床上这两种疾病多为伴发而可视为一种疾病。肛隐窝炎(anal cryptitis)又称肛窦炎是指肛隐窝、肛门瓣的急、慢性炎症性疾病。由于炎症的慢性刺激,常可并发肛乳头炎、肛乳头肥大。其临床症状是肛门部不适、潮湿、瘙痒,甚至有分泌物、疼痛等。通常由于症状较轻,又在肛门内部,易被忽视。有研究表明,肛隐窝炎是引起肛肠感染性疾病的主要原因。据统计,约有 85% 的肛门周围脓肿、肛瘘、肛乳头肥大等是由肛窦感染所引起。因此,对本病的早期诊断和治疗,对预防严重的肛管直肠部位感染性疾病有积极的意义。肛乳头炎(anal papilla)是由于排便时创伤或齿状线附近炎症引起的疾病。常与肛窦炎并发,是肛裂、肛瘘等疾病的常见并发症。

一、病因与发病机制

1.解剖因素

肛隐窝炎的发生与肛门部位的解剖特点有着密切的关联。肛隐窝的结构呈杯状,底在下部,开口朝上,不仅引流差,还使积存的粪渣或误入的外物通过肛管时,引发感染和损伤。

2.机械因素

干硬粪便通过肛管时,超过了肛管能伸张的限度,造成肛窦及肛门瓣的损伤。

3.细菌侵入

肛窦中存在大量细菌,当排便时肛窦加深呈漏斗状,造成粪渣积存,肛腺分泌受阻,细菌易繁殖,病原菌从其底部侵入肛腺,引起肛隐窝炎,继而向周围扩散引发其他肛肠疾病。病理改变:局部水肿、充血、组织增生。

二、临床表现

轻度的肛隐窝炎和肛乳头炎常无明显的症状,病变程度较重时可出现以下表现。

1.肛隐窝炎临床表现

(1)肛门不适:往往会有排便不尽、肛门坠胀及异物感。

(2)疼痛:为常见症状。一般为灼痛或撕裂样痛。撕裂样痛多为肛门瓣损伤或肛管表层下炎症扩散所致,排便时加重。若肛门括约肌受炎性刺激,可引起括约肌轻度或中度痉挛性收缩使疼痛加剧,常有短时间阵发性钝痛,或疼痛持续数小时,严重者疼痛可通过阴部内神经、骶神经、会阴神经出现放射性疼痛。

(3)肛门潮湿、瘙痒、分泌物:由于肛隐窝炎和肛门瓣的炎症致使分泌物增加。肛门周围组织炎性水肿可引起肛门闭锁不全性渗出,出现肛门潮湿、瘙痒。

2.肛乳头炎临床表现

发生急性炎症时,而引起肛内不适感或隐痛。长时期炎症刺激可引起肛乳头肥大,并随多次排便动作使肥大的乳头逐渐伸长而成为带蒂的白色小肿物,质地较硬,不出血。该物起源齿状线,在排便时脱出肛门外,同时加重肛潮湿和瘙痒症状。

三、辅助检查

直肠指诊和肛门镜是主要的检查手段。明确诊断可以通过上述的临床表现,再结合直肠指诊和肛门镜即可。

1.直肠指诊

检查时常会感到肛门括约肌较紧张,转动手指时在齿线附近可扪及明显隆起或凹陷,并伴有明显触痛,多在肛管后方中线处。

2.肛门镜检查

检查时可看见肛窦和肛门瓣充血、水肿,轻压肛窦会有分泌物溢出,肛乳头炎也肿大、充血。

四、治疗要点

1.肛隐窝炎

(1)非手术治疗:包括中药灌肠,每日 2 次;栓剂有止痛栓、消炎栓。方法:大便后清洗肛门,坐浴后将栓剂塞入肛门内,每日 2 次,每次 1～2 粒;化腐生肌膏外敷,同时配合坐浴等治疗。

(2)手术治疗:对于药物治疗无效者,可行肛窦切开术等。肛窦切开术方法:先用钩形探针钩探加深的肛隐窝,然后沿探针切开肛隐窝到内括约肌,切断部分内括约肌,切除病窦及结节,做梭形切口至皮肤,创面修整,使引流通畅。可在切口上方黏膜缝合1针以止血。注意切除不可过深以防术后出血,本术式可根治肛窦炎。

2.肛乳头炎

(1)非手术治疗:适用于急性肛乳头炎,方法:同肛隐窝炎的非手术治疗处理。

(2)手术治疗:可行肛乳头切除术。方法:患者侧卧位,在骶麻下用止血钳将肛乳头基底部钳夹,用丝线结扎,然后切除。对术后患者,应每日中药熏洗坐浴,口服润肠通便的药物,防止大便干燥,影响伤口愈合。同时,在经3～5 d以手指扩张肛管,以免伤口粘连。

五、护理评估

(一)术前评估

1.健康史

(1)一般情况:包括性别、年龄、婚姻状况。

(2)家族史:了解患者家庭中有无肿瘤等病史。

(3)既往史:了解患者有无习惯性便秘、肠炎等病史。

2.身体情况

(1)主要症状与体征:评估患者的大便性质、次数,大便后有无疼痛、坠胀,肛门有无肿物脱出,有无分泌物从肛门流出,肛周皮肤有无瘙痒等情况。

(2)辅助检查:直肠指诊、肛门镜等检查结果异常。

(3)心理-社会状况:了解患者对本病及手术的认知情况、心理承受能力,家庭对患者支持度,患者承担手术的经济能力等。

(二)术后评估

(1)手术情况:了解术后手术、麻醉方式及术中情况。

(2)康复情况:了解术后生命体征是否平稳,伤口出血和愈合情况,有无感染并发症发生,肛门功能恢复情况。

(3)心理-社会状况:了解患者情绪变化,对术后护理相关知识的知晓及配合程度。

六、护理诊断要点

1.疼痛

疼痛与排便时肛管扩张,刺激肛管引起括约肌痉挛有关。

2.便秘

便秘与不良饮食或不良的排便习惯或患者恐惧排便疼痛等因素有关。

3.潜在并发症

潜在并发症感染,与直肠肛管脓肿、肛门周围脓肿与积存粪渣,细菌繁殖引起局部感染,并向周围组织扩张有关。

七、护理措施

(一)非手术治疗护理

1.缓解疼痛

(1)坐浴:便后用中药熏洗坐浴或温水坐浴,可松弛肛门括约肌,改善局部血液循环,缓解肛门疼痛。坐浴过程中注意观察患者意识、神志、面色等防止虚脱;严格控制水温防止烫伤。

（2）药物：疼痛明显者，可遵医嘱口服止痛每或肛门内塞入止痛或消炎栓，注意观察用药后的反应。

2.肛门护理

每次大便后及时清洗肛门，定期更换内裤，保持局部清洁干燥。肛门局部瘙痒时，勿用手抓挠，以免损伤皮肤。

3.保持大便通畅

（1）饮食上要多饮水，多食含粗纤维多的蔬菜和水果。如笋类纤维素含量达到30％～40％。此外，还有蕨菜、菜花、菠菜、南瓜、白菜、油菜菌类等；水果有其红果干、桑葚干、樱桃、酸枣、黑枣、大枣、小枣、石榴、苹果、鸭梨等，其中含量最多的是红果干，纤维素含量接近50％。少食辛辣刺激的食物，防止大便干燥，引起便秘。

（2）养成良好的排便习惯。每日定时排便，适当增加机体活动量，促进肠蠕动，利于排便。

（3）对于排便困难者，必要时服用缓泻剂或灌肠，以润肠松软大便，促进大便的排出。

（二）手术治疗护理

1.术前护理

（1）心理护理：多与患者沟通，讲解疾病的相关知识及术前术后注意事项等，消除患者紧张的心理，积极配合治疗，使其以良好的心态迎接手术。

（2）肠道准备：术前 1 日晚上 7 点开始口服润肠药如聚乙二醇电解质散，排便数次。晚10 点起禁食水。术日晨首先给肥皂水 500 mL 灌肠，排一次便后，再给予甘油灌肠剂 110 mL肛注。

2.术后护理

（1）病情观察：观察患者的神志、生命体征是否平稳、有无肛门坠胀疼痛、伤口敷料有无渗血等，发现异常，及时报告医师，给予相应处理。

（2）饮食与活动：手术当日给予清淡的半流食，术后第一日开始进普食。可选择高蛋白、高热量、高维生素的饮食。手术当日卧床休息，术后第一日开始下地活动，以后逐渐增加活动量。目的是防止由于过早排便造成伤口出血或感染。

（3）伤口换药：每日伤口换药 1～2 次，换药时评估伤口创面肉芽生长情况。换药时注意消毒要彻底，动作要轻柔，以免增加患者痛苦。

（4）排便的护理：术后控制大便 2 d，术后第一日晚上口服润肠药如聚乙二醇电解质散，术后第二日早晨开始排便，以后保持每日排成形软便一次。便后首先用温水冲洗伤口，再用中药熏洗坐浴 10 min。目的是清洁伤口，减轻疼痛，促进创面愈合、预防感染的发生。熏洗坐浴过程中要防止患者虚脱、烫伤等意外发生。

（三）健康教育

（1）加强饮食调节，防止大便干燥。多食新鲜的水果和蔬菜，多饮水，禁食辣椒等刺激性食物。

（2）积极锻炼身体，增强体质，增进血液循环，加强局部的抗病能力。

（3）保持肛门清洁，勤换内裤，坚持每日便后清洗肛门，防止感染。

（4）积极防治便秘及腹泻，对预防肛隐窝炎和肛乳头炎的形成有重要意义。

（5）一旦发生肛隐窝炎或肛乳头炎，应早期医治，以防止并发症的发生。

（贾彩虹）

第十节　肛乳头瘤

肛乳头瘤又称肛乳头肥大或乳头状纤维瘤,是一种肛门常见的良性肿瘤。由于直肠下端与口径较小的肛管相接,呈现 8～10 个隆起的纵行皱襞,称肛柱。肛管与肛柱连接部位的三角形乳头状隆起,称为肛乳头。有很多学者认为,肛乳头肥大是一种增生性炎症改变的疾病,是肛乳头因粪便或慢性炎症的长期刺激,持续地纤维化增生而逐渐增大变硬而形成的。

临床上随着肛乳头逐渐增大,有时可随排大便脱出肛外,反复脱出,刺激肛管,可使局部分泌物增多,有时还会出现便后带血,排便不净的感觉和肛门瘙痒。很少癌变,但不排除恶变倾向,因此积极的治疗可早期切除。

一、病因与发病机制

1.肛乳头周围组织的反复炎性刺激

便秘致粪便长期存留刺激、腹泻致排便刺激频繁,局部肛窦炎、肛乳头炎长期迁延。

2.慢性肛裂

三期以上的肛裂的顶端与肛窦接近,肛裂反复发作,炎性刺激此处的肛乳头,致逐渐增生而成。

3.外伤或肛门其他疾病

外伤或肛门其他疾病致局部血流障碍、淋巴回流不畅。

二、临床表现

(1)早期一般无明显症状,常在体检时被指诊发现。

(2)肿物逐渐生长增大,部分患者可出现某些症状,如肛内坠胀、排便不尽感。

(3)瘤体反复脱出可有异物摩擦不适感,少数患者发生嵌顿感染时,可有疼痛、出血,或看见表面破溃、糜烂。另外,因生长部位不同,临床表现也不尽相同。①肛门不适:初起,肛门有坠胀的感觉,有时肛门瘙痒不适,如有炎症,不仅坠胀感明显,还可因刺激而频欲排便。②肛乳头脱出:肛乳头长到一定程度,大便时能脱出肛外。开始大便后能自行回缩于肛内,逐渐需用手推方能缩回肛内,甚至长期脱出肛外。③出血和疼痛:遇干硬大便擦伤肛门,可带血、滴血及疼痛。④嵌顿:肥大肛乳头脱出肛门外后,若未及时推回肛内,则会发生嵌顿,嵌顿后水肿、疼痛较剧烈,行动不便,坐卧不宁,甚至大小便均困难。⑤肛门镜检查可见齿线处充血水肿。⑥肛门瘙痒和易潮湿。

三、辅助检查

1.肛门镜或电子直肠乙状结肠镜

肛门镜或电子直肠乙状结肠镜于齿线水平可见单发或多发肥大肛乳头或乳头状瘤。

2.病理切片

病理切片可见肛乳头肥大,间质慢性炎及血管扩张。

四、治疗要点

为解除其恶变的后顾之忧,宜早期手术切除或结扎。

（一）非手术治疗

对一些症状比较轻的患者，非手术疗法仍然是主要的治疗方法。热水坐浴每日 1～2 次，局部热敷，改善血液循环，促使炎症的吸收。早期瘤体较小时，可呈锥状或乳头状突起。若暂不予手术时应注意其生长变化情况；若伴有肛窦炎、便秘等需积极治疗，避免瘤体持续增生。

（二）手术治疗

对于可触及齿线处明显隆起肿物，或有脱出，或呈明显增长趋势。伴有反复破溃出血、疼痛、局部摩擦感等不适等症状者，可选择手术切除术。

五、护理评估

术前详细了解病史，认真做好全身检查，注意患者有无心脏病、高血压、糖尿病等全身性疾患。常规行血、尿、便、胸片、凝血机制、心电图、肝功能、肾功能等检查，肛门直肠的局部检查包括直肠指诊、直肠乙状结肠镜检查等。做好患者的思想工作，消除其紧张情绪。

六、护理诊断

1.急性疼痛

急性疼痛与血栓形成，肥大肛乳头嵌顿，术后创伤有关。

2.便秘

便秘与不良饮食，排便习惯等有关。

3.潜在并发症

潜在并发症贫血、肛门狭窄、尿潴留、创面出血、切口感染等。

七、护理措施

（一）非手术治疗护理/术前护理

1.饮食与活动

嘱患者多饮水，多吃新鲜蔬菜、水果，多吃粗粮，少饮酒，少吃辛辣刺激食物。养成良好生活习惯，养成定时排便的习惯。适当运动，促进肠蠕动，切忌久站、久坐、久蹲。必要时使用通便药物。

2.温水坐浴

便后及时清洗，保持局部清洁舒适，必要时用肛洗一号坐浴，控制温度为 43 ℃～46 ℃，每日2～3 次，每次 20～30 min，以预防病情进展及并发症。

3.脱出肥大乳头回纳

痔块脱出时应及时回纳，嵌顿性肥大乳头应尽早行手法复位，注意动作温柔，避免损伤；急性肛乳头炎应局部应用抗生素软膏。

4.术前准备

缓解患者的紧张情绪，指导患者进少渣饮食，术前排空大便，必要时灌肠，做好会阴部备皮及药敏试验，贫血患者应及时纠正。

（二）术后护理

1.饮食与活动

术后 1～2 d 应以无渣或少渣流质、半流质为主。术后 24 h 内可在床上适当活动四肢、翻身等,24 h后可适当下床活动,逐渐延长活动时间,并指导患者进行轻体力活动。伤口愈合后可以恢复正常工作,学习和劳动,但要避免久站或久坐。同时,便后坚持肛门坐浴,可用1∶1 000高锰酸钾液或肛洗一号,或用中药煎熬坐浴熏洗肛门,每次 10～15 min。还要忌食生冷之物及油腻之品,以防发生腹泻或粪渣堵塞肛窦。注意创面有无渗血,如敷料已被染湿应及时更换。按医嘱补充液体或抗生素,或口服各类药物。饮食以高蛋白、低脂肪为主,多喝汤汤水水,促进营养吸收。

2.控制排便

术后早期患者会存在肛门下坠感或便意,告知其是敷料刺激所致,术后 3 d尽量避免解大便,促进切口愈合,可于术后 48 h 内口服阿片酊以减少肠蠕动,控制排便。之后应保持大便通畅,避免便干,避免排便时用力。如有便秘,口服液状石蜡或其他缓泻剂,但切忌灌肠。肛乳头瘤术后患者如果已行肛门直肠周围脓肿手术,术后的护理及换药即成为主要的治疗手段,是关键所在。所以患者应遵从医嘱,注意饮食,忌食辛辣刺激醇酒之品,多食瓜果蔬菜,以保持大便通畅。

3.疼痛护理

大多数肛肠术后患者创面疼痛剧烈,是由于肛周末梢神经丰富,或因括约肌痉挛,排便时粪便对创面的刺激,敷料堵塞过多等导致。判断疼痛原因,给予相应处理,如使用镇痛剂、去除多余敷料等。

4.并发症的观察与护理

(1)尿潴留:术后 24 h 内,每 4～6 h 嘱患者排尿 1 次,避免因手术、麻醉刺激、疼痛等原因造成术后尿潴留。若术后 8 h 仍未排尿且感下腹胀痛隆起时,可行诱导排尿,针刺耳穴埋籽或导尿等。

(2)创面出血:由于肛管直肠的静脉丛丰富,术后容易因为止血不彻底、用力排便等导致创面出血。通常术后 7 d 内粪便表面会有少量出血,如患者出现恶心、呕吐、心慌、出冷汗、面色苍白等,并伴肛门坠胀感和急迫排便感进行性加重,敷料渗血较多,应及时通知医师行相应处理。

(3)切口感染:直肠肛管部位由于易受粪便,尿液等的污染,术后易发生切口感染。应注意术前改善全身营养状况;术后 2 d 内控制好排便;保证肛门周围皮肤清洁,便后用 1∶5 000 高锰酸钾溶液坐浴;切口定时换药,充分引流。

(4)肛门狭窄:术后观察患者有无排便困难及大便变细,以排除肛门狭窄。如发生狭窄,及早行扩肛治疗。

(5)如有发热、寒战等症状,须及时加用清热凉血药,亦可使用抗生素治疗。

(6)并发肛裂则一并切除。

(7)如伴有多个肛乳头肥大者,需分次手术。

5.术后换药

护理换药时肉芽以新鲜红色为佳,如遇肉芽组织生长高出表皮,应做修剪;遇有创口桥形愈合或缝合创口有感染者,则应剥离敞开创口,或拆除缝线敞开创口。有挂线者,如术后7～9 d挂线未脱落,做换线再挂处理,缝合创口以 5～7 d 拆线为佳,还要注意保持创面的引流通畅,填塞凡士林纱条或药条,应紧贴创面,内口应到位,以创面肉芽从下朝上、从内至外生长为最佳,这样就能避免桥形愈合,获得最佳的手术效果。

(三)健康教育

肛乳头肥大的预防:肛乳头肥大是由慢性炎症长期刺激而引起的,得了肛乳头肥大使患者坐立不安,心情低落,要如何预防肛乳头肥大? 下面简单介绍肛乳头肥大的预防措施。

(1)避免吃一些刺激性食物,如辛辣。

(2)改正不良的生活习惯,如饮酒、久坐都会刺激。

(3)保持肛门清洁,勤换内裤,坚持每日便后清洗肛门,对预防感染有积极作用。

(4)积极锻炼身体,增强体质,增进血液循环,加强局部的抗病能力,预防感染。

(5)及时治疗可引起肛周脓肿的全身性疾病,如溃疡性结肠炎、肠结核等。

(6)不要久坐湿地,以免肛门部受凉受湿,引起感染。

(7)积极防治其他肛门疾病,如肛隐窝炎和肛乳头炎,以避免肛周脓肿和肛瘘发生。

(8)防止便秘和腹泻,对预防肛周脓肿与肛瘘形成有重要意义。

(9)一旦发生肛门直肠周围脓肿,应早期医治,以防蔓延、扩散。

(贾彩虹)

第十一节　肛周坏死性筋膜炎

肛周坏死性筋膜炎(perianal necrotizing fascitis,PNF)是一种由多种细菌感染(包括需氧菌和厌氧菌)引起,同时伴有会阴、外生殖器及肛周皮下坏死性筋膜炎症。肛周坏死性筋膜炎的发病率极低,是极为少见的,是由多种细菌协同作用(通常以厌氧菌感染为主)导致的,发生于肛周及会阴三角区的一种急性坏死性软组织感染。临床上主要以皮肤、皮下组织及浅深筋膜的进行性坏死而肌肉正常为特征。任何年龄都可发病,好发于32～57岁,多发于男性,女性和儿童亦可发病。

该病起病急骤,发展迅速,凶险,局部组织广泛坏死且极易扩散,如不早期诊断而延误治疗,毒素就会被大量吸收,感染极易发展到会阴部、阴囊、腹部等危及全身,患者往往因脓毒血症、感染性休克、呼吸衰竭、肾衰竭和多器官功能衰竭而死亡。

一、病因与发病机制

本病是由于全身免疫功能下降,会阴部、阴囊、肛门部等局部抵抗力降低,同时感染了革兰阴性厌氧杆菌、产气杆菌,主要的致病菌有大肠埃希菌、克雷伯杆菌、埃希菌等。可由于会阴和肛门部各种感染、肿瘤、创伤、手术等引起,其中肛管直肠周围脓肿是最为常见的原因。感染主要造成皮肤及皮下的血管栓塞、坏死,并在厌氧杆菌、产气杆菌的作用下,沿浅表筋膜迅速蔓延至阴囊、腹壁、胸壁等处,如治疗不及时,可引起毒血症、败血症,直至死亡。

二、临床表现

1.局部症状

早期局部症状常较隐匿,表现为迅速出现以下症状。

(1)红肿、疼痛:早期皮肤红肿,边界不清,局部剧烈疼痛。

（2）血性水疱：由于营养血管被破坏和血管栓塞，皮肤的颜色逐渐发紫、发黑，出现含血性液体的水疱或大疱。

（3）血性渗液：皮下脂肪和筋膜水肿，渗液发黏、混浊、发黑，为血性浆液性液体，有奇臭。坏死广泛扩散可呈潜行状，有时产生皮下气体，检查可发现捻发音。

2.全身中毒症状

疾病早期，局部感染症状尚轻时即有畏寒、高热、厌食、脱水、意识障碍、低血压、贫血、黄疸等严重的全身性中毒症状；若未及时救治，可出现弥散性血管内凝血和感染性休克等。

三、辅助检查

1.实验室检查

血常规示白细胞明显增高，有核左移，并出现中毒颗粒。红细胞和血红蛋白有轻度至中度降低；可行脓液培养和药敏试验，了解致病菌的类型，调整治疗用药方案。

2.影像学检查

X线片、CT、MRI、超声检查能够协助诊断，可探及肛周不对称的筋膜的增厚、皮下气肿、液体潴留和组织水肿。

四、治疗要点

1.坏死性筋膜炎

一经确诊必须尽早进行广泛切开、彻底清创引流、选用敏感抗生素是治疗的基本原则。早期诊断、尽早手术并加强围术期综合支持治疗是提高治愈率的关键。该病极易出现休克及多脏器受损，应严密监测生命指征的变化，积极抗休克，并及时纠正酸中毒、低蛋白血症及贫血等。

2.局部治疗

一经确诊，应尽早手术彻底清创引流是治疗本病的关键，清除所有坏死组织，创面持续敞开引流，严密观察病情变化。如发现有新的坏死组织，及时清创。应在病变部位多处切开并达深筋膜，将匍匐潜行的皮肤完全敞开，以达到充分的引流；术中务必彻底清除坏死组织，但应尽可能保留正常的神经血管。清创后应用大量过氧化氢溶液反复冲洗。广泛切开、彻底清创和大量过氧化氢溶液反复冲洗都能使切口内的氧化还原电位差升高，造成不利于厌氧菌繁殖的环境。最后放置湿纱条引流纱条应疏松放置并抵达深部，切勿填塞过紧或留有无效腔。当创面感染控制、肉芽新鲜时，可植皮创面。

3.全身治疗

术后采取选用2～3种广谱抗生素联合抗感染治疗，以后根据细菌培养与药敏结果及时调整抗生素，抗生素剂量要足，疗程要长，有效的抗感染治疗对治愈疾病同样具有不可忽视作用，同时给予全身支持治疗，纠正低蛋白血症、贫血、水电解质紊乱等。

4.高压氧治疗

高压氧可提高机体组织氧含量，提高机体的免疫功能，增强白细胞的吞噬作用，抑制厌氧菌的感染，还可以加速成纤维细胞增生、胶原蛋白合成释放，促进肉芽及上皮生长，加快伤口愈合；同时能有效控制感染，是一种有临床意义的辅助治疗。

五、护理评估

（一）术前评估

1. 健康史

（1）一般情况：了解患者的年龄、性别、饮食习惯、有无烟酒嗜好。

（2）家族史及既往史：有无糖尿病、高血压、心脏病，有无感染史、外伤史，便秘等，以及对疼痛的耐受性。

2. 身体状况

（1）局部状况：患处皮肤有无红、肿、热、痛、麻木、皮下捻发感。

（2）全身状况：患者的神志、体温、脉搏、呼吸、血压、血糖等情况，有无休克征象。

（3）辅助检查：血常规、脓培养、影像学检查情况。

3. 心理-社会状况

了解患者对疾病的认知程度，对手术有何顾虑，有何思想负担，了解朋友及家属对患者的关心、支持程度，家庭对手术的经济承受能力。

（二）术后评估

1. 术中情况

了解患者手术、麻醉方式与效果，手术过程是否顺利，术中出血、补液、有无输血等情况。

2. 术后情况

评估患者生命体征是否平稳，意识是否清楚，体温是否下降；评估创面及引流情况，有无创面疼痛，有无渗出物，渗出物的颜色、性状和量。各引流管是否通畅有效，引流液颜色、性状和量；评估术后创面愈合情况；是否发生并发症等。

六、护理诊断

1. 焦虑

焦虑与担心手术、疼痛、疾病的预后等因素有关。

2. 营养失调：低于机体需要量

营养失调：低于机体需要量与感染引起机体代谢增加，手术创伤有关。

3. 潜在并发症

潜在并发症与败血症、感染性中毒性休克、DIC、多脏器功能衰竭下肢深静脉血栓等有关。

4. 疼痛

疼痛与组织损伤、炎症刺激及手术创伤有关。

七、护理措施

（一）术前护理

1. 心理护理

此病起病急，进展快，异常疼痛，患者表现出痛苦、焦虑、紧张，加之患病部位特殊，会有羞涩感，担心病情是否能得到控制，手术是否能成功，是否影响正常的功能、外观，考虑今后的生活、工作等。因此要加强和患者的沟通与交流，了解患者的基本情况，详细介绍本病的诱因、临床表现以及手术治疗的方法，有针对性地给予心理安慰与支持，树立患者战胜疾病的信心，同时与患者家属多沟通，相互协调一致，使其能以良好的心态积极配合治疗。

2.环境准备

患者抵抗力低,病情危重,应安置于单独病室,减少外界噪音的干扰,营造一个安静的修养环境,控制探视人数。严格执行消毒隔离制度,每日空气消毒机消毒2次,定时开窗通风,通风时间不少于30 min。

3.术前准备

术前6 h禁食、4 h禁水,对于急诊入院手术前未能按要求禁食、禁水者,通知手术室,防止手术麻醉时发生误吸。灌肠:用0.2%肥皂水500~800 mL灌肠,操作时注意动作轻柔,并协助患者排便。开放静脉通路,遵医嘱给予抗感染、抗休克、补液治疗。

(二)术后护理

1.病情观察与监测

(1)术后给予持续心电监护,严密观察并及时记录神志、呼吸、心率、血压、血氧饱和度,一旦出现神志恍惚或精神萎靡应考虑为严重的全身中毒,及时和医师联系,并协助处理。

(2)随时检测血常规、电解质、血糖,并记录尿量。

(3)密切观察体温变化,通过体温观察判断清创的程度。如手术清创彻底引流通畅,术后第二日体温应呈下降趋势,若仍呈稽留热,需尽快报告医师并检查伤口,并做好高热的护理。

(4)观察切口有无出血,引流是否通畅及引流液的色、质、量,如有异常,及时处理。

2.手术创面的护理

(1)创面的观察:严密观察创面的颜色,正常情况下创面是新鲜红润的,说明血运良好;如创面苍白,说明血管栓塞;如创面灰黑色,说明创面坏死,需进一步清创;观察分泌物的颜色、性状、量、气味及创面周围水肿消退情况。

(2)换药的护理:术后第二日即开始换药,每日1次,坏死组织及分泌物多可加换1次。必要时在麻醉下进行,既可减轻患者痛苦,又便于随时清创。

护理:①换药前准备:排便后先用温水洗净肛门及周围皮肤,再应用中药泡洗熏治、半导体激光照射治疗。②换药方法:用碘伏消毒创面;清除脓液与坏死组织,剪去肉芽;用3%过氧化氢溶液、生理盐水冲洗;后用奥硝唑水纱条湿敷(大肠埃希菌用庆大霉素),待感染控制后改换紫草纱条。冲洗要彻底,深度部位均填充药条以利引流,坏死组织的远端要见到正常组织为止,发现有新的扩展需及时报告。换药中注意观察患者的心率和疼痛程度,以免引起虚脱。③换药后处理:所有换药器械浸泡消毒清洗后高压灭菌;敷料及一次性物品焚烧;换药室用空气消毒机消毒处理。

3.负压封闭引流的护理

负压封闭引流术(简称VSD技术)是一种用于处理复杂创面的新型、高效能引流技术。将创面与空气隔绝,利用持续负压吸引增加创面的血流量,促进肉芽生长,加快愈合,减少了反复清创换药给患者带来的痛苦和心理负担。护理中需注意以下几点。

(1)保持VSD持续负压吸引,负压值维持在0.02~0.03 mPa,透明贴膜覆盖完好,无漏气。

(2)保持引流通畅、清洁,引流管妥善固定,防止堵塞、打折、受压及滑脱。引流瓶应放置在低于引流部位20~30 cm处,防止引流液回流引起感染,引流瓶每日消毒,引流液超过引流瓶2/3应及时更换。

(3)每日奥硝唑、生理盐水冲洗,观察引流物的色、质、量,并准确记录。如引流液为鲜红色,考虑有活动性出血,应立即关闭负压,及时报告医师。

4.并发症的观察与护理

(1)密切观察病情,持续心电监护,监测生命体征。给予抗休克体位,吸氧,保持呼吸道通畅。开放静脉双通道扩容,纠正水,电解质紊乱。

(2)遵医嘱输入清蛋白纠正低蛋白血症。

(3)遵医嘱输入抗生素,并观察用药反应。

(4)高热给予物理或药物降温,以缓解症状,减轻痛苦。

(5)定时给予翻身、叩背、指导有效咳嗽、注意肢体功能锻炼,鼓励早下床,防止废用性萎缩和下肢深静脉血栓形成。

5.心理护理和疼痛管理

肛周神经丰富,手术创面大且深,感染组织张力大,疼痛剧烈。在术后72 h内遵医嘱给予止疼药物应用,如酮咯酸氨丁三醇注射液30 mg肌内注射。

采用疼痛视觉模拟(VSV)评分法,当疼痛>4分时,要采取干预措施。根据"三阶梯"给药原则,遵医嘱合理使用止痛剂。换药时重视患者对疼痛的感受,及时采取应对措施,以减轻患者痛苦,增强战胜疾病的信心。

6.消毒隔离

患者伤口每日有大量的脓性分泌物排出,坏死组织有特殊臭味。同时患者抵抗力低,病情危重,应安置于单独病室,减少外界噪音的干扰,营造一个安静的修养环境,控制探视人数,严格执行消毒隔离制度,每日空气消毒机消毒两次,每日定时开窗通风,通风时间不少于30 min。换药后所有器械予以灭菌处理,敷料及一次性物品需焚烧。

(三)健康教育

(1)加强肛周坏死性筋膜炎知识普及和宣教。

(2)重视肛周皮肤日常清洁卫生,防止损伤;损伤感染后及时就医;防止感染进一步发展。应尽早查明并适当处理隐匿病灶。

(3)饮食指导:摄入足够的营养和水分,鼓励患者多食高蛋白、高维生素类的食物,忌辛辣刺激食物,糖尿病患者忌含糖食物,多食粗粮,增加膳食纤维,控制血糖。

(4)遵医嘱定期复诊。

(柯红娟)

第十二节　肛门闭锁

肛门闭锁是常见的小儿直肠肛门发育畸形,直肠和肛管的先天性畸形是指直肠或肛管不同程度的狭窄或闭锁,有时伴有某种形式的直肠瘘,是较常见的胃肠道先天性疾患。

一、病因与发病机制

因肛膜尚未消失,或因肛缘生有纤维带,使肛门完全闭锁,肛门未与直肠相通,不能排便;或尚留有部分空隙,粪便不能正常排出。

二、临床表现

婴儿出生后无胎便，啼哭不安，腹胀并有肠梗阻症状者，为肛门完全闭锁。如为不完全闭锁，则肛门仍有部分空隙，可流出少量胎粪。此类畸形如不及时处理，可引起不同程度的肠梗阻，甚至导致死亡。

三、辅助检查

（1）近年来，腹腔镜技术发展很快，腹腔镜辅助下肛门成形术是中高位肛门直肠畸形的治疗的最有效方法。有手术肌肉损伤小、辨认盆底肌中心准确、处理直肠泌尿系瘘方便等优势，术后恢复快，并发症少，应用日益广泛。

（2）因肛膜闭锁，肛门部有时有一浅凹，肛门由一层薄膜遮盖，当婴儿啼哭时，膜能凸起，表明闭锁端距肛门皮肤表浅，否则相反。

四、治疗要点

直肠畸形的一个表现方式是先天性肛门闭锁，根据临床经验，进行外科手术就是现在对于先天性肛门闭锁治疗最直接有效的方法。

五、护理评估

（一）术前评估

1. 健康史

（1）一般情况：患儿的年龄、性别、饮食情况。

（2）家族史：了解家族成员中有无肛门闭锁及其他先天性肛肠疾病。

（3）既往史：患儿是否有过手术史，有无皮肤过敏史及麻醉药过敏史。

2. 身体状况

（1）症状：评估患儿有无胎便，有无腹胀及肠梗阻症状，患儿全身营养状况，有无肝大、消瘦、贫血等。

（2）全身：评估患儿生命体征、意识状态、面色、肢端温度及皮肤色泽，有无水肿，营养不良状态等。

（3）辅助检查：了解血常规、腹腔镜等检查结果。

3. 心理-社会状况

了解患儿家长是否感到紧张、恐惧，是否提供足够的心理和经济支持，家长对术后肛门护理及并发症的预防了解程度。

（二）术后评估

1. 手术情况

了解麻醉方式和手术类型、范围，术中出血量、补液量及引流管安置情况。

2. 身体状况评估

患儿生命体征、意识状态、血氧饱和度、尿量等，了解有无出血、腹腔感染等并发症的发生。

3. 心理-社会状况

了解患儿家长对疾病和术后各种不舒适的心理反应；患儿家属对术后康复过程及出院健康教育知识的掌握程度。

六、护理诊断

1.便秘

便秘与疾病因素有关。

2.潜在并发症

腹腔感染。

3.体温升高

体温升高与腹腔感染有关。

七、护理措施

(一)术前护理

1.胃肠道准备

术前 3 d 进行清洁灌肠,清洁灌肠使用温生理盐水,液体量根据患儿年龄、体重确定,每次 50~100 mL/kg,液体温度 37 ℃,选用合适的肛管插入肠管,深度 8~10 cm,动作应轻缓,以免损伤肠壁。

灌肠时要注意远端造瘘口肠道的清洁灌肠,使肠道内的粪石彻底排出,防止手术过程中术野及腹腔污染被严重感染。

2.饮食护理

鼓励年龄较大患儿进食高蛋白、高营养、易消化的少渣饮食:忌食坚硬食物,避免食物残渣堵管,影响灌肠效果。术前 3 d 进少渣半流质,术前 1 d 进流质饮食,手术日晨前禁食 12 h。

3.心理护理

(1)对患儿家长进行健康教育,为其讲解疾病发病的原因、护理方法、治疗方案以及术后的护理措施。

(2)多与家属沟通交流,缓解家长焦虑不安的情绪,给他们看以往的成功案例,帮他们树立战胜疾病的信心,以便于让他们积极配合医院的治疗,提高疾病的治愈率。

4.插入尿管

术前插入尿管是肛门成形术的必要准备,术中依靠尿管的定位可避免损伤尿道或阴道。此外,插入尿管还有助于了解是否存在直肠尿道瘘、膀胱瘘或阴道瘘。

(二)术后护理

1.术后并发症预防

手术早期最严重的并发症是腹腔感染,术后遵医嘱使用敏感抗生素,胃肠减压持续 3 d,以减轻胃肠道负担,每天抽胃液,以保持胃管引流通畅并确认胃管位置正常,认真观察胃肠减压引流量及颜色变化,注意患儿有无腹胀、腹痛、呕吐等。妥善固定盆腔引流管,每 8 h 挤压引流管 1 次,以保持引流通畅,减轻或避免腹腔感染,如引流物为黄色液体并出现腹胀、腹痛、体温增高,提示腹腔感染存在。

2.妥善固定导尿管

术中留置尿管对保持引流通畅起到很大作用,是手术时尿道和膀胱的标志,应避免误伤。如尿管插入不顺利,提示存在尿道畸形,需进行膀胱造瘘引流尿液。待术后 2 周直肠与膀胱瘘管断面愈合,拔除造瘘管,予以膀胱造口缝合;如尿管插入顺利,则术后留置导尿 7 d 左右。

3.营养支持

合理营养摄入保证患儿顺利恢复,尤其是行肠造瘘的患儿,容易继发营养及电解质失衡。正确给予肠外营养支持及科学合理的喂养可有效提高喂养耐受性,促进肠功能的恢复。禁食期间遵医嘱给予胃肠外营养,严格遵循无菌操作,合理安排输液顺序,随时监测血糖变化,保护静脉,防止液体外渗引起皮肤坏死;胃管拔出后,给予糖水餐,观察有无呕吐、腹胀,逐渐过渡到母乳,量由少到正常。

4.造瘘口护理

观察肠造瘘口黏膜颜色及有无肿胀情况,若呈粉红色或暗红、变黑、回缩,造瘘口出血应及时通知医师,保持瘘口周边皮肤清洁干燥,局部可涂氧化锌软膏保护;注意排泄物的性质、量,便后及时用呋喃西林棉球擦拭,防止排出粪便污染脐部,如有排便不畅应查看造瘘口有无堵塞或狭窄。肠造口术是新生儿急诊手术中挽救生命的常用手术方式,以往均行双口造瘘,术后3 d切开肠管,术后4~5 d进食。

5.肛门护理

肛门成形术后留置肛管24~48 h,达到压迫止血的目的。麻醉清醒后患儿应采取蛙式仰卧位或俯卧位,充分暴露肛门口,观察肛门有无渗血红肿、脓性分泌物等感染症状,观察排便情况,随时用呋喃西林棉球擦去肛门排出的粪便,并辅以红外线照烤,确保会阴及肛周皮肤清洁干燥。同时减少患儿哭闹,避免腹压增高,翻身时需妥善固定肛管,防止脱落。

(三)健康教育

1.保持大便通畅

便秘者应注意通过调整饮食喂养、腹部按摩等方法保持大便通畅,无效者可适当予以口服缓泻剂。

2.疾病知识指导

扩肛是肛门成形术后防止切口瘢痕挛缩导致肛门狭窄、保证远期效果的重要手段之一。必须向家长说明扩肛的重要性,并指导家长掌握扩肛技术和注意事项。扩肛一般术后2周伤口愈合后开始,由细到粗选用大小适宜的扩肛器。术后1~3个月,每日1次,每次5~10 min;术后4~6个月,每周2~3次;术后7~12个月,每周1次。

3.复查

指导患儿每3~6个月定期门诊复查。若出现腹痛、腹胀、排便困难等造口狭窄征象时应及时到医院就诊。

(贾彩虹)

第十三节　肛门直肠狭窄

肛管直肠狭窄是指由于先天缺陷或后天炎症反复刺激、肛门直肠损伤、肿瘤等因素,正常的肠道黏膜被瘢痕组织取代或者肠管被瘢痕组织包绕,直肠、肛管、肛门进而出现管径缩小变窄,患者出现排便困难或排便时间延长,常伴有便时肛门疼痛、便形细窄等症状。

一、病因与发病机制

1. 直肠肛门损伤

直肠肛门在受到外伤、烧伤、烫伤、药物腐蚀、分娩时会阴的裂伤、直肠及肛门部手术后出现瘢痕生长,形成的直肠与肛门狭窄。

2. 慢性炎症或溃疡粘连

慢性炎症或溃疡粘连如克罗恩病,结肠与肛门瘢痕会形成挛缩,进而造成结肠、肛门狭窄。

3. 直肠肛门肿瘤等因素

因直肠恶性肿瘤、肛门部肿瘤、性病、淋巴肉芽肿、平滑肌瘤、畸胎瘤等,也可引起肛门和肛管狭窄。

二、临床表现

1. 排便困难或排便时间延长

排便困难是肛门狭窄最常见的临床表现之一。肛门直肠腔瘢痕导致肛门直肠腔径变小,瘢痕缺乏弹性使较硬或较粗的粪便较难通过,排便的时间延长。

2. 粪便形状改变

由于肛门狭窄、排便困难,服用泻药后,粪便可成扁形或细条状,且自觉排便不净。即使排便次数增加,也多为少量稀便排出。

3. 疼痛

由于粪便通过困难,排粪便时经常导致肛管裂伤,造成持续性钝痛。也可在排粪便后出现持续性剧痛,甚至长达数小时。

4. 出血

肛门弹性差,粪便通过肛门时,使肛管皮肤破裂而导致出血。

5. 肛门瘙痒

肛门狭窄常合并肛门炎症,肛门狭窄也会导致直肠肛管黏膜或肛门皮肤的裂伤,使分泌物明显增加,导致肛门瘙痒和皮炎。

6. 肛门失禁

括约肌损伤导致的纤维化瘢痕形成会使肛门失去良好弹性,一方面表现为肛门狭窄,另一方面表现为肛门收缩功能差,出现肛门失禁,难于控制气体、液体甚至固体的排出。

7. 全身表现

肛门狭窄,会造成不同程度的肠道机械性梗阻,故部分患者出现腹痛、腹胀的症状;而且,部分患者由于出现肛门狭窄、排便困难、排便疼痛等问题,会伴有不同程度的精神症状,如焦虑、紧张。

三、辅助检查

1. 直肠指检

直肠指检可判断肛门狭窄及较低位的直肠狭窄或肛管直肠狭窄。狭窄处不能通过指尖,并可扪及程度不同的坚硬瘢痕组织。

2. 气钡双重造影和排粪造影

气钡双重造影和排粪造影可明确狭窄位置及诊断直肠狭窄。

四、治疗要点

1.非手术治疗

通过高纤维膳食、灌肠等疗法缓解患者的排便困难及便时疼痛的症状；渐进式扩肛法，如手指扩张法或扩张器扩张法，使狭窄处扩张来缓解症状；内镜下置入球囊扩张器的方法进行扩肛，可获得较好的疗效。

2.直肠狭窄治疗

对于较低位的直肠狭窄，可应用超声刀、激光、尿道切开器在狭窄环后方切开狭窄，完成纵切横缝的手术；或者经肛门直肠狭窄环切除术也可达到比较好的疗效。

3.肛门狭窄的手术治疗

瘢痕松解同时行内括约肌切开手术。中至重度的肛门狭窄，可考虑应用皮瓣转移的肛门成形术。

五、护理评估

(1)既往是否有肠道炎症、结直肠肛门部手术、痔注射治疗及臀部外伤或使用腐蚀性药物史。

(2)排便困难的严重程度，是否可以通过高纤维膳食、灌肠等疗法缓解患者的排便困难及便时疼痛的情况。

(3)了解辅助检查结果及主要治疗方式。

(4)心理状态和认知程度，是否存在紧张、焦虑的心理状态，对术后的扩肛是否配合，对术后的康复是否有信心，对出院后的继续扩肛是否清楚。

六、护理诊断

1.急性疼痛

急性疼痛与肛门狭窄、排便困难有关。

2.完整性受损

完整性受损与肛周炎症、皮肤瘙痒等有关。

3.潜在并发症

潜在并发症与出血、肛门狭窄有关。

4.焦虑

焦虑与担心治疗效果有关。

七、护理措施

(一)术前护理措施

(1)观察患者排便情况，有无腹胀、腹痛、排便出血。

(2)有无肛门周围皮肤红、肿、疼痛、流脓、瘙痒，症状明显时，嘱其卧床休息，肛门局部给予热水坐浴，以减轻疼痛。

(3)鼓励患者进食高纤维的蔬菜、水果，如番薯叶、芹菜、韭菜、竹笋、茼蒿及苹果、香蕉，主食以燕麦、麦皮、番薯等为主，以软化大便，缓解患者的排便困难。

(4)术前 1 d 半流质饮食，术前晚进食流质，配合灌肠，以减少术后早期粪便排出。术前视手术和麻醉方式给予禁食禁饮。

(5)准备手术区域皮肤,保持肛门皮肤清洁。

(二)术后护理措施

(1)腰麻、硬膜外麻醉,术后需去枕平卧 6 h,避免脑脊液从蛛网膜下隙针眼处漏出,致脑脊液压力降低引起头痛。监测脉搏、呼吸、血压 6～8 h,至生命体征平稳。

(2)做好排便管理。术后给予轻泻软便药乳果糖或麻仁丸及纤维增加剂,使粪便松软,易于排出。排便后及时坐浴和换药,以保持肛门周围皮肤清洁。

(3)术后 7～10 d,指导患者扩肛。术后扩肛治疗必须长期坚持,半年以上的扩肛会减少肛门部手术再次导致肛门狭窄的可能性,可以巩固手术的治疗效果。

(三)健康教育

1.饮食指导

术后 1～2 d 少渣半流饮食,之后正常饮食,忌辛辣刺激性食物如辣椒及烈性酒等,进食高纤维的蔬菜、水果,如番薯叶、芹菜、韭菜、竹笋、茼蒿及苹果、香蕉,主食以燕麦、麦皮、番薯等,软化大便,利于粪便排出。

2.肛门伤口的清洁

每日排便后用 1∶5 000 高锰酸钾溶液或温水坐浴,坐浴时应将局部创面全部浸入药液中,药液温度适中。

3.术后扩肛指导

渐进式扩肛法,用手指扩张或扩张器扩张,通过逐步增加手指数目或扩张器的大小使狭窄处扩张以达到缓解症状的目的。如发现排便困难或大便变细、变硬,应及时就诊。

(贾彩虹)

第十四节　肛门失禁

肛门失禁,又称大便失禁,是指因各种原因引起的肛门自制功能紊乱,以致不能随意控制排气和排便,不能辨认直肠内容物的物理性质,不能保持排便能力。它是多种复杂因素参与而引起的一种临床症状。据国外文献报道,大便失禁在老年人中的发生率高达 1.5%,女性多于男性。

一、病因及发病机制

1.先天异常

肛门闭锁、直肠发育不全、脊椎裂、脊髓膜突出等先天性疾病均可造成肛门失禁。

2.解剖异常

医源性损伤、产科损伤(阴道分娩)、直肠肛管手术、骨盆骨折、肠道切除手术后、肛门撕裂、直肠脱垂、内痔脱出等。

3.神经源性

各种精神及中枢、外周神经病变和直肠感觉功能改变如痴呆、脑动脉硬化、运动性共济失调、脑萎缩、精神发育迟缓；中风、脑肿瘤、脊柱损伤、多发性硬化、脊髓瘤；马尾损伤，多发性神经炎，肛门、直肠、盆腔及会阴部神经损伤、"延迟感知"综合征等疾患均能导致肛门失禁。

4.平滑肌功能异常

放射性肠炎、炎症性肠病、直肠缺血、粪便嵌顿、糖尿病、儿童肛门失禁。

5.骨骼肌疾患

重症肌无力、肌营养不良、硬皮病、多发性硬化等。

6.其他

精神疾患、全身营养不良、躯体残疾、肠套叠、肠易激综合征、特发性甲状腺功能减退等。

二、临床表现

(一)症状特点

患者不能随意控制排便和排气。完全失禁时，粪便自然流出，污染内裤，睡眠时粪便排出污染被褥；肛门、会阴部经常潮湿，粪性皮炎、疼痛瘙痒、湿疹样改变。不完全失禁时，粪便干时无失禁，粪便稀时和腹泻时则不能控制。

(二)专科体征

1.视诊

①完全性失禁：视诊常见肛门张开呈圆形，或有畸形、缺损、瘢痕、肛门部排出粪便、肠液，肛门部皮肤可有湿疹样改变或粪性皮炎的发生。②不完全失禁：肛门闭合不紧，腹泻时可在肛门部有粪便污染。

2.直肠指诊

肛门松弛，收缩肛管时括约肌及肛管直肠环收缩不明显和完全消失，如损伤引起，则肛门部可扪及瘢痕组织，不完全失禁时指诊可扪及括约肌收缩力减弱。

3.肛门镜检查

肛门镜检查可观察肛管部有无畸形，肛管皮肤黏膜状态，肛门闭合情况。

三、辅助检查

1.肛管直肠测压

肛管直肠测压可测定内、外括约肌及耻骨直肠肌有无异常。肛门直肠抑制反射，了解其他基础压、收缩压和直肠膨胀耐受容量。失禁患者肛管基础、收缩压降低，内括约肌反射松弛消失，直肠感觉膨胀耐受容量减少。

2.肌电图测定

肌电图测定可测定括约肌功能范围，确定随意肌、不随意肌及其神经损伤恢复程度。

3.肛管超声检查

应用肛管超声检查，能清晰显示出肛管直肠黏膜下层、内外括约肌及其周围组织结构，可协助诊断肛门失禁，观察有无括约肌受损。

四、治疗要点

(一)非手术治疗

1.提肛训练

通过提肛训练以改进外括约肌、耻骨直肠肌、肛提肌随意收缩能力，从而锻炼盆底功能。

2.电刺激治疗

电刺激治疗常用于神经性肛门失禁。将刺激电极置于内、外括约肌和盆底肌,使之有规律收缩和感觉反馈,提高患者对大便的感受,增加直肠顺应性,调节局部反射,均可改善肛门功能。

3.生物反馈治疗

生物反馈治疗是一种有效的治疗肛门失禁的方法。生物反馈仪监测到肛周肌肉群的生物信号,并将信号以声音传递给患者,患者通过声音和图片高低形式显示进行模拟排便的动作,达到锻炼盆底肌功能的作用。

生物反馈的优点是安全无痛,但需要医患双方的耐心和恒心。

(二)手术治疗

由于手术损伤或产后、外力暴力损伤括约肌致局部缺陷。先天性疾病、直肠癌术后肛管括约肌切除等则需要进行手术治疗,手术方式较多,根据情况选用。包括肛管括约肌修补术、括约肌折叠术、肛管成形术等。

五、护理评估

1.焦虑

焦虑与大便不受控制影响生活质量有关。

2.自我形象紊乱

自我形象紊乱与大便失禁污染有关。

3.粪性皮炎

粪性皮炎与大便腐蚀肛周皮肤有关。

4.睡眠形态紊乱

睡眠形态紊乱与大便失禁影响睡眠质量有关。

5.疼痛

疼痛与术后伤口有关。

6.潜在并发症

潜在并发症尿潴留、出血、伤口感染。

六、护理措施

1.焦虑护理

(1)术前患者心理护理:与患者及其家属进行沟通,向患者及其家属讲解所患疾病发生的原因、治疗方法、护理要点、影响手术效果的因素、可能出现的并发症和不适,使其对肛门失禁有正确的认识,积极配合手术治疗,对术后出现的并发症有心理准备。

(2)术后做好家属宣教使其亲人陪护在身边,使患者有安全感。向患者讲解手术的过程顺利使其放心,护士在护理过程中以耐心、细心的优质服务理念贯穿整个护理工作中让患者感到安心。

2.自我形象紊乱的护理

护士做好患者基础护理,保持肛周及会阴清洁。及时协助患者更换衣裤及病床。护理操作过程中注意保护患者隐私。

3.粪性皮炎护理

(1)一旦患者发生粪性皮炎,护士应指导其正确清洗肛周的方法。

(2)采用石膏冰片散兑菜籽油调制糊状给予涂擦肛周皮肤。

(3)及时更换被粪便污染的衣裤。

(4)保持肛周、会阴局部清洁干燥。需要在护理粪性皮炎时同压疮做好鉴别。

4.睡眠形态紊乱

护理病房保持安静,定时通风,鼓励患者养成良好的睡眠习惯。向患者及其家属做好沟通,使其放松心情,评估影响患者睡眠的因素,帮助其排除,并讲解良好的睡眠质量对术后恢复的重要性。

5.疼痛护理

术后建立疼痛评分表,根据评分值采取相应的护理措施,必要时常规使用镇痛泵。给予患者心理疗法,让其分散注意力,以缓解疼痛。

6.并发症的护理

①尿潴留:嘱患者小便时可听流水声、热敷小腹诱导排便,同时指导患者小便时可轻按压关元、中极穴位达到刺激穴位、帮助排便的作用。②出血:严密观察患者伤口敷料是否有渗血渗液;严密观察患者的生命体征、脉搏、心率、呼吸、神志、体温;观察患者排便时有无带血,嘱患者勿用力排便,以免引起伤口出血。如患者伤口敷料有鲜红色血液渗出,应立即通知医师并协助医师进行止血甚至抢救处理。③伤口感染:每日给予伤口换药,大便后及时给予中药坐浴,严密观察患伤口愈合情况及有无发热等症状。

7.健康教育

①嘱患者清淡饮食避免刺激辛辣等食物。②指导患者正确的提肛运动。③向患者讲解扩肛的目的、方法、注意事项。④以多种形式的健康教育指导患者包括口头讲解、书面法、操作示范等,使患者充分掌握自我观察和自我调护的方法。⑤对出院患者进行出院指导,并讲解随访时间,定期随访。⑥告知患者适当活动,不可进行剧烈运动,保持肛周局部清洁干燥。

(贾彩虹)

第十五节　结肠憩室

结肠憩室是由结肠黏膜通过结肠壁薄弱部位向外形成的囊状凸出,有多个憩室存在则称之为结肠憩室病。若发生炎症则为憩室炎。结肠憩室依据膨出的组织不同可分为真性与假性(获得性)两类,真性憩室是结肠壁的先天性全层薄弱,肠壁各层均膨出。假性憩室(获得性)则是仅有黏膜层或黏膜下层膨出,是继发于肠腔内压力增高,迫使黏膜经肠壁基层的薄弱区向外突出。

一、病因与发病机制

本病发病机制尚不清楚,通常认为,结肠功能紊乱引起的肠内压力增高和肠壁结构缺损与憩室的发生密切相关。

1.先天性因素

先天性右半结肠憩室病可能是由于肠壁的胚胎发育异常所致。

2.后天性因素

低纤维饮食、长期服用药物、慢性疾病等因素综合作用导致肠腔内压力改变,肠壁结构和结肠运动能力变化是导致憩室及其并发症的原因。

低纤维饮食可延长粪便在肠腔通过的时间,增加肠腔内压力。结肠运动能力分节律性收缩和推进性收缩两类,前者主要将右半结肠内容物来回混合,促使水分和盐类被吸收,后者则将粪便向远端运送,集团蠕动可将粪便直接从右半结肠推送至乙状结肠和直肠上段而引起便意,结肠憩室易发生在结肠带之间薄弱的肠壁上,当分节运动时腔内压力增高,这些潜在的薄弱部位在血管进入结肠壁的地方易形成憩室。

动脉粥样硬化的患者憩室发病率高,伴有脑血管意外的患者憩室发病率明显高。憩室患者伴有溃疡性结肠炎时结肠内压增高。憩室病与胆道疾病、裂孔疝、十二指肠溃疡、阑尾炎及糖尿病有关,常伴发痔疮、静脉曲张、腹壁疝、胆囊结石和裂孔疝。

二、临床表现

1.结肠憩室病

有 70%～80%的结肠憩室病患者并无症状,临床大多数患者是在做钡灌肠 X 线片或内镜检查时意外发现。与憩室有关的症状,实际上是结肠憩室并发症急性憩室炎和出血的症状,无并发症结肠憩室病患者中的症状如厌食、腹胀、大便习惯改变等,是由于伴随胃肠动力的疾病。

2.急性憩室炎

急性发作时有程度不同的左下腹或右下腹局限疼痛,可呈刺痛、钝痛和绞痛。

3.急性憩室炎并发症

(1)急性憩室炎最常见的是发生脓肿或蜂窝织炎,可以位于肠系膜、腹腔、盆腔、腹膜后、臀部或阴囊。

(2)当一个局限的脓肿破裂或憩室游离穿孔入腹腔后,可造成化脓性或粪性腹膜炎,这类患者大多表现为急腹症和不同程度的脓毒性休克。

(3)急性憩室炎患者中约有 2%发生瘘管,但在最终为憩室病进行手术的患者中则有 20%存在瘘管。内瘘可能来自相邻器官与病变炎症结肠和邻接的肠系黏膜,可有或无脓肿存在。随着炎症的恶化,憩室的脓肿自行减压,溃破至黏着的空腔脏器,从而形成瘘管。

(4)急性憩室炎并发肠梗阻:由于水肿、痉挛和憩室炎的炎症变化所致的部分梗阻常见。

(5)憩室出血:连续小量出血,造成贫血。有的一次大出血停止后又反复出血。

三、辅助检查

1.乙状结肠镜、纤维结肠镜检查

乙状结肠镜、纤维结肠镜检查对结肠憩室病诊断很有帮助,镜下可见到憩室的开口,且可进行病理活组织检查,为了与息肉和肿瘤鉴别,镜检时要充入少量空气。此法仅用于急性炎症期,有导致憩室穿孔可能。

2.X 线检查

X 线检查是诊断结肠憩室常用的有价值的辅助检查,尤其是在钡剂灌入后注入空气做双重对比造影具有更大诊断价值。提示憩室征象者表现肠腔外的袋状影像。伴有憩室炎时,表现为肠壁不整齐,肠腔有轻度狭窄,有时肠腔外可见到钡影,这是憩室穿孔后形成小脓肿所致。

3.CT 扫描

结肠憩室炎 CT 扫描可发现结肠壁增厚,脂肪坠积,结肠周围炎症、瘘管、窦道、脓肿和狭窄,敏感性较高。用于怀疑瘘或脓肿形成;保守治疗后情况没有改善者;同时存在右半肠憩室炎或巨大结肠憩室的患者。

4.肠系膜血管造影

肠系膜血管造影用于憩室病并发大量出血的患者,特别急性出血期(>0.5 mL/min),憩室内有造影剂外泄,即可明确诊断。血管造影不仅可以明确出血部位,还可注入药物收缩血管进行止血。对于不适宜手术的患者可行栓塞治疗。择期手术切除病变肠管,会大大降低急诊手术病死率。

四、治疗要点

(一)非手术治疗

急性憩室炎无并发症时可先采用内科治疗,治疗原则是保持肠道休息、控制感染、防止并发症,包括禁食、胃肠减压、静脉补液、广谱抗生素和严密临床观察等。一般胃肠减压仅在有呕吐或有结肠梗阻证据时才使用,给予通便。患者腹痛症状明显可以应用阿托品等解痉止痛药物。憩室出血可输血和止血治疗。

大多数病例经内科治疗其症状将迅速减轻。若内科治疗无效或穿孔所致弥散性腹膜炎、出血速度超过 500 mL/8 h,或再次出血者、脓肿引流不畅、瘘管形成、肠梗阻和憩室巨大者选择手术治疗。

(二)手术治疗

1.病变结肠一期切除吻合术

病变结肠一期切除吻合术适用于患者一般情况良好,肠道准备充分的择期手术或结肠憩室合并出血的急诊手术。

2.病变结肠切除

近端结肠造瘘、近侧结肠封闭或造瘘术适用于憩室炎、憩室穿孔,脓肿形成合并肠梗阻而全身状况不好需要二期手术者。

3.单纯脓肿切开引流或横结肠造瘘引流术

单纯脓肿切开引流或横结肠造瘘引流术适用于憩室穿孔引起弥散性腹膜炎,或脓肿形成,或合并肠梗阻而病情危重者。

五、护理评估

(一)术前评估

1.健康史

(1)一般资料:了解患者的年龄、性别、饮食习惯。如需造口,需了解患者职业、沟通能力、自理能力。

(2)家族史:了解家族中有无结肠憩室患者。

(3)既往史:患者是否有动脉粥样硬化、手术史、过敏史。是否合并糖尿病、高血压等。需行造口的患者需要了解有无皮肤过敏史。

2.身体状况

(1)症状:评估患者排便习惯有无改变,是否有腹痛、便秘、腹泻、便血、发热等症状。

(2)体征:腹部触诊和直肠指诊是否有局部压痛、肌紧张、边界不清的包块。

(3)辅助检查:血常规、腹部平片、乙状结肠镜、灌肠造影有无异常。

3.心理-社会状况评估

患者和家属对疾病的认知程度,有无焦虑、恐惧等影响疾病康复的心理状况;评估患者及家属是否接受治疗护理方案,对手术可能导致的并发症有无足够的心理承受能力以及家庭经济能力。

(二)术后评估

1.手术情况

了解患者手术、麻醉方式,手术过程是否顺利,术中有无出血和输血。

2.康复情况

术后观察患者生命特征是否平稳,引流是否通畅,引流液的颜色、性质、量及伤口愈合情况,营养状况是否得到保证。评估患者有无出血、切口感染等并发症。

3.心理-社会状况

了解患者术后心理适应程度,能否生活自理。

六、护理诊断

1.疼痛

疼痛与结肠憩室导致肠腔压力增高及手术创伤有关。

2.恐惧

恐惧与焦虑与担心术后康复、是否影响工作有关。

3.营养失调-低于机体需要量

营养失调-低于机体需要量与手术消耗热量及大量蛋白质有关。

4.潜在并发症

潜在并发症包括腹腔脓肿、腹膜炎、切口感染,管路滑脱,堵塞等。

七、护理措施

(一)非手术治疗护理/术前护理

1.心理护理

向患者及其家属做好沟通和解释,使患者情绪稳定,减轻焦虑,教会患者自我放松方法,介绍结肠憩室疾病相关知识,做好相关健康宣教。需要手术患者解释手术方式、注意事项,鼓励家属和朋友给予关心和支持。

2.减轻腹胀、腹痛

(1)体位:取半卧位,有利于炎症局限和引流,半卧位时腹肌松弛,有助于减轻腹胀等不适。

(2)禁食、胃肠减压:呕吐和结肠梗阻患者必须禁食,并留置胃管持续胃肠减压。

(3)对症处理、减轻不适:遵医嘱给予镇静处理,缓解患者的痛苦与恐惧心理。

确诊患者可用解痉止痛药物,并观察用药后情况。对于诊断不明确患者,暂不用止痛药物,以免掩盖病情。

3.控制感染,加强营养支持

(1)遵医嘱合理应用广谱抗生素和严密临床观察等。

(2)对于高热患者,给予物理降温或药物降温。

(3)营养支持:热量和营养素补充不足,体内大量蛋白质被消耗,患者的防御和愈合能力下降,因此应给予充足热量及营养的补充,鼓励高纤维素饮食。对禁食的患者,应尽早实施肠外营养支持。

4.维持体液平衡和生命体征平稳

立即建立静脉输液通路,补充液体和电解质,纠正水、电解质紊乱及酸碱失衡;维持患者有效循环血量,急性腹膜炎并发休克,给予抗休克治疗。

5.病情观察及护理

密切观察病情,注意腹部症状和体征的动态变化,梗阻患者注意出入量及电解质的观察,穿孔患者按急性腹膜炎护理。

6.术前常规准备

术前一日进食少渣半流食,禁食 12 h,禁饮 4 h。术前清洁肠道,可以减少术中污染,防止术后腹胀和切口感染,有利于伤口愈合。术前剃除手术区域毛发,注意防止损伤皮肤。完善术前检查。遵医嘱必要时留置胃管,急性穿孔者应立即遵医嘱给予胃肠减压。

(二)术后护理

1.体位与活动

患者手术后给予平卧位。全麻未清醒者头偏向一侧,注意有无呕吐,保持呼吸道通畅。全麻清醒或硬膜外麻醉患者平卧 6 h,生命体征平稳后改半卧位,鼓励患者早期活动,指导患者床上翻身时如何保护伤口,根据个体情况活动循序渐进,活动中注意保护患者安全,防止意外。

2.禁食

胃肠减压术后需持续胃肠减压、禁食者,待肠蠕动恢复后,拔除胃管,逐步恢复进食。

3.病情观察及护理

术后密切监测生命体征变化;详细记录患者出入量,密切观察尿量变化;密切关注患者主诉,注意腹部体征变化,及时发现异常情况,并通知医师处理;观察引流情况及伤口愈合情况等。

4.营养支持

根据患者的营养状况,及时给予肠内、肠外营养支持,以防体内蛋白质被大量消耗而降低机体抵抗力和愈合能力。

5.伤口护理

观察伤口敷料是否清洁,有渗血或渗液时及时更换;观察伤口愈合情况,及早发现感染。

6.腹腔脓肿、切口感染等并发症的预防和护理

合理应用抗生素,患者全身情况得到改善、临床感染症状消失后,可停用抗生素。保证有效引流,妥善固定各引流装置、引流管,防止脱出、曲折受压,维持有效引流,准确记录引流液的量、颜色和性状,患者无发热和腹胀、白细胞恢复正常,可考虑拔除引流管。

(三)健康教育

1.疾病指导

向患者说明非手术期间禁食,胃肠减压和半卧位的重要性,提供治疗和护理方面的知识。

2.饮食指导

讲解手术后恢复饮食的规律,鼓励循序渐进,少食多餐,避免刺激性食物,多进食富含蛋白质、高纤维素食物,以增加机体防御能力及促进排便。

3.排便指导

保持大便通畅,便秘者可每日服用通便药,但避免刺激性泻药和反复灌肠,防止穿孔。

4.运动指导

鼓励患者早期床上活动,根据病情好转和体力的恢复可下床活动,促进肠功能恢复,防止肠粘连,利于术后康复。

(贾彩虹)

第十六节　结肠套叠

结肠套叠是指肠的一段套入其相连的肠管腔内,并导致肠内容物通过障碍,以小儿最多见,其中以 2 岁以下者居多,占肠梗阻的 15%～20%。

一、病因与发病机制

结肠套叠有原发性和继发性两类。原发性肠套叠绝大部分发生于婴幼儿,主要由于肠蠕动节律紊乱,而肠蠕动节律的失调可能由于食物性质的改变所致。继发性肠套叠多见于成年人,肠腔内或肠壁部器质性病变使肠蠕动节律失调,近段肠管的强力蠕动将病变连同肠管同时送入远段肠管中。病因与发病机制目前还不完全清楚。关于肠套叠的促发因素,大多数认为是肠蠕动的正常节律发生紊乱所致,这些因素包括肠炎腹泻、高热、季节性、添加辅食、受凉、肥胖等,病毒感染和肠套叠的发生也有一定的关系。

根据套入肠与被套肠部位,肠套叠分为:①回盲型:回盲瓣是肠套叠头部,带领回肠末端进入升结肠,盲肠、阑尾也随着翻入结肠内,此型最常见,占总数的 50%～60%;②回结型:回肠从距回盲瓣几厘米处起,套入回肠最末端,穿过回盲瓣进入结肠,约占 30%;③回回结型:回肠先套入远端回肠内,然后整个再套入结肠内约占 10%;④小肠型:小肠套入小肠,少见;⑤结肠型:结肠套入结肠,少见;⑥多发型:回结肠套叠和小肠套叠合并存在,肠套叠多为顺行性套叠与肠蠕动方向一致。套入部随着肠蠕动不断继续前进,该段肠管及其肠系膜也一并套入鞘内,颈部束紧不能自动退出,由于鞘层肠管持续痉挛,致使套入部肠管发生循环障碍,初期静脉回流受阻,组织充血水肿,静脉曲张,黏膜回流障碍加重,使动脉受累,供血不足,导致肠壁坏死并出现全身中毒症状,严重者可并发肠穿孔和腹膜炎。

二、临床表现

肠套叠的四大典型症状是腹痛、呕吐、血便及腹部肿块,表现为突然发作剧烈的阵发性腹痛,病儿阵发哭闹不安,有安静如常的间歇期,伴有呕吐和果酱样血便。血便多见于病后 6～12 h 出现,是本病特征之一;常为暗红色果酱样便,亦可为新鲜血便或血水,一般无臭味;腹部肿块是具有重要诊断意义的腹部体征,腹部触诊常可扪及腊肠形、表面光滑、稍可活动、具有压痛的肿块,常位于脐右上方,而右下腹扪诊有空虚感。随着病程的进展逐步出现腹胀等肠梗阻症状。钡剂胃肠道造影对诊断肠套叠有较高的准确率。慢性复发性肠套叠多见于成人,其发生原因常与肠息肉、肿瘤、憩室等病变有关。多呈不完全梗阻,故症状较轻,可表现为阵发性腹痛发作,而发生便血的不多见。由于套叠常可自行复位,所以发作过后检查可为阴性。

三、辅助检查

1.影像学检查

(1)X线检查肠梗阻征象:腹部X线检查有肠管充气和液平面等急性肠梗阻表现,空气或钡剂灌肠造影有助于回盲部套叠的诊断,可看到空气或钡剂至套入部肠管的远端顶端即受阻,呈"杯口"状影像为其特点。

(2)B超检查:显示肠套叠包块。婴幼儿肠套叠有典型症状者一般诊断不困难,临床上有阵发腹痛、呕吐、便血及肿块四者存在即可确诊。对只有阵发性腹痛和呕吐的肠套叠早期,尚未出现血便,或晚期由于腹胀明显触不清肿块的病例,应做直肠指检,并进行空气或钡剂灌肠X线检查,可及时做出正确诊断。结肠注气或钡剂X线检查是一种简便安全而可靠的诊断方法,不但可以及时做出正确诊断,同时也是较好的治疗措施。

(3)CT检查:可协助诊断。

2.实验室检查

(1)血常规:肠套叠患者出现脱水、血液浓缩时可出现血红蛋白、血细胞比容及尿比重升高。多有白细胞计数和中性粒细胞比例的升高。

(2)血生化检查:血清电解质、血尿氮素及肌酐检查出现异常或紊乱。

(3)其他:呕吐物和粪便检查见大量红细胞或大便潜血试验阳性时提示肠管有血运障碍。

四、治疗要点

1.非手术疗法

凡是病程在48 h内的原发性肠套叠,患儿全身情况良好,无明显脱水,无明显腹胀者均可以灌肠疗法治疗。一般应用空气、氧气或钡剂灌肠,不仅是诊断方法,也是一种有效的治疗方法,一般空气压力先用8 kPa(60 mmHg),经肛管注入结肠内,在X线透视下明确诊断后,继续注气加压至10.67 kPa(80 mmHg)左右,直至套叠复位。为提高灌肠复位的疗效,有时可事先给阿托品或苯巴比妥钠、水合氯醛等镇静剂,使患儿安睡。已有脱水者应先输液改善一般情况后再行灌肠。

2.手术疗法

如果套叠不能复位,或病期已超过48 h,或灌肠复位后出现腹膜刺激征及全身情况恶化,都应行手术治疗。术前应纠正脱水或休克,术中若无坏死,可轻柔地挤压复位;如果肠壁损伤严重或已有肠坏死者,可行肠段切除吻合术;如果患儿全身情况严重,可将坏死肠管切除后两段外置造口,以后再行二期肠吻合术。成人肠套叠多有引起套叠的病理因素,一般主张手术。

五、护理评估

(一)术前评估

1.健康史和相关因素

了解患者的一般情况,发病前有无体位及饮食不当、饱餐后剧烈活动等诱因;腹痛、腹胀、呕吐、果酱样血便等症状的初发时间、程度、是否进行加重;呕吐物、排泄物的量及性状。既往有无腹部手术史及外伤史、各种慢性肠道疾病史及个人卫生史等。

2.身体状况

(1)局部:评估腹部是否对称、胀满,是否见肠型,有无腹部压痛、程度,有无腹膜刺激征及程度和范围。

(2)全身:有无出现脱水或休克的征象:包括生命体征,呕吐、血便的开始时间、次数、颜色、性状、量,腹部情况;评估脱水程度和性质,有无低钾血症和代谢性酸中毒症状;检查肛周皮肤有无红肿、糜烂、破溃。

(3)辅助检查:了解影像学检查,实验室检查结果及意义。

3.心理-社会状况

评估患者的心理状况,婴儿须评估家长的心理反应及认知程度、文化程度、饮食及护理知识等,是否了解围术期的相关知识。了解患者的家庭经济、社会支持情况等。

(二)术后评估

评估患者有无发生再次发作、肠穿孔及腹腔内感染等并发症。

六、护理诊断

1.体液不足

体液不足与呕吐、血便及肠道功能紊乱有关。

2.疼痛

疼痛与肠蠕动增强或肠壁缺血有关。

3.有皮肤完整性受损的危险

皮肤完整性受损与大便刺激臀部皮肤有关。

4.潜在并发症

腹腔感染、肠穿孔、肠粘连。

5.知识缺乏

成人患者及婴儿家长缺乏饮食相关知识及相关的疾病护理知识。

七、护理措施

1.维持体液平衡

①严格控制输液并准确记录出入量,根据患者的脱水情况及有关的实验室检查结果指标合理安排输液计划,补液期间严密观察病情变化、准确记录出入量。②记录患儿皮肤弹性、前囟及眼眶有无凹陷、末梢循环及尿量等;观察生命体征变化,定期测量,必要时使用心电监护;准确记录24 h出入量,同时注意呕吐物、大便、尿液的性质、量及颜色;监测血清电解质。

2.有效缓解疼痛

(1)禁食、胃肠减压:清除肠腔内积气、积液,有效缓解腹胀、腹痛。胃肠减压期间应注意保持有效负压吸引通畅,密切观察并记录引流液的性状、量及颜色,注意观察腹痛性质、程度、持续时间、发作规律及伴随症状和诱发因素。术前要严格胃肠道准备,按要求禁食、禁饮。

(2)应用解痉剂:在诊断明确后可以遵医嘱适当使用解痉剂,患儿术后取半坐卧位,尽量避免剧烈哭闹,必要时可使用镇静剂。

(3)待肠道功能恢复、肛门排便排气后方可进食,循序渐进,避免产气、腹胀食物,如牛奶、白糖水等。腹胀明显者可行肛管排气。

3.维持皮肤完整性(尿布皮炎的护理)

选用吸水性强的、柔软布质或纸质尿布,避免使用不透气塑料布或橡皮布;尿布湿了及时更换,每次便后用温水清洗臀部并擦干,以保持皮肤清洁、干燥;局部皮肤发红处涂5%鞣酸软膏或40%氧化锌油并按摩片刻或使用3 M皮肤保护膜,促进局部血液循环;若皮肤已经破溃,可用皮肤保护粉外涂,促进愈合;也可采用暴露法,臀下仅垫尿布,不加包扎,使臀部皮肤暴露于空气中或阳光下;局部皮肤溃疡也可用灯光照射,每次照射20～30 min,每日 3 次,使局部皮肤蒸发干燥。照射时护士必须坚持守护患者,避免烫伤,照射后需要局部涂膏油。

4.并发症及护理

(1)避免感染:注意观察患者的生命体征,有无腹膜炎,有高热者要及时处理,有切口的必须要按时换药,严格无菌技术操作。

(2)肠穿孔:观察术后患者腹痛、呕吐、血便及腹部包块症状是否改善,肛门恢复排便排气的时间等,如果患者出现高热不退,同时出现局部或弥散性腹膜炎的表现,应警惕腹腔感染及肠穿孔的可能,应及时通知医师。

(3)肠粘连:肠套叠导致肠坏死,肠坏死切除术后患者若护理不当,仍可能发生肠粘连,应术后早期活动,以促进肠蠕动恢复,预防肠粘连。

5.健康宣传

向患者及其家属宣教相关的疾病知识,护理知识。

(1)应避免腹泻,尤其是秋季腹泻,家长应高度警惕此病的发生。

(2)平时注意科学喂养,不要过饥过饱、随意更换食品,添加辅食要循序渐进,勿操之过急。

(3)要注意天气变化,随时增减衣服,避免各种容易诱发肠蠕动紊乱的不良因素。

(4)如果一个健康的婴儿突然出现不明原因的阵发性哭闹、面色苍白、出冷汗、呕吐、大便带血,精神不振时,应想到是否有可能为肠套叠,要立即送医院治疗。

(5)临床上四大最主要症状为腹痛、呕吐、果酱样血便及腹部肿块。

(6)当肠道前后相套,造成部分阻塞时,婴儿就开始产生阵发性腹部绞痛,明显躁动不安、双腿屈曲、阵发性啼哭,并常合并呕吐,阵发性疼痛过后,婴儿显得倦怠、苍白及出冷汗。

(贾彩虹)

第十七节　结肠损伤

结肠损伤是腹部钝性损伤及穿透性损伤所致的较常见的空腔脏器损伤之一,也可因医源性损伤如钡剂灌肠、结肠镜检查及肠镜下微创手术的损伤、腹腔镜下操作误伤等。

一、病因

(一)结肠损伤按致伤物分类

(1)穿刺伤刀刺伤和各种尖锐器物所致的穿通伤。

(2)火器伤枪炮、弹片和高速飞行的杀伤性异物等所致的贯通性损伤等。

(3)钝性伤常见腹部受到各种摔打、撞击、坠落、挤压或剧烈爆炸所引起的气浪和水浪冲击等伤害。

（二）按照物理能量释放的强度

1.高速、高能量的暴力伤

能量能在短时间内释放、聚集震荡，广泛破坏肠壁组织及其系膜血管，甚至邻近器官。损伤的特点是：组织创伤的范围大，多有复合伤，并伴有多发伤。

2.低速、低能量的暴力伤

短时间内释放能量少，对组织的震荡轻，损伤的范围比较局限。

（三）按照组织损伤的类型

1.穿透性损伤

刀、刺等低速、低能量尖锐物的直接穿刺损伤，伤道比较单一明确。医源性的如结肠镜检查、ESD 等所致的结肠穿孔，肠壁有破口，粪便溢出肠腔外，污染腹腔或腹腔外其他组织。

2.钝器损伤

中高能量的钝性暴力，如打架斗殴、交通事故、地震及房屋倒塌等引起的腹部闭合性损伤时，作用力直接对脊柱，可致横结肠断裂伤；或因结肠壁薄，张力大，挤压肠管破裂；或损伤累及结肠系膜的血管导致结肠坏死等。

3.挫裂性损伤

高速、高能量的钝性暴力或传导牵拉暴力、高速火器伤等，往往有复合型损伤。这类损伤严重而复杂，一般伴有腹内多脏器及腹部以外其他脏器的多发性损伤。可导致肠壁及其系膜、甚至邻近组织器官大块损坏，结肠不全或完全穿透性破裂、横断，粪便污染重。

二、临床表现

因伤情不同，腹部损伤后的临床表现有很大的差异。轻微的腹部损伤，可无明显症状和体征；而严重者则可出现休克甚至处于濒死状态。实质性脏器损伤的临床表现以内出血为主，空腔脏器损伤以腹膜炎为主要表现。

1.实质性脏器损伤

以腹腔内出血为主并伴有腹痛。表现为面色苍白、脉率加快，严重时脉搏微弱、血压不稳、尿量减少，甚至出现出血性休克。持续性腹痛，腹膜炎刺激症状不明显。

2.空腔脏器损伤

胃肠道、胆道、膀胱等破裂时。主要表现为弥散性腹膜炎，患者出现持续性剧烈腹痛，伴有恶心、呕吐，稍后出现体温升高、脉率增快、呼吸急促等全身性感染症状，严重者可发生感染性休克。空腔脏器损伤也可有某种程度的出血，若邻近的大血管合并有损伤时，可出现呕血、黑便等，直肠损伤时可出现鲜红色血便。具有典型的腹膜刺激征，其程度因空腔脏器内容物的不同而异。胃液、胆汁或胰液对腹膜的刺激最强，肠液次之，血液最轻。

三、辅助检查

1.实验室检查

腹腔内实质性脏器破裂出血时，血红细胞、血红蛋白、血细胞比容等数值下降，白细胞计数略有升高。空腔脏器破裂时，白细胞计数和中性粒细胞比例明显上升。胰腺、胃肠道或十二指肠损伤时,血、尿淀粉酶升高。泌尿系统损伤时,尿常规检查可发现血尿。

2.影像学检查

(1)B超检查:主要用于诊断实质性脏器损伤,能提示脏器损伤的部位和程度。若发现腹腔内积液和积气,则有助于空腔脏器破裂或穿孔的诊断。

(2)X线检查:腹部平片或透视发现膈下有游离气体或腹膜后有积气,且腹部肠管普遍胀气或有液气平面,以确定有否空腔脏器损伤,根据部位以确定有否结肠破裂损伤,腹部X线片还可发现骨折及金属异物等。

(4)其他影像学检查:①选择性血管造影:诊断肝脾、胰、肾、十二指肠等脏器损伤;②MRI:对血管损伤和某些特殊部位的血肿如十二指肠壁间血肿的诊断有帮助;③磁共振胰胆管造影:适用于胆道损伤的诊断。

3.诊断性

腹腔穿刺术或腹腔灌洗术诊断阳性率达到90％以上,对于判断腹腔脏器有无损伤和哪一类脏器损伤有很大的帮助。根据抽出的液体确定,如为粪便样物质是肠损伤,有不凝固的血液可能是实质性脏器损伤。

诊断性穿刺冲洗术:用套管针腹穿,抽出针芯,放入导管,吸出的液体检验,如抽不出液体,可经导管向腹腔内注入乳酸林格液或等渗盐水(10～20 mL/kg),灌洗液回收,根据肉眼观察和化验检查,符合以下任何一项即属于阳性:①冲洗液内含有肉眼可见的血液、胆汁、胃肠内容物或尿液;②镜检红细胞计数大于$0.12×10^9/L$;③淀粉酶超过1 000 U/L(索氏法);④灌洗液镜检发现大量细菌,该法比诊断性穿刺术更为可靠,并发症少。

4.腹腔镜检查

主要用于临床难于确诊时。

四、治疗要点

诊断结肠损伤后,手术是治疗的根本原则,但手术方法应视局部损伤情况而定,因手术是在血液循环较差,细菌繁殖较多的结肠进行,再加结肠内压力较高,做修补或肠吻合术极易形成结肠瘘或腹腔残余感染等并发症。具体处理方法如下。

1.结肠壁挫伤的处理

患者因腹部损伤行剖腹探查时,发现结肠局部的浆肌层损伤,可横行缝合修补;对肠壁血肿及肠系膜血肿,可切开清除血肿、止血,无肠壁血运障碍,再行修补术;对肠壁一段或相近的肠管多段广泛浆肌层损伤,肠系膜血肿或血管损伤影响相应肠管血运障碍时,则行相应的肠段切除吻合术;如患者病情危重或局部污染严重时,可行结肠损伤部位近端造口,远端封闭或双端造口术。

2.结肠破裂及结肠横断性损伤

(1)一期缝合修补术:对污染轻,或污染虽较重,但冲洗彻底的12 h以内的结肠破裂,行一期缝合修补手术或肠切除吻合手术,在手术中彻底用生理盐水冲洗腹腔及必要的腹腔引流术。

(2)回肠或结肠造口,延期关闭造口:对于多脏器损伤,休克恢复不稳,全身情况不允许,或局部污染严重又超过12 h的患者,可行双端造口;也可行局部肠修补或切除吻合,近端造口,远端封闭,待3个月后延期关闭造口。

五、护理评估

(1)健康史:询问伤者或现场目击者及护送人员,了解受伤具体经过,包括受伤的时间、地点、致伤因素,以及伤情、伤后病情变化就诊前的急救措施等。

(2)身体状况:了解腹膜刺激征的程度和范围:有无伴随恶心、呕吐;腹部有无移动性浊音,肝浊音界有否缩小或消失;肠蠕动有否减弱或消失,直肠指检有无阳性发现。了解生命体征及其他全身变化。了解辅助检查结果,评估手术耐受性。

(3)心理-社会状况:了解患者的心理变化,以及了解患者和家属对损伤后的治疗和可能发生的并发症的认知程度和家庭经济承受能力。

(4)了解手术的种类、术中患者情况,麻醉方式,手术后放置引流种类及位置,患者手术耐受程度,评估术后患者康复情况。

六、护理诊断

①体液不足与损伤致腹腔内出血,严重腹膜炎、呕吐、禁食等有关。②急性疼痛与腹部损伤有关。③潜在并发症:肠瘘、腹腔脓肿、休克。

七、护理措施

(一)现场急救

首先检查呼吸情况,保持呼吸道通畅;有休克表现者应尽快建立静脉通路,快速输液。伴有肠管脱出者,可用消毒碗覆盖保护,勿强行回纳。

(二)非手术治疗患者的护理

1.绝对卧床休息

给予吸氧,床上使用便盆;若病情平稳,可取半卧位。

2.禁食

防止加重腹腔污染。禁食期间全量补液,必要时输血,枳极补充血容量,防止水、电解质及酸碱平衡失调。待肠蠕动功能恢复后,可开始进流质饮食。

3.监测生命体征观察

腹部体征的变化,注意腹膜刺激征的程度和范围。观察期间需注意:①尽量减少搬动,以免加重伤情;②结肠破裂者严禁灌肠。

4.用药护理

遵医嘱应用广谱抗生素防治腹腔感染,注射破伤风抗毒素。必要时,进行肠外营养支持。

5.术前准备

除常规准备外,还应包括交叉配血试验;留置胃管;补充血容量,血容量严重不足的患者,在严密监测中心静脉压的前提下,可在 15 min 内输入液体 1 000~2 000 mL。

6.心理护理

主动关心患者,提供人性化服务。向患者解释可能出现的并发症、相关的治疗和护理知识,缓解其焦虑和恐惧,稳定情绪,积极配合各项治疗和护理。

(三)手术治疗患者的护理

1.根据麻醉和手术情况选择合适体位

血压平稳改为半卧位,以利于腹腔引流,减轻腹痛,改善呼吸循环功能。

2.严密监测

生命体征变化,做好呼吸、循环和肾功能的监测和维护注意腹部体征的变化,及早发现腹腔脓肿等并发症。

3.饮食禁食,胃肠减压

待肠蠕动恢复、肛门、排气后停止胃肠减压,若无腹胀不适,可拔除胃管。从进食少量流质饮食开始,根据病情逐渐过渡到半流质饮食、普食。

4.静脉输液与用药

禁食期间静脉补液,维持水、电解质和酸碱平衡。必要时给予完全胃肠外营养,以满足机体高代谢和修复的需要,并提高机体抵抗力。术后继续使用有效的抗生素,控制腹腔内感染。

5.鼓励患者早期活动

早期活动有助于促进血液循环,防止静脉血栓,改善肺功能等效果。首先定时翻身,其次进行下肢运动练习,包括髋、膝关节屈伸及足部旋转运动。①指导翻身:翻身时上面的腿弯曲,用枕头支撑,抓住对侧床栏,以同样的方法翻向另一边,翻身时锻炼腹式呼吸和咳嗽。②指导腿部运动:半卧位,膝盖弯曲,抬高下肢保持几秒钟,然后伸直,放低。每条腿做5次,另一条腿重复;然后腿做环形运动,向内、向外再向内,重复做5次。

6.腹腔引流护理

区分各引流管放置的部位和作用,并做好标记、妥善固定。保持引流通畅,若引流液黏稠,可通过负压吸引防止堵塞。观察并记录引流液的量、性状和颜色,如有异常,及时通知医师。熟悉各类引流管的拔管指征,并进行宣教。

7.做好造口护理

术后第0~2 d,由护士观察和评估造口及造口周围皮肤情况,为患者清洗造口及粘贴造口袋,指导患者家属观看换袋过程。术后第3~4 d,鼓励患者观看和触摸自己的造口。术后第5~8 d,指导患者参与换袋过程:如何清洗和测量造口大小,裁剪和粘贴造口袋的技巧,向患者介绍造口袋的种类、特性、价格,指导患者试用合适和喜爱的造口袋;1周后拆除造口缝线和造口支架。术后第9~10 d,评估患者的换袋技能,并及时给予纠正。为患者选择合适的造口用品,并指导如何储存造口用品和清洗两件式造口袋。

8.并发症的观察与护理

(1)受损器官再出血:①取平卧位,禁止随意搬动患者,以免诱发或加重出血。②密切观察和记录生命体征及面色、神志、末梢循环情况,观察腹痛的性质、持续时间和辅助检查结果的变化。若患者腹痛缓解后又突然加剧,同时出现烦躁、面色苍白、肢端温度下降、呼吸及脉搏增快、血压不稳或下降等表现,腹腔引流管间断或持续引流出鲜红色血液,血红蛋白和血细胞比容降低,常提示腹腔内有活动性出血。一旦出现以上情况,通知医师并协助处理。③建立静脉通路,快速补液、输血等,以迅速扩充血容量,积极抗休克,同时做好急症手术的准备。

(2)腹腔脓肿:①剖腹探查术后数日,患者体温持续不退或下降后又升高,伴有腹胀、腹痛、呃逆、直肠或膀胱刺激症状,辅助检查血白细胞计数和中性粒细胞比例明显升高,多提示腹腔脓肿形成。伴有腹腔感染者可见腹腔引流管引流出较多混浊液体,或有异味。②主要护理措施:合理使用抗生素,较大脓肿采用经皮穿刺置管引流或手术切开引流;盆腔脓肿较小或未形成时应用40 ℃~43 ℃水温保留灌肠或采用物理透热等疗法;给予患者高蛋白、高热量、高维生素饮食或肠内外营养治疗。

(四)健康教育

1.加强安全教育

宣传劳动保护、安全行车、遵守交通规则的知识,避免意外损伤的发生。

2.普及急救知识

在意外事故现场,能进行简单的急救或自救。

3.及时就诊

一旦发生腹部损伤,无论轻重,都应经专业医务人员检查,以免延误治疗。

4.出院指导

(1)视损伤情况合理安排休息,加强锻炼,增加营养,促进康复。

(2)指导造口护理,出院后1～2周造口专科门诊就诊,了解患者或家属护理造口的技巧。

(3)若出现造口袋粘贴不稳,造口周围皮肤红肿、疼痛、出血或腹痛、腹胀、肛门(造口)停止排气排便等不适,应及时到医院就诊。

(贾彩虹)

第十八节　先天性巨结肠症

先天性巨结肠(HD)是小儿外科常见的先天性消化道畸形,主要病变为结肠末端肠壁肌间神经缺如或发育不全,多表现在生后发生胎粪不排或排出延迟,甚至发生急性梗阻。

一、病因与发病机制

先天性巨结肠发生的主要原因有空气污染、有害食品添加剂、宫内病毒感染等导致,是小儿外科最常见的一种消化道发育畸形疾病。

二、临床表现

1.便秘

该病以便秘为主要表现,病变肠段神经节细胞缺失,男性患病率稍高于女性,有家族性发病倾向,发生率0.02%。

2.胎粪不排或排出延迟,甚至发生急性梗阻

新生儿期主要表现为胎粪排出延迟、腹胀、呕吐等低位肠梗阻症状;儿童表现为顽固性便秘、腹胀、消瘦。

三、辅助检查

腹腔镜是新发展起来的微创外科技术。由于对患者损伤小,具有术后疼痛轻,恢复快,切口微小等优点,容易被医师及患者接受。

四、治疗要点

1.非手术治疗

回流灌肠既是保守治疗的有效措施,也是巨结肠根治术前必不可少的肠道准备,其对治疗

成效有重要影响。

2.手术治疗

先天性巨结肠症需行根治术才能痊愈。其主要方法就是手术治疗。

五、护理评估

(一)术前评估

1.健康史

(1)一般情况:患者的年龄、性别、饮食情况。

(2)家族史:了解家族成员中有无先天性巨结肠及其他先天性肛肠疾病。

(3)既往史:患者是否有过手术史,有无皮肤过敏史及麻醉药过敏史。

2.身体状况

(1)症状:评估患者有无便秘胎粪不排或排出延迟等症状。

(2)全身:评估患者生命体征、意识状态、面色、肢端温度及皮肤色泽,有无水肿、营养不良等。

(3)辅助检查:了解血常规、腹腔镜等检查结果。

3.心理-社会状况

了解患者及患者是否感到紧张、恐惧;患者家属是否提供足够的心理和经济支持。

(二)术后评估

1.手术情况

了解麻醉方式和手术类型、范围,术中出血量、补液量及引流管安置情况。

2.身体状况评估

患者生命体征、意识状态、血氧饱和度、尿量等,了解有无出血、腹腔感染等并发症的发生。

3.心理-社会状况

了解患儿家长对疾病和术后各种不舒适的心理反应;患儿家属对术后康复过程及出院健康教育知识的掌握程度。

六、护理诊断

1.便秘

便秘与疾病因素有关。

2.体温过高

体温过高与腹腔感染有关。

3.潜在并发症

出血、腹腔感染。

4.营养失调

低于机体需要量。

七、护理措施

(一)术前护理

1.肠道准备

结肠灌洗是本手术术前准备的关键,其灌洗的目的是排出积便,减轻肠管扩张水肿,减轻腹胀,促进患儿食欲,使扩张的肠管缩小,便于手术拖出肠管,防止粪便污染手术野及术后肠炎的发生。本组最长灌肠时间为 15 d,最短为 6 d,平均为 11 d。

2.心理护理

护士应详细向家长介绍手术微创、安全、有效的优点,同时介绍术后可能出现的并发症、原因及处理原则,通过真诚的交流,取得家长的信任。

3.常规准备

三大常规、凝血功能、肝肾功能及两对半化验,心电图及胸透检查,药敏试验等,尤其是行钡灌肠进一步明确诊断以及为手术提供有利的信息。并做好手术部位的备皮。

(二)术后护理

1.监测生命体征

手术回室后给患儿去枕平卧 6 h,头偏一侧,以免口腔及呼吸道分泌物误吸,床旁备吸痰器,及时清理呼吸道分泌物,防止误吸和窒息。用监护仪持续监护生命体征 12 h。

2.胃肠减压的护理

术后易致腹胀,常规留置胃管,确保有效的胃肠减压是手术成功的有利保证,妥善固定胃管及胃肠减压器,避免扭曲、打折、牵拉;观察引流液的性质及量,并做好记录;术后第 3 日如肠鸣音恢复,肛门排气,胃肠减压吸出物为白色,量少,可拔除胃管。

3.尿管的护理

防止尿管的脱落,保持尿管通畅,如尿管脱落要及时导尿,以免尿液污染会阴部的切口;如尿液流出不畅,可用注射器抽生理盐水注入尿管冲洗,确认堵管者要拔出重新导尿。发现尿少或血尿,应及时向医师汇报。

4.饮食的舒适护理

患儿胃肠功能恢复后,先进少量温水,若无呕吐,方可母乳喂养,稍大患儿可进少量无渣流质,且宜分次进食,以减轻对肠道的刺激,亦可减少排便次数,减轻大便对吻合口的污染,促使吻合口愈合。在两次进食之间,护士可帮助患儿床上翻身、活动,促进肠蠕动,增加患儿食欲。值得注意的是,在帮助其翻身的过程中,护士动作要保持轻柔,做到轻抬轻放,避免造成患儿的额外伤害。

5.伤口护理

由于巨结肠的肠炎等因素易造成术后腹泻,因此须加强肛周护理。避免排泄物长时间浸泡、刺激局部皮肤,用生理盐水棉球随时清洁肛门。

如发生臀红,及时涂抹鞣酸软膏或红外线局部照射,照射时应有专人看护,将患儿头偏向一侧,观察呼吸变化。

八、健康教育

1.饮食指导

出院前教会患儿家属喂养要领,根据患儿情况做到少食多餐短期内大便次数增加,但 2 个月后大便逐渐成形、次数减少。

注意饮食卫生,合理补充营养。一般以高蛋白、富含维生素食物为主,多食鱼类和水果,对于较小患儿,最好母乳喂养,适时添加主食和各种微量元素,增强患儿免疫力。养成良好饮食与排便习惯,术后定期复查。

2.疾病知识指导

为防止手术后吻合口及直肠肌鞘瘢痕挛缩狭窄,指导家长学会扩肛,动作轻柔。扩肛一般在术后 2 周开始,每日 1 次,每次 15～20 min,连续扩肛 6 个月,若此期间患儿出现不适,即刻入院复诊。

(柯红娟)

第十九节　结肠癌

结肠癌是发生于结肠部位的常见消化道恶性肿瘤,近年来发病率呈逐年上升趋势。结肠癌好发于乙状结肠,依次为盲肠、升结肠、横结肠和降结肠,肝曲及脾曲较少见。

癌肿多为单个,少数病例可同时或先后有一个以上的癌肿。扩散和转移的方式为直接浸润、淋巴转移(常见)、血行转移、种植转移。

一、病因与发病机制

结肠癌的病因虽未明确,但其相关的高危因素逐渐被认识。根据流行病学调查结果和临床观察分析,可能与以下因素有关:①在许多临床病例中发现结肠息肉可以恶变,其中乳头状腺瘤最易恶变,可达 40%;在家族性息肉病的患者中,癌变的发生率则更高,且具有遗传性,这说明结肠癌与结肠息肉关系密切;②部分慢性溃疡性结肠炎可以并发结肠癌,发生率可能比正常人群高出 5～10 倍,发生结肠癌的原因可能与结肠黏膜慢性炎症刺激有关,一般认为在炎症增生的过程中,经过炎性息肉阶段发生癌变;③在中国,血吸虫病并发结肠癌的病例并不少见,但对其因果关系仍有争论;④结肠癌的发生与居民的饮食习惯有关,高脂肪、高蛋白、低纤高脂的精致饮食者发病率较高,过多的腌制食品可增加肠道中致癌物质,而维生素、微量元素及矿物质的缺乏可能增加发病概率。

二、临床表现

1.排便习惯和粪便性状改变

结肠癌早期多无症状或症状轻微,易被忽视。排便习惯和粪便性状改变,常为进展期的首发症状。

表现为大便次数增多、粪便不成形或稀便。癌肿增大引起肠腔狭窄造成部分肠梗阻时,可出现腹泻与便秘交替现象:癌肿表面破溃、感染等,会出现脓血、黏液便。

2.腹痛

腹痛也是常见的早期症状,疼痛部位不明确,为持续隐痛或仅为腹部不适或腹胀感。出现肠梗阻时,痛感剧烈,甚至出现阵发性绞痛。

3.腹部肿块

腹部肿块以右半结肠癌多见,多为肿瘤本身,也可为粪块。若癌肿穿透肠壁并发感染,可表现为固定压痛的肿块。

4.肠梗阻

肠梗阻多为晚期症状,一般呈低位、慢性、不完全性梗阻。有肠梗阻表现。

5.全身症状

因长期慢性失血、癌肿溃烂、感染、毒素吸收等,患者有贫血、消瘦、乏力、低热等全身性表现。晚期出现肝大、黄疸、水肿、锁骨上淋巴结肿大及恶病质等。

6.左半结肠癌与右半结肠癌的临床表现

(1)右半结肠癌:以中毒症状和腹部包块为主。右半结肠肠腔较宽大,粪便在此较稀,结肠血运及淋巴丰富,吸收能力强,癌肿多为软癌,易溃烂、坏死致出血感染及中毒。但在病情加重时也可出现肠梗阻表现。

(2)左半结肠癌:以肠梗阻和便秘便血为主。左半结肠肠腔相对狭小,粪便至此已黏稠成形,且该部位多为浸润型癌,肠腔常为环状狭窄,故临床上较早出现肠梗阻症状,有的甚至可出现急性梗阻。中毒症状表现轻,出现晚。

三、辅助检查

1.实验室检查

(1)大便隐血试验:可作为高危人群的初筛方法及普查手段,持续阳性者应进一步检查。

(2)肿瘤标志物:癌胚抗原(CEA)测定对大肠癌的诊断和术后监测有一定价值。主要用于监测大肠癌的复发,但对术前不伴有 CEA 升高的大肠癌患者术后监测复发无重要意义。

2.影像学检查

(1)X 线钡剂灌肠或气钡双重对比造影检查:是诊断结肠癌的重要检查方法,可观察到结肠壁僵硬、皱襞消失、存在充盈缺损及小龛影。采用钡剂和空气灌肠双重对比的检查方法有利于显示结肠内较小的病变,清晰度明显优于单纯 X 线钡剂灌肠检查。

(2)B 超和 CT 检查:有助于了解癌肿浸润深度及淋巴转移情况,还可提示有无腹腔种植、是否侵犯邻近组织器官或肝、肺转移灶等。

(3)PET-CT 检查:即正电子发射体层显像与 X 线计算机断层成像相结合。在对病灶进行定性的同时还能准确定位,大大提高了诊断的准确性及临床实用价值。

3.内镜检查

内镜检查可通过乙状结肠镜或纤维结肠镜检查,观察病灶的部位、大小、形态、肠腔狭窄程度等,并可在直视下获取活组织行病理检查,是诊断大肠癌最有效、可靠的方法。

四、治疗要点

1.手术治疗

手术切除是结肠癌的主要治疗方法,配合化疗、免疫治疗等可在一定程度上提高疗效。目前,机器人辅助的腹腔镜结直肠癌根治手术的报道在世界范围内日益增多,克服了传统腹腔镜手术的很多局限,使得更为精细的操作成为可能。经自然腔道内镜及单孔腹腔镜结直肠手术凭借其更为微创的优势日益成为微创外科关注的焦点之一。结直肠手术应用加速康复外科中国专家共识(2015 版)已经公布并在临床实施。

(1)根治性手术:①右半结肠切除术:适用于盲肠、升结肠及结肠肝曲部的癌肿。切除范围:回肠末端 15~20 cm、盲肠、升结肠及横结肠的右半,连同所属系膜及淋巴结。肝曲的癌肿尚需切除横结肠大部及胃网膜右动脉组的淋巴结。切除后做回、结肠端-端吻合或端-侧吻合(缝闭结肠断端)。②左半结肠切除术:适用于降结肠、结肠脾曲部癌肿。切除范围:横结肠左半、降结肠、部分或全部乙状结肠,连同所属系膜及淋巴切除后做结肠与结肠或结肠与直肠端一端吻合。③横结肠切除术：适用于横结肠癌肿。切除范围：横结肠及其肝曲、脾曲。切除后做升、降结肠端一端吻合。若吻合张力过大，可加做右半结肠切除，做回、结肠吻合。④乙状结肠癌肿的根治切除：根据癌肿的具体部位，除切除乙状结肠外，或做降结肠切除或部分直肠切除。做结肠直肠吻合。

（2）姑息性手术：肿瘤局部浸润广泛，或与周围组织、脏器固定不能切除时，若肠管已梗阻或不久可能梗阻，可用肿瘤远侧与近侧的短路手术，也可做结肠造口术。如果有远处脏器转移而局部肿瘤尚允许切除时，可用局部姑息切除，以解除梗阻、慢性失血、感染中毒等症状。

（3）结肠癌并发急性肠梗阻的处理：肿瘤局部浸润广泛，或与周围组织、脏器固定不能切除时，若肠管已梗阻或不久可能梗阻，可行肿瘤远侧与近侧的短路手术，也可做结肠造口术。如果有远处脏器转移而局部肿瘤尚允许切除时，可用局部姑息切除，以解除梗阻、慢性失血、感染中毒等症状。

2.化疗

进展期结肠肿瘤局部病灶较大或需要行联合脏器切除术的患者，目前主张可行术前新辅助化疗，中晚期结肠癌需辅以术后化疗。化疗方案主要以氟尿嘧啶为基础的联合用药。各种不同的综合治疗有其不同的特点。

肠癌常用化疗方案。①Xelox：奥沙利铂（第 1 d）＋希罗达（第 1～14 d），每 3 周重复 1 次；②Folfox 6：奥沙利铂（第 1 d）＋氟尿嘧啶（第 1 d 大剂量）＋氟尿嘧啶泵维持（44 h）；每 2 周1 次；③Folfiri：伊利替康（第 1 d）＋氟尿嘧啶（第 1 d 大剂量）＋5-氟尿嘧啶泵维持（44 h）；每2 周1 次。

3.靶向治疗

靶向治疗是近年来研究的热点，许多研究表明，结肠癌的发生发展是与多种基因表达异常相关的过程。目前已经有多种分子靶向药物应用于临床。资料显示，应用爱必妥等靶向治疗可增加晚期结肠癌患者的生命期。

4.中医免疫治疗

可选择具有抗肿瘤、增强免疫力、减轻化疗不良反应的药物，减缓晚期癌症患者的疼痛，增加食欲，改善患者的生活质量。

五、护理评估

（一）术前评估

1.健康史

健康史包括：①一般资料：年龄、性别、体重指数、生命体征及饮酒吸烟史、过敏史；②家族史：有无家族性息肉、家族中有无大肠癌或其他肿瘤患者；③既往史：是否有溃疡性结肠炎、克罗恩病、腺瘤病史、手术治疗史及用药情况。

2.心理-社会和家庭支持

心理-社会和家庭支持包括如下。

①疾病认知：患者和家属对疾病的认知程度，对手术的接受程度，对结肠造口知识及手术前配合知识的了解和掌握程度；②心理承受程度：患者和家属对接受手术及手术可能导致的并发症、结肠造口带来的自我形象紊乱和生理功能改变的恐惧、焦虑程度和心理承受能力；③经济情况：家庭对患者手术及进一步治疗的经济承受能力。

3.系统评估

系统评估包括:①营养状况:体重、进食、贫血、低蛋白血症甚至恶病质的表现等;②专科疾病症状及体征:有无便秘、腹泻、便秘与腹泻交替、血便、里急后重等排便形态改变;腹部有无肿块、肿块大小、活动度和压痛程度;腹痛的部位、性质、持续时间和疼痛评分,有无腹膜刺激征,有无寒战、高热;③上消化道症状:恶心、呕吐、食欲缺乏、消瘦、乏力等;④排泄系统:有无呕血和黑便。

(二)术后评估

1.手术情况

手术、麻醉方式,术中出血、输血量,术中用药及术后镇痛方式及泵管固定、通畅以及穿刺点局部情况。

2..神志和生命体征变化

生命体征、血氧饱和度、尿量、疼痛、呼吸道通常情况等。

3.切口及导管

切口渗出、愈合情况,各引流管是否妥善固定,引流是否通畅,引流液的量、颜色和性质。中心静脉导管置入长度、敷料、穿刺点局部情况。

4.活动及营养

术后监测患者血糖、血浆清蛋白的变化,TPN 使用及患者的进食情况。评估早期活动能力和活动量,活动安全风险。

5.用药情况

药物的作用及不良反应。

6.专科症状及体征

①腹痛性质、部位、持续时间和疼痛评分;②有无恶心、呕吐等不适;③有无寒战、高热等表现;④腹部体征,有无压痛、肌紧张、反跳痛等腹膜刺激征;⑤肛门或造口排气及排便恢复情况。

7.心理-社会状况

评估患者有无焦虑、失眠,家庭支持系统等。

六、护理诊断

1.焦虑/恐惧

焦虑/恐惧与对癌症治疗缺乏信心,影响家庭、工作和生活等有关。

2.营养失调:低于机体需要量

营养失调—低于机体需要量与肿瘤消耗、便血、手术创伤和化疗等有关。

3.潜在并发症

切口感染、出血、术后肠粘连、吻合口瘘等。

七、护理措施

(一)术前护理

1.心理护理

患者可表现为对癌症的否认,对预后的恐惧。做好患者及家属的解释工作,解除其顾虑,使其配合治疗。

2.营养支持

对病程长、体质差、贫血或营养不良的患者,指导进食易消化、营养丰富的食品,必要时给予输血、清蛋白等支持治疗,以纠正贫血,改善全身营养状况。如伴有腹痛、肠梗阻等情况,根据医嘱予以禁食,静脉补充营养。

3.各脏器功能改善

做好呼吸道管理,戒烟,指导深呼吸、有效咳嗽和呼吸功能锻炼;合并心血管、肝、肺、糖尿病等全身疾病,在术前应做全面检查和处理,确保手术安全。

4.术前准备

①外科手术前常规准备;②肠道清洁,一般于术前1 d行肠道准备,目前临床多主张采用全肠道灌洗法,若患者年老体弱无法耐受或存在心、肾功能不全或灌洗不充分时,可考虑配合灌肠法,应洗至粪便清水样,肉眼无粪渣为止。常规肠道准备:术前1 d午餐后禁食固体食物;14:00起服离子泻药清洁肠道,2～3 h服完(离子泻药服完后可适当饮水,无禁忌者可饮糖水)直至大便呈清水状;24:00后禁水直至手术(有肠梗阻者不服用离子泻药,根据医嘱行肠道准备)。快速康复理念:除行常规肠道准备外,20:00口服肠内营养液500 mL,术日清晨口服5%GS 500 mL,后禁食禁水至手术;③根据医嘱术前放置胃管和留置导尿管。

(二)术后护理

1.一般护理

执行外科一般护理常规。

2.体位

手术日按全麻术后常规护理,麻醉清醒、血压平稳后,取半卧位(床头抬高30°)以利于引流,鼓励患者1～2 h改变体位,活动四肢,预防下肢深静脉血栓的形成。

3.饮食

①术后常规禁食,手术日起嚼口香糖(每日3次,每次1粒)以促进消化液分泌,加快肠蠕动恢复,直至恢复半流质饮食;禁食期间予TPN营养支持(遵循TPN使用规范);②肠蠕动恢复正常后遵医嘱流质饮食,第一日进流质时应少量多餐(每次进食50～100 mL,每日可进食5～7次),进食后如无恶心呕吐及腹胀不适,按医嘱逐渐予半流质或软食。

4.呼吸道管理

术后第1 d起每日深呼吸及有效咳嗽大于5次,咳嗽时注意保护切口;每日CPT大于2次,排痰困难者遵医嘱雾化吸入。

5.各种管道的护理

①胃肠减压管:不常规留置,若有胃管妥善固定,引流通畅,及早拔除;②腹腔/盆腔引流管保持通畅,观察引流物量和性状,引出血性或粪性液体等异常情况及时报告医师;③腹腔/盆腔双套引流管在手术当日予内套管接墙式负压引流,外套管管端予无菌敷料包裹,调节吸引负压＜50 mmHg,术后第1 d改接引流袋(内套管与外套管均接引流袋);④导尿管术后第1～2 d,医师、护士评估后即可拔除导尿管,以防止导尿管相关性尿路感染的发生。

6.并发症的观察与处理

(1)出血:观察生命体征、切口敷料、胃管及腹腔/盆腔引流液的量及性状、尿量等,给予抗酸治疗预防应激性溃疡等,发现异常及时报告医师。

(2)肠梗阻:观察肠鸣音、肛门排气排便的恢复情况,若患者出现腹胀腹痛、无肛门排气排便,提示可能存在术后肠粘连肠梗阻,及时给予胃肠减压等处理,必要时置入肠梗阻导管或积极手术处理。

(3)吻合口漏:观察腹腔或盆腔引流液的形状,是否为脓性、粪性,有无腹膜刺激征,有无发热、WBC 升高等情况。

(4)切口愈合不良:切口感染常发生在术后 3~5 d,表现为切口局部红肿热痛、切口愈合不良、有渗液、体温升高、白细胞升高,遵医嘱使用抗生素,加强切口换药,有效引流,使用抗菌敷料等局部处理。切口裂开一般发生在术后 7~14 d,拆除缝线后 1~2 d 发生,可因剧烈咳嗽、用力排便、严重腹胀引起。若全层裂开、肠管脱出应用无菌盐水纱布覆盖,腹带加压包扎,急诊手术。

(三)健康教育

(1)向患者及家属介绍结肠癌的诱因及预防知识,患者知晓结肠癌的症状和体征,治疗方法,并能积极配合。

(2)患者能正确运用术后相关知识和技能。

(3)与患者讨论并做好出院后计划;清淡饮食,荤素搭配;逐渐增加活动量及恢复日常作息。按时服用出院带药,如需术后辅助化疗,及时返院。造口的自我护理及复诊。出现以下情况时能及时就诊:①切口红肿,有渗液;②肛门排气排便停止,腹痛剧烈;③造口并发症的预防和处理(如造口黏膜炎、周围皮炎、造口狭窄坏死、肠脱出、疝形成或造口回缩等)。复诊:术后 2 年内每 3 个月 1 次,2~5 年每半年 1 次,5 年以上每年 1 次进行肿瘤复诊。

(贾彩虹)

第二十节　直肠脱垂

直肠脱垂可分为直肠外脱垂和直肠内脱垂。脱垂的直肠如果超出了肛缘即直肠外脱垂。直肠内脱垂指直肠黏膜层或全层套入远端直肠腔或肛管内而未脱出肛门的一种疾病。直肠内脱垂又称不完全直肠脱垂、隐性直肠脱垂。由于直肠黏膜松弛脱垂,特别是全层脱垂,可导致直肠容量适应性下降,排便困难、大便失禁和直肠孤立性溃疡等。

直肠内脱垂是出口梗阻型便秘的最常见临床类型,31%~40% 的排便异常患者排便造影检查可发现直肠内脱垂。

一、临床表现

排便梗阻感、肛门坠胀、排便次数增多、排便不尽感,排便时直肠由肛门脱出,严重时不仅排便时脱出,在腹压增高时均可脱出,大便失禁、肛门瘙痒。黏液血便、腹痛、腹泻及相应的排尿障碍症状等。

二、辅助检查

1.肛门直肠指检

指检时可触及直肠壶腹部黏膜折叠堆积、柔软光滑、上下移动,内脱垂的部分与肠壁之间可有环状沟。典型病例在直肠指检时让患者做排便动作,可触及套叠环。

2. 肛门镜检查

肛门镜检查了解直肠黏膜是否存在炎症或孤立性溃疡以及痔疮。

3. 结肠镜及钡餐

结肠镜及钡餐排除大肠肿瘤、炎症等其他器质性疾病。

4. 排粪造影

排粪造影是诊断直肠内脱垂的主要手段,可以明确内脱垂的类型是直肠黏膜脱垂还是全层脱垂;明确内脱垂的部位;是高位、中位、低位;并可显示黏膜脱垂的深度。

排粪造影的典型表现是直肠壁向远侧肠腔脱垂,肠腔变窄,近侧直肠进入远端的直肠和肛管,而鞘部呈杯口状。并常伴有盆底下降、直肠前突和耻骨直肠肌痉挛等。典型的影像学改变:直肠前壁脱垂、直肠全环内脱垂、肛管内直肠脱垂。

5. 盆腔多重造影

盆腔多重造影能全面了解是否伴有复杂性盆底功能障碍以及伴随盆底疝的直肠内脱垂。

6. 肌电图检查

肌电图是通过记录神经肌肉的生物电活动,从电生理角度来判断神经肌肉的功能变化,对判断括约肌、肛提肌的神经电活动情况有重要参考价值。

7. 直肠肛门测压

直肠肛门测压了解肛管的功能状态。

三、治疗要点

(一)非手术治疗

1. 建立良好的排便习惯

让患者了解直肠脱垂发生、发展的原因,认识到过度用力排便会加重直肠脱垂和盆底肌肉神经的损伤。在排便困难时,应避免过度用力,避免排便时间过久。

2. 提肛锻炼

直肠内脱垂多伴有盆底肌肉松弛,盆底下降,甚至阴部神经的牵拉损伤。坚持定期进行膝胸位下进行提肛锻炼,可增强盆底肌肉及肛门括约肌的力量。

3. 饮食调节

多食富含纤维素的水果、蔬菜,多饮水,每日 2 000 mL 以上;必要时可口服润滑油或缓泻剂,使粪便软化易于排出。

(二)手术治疗

1. 直肠黏膜下注射术

治疗部分脱垂的患者,按前后左右四点注射至直肠黏膜下,每点注药 1~2 mL。注射到直肠周围可治疗完全性脱垂,造成无菌炎症,使直肠固定。

2. 脱垂黏膜切除术

对部分性黏膜脱垂患者,将脱出黏膜做切除缝合。

3. 肛门环缩术

在肛门前后各切一小口,用血管钳在皮下绕肛门潜行分离,使两切口相通,置入金属线(或涤纶带)结成环状,使肛门容一指通过,以制止直肠脱垂。

4.直肠悬吊固定术

对重度的直肠完全性脱垂患者,经腹手术,游离直肠,用两条阔筋膜将直肠悬吊固定在骶骨岬筋膜上,抬高盆底,切除过长的乙状结肠。

5.脱垂肠管切除术

经会阴部切除直肠乙状结肠或经腹部游离直肠后,提高直肠,将直肠侧壁与骶骨骨膜固定,同时切除冗长的乙状结肠。

四、护理评估

(一)术前护理评估

(1)询问患者是否有慢性咳嗽、便秘等腹压增高情况,既往是否有内痔或直肠息肉病史。

(2)了解排便情况,有无排便不尽感,排便时是否有肿物脱出,便后能否回纳。

(3)了解辅助检查结果及主要治疗方式。

(4)评估患者对疾病的病因、治疗和预防的认识水平,是否因疾病引起焦虑、不安等情绪。

(二)术后护理评估

(1)了解术中情况,包括手术、麻醉方式、术中用药、输血、出血等情况。

(2)了解患者的生命体征,伤口的渗血、出血情况,及早发现出血;了解术后排尿情况,及时处理尿潴留。

(3)了解血生化、血常规的检验结果。了解患者的饮食及排尿、排便情况。

(4)评估患者对术后饮食、活动、疾病预防的认知程度。

(5)对术后的肛门收缩训练是否配合,对术后的康复是否有信心,对出院后的继续肛门收缩训练是否清楚。

五、护理诊断

1.急性疼痛

急性疼痛与直肠脱垂、排便梗阻有关。

2.完整性受损

完整性受损与肛周炎症、皮肤瘙痒等有关。

3.潜在并发症

潜在并发症与出血、直肠脱垂有关。

4.焦虑

焦虑与担心治疗效果有关。

六、护理措施

(一)术前护理措施

①观察患者排便情况,有无排便排便困难、排便不尽感,排便时是否有肿物脱出、便后能否回纳。②是否有出血、肛门周围肿胀、疼痛、黏液、瘙痒,症状明显时,嘱其卧床休息,肛门局部给予热水坐浴,以减轻疼痛。③鼓励患者进食高纤维的蔬菜、水果,如番薯叶、芹菜、韭菜、茼蒿及苹果、香蕉,主食以燕麦、麦皮、番薯等,以软化大便,缓解患者的排便困难。④术前1 d半流质饮食,术前晚进食流质,配合灌肠,以减少术后早期粪便排出。术前视手术和麻醉方式给予禁食禁饮。⑤准备手术区域皮肤,保持肛门皮肤清洁。

（二）术后护理措施

（1）腰麻、硬膜外麻醉，术后需去枕平卧 6 h，避免脑脊液从蛛网膜下隙针眼处漏出，致脑脊液压力降低引起头痛。监测脉搏、呼吸、血压 6～8 h 至生命体征平稳。

（2）做好排便管理：术后给予轻泻软便药乳果糖或麻仁丸及纤维增加剂，使粪便松软，易于排出。排便后及时坐浴和换药，以保持肛门周围皮肤清洁。

（3）术后 3～5 d，指导患者肛门收缩训练。

（三）健康教育

1.饮食指导

术后 1～2 d 少渣半流质饮食，之后正常饮食，忌辛辣刺激性食物如辣椒及烈性酒等，进食高纤维的蔬菜、水果，如番薯叶、芹菜、韭菜、茼蒿及苹果、香蕉，主食以燕麦、麦皮、番薯等为主，以软化大便，利于粪便排出。

2.肛门伤口的清洁

每日排便后用 1：5 000 高锰酸钾溶液或温水坐浴，坐浴时应将局部创面全部浸入药液中，药液温度适中。

3.改变如厕的不良习惯

改变如厕的不良习惯如长时间蹲厕或阅读，减少排便努挣和腹压。

4.肛门收缩训练

具体做法：戴手套，示指涂石蜡油，轻轻插入患者肛内，嘱患者收缩会阴、肛门肌肉，感觉肛门收缩强劲有力为正确有效的收缩，嘱患者每次持续 30 s 以上。患者掌握正确方法后，嘱每日上午、中午、下午、睡前各锻炼 1 次，每次连续缩肛 100 下，每下 30 s 以上，术后早期锻炼次数依据患者耐受情况而定，要坚持，不可间断，至术后 3 个月。如发现排便困难、排便有肿物脱出，应及时就诊。

（贾彩虹）

第二十一节　直肠肛管损伤

直肠、肛管损伤的发生率并不高，但直肠损伤的处理比较复杂。其原因是：直肠内细菌多，易感染；直肠周围间隙多，血运差，感染易扩散形成间隙脓肿；直肠损伤合并其他脏器损伤，如骨盆骨折、盆腔大出血、尿道损伤或肛门括约肌损伤，处理困难；直肠损伤发病率低，外科医师缺乏足够的经验，早期诊断困难，易误诊、漏诊。

一、病因与发病机制

1.会阴和肛门部插入伤

意外事故，如高处跌落，坐于木桩、铁杆等棒状物，刺伤直肠和肛管。高处坠落造成的骨盆骨折也可刺伤直肠或损伤盆腔其他脏器。

2.直肠异物

直肠异物如食入的尖锐异物可造成直肠局部损伤，同性恋经直肠性交也可引起损伤，性变态者将异物插入直肠也易损伤肛管或直肠。

3.医源性损伤

肠镜检查、肛门温度计、灌肠器可损伤直肠。此外,直肠息肉切除或电灼,直肠活检,狭窄扩张,内痔注射及盆、腹部会阴手术如分娩、泌尿系手术都可造成损伤或会阴撕裂。

4.意外创伤

交通事故,会阴、臀部的钝器或重物击伤,可广泛撕裂肛门皮肤、肛管、肛门括约肌或直肠,举重或排便用力过猛有时造成直肠撕裂。

二、临床表现

1.疼痛

疼痛可延迟于损伤后数小时或数日出现。腹膜内损伤有腹下疼痛,并有急性腹膜炎的表现。腹膜外损伤无腹膜炎表现,疼痛也不明显,但感染一般严重,多合并厌氧菌感染且向直肠间隙扩散。

2.出血和休克

出血和休克是常见致死的原因。合并尿道或膀胱损伤时,直肠和伤口内有尿液,尿有血和粪便,尿道破裂有尿外渗至直肠腔内。有的可见腹腔游离气体或直肠周围和腹膜后积气。

3.直肠肛管损伤的并发症

表现有直肠膀胱瘘、直肠阴道瘘、直肠外瘘及直肠狭窄、大便失禁等。

三、辅助检查

1.直肠指诊

直肠指诊可发现伤口大小及数量,还可判断肛门括约肌损伤情况,为治疗提供参考。直肠指检时指套上常染有血迹或尿液,如损伤部位低,可扪及破口,破损区有肿胀和压痛等。临床有下列情况应常规做直肠指检:①暴力所致的肛管损伤,如撞伤、坠落伤;②肛门刺伤;③骨盆挤压伤,下腹部踢伤;④伤后有肛门流血者。

2.阴道指诊

对疑有直肠伤的已婚妇女进行阴道指诊,可触及直肠前壁破裂口,明确是否合并阴道破裂。

3.内镜检查指诊

阴性者,进行直肠镜或乙状结肠镜检查,能直观损伤部位、范围和严重程度,为临床处理提供依据。

4.X线检查

X线检查为诊断直肠破裂必不可少的重要手段。发现膈下游离气体提示腹膜内直肠破裂;通过骨盆相可了解骨盆骨折状况和金属异物的部位,在骨盆壁软组织见到气泡则提示腹膜外直肠破裂。

5.实验室检查

白细胞计数和中性粒细胞比例明显上升。

四、治疗要点

依病情而定,具体考虑如下情况:①损伤的严重程度、深度、大小;②腹膜内或腹膜外损伤;

③是否合并有血管损伤;④是否合并其他脏器的损伤;⑤有无括约肌损伤;⑥损伤后伤口及组织、腹腔的污染程度;⑦损伤与治疗的时间间隔;⑧患者全身情况。处理原则如下。

(1)止血、清创,尽量去除伤口或直肠内异物。

(2)根据腹腔污染程度决定是否近端完全性粪便改道转流,同时清洁冲洗远端结肠。

(3)修补直肠伤口并及时缝合括约肌,保证充分引流。

(4)广谱抗菌。

(5)恰当处理合并伤。

(6)预防肛门狭窄。

五、护理评估

(1)了解受伤时间、地点、部位、姿势、伤情,致伤源的性质及暴力的方向和强度,受伤至就诊之间的病情变化及就诊前的急救措施及其效果;患者神志不清或昏迷时,可询问现场目击者及护送人员。

(2)评估患者伤口及其部位、大小;有无腹部压痛、肌紧张和反跳痛,其程度和范围;腹部有无移动性浊音,肝浊音界是否缩小或消失;肠蠕动是否减弱或消失,直肠指诊有无阳性发现。

(3)评估患者生命体征变化,有无面色苍白、出冷汗、脉搏细速、血压不稳等休克的早期征象;有无体温升高、脉搏增快等全身中毒症状。

(4)了解辅助检查情况,红细胞计数、白细胞计数、血红蛋白和血细胞比容等数值的变化,其他辅助检查如腹腔穿刺/腹腔灌洗、X线、B超、CT、MRI等影像学检查的结果。

(5)了解患者既往有无结核病、糖尿病、高血压等病史;有无酗酒、吸烟和吸毒史;有无腹部手术史及药物过敏史等。

(6)评估患者及家属对伤口、出血这些视觉刺激的心理承受能力和对预后的担心程度;评估经济承受能力和对本次损伤相关知识的了解程度。

六、护理诊断

1.体液不足

体液不足与损伤出血,严重腹膜炎、禁食等有关。

2.急性疼痛

急性疼痛与直肠、肛管损伤有关。

3.潜在并发症

潜在并发症休克、肠瘘、肛门狭窄。

七、护理措施

(一)非手术治疗的护理

1.一般护理

①视伤情嘱患者卧床休息,吸氧,床上使用便器;若病情平稳,可取半卧位。②未明确诊断前,嘱患者禁食,以免加重腹腔污染。禁食期间全量补液,必要时输血,积极补充血容量,防止水、电解质及酸碱平衡失调。待诊断明确、病情稳定,肠蠕动功能恢复,可开始进流质饮食。

2.注意生命体征和腹部情况

观察腹部体征的变化,尤其注意腹膜刺激征的程度和范围。观察期间需特别注意:①尽量减少搬动,以免加重伤情;②直肠肛管破裂者严禁灌肠。

3.预防感染

遵医嘱应用广谱抗生素防治腹腔感染,注射破伤风抗毒素。必要时,进行肠外营养支持。

4.术前准备

除常规准备外,还应包括交叉配血试验,留置胃管,补充血容量;血容量严重不足的患者,严密监测中心静脉压,可在 15 min 内输入液体 1 000～2 000 mL。

5.主动关心患者,提供人性化服务

向患者解释可能出现的并发症、相关的治疗和护理知识,缓解其焦虑和恐惧,稳定情绪,积极配合各项治疗和护理。

(二)手术治疗的护理

(1)根据麻醉和手术情况选择合适体位,血压平稳改为半卧位,以利于腹腔引流,减轻腹痛,改善呼吸循环功能。

(2)严密监测生命体征变化,做好呼吸、循环和肾功能的监测和维护。注意腹部体征的变化,及早发现腹腔脓肿等并发症。

(3)饮食禁食,胃肠减压。待肠蠕动恢复、肛门排气后停止胃肠减压,若无腹胀不适可拔除胃管。从进食少量流质饮食开始,根据病情逐渐过渡到半流质饮食、普食。

(4)静脉输液与用药禁食期间静脉补液,维持水、电解质和酸碱平衡。必要时给予完全胃肠外营养,以满足机体高代谢和修复的需要,并提高机体抵抗力。术后继续使用有效的抗生素,控制腹腔内感染。

(5)鼓励患者早期活动:早期活动有助于促进血液循环,防止静脉血栓,改善肺功能等效果。首先定时翻身,其次进行下肢运动练习,包括髋、膝关节屈伸及足部旋转运动。

1)指导翻身:翻身时上面的腿弯曲,用枕头支撑,抓住对侧床栏,以同样的方法翻向另一边,翻身时锻炼腹式呼吸和咳嗽。

2)指导腿部运动:半卧位,膝盖弯曲,抬高下肢保持儿秒,然后伸直,放低。每条腿做 5 次,另一条腿重复;然后腿做环形运动,向内、向外再向内,重复做 5 次。

(6)肛门部引流护理:区分各引流管放置的部位和作用,并做好标记、妥善固定。保持引流通畅,若引流液黏稠,可通过负压吸引防止堵塞。

观察并记录引流液的量、性状和颜色,如有异常及时通知医师。熟悉各类引流管的拔管指征,并进行宣教。

(7)做好造口护理:出院前教会患者和家属更换造口袋,指导出院后造口袋的购买和保管,复诊的注意事项等。

(8)指导肛门狭窄的预防和处理。

(三)健康教育

1.加强安全教育宣传

劳动保护、安全行车、遵守交通规则的知识,避免意外损伤的发生。

2.普及急救知识

在意外事故现场,能进行简单的急救或自救。

3.及时就诊

一旦发生腹部或肛门部损伤,无论轻重,都应经专业医务人员检查,以免延误治疗。

4.出院指导

(1)视损伤情况合理安排休息,加强锻炼,增加营养,促进康复。

(2)指导造口护理,出院后1～2周造口专科门诊就诊,了解患者或家属护理造口的技巧。

(3)指导肛门狭窄患者扩肛。

(4)若出现造口袋粘贴不稳、造口周围皮肤红肿、疼痛、出血或腹痛、腹胀、肛门(造口)停止排气排便等不适,应及时到医院就诊。

(樊云凤)

第二十二节　直肠阴道瘘

直肠阴道瘘(RVF)是直肠与阴道之间的病理性通道,大多发生于先天性肛门直肠畸形直肠会阴部的瘘性疾患,多见于女性,尤以外伤感染、医源性损害所致的瘘性疾患为多见。由于女性的会阴部的特殊解剖生理结构,如经产妇的重度会阴撕裂和施行肛肠手术发生感染、操作不当等,很容易导致肛门直肠阴道瘘。

一、病因与发病机制

(1)直肠会阴部脓肿如肛门直肠前壁的黏膜下脓肿、女性巴氏腺囊肿等,手术操作不当,造成直肠阴道壁的贯通损伤而形成直肠会阴瘘。

(2)肛门直肠手术,继发感染形成脓肿,破溃较深,使直肠阴道壁相互穿通形成瘘。

(3)肛肠手术操作不当所致。

(4)医源性暴力操作如对婴幼儿的肛表测试,误伤直肠会阴部,造成直肠前庭贯通伤而形成直肠前庭瘘。

(5)直肠或子宫肿瘤放射疗法后引起放射性直肠炎,肠壁薄弱质脆。肛门直肠检查时操作过猛或大便用力排便时,造成肠壁穿孔而形成直肠阴道瘘。

二、临床表现

在临床上表现为粪便不自主地由阴道溢出及由阴道排气。阴道皮肤及黏膜组织受到粪便内的胆汁成分刺激,可导致阴道壁和会阴的充血、水肿,粪便中的细菌可导致感染,术前准备不充分,常会失败,可导致手术失败及术后复发。主要临床症状为:阴道排气、排便,炎症和刺激引起全身症状及功能障碍。

三、辅助检查

以探针插入瘘口探其走行,必要时在阴道内放置纱布,直肠内注入亚甲蓝,几分钟后取出纱布观察是否蓝染。

四、治疗要点

1.非手术治疗

在局部感染控制住后局部可用温水或中药坐浴,使炎症吸收瘢痕软化再进行手术治疗。

2.手术治疗

手术治疗主要有小瘘孔修补法和大瘘孔修补法两种手术方法。

五、护理评估

(一)术前评估

1.健康史

(1)一般情况:了解患者的年龄、性别、饮食情况,有无烟酒、饮茶嗜好。

(2)家族史:了解家族成员中有无直肠阴道瘘及其他先天性肛肠疾病。

(3)既往史:患者是否有过直肠阴道瘘、直肠会阴部脓肿、直肠或子宫肿瘤等疾病史或手术史。有无麻醉药过敏史及皮肤过敏史。

2.身体状况

(1)症状:评估患者排便习惯有无改变,是否出现腹泻、便秘、腹痛、腹胀、排便等肠梗阻症状,有无大便表面带血、黏液和脓液的情况。患者全身营养状况,有无肝大、消瘦,贫血等。

(2)全身:评估患者生命体征、意识状态、面色、肢端温度及皮肤色泽,有无水肿,营养不良状态等。

(3)辅助检查:了解血常规、探针插入瘘口的检查结果。

3.心理-社会状况

评估患者和家属对所患疾病的认知程度,有无过度焦虑、恐惧等影响康复的心理反应;了解患者及其家属能否接受制订的治疗护理方案,对治疗及未来的生活是否充满信心,能否积极寻求社会及他人的帮助;对大小孔修补瘘法知识及手术前配合知识掌握程度。对即将进行的手术及手术可能导致的并发症是否表现出恐惧,有无足够的心理承受能力;了解家庭对患者手术及进一步治疗的经济承受能力和支持程度。

(二)术后评估

1.手术情况

了解麻醉方式和患者术中采取的手术,手术过程是否顺利,术中有无输血及其量。

2.身体状况

观察患者生命体征是否平稳,营养状况是否得以维持或改善,评估患者术后有无伤口渗血、感染等并发症的发生。

3.心理-社会状况

了解患者对疾病和术后各种不舒适的心理反应,患者对术后康复过程及出院健康教育知识的掌握程度。

六、护理诊断

1.便秘

便秘与排便习惯有关。

2.潜在并发症

潜在并发症包括术后出血、感染。

3.体液不足

体液不足与胃肠减压有关。

4.体温升高

体温升高与阴道感染有关。

七、护理措施

(一)术前护理

1.术前心理护理

无论何种手术,都是对患者比较强烈的应激刺激,会产生一定的心理反应,严重的消极心理反应可直接影响手术效果和发生并发症。采取的措施主要是提高患者对此病的认识,向患者介绍直肠阴道瘘的知识,介绍医师的治疗方案,让患者理解手术的重要性和必要性。

由于长期受到此病的困扰,患者常常焦虑、紧张,并有害羞的心理,因此,医务人员和家属应该共同关心,开导患者,鼓励患者诉说自己的感觉,告诉患者这些情绪都是正常的,协助患者寻找有效实用的治疗措施,使患者始终保持良好的精神状态配合治疗,必要时给予地西泮,10 mg肌内注射。

2.肠道和阴道护理

术前准备包括阴道准备及肠道准备。①阴道准备:避开月经期。保证阴道无感染状态,术前7 d每日应用新洁尔灭行阴道冲洗,阴道内给予复方氧氟沙星乳膏。至手术当日,阴道冲洗后方进入手术室进行手术。②肠道准备:术前3 d开始给予患者半流食,术前1 d禁食。并行静脉补液。术前3 d口服药物进行肠道抑菌准备,术前3 d及术晨给予患者清洁灌肠,导尿并留置导尿管。

(二)术后护理

1.生命体征观察

患者手术结束后返回病房,予持续心电监护,直至病情平稳,术后3 d内密切观察体温变化。

2.尿管固定

术后导尿管予以妥善固定,防止扭曲受压,保持尿管通畅,给予会阴部护理,每日2次,防止逆行性感染。术后第5 d拔除导尿管。

3.饮食护理

手术后为了避免粪便过早排出,污染伤口,造成感染,影响修补手术效果,希望能较长时间的保持胃肠清洁,故术后应禁食禁饮,禁食期间每日给予脂肪乳、多种氨基酸、氯化钾、水溶性多种维生素、葡萄糖等静脉营养,保证能量供给。术后第4 d开始进食流质食物,如米汤、瘦肉汤等。术后第5 d予半流质饮食,如稀粥、面条,多食水果、蔬菜及营养丰富的食物,忌食辛辣刺激性食物,多饮水。术后6~9 d恢复正常饮食。

4.伤口观察

手术后24 h内严密观察伤口有无渗血,术后取侧卧位,避免伤口受压影响愈合。保持伤口清洁干燥,术后24 h后取出阴道内填塞的纱布,并随时清洁阴道分泌物,每日2次,防止感染。

5.排便护理

控制排便延缓第1次排便时间,对提高手术成功率有重要作用。一般术后5~7 d排便为宜,术后4~6 d晚开始口服容积性泻药,保证排出成形软便。便后清洗肛门,每日中药热水坐浴、半导体激光照射 2 次,加速伤口愈合过程。上述病例中,1 例复发患者于术后第 1 d 即开始排便,增加了伤口污染机会,其手术失败与排便过早有很大关联。

6.抗感染治疗

根据病情合理使用抗生素控制感染。给予广谱抗生素及抗厌氧菌药物,如头孢美唑钠 1 g＋生理盐水 100 mL 静脉输注,每日 2 次;奥硝唑 0.25 g 静脉输注,每日 2 次。抗生素＋生理盐水每晚保留灌肠。

(三)健康教育

1.饮食指导

饮食上要多食蔬菜、水果、含营养丰富的食物、少食辛辣刺激性食物,保持大便通畅。经常更换内裤,保持肛门及会阴部清洁干燥。出院后 1 个月、3 个月各复查 1 次,如有不适随时就诊。术后 2 个月内避免性生活,防止局部组织受损。

2.疾病知识指导

避免重体力活动,避免过度增加腹压,导致人工肛门脱出。衣服要柔软、舒适,避免穿紧身衣裤。告知患者 2 个月内禁止性生活,2 年内避免阴道分娩。

(贾彩虹)

第二十三节　直肠癌

直肠癌是指从齿状线至直肠乙状结肠交界处之间的癌,是消化道常见的恶性肿瘤之一。

一、病因与发病机制

直肠癌的发病是一个多因素多步骤的过程,是机体内因与环境、饮食、生活习惯等外部因素交互作用的过程。社会发展状况、生活方式及膳食结构与直肠癌密切相关。

1.饮食因素

①高脂肪、高蛋白质、低膳食纤维会导致结直肠癌发病率上升。饮食因素对结直肠癌的影响主要体现在对肠道酸碱度的影响。饱和脂肪酸为结直肠癌的发病的危险因素,它在促进结肠细胞增生的同时也促进癌细胞增生,而饮食纤维能抵抗体内消化酶的降解,使粪量增多而稀释结肠内致癌物质。高蛋白饮食只有在伴随高脂肪高胆固醇的摄入才会对肠道上皮造成伤害,而植物蛋白和结直肠癌的关系不显著,故蛋白饮食与结直肠癌的关系尚需进一步论证。②维生素 C、维生素 B_2、维生素 E 和胡萝卜素与降低直肠癌发病相对危险度有关;③油煎炸食物(尤其是肉类)、红烧鱼亦为高危因素;④腌制食物在腌制过程中产生致癌物质,而高盐摄入可能是一种伴随状态。

2.遗传因素

在 20%～30% 的结直肠癌患者中,遗传因素可能起着重要的作用,遗传因素对一级亲属患结直肠癌的影响达到 16.78%。

其中,家族性腺瘤性息肉病(FAP)和遗传性非息肉病性结直肠癌(HNPCC)是显性遗传性结直肠癌。以上两种结直肠癌都存在基因种系的突变。

3.疾病因素

主要与溃疡性结肠炎、克罗恩病、直肠息肉等有关。有研究表明,患有大肠腺瘤的患者患结直肠癌的风险及慢性溃疡性结肠炎患者在病后伴发结直肠癌的绝对危险度都相对较高,而息肉的早期发现和摘除则可明显降低结直肠癌的发病率和病死率。至于血吸虫病和胆囊切除术与大肠癌的关系目前尚有争议,需进一步探讨研究。

二、临床表现

早期仅有少量便血或排便习惯改变,易被忽视,当病情发展或伴感染时,才出现显著症状。直肠癌的症状以便血和排便习惯改变(次数增多、里急后重、肛门坠落等)多见。当肿瘤浸润肠壁引起直肠狭窄,可出现大便变形、变细,如病情进一步发展,可出现肠梗阻。

1.直肠刺激症状

癌肿刺激直肠产生频繁便意,引起排便习惯改变,便前常有肛门下坠、里急后重或排便不尽感;晚期可出现下腹痛。

2.黏液血便

黏液血便为直肠癌患者最常见的临床症状,80%～90%的患者可发现便血,癌肿破溃后,可出现血性和(或)黏液性大便,多附于粪便表面;严重感染时可出现脓血便。

3.肠腔狭窄症状

癌肿增大和(或)累及肠腔缩窄,初始大便变形、变细,之后可有腹痛、腹胀、排便困难等慢性肠梗阻症状。

4.转移症状

当癌肿穿透肠壁,侵犯前列腺、膀胱时可发生尿路刺激征、血尿、排便困难等;浸润骶浅神经则发生骶尾部、会阴部持续性剧痛、坠胀感。女性直肠癌可侵及阴道后壁,引起白带增多;若穿透阴道后壁,则可导致直肠阴道瘘,可见粪质及血性分泌物从阴道排出。发生远处脏器转移时,可出现相应脏器的病理生理改变及临床症状。

5.体格检查

在我国多数直肠癌患者可通过直肠指诊在直肠管壁扪及肿块,多质硬,不可推动;全身检查可以发现贫血以及转移征象,如肝肿块、腹股沟淋巴结肿大等。

三、辅助检查

1.直肠指诊

直肠指诊是诊断直肠癌的最主要和直接的方法之一。通过直肠指诊可初步了解癌肿与肛缘的距离、大小、硬度、形态及其与周围组织的关系,还须注意指套有无染血和大便性状,盆底有无结节。女性直肠癌患者应行阴道检查及双合诊检查。检查时,指导患者取右侧卧位,可以扪及更高部位的肿瘤。

2.影像学检查

(1)B超和CT检查:有助于了解直肠癌的浸润深度及淋巴转移情况,还可提示有无腹腔种植转移、是否侵犯邻近组织器官或肝、肺转移灶等。1 cm以上的肝转移灶可经B超检查发现。直肠腔内超声能清楚显示肠壁5层结构及周围组织器官,对直肠癌浸润肠壁的深度、范围、扩散方向及周围脏器受累程度等具有特殊价值,广泛用于直肠癌术前分期。

(2)MRI检查:对肿瘤外侵程度的判断是比较准确的,对直肠癌的 T 分期及术后盆腔、会阴部复发的诊断较 CT 优越。

（3）PET-CT 检查：即正电子发射体层显像与 X 线计算机断层成像相结合。主要用于转移灶的发现，有助于淋巴结的分期和 M 分期的判断，在对病灶进行定性的同时还能准确定位，大大提高了诊断的准确性及临床使用价值。

3.内镜检查

直肠镜、纤维或电子结肠镜目前是诊断直肠癌最有效、最安全、最可靠的检查方法。它不但可以进行细胞涂片和活组织检查取得病理诊断，且能对病灶的定位、形态、肠腔狭窄程度、浸润范围等做出诊断，还可发现大肠原发肿瘤。有泌尿系统症状的男性患者，则应行膀胱镜检查，以了解肿瘤浸润程度。

4.实验室检查

（1）粪便隐血试验：常用于大肠癌的筛查，快速、简便、经济，有免疫法和化学法两种，免疫法的敏感性和特异性均高于化学法。为避免假阳性，受测者须素食 3 日，并禁服铁剂。

（2）肿瘤标志物：糖抗原 199（CA199）和癌胚抗原（CEA）不是直肠癌的特异性抗原，不能作为早期诊断，但对估计预后、检测疗效和术后复发方面有一定价值。如治疗前 CA199 和 CEA 水平较高，治疗后下降，说明治疗有效，反之无效。手术后患者的 CA199 或 CEA 水平升高，预示有复发或转移的可能，应进一步检查。

四、治疗要点

直肠癌的主要治疗方法有手术、放疗、化疗，以外科手术最为有效，也是最主要的根治手段，而手术配合化疗、放疗等综合治疗可在一定程度上提高疗效。

2.直肠癌的手术治疗

（1）直肠癌局部切除术：适用于瘤体直径≤2 cm、分化程度高、局限于黏膜或黏膜下层的早期直肠癌。手术方式包括经肛门途径、经骶后径路及经前路括约肌途径局部切除术。

（2）直肠癌根治术：切除范围包括癌肿及其两端足够肠段、受累器官的全部或部分、周围可能被浸润的组织及全直肠系膜。直肠癌根据其部位、大小、活动度、细胞分化程度等，手术方式各异。

腔镜直肠癌腹根治术可减少创伤，减轻患者痛苦，减少术后并发症，加快愈合，且经远期随访研究认为其具备与传统手术相同的局部复发率及 5 年生存率，已逐步在临床推广。

1）直肠癌腹会阴联合切除术（APR）：即 Miles 手术，原则上适用于腹膜反折以下的直肠癌切除范围包括乙状结肠远端及其系膜、全部直肠、肠系膜下动脉及其区域淋巴结、全直肠系膜、肛提肌、坐骨直肠窝内脂肪、肛管与肛门周围约 5 cm 直径的皮肤、皮下组织及全部肛管括约肌，于左下腹行永久性结肠造口。

2）直肠低位前切除术（LAR）：或称经腹直肠癌切除术，即 Dixon 手术，原则上适用于腹膜反折以上的直肠癌。

但大样本的临床病理学研究提示，只有不到 3‰的直肠癌向远端浸润超过 2 cm，因而是否选择 Dixon 手术需依具体情况而定。一般要求癌肿距肛缘 5 cm 以上，远端切缘距癌肿下缘 2 cm 以上。

3）经腹直肠癌切除、近端造口、远端封闭术（Hartmarnn 手术）：适用于全身情况差，无法耐受 Miles 手术或急性肠梗阻不宜行 Dixon 手术的患者。

4)其他:直肠癌侵犯子宫时,一并切除侵犯的子宫,称为后盆腔脏器清扫;若直肠癌浸润膀胱,可行直肠和膀胱(男性)或直肠、子宫和膀胱切除,称为全盆腔清扫。

(3)姑息性手术:适用于局部癌肿尚能切除,但已发生远处转移的晚期癌肿患者。若体内存在孤立转移灶,可一期切除原发灶及转移灶;若转移灶为多发,仅切除癌肿所在的局部肠段,辅以局部或全身化、放疗。无法切除的晚期结肠癌,可行梗阻近、远端肠管短路手术,或将梗阻近端的结肠拉出行造口术,以解除梗阻。晚期直肠癌患者若并发肠梗阻,则行乙状结肠双腔造口。

3.直肠癌的放化疗

(1)术前新辅助治疗:术后局部复发、远处转移是直肠癌治疗失败的主要原因,这方面可以通过规范化治疗来避免或减少局部复发,最重要的是通过新辅助治疗来降低分期,提高环周切缘阴性率,降低局部复发。直肠癌的新辅助治疗,从单纯放射治疗,发展到现今的标准-同步放化疗,再到进一步的探索去放疗模式的单纯化疗,近些年分别取得了不少进展。目前的标准是:完成术前放化疗,经 6～12 周再进行手术切除。

1)术前放疗:术前辅助放疗可缩小癌肿体积、降低癌细胞活力,使原本无法手术切除的癌肿得到手术治疗的机会,提高手术切除率,降低局部复发率。

2)术前化疗:术前辅助化疗有助于缩小原发灶,使肿瘤降期,降低术后转移发生率,并有利于术后化疗方案的制订及评价预后,但不适用于Ⅰ期大肠癌;常用的给药途径有区域动脉灌注、门静脉给药、静脉给药、术后腹腔置管灌注、肠腔内化疗给药等;化疗方案包括:①XELOX:奥沙利铂 150 mg D1＋希罗达 3 片,bid 口服 D1～14;②FOLFOX4:奥沙利铂 D1＋CF＋5-Fu 0.5 g 静脉滴注 D1～2＋5-Fu 1.0 g 微泵 D1～2;③FOLFOX6:奥沙利铂 D1＋CF＋5-Fu 0.5 g,静脉滴注 D1＋5-Fu 3.5 g 微泵 D1;④FOLFIRI:托普替康 D1＋CF＋5-Fu 0.5 g 静脉滴注D1～2＋5-Fu 1.0 g 微泵 D1～2。

(2)术后辅助治疗

1)术后放疗多用于晚期癌肿、手术无法根治或局部复发者。

2)术后化疗大多是术后全身化疗,不少临床试验显示术后辅助化疗对中晚期直肠癌有改善预后的作用。Ⅰ期直肠癌术后不加辅助化疗,但要定期随访观察;Ⅱ期术后可选用 5-Fu/CF 方案化疗 6 个疗程,或口服 UFT/Xeloda 8 个疗程;Ⅲ期术后应给予辅助治疗,可选用 5-Fu/CF 方案化疗 6 个疗程。如复发危险性更高或怀疑切除范围不够或可能远处转移(如 CEA 明显增高),则选用 5-Fu/CF/奥沙利铂方案或 XELOX 方案。

4.分子靶向治疗

近年来由于分子生物学的迅速发展,使人们对癌症的发生、侵袭、扩散、转移的分子机制有了进一步认识,发现了一些与此相关过程中起关键作用的蛋白质分子。针对这些分子作为靶点,利用先进的实验工程技术,已经研制出一些特异性很高的分子靶点药物,其中某些分子靶点新药已正式对结直肠癌有效。临床上常用的有利妥昔单抗、贝伐单抗、伐拉尼布。

5.其他治疗

(1)中医治疗:应用补益脾肾、调理脏腑、清肠解毒的中药制剂,配合放、化疗或手术后治疗,可减轻毒副作用。

(2)局部治疗:对于不能手术切除且发生肠管缩窄的大肠癌患者,可局部放置金属支架扩张肠腔;对于直肠癌患者亦可用电灼、液氮冷冻和激光烧灼等治疗,以改善症状。

五、护理评估

(一)术前评估

1.健康史

(1)一般资料：了解患者年龄、性别、饮食习惯，有无烟酒、饮茶嗜好。如需行肠造口则需要了解患者的职业、视力情况、造口位置腹部情况、皮肤情况及双手的灵活性。

(2)家族史：了解家族成员中有无家族腺瘤性息肉病、遗传性非息肉病性结肠癌、大肠癌或其他肿瘤患者。

(3)既往史：患者是否有过腺瘤病、溃疡性结肠炎等疾病史或手术史，是否合并高血压、糖尿病等。

2.身体状况

(1)症状：评估患者排便习惯有无改变，是否出现腹泻、便秘、腹痛、腹胀、肛门停止排气、排便等肠梗阻症状，有无大便表面带血、黏液和脓液的情况。评估营养和进食状况，有无肝大、腹腔积液、黄疸、消瘦、贫血等。

(2)体征：腹部触诊和直肠指诊有无扪及肿块以及肿块大小、部位、硬度、活动度，有无局部压痛等。腹部触诊从患者左下腹开始，逆时针方向，由下向上，先左后右，同时观察患者反应与表情。

(3)辅助检查：影像学检查、粪便隐血试验、内镜检查和癌胚抗原测定等检查结果，有无重要脏器功能检查结果的异常、营养指标及肿瘤转移情况等。

3.心理-社会状况评估

患者和家属对所患疾病的认知程度，有无情绪障碍等影响康复的心理反应。了解患者和家属能否接受制订的治疗护理方案，及对肠造口知识及手术前配合知识掌握程度。了解家庭对患者手术进一步治疗的经济承受能力和支持程度。

(二)术后评估

1.手术情况

了解手术方式、麻醉方式，手术过程是否顺利，术中有无输血及输血量。

2.病情评估

观察患者生命体征是否平稳，引流是否通畅，引流液的颜色、性质和引流量，切口愈合情况，肠造口的血供及通便情况，营养状况是否得以维持或改善，活动能力和胃肠道功能恢复等情况。注意腹部体征和患者的主诉，定期进行血常规、血生化等监测，及时发现出血、切口感染、吻合口瘘、肠梗阻及造口相关并发症的发生。评估保肛手术患者的肛门功能，包括排便次数、控便能力等。

3.心理-社会状况了解

行永久性肠造口手术患者术后心理适应程度，能否与周围人群正常交往；术后患者生活自理能力及生存质量。

六、护理诊断

1.焦虑

焦虑与对癌症的治疗缺乏信心和对肠造口影响日常生活和工作有关。

2.营养失调:低于机体需要量

营养失调-低于机体需要量与肿瘤消耗、放化疗、慢性便血、手术创伤等有关。

3.自我形象紊乱

自我形象紊乱与肠造口后体型改变及排便方式改变有关。

4.潜在并发症

出血、感染、肠粘连肠梗阻、尿潴留、便失禁、造口相关并发症等。

七、护理措施

(一)术前护理

1.心理护理

护理人员应关心体贴患者,解除患者的焦虑,鼓励患者及家属说出对疾病的感受,指导患者及其家属通过各种途径了解疾病的发生、发展及治疗护理方面的新进展,树立与疾病斗争的勇气及信心。对于肠造口者,可通过图片、模型、实物向患者及家属介绍结肠造口的部位、功能及护理等。可请有同样经历且恢复良好、心理健康的患者现身说法,使其了解只要护理得当,肠造口对其日常生活、工作并不会造成太大影响,从而增加患者对手术治疗的信心,提高适应力,主动配合治疗。同时合理运用社会支持争取家人与亲友的积极配合,从多方面给患者关怀与支持。

2.营养支持

对于无梗阻症状的患者,术前给予高蛋白、高热量、高维生素、易消化少渣饮食,如鱼肉、瘦肉、乳制品等,禁食者静脉补充营养液。术前因腹泻、恶心、呕吐或肿瘤压迫肠道引起水、电解质及酸碱平衡失调和营养不良时,应及时纠正。必要时,少量多次输血、输清蛋白等,以纠正贫血和低蛋白血症。

3.基础疾病的纠正

伴随高血压、糖尿病的患者术前监测血糖、血压,根据医嘱合理用药,控制血压、血糖在安全范围,降低手术风险。术前进行 DVT 危险因素评估,高风险的患者及时给予预防性干预措施。

4.造口定位

对于拟行肠造口的患者应进行术前肠造口的定位,以降低术后造口并发症的发生率,减少对患者生活习惯的影响,便于患者的自我护理。术前 1 日由医师/造口治疗师根据患者可能的造口类型进行造口定位。定位要求:①患者在任何体位都能看到造口;②坐下后造口不会陷入皮肤皱褶中影响造口器具的使用;③定位处皮肤应平整,有足够的面积使用造口用品,无瘢痕及皮肤疾患,避开切口部位和骨突出;④不影响术后工作和穿戴等。预选位置用记号笔做标记,用透明薄膜覆盖,嘱患者改变体位时观察预选位置是否满足上述要求,以便及时调整。

5.其他术前准备

术晨排空膀胱,麻醉后手术前留置导尿,防止术中损伤膀胱。对于肿瘤累及阴道后壁的患者,在术前 1 d 下午及术晨各进行一次阴道冲洗。

(二)术后护理

1.病情观察

术后生命体征检测,术后 24 小时内每小时测血压、脉搏、呼吸,病情平稳后延长间隔时间。

2.体位及活动

病情平稳者可改半卧位,利于腹腔引流。术后当天,病情允许,鼓励患者床上翻身,进行床上蹬腿抬臀锻炼,活动四肢;术后第1d床上活动为主,指导患者有效咳嗽、咳痰,咳嗽前叩背,咳嗽时按压腹部,防止腹腔压力突然增加,牵拉伤口增加患者疼痛感;术后第2d病情许可,协助患者下床活动,累计大于2h,以后逐日增加活动量,以促进肠蠕动恢复,减轻腹胀,避免肠粘连。活动时防止跌倒及导管脱出,保护伤口,避免牵拉带来的疼痛。

3.营养支持

传统方法为术后早期禁食、胃肠减压,经静脉补充水、电解质及营养物质。伴随着快速康复外科理念的推广,多中心随机对照研究表明,直肠癌术后患者早期进食是安全的。

(1)肠内营养:有确切证据证明营养不良可导致患者住院时间、术后感染率、病死率增加,生活质量降低。有研究发现肠道黏膜的营养物质30%来自于肠系膜的动脉血液供应,70%来自于肠腔内的营养物质,因此术后早期(约6h)开始应用肠内全营养制剂可促进肠功能的恢复,维持并修复肠黏膜屏障,改善患者营养状况,减少术后并发症。有造口的患者(结肠造口和保护性回肠造口),术后当天麻醉清醒后即可拔除胃管,经6~12h可分次饮开水不超过500mL,术后第一天可少量多餐进食流质饮食或肠内营养制剂;有肠吻合口且没有造口的患者,术后第二天拔除胃管,进食流质饮食,如无腹痛腹胀,3~4d逐步加量,并过渡到半流质、普食。

(2)肠外营养:手术后早期因患者进食少,需要TPN或PN支持。期间应做好相关的营养指标监测、血糖监测和深静脉导管的护理,严格无菌操作,预防并发症。

4.引流管护理

(1)留置导尿管护理:直肠癌根治术易损伤骶神经丛或造成膀胱后倾,早期容易出现排尿障碍,故术后一段时间要留置导尿,一般为1~7d。留置期间注意保持导尿管通畅,保持尿道口和会阴部的清洁,降低导管相关尿路感染的发生率。观察尿液性质、量,若出现脓尿、血尿等情况及时处理。拔管前先试行夹管,每2h或有尿意时开放,以训练膀胱收缩功能锻炼。拔管后多饮水,观察排尿情况,必要时测残余尿量,以判断患者排尿功能的恢复情况。

(2)盆腔引流管:保持引流管通畅,避免受压、扭曲、堵塞,观察并记录引流液的色、质、量。若短时间内引流出鲜红色血液较多,则提示盆腔内出血,需立即报告医师及时处理。若引流管引出气体或引流出伴有臭味粪性液体,则提示吻合口漏的发生。指导或培训患者家属不定时由上至下揉捏引流管,防止引流管堵塞。保持引流管口周围皮肤清洁、干燥,定时更换敷料。

5.肠造口护理

直肠癌术式中,APR术和Hartmann术的造口类型为乙状结肠末端的单腔造口,LAR术患者为降低吻合口漏的发生及降低吻合口漏发生后的危险性,根据病情会行保护性回肠袢式造口,一般为临时性造口,术后6~8周回纳。

6.并发症护理

直肠癌的手术方式众多,各自有其特殊的并发症,限于篇幅,此处只阐述直肠癌术后专科重要并发症。

(1)吻合口漏:近些年来,直肠癌保肛手术后吻合口漏的发生率已经明显下降,但吻合口漏仍是直肠癌手术后最重要的并发症。开始时可表现为持续性盆腔疼痛和发热,如处理不当,可在吻合口漏附近形成盆腔脓肿,进而发展成腹膜炎,气体、液体甚至脓液经伤口、引流管口流出,此时已形成窦道。吻合口漏可通过腹部平片发现肠外气体而确诊。吻合口漏的临床表现决定其治疗和护理的方法,如果患者一般情况好,炎症局限,可以进行有效的盆腔冲洗,继续观察;盆腔脓肿必须进行引流,可由手指经肛路径、B超/CT引导下经皮置管或开腹探查;患者存在脓毒血症、脓腔较大、冲洗困难时需要开腹造瘘;引起弥散性腹膜炎的征象时,属于外科急诊,需要立即手术。保守治疗时需要合理使用有效抗生素,早期给予全胃肠外营养。护理上需严密观察病情变化,包括血常规、体温、腹部症状和体征等,积极配合医师治疗,做好患者的解释安慰工作。

(2)吻合口狭窄:发生在直肠低位前切除术后的患者,吻合口位置越低,发生率越高。除了改进外科手术技术来减低吻合口狭窄外,术后指导尽早进食,争取早日排便,术后可以适当进行肛门指诊,了解吻合口情况,如果发现吻合口狭窄甚至闭锁,多数患者可以通过手指或者器械扩肛治愈,扩肛失败可以进行狭窄肠段切除的手术。指导患者多进食新鲜蔬菜和水果,达到食物扩肛的作用,指导定期复查,及时发现吻合口狭窄,及时处理。

(3)会阴部伤口出血:发生于APR术后,可能是术中止血不彻底,也可能继发于感染。开放的会阴部伤口小出血较为常见,安慰患者保持镇定,及时更换敷料,严密观察出血量,维持静脉输液;缝合的会阴部伤口需仔细观察引流出的出血量,判断是否为盆腔内的积血,出血量多的在医师到来之前立即用无菌纱布压迫止血,进一步可手术电凝或结扎止血;继发性出血多发生在术后7~10 d,多继发于局部感染,止血后需要控制局部感染,充分引流,间断冲洗,全身应用抗生素。

(4)低位前切除综合征(LARS):发生于APR术后,表现为术后患者出现不同程度的排便次数增加、便急、排便不规律、排便困难以及轻度失禁等。吻合口位置越低,发生率越高,程度也越重。手术对肛门括约肌、盆底自主神经的损伤和切除、新建直肠顺应性下降等是LARS产生的主要原因。LARS及其引发的肛周皮肤糜烂、溃疡等影响患者的生活质量。临床上LAR术后患者肛门功能的评估容易被忽视,需要医护人员去进行及时的评估和有效的干预。生物反馈治疗、提肛运动锻炼、排便训练、中医药干预等可以改善症状,缩短康复时间。

(三)用药观察和护理

1.5-Fu

常见不良反应有恶心、呕吐、腹泻、便秘、骨髓抑制。指导患者少量多餐进食,避免辛辣、刺激性食物,进食后椅子上休息半小时以上,可适当服用一些止吐药物;腹泻者宜进食低纤维、高热量食物,补充含钾食物,每日饮水2 000~3 000 mL,腹泻严重者每次便后温水清洗肛周,使用皮肤保护剂。用药期间定期监测血常规和肝肾功能。一般情况下不随意停药或更改剂量,除非病情恶化或产生不可耐受的毒副反应。口服剂卡培他滨(希罗达)引起的足综合征是一种手足毒性,表现为手掌-足底感觉迟钝或(和)肢端红斑,特征性表现为麻木、麻刺感,皮肤红斑、脱屑、皲裂、硬结样水疱或严重疼痛。日常生活中指导患者防止手足部位的摩擦,避免接触高温物品,使用减震鞋垫,在医师指导下口服维生素B_6和西乐葆,使用护肤霜保持手足湿润,做好防晒,出现水疱时注意保护,防止感染,使用一些中药浸泡有效预防手足综合征。

2.奥沙利铂

奥沙利铂是第3代铂类抗癌药物,在中期、晚期大肠癌的治疗中,表现出优越的治疗效果和良好的安全性。常见的胃肠道反应恶心和呕吐通常为轻到中度,用标准的止吐药可有效控制,但该药的外周神经毒性发生率却高达90%,是其剂量限制性毒性。急性感觉神经病变主要表现为：肢端及口周感觉异常或迟钝，多为轻度，在静脉注射给药数小时内发生，维持时间短，几小时或几天内自发缓解，一般持续不超过 7 日，多因接触冷刺激引起。累积性外周神经毒性主要表现为肢体感觉异常、麻木，两周期之间持续存在，而且随着累积剂量的增加，外周神经毒性也增强。一般防治措施包括加强医患沟通，预先告诉患者治疗期间应避免进冷食、呼吸冷空气、接触冷物体等，防止诱发或加重神经毒性症状；其次，静脉滴注时间适当延长，以避免血浆峰值。还原型谷胱甘肽、钙镁合剂、钠离子通道阻滞剂、阿米斯丁（硫辛酸）、中药等可预防或减轻神经毒性。

（四）放疗护理

1.放射性肠炎

肠道受电离辐射而引起的非特异性炎症，因盆腔或腹部放疗而引起的肠道炎症，早期表现为急性胃肠道功能紊乱症状，随着病情进展，可并发出血、狭窄、梗阻、穿孔及瘘管等，损伤严重者可危及生命。指导患者放疗期间饮食宜清淡、少渣、少纤维素、避免产气食物；可用地塞米松＋必奇＋贯新克做保留灌肠；微波照射联合保留灌肠治疗放射性肠炎可起到良好疗效；加强症状观察，预防穿孔、出血。

2.放射性膀胱炎

电离辐射引起膀胱黏膜浅表性炎症，因局部血管内皮细胞增生、管腔狭窄或闭塞致供血不足而发生膀胱黏膜的糜烂出血。表现为突发性、无痛性持续或反复肉眼血尿，伴发尿频、尿急，部分患者因伴感染而尿痛。有时尿中大小不等的血凝块阻塞尿道致排尿困难，甚至急性尿潴留。一般使用止血药、凝血酶，并抗感染、补液等保守治疗。一般尿路刺激征，可用金钱草颗粒冲服治疗，静脉应用左克等抗菌药物及激素治疗即可有效。难治性膀胱出血常规治疗效果不佳时，采用经皮股动脉穿刺，双侧髂内动脉栓塞介入微创技术、经尿道膀胱出血点电凝等方法进行止血，并指导患者多饮水，每日 2 000～3000 mL。

3.肛周皮肤护理

可每日早晚进行温盐水或 1：5 000 高锰酸钾溶液坐浴，水温 38 ℃～41 ℃，每次10～20 min，其目的是改善局部循环，促进组织水肿或炎症吸收，解除痉挛，并对局部起清洁作用。指导患者保持肛周皮肤清洁干爽，可涂抹少许皮炎平，用柔软纸擦拭肛门，必要时温水清洗。如因放射性肠炎引起腹泻导致肛周皮肤破损时，可以使用造口粉、皮肤保护膜等，促进愈合。

4.照野皮肤保护

保持局部皮肤清洁干燥，保持划痕线清晰，内裤及用物宜选用柔软、吸水性好的材料。出现外阴炎症患者进行温水坐浴时水温不宜过高，一般为 37 ℃～38 ℃，皮炎干痂要自然脱落，避免用手抓或自行剪切，防感染。

八、健康教育

1.情绪方面

保持良好的情绪、乐观的态度、健康的心态可以增强机体的抗病能力，有利于身体健康的恢复。

2.饮食方面

宜少量多餐，循序渐进。吃清淡易消化食物，多吃新鲜蔬菜、水果，多喝水。少吃腌制、油炸、烤炙及刺激性的食物。戒烟戒酒,忌暴饮暴食。由半流质(稀饭、馄饨、面条、面包等)慢慢过渡到软饭和干饭。

3.活动与锻炼

劳逸结合,避免劳累。适当参加户外活动,如慢跑、太极拳、快走等有氧运动。也可适当干一些家务活,避免提重物或用力咳嗽等致腹压过大引起造口脱垂、造口旁疝及切口疝等。

4.复查

术后 2 年内每 3 个月复查一次,2~5 年内每 6 个月复查一次,5 年后每年一次,术后每年肠镜检查一次。注意观察有无腹痛、腹胀、排便困难及便血等情况,必要时及时就诊。

(贾彩虹)

第二十四节　出口梗阻型便秘

出口梗阻型便秘又称直肠型便秘或盆底肌功能不良,是指排便出口组织、器官发生形态结构改变,导致大便不能顺利通过肛门排出,约占慢性便秘的 60%,本病以青壮年女性为多见、直肠无力型见于老年人。在传统分类所指的出口梗阻型便秘中,有相当比例的患者存在或合并存在肛门直肠形态结构异常,特别是在与手术有关的研究报道中。

一、病因与发病机制

在导致出口梗阻型便秘的常见病因中,临床将其分型如下。

1.盆底松弛综合征

盆底松弛综合征包括直肠内脱垂、直肠前突、直肠内套叠、直肠瓣肥大。

2.盆底失弛缓综合征

盆底失弛缓综合征包括耻骨直肠肌综合征、盆底痉挛综合征(包括耻骨直肠肌痉挛、肛门痉挛)、会阴下降综合征、内括约肌失弛缓症则与罗马Ⅰ标准中的功能性排便障碍中的不协调排便属于同义词。不协调性排便是指在试图排便时耻骨直肠肌、肛门括约肌未能松弛,或松弛不足,或反而收缩;既往也有将不协调收缩翻译为矛盾收缩。

3.肠外梗阻型

肠外梗阻型如子宫后倾、盆底肿瘤、炎症等。部分出口梗阻患者同时存在形态结构改变和排便功能障碍,临床上难以区分二者在慢传输型便秘的症状产生中孰因孰果,或各自所占百分比,这也是在现阶段一些学者仍主张沿着出口梗阻型便秘来表述这类慢性便秘的理由。出口梗阻型便秘包括了比功能性排便障碍更广泛的疾病谱。

二、临床表现

(1)排便困难、费时费力。

(2)排便肛门有不尽感及肛门坠胀。

(3)排便时肛门有持续压力下降感。

(4)会阴部有下坠感。

(5)排便大多数需灌肠。

(6)需在肛门周围加压才能排便,或者需用手指插入阴道或直肠才能排便。

(7)将卫生纸卷插入直肠诱导排便。

(8)肛门处有疝或陷窝的感觉。

(9)肛门直肠指检时肠内可存在泥样粪便,用力排便时,肛门外括约肌呈矛盾性收缩。

(10)结肠慢传输试验中,72 h多数标志物滞留在直肠内不能排除。

(11)肛门直肠测压时显示:①肛管直肠静息压升高;②用力排便时肛门外括约肌矛盾性收缩或直肠壁的感觉阈异常。

三、辅助检查

便秘患者除了血、尿、便三大常规,以及血生化、腹部彩超、胸片、心电图等检查外,为了明确诊断,还需要完善以下专科检查。

1.直肠指诊

直肠指诊通过检查患者模拟排便的动作,对其肛门内外括约肌、耻骨直肠肌的张力情况以及功能是否协调有一个基本评估。

2.肛门镜或直肠镜检查

肛门镜或直肠镜检查通过肛门镜或直肠镜经肛门缓缓进入检查肛管直肠局部之病变,有无痔疮、肛乳头纤维、溃疡、炎症、直肠瓣变异等,必要时可取组织病理检查。

3.电子结肠镜

电子结肠镜通过安装于肠镜前端的电子摄像探头观察大肠黏膜颜色有无变化,肠腔有无狭窄、有无溃疡、炎症、息肉肿瘤等,此检查需要完全清洁灌肠,否则不能检查彻底。

4.钡灌肠

钡灌肠通过肛门注入钡剂拍片观察大肠的长短、有无冗长、下垂、盘曲、有无畸形、狭窄、扩张、袋形是否正常以及大肠位置是否正常等来判断是否存在巨结肠、结肠冗长症、脾曲综合征、盆底疝等,此检查前后需要清洁灌肠。

5.胃肠运输实验

胃肠运输实验通过口服含有特殊标志物的胶囊并服后 8 h、24 h、48 h、72 h拍片观察标志物的位置来判断胃肠蠕动功能的异常。若 72 h拍片标志物不能超过 80%即可诊断为结肠慢传输型便秘,此检查期间不能应用任何影响胃肠道的药物。

6.排粪造影检查

排粪造影检查又称为动态性或排空型造影检查,是一种模拟排便的过程。它是通过向患者直肠内注入造影剂(硫酸钡),动态观察静息、提肛、力排及排空后状态下直肠及肛管形态、功能位置及位置变化的特殊造影检查方法。用以了解直肠、肛管及盆底结构有无功能性及器质性改变,明确引起出口梗阻型便秘诊断的重要依据。

7.肛门直肠压力测定

为研究某些肛门直肠疾病和排便异常提供病理生理依据。

8.盆底表面肌电评估

盆底肌电图是一种无创的,应用于表面电极测量盆底横纹肌复合体的表面肌电活动水平,以此研究盆底横纹肌综合肌动作电位的活动方式。对整个盆底肌群Ⅰ、Ⅱ型肌纤维功能进行评估,辅助诊断、鉴别诊断盆底疾病,指导治疗方案的设定,了解患者盆底肌功能恢复进展及评价治疗的效果。同时有助于判断便秘有无肌源性和神经源性病变,了解有无直肠-肛门括约肌协调运动异常。

9.球囊逼出试验

球囊逼出试验是检查直肠排便功能的一项辅助检查,其对判断盆底肌功能和直肠感觉功能有重要意义。

10.胃肠心理评估

心理评估对治疗慢性便秘非常重要,有研究显示,近 50% 的功能性便秘患者均存在不同程度的心理异常,如通过焦虑评估量表、抑郁评估量表、气质量表等评分,综合评估患者是否存在因便秘疾病本身造成的心理精神异常、影响的程度如何,是否需要药物干预等。

在出口型便秘检查中其中排粪造影检查、肛门直肠测压、球囊逼出实验、盆腔多重造影检查对诊断出口梗阻型便秘尤为重要,也是诊断与鉴别慢传输型便秘的重要辅助检查。

四、治疗要点

(一)保守治疗

1.合理饮食

①保证充足的水分摄入,晨起空腹温水或蜂蜜水 5 00 mL,每日至少 1 500~2 000 mL;②保证膳食纤维摄入,成人每日摄入纤维含量 25~35 g,如糙米、玉米、大麦、米糠等杂粮,胡萝卜、薯类、四季豆等根茎和海藻类食物;③每日摄入 1~2 个香蕉、苹果;④每日一杯酸牛奶;⑤建议不饮酒及服用咖啡因的饮料,它们会加重大便的干燥;⑥优质蛋白:每日保证鸡蛋 1 个、瘦肉 100~150 g,牛奶 250~500 mL 和豆腐 100 g;⑦油脂:适量增加烹饪油用量(心血管疾病慎用)。

2.适当运动

每日达到 30 min,每周能有 5 d 时间。①健康散步,40 min 以上,坚持 12 周,其他全是运动跑步、跳绳、游泳等;②锻炼腹肌训练:如仰卧起坐、吹气球;③锻炼肛门括约肌力量:如提肛运动;④促进肠蠕动:仰卧,顺时针方向,自右下腹开始,顺时针按摩腹部,2~3 指,用力中等,每次约 1 min,每日重复 10 次。

3.生物反馈治疗

生物反馈治疗作为便秘的一线疗法,具有无痛苦、治愈率高、安全无不良反应等特点。每个患者耐受力不同,直肠感觉阈值不同,盆底肌力不同,接受电刺激、肌电促发电刺激及 Kegel 模板训练治疗方案不同。在治疗过程中通过让患者充分认识所患疾病的病情,强调患者自主盆底肌肉训练,增强患者自我意识和自我调节能力,改善盆底血供,增强盆底神经肌肉兴奋性,改善盆底松弛痉挛的病症,促进肠蠕动,增加便意,最终达到治疗的目的。一般推荐 2~3 个月 1 个疗程,病情严重,反复发作者建议适当延长疗程,每个疗程 10 次,每日 1 次,每次 30~40 min。如果配合规范的球囊训练,可取得较好的治疗效果和稳定的愈合。

4.小球囊盆底肌功能锻炼

小球囊盆底肌功能训练前期准备同小球囊逼出实验,将球囊置于患者肛门 5~10 cm,指导患者做收缩和放松肛门肌肉,时间为 20 min,每日总共 60 次。

5.每日晨起坚持锻炼

济川捯阖术,时间为 20~30 min。

6.建立正确的排便习惯

①养成正确的排便习惯,每日晨起或餐后 2 h 内尝试排便,因为此时肠活动最活跃,即使无便意每次排便 5～10 min,养成排便习惯;②不能抑制便意及刻意忍耐,有便意应立即去排便;③排便时集中精力,不可阅读、玩手机。

7.合理使用泻剂

在医师指导下使用泻剂,长期服用泻剂易引起药物依赖,加重便秘。①益生菌:双歧杆菌,也可服用妈咪爱、酸奶等益生菌制剂;②乳果糖:15～30 mL/次,每日 15～45 mL。普芦卡必利(力洛)半片或 1 片/日(若能正常排便无须继续服用)。上述药物无效可加福松,应避免长期服用刺激性泻药如番泻叶、果导片等。

8.中医治疗

遵医嘱口服中药调理、中药直肠滴入、耳穴埋豆、电针、普通针刺、灸法等。

9.精神心理治疗

在治疗过程中,应强调精神心理治疗的重要性,包括健康教育、心理治疗、认知行为治疗、药物治疗等。必要时遵医嘱给予抗焦虑抑郁药物治疗。

(二)手术治疗

经肛手术治疗,包括经肛吻合器直肠切除术、经会阴直肠前突修补术、盆底抬高术等。

五、护理评估

(1)患者的职业、饮食习惯、排便习惯及诱发饮食。

(2)患者年龄、对疾病的认识以及心理状况。

(3)排便需服泻药及其他方式辅助排便。

(4)患者有无便意或便意淡漠。

(5)患者肛门有无坠胀、有无腹胀等症状。

六、护理诊断

1.焦虑、恐惧

焦虑、恐惧与患者对自身疾病及手术效果有关。

2.疼痛

疼痛与术后切口有关。

3.部分生活自理能力缺陷

部分生活自理能力缺陷与手术伤口及卧床有关。

4.知识缺乏

知识缺乏与对便秘相关知识及术后康复知识有关。

5.睡眠形态紊乱

睡眠形态紊乱与伤口疼痛有关。

6.自我形象紊乱

自我形象紊乱与手术部位有关。

7.潜在并发症

潜在并发症包括尿潴留、出血、感染、排便困难、肛门坠胀。

七、护理措施

(一)术前护理

1.心理护理

患者手术前常有情绪紧张、焦虑注意力高度集中或恐惧,对治疗心存顾虑,对治疗相关知识缺乏,担心手术后恢复效果。护士应帮助患者做好充分的心理准备,耐心讲解疾病相关知识,对疾病进行健康宣教,讲解手术的优点,并向患者成功手术案例,使患者接受手术,树立战胜疾病的信心。

2.术前常规准备及肠道准备

①饮食:术前1 d清淡易消化饮食,术前6 h禁食、4 h禁饮;②皮肤、肠道准备:术前备皮,术前晚、术晨行清洁灌肠;③术前建立静脉通道给予术前抗生素及林格液静脉滴注。

(二)术后护理

1.一般护理

观察患者意识、面色,测量患者体温、脉搏、呼吸、血压,注意观察创口敷料有无渗血、脱落,发现异常及时报告医师,及时给予更换敷料并加压包扎,严密观察病情变化。

2.体位

术后回病房遵医嘱去枕平卧4 h,禁饮、禁食。手术当日减少活动,除需下床如厕外需在床上休息,避免早坐位或下蹲,防止肛内缝合处裂开。下床时需动作缓慢、搀扶,不可离人。

3.饮食护理

嘱患者4 h后麻醉清醒后可适量饮水,若无恶心、呕吐等不适,给予正常饮水同时可给予半流质饮食,如稀饭、面条、藕粉等,避免进食刺激或胀气的食物,如豆类、牛奶、洋葱等。术后第2 d遵医嘱给予普食,进食富含纤维素的食物和足够的水分,禁辛辣燥热的食物。

4.疼痛护理

术后伤口疼痛是肛肠手术患者最常见的症状,也是患者最担心的,麻醉作用消失后患者会开始感觉到疼痛。①术后应定时评估患者有无疼痛、疼痛的性质、症状,通过建立疼痛评分表,及时、准确、客观地对患者术后疼痛作出评分,根据评分采取相应的护理措施;②术后必要时给予患者镇痛泵使用,此方法止痛效果明显,在使用镇痛泵的过程中,观察患者有无头晕、恶心欲吐等症状,镇痛泵一般在72 h停用;③遵医嘱可给予耳穴埋豆,指导患者按压以刺激穴位达到镇痛的作用;④若患者疼痛不能耐受者,应立即报告医师,遵医嘱给予肌内注射止痛针;⑤给予患者心理支持,分散其注意力,嘱患者听音乐、看书等,疏导不良心理,消除疑虑,保持乐观情绪。

5.小便护理

①观察患者术后有无便意感,有无小腹胀痛,叩诊膀胱是否充盈。嘱患者下床小便时可听流水声、按摩腹部诱导排便。②遵医嘱给予中药熨烫穴位,方法:采用中药制剂涌泉散,将其用白酒浸湿加热后放置待熨处,选取穴为气海、中极、关元合并TDP照射20～30 min,以达到刺激穴位,帮助排便的作用。熨烫过程中防止烫伤。③遵医嘱给予耳穴埋豆疗法,豆选王不留行籽或莱菔子均可,选取穴位:三焦、膀胱、大肠。④若观察患者小便自解困难,叩诊膀胱充盈,给予热敷小腹,并报告医师,遵医嘱给予口服高特灵,或肌内注射新斯的明。仍不能自解者遵医嘱给予床旁留置导尿。

6.大便护理

一般情况下患者术后当日不会有大便排出,术后第1 d嘱患者尽量不排便。

(1)嘱患者每日清晨温水或蜂蜜水温服,嘱患者养成排便习惯,晨起或餐后2 h如厕排便,避免久蹲、努挣。

(2)术后的患者常因精神紧张,由于伤口疼痛惧怕排便,担心大便影响伤口愈合,护士应加强患者健康宣教,讲解疼痛的机制,解释术后排便的重要性,消除患者的紧张、顾虑情绪,嘱患者自然放松,是肛门括约肌处于松弛状态,改变肛直角,使大便顺利排出,必要时给予止痛药。便后给予中药坐浴,换药。

7.睡眠形态紊乱的护理

①评估导致患者不寐的具体原因,尽量减少或消除患者睡眠形态的因素;②为患者安排合理的运动、活动,减少白天卧床、睡眠时间,帮助患者适应环境及生活方式的改变,夜间患者睡眠时,除必要的操作,不宜干扰患者休息;③有计划性地对患者进行心理疏导,减轻患者焦虑、抑郁、恐惧等心理状态,从而改善患者的睡眠;④药物指导给予抗抑郁药物(草酸艾司西酞普兰片)。

8.自我形象紊乱的护理

护士在为患者进行操作时应注意保护患者的隐私。

9.术后并发症的护理

①出血:严密观察患者伤口敷料,是否有渗血渗液。严密观察患者的生命体征、脉搏、心率呼吸、神志、体温。观察患者排便时有无带血,嘱患者勿用力排便,以免引起伤口出血。如患者伤口敷料有鲜红色血液渗出,应立即通知医师并协助医师进行止血甚至抢救处理。②排便困难:术后患者因恐惧排便引起伤口疼痛,担心伤口愈合,刻意忍耐便意,导致粪便干硬不易排出。观察患者术后第2 d起有无自行排大便,有无腹胀,有无强烈的便意感,如3~4 d仍未排便必要时遵医嘱给予清洁灌肠。③肛门坠胀:术后1周观察患者有无肛门坠胀感,指导患者适当的提肛运动或膝胸卧位,以减轻患者肛门坠胀感。

(三)健康教育

(1)保持心情舒畅,适量活动、避免久蹲、久坐。

(2)饮食原则:宜食清淡易消化食物,可食粗纤维食物,适量水果。

(3)每日水的摄入量在2 000~2 500 mL,清晨空腹温水或蜂蜜水500 mL。

(4)保持大便通畅,并观察有无便血,发现异常及时报告医师。

(5)腹部按摩:嘱患者仰卧,按摩者以顺时针方向,自右下腹开始,沿结肠走行方向缓慢进行,一般使用2~3根手指,用力中等,每一圈用时约1 min,每日重复10次。

(6)每日坚持做提肛运动,缓解肛门坠胀,促进伤口愈合;院外指导督促患者排便训练,注意劳逸结合,避免过度劳累,定期随访。

(贾彩虹)

第二十五节 结肠慢传输型便秘

慢传输型便秘是指排便次数减少,无便意或少便意,粪便坚硬,排便困难。肛门直肠指诊时直肠内无粪便或触及坚硬粪便,而肛管括约肌和用力排便功能正常;全胃肠或结肠传输时间延长;缺乏出口梗阻型便秘的证据,如排粪造影和肛门直肠测压正常。

一、病因及发病机制

目前结肠慢传输型便秘的发生的病因、病理尚、未完全明了,可能与以下因素相关。

1.摄入纤维素量不足

当摄入纤维素量不足,尤其是膳食纤维不足,粪便内的含水量和容积减少,对肠壁的刺激减弱,肠蠕动降低,肠内容物通过时间延长,水分过度重吸收,导致粪便干结、排出困难。

2.药物

许多药物可以引起便秘,如抗抑郁药、抗癫痫药、抗组胺药、抗震颤麻痹药、抗精神病药、解痉药、钙拮抗剂、利尿剂、单胺氧化酶抑制剂、阿片类药、拟交感神经药、含铝或钙的抗酸药、钙剂、铁剂、止泻药、非甾体抗炎药,此外,长期口服刺激性泻剂(含蒽醌类:大黄、番泻叶、芦荟等)也可导致便秘。

3.器质性疾病

肠道疾病(结直肠肿瘤、憩室、肠腔狭窄或梗阻、巨结肠),神经系统疾病(自主神经病变脑血管疾病、认知障碍或痴呆、多发性硬化、帕金森病、脊髓损伤),肌肉疾病(淀粉样变性、皮肌炎、硬皮病、系统性硬化)。

4.内分泌紊乱

结肠慢传输型便秘多发于育龄期妇女,女性激素紊乱可能在发病中占据重要作用。研究发现血清孕酮的浓度升高,能使胃肠平滑肌舒张,推进性蠕动减弱,结肠传输减慢,内分泌和代谢性疾病(严重脱水、糖尿病、甲状腺功能减退、甲状旁腺功能亢进、多发内分泌腺瘤、重金属中毒、高钙血症、高或低镁血症、低钾血症、卟啉病、慢性肾病、尿毒症)多可引起结肠蠕动减慢,导致便秘。

二、临床表现

(一)症状

主要表现为长期便次减少,可 3~7 d 排便 1 次,缺乏便意,腹胀,食欲缺乏,有食欲,不敢正常进食,进食后腹胀加重,或有便意,排便费力,蹲厕后不能排出粪便,或每次排出少量粪便,粪便干结,排便时间较长,一般是在 15~45 min,甚至更长,甚至不能排出粪便仅能排气,口服刺激性泻剂能排便,必须依赖泻剂排便且疗效逐渐减弱至消失,甚至最后使用泻剂也完全不能排便。

部分患者伴有下腹隐痛、口苦、口干、口臭、呃逆、面色晦暗、心情烦躁、焦虑、抑郁、睡眠障碍等全身症状。

(二)体征

STC 患者多无特殊体征,超过 7 d 未排便者常可见腹部膨隆,腹部触诊可扪及腹腔内有条索状硬结形成,其中左下腹常见,直肠指检可扪及直肠中上段有成形干结粪块形成,嘱患者行排便动作,粪块未见明显下移,合并盆底疝患者可触及直肠前壁饱满、向下冲击感。

三、辅助检查

此辅助检查同出口梗阻型便秘,其中结肠运输试验、排粪造影、多重动态造影、内镜检查是主要诊断结肠慢传输型便秘的重要专科检查。

四、治疗要点

治疗原则:便秘的治疗应遵循"分度论治、中西合璧、内外结合、上下兼顾、身心同治"的综合治疗原则。治疗方式主要分为两大类:非手术治疗和手术治疗。

(一)非手术治疗

非手术治疗为首选方式,目的在于减轻和(或)消除便秘的症状。

1. 一般治疗

一般治疗包括多进食膳食纤维、多饮水,养成良好的定时、定时的排便习惯等。

2. 功能锻炼

济川捭阖术、气功、导引术等。

3. 药物治疗

药物治疗主要为泻剂,以促动力药为主,但对含有蒽醌类物质的刺激型泻剂要合理应用,不宜长期服用,以免损害肠神经系统,导致结肠无力,并可诱发"结肠黑变病"。

4. 中医治疗

中医治疗包括中药内服、针灸、推拿等。

(二)手术治疗

经完善检查,排除器质性等因素,经过严格的非手术治疗,效果不明显者,对患者的生活质量影响严重,应尽早考虑手术治疗。

手术治疗包括经腹腔镜结肠次全切除吻合、升-直吻合术;全结肠切除回-直吻合术;全结直肠切除、回肠贮袋肛管吻合术。

五、护理评估

(1)患者的职业、饮食排便习惯、诱发因素。

(2)排便需要泻药和灌肠协助。

(3)无便意或便意淡漠、腹胀、腹痛。

(4)结肠镜检查排除器质性病变。

(5)心理-社会状况。

(6)辨证分型。

六、护理诊断

1. 焦虑、恐惧

焦虑、恐惧与担心手术及术后恢复效果有关。

2. 粪性皮炎

粪性皮炎与术后早期排便次数较多有关。

3.疼痛

疼痛与手术创面有关。

4.知识缺乏

知识缺乏与缺乏相关知识及术后功能锻炼有关。

5.自我形象紊乱

自我形象紊乱与造瘘有关。

6.部分生活自理能力缺陷

生活自理能力缺陷与术后卧床、留置导管有关。

7.活动无耐力

活动无耐力与术后疼痛、长时间卧床、禁食有关。

8.舒适度的改变

舒适度的改变与术后留置导管有关。

9.潜在并发生症

潜在并发生症包括肠梗阻、吻合出血或吻合口瘘、肛门坠胀、大便失禁、尿路感染、切口感染、皮下气肿、深静脉血栓。

七、护理措施

(一)术前护理

1.心理护理

(1)评估患者的心理状况,了解患者胃肠心理评估结果,是否存在抑郁、焦虑、自杀倾向。

(2)加强护患沟通,护士具备敏锐的观察力和预见性,了解患者需求,及时发现患者情绪变化。

(3)向患者介绍腹腔镜手术最大的特点,让患者及其家属对手术有初步的认识,举例手术恢复效果较好的患者,并请在院做同样手术的患者向患者分享经验及恢复效果,提高患者对疾病治疗的信心,同时做好家属的宣教,得到家属的心理支持,减轻患者的心理负担。

2.完善便秘专科检查

患者检查期间护士应知晓患者检查进展及检查项目。根据检查注意事项指导患者完成相关辅助检查,了解患者检查结果和心理变化。

3.术前1周功能锻炼

(1)术前指导患者有效咳痰,翻身叩背增强患者术后依从性。

(2)指导患者进行肺功能锻炼,包括吹气球、爬楼梯,改善患者呼吸功能,提高患者对手术的耐受力,降低围术期风险。

(3)术前给予盆底肌功能锻炼生物反馈治疗、低频脉冲电治疗、肌电图监测。

4.营养支持

(1)术前清淡饮食,遵医嘱给予肠内营养支持口服肠内营养剂(瑞能)。

(2)给予肠外营养支持,因全营养制剂渗透压较高,外周静脉输注时及易损伤血管,易造成静脉炎,给予中心静脉置管或经外周静脉中心置管。

5.皮肤、肠道准备

(1)术前1 d,给予全腹部至大腿部位备皮,并做好清洁。特别注意需指导家属清洁患者肚脐。

(2)术前 1 周左右开始进行肠道准备,术前 1 d 行全肠道清洁,口服复方聚乙二醇电解质散兑温开水 2 000 mL 口服。

(3)术前一晚、术晨给予清洁灌肠。

6.其他准备

术晨更衣、床旁安置胃管、尿管,避免术中误伤膀胱。

(二)术后护理

1.密切观察病情变化、合理的体位

①患者术后由监护室观察 2～3 d 转入普通科室,遵医嘱根据患者病情给予心电监护和氧气吸入,观察患者生命体征,体温、脉搏、呼吸、血压、氧饱和度,观察患者意识及配合程度;②体位:给予半卧位休息,利于腹腔引流管引流。

2.心理护理

在与便秘患者心理护理过程中应注重沟通交流,以热情、尊重、倾听、理解贯穿干预全过程,详细收集患者的资料,向患者讲解术后相关注意事项,取得患者及家属配合,做好患者宣教工作,鼓励家属参与到患者心理支持活动中。

3.饮食护理

医嘱禁饮禁食,待肠蠕动功能恢复后改为流质饮食如乌鱼汤、口服肠内营养剂(瑞能)100 mL,每日 2 次。

饮食指导应遵循循序渐进的原则,少量多餐,患者可 2～3 h 进一次餐,每日进食 5～6 次,术后第 3 d 给予半流质饮食,如稀饭、面条、蛋花、馄炖、藕粉等,1 周后可软食,嘱其清淡营养、高蛋白、高能量饮食。根据患者肠功能恢复及排便情况逐渐过渡至普食。

4.疼痛护理

由于该疾病采用腹腔镜手术,大部分患者术后疼痛症状较轻。责任护士定时评估患者术后有无疼痛、疼痛的程度、性质及症状和体征。通过对患者疼痛评分来确定给予相应的护理措施。术后一般患者会配备 PCA 镇痛泵,护士应针对 PCA 镇痛泵的使用给予患者和家属进行讲解,并操作演示,评估对其掌握情况。定期巡视病房,评估患者疼痛的程度,给予患者心理护理。

5.营养支持及药物治疗

术后患者因禁食禁水,经中心静脉置管给予患者肠外营养支持,护士应做好深静脉置管的护理,每 2 h 冲管 1 次,根据深静脉置管护理常规进行护理。同时观察患者排气情况,待肠蠕动恢复给予肠内营养支持。

6.引流管护理

建立导管评估表,对中、高危风险患者护士应加强巡视,术后严密观察各种引流管引流液的颜色、性状、量。术后指导患者卧床时用安全别针将引流袋固定于床边;下床活动时,应夹毕尿管,将尿管固定于耻骨联合下;其他引流管可固定在患者上衣衣襟处;时刻保持引流管通畅,避免其受压、打折、牵拉,严防管路脱出、自拔。若血浆引流管出现大量血性引流液,要警惕患者出现腹部内部出血,应及时通知医师,并配合积极治疗。

7.功能锻炼

①术后转入普通病房,当日可指导患者端坐卧位,协助患者早期下床活动,活动应遵循先

坐起一床旁站立行走的原则。注意防止患者应突然站立导致体位性低血压。活动时应有专人陪护,防止发生跌倒;②盆底肌功能及腹肌锻炼,嘱其每日坚持做提肛运动,每日 3 组,每组提肛 100 次,持续 5～10 min 即可。术后 20 d 左右给予生物反馈治疗、低频脉冲治疗;③术后 2 周每日责任护士带领患者练习济川掉阖术。

8.粪性皮炎护理

①清洗:用软毛巾蘸温水轻轻擦洗肛周皮肤,彻底去除肉眼可见的粪便。若皮肤严重的患者可采取温水冲洗方法彻底去除肉眼可见的粪便,皮肤皱褶处可用小棉签蘸温水仔细擦洗破裂处残留的粪便,若破溃严重伴有感染者可用注射器抽吸生理盐水或连栀矾溶液冲洗周围各区的急慢性炎症皮肤,用无菌干纱布吸干皮肤上的水渍;②药物涂擦:指导患者进行坐浴,将中药制剂石膏冰片散兑生清油调成糊状涂擦于患处(石膏冰片散有清热凉血、消炎的功能,同时清油具有清热、油状隔离粪便的作用),嘱患者侧卧位休息片刻,待药膏干给予清洗后可采取舒适体位。每日持续给予石膏冰片散涂擦。若皮肤严重者,可同时给予红外线(TDP)照射创面。

9.睡眠形态紊乱的护理

①评估导致患者睡眠质量差的具体原因,尽量减少或消除患者睡眠形态的因素;②为患者安排合理的运动、活动,减少白天卧床睡眠时间,帮助患者适应环境及生活方式的改变,夜间患者睡眠时,除必要的操作,不宜干扰患者休息;③有计划性地对患者进行心理疏导,减轻患者焦虑、抑郁、恐惧等心理状态,从而改善患者的睡眠;④遵医嘱给予耳穴埋豆;⑤药物指导给予抗抑郁药物(草酸艾司西酞普兰片)。

10.并发症护理

①肛门坠胀:持续盆底肌及腹肌功能锻炼,给予提肛运动,每日提肛运动 3 组,每组 100 次,或给予消炎止痛药坐浴。如患者自觉肛门坠胀明显指导患者做膝胸卧位,可缓解肛门坠胀感;②肠梗阻:严密观察患者有无腹痛、腹胀等症状,观察患者排气、排便,发现异常及时报告医师,嘱其早期下床活动,卧床时勤翻身,术后指导患者咀嚼口香糖,促进肠蠕动,防止肠粘连。用白酒将小茴香浸润合并 TDP 照射熨烫腹部;③吻合口瘘及吻合口出血:观察患者大便的颜色、性状及生命体征,体位、脉搏呼吸、血压;观察患者有无腹胀腹痛、血浆引流颜色、性状、量;④下肢静脉血栓:评估患者下肢有无肿胀、麻木感,下肢是否屈伸灵活,以便及时发现异常情况,同时协助患者进行下肢的被动屈伸运动,间断按摩下肢,防止深静脉血栓形成;⑤皮下气肿护理:观察面部皮下扪及有无捻发音,有无咳嗽胸痛、呼吸频率的变化,皮下气肿一般 1～2 d 可自愈。

(三)健康教育

①通过口头讲解教育、向患者发放健康教育手册、试听播放等不同方式给予患者健康宣教。②向患者讲解慢传输型便秘定义,使其正确认识便秘。③向患者讲解需要改变的生活方式,如饮食、活动、作息等,养成良好的排便习惯,(具体方式同出口梗阻型便秘保守治疗)。④鼓励患者检查练习济川掉阖术及提肛运动。⑤保持乐观、开朗的情绪,丰富生活内容,使气血调达,心气和顺。⑥治疗过程中做好患者安全宣教,防止患者跌倒、坠床、烫伤的发生。

(柯红娟)

第二十六节　肛　痈

肛痈是肛管直肠周围间隙发生急、慢性感染而形成的脓肿。多由于过食肥甘、辛辣、醇酒等物,湿热内生、下注大肠,蕴阻肛门或肺、脾、肾亏虚,湿热之邪乘虚下注所致。

一、常见辨证分型、主要临床表现及治疗原则

1. 热毒蕴结

肛缘硬结或肿块疼痛,皮肤微红且热,恶寒发热,食欲缺乏,大便干结,小便短赤。舌红苔黄腻,脉弦数,治以泻火解毒,散结消肿。

2. 火毒炽盛

肛周红肿热痛明显,触之有波动感,或肿痛剧烈,痛如鸡啄,持续数日,夜不能卧,伴有高热,口苦咽干,便秘,小便困难。舌红苔黄,脉弦滑数,治以清热解毒,托毒透脓。

3. 阴虚毒恋

起病缓慢,皮色不变或呈暗褐色,界限不清,成脓亦迟,溃破后脓液稀薄,无溃溃口内陷呈空壳状。形体消瘦,神疲乏力,食欲缺乏,大便溏薄,低热盗汗,舌淡苔薄白,脉细弦。治以滋阴清热。

二、病情观察要点

1. 术前

(1)肛周皮肤:皮肤温度、皮色、红肿范围、有无波动感。

(2)肛门疼痛:部位、性质、程度。

(4)大便:有无便秘或便溏,排便是否带血或脓,

(3)全身症状:有无发热、寒战、乏力、食欲缺乏等。

2. 术后

(1)出血:观察敷料有无渗血。

(2)疼痛:部位、性质、程度。

(3)大便的量、色、质等,

三、症状护理要点

1. 肿痛

医护人员操作宜轻柔,避免碰触病灶部位;耳穴埋籽,主穴:大肠、直肠下段等,配穴:交感、神门等。

2. 发热

卧床休息,取舒适卧位,多饮水,火毒蕴结、热毒炽盛体温超过 39 ℃时可遵医嘱大椎点刺血拔罐,或遵医嘱物理降温等,做好发热护理。

3. 更换被服

对于创面大且深的患者引流液较多,注意观察,及时为患者更换被服。

4. 术后排便

指导患者在术后 24～48 h 排大便,此后正常饮食,养成每日定时排便的习惯。鼓励患者

不要惧怕排便,每次正常的排便都是一次扩肛的过程,有利于肛门功能的恢复每次排便后应清洗肛周,遵医嘱行中药熏洗和换药。

四、饮食护理要点

饮食宜清淡富有营养,忌辛辣刺激之品,忌烟酒。

1.热毒蕴结

热毒蕴结宜食泻火解毒,散结消肿之品,如黄瓜、西瓜、苦瓜、丝瓜、冬瓜、雪梨、薏苡仁、绿豆、莲藕等。食疗方:蒲公英粥。

2.火毒识盛

火毒识盛宜食清热解毒之品,如绿豆、海带、茶叶、无花果、胡萝卜、黑木耳等。食疗方:马兰头拌豆腐。

3.阴虚毒恋

明虚毒恋宜食滋阴清热之品,如甘蔗、梨、西瓜、黄瓜、冬瓜、番茄、海带、紫菜、猕猴桃等。食疗方:冬瓜紫菜汤(冬瓜、紫菜)、冬瓜海鲜汤(冬瓜、花甲、鲜虾和鱿鱼)。

五、中药使用护理要点

1.口服中药

口服中药时,应与西药间隔 30 min 左右。

(1)中药汤剂:宜饭后偏凉服。

(2)香连片:治疗期间应避免受凉,忌食生冷油腻及刺激性的食物;不宜与阿托品、咖啡因等同用,否则增加生物碱的毒性。

(3)致康胶囊:过敏体质者慎用。不宜与胰酶、胃蛋白酶、多酶片等同服;不宜与氯霉素、酚妥拉明同服。

(4)麻仁丸:忌食生冷、油腻、辛辣食品。

2.中药注射剂

中药注射剂应单独使用,与西药注射剂合用时须前后用 0.9% 的氯化钠注射液做间隔液。注射用七叶皂苷钠:易发生静脉疼痛和静脉炎,输液速度<60 滴/分钟,疼痛加重,应减慢滴速,局部可做热敷;注意巡视,防止药液外渗。

与头孢唑林钠、盐酸万古霉素、呋塞米、氧化可的松、地塞米松磷酸钠、氢化可的松琥珀酸钠、乳酸钠林格液、庆大霉素、卡那霉素、硫酸阿米卡星、硫酸妥布霉素、硫酸多黏菌素 B、两性霉素 B 等存在配伍禁忌。注意定期检查肝、肾功能。

3.外用中药

(1)中药熏洗:熏洗温度 50 ℃～70 ℃,每次 10 min,药液不可过烫;洗浴温度 40 ℃以下,药液洗 10 min,每日 1～2 次,熏洗过程中如有过敏反应要及时停药,并报告医师。有伤口熏浴时应去除原敷料,热洗完毕后及时在无菌操作下更换敷料;熏洗后及时擦干汗液,以防感冒熏洗用品应专人专用,避免交叉感染。

(2)油纱条换药:制作油纱条时,注意线头清理干净,油膏涂抹厚度适中,行高压消毒后方可使用。玉红纱条可生肌长肉,红粉纱条可去腐生肌。

六、健康宣教

1. 用药

遵医嘱用药。

2. 饮食

饮食有节,忌食肥甘厚味、辛辣之品。禁烟酒。

3. 生活起居

注意肛门清洁卫生,保持大便通畅,便后水洗或坐浴;内裤以柔软透气、干燥为宜.养成定时排便的习惯,防止便秘。

4. 定期复诊

遵医嘱定期复查。肛周有肿块、疼痛、发热等症状者,应及时就诊。

(李　萍)

第十六章　泌尿外科疾病护理

第一节　肾及输尿管结石

肾脏是大多数泌尿系统结石的原发部位,输尿管结石多由肾脏移行而来。肾结石位于肾盂和肾盏中。输尿管结石常停留或嵌顿于生理狭窄处,即肾盂输尿管连接处、输尿管跨越髂血管处及输尿管膀胱连接处,以输尿管下 1/3 处最为多见。肾及输尿管结石多发生于单侧,双侧占 10%。

一、临床表现

主要症状是与活动有关的疼痛和血尿,其程度与结石的大小、部位、活动度及有无损伤、感染、梗阻有关。极少数患者可长期无自觉症状,直到出现泌尿系感染或积水时才发现。

1.疼痛

结石致肾盏颈部梗阻或肾盂结石移动不大时,引起上腹或腰部钝痛;结石活动引起肾盂输尿管连接处或输尿管完全梗阻时,出现肾绞痛,典型表现为突发性疼痛,多在深夜或凌晨发作,疼痛先从腰部或上腹部开始,沿输尿管向下放射到膀胱甚至睾丸,持续数分钟或数小时不等。发作时患者精神恐惧、面色苍白、坐卧不安、冷汗,甚至休克,可伴恶心呕吐;输尿管膀胱壁段或输尿管入口处的结石,可伴膀胱刺激征及阴茎头部放射痛。

2.血尿

活动或绞痛后出现肉眼或镜下血尿,以后者多见。

3.排石

患者有时可自行排出细小结石,俗称尿砂,是诊断尿石症的有力证据。

4.其他症状和体征

结石引起严重肾积水时可触到增大的肾脏;继发急性肾盂肾炎或肾积脓时,可有发热、脓尿、肾区压痛。双侧上尿路结石导致的梗阻和感染可造成肾功能衰竭,出现一系列肾功能不全的表现。

二、辅助检查

1.实验室检查

尿常规可见镜下血尿,伴感染时可有脓尿。结石分析可确定结石性质。24 h 尿定量分析可用于评估复发危险较高的结石。

2.影像学检查

尿路平片(KUB)可发现多数结石,但纯尿酸结石常不显影。B 超与 KUB 联合使用是确诊肾结石的常规检查方法,能发现 KUB 不能显示的小结石,还能显示有无肾积水等,是肾结石的重要筛查手段。排泄性尿路造影(IVU)可显示结石、尿路的形态和肾脏功能,透光结石可显示充盈缺损。CT 能发现 X 线检查不能显示或较小的输尿管中、下段结石。

三、治疗原则

根据结石的大小、数目、位置,患者的肾功能、全身情况以及有无明确病因及感染、梗阻等并发症来确定治疗方案。

1.非手术治疗

非手术治疗适用于直径< 0.6 cm、光滑、无尿路梗阻及感染者。治疗方法包括饮食调节、饮水利尿、解痉止痛、药物排石等。

2.体外冲击波碎石(extracorporeal shock wave lithotripsy,ESWL)

体外冲击波碎石是治疗肾结石的首选方法。

主要适用于结石直径为0.5~2.0 cm,结石以下输尿管通畅、肾功能良好、未发生感染的上尿路结石患者。在X线、超声定位系统引导下,将冲击波聚焦于结石使之粉碎,然后随尿流排出。必要时可重复治疗,两次治疗间隔时间不少于7 d。

3.手术治疗

(1)非开放手术:采用内镜取石或碎石,其优点是损伤小,恢复快。①经皮肾镜取石或碎石术,适用于一些复杂性肾结石,如长径> 2.5 cm的肾结石、鹿角形结石、多发性肾结石和胱氨酸结石;②输尿管镜取石或碎石术,适用于中、下段输尿管结石,因肥胖、结石梗阻、停留时间长而用ESWL困难者;③腹腔镜输尿管取石,适用于直径> 2.0 cm的输尿管结石,或经ESWL、输尿管镜手术失败者。

(2)开放性手术:主要术式有输尿管切开取石术、肾盂切开取石术、肾实质切开取石术、肾部分切除和肾切除术。

四、护理评估

(一)术前评估

1.健康史

了解患者的年龄、职业、生活环境、饮食饮水习惯;既往发病情况,家族史,有无泌尿系梗阻、感染史;有无长期卧床、甲状旁腺功能亢进、痛风等病史及用药情况。

2.身体状况

(1)症状:评估与活动有关的疼痛及血尿的特点,其程度是否与结石部位、大小、活动及损伤、感染和梗阻等有关。

(2)体征:评估有无合并疾病的体征。

(3)辅助检查:评估实验室及影像学等检查结果,了解治疗前后结石情况及对尿路的影响。

(二)术后评估

评估手术方式、麻醉方式及术中情况,患者结石排出情况;尿路梗阻是否解除;肾功能恢复情况;感染、"石街"等并发症发生情况。

(三)心理-社会状况

急性期患者可因剧烈疼痛而烦躁不安;疗效不佳或结石复发时,患者可能产生焦躁心理;病情严重影响肾功能时,患者会感到恐惧和无助。故应评估患者及家属对相关知识的掌握程度及对治疗效果的期望。

五、主要护理诊断/问题

1.疼痛

疼痛与结石刺激引起的炎症、损伤、平滑肌痉挛及排石过程有关。

2.知识缺乏

缺乏有关结石病因、治疗及预防复发的知识。

3.潜在并发症

潜在并发症有出血、感染、"石街"形成。

六、护理措施

(一)术前准备和非手术患者的护理

1.疼痛护理

发作期指导患者卧床休息,采用分散注意力、深呼吸等非药物性方法缓解疼痛,不能缓解时,遵医嘱应用解痉、止痛药物,必要时静脉补液,使用抗生素等。

2.促进排石

鼓励患者多饮水,病情允许的情况下可适当做跳跃等改变体位的活动,以利于结石排出。

3.病情观察

观察患者腰部症状、排尿及体温情况,及早发现感染征象;观察结石排出情况,嘱患者每次排尿于玻璃瓶或金属盆内,以便及时发现排出的结石并进行成分分析,从而为结石的防治提供依据。

4.术前准备

(1)ESWL:术前指导患者练习手术配合及固定体位,以确保碎石定位的准确性,术晨再次复查以了解结石是否移动或排出。手术当日空腹禁食。

(2)内镜碎石术:协助做好术前检查,注意患者凝血功能是否正常;指导患者做俯卧位练习以提高对术中体位的耐受性;术前晚行肠道准备。

(二)术后护理

1.体位

行碎石术后,患者若全身反应及疼痛明显,应指导其经常变换体位帮助排石。适当的运动(如跳跃、慢跑等)亦可帮助碎石颗粒排出。巨大肾结石碎石行 ESWL 术后应采用患侧在下的侧卧位,使碎石随尿液逐渐排出以防止"石街"形成。

2.病情观察

严密观察和记录尿液颜色、尿量及患侧肾功能情况;非开放性手术可能会发生肾、输尿管和周围脏器损伤等并发症,应注意观察血压、脉搏及造瘘管引流情况,及时发现肾内出血;碎石术后用纱布过滤尿液,收集结石碎渣做成分分析,定时摄腹部 X 线片观察结石排出情况。

3.引流管护理

术后常见引流管有伤口引流管、导尿管、肾盂造瘘管、双 J 管(输尿管支架管)等。应妥善固定并保持各引流管通畅,同时密切观察引流液性状及有无出血、感染等发生。

(三)健康教育

针对结石形成的主要因素,坚持长期预防,以减少或延迟结石的复发。

1. 饮水与活动指导

患者睡前和半夜大量饮水,保持每日尿量在 2 000 mL 以上,从而减少尿中晶体沉积,同时起到冲洗尿路,减少感染发生的作用。适当运动亦有利于结石排出。

2. 饮食指导

根据结石成分调节饮食。如含钙结石者应减少牛奶、巧克力、坚果等含钙高的食物;尿酸结石不宜服用高嘌呤食物等。

3. 药物预防

合理用药可降低尿中结石有关成分,调整尿液的酸碱度可预防结石复发。

4. 疾病防治

及时治疗尿路梗阻、感染等,以减少结石形成。伴甲状旁腺功能亢进时行腺瘤摘除术。长期卧床者应加强功能锻炼以减少骨脱钙和降低尿钙。

5. 定期复查

若患者留有双 J 管,应指导患者于术后 4～6 周回院复查并在膀胱镜下拔除。定期行 X 线或 B 超检查,观察有无残余结石或复发。指导患者学会观察尿液性状,出现异常及时就诊。

(高南南)

第二节 良性前列腺增生

良性前列腺增生(benign prostatic hyperplasia,BPH)简称前列腺增生,是老年男性常见的疾病。男性在 35 岁以后前列腺可有不同程度的增生,多在 50 岁以后出现临床症状。

一、病因和病理

老龄和有功能的睾丸是前列腺增生发病的重要因素,但确切病因尚未完全清楚,目前公认的学说有男性激素及其受体的作用、细胞增生与凋亡失衡学说、生长因子神经递质的作用等。前列腺腺体由移行区、中央区、外周区和尿道周围腺体区组成。前列腺增生开始于围绕尿道精阜的腺体(位于移行区)、结缔组织和平滑肌的增生。逐渐将外周腺体挤压萎缩,形成与增生腺体界限明显的外科包膜。增生的腺体突向尿道,可使尿道伸长、弯曲、受压变窄,引起排尿困难。

同时,增生的前列腺组织 α-肾上腺素能受体量增加,活性增强,而膀胱颈附近 α-肾上腺素能的受体含量丰富,导致膀胱颈间质平滑肌收缩,膀胱出口梗阻。为克服排尿阻力,逼尿肌收缩力增强,逐渐代偿性肥大,加之长期膀胱内高压,膀胱壁黏膜面出现小梁、小室或假性憩室。逼尿肌代偿性肥大可发生逼尿肌不稳定收缩,出现尿频、尿急,可出现急迫性尿失禁。若尿路梗阻持续存在,逼尿肌最终失代偿而出现残余尿。随着残余尿的增加,膀胱逐渐成为无张力、无收缩力的尿液潴留囊袋,可出现充盈性尿失禁及膀胱输尿管尿液反流,导致肾积水及肾功能损害。梗阻引起尿液潴留的同时也容易继发感染和结石形成。

二、临床表现

症状取决于梗阻的程度、病变发展的速度以及是否合并感染,与前列腺体积、大小不成比例。

1.症状

(1)尿频、尿急:尿频是最常见的早期症状,夜间更为明显。随着梗阻的加重,残余尿量增多,膀胱有效容量减少,尿频更加明显。前列腺充血刺激,患者亦可出现尿急或排尿不尽感。

(2)进行性排尿困难:是最重要的症状。典型的表现是排尿迟缓、断续、尿线细而无力、射程短、终末滴沥、排尿时间延长。

(3)尿潴留、尿失禁:严重梗阻者,残余尿的增多可使膀胱逼尿肌功能受损,逐渐发生尿潴留或充盈性尿失禁。前列腺增生的任何阶段都可因气候变化、劳累、饮酒、便秘、久坐等因素,使前列腺突然充血、水肿导致急性尿潴留。

2.体征

直肠指检可触及增大的前列腺,表面光滑、质韧、有弹性,边缘清楚,中央沟变浅或消失。

三、辅助检查

1.影像学检查

B超可显示增生的前列腺体积大小、形态和内部结构,同时可测残余尿量。IVU可显示尿路形态及肾脏的排泄功能。

2.尿流率检查

尿流率检查可判定尿流梗阻的程度。如最大尿流率<15 mL/s表示排尿不畅;<10 mL/s则表明梗阻较严重。

3.血清特异性前列腺抗原(prostate specific antigen,PSA)测定

PSA对前列腺组织有特异性,血清PSA正常范围为0～4 ng/mg。PSA对排除前列腺癌,尤其前列腺有结节或质地较硬时十分必要。

4.尿动力学检查

如排尿困难主要是由膀胱逼尿肌功能失常引起,尿动力学检查可确定有无下尿路梗阻并评估逼尿肌功能。

5.尿道膀胱镜

尿道膀胱镜适用于怀疑尿道狭窄及膀胱占位的患者。

四、治疗原则

根据病情发展的不同阶段,可选择手术治疗、非手术治疗及其他治疗方案。

1.非手术治疗

(1)观察随访:前列腺增生长期无明显症状或症状较轻,不影响正常生活及睡眠者无须治疗,可等待观察,并在第6个月第一次监测,以后每年一次。期间做好健康指导,如症状加重,应选择其他治疗方法。

(2)药物治疗:适用于刺激期及代偿早期的前列腺增生患者,常用α_1-受体阻滞剂、激素、植物类药物等。α_1-受体阻滞剂可降低膀胱颈及前列腺平滑肌张力,常用药物为特拉唑嗪和哌唑嗪;激素类药物可在前列腺内阻止睾酮转变为双氢睾酮,使前列腺缩小,以5α-还原酶抑制剂最常用;植物类药物在缓解下尿路症状方面有较好疗效,目前在国内外有较广泛的临床应用。

2.手术治疗

手术治疗的主要目的是切除引起膀胱出口梗阻的增生前列腺组织。手术方式包括经尿道

前列腺电切术(TURP)、经尿道激光前列腺切除术以及开放性前列腺摘除术等。

五、护理评估

(一)术前评估

1. 健康史

了解患者年龄和生活习惯,有无吸烟、饮酒嗜好和性生活状况;饮食、饮水和排尿情况;既往有无高血压、糖尿病及其他心肺疾病史和家族史。

2. 身体状况

(1)症状:评估排尿困难的程度、夜尿次数,有无急性尿潴留、血尿、膀胱刺激症状。

(2)体征:评估前列腺增生结节的大小和质地,尿路梗阻的程度及逼尿肌功能情况,有无腹股沟疝、痔疮、脱肛等。

(二)术后评估

评估手术方式、麻醉方式及术中情况;膀胱引流管是否通畅,膀胱冲洗液的颜色、血尿程度及持续时间,切口愈合情况;是否出现膀胱痉挛;水、电解质平衡情况;有无出血、尿失禁、TUR综合征等并发症发生。

(三)心理-社会状况

前列腺增生对患者心理-社会状况的影响可来自症状,如夜间尿频对休息和睡眠的影响,严重时出现血尿,给身心造成的压力;亦可来自担心手术并发症带来的不良后果,如术后可能会出现尿失禁、性功能障碍等。应评估患者对疾病的认知情况,对术后并发症的认识和接受程度,患者的经济状况和家庭支持现状等。

六、主要护理诊断/问题

1. 排尿障碍

排尿障碍与膀胱出口梗阻有关。

2. 睡眠型态紊乱

睡眠型态紊乱与尿频、夜尿增加有关。

3. 急性疼痛

急性疼痛与逼尿肌功能不稳定、导管刺激及血块阻塞引起膀胱痉挛有关。

4. 潜在并发症

潜在并发症有TUR综合征、出血、感染、尿失禁。

七、护理措施

(一)术前准备和非手术治疗患者的护理

1. 一般护理

根据前列腺增生患者年龄和疾病特点,创造舒适、安全环境,协助患者做好生活护理。

2. 观察用药效果

观察记录用药后症状改善的时间、排尿次数、每次尿量等。

3. 保护膀胱功能

(1)控制发病诱因:避免着凉、劳累、便秘及饮酒等不良刺激导致前列腺突然充血、水肿而发生急性尿潴留。

(2)饮食指导:指导患者合理饮水,避免短时间内大量饮水或饮用有利尿作用的饮料如咖啡、茶等,使膀胱急剧扩张。

(3)排泄指导:指导患者改变憋尿的习惯,有尿意时及时排尿,防止膀胱高度扩张。

(4)观察排尿情况:观察并记录患者每日排尿的次数、量及性质,出现急性尿潴留时应及时导尿,必要时行耻骨上膀胱穿刺或造瘘术,以尽快恢复膀胱功能。

4.术前准备

前列腺增生多为老年患者,常有不同程度的心脑血管疾病或其他合并症。应协助患者做好各项辅助检查,配合医师实施诊疗措施,纠正全身状况,提高手术的安全性。

(二)术后护理

1.病情观察

患者多为高龄人群,麻醉及手术的刺激容易诱发心、肺疾患,应加强术后巡视,注意观察患者的意识、呼吸、血压和脉搏变化。

2.膀胱冲洗的护理

术后需生理盐水持续冲洗膀胱,目的是防止血凝块形成堵塞尿管。护理:①冲洗的速度要根据出血量的多少调节,血色深需快速冲洗,血色变浅则减慢冲洗速度;②及时处理管腔阻塞的相关因素,如血块、黏液分泌物、连接管的折曲、导管移位等,保证冲洗系统的畅通;③鼓励患者摄取足够水分,使尿液稀释,减少感染和导尿管阻塞的机会;④观察并记录引流液的性质、颜色、量;⑤冲洗液温度控制在 25 ℃～30 ℃,可有效预防膀胱痉挛发生。

3.并发症的观察与护理

(1)TUR 综合征:TUR-P 手术过程中由于大量冲洗液被吸收,造成血容量急剧增加,导致稀释性低钠血症(TUR 综合征)。患者在术后几小时内出现烦躁不安、恶心、呕吐、抽搐、昏迷,严重者出现肺水肿、脑水肿、心力衰竭等。因此,TUR-P 术后应加强病情观察,注意监测电解质变化。一旦出现上述症状,应立即报告医师,并迅速减慢输液速度,给予脱水剂、利尿剂等对症措施。

(2)出血:前列腺术后可利用导尿管的水囊压迫前列腺窝以止血。导尿管需施以一定的牵引力,告知患者不可自行移开,并保持卧床体位,防止因坐起或肢体活动导致气囊移位;保持排便通畅,避免用力排便导致伤口出血;术后早期禁止灌肠或肛管排气;停止膀胱冲洗后应逐渐离床活动。

(3)感染:患者因手术创伤及年老体弱,机体免疫力低下,加之留置导尿管,容易发生尿路和精道感染。应加强尿管和会阴部护理,注意观察体温及血白细胞变化,改善全身营养状况,促进伤口愈合。

4.缓解疼痛

术后疼痛是由于逼尿肌不稳定收缩、血块阻塞、导管刺激等引起膀胱痉挛所致。患者表现为阵发性剧痛、强烈尿意、肛门坠胀等,观察可见膀胱冲洗速度减慢、冲洗液颜色加深。护理:①在术中留置的硬膜外镇痛泵内定时注入小剂量吗啡等麻醉药;②口服镇静剂;③维拉帕米加入生理盐水进行膀胱冲洗;④指导患者放松紧张心情、变换体位或离床做短暂步行。

5.拔管护理及功能训练

依据病情及手术方式的不同,确定引流管、导尿管留置时间的长短,注意拔管后患者会有暂时性尿路刺激症状,需指导患者有尿意时及时排尿。

拔管后常出现两种情况:①患者仍然排尿困难,并有尿潴留,可采用物理疗法,通过听流水声诱导排尿或放松疗法等协助排尿;②患者出现暂时性尿频或滴尿现象甚至尿失禁,应帮助患者放松紧张情绪,术后2~3 d指导患者呼吸时收缩腹肌、肛提肌及肛门括约肌,亦可配合针灸、理疗等措施,一般在2周后可逐渐恢复。

6.饮食护理

术后6 h,无恶心、呕吐、腹胀等不适,可给流质饮食,逐渐过渡到正常饮食。合理膳食,注意营养搭配,适量进富含纤维的食物,鼓励患者多饮水、防止便秘。

(三)健康教育

1.康复指导

(1)防止尿道狭窄:TUR-P术后患者有可能出现尿道狭窄并导致排尿困难,需及时就医,定期进行尿道扩张治疗。

(2)预防出血:术后1~2个月内避免剧烈运动,如跑步、骑自行车、性生活等,防止继发出血。

(3)持续功能锻炼:术后患者可能有不同程度的溢尿现象,指导患者进行膀胱功能训练和盆底肌肉训练,以增强控尿能力。①膀胱功能训练:建立规律排尿习惯,定时使用便器,初始白天每隔1~2 h使用便器一次,夜间每隔4 h使用便器一次,以后逐渐延长间隔时间,以促进排尿功能的恢复;②锻炼肌肉力量:取立位、坐位或卧位,试做排尿动作,先慢慢收缩肛门,再收缩尿道,产生盆底肌肉上提的感觉,然后慢慢放松。每次10 s左右,连续做10次。每天训练5~10次。

2.心理和性生活指导

前列腺手术后,可能会出现逆行射精、阳痿等现象,鼓励患者表达内心感受,缓解焦虑情绪,进行有针对性的心理干预和指导。告知患者因术后初期身体和心理未完全康复,应给自己及伴侣一段适应的时间,不要操之过急,一般2个月后,可恢复正常性生活。

3.定期复查

定期复查尿流率及残余尿量,发现异常及时处理。

(高南南)

第十七章　骨科疾病护理

第一节　肋骨骨折

一、病因

(一)外来暴力

多数肋骨骨折系外来暴力所致。外来暴力又分为直接和间接两种。直接暴力系打击力直接作用于骨折部位,间接暴力则是胸部前后受挤压而导致的骨折。

(二)病理因素

多见于恶性肿瘤发生肋骨转移的患者或严重骨质疏松者。此类患者可因咳嗽、打喷嚏或病灶肋骨处轻度受力而发生骨折。

二、临床表现

单纯肋骨骨折都有明显疼痛,甚至平静呼吸时亦如此,在咳嗽、深呼吸和身体转动时加剧,这不仅给伤员带来痛苦,也可使伤员胸壁肌肉产生反射性痉挛,导致呼吸表浅,不敢咳痰而导致胸部伤后可能产生的呼吸道分泌物或血痰不易咳出,常出现轻度呼吸困难和低氧血症,有时伤员在短期内可并发肺不张、肺炎,尤其是老年人发生的概率明显增高。体格检查可以发现骨折部位肿胀、皮肤淤斑、压痛,有时可以触到骨擦感和听到骨擦音。

三、辅助检查

(一)X 线检查

1.常规胸部 X 线片上肋骨骨折直接征象

①由于断端重叠形成线形或带状密度增高影。②骨折处外形改变,断端分离、移位、骨折片存在。③骨痂生成,骨折线模糊或消失。

2.可疑骨折表现的间接征象

①与对侧肋骨及邻近序列肋骨比较,肋骨走行及肋间隙有改变,骨折处软组织改变。②心影后及膈下肋骨与心影及膈面重叠而掩盖,腋段肋骨由于近矢状面走行较陡,肋骨重叠及此处胸壁软组织厚度增加显示较差。③有一部分肋骨骨折在 X 线片中不易被发现,因而误、漏诊的可能性较大。透视下能多角度地观察患处,使本来重叠的影像分离开来,把最佳角度观察到的肋骨骨折情况拍摄下来,准确地显示肋骨骨折的部位、骨折的数目、骨折的类型及移位情况,有时需要行高电压肋骨像检查。

(二)CT 检查

普通 CT 受扫描速度慢、重建质量差等因素限制,观察肋骨骨折效果不佳,而应用多层螺旋 CT 容积再现技术(volume rendering technique,VRT)和三维重建诊断肋骨骨折,通过曲面重建像可有效观察骨折的部位、数量、形态和移位方向以及是否有骨痂形成。对不全骨折、前肋骨折，特别是靠近肋软骨和胸椎、无明显移位的骨折，多层螺旋CT三维重建具有明显优势。

(三)超声波检查

高频超声具有胸部X线片所不具备的优点。

(1)高频超声检查不受患者骨折部位的影响，可从多方位探测，而胸部X线片受摄片体位影响较明显。

(2)高频超声对肋骨、肋软骨具有很高的分辨率，(5～10)MHz的频率能清晰地分辨出骨膜和软骨组织，能较为清晰地显示骨皮质的连续性，对不完全骨折或移位微小的骨折能做出诊断。

(3)高频超声能动态地显示图像，可以在患者呼吸过程中或体位改变过程中发现骨折。此外高频超声还能鉴别骨折所致局部肿胀是血肿还是软组织水肿，可以弥补胸部X线片的某些不足。

四、诊断要点

根据胸部受伤病史、局部体征以及X线表现一般诊断并不困难。由于常规胸片经济、快速，目前仍是肋骨骨折的主要检查手段，但它同时也存在一些缺点，如在合并有腹部脏器损伤时，平片便很难发挥作用。因此，在临床工作中，根据具体情况配合CT等进一步检查或可加摄特殊体位，常采用电透下多体位观察点片，以避免肋骨相互间重叠及其他器官的影响，提高肋骨骨折检出率。诊断重点是把影响伤员预后的浮动胸壁(连枷胸)、胸部和腹上区脏器继发性损伤和可能发生的并发症、肺挫伤、急性呼吸窘迫综合征(ARDS)、肺不张、肺炎等诊断出来。

五、处理原则

(一)闭合性肋骨骨折

(1)固定胸廓：目的是限制肋骨断端活动，减轻疼痛。可用多带条胸带、弹性胸带或宽胶布条叠瓦式固定。

(2)止痛：必要时给予口服吲哚美辛、布洛芬、地西泮、可待因、曲马朵、吗啡等镇痛镇静药，或中药三七片、云南白药等；也可用1%普鲁卡因作肋间神经阻滞或封闭骨折部位。

(3)处理并发症：处理反常呼吸。主要是牵引固定，即在伤侧胸壁放置牵引支架，或用厚棉垫加压包扎以减轻或消除胸壁的反常呼吸运动，促进患侧肺复张。近年来也有经电视胸腔镜直视下导入钢丝的方法固定连枷胸。

(4)建立人工气道：对有闭合性多根多处肋骨骨折、咳嗽无力、不能有效排痰或呼吸衰竭者，应实施气管插管或切开、呼吸机辅助呼吸。

(5)应用抗菌药，预防感染。

(二)开放性肋骨骨折

此类患者除经上述相关处理外，还需及时处理伤口。

(1)清创与固定：彻底清洁胸壁骨折处的伤口，分层缝合后包扎固定。多根多处肋骨骨折者，清创后可用不锈钢丝对肋骨断端行内固定术。

(2)胸膜腔闭式引流术：用于胸膜穿破者。

（3）预防感染：应用敏感的抗菌药。

六、常见护理诊断/问题

（1）气体交换受损与肋骨骨折导致的疼痛、胸廓运动受限、反常呼吸运动有关。

（2）疼痛与胸部组织损伤有关。

（3）潜在并发症：肺部和胸腔感染。

七、护理措施

1. 维持有效气体交换

（1）现场急救：采取紧急措施对危及生命的患者给予急救。对于出现反常呼吸的患者，可用厚棉垫加压包扎以减轻或消除胸壁的反常呼吸运动，促进患侧肺复张。

（2）清理呼吸道分泌物，鼓励患者咳出分泌物和血性痰，对气管插管或切开，应用呼吸机辅助呼吸者，加强呼吸道护理，包括吸痰和湿化。

（3）密切观察生命体征、神志、胸腹部活动以及气促、发绀、呼吸困难等情况。若有异常，及时报告医师并协助处理。

2. 减轻疼痛

遵医嘱行胸带或宽胶布条固定，后者固定时必须由下向上叠瓦式固定，后起健侧脊柱旁，前方越过胸骨；应用镇痛、镇静剂或用1%普鲁卡因作肋间神经封闭；患者咳痰时，协助或指导其用双手按压患侧胸壁。

3. 预防感染

①密切观察体温，若体温超过38.5 ℃，应通知医师及时处理。②鼓励并协助患者有效咳痰。③对开放性损伤者，及时交换创面敷料，保持敷料洁净干燥和引流管通畅。④遵医嘱合理使用抗菌药。

（赵爽爽）

第二节　肱骨髁上骨折

一、病因

肱骨髁上骨折多为间接暴力引起。根据暴力类型和骨折移位方向，可分为屈曲型和伸直型。

二、临床表现

症状为受伤后肘部出现疼痛、肿胀和功能障碍，肘后凸起，患肢处于半屈曲位，可有皮下瘀斑。体征局部明显压痛和肿胀，有骨擦音及反常活动，肘部可扪到骨折断端，肘后三角关系正常。

三、辅助检查

肘部正、侧位Ⅹ线拍片能够确定骨折的存在及骨折移位情况。

四、治疗原则

(一)手法复位外固定

对受伤时间短,局部肿胀轻,没有血液循环障碍者,可进行手法复位外固定。复位后用后侧石膏托在屈肘位固定4～5周,屈肘角度以能清晰地扪到桡动脉搏动,无感觉运动障碍为宜。伤后时间较长,局部组织损伤严重,出现骨折部严重肿胀时,应卧床休息,抬高患肢,或用尺骨鹰嘴悬吊牵引,牵引重量1～2 kg,同时加强手指活动,经3～5 d肿胀消退后进行手法复位。

(二)切开复位内固定

手法复位失败或有神经血管损伤者,在切开直视下复位后内固定。

五、护理评估

(一)一般评估

1.健康史

①一般情况:了解患者的年龄、运动爱好、日常饮食结构等;②受伤情况:了解患者受伤的原因、部位和时间,受伤时的体位和环境,外力作用的方式、方向与性质,骨折轻重程度及有无合并神经血管损伤,急救处理的过程等;③既往史:重点了解与骨折愈合有关的因素,如患者有无骨折史、有无药物过敏史、有无手术史等。

2.生命体征(T、P、R、BP)

按护理常规监测生命体征。

3.患者主诉

受伤的原因、时间、外力方式与性质,骨折轻重程度及有无合并桡神经损伤、受伤时的体位和环境、急救处理的过程等。

4.相关记录

外伤情况及既往史;X线片及实验室检查等结果记录。

(二)身体评估

1.术前评估

(1)视诊:受伤后肘部出现肿胀和功能障碍,患肢处于半屈曲位,可有皮下瘀斑。若肱动脉挫伤或受压,可因前臂缺血而表现为局部肿胀、剧痛、皮肤苍白、发凉、麻木。

(2)触诊:患肢有触痛、骨摩擦音,肘部可扪到骨折断端,肘后关系正常。若合并正中神经、尺神经或桡神经损伤,可有手臂感觉异常。

(3)动诊:可见反常活动,若合并正中神经、尺神经或桡神经损伤,可有运动障碍。

(4)量诊:患肢有无短缩、双侧上肢周径大小、关节活动度。

2.术后评估

(1)视诊:受伤后肘部肿胀、皮下瘀斑减轻或消退;外固定清洁、干燥,保持有效固定。若肱动脉挫伤或受压者,前臂缺血改善,局部肿胀减轻或消退、皮肤的颜色、温度、感觉正常。

(2)触诊:患侧触痛减轻或消退;骨摩擦音消失;肘部可不能扪到骨折断端。若合并正中神经、尺神经或桡神经损伤者,手臂感觉恢复正常。

(3)动诊:反常活动消失。若合并正中神经、尺神经或桡神经损伤者,运动正常。

(4)量诊:患肢无短缩,双侧上肢周径大小相等、关节活动度无差异。

(三)心理-社会评估

患者突然受伤骨折,患侧肢体活动障碍,生活自理能力下降,疼痛刺激及外固定的使用,易产生焦虑、紧张及自身形象紊乱等心理变化。

(四)辅助检查阳性结果评估

肘部正、侧位 X 线片结果确定骨折类型、移位方向。

(五)治疗效果的评估

(1)局部无压痛及纵向叩击痛。局部无反常活动。

(2)X 线片显示骨折处有连续骨痂通过,骨折线已模糊。

(3)拆除外固定后,成人上肢能胸前平举 1 kg 重物持续达 1 min。

(4)连续观察 2 周骨折处不变形。

(六)主要护理诊断(问题)

1.疼痛

疼痛与骨折、软组织损伤、肌痉挛和水肿有关。

2.外周神经血管功能障碍的危险

外周神经血管功能障碍的危险与骨和软组织损伤、外固定不当有关。

3.不依从行为

不依从行为与患儿年龄小、缺乏对健康的正确认识有关。

六、主要护理措施

(一)病情观察与体位护理

1.疼痛护理

及时评估患者疼痛程度,遵医嘱给予止痛药物。

2.体位

用吊带或三角巾将患肢托起,以促进静脉回流,减轻肢体肿胀疼痛。

3.患肢缺血护理

观察石膏绷带或夹板固定的松紧度,必要时及时调整,以免神经、血管受压,影响有效组织灌注。观察前臂肿胀程度及手的感觉运动功能,如出现高张力肿胀、手指发凉、感觉异常、手指主动活动障碍、被动伸直剧痛、桡动脉搏动减弱或消失,即可确定骨筋膜室高压存在,须立即通知医师,并做好手术准备。如已出现 5 P 征,及时手术也难以避免缺血性肌挛缩,从而遗留爪形手畸形。

(二)饮食护理

指导患者进食高蛋白、高维生素、高热量、高钙和高铁的食物。

(三)生活护理

指导患者进行力所能及的活动,必要时为其帮助。

(四)心理护理

向患者和家属解释骨折的愈合是一个循序渐进的过程,充分固定能为骨折断端连接提供良好的条件。正确的功能锻炼可以促进断端生长愈合和患肢功能恢复。

(赵爽爽)

第三节　前臂双骨折

一、病因与诱因

尺桡骨干双骨折多由于直接暴力、间接暴力和扭转暴力致伤。

(一)直接暴力

多由于重物直接打击、挤压或刀伤引起。特点为两骨同一平面的横形或粉碎性骨折,多伴有不同程度的软组织损伤,包括肌肉、肌腱断裂、神经血管损伤等,整复对位不稳定。

(二)间接暴力

常为跌倒时手掌着地,由于桡骨负重较多,暴力作用向上传到后首先使桡骨骨折,继而残余暴力通过骨间膜向内下方传导,引起低位尺骨斜形骨折。

(三)扭转暴力

跌倒时手掌着地,同时前臂发生旋转,导致不同平面的尺桡骨螺旋形骨折或斜形骨折,尺骨的骨折线多高于桡骨的骨折线。

二、临床表现

(一)症状

受伤后,患侧前臂出现疼痛、肿胀、畸形及功能障碍。

(二)体征

可发现畸形、反常活动、骨摩擦感。尺骨上 1/3 骨干骨折可合并桡骨小头脱位,称为孟氏(Monteggia)骨折。桡骨干下 1/3 骨干骨折合并尺骨小头脱位,称为盖氏(Galeazzi)骨折。

三、辅助检查

X 线片检查应包括肘关节或腕关节,可发现骨折部位、类型、移位方向及是否合并有桡骨头脱位或尺骨小头脱位。

四、治疗原则

(一)手法复位外固定

手法复位成功后采用石膏固定,即用上肢前、后石膏夹板固定,待肿胀消退后改为上肢管型石膏固定,一般 8~12 周可达到骨性愈合。也可以采用小夹板固定,即在前臂掌侧、背侧、尺侧和桡侧分别放置四块小夹板并捆扎,将前臂放在防旋板上固定,再用三角巾悬吊患肢。

(二)切开复位内固定

在骨折部位选择切口,在直视下准确对位,用加压钢板螺钉固定或髓内针固定。

五、护理评估

(一)一般评估

1.健康史

(1)一般情况:了解患者的年龄、职业特点、运动爱好、日常饮食结构、有无酗酒等。

(2)受伤情况:了解患者受伤的原因、部位和时间,受伤时的体位和环境,外力作用的方式、方向与性质,骨折轻重程度,急救处理的过程等。

(3)既往史:重点了解与骨折愈合有关的因素,如患者有无骨折史,有无药物滥用、服用特殊药物及药物过敏史,有无手术史等。

2.生命体征(T、P、R、BP)

按护理常规监测生命体征。

3.患者主诉

受伤的原因、时间、外力方式与性质,骨折轻重程度及有无合并桡神经损伤、受伤时的体位和环境、急救处理的过程等。

4.相关记录

外伤情况及既往史;X线片及实验室检查等结果记录。

(二)身体评估

1.术前评估

(1)视诊:患侧前臂出现肿胀、皮下瘀斑。

(2)触诊:患肢有触痛、骨摩擦音或骨擦感。

(3)动诊:可见反常活动。

(4)量诊:患肢有无短缩、双侧上肢周径大小、关节活动度。

2.术后评估

(1)视诊:患侧前臂出现肿胀、皮下瘀斑减轻或消退;外固定清洁、干燥,保持有效固定。

(2)触诊:患侧触痛减轻或消退;骨摩擦音或骨擦感消失。

(3)动诊:反常活动消失。

(4)量诊:患肢无短缩,双侧上肢周径大小相等、关节活动度无差异。

(三)心理-社会评估

患者突然受伤骨折,患侧肢体活动障碍,生活自理能力下降,疼痛刺激及外固定的使用,易产生焦虑、紧张及自身形象紊乱等心理变化。

(四)辅助检查阳性结果评估

肘关节或腕关节 X 线片结果确定骨折类型、移位方向及是否合并有桡骨头脱位或尺骨小头脱位。

(五)治疗效果的评估

(1)局部无压痛及纵向叩击痛。

(2)局部无反常活动。

(3)X 线片显示骨折处有连续骨痂通过,骨折线已模糊。

(4)拆除外固定后,成人上肢能平举 1 kg 重物持续达 1 min。

(5)连续观察 2 周骨折处不变形。

六、主要护理诊断(问题)

(一)疼痛

疼痛与骨折、软组织损伤、肌痉挛和水肿有关。

(二)外周神经血管功能障碍的危险

外周神经血管功能障碍的危险与骨和软组织损伤、外固定不当有关。

（三）潜在并发症

肌萎缩、关节僵硬。

七、主要护理措施

（一）病情观察与体位护理

1.疼痛护理

及时评估患者疼痛程度,遵医嘱给予止痛药物。

2.体位

用吊带或三角巾将患肢托起,以促进静脉回流,减轻肢体肿胀疼痛。

3.患肢缺血护理

观察石膏绷带或夹板固定的松紧度,必要时及时调整,以免神经、血管受压,影响有效组织灌注。观察前臂肿胀程度及手的感觉运动功能,如出现高张力肿胀、手指发凉、感觉异常、手指主动活动障碍、被动伸直剧痛、桡动脉搏动减弱或消失,即可确定骨筋膜室高压存在,须立即通知医师,并做好手术准备。如已出现 5 P 征,及时手术也难以避免缺血性肌挛缩,从而遗留爪形手畸形。

4.局部制动

支持并保护患肢在复位后体位,防止腕关节旋前或旋后。

（二）饮食护理

指导患者进食高蛋白、高维生素、高热量、高钙和高铁的食物。

（三）生活护理

指导患者进行力所能及的活动,必要时提供帮助。

（四）心理护理

向患者和家属解释骨折的愈合是一个循序渐进的过程,充分固定能为骨折断端连接提供良好的条件,正确的功能锻炼可以促进断端生长愈合和患肢功能恢复。

（五）健康教育

1.指导功能锻炼

复位固定后尽早开始手指伸屈和用力握拳活动,并进行上臂和前臂肌肉的主动舒缩运动。2 周后局部肿胀消退,开始练习腕关节活动。

4 周以后开始练习肘关节和肩关节活动。经 8～10 周拍片证实骨折已愈合,才可进行前臂旋转活动。

2.复查

告知患者及家属若骨折远端肢体肿胀或疼痛明显加重,肢体感觉麻木、肢端发凉,夹板或外固定松动,应立即到医院复查并评估功能恢复情况。

3.安全指导

指导患者及家属评估家庭环境的安全性,妥善放置可能影响患者活动的障碍物。

（赵爽爽）

第四节　骨盆骨折

一、病情评估

(一)病史

①详细询问受伤的原因、时间、外力的方式、性质和轻重程度。②询问伤后患者的病情发展及急救处理等情况。③了解患者的既往健康情况及药物过敏史。

(二)身体状况评估

(1)全身表现:评估患者的意识、体温、脉搏、呼吸血压等情况,观察有无休克及其他损伤。

(2)局部表现。

1)局部疼痛、肿胀、畸形、淤斑。

2)髋关节活动受限,不能站立或翻身。

3)骨盆挤压及分离试验阳性。

(3)观察患者有无内脏损伤、膀胱尿道损伤、直肠损伤、神经损伤等并发症。

(三)心理-社会支持

评估患者心理反应及对疾病知识的了解程度,评估患者的家庭及社会支持系统对患者的支持帮助能力等。

(四)临床特点

1.临床表现

(1)疼痛:剧烈疼痛,在搬运或翻身时加重,髋关节活动也可引起疼痛。

(2)肿胀与淤斑:常见于会阴部、腹股沟、臀部、腰部,这是合并腹膜后血肿的重要体征。

(3)功能障碍:骨折后患者不能站立,床上翻身困难。

(4)畸形:骨盆有旋转倾斜、下肢有短缩等畸形。

(5)感觉运动障碍:因神经受到损伤所致。

2.并发症

骨盆骨折常因合并腹膜后血肿、膀胱损伤、尿道损伤、直肠损伤等并发症,而危及生命。

(1)腹膜后血肿:骨盆骨折主要是松质骨骨折,盆腔内动、静脉丛丰富,盆腔与后腹膜的间隙是由疏松结缔组织构成,有巨大空隙容纳出血,因而严重骨盆骨折常有广泛的出血,出血可达 1 000 mL 以上能形成巨大腹膜后血肿,患者可出现失血性休克,并有腹痛、腹胀、肠鸣音减弱、腹肌紧张等症状。

(2)膀胱、尿道损伤:骨盆骨折常导致下尿道损伤,出现尿道口出血、排尿困难。

(3)直肠损伤:较少见,如发生直肠破裂,可引起弥散性腹膜炎或直肠周围感染。

(4)神经损伤:多发生于骶骨骨折,主要是腰骶神经丛和坐骨神经损伤。可出现臀肌、腘绳肌和腓肠肌的肌力减弱小腿感觉减退。

(5)腹腔内脏损伤:合并实质脏器损伤如肝、肾、脾损伤时,出现腹胀、腹痛、失血性休克。

(五)辅助检查

1.X线检查

是诊断骨盆骨折的主要手段,可显示骨折类型及移位情况。

2.CT 扫描

具有以下优点：①能发现 X 线片不能显示的骨折；②能清楚地立体显示半侧骨盆移位情况；③对髋臼骨折特别适用；④对需行内固定的骨盆骨折，CT 能准确显示复位情况，内固定位置是否恰当及骨折愈合进展情况。

3.B 超检查

以了解腹腔及盆腔内脏器及大血管的情况。

二、护理问题

（一）体液不足

体液不足与骨盆骨折失血过多有关。

（二）疼痛

疼痛与骨盆骨折有关

（三）躯体移动障碍

躯体移动障碍与神经肌肉损伤、骨盆悬吊牵引有关。

（四）有皮肤完整性受损的危险

皮肤完整性受损与长期卧床、局部皮肤受压有关。

（五）有感染的危险

感染与长期卧床有关。

（六）潜在并发症

腹膜后血肿、膀胱及尿道损伤、直肠损伤、神经损伤等。

（七）尿潴留

尿潴留与骨盆骨折有关。

（八）知识缺乏

缺乏康复功能锻炼知识。

三、护理目标

(1)患者的生命体征稳定。

(2)患者疼痛缓解或舒适感增加。

(3)患者能最大限度地生活自理。

(4)患者皮肤完整无破损。

(5)患者未发生感染。

(6)并发症得到预防或早期发现及时处理。

(7)患者恢复正常的排尿功能。

(8)患者获得康复锻炼知识。

四、护理措施

（一）非手术治疗及术前护理

急救患者入院后迅速建立有效的静脉通道，必要时 2 个或多个通道，且输液通道应建立在上肢或颈部，而不宜在下肢以免液体不能有效进入血液循环。

1.心理护理

骨盆骨折多由较强大的暴力所致,常常引起严重的并发症,如休克,尿道、膀胱及直肠等损伤。患者伤势较重,易产生恐惧心理。应给予心理支持,并以娴熟的抢救技术控制病情发展,减少患者的恐惧。

2.饮食

饮食宜高蛋白、高维生素、高钙、高铁、粗纤维及果胶成分丰富的食物,以补充失血过多导致的营养失调。食物应易消化,且根据受伤程度决定膳食种类,若合并有细损伤,则应酌情禁食。

3.卧位

卧位不影响骨盆环完整的骨折,可取仰卧与侧卧交替,侧卧时健侧在下,严禁坐立,伤后1周可取半卧位;影响骨盆环完整的骨折,伤后应平卧硬板床且应减少搬动,必须搬动时则由多人平托,以免引起疼痛、增加出血。尽量使用智能按摩床垫,既可减少翻身次数,又能预防压疮,但床垫充气要足,以不影响骨折稳定为原则。

4.症状护理

(1)压疮:维持骨盆兜带悬吊有效牵引,牵引量以臀部抬高床面5 cm为宜。在骨盆两侧的兜带内置村垫,以预防压疮。

(2)便秘:鼓励患者多饮水,多食含粗纤维丰富的蔬菜;经常按摩腹部,促进肠蠕动,必要时服用缓泻剂,利于排便。术前日必须排除肠道内淤积的大便,以利手术操作,减轻术后腹胀。

5.病情观察与处理

(1)全身情况:包括生命体征、意识状态、尿量、皮肤黏膜、甲床毛细血管回流时间、皮肤弹性等,必要时检测中心静脉压血红蛋白、红细胞计数及血细胞比容等各项指标,以确定是否有休克及程度。导致血容量不足乃至休克的相关因素有骨盆各骨主要为松质骨,骨折后本身出血较多;其邻近有较丰富的动脉及静脉丛,加之静脉丛多无静脉瓣阻挡回流,骨折后可引起广泛出血。出血量若达100 mL以上,则可能合并有腹腔脏器损伤出血;如合并髂内、外动脉或股动脉损伤,可引起盆腔内更严重出血,甚至因失血过多而死亡。处理:迅速高流量给氧;快速补液输血;保暖:提高室温或用棉被和毛毯,忌用热水袋,以免增加微循环耗氧。

(2)腹部情况:观察有无腹痛、腹胀、呕吐、肠鸣音和腹膜刺激征,并定时测量腹围,以判断是否合并有腹膜后血肿、腹腔脏器损伤及膀胱损伤。由于骨折出血沿腹膜后疏松结缔间隙蔓延到肾区或膈下,形成腹膜后血肿,不仅可造成失血性休克,还可引起麻痹性肠梗阻;严重创伤时可合并腹腔脏器损伤,出现腹腔内出血,表现为腹痛、腹肌紧张,腹腔穿刺抽出不凝血;膀胱充盈时易受直接打击或被骨折刺伤而致膀胱破裂,表现为腹痛明显,并有明显的腹肌紧张、压痛、反跳痛,腹腔可抽出血性尿液。处理:按损伤部位做相应专科处理。

(3)排尿情况:有无血尿、尿道口滴血、排尿困难或无尿,以判断膀胱、尿道损伤程度。护理:尿道不完全撕裂时,留置导尿管2周并妥善固定;对于行膀胱造口的患者,需保持引流管通畅,防止扭曲或折叠。造口管一般留置1~2周,拔管前先夹管,观察能否自行排尿,如排尿困难或切口处有漏尿则延期拔管。

(二)术后护理

1.心理护理

因术后卧床时间长,易产生厌烦情绪,应多开导,并取得家属的支持,共同为患者制订比较周密的康复计划并督促实施,适时鼓励,提高患者治疗的积极性。

2.饮食

多吃含粗纤维较多的蔬菜、果胶成分丰富的水果。

3.体位

尽量减少大幅度搬动患者,防止内固定断裂、脱落。术后置于智能按摩气垫上,或给予骶尾部垫水垫,每 2~3 h 更换 1 次,平卧和健侧卧交替换位,以预防压疮。

4.伤口

观察切口渗血情况,保持引流瓶适当负压,以便及时引流出伤口积血,防止伤口感染。

5.功能锻炼

7~10 周下床运动,并逐步加强患肢的功能锻炼。

（赵爽爽）

第五节　脊柱骨折

一、病因

脊柱骨折多见于男性青壮年,占全身骨折的 5%～6%,胸腰段脊柱骨折多见。多数由间接外力引起,如高处跌落时臀部或足部着地,冲击性外力向上传至胸腰段发生骨折,少数由直接外力引起,如房子倒塌压伤、汽车压撞伤或火器伤。

二、治疗进展

（一）脊柱骨折的治疗方法

1.非手术治疗

非手术治疗适用于稳定性骨折、脊髓无损伤和无压迫的患者。

2.手术治疗

(1)胸椎和腰椎骨折的治疗:①爆裂型骨折的治疗:对没有神经症状的爆裂型骨折的伤员,经 CT 证实没有骨折块挤入椎管内者,可以采用双踝悬吊法复位,因其纵向牵引力较大,比较安全,但需小心谨慎。对有神经症状和有骨折块挤入椎管内者,不宜复位。对此类伤,经 CT 或 MRI 确诊导致脊髓神经根压迫或损伤者,需手术去除突出椎管内的骨折片以及椎间盘组织。减轻受压,采用钉棒系统固定并前路减压植骨融合手术治疗。②Chance 骨折:屈曲-牵拉型损伤及脊柱移动性骨折-脱位者,都需做经前、后路复位及椎弓根内固定。椎弓根内固定具有良好的骨折解剖复位、重建脊柱稳定性及防止继发性脊髓损伤的效果,且内固定牢靠、术后并发症少,利于早期进行功能恢复锻炼,是治疗胸腰椎脊柱骨折的有效方法。

(2)颈椎骨折的治疗:①颈椎半脱位:在急诊时往往难以区别是完全性撕裂还是不完全性撕裂,为避免产生迟发性并发症,对这类隐匿型颈椎损伤应予以颈围固定 3 个月。早期诊断与固定对减少迟发性并发症有很大的好处。对出现后期颈椎不稳定与畸形的病例可采用经前路或经后路的脊柱融合术。②稳定型的颈椎骨折:可采用颌枕带或颅骨卧位牵引复位,牵引重量

3 kg复位后用颈围、头颈胸支架固定3个月,定时拍X线片复查,有四肢瘫者及牵引失败者须行手术复位,必要时可切去交锁的关节突以获得良好的复位。同时行植骨内固定。③单侧小关节脱位:可以没有神经症状,特别是椎管偏大者更能幸免,可以先用持续骨牵引复位,牵引重量逐渐增加,从1.5 kg开始,最多不能超过10 kg,牵引时间约为8 h,牵引过程中不宜手法复位,以免加重神经症状,复位困难者仍以手术为宜,必要时可将上关节突切除并加做颈椎植骨融合术。④爆裂型骨折有神经症状者:原则上应该早期手术治疗,通常采用经前路手术,切除碎骨片减压,植骨融合及内固定手术,但该类病例大部分病情严重,有严重并发伤,必要时需待情况稳定后手术。⑤过伸性损伤:大都采用非手术治疗,特别是损伤性枢椎、椎弓骨折伴发神经症状者很少,没有移位者可采用保守治疗,牵引经2~3周上头颈胸支架固定3个月,有移位者应做颈前路C$_2$~C$_3$椎体间植骨融合术,而对有脊髓中央管周围损伤者一般采用非手术治疗,有椎管狭窄和脊髓受压者一般在伤后2~3周时做椎管减压术。

(二)手术适应证

(1)开放性脊髓或神经根损伤应尽早行清创术。

(2)截瘫患者,X线片或CT扫描显示椎体或其附件骨折脱位,骨折片或椎间盘等向椎管突入,压迫脊髓者。

(3)不全截瘫患者,瘫痪体征加重或停止恢复,腰穿提示蛛网膜下隙梗阻者。

(4)晚期不全截瘫患者,腰穿显示蛛网膜下隙梗阻,CT显示骨折畸形愈合压迫脊髓,或有骨片等压迫脊髓者。

(三)手术禁忌证

骨质疏松,合并其他不能耐受手术的疾病。

三、康复护理

(一)术前护理

1.饮食指导

给予高蛋白质、高热量、高维生素、高纤维素的易消化饮食,补充钙质促进骨折愈合。嘱患者多饮水,预防泌尿系统感染和结石。

2.心理指导

脊柱骨折后,导致人体躯干负重功能部分散失,合并神经损伤者,可致下肢不全甚至完全瘫痪,且病情长。患者对疾病的预后和今后生活的重重顾虑,给患者带来巨大的心理压力。护理人员应全面了解病情,加强沟通,针对性地进行心理疏导。

3.大小便指导

教会患者及陪护如何使用便器。

4.指导合适的卧位与正确的翻身法

指导患者早期正确地翻身,行轴线翻身,保持脊柱伸直位,避免脊柱扭曲,造成进一步的损伤,腰椎骨折患者翻身至少需要2人协助,颈椎骨折至少需要3人协助。在受伤4周以后进入截瘫晚期,骨折局部已趋稳定,只需1名护士帮助,患者侧卧即可翻身。平卧时两腿可平行放置,屈髋、屈膝。上面的腿下垫枕,两足用皮垫或沙袋顶住,保持踝关节处于功能位,下面的腿足踝部要垫棉圈或海绵垫。下肢痉挛的患者采取这样的睡卧姿势时,两腿应分开。侧卧位时上方腿屈髋、屈膝,腿下垫枕,下方腿伸髋、伸膝,两脚都顶着沙袋,背部须用枕抵住。

5.牵引护理

颈椎骨折患者多行颌枕带或颅骨牵引,促进骨折复位。因此翻身时要保护好头部,牵引装置不要滑脱,保持头部与躯干成一条直线和牵引的有效性。平卧或侧卧位时背部和颈部垫软枕,使头略向后伸,保持颈椎与躯干成一水平直线。颅骨牵引者,每日行针眼消毒两次,预防针眼处感染,预防下颌部皮肤发生压疮。

(二)术后护理

床边备气管切开包和吸痰器及急救物品和药品,防止因伤口渗血而形成血肿压迫气管,导致呼吸困难或窒息。术后平卧 8 h,以压迫止血。严密观察病情变化,监测生命体征,保持呼吸道通畅,观察四肢感觉及运动情况,有无脊髓损伤情况,发现异常,及时处理。必要时再次急诊手术,清除血肿。

(三)术后的康复锻炼

(1)利用哑铃或拉簧锻炼上肢及胸背部肌肉,为扶拐下地做好准备。

(2)术后 1 周后,仰卧位或俯卧位开始腰背肌锻炼。①五点支撑法:患者取仰卧位,用头部、双肘及双足撑起全身,使背部、臀部尽力腾空后伸,离开床面;②三点支撑法:患者双臂置于胸前,用头部及足部撑在床上,而全身腾空后伸离开床面;③四点支撑法:患者用双手及双足撑在床上,全身腾空,呈一拱桥状;④背伸法:患者俯卧,抬起头,头和肩尽量后伸,使胸部离开床面,双上肢向背后伸,足及下肢向后跷起,仅腹部着床。

(3)术后 6~8 周:病情稳定后佩戴腰围或支具,借助助行器,尽早起床练习站立和行走。

(四)出院康复指导

(1)功能锻炼:嘱家属继续协助患者坚持各种康复锻炼,以最大限度地恢复及减少功能丧失,同时注意康复锻炼的安全。保守治疗者,指导其卧硬板床和锻炼腰背肌,告知其重要性,以取得配合。在骨折部位垫厚枕,使脊柱过伸,并通过腰背肌锻炼达到治疗目的,手术治疗患者,可在拔除引流管后进行双下肢的股四头肌的舒缩锻炼,再逐渐进行腰背肌功能锻炼。争取伤后 3~6 周内,完全达到功能锻炼的要求。

(2)自我心理调节:脊柱骨折经 2~3 个月,截瘫患者某些功能改善不明显,此时患者容易产生绝望心理。此时患者自我调节能力及家属关心与鼓励尤为重要。护士应告知患者,此类疾病恢复需要一个漫长过程,在取得患者及家属配合的情况下,给患者制订一个行之有效的康复计划、训练方法和预期目标,以增强患者的信心。

(3)预防关节僵硬和肌肉挛缩:正确的功能锻炼对保持关节灵活性、促进全身神经和肌肉系统的功能恢复有重要作用。故术后第 2 d 就要进行双下肢的屈伸、内收、外展锻炼,5~6 次/天,即使完全瘫痪的肢体,家属每天也要给患者按摩双下肢,做被动运动 3~4 次/天,可防止关节畸形和萎缩。

(4)积极采取气垫床、轴线翻身等护理技术预防压疮的发生。

(5)多饮水预防泌尿系统感染与结石。

(6)大便失禁或便秘:与脊髓损伤后胃肠的神经机能受到损伤、长时间卧床、活动少有关,大便失禁可及时更换衣物和床单,便秘者采用饮食或药物调整。

(7)指导患者深呼吸,经常叩打胸背部,也可利用向水瓶中吹气等方法增进肺泡功能预防肺部感染。

(8)消化功能紊乱:脊髓损伤后,躯体神经功能发生障碍,自主神经功能紊乱,患者在伤后或术后可出现肠麻痹,表现为呕吐、胃扩张、数日不排便、腹胀、膈肌活动受限、呼吸困难等;应给予禁食、胃肠减压、肛管排气及肌内注射新斯的明等。受伤后患者常可因使用激素或体内应激反应而并发应激性溃疡,出现呕血、黑便等。应给予及时治疗与护理。

(9)肢体失用性萎缩与关节僵硬:生命体征稳定后即开始帮助进行功能锻炼、使瘫痪的肌肉、关节,软组织不萎缩,关节不僵硬,促进血液循环,预防畸形。对于没有瘫痪的肌肉,尤其是上肢和背部的肌肉,要认真积极地锻炼,为将来扶拐下地打好基础、做好准备。要细致耐心地向患者讲清楚锻炼的重要性,取得患者的合作。

(10)指导加强营养,预防失用性骨质疏松,要经常参加户外活动,进行日光浴。

(11)指导定时复查。

(赵爽爽)

第六节　肱骨干骨折

一、概述

肱骨外科颈以下 1 cm 至肱骨髁上 2 cm 发生的骨折,称为肱骨干骨折。肱骨干骨折发病率占全身骨折 3%～5%,多见于青壮年。多发于骨干的中部,其次为下部,上部最少,下 1/3 骨折易发生骨不连,中下 1/3 骨折易合并桡神经损伤。

(一)应用解剖学

肱骨干位于外科颈下 1 cm 与肱骨髁上 2 cm 间。肱骨干上 1/3 段呈圆柱形,下 1/2 段呈棱柱形。

(二)病因

直接暴力、间接暴力及旋转暴力均可导致肱骨干骨折。

1.直接暴力

直接暴力如打击伤、挤压伤或火器伤等,多发生于中 1/3 处,多为横行骨折、粉碎骨折或开放性骨折,有时可发生多段骨折。

2.间接暴力

间接暴力如跌倒时手或肘着地等,多见于肱骨中下 1/3 处,多为斜行骨折或螺旋形骨折,此种骨折尖端易刺入肌肉,影响手法复位。

3.旋转暴力

旋转暴力如投掷手榴弹、标枪或翻腕赛等,多可引起肱骨中下 1/3 交界处骨折,所引起的肱骨骨折多为典型螺旋形骨折。

(三)分类

A 型:简单骨折,包括发生在近、中、远侧 1/3 部位的螺旋形、斜形、横形骨折;

B 型:楔形骨折,为 A 型基础上有楔形骨折块;

C 型:复杂骨折,有 2 个以上粉碎骨折块或多段骨折,如螺旋形粉碎、多段骨折、不规则骨折。

每一类骨折又可分为 1、2、3 亚型,每一亚型又分三组,因此肱骨干骨折可分为 3 型、9 个亚型和 27 个组。A1 表示骨折预后较好,C3 表示骨折预后最差。

(四)临床表现

伤后患臂疼痛、肿胀明显、活动障碍,患肢不能抬举,有异常活动及骨擦音,局部有明显环形压痛和纵向叩击痛。检查时必须注意腕及手指的功能,以便确定是否合并有神经损伤。肱骨中下 1/3 骨折常易合并桡神经损伤,桡神经损伤后,可出现腕下垂、掌指关节不能伸直,拇指不能伸展,手背第 1、第 2 掌骨间(虎口区)皮肤感觉障碍。

二、治疗

(一)非手术治疗

肱骨干有较多肌肉包绕,骨折轻度成角或短缩畸形不影响外观及功能者,可采用非手术方法治疗。

1.上臂悬垂石膏

上臂悬垂石膏依靠石膏的重量牵引达到骨折复位并维持对位。采用悬垂石膏,应每周摄 X 线片,以便及时矫正骨折端分离或成角畸形。经 2~3 周改用其他外固定治疗。

2.U 形接骨夹板

U 形接骨夹板适用于横形骨折及无明显移位的斜型及螺旋形骨折,起维持骨折对位对线的作用,以利于骨折愈合。

3.维耳波支持带

维耳波支持带适用于儿童及老年人无移位的肱骨干骨折,无须行骨折手法复位,用以维持骨折对位。

4.小夹板固定

小夹板固定适用于移位、成角畸形不大、对线较好的肱骨干中部骨折。夹板置于患肢后,用 3~4 根布带分别绑扎,并随时调节绑扎带的松紧,避免影响伤肢血循坏及发生压疮。

5.肩人字石膏

骨折复位后为了维持复位后的位置,需要将上肢制动于外展外旋位时,需用肩人字石膏。但石膏较重,影响呼吸、热天易出汗等,患者均感很不舒适,故现已少用或以肩外展支架来替代。

6.尺骨鹰嘴骨牵引

尺骨鹰嘴骨牵引适用于长时间卧床的患者和开放粉碎性肱骨干骨折,或短期内无法进行手术治疗的患者。

7.肩外展支架

肩外展支架是一种通过软组织的牵拉使骨折复位的装置。但功能支架不宜用于有广泛软组织损伤、骨缺损、骨折端对线不良及不合作的患者。功能支架可应用于骨折早期或伤后 1~2 周。急性期使用时应注意肢体的肿胀程度及神经血管的状况,应保持上臂悬垂于胸前,防止骨折端成角畸形。功能支架在 4 周内应每周随诊。支架至少应维持 8 周。

(二)手术治疗

1.手术适应证

(1)反复手法复位失败,骨折端对位对线不良,愈合后影响功能。

(2)骨折分离移位,或骨折端有软组织嵌入。

(3)合并神经血管损伤。

(4)陈旧骨折不愈合。

(5)影响功能及外形的畸形愈合。

(6)同一肢体或其他部位有多发性骨折,如 AO 分类的 B3 型及 C 型。

(7)病理性骨折。

(8)8～12 h 间污染不重的开放性骨折。

2.手术方式

手术方式有多种,临床医师应根据自身的经验、器械设备、骨折类型、软组织条件及全身状况,选择对患者最有利的方法。

(1)Rush 钉固定:适用于肱骨中、下段骨折,目前已较少应用。

(2)Kuntscher 钉固定:Kuntscher 钉是一种髓内钉,适用于肱骨中上 1/3 骨折。留于骨外的钉尾,影响肩或肘关节的活动,故临床上使用不普遍。

(3)带锁髓内钉固定:髓内钉术后应早期行肩关节功能练习。

(4)钢板螺丝钉固定:根据肱骨干骨折部位的不同,使用不同形状、不同宽度及厚度的钢板。

(5)外固定架固定:外固定架适用于开放骨折伴有广泛软组织损伤的患者,也适用于无法进行坚强内固定及骨折部已发生感染的患者。使用外固定架后应定期行 X 线检查,及时调整骨折端的对位对线,早期行功能锻炼,以期获得满意的效果。

三、护理

(一)护理评估

(1)一般情况评估。

(2)风险因素评估:患者的日常生活活动能力(ADL)评估(Barthel 指数),Braden 评估,患者跌倒、坠床风险评估。

(3)评估患者对疾病的心理反应:骨折患者的应激性心理反应包括疼痛、焦虑或恐惧、陌生感、自我形象紊乱、疾病预后的担忧和失落感。

(4)评估患者是否有外伤史。

(5)评估患者是否有骨折专有的体征。

1)症状:局部肿胀、疼痛、成角畸形。

2)体征:异常活动、骨擦感、骨折合并桡神经损伤可出现垂腕,手掌指关节不能伸直,拇指不能伸展和手背、虎口区感觉减退或消失。

(6)评估患者有无软组织损伤和上肢神经功能及肱动脉有无损伤。

(7)X 线片及 CT 检查:X 线片及 CT 检查以明确骨折的部位、类型和移动情况。

(8)既往健康状况:是否存在影响活动和康复的慢性疾病。

(9)生活自理能力和心理-社会状况。

(二)护理诊断

1.自理能力缺陷

自理能力缺陷与骨折肢体固定后活动或功能受限有关。

2.疼痛

疼痛与创伤有关。

3.焦虑

焦虑与疼痛、疾病预后等因素有关。

4.知识缺乏

缺乏骨折后预防并发症和康复锻炼的相关知识。

5.恐惧

恐惧与担心疾病的预后可能致残有关。

6.肢体肿胀

肢体肿胀与骨折有关。

7.关节僵硬

关节僵硬与长期制动有关。

8.潜在并发症

有周围血管神经功能障碍的危险。

9.潜在并发症

有感染的危险。

(三)护理措施

1.术前护理及非手术治疗

(1)心理护理：肱骨干骨折，因剧烈疼痛，活动障碍，常使患者产生焦虑、紧张、恐惧心理。特别伴有神经损伤时，患者心理压力大，易产生悲观情绪。因此，护士应讲解疾病相关知识，使患者有充分的思想准备，及时观察患者心理状况，预防不良情绪的产生。关注患者的感觉和运动恢复的微小变化，以此激励患者，消除不良情绪，使其看到希望，积极配合治疗和护理。

(2)饮食护理：术前训练患者床上大小便，指导患者进高蛋白、高维生素、高钙及粗纤维饮食，多吃新鲜蔬菜水果，饮适量的水，以增强体质，提高组织修复和抗感染能力。

(3)休息与体位"U"形石膏托固定时可平卧，患侧肢体用垫枕垫起，保持骨折不移动；悬垂石膏固定时只能取坐卧位或半卧位，维持其下垂牵引作用。但需避免过度；内固定术后，使用外展固定者，以半卧位为宜，平卧位时，可于患肢下垫一软枕，使之与躯体平行，以减轻肿胀。

(4)皮肤护理：桡神经损伤后，引起支配区域皮肤营养改变，使皮肤萎缩干燥，弹性下降，容易受伤，损伤后伤口易形成溃疡。需注意预防：①每日温水擦洗患肢，保持清洁，促进血液循环；②定时改变体位，避免皮肤受压引起压疮；③禁用热水袋，防止烫伤。

(5)症状护理。肿胀：①用物理疗法改善血液循环，促进渗出液的吸收。损伤早期(伤后3～5 d)局部冷敷，以降低毛细血管的通透性，减少渗出，减轻肿胀，晚期(5 d后)热敷可以促进血肿、水肿的吸收；②如肢体肿胀伴有血液障碍，应检查石膏固定是否过紧，必要时拆开固定物，解除压迫。

(6)保持有效的固定。

(7)完善术前的各种化验和检查：包括常规的胸部 X 线片、心电图、肝肾功能、出凝血时间等检查。

(8)皮肤及胃肠护理：按骨科手术常规皮肤准备，术前禁食 12 h，禁饮 4 h。

(9)功能锻炼：骨折固定后立即指导患者进行上臂肌的早期舒缩活动，可加强两骨折端在纵轴上的压力,有利于愈合。

2.术后护理

(1)休息与体位:内固定术后,使用外展固定者,以半卧位为宜;平卧位时,可于患肢下垫一软枕,使之与躯体平行,以减轻肿胀。

(2)术后观察:①与麻醉医师交接班,予以心电监护、吸氧,监测 T、P、R、BP、SpO₂ 变化,每小时记录一次;②查看伤口敷料包扎情况,观察有无渗血、渗液;③注意伤口负压引流管是否通畅,防止扭曲、折叠、脱落,记录引流液的量、性质;④密切观察肢体远端动脉搏动及手指的血供、感觉、活动、肤色、皮温,注意有无压迫神经和血管的现象,如出现皮肤发冷、发紫、静脉回流差、感觉麻木的症状,立即报告医师查找原因及时对症处理,特别是已经有桡神经损伤者,观察神经功能恢复情况,恢复的初始时间越早效果越好;⑤夹板或石膏固定者,术后应维持有效的固定,经常查看固定位置有无变动,观察患肢手指的血运,有无局部压迫症状,如出现患肢青紫、肿胀、剧痛等,应立即报告医师处理。保持患肢于功能位置,如果肘关节屈曲角度过大,影响桡动脉正常搏动,应适当将肘关节伸直后再固定。

(3)症状护理。①疼痛:评估疼痛的原因,向患者解释手术后疼痛的规律,手术切口疼痛在术后 3 d 内较剧烈,以后逐日递减。指导缓解疼痛的方法,如听音乐、看报纸与家属聊天等分散对疼痛的注意力;给予伤口周围及肘、腕关节的按摩,缓解肌紧张;正确评估患者疼痛的程度,对疼痛明显者可适当给予止痛剂;采用止痛泵止痛法,利用止痛泵缓慢从静脉内给药,减轻疼痛;组织缺血引起的疼痛,表现为剧烈疼痛且呈进行性,肢体远端有缺血体征,可及时解除压迫。3 d 后,如疼痛进行性加重或搏动性疼痛,伴有皮肤红肿热,伤口有脓液渗出或有臭味,则多为继发感染,及时应用有效抗生素。②肿胀:伤口局部肿胀,术后 1 d 可用冷敷,术后 24 h 后可用热敷,或周林频谱仪、红外线灯照射。③血管痉挛:行神经修复和血管重建术后,可能出现血管痉挛。预防措施有:避免一切不良刺激;严格卧床休息,石膏固定患肢 2 周,患肢保暖,保持室温 25℃ 左右,不在患肢测血压;镇痛,禁止吸烟;1 周内应用扩血管、抗凝药,保持血管的扩张状态;密切观察患肢血液循环变化;检查皮肤颜色、温度、毛细血管回流反应、肿胀或干瘪、伤口渗血等。④患肢血液循环障碍:观察患者末梢循环,注意观察患肢皮肤温度和颜色、动脉搏动、毛细血管充盈时间及被动活动手指时的反应。⑤出血:注意观察伤口出血量和速度,因为是微创手术,一般出血少,如出血较多,可更换敷料,必要时可给予止血药物。⑥发热:因异物植入引起的吸收热,多于术后第 2 天出现,经冰敷、温水擦浴或药物降温等处理,一般可于 1～3 d 恢复正常。⑦关节僵硬:为了预防关节僵硬,应鼓励患者尽早进行患肢功能锻炼。

(4)饮食护理:术后患者因疼痛、体位不适等原因而食欲下降,讲解饮食对促进机体恢复的重要性,鼓励患者进食,给予高蛋白、高维生素、含钙丰富的食物,如瘦肉、鱼、鸡蛋、牛奶,宜清淡易消化,多食蔬菜、水果。

(5)一般护理:协助洗漱、进食,并鼓励指导患者做些力所能及的自理活动。

(6)功能锻炼:骨折固定后立即指导患者进行上臂肌的早期舒缩活动,可加强两骨折端在纵轴上的压力,有利于愈合。

3.出院指导

(1)心理指导:肱骨干骨折的复位要求较其他部位骨折低,遗留 20°以内的向前成角和 30°以内的向外成交畸形并不影响功能;斜行骨折愈合即使缩短 2.5 cm,也不会发生明显的异常。应先给患者及家属讲解明确,以减轻心理负担。肱骨干骨折伴有桡神经损伤时,患肢伸腕、伸指功能障碍,短期内症状改善不明显,治疗周期长,患者心理压力大,易产生及早悲观的情形。可介绍治疗措施,对患者感觉和运动恢复的微小变化予以重视,并以此激励患者,主动配合治疗。

(2)休息与体位:保持活动与休息时的体位要求。悬吊石膏固定等患者2周内不能平卧,只能取坐位或半卧位。因此要向患者讲解该体位的治疗意义。长臂石膏托固定后,卧床时头肩部抬高,患肢垫枕与躯干平行,离床活动时,患肘用三角巾悬吊于胸前。半年内不要剧烈活动,避免再次骨折。

(3)用药:出院带药时,应将药物的名称、剂量、用法、注意事项告诉患者,按时用药。伴桡神经损伤者,口服营养神经药物并配合理疗1~2个月。

(4)饮食:骨折早期(术后1~2周),由于创伤对胃肠道的刺激,短期内出现肠蠕动减慢、腹胀、食欲缺乏等,因此饮食应以清淡可口,易消化的半流质或软食为主;第二阶段(术后3~5周),为骨痂形成期,饮食宜富有营养,鼓励患者多食高蛋白、高热量食物;第三阶段(术后6~8周),为骨痂成熟期,此阶段饮食应以滋补为主,增加钙质、胶质和滋补肝肾的食品,并且一直要多食蔬菜、水果,避免辛辣刺激食物,预防便秘。

(5)固定:注意维护固定的位置,观察患肢手指的血运。小夹板固定指导:小夹板固定后,很多患者都不愿意住院而要回家休息,那就更应仔细向患者及家属交待注意事项,尤其是在伤后3 d内。注意事项包括:小夹松不可任意移动位置;注意患肢手指的血液循环情况,有异常情况及时来院就诊检查;小夹板固定经5~6周可根据骨折愈合情况拆除小夹板,3个月内避免提重物;对老年患者更应嘱咐尽早开始肩肘关节锻炼,以免发生关节粘连、功能障碍等并发症,预约定期门诊复查。

(6)功能锻炼:向患者讲明术后功能锻炼的重要性,出院后继续功能锻炼,最大限度地恢复患肢功能,督促患者在日常生活中使用患肢。注意外展性骨折禁忌患肩外展,内收型骨折禁忌肩内收。外固定解除后,逐步达到生活自理。

(7)复查时间及指征:定期到医院复查,查看外固定架及骨折愈合情况。"U"形石膏固定的患者,在肿胀消退后,石膏固定会松动,应来院复诊;悬吊石膏固定两周后来院更换长臂石膏托,维持固定6周左右后再拆除石膏。术后1个月、3个月、6个月复查X线片,了解骨折移位或愈合情况,伴桡神经损伤者,并定期复查肌电图,了解神经功能恢复情况。

(四)护理评价

(1)疼痛能耐受。

(2)心理状态良好,配合治疗。

(3)肢体肿胀减轻。

(4)切口无感染。

(5)无周围神经损伤,无并发症发生。

(6)X线片显示:骨折端对位、对线佳。

(7)患者及家属掌握功能锻炼知识,并按计划进行,肩肘关节无僵直。

(张翠娜)

第十八章　五官科疾病护理

第一节　细菌性角膜炎

细菌性角膜炎是由细菌引起的角膜炎的总称。临床常见的有匐行性角膜溃疡和绿脓杆菌性角膜溃疡。匐行性角膜溃疡常伴有前房积脓，又称前房积脓性角膜炎。绿脓杆菌性角膜炎是由铜绿假单胞菌引起的化脓性角膜炎，症状重、发展快，如未及时控制感染，可致角膜穿孔甚至眼内炎。

一、护理评估

1.健康史

常有角膜外伤史、慢性泪囊炎、睑缘炎等眼部炎症史；或有长期佩戴角膜接触镜史；近期有抵抗力下降或有长期使用糖皮质激素、免疫抑制药等药物；有糖尿病、营养不良史。

2.临床表现

发病急，常在角膜外伤后 $24\sim48\ h$ 发病。患眼疼痛、视力障碍、畏光、流泪、眼睑痉挛等，可出现较多眼部脓性分泌物。眼睑水肿、球结膜水肿、睫状或混合充血、角膜炎症细胞浸润、炎性渗出，病变早期角膜上出现一个界线清楚的上皮溃疡，溃疡下有边界模糊、致密的灰黄色浸润灶，周围组织水肿。浸润灶迅速扩大，形成溃疡。如出现多个化脓性浸润灶常提示有混合感染。

革兰阳性球菌感染者常表现为圆形或椭圆形局灶性脓肿病灶，伴有边界明显的灰白色基质浸润和小范围的周边上皮水肿。葡萄球菌可引起角膜基质脓肿且易导致角膜穿孔。肺炎球菌角膜炎的临床表现为中央基质溃疡，且溃疡较深，其后弹力膜有放射性皱褶，常伴前房积脓及角膜后纤维素沉着。

革兰阴性细菌所致角膜炎的典型表现为快速发展的角膜液化坏死。以绿脓杆菌性角膜溃疡为典型代表，多发生在角膜异物剔除术后或戴接触镜者，伤后数小时或 $1\sim2\ d$ 发病。此病症状严重、发展迅猛，数天内可导致全角膜坏死穿破、眼球内容物脱出或发生全眼球炎。

3.辅助检查

角膜溃疡刮片细胞学检查可见致病菌，细菌培养和药物敏感试验可明确病原体，指导治疗。

4.社会心理状态

严重的疾病症状易使患者出现焦虑不安、恐惧、悲哀等心理反应，会有烦躁易怒的情绪表现。

二、治疗要点

抗生素眼药水频繁滴眼，必要时结膜下注射药物治疗。急性期一般不用糖皮质激素。药物治疗无效，角膜穿孔者应行角膜移植术。

三、护理诊断

1.疼痛

眼痛与角膜炎刺激有关。

2.潜在并发症

角膜溃疡、角膜穿孔、眼内炎。

3.感知障碍

感知障碍与角膜浸润、溃疡所致视力障碍有关。

4.焦虑

焦虑与视力下降、担心预后有关。

5.功能障碍性悲哀

功能障碍性悲哀与视力障碍有关。

6.有外伤的危险

有外伤的危险与视力下降有关。

7.知识缺乏

缺乏角膜炎防治知识。

四、护理措施

1.生活护理

保持环境安静、舒适,以减少感官刺激,利于患者休息,提高疼痛耐受性。病房适当遮光,或给患者戴有色保护眼镜等,避免光线刺激。加强营养,促进溃疡愈合。

2.用药护理

急性期抗生素眼药水频繁滴眼,每 15～30 min 滴眼 1 次,注意按时滴药。严重病例,可在开始 30 min 内每 5 min 滴眼 1 次,病情控制后,逐渐减少滴眼次数。滴眼前,应拭去泪液或分泌物。滴眼勿施压于眼球。夜间可涂用抗生素眼膏。结膜下注射应注意麻醉,以免加重患者疾病所致的疼痛。出现虹膜睫状体炎时可散瞳,以减轻虹膜刺激,防止虹膜后粘连。

3.眼部护理

保持眼部清洁,不能用力闭眼或揉眼。防止穿孔的措施有以下几点。

(1)滴眼药勿加压。

(2)球结膜下注射避开溃疡面,避免同一部位反复注射。

(3)应用散瞳药时,应防止虹膜后粘连而导致高眼压。

(4)后弹力层膨出者可加压包扎,应用降眼压药物。

(5)眼罩保护患眼,勿用手擦眼。

(6)避免眼压升高的因素(用力打喷嚏、咳嗽,便秘);若患者畏光、流泪,室内光线宜暗;注意观察病情变化及穿孔的表现,一旦角膜穿孔,房水从穿孔处急剧涌出,虹膜被冲至穿孔处,可出现眼压下降、前房变浅、疼痛减轻等表现;需行角膜移植手术者施行内眼手术前、后的护理。

4.心理护理

告知患者疾病的知识,解除患者焦虑、恐惧心理,稳定其情绪,以配合治疗。

(倪 越)

第二节　鼻咽癌

鼻咽癌(carcinoma of nasopharynx,NPC)是原发于鼻咽黏膜上皮的恶性肿瘤,占头颈部恶性肿瘤的78%,是耳鼻咽喉科最常见的恶性肿瘤。发病年龄为30～49岁。95%以上属低分化癌和未分化癌类型,恶性程度高,生长快,易出现浸润性生长及早期转移。以鳞状细胞癌最为多见。

一、护理评估

(一)病因

1.遗传易感性

人类白细胞抗原(HLA)的表型与鼻咽癌的发病风险之间具有相关性。GSTM1及CYP2E1的基因多态性能够影响鼻咽癌的易感性。广州中山大学发现 HLA 与其他3个基因(TN-FRSF19、MDSI-EVI1及CDKN2A/2B)为鼻咽癌的易感基因,能明显的影响到鼻咽癌的发病风险。

2.EB病毒感染

EB病毒感染与鼻咽癌的发病密切相关,EBV对鼻咽癌的产生起重要作用。证据包括几点如下。

(1)鼻咽癌细胞均表达 EBV 的 DNA 或 RNA。

(2)鼻咽癌患者血清中检测出的 EB 病毒相关抗体(如 VCA-IgA,EA-IgA),不管是抗体阳性率还是抗体效价,均比正常人和其他肿瘤患者明显升高,且其抗体效价水平和肿瘤负荷呈正相关,随病情的好转或恶化而下降或升高。

(3)EBV 为克隆性附加体的形式,表示此病毒是克隆性增生之前进入肿瘤细胞内的。

(4)鼻咽癌在先兆区域中 EBV 呈阳性,在正常的鼻咽上皮内呈阴性。EBV 为Ⅰ类致癌物质,与鼻咽癌的发生密切相关,但在致瘤过程中 EBV 的致癌作用出现相对较晚。

3.环境因素

鼻咽癌发病的地区聚集性反映了相同地理环境及相似生活饮食习惯中某些化学因素致癌的可能性。

(1)高发地区人群嗜食的咸鱼、腌肉、腌菜中亚硝酸盐含量极高。腌制食品中的亚硝酸盐被看作是鼻咽癌发展中的假设性致癌物质。

(2)其他可能的环境因素有吸烟、职业性烟雾、灰尘、化学气体、甲醛的暴露及曾经接受过放射线照射等。

(二)临床表现

1.血涕与鼻出血

有70%的患者出现此症状,其中23.2%的患者以此为首发症状就诊。常表现为回吸性血涕,因为肿瘤表面的小血管丰富,所以当用力回吸鼻腔或鼻咽分泌物时,软腭背面和肿瘤表面相摩擦,小血管破裂或是肿瘤表面糜烂、溃破所致。轻者表现为血涕,重者将引发鼻咽大出血。

2.鼻塞

鼻塞约占48%。鼻咽顶部的肿瘤通常向前方浸润生长,因此导致同侧后鼻孔和鼻腔的机械性阻塞。临床上大多呈单侧性鼻塞且日益严重，一般不会出现时好时差现象。

3.耳鸣与听力下降

耳鸣和听力下降分别为 51.1%～62.5% 和 50%。位于鼻咽侧壁与咽隐窝的肿瘤浸润、压迫咽鼓管，造成鼓室负压，产生渗出性中耳炎。听力下降通常表现为传导性耳聋，大多伴有耳内闷塞感。

4.头痛

头痛约为初发症状的 20%。确诊时有 50%～70% 的患者出现头痛。以单侧颞顶部或枕部的连续性疼痛为特点。可能是因为肿瘤压迫、浸润脑神经或颅底骨质，或合并感染颅底骨膜受刺激，抑或是血管受刺激引发的反射性头痛。

5.脑神经损害

人体的 12 对脑神经都可能受鼻咽肿瘤的压迫或累及，其发生率在确诊时为 34%。不同脑神经受损会引起不同的症状，如黑矇、复视、眼球固定、眼睑下垂、面麻、声嘶、言语障碍及吞咽困难等。

鼻咽癌患者脑神经损伤部位主要发生于各条脑神经离颅（或更低）的部位，而不是中枢性损害，临床上经常出现多对脑神经相继或同时受累，尤其是三叉神经（发生率 26.8%）、展神经（发生率 17.61%）、舌下神经（发生率 13.14%）以及舌咽神经（发生率 11.0%）受累较多，而嗅神经、面神经及听神经受累较少。

鼻咽癌向上直接浸润和扩展将破坏颅底骨质，或经颅底自然孔道和裂隙侵入颅中窝的岩蝶区（包括破裂孔、颞骨岩尖、卵圆孔及海绵窦区），使第 Ⅲ、Ⅳ、Ⅴ（第 1、2 支）、Ⅵ 对脑神经受到累及，表现为上睑下垂、眼肌麻痹、三叉神经痛或脑膜受刺激造成颞区疼痛等（眶上裂综合征），如果还有第 Ⅱ 对脑神经受侵，表现为眶尖或岩蝶综合征。当鼻咽癌扩展到咽旁间隙的茎突后区，或咽旁淋巴结转移为深部压迫、浸润时，将累及第 Ⅸ、Ⅹ、Ⅺ、Ⅻ 对脑神经和颈交感神经。同侧颈交感神经遭受损害时表现为 Horner 综合征（病侧睑裂变窄、瞳孔缩小、眼球内陷及病侧少汗或无汗）。

6.颈部淋巴结转移

虽然只有 18%～66% 的病例因颈部肿块就诊，但是 60%～87% 的首诊患者体格检查发现颈淋巴结转移，40%～50% 的患者出现双侧颈淋巴结转移。淋巴结转移部位常见于颈深上二腹肌下淋巴结，后为颈深中组淋巴结和副神经链淋巴结。

7.远处转移

确诊时约有 4.2% 的患者已发生远处转移，以骨转移最多见，肺与肝转移次之。患者可因为肿瘤转移所致的骨痛、骨折、咳嗽、血丝痰、胸痛、肝区痛等症状就诊。

（三）辅助检查

鼻咽镜检查、鼻咽活检、脱落细胞学检查、X 线检查、B 超检查、CT 检查、磁共振成像（MRI）检查、放射性核素检查、血清学诊断。鼻咽癌确诊依据是病理学诊断。

（四）治疗原则

鼻咽癌早期治疗，效果较佳。

1.放射治疗

为目前治疗鼻咽癌的主要方法，包括深部 X 线照射、^{60}Co 放射治疗或加速器，亦可并用腔内放疗。

2.化疗

(1)主要用于临床Ⅲ期、Ⅳ期已有明确淋巴结转移或远处转移患者,放疗前后的辅助性治疗。多采用联合化疗,可以使肿瘤缩小或消灭微小病灶,提高治疗效果,降低药物不良反应。

(2)常用化疗药物有环磷酰胺+博来霉素+氟尿嘧啶(CBF方案)、氟尿嘧啶+顺铂(DF方案)等。

3.中医药治疗

中医药治疗作为鼻咽癌的辅助治疗手段,可提高机体免疫力,并有一定的抗肿瘤作用,可减轻放、化疗的毒性反应,达到协助西药抗癌、提高疗效的目的。

二、护理要点及措施

1.鼻腔出血的护理

(1)放疗开始1周左右,给予鼻腔冲洗,保持鼻咽部清洁,每日用生理盐水250 mL加庆大霉素16万U冲洗鼻腔1次。

(2)对鼻咽分泌物多且无出血倾向的患者,可每日冲洗2次,预防误吸脓涕及脱落的坏死组织引起肺部感染,有防臭、消炎和收敛作用。

(3)对鼻腔干燥的患者,可使用液状石蜡、芝麻油、鱼肝油滴鼻剂等润滑、湿润鼻腔,防止干燥出血。

(4)并发症:鼻出血,由于肿瘤侵犯血管破裂引起。如出血量少者,给予止血药局部应用,出血点烧灼、冷冻、激光、射频等治疗。出血中等量时,用1%麻黄碱、0.1%肾上腺素浸润纱条或凡士林油纱条填塞前鼻孔或后鼻孔,止血效果好。

(5)大出血时,保持呼吸道通畅,立即让患者平卧、头偏向一侧,嘱患者及时将血吐出,防止误吸引起窒息,密切观察生命体征的变化。鼻上部置冰袋或用手指压迫颈外动脉止血。即刻建立2条以上静脉通道,备血、查血常规、出凝血时间等,给予快速扩容抗休克治疗,必要时输血,及外科手术血管结扎或栓塞介入止血治疗。

2.跌倒的护理

(1)对复视、视力下降或丧失的患者要防止摔倒。

(2)对放化疗后疲乏、胃肠道反应大、进食少的患者,也要防止摔倒,尤其是老年体弱者。可适当加床档保护,减少活动范围。定时巡视,给予及时协助,做好预见性护理。协助患者进行生活护理,尤其是晨晚间护理。

3.心理护理

(1)做好疾病及治疗相关知识的健康教育,增强患者的信心,减轻压力源。

(2)鼓励患者选用积极地应对方式,避免消极情绪。

(3)听力下降者,与其耐心交流,必要时借助纸、笔,减轻听力障碍的影响及避免增加口咽部不适,影响交流。

(4)对焦虑的患者,注意四轻,保持环境的安静、整洁、舒适,避免不良刺激。

(5)运用系统脱敏疗法,建立焦虑等级量表,进行放松练习,用放松对抗焦虑,逐渐减轻或缓解焦虑。

(6)对抑郁的患者,适量的运动,家人陪伴,促进与他人交流,增加愉快感。

(7)对抑郁症状明显者,严格防止自杀行为,逐级上报,做到班班交接、人人知晓,按时巡视。

（8）室内避免锐器，家属陪伴，请心理专科治疗，服用抗抑郁药物等。

4.营养失调护理

（1）放疗期间应给患者补充足够的水分，可口含话梅、橄榄、无花果等，刺激唾液分泌，减轻口干不适。

（2）对食欲减退者，适量增加一些调味品，如甜食、酸食、新鲜蔬菜及水果以刺激食欲。

（3）胃肠道反应明显者，可根据情况酌情进食流质、半流质，甚至普通饮食，宜进清淡、少油腻、高热量.高蛋白质、高维生素、易消化的食物，少量多餐，避免进食过冷过热食物，避免酸性或辛辣等刺激性食物。避免低血糖的发生。

（4）不强迫患者进食，以减轻胃肠道及心理负担，使其更快恢复。

（5）监测血红蛋白.血清清蛋白、电解质等指标，观察有无营养失调，必要时口服专用营养剂甚至遵医嘱给予肠内、外营养支持。

5.舒适改变的护理

（1）如有头痛等不适，观察疼痛的程度，按三阶梯止痛原则给予镇痛治疗，并做好疼痛护理。

（2）如有面部麻木，避免冷刺激，减轻局部症状。

三、放疗的护理

1.口干的护理

口干为最早出现的放疗反应之一。口干的护理要点是刺激未纤维化的唾液腺分泌，缓解口腔干燥症状。当唾液腺未完全纤维化时，可通过催涎剂的作用使唾液得到一定代偿来改善口腔的内环境。放疗患者可常备一个饮水瓶，经常湿润一下口腔，每天饮水 2 000 mL 以上，经常用麦冬、金银花泡水喝，使口腔黏膜湿润。此外，为了保持口腔清洁，可自配淡盐水漱口，每日 4～5 次。

2.急性放射性口腔黏膜炎的护理

按照 RTOG 分级标准，放射性口腔黏膜炎分为 5 级。0 级：无反应。Ⅰ级：充血，可有轻度疼痛，无须镇痛药。Ⅱ级：片状黏膜炎，或有炎性血液分泌物，或有中度疼痛，需要镇痛药。Ⅲ级：融合的纤维性黏膜炎，可伴有中度疼痛，需麻醉药。Ⅳ级：溃疡，出血，坏死。放疗开始后可使用康复新、维生素 B_2、利多卡因、庆大霉素等配制的漱口液交替漱口。

如为真菌感染，可使用制霉菌素溶液和 2.5% 的碳酸氢钠注射液交替漱口。口腔局部溃疡及感染时，给予口腔清创换药，可局部喷洒金因肽（重组人表皮生长因子外用溶液）或涂抹碘甘油，也可给予生长因子局部喷洒，以促进表皮黏膜生长和缓解疼痛。

3.放射野皮肤的护理

按照 RTOG 分级标准，急性放射性皮肤损伤程度分为 5 级。0 级：无反应。Ⅰ级：滤泡样暗色红斑，脱发，干性脱皮，出汗减少。Ⅱ级：触痛性或鲜色红斑，片状湿性脱皮，中度水肿。Ⅲ级：皮肤皱褶以外部位的融合的湿性脱皮，凹陷性水肿。Ⅳ级：溃疡，出血，坏死。随着放疗剂量的增加，患者放射野皮肤可出现不同程度的放射性反应。

其发病机制：一方面是放射线造成 DNA 破坏，导致可逆或不可逆的 DNA 合成和分化不平衡，使皮肤基底细胞不能产生新的细胞，成熟的上皮细胞持续丢失，若不能及时增殖补充脱落的表层细胞,即引起皮肤损伤;另一方面是放射线引起小血管管腔狭窄或血栓形成,从而加重组织缺血、缺氧,加重皮肤损伤程度。放射性皮炎是放射治疗中常见的放射损伤,发生的程度与放射线的性质和放射野的面积、放疗剂量及患者的个体差异有关。研究表明,皮肤受照5 Gy就可能形成红斑,受照 20～40 Gy 就可能形成脱皮及溃疡,严重者甚至出现经久不愈的溃疡。治疗和预防放射线引起的皮肤损伤以往无有效药物和其他方法,出现后多采用停止放疗、休息及抗感染治疗等对症处理。因放疗中断,放疗的生物效应降低,从而导致肿瘤局部控制疗效下降。经过临床实践发现,以下方法可预防和治疗放射性皮肤反应。

(1)涂抹比亚芬软膏保护照射区皮肤:比亚芬软膏为水包油型白色乳膏,其主要成分为三乙醇胺,对皮肤有深部保湿的作用。乳膏中的水分能迅速被损伤皮肤吸收,预防或减轻放射野皮肤干燥,改善患者的舒适度。三乙醇胺通过渗透和毛细作用原理,起到清洁和引流的双重作用,能提供良好的皮肤自我修复环境,加快皮肤血流速度,帮助排出渗出物,促进皮肤的新陈代谢,补充丢失脱落的表皮细胞,促进受损的细胞再生修复;还可通过舒张局部血管,加快血流速度,改善放疗后的血液循环障碍,减轻水肿,加快渗出物的排出,促进损伤组织的愈合;还可升高白细胞介素-1 的浓度和降低白细胞介素-6 的浓度,刺激成纤维细胞的增生,增加胶原的合成。将三乙醇胺乳膏涂抹在放射野皮肤,直至皮肤不再吸收药物为止,轻轻按摩使药物渗入皮肤,每日 2 次,从放疗第一天开始使用直至放疗结束。需注意的是:在放疗前 4 h 停用三乙醇胺乳膏,清洗掉药物之后再行放疗。

(2)防止局部皮肤损伤:放疗前应摘掉金属制品如假牙、项链、耳环等,以免导致射线折射,影响剂量分布,加重皮肤损伤。保持放射野皮肤清洁、干燥,防止湿性反应。穿全棉、柔软的内衣,不能用化纤类的围巾,避免粗糙衣物摩擦。放射野皮肤可用温水和软毛巾轻轻沾洗,但不可用力擦搓,避免冷热刺激,禁用肥皂等刺激性强的洗涤用品或热水浸浴;不可涂酒精、碘酊等刺激性药物及含金属制剂;禁贴胶布;禁止剃毛发,宜用电剃须刀,防止刮伤皮肤造成感染。勤剪指甲,局部瘙痒时不可搔抓,皮肤脱屑时切忌用手撕剥,防止抓破皮肤造成感染。外出时防止日光直接照射和风吹。保持放射野标记清晰,如模糊,应及时找医师描画。

(3)随着放疗剂量的增加,局部皮肤发生感染或破溃时,遵医嘱酌情暂停放疗,可涂抹美宝湿润烧伤膏或在创面喷洒金因肽。金因肽的主要成分为重组人表皮生长因子衍生物,其分子结构和生物学活性与人体内源性表皮生长因子高度一致,可以提供组织再生和修复的基础,促进鳞状上皮细胞、血管内皮细胞等多种细胞的生长,加速创面愈合。同时它还能促进上皮细胞、中性粒细胞、成纤维细胞等多种细胞向创面迁移,预防感染,提高上皮细胞再生度和连续性,预防和减少瘢痕形成,提高创面修复质量。

4.放射性龋齿和放射性骨髓炎的护理

属于迟发放疗反应。上、下颌骨骨组织受照射后,组织血管发生无菌性血管炎,之后数月或数年发生血栓栓塞,骨组织血供减少。此时若发生牙组织感染和拔牙性损伤,局部伤口长期不愈,可导致放射性骨髓炎发生。骨坏死多发生在高剂量、大分割外照射及口底插植治疗的区域,特别是原肿瘤侵犯的部位;也见于全身情况差、拔牙或下颌无牙的患者。由于血供的不同,下颌骨的坏死先于上颌骨。

放射性骨髓炎临床表现为颌骨深部的间歇性钝痛或针刺样剧痛,软组织红肿,瘘管形成,伴有张口困难、口臭、牙龈出血、口干等,严重的死骨外露伴颌面畸形还会引起继发感染,危及患者生命。因此放疗前应常规洁牙,拔除或填补龋齿,拔除残根,去除金属齿冠及清洁牙齿,活动义齿需在放疗终止一段时间后再使用,以免损伤牙龈。放疗后指导患者用含氟牙膏和软毛牙刷刷牙,坚持用竖刷或横竖刷相结合的方法刷牙,每次刷牙应持续 3 min 以上。少进甜食或进食甜食后及时漱口。放疗后定期到口腔科检查,尽量不拔牙,如必须拔牙,至少在 2 年或更长时间后进行,以免引起感染和骨髓炎。鼓励患者每日坚持做鼓腮运动及舌头舔牙龈运动,以防牙龈萎缩。

5.颈部活动受限和张口困难的护理

当颈部、咀嚼肌或其他如颞下颌关节周围软组织位于放射野时,放射线会造成局部组织水肿、细胞破坏及纤维化,导致颈部活动受限和张口困难。

在患者做张口锻炼的过程中,如发生放射性口腔黏膜炎,患者可能因为疼痛而不愿意坚持张口锻炼,在此期间护士要关心患者,遵医嘱指导患者含漱利多卡因漱口液后再行张口训练。如张口困难,可用暖水瓶的软木塞支撑在患者的门齿间,以达到张口锻炼的目的。为预防颈部肌肉纤维化,可做颈前后缓慢旋转运动,按摩颞颌关节和颈部。

放疗前应记录患者做最大张口后上下门齿间的距离,放疗开始后每周测量门齿距离一次,并指导患者行张口锻炼,每日 200～300 次,以保持最大张口度和颞颌关节的灵活度。

6.口(鼻)腔黏膜、皮肤及放疗不良反应的护理

(1)口腔护理:放疗期间餐前、餐后、睡前含漱 1:5 000 呋喃西林溶液,避免口腔感染,定时观察患者口腔黏膜变化。吞咽困难或口腔溃疡者给予吸管吸入,避免食物刺激黏膜;进食前给予 1% 利多卡因喷雾以减轻进食时的疼痛。给予康复新液以利于溃疡组织黏膜的修复。

(2)照射野皮肤护理:按国际抗癌联盟(UICC)急性放射反应评分标准评定放射性皮肤损伤程度。0 度:无变化;Ⅰ度:滤疱、轻度红斑、干性脱皮、出汗减少;Ⅱ度:明显红斑、斑状湿性皮炎、中度水肿;Ⅲ度:融合性湿性皮炎、凹陷性水肿;Ⅳ度:坏死、溃疡、出血。从放疗开始即教育患者保持放射野皮肤清洁、干燥、防止外伤,勿用肥皂水擦洗或搓洗,勿随意涂抹药膏或润肤霜,避免阳光暴晒放射野皮肤,勿受过冷过热刺激。Ⅰ度皮炎可外用冰片滑石粉或喜疗妥喷涂;Ⅱ度皮炎片状湿性脱皮时可用喜疗妥湿敷,Ⅲ度融合性湿性脱皮时必须先用湿敷,每天 3～4 次,一般 1～2 d 渗出消失,肉芽生长,4～5 d 即可愈合。

(3)练习张闭口:张口受限为鼻咽癌患者远期放疗反应,重在预防,无特殊治疗措施,患者放疗后应经常做张口运动,防止咀嚼肌及周围组织的纤维化。一旦发生张口受限,应指导患者进行功能锻炼。

7.化疗不良反应的护理

(1)给予中心静脉置管或静脉留置针,首选经外周静脉的中心静脉导管(PICC),因保留时间长,避免化疗药物对外周静脉的刺激。

(2)遵医嘱预防或治疗性使用止吐、抑酸、保肝、水化、退热等药物。

(3)观察药物不良反应,观察尿液的颜色及有无尿路刺激征,嘱患者多饮水,每日 2 000 mL 以上,减轻肾及膀胱的毒性、促进药物的代谢。

(4)Ⅴ度骨髓抑制者,住隔离病房、谢绝探视、避免感冒,预防性使用抗生素,严格无菌操作;及加强各种管道护理等;紫外线消毒房间,每天 2 次,每次 30 min,避免感染的可能;用软毛刷刷牙,避免磕碰,减少出血的可能。观察有无头晕、耳鸣、腹痛等颅内及内脏出血的可能。遵医嘱使用集落刺激因子,给予升白细胞及血小板的药物并观察药物的效果。

四、健康教育

(1)告知患者保持鼻腔的湿润清洁,不能抠鼻孔,尤其鼻腔填塞及鼻出血停止以后,防止血痂脱落、引起再出血。

(2)告知房间内需保持适宜的温度及湿度,室温18℃~22℃,湿度50%~60%。

(3)向患者说明出现咳痰咯血时不要食燥热性食物,如韭菜、葱蒜、桂皮及油煎食物,多饮水,可食用化痰止咳、润肺的食物,如甘草、梨。

(4)嘱患者变换体位时要慢,防止摔倒,增强安全意识。

(5)向患者说明在放疗期间需保持皮肤放射野标记的清晰,不能私自涂改,以免照射部位有误,影响疗效及造成其他部位的损伤。

(6)说明可服用益气补虚、扶正抗癌的中药,以利于增强机体免疫力,减少复发的可能。

(7)向患者说明饮食的重要性,嘱患者多食新鲜蔬菜、水果、大豆及其制品、花生、香菇、西红柿、柑橘等,可以滋阴润肺,提高人体免疫力;少食用咸、熏、烤、腌制品。

(8)告知健康的生活方式:戒烟戒酒,生活起居有规律,劳逸结合,适当有氧运动,增强免疫力,促进康复。

(9)重视健康查体、知识宣教,早发现、早治疗。如生活在我国鼻咽癌高发地区或经常接触油烟、化学毒物,经常吸烟、饮酒或家人、亲属患有鼻咽癌,建议定期查体,每1~2年1次。如年龄30~49岁,有血涕、鼻塞、头痛、耳鸣、耳聋、颈部肿块等,首先考虑鼻咽癌的可能性,应积极进行全面检查。

(10)向患者说明放化疗疗程结束后,仍需定期复查,按医师说明的时间复查,如有不适,要随时到医院专科就诊。

(周慧敏)

第三节　口腔黏膜病

口腔黏膜病是发生在口腔黏膜和软组织上的疾病,这类疾病种类繁多,但其发病率与龋病、牙周病相比要低得多。口腔黏膜病中,除有些疾病是由局部因素引起的外,大多数疾病均与全身因素有关,甚至是全身或系统疾病在口腔的表征。现将几种常见的口腔黏膜病介绍如下。

一、复发性阿弗他溃疡

复发性阿弗他溃疡(RAU)是一种口腔黏膜中最常见的溃疡类疾病,患病率高达20%,居口腔黏膜病首位。因具有明显的灼痛感,故冠之以希腊文"阿弗他"灼痛。本病周期性复发但又有自限性,一般7~10 d可自愈。本病的病因和发病机制目前尚不清楚,可能是多方面的,临床上常发现有多种不同的诱因引起发病,如消化不良、便秘、肠道寄生虫、睡眠不足、疲劳、感冒、精神刺激等,女性月经期或更年期也常伴发此病。近年来,也有学者认为本病是一种自身免疫性疾病。

(一)护理评估

1.健康史

询问患者近期有无消化道不适、过度疲劳及上呼吸道感染等诱因。

2.症状与体征

临床上将此病分为三种类型:轻型、重型和疱疹样溃疡。

(1)轻型阿弗他溃疡:好发于口腔黏膜未角化或角化程度低的部位,如唇、颊、舌尖、舌缘、前庭沟等处。开始口腔黏膜充血、水肿、有烧热感,随即出现单个或多个粟粒大小的红点或疱疹,很快破溃成圆形或椭圆形溃疡,直径为 2～4 mm,中央稍凹下,表面覆以灰黄色假膜,周围红晕,有自发的烧灼痛。遇刺激而疼痛加剧,影响患者说话与进食。经 7～10 d 溃疡面假膜消失,出现新生上皮,溃疡底变平,疼痛减轻,愈合后不留瘢痕。一般无明显全身症状。

(2)重型阿弗他溃疡:又称腺周口疮。发作时溃疡大而深,直径可达 10～30 mm,并向深层发展,累及黏液腺,形成中央凹陷、边缘不规则而隆起的"弹坑状"损害。病程长,可持续数月之久,也有自限性,愈后有瘢痕。

(3)疱疹样阿弗他溃疡:又称阿弗他口炎。溃疡小而多,散在分布在黏膜任何部位,直径小于 2 mm,可达数十个之多。邻近溃疡可融合成片,黏膜充血,疼痛较重,可伴有头痛、低热、全身不适,局部淋巴结肿大。有自限性,不留瘢痕。

3.社会及心理因素

复发性阿弗他溃疡本身可以因心理因素诱发,且因溃疡出现此起彼伏,新旧交替的反复发作,一般虽然没有明显的全身症状和体征,但患者感到十分痛苦。溃疡发作期间,因进食使疼痛加剧,患者常惧怕进食,求治心切。

(二)护理诊断

1.疼痛

口腔灼痛,与口腔黏膜病损,食物刺激有关。

2.口腔黏膜改变

口腔黏膜改变由口腔黏膜充血、水肿、破溃引起。

3.焦虑

焦虑与溃疡反复发作,难以根治有关。

(三)护理目标

①患者疼痛消失,口腔黏膜恢复正常。②患者焦虑程度减轻。

(四)护理措施

1.消炎防腐

(1)局部用口腔溃疡药膜(由抗生素、激素、止痛药等组成)贴敷,1 d 数次。也可用 1%～2%龙胆紫或 2.5%金霉素甘油糊剂涂布。

(2)中药散剂局部敷撒,常用养阴生肌散、锡类散、冰硼散等。

(3)单个溃疡用 10%硝酸银或 50%三氯醋酸等烧灼。烧灼时护士协助隔离唾液、压舌,切勿使药液超出溃疡面,以免伤及周围正常黏膜。

2.止痛

常用 0.5%盐酸达克罗宁液或 1%丁卡因溶液在疼痛难忍和进食前用棉签涂布溃疡面,可迅速麻醉止痛。食物宜清淡，不可过热，以减轻对溃疡的刺激。

3.全身治疗

对于严重患者，可使用糖皮质激素。对免疫功能减退者，可选用转移因子。适当补充维生素 C 和复合维生素 B。

4.卫生宣教

(1)向患者介绍疾病的病程及治疗目的，让其了解本病有自限性，不经治疗 7～10 d 溃疡也会自愈，减轻焦虑情绪。(2)失眠、疲劳、精神紧张等因素可能与口腔溃疡的发生有关，让患者注意调节生活节律，调整情绪，均衡饮食，少吃刺激性食物，避免和减少诱发因素，防止复发。

二、口腔单纯性疱疹

单纯疱疹病毒(HSV)对人体的感染甚为常见。疱疹可在咽喉、角膜、生殖器以及口腔周围颜面皮肤等处发生。在口腔黏膜处称为疱疹性口炎；单独发生在口周皮肤者称唇疱疹。

本病是由 I 型单纯疱疹病毒引起的。病毒常潜伏于正常人体细胞内，当月经期、上呼吸道感染、消化不良等导致机体抵抗力下降或存在局部因素刺激时，病毒可活跃繁殖，导致疱疹复发。传染途径为飞沫、唾液和接触疱疹液传染。胎儿还可经产道传染。

(一)护理评估

1.健康史

了解患者近期有无上呼吸道感染、消化不良等导致机体抵抗力下降的诱因，是否接触过患该类疾病的患者。

2.症状与体征

(1)疱疹性口炎：本病多见于 6 岁以下的儿童，以 6 个月～2 岁最易发生，且全身反应较重。初起时常发烧，患儿躁动、流涎、啼哭、拒食。经 2～4 d 体温逐渐下降，随后口腔黏膜充血、水肿，出现多数针尖大小透明水疱，散在或成簇分布于唇、颊、舌、腭等处黏膜上，咽颊部也可发生。水疱很快破溃形成表浅小溃疡，也可融合形成较大溃疡，其上覆盖黄白色假膜。3～5 d 病情缓解，7～10 d 溃疡可自行愈合，不留瘢痕。

(2)唇疱疹：常见于成年人，好发于唇红黏膜与皮肤交界处。开始时局部有灼热感，发痒，继之发生多数小水疱，直径为 1～3 mm，常成簇。最初疱内为澄清液体，逐渐疱液变成混浊，最后破溃结痂。病程为 1～2 周，痂皮脱落，局部留下色素沉着。水疱若继发感染可成脓疱。本病易复发。

3.社会及心理因素

疱疹性口炎患儿常表现为躁动不安、哭闹拒食，家属也表现出十分烦躁及焦虑，求治心切。唇疱疹虽然全身反应较轻，但口腔局部多有不适，因有反复发作的特点，患者十分苦恼。

(二)护理诊断

1.疼痛

疼痛由疱疹破溃形成溃疡引起。

2.体温升高

体温升高由病毒感染引起。

3.口腔黏膜改变

口腔黏膜改变与黏膜充血、水肿、溃烂有关。

(三)护理目标

①患者疼痛缓解至消失,体温恢复正常。②患者口腔黏膜溃疡愈合,不发生继发感染。

(四)护理措施

本病尚无特殊疗法,主要是保持口腔清洁,对症和支持治疗。严禁使用皮质类固醇药物。

(1)让患者充分休息,给予高热量、易消化的流质或软食。餐后清洁口腔,保持口腔卫生,可使用 $0.1\%\sim0.2\%$ 氯己定溶液、复方硼酸溶液漱口,去除局部刺激。进行必要的隔离,避免与他人接触。

(2)用药指导:为便于进食,饭前可用 $1\%\sim2\%$ 普鲁卡因溶液含漱或 0.5% 达克罗宁、1% 丁卡因涂敷创面,可暂时止痛。饭后用 2.5% 金霉素甘油糊剂局部涂布,每 $2h$ 一次,起防腐消炎作用。也可用锡类散、养阴生肌散、西瓜霜粉剂局部敷撒。氦氖激光照射,有止痒镇痛、收敛、缩短疗程的作用。

(3)全身治疗:遵医嘱应用抗炎、抗病毒药物,同时给予大量的维生素 C 和复合维生素 B,进食困难者静脉输液,保证饮入量,维持体液平衡。

(4)对患者及患儿家属进行心理安慰,让其了解疾病的发病原因及注意事项,认真按医嘱用药,以缩短疗程,促进组织愈合。

三、口腔白斑病

口腔白斑病即口腔白斑(OLK)是口腔黏膜上的一种不能诊断为任何其他疾病的明显的白色病变,因组织学上有角化不良或不典型增生等改变,被认为是一种口腔黏膜的癌前病变。局部刺激因素在白斑的发病中具有很重要的作用。如吸烟、饮酒、辛辣或过热食物、口腔内的残根、残冠、不良修复体、以及过锐的牙尖牙嵴等长期刺激均可能诱发白斑。其中吸烟是最常见的原因,白斑患者中有吸烟习惯的占 $60\%\sim90\%$。全身因素如维生素 A 和复合维生素 B 的缺乏、内分泌紊乱、霉菌感染等因素能影响上皮角化,也与白斑的发生有关。据国内学者调查,白色念珠菌也是引起白斑的主要因素之一。

(一)护理评估

1.健康史

了解患者的生活习惯,有无吸烟、饮酒嗜好。

2.症状与体征

白斑好发于中年以上患者,男性多于女性。口腔黏膜白斑好发部位为颊黏膜,唇次之,口角区、舌、腭、口底、牙龈等部位也有发生。损害呈乳白色斑块状,稍高于黏膜,边界清楚。初起色浅,表面光滑,后逐渐扩大、变厚、表面粗糙,触之较硬。患者除粗糙不适感外,初起无自觉症状,亦可有刺激痛等症状。斑块表面形成皱褶,称皱纸状白斑;表面呈刺状或绒毛状突起,易出现皲裂或溃疡,称疣状白斑;在充血的黏膜上白色病损呈颗粒突起,易发生糜烂或溃疡,疼痛明显,称为颗粒状白斑。本型白斑多数可查到白色念珠菌感染。

3.社会及心理因素

当患者了解到该病为口腔黏膜癌前病变时,常产生恐惧、焦虑情绪。

(二)护理诊断

1.恐惧

恐惧与惧怕白斑癌变有关。

2.口腔黏膜改变

口腔黏膜改变与病损造成口腔黏膜变厚、皲裂、糜烂有关。

3.知识缺乏

知识缺乏与对疾病发生的相关因素认识不足有关。

(三)护理目标

(1)患者能维持稳定的心态,积极配合治疗。

(2)患者病损组织恢复正常,疼痛消失。

(3)患者了解疼痛发生的原因,积极祛除诱发因素。

(四)护理措施

(1)加强口腔护理,消除一切局部刺激因素。如清除牙结石,拔除残根及摘除不良修复体,磨除龋洞锐缘等。

(2)让患者了解烟酒及辛辣食物是该病的诱因之一,尤其是吸烟,要求其积极戒烟、禁酒,少吃烫辣食物,改正不良的饮食习惯。

(3)用药指导　让患者遵医嘱用药,局部用 0.1%～0.3%维 A 酸软膏或鱼肝油涂擦。口服维生素 A、维生素 E、维生素 A 酸 1～2 月。

(4)白斑治疗过程中如有增生、硬结、溃疡等改变应及早手术切除或冷冻治疗。

(5)嘱患者按医嘱定期复查。对已治愈的白斑患者需追踪观察,一般半年或一年复查一次,以便对复发早发现早治疗。

(6)给予患者积极的心理支持,保持乐观精神,正确对待疾病,树立信心,积极配合治疗。

四、口腔念珠菌病

口腔念珠菌病是真菌-念珠菌属感染引起的口腔黏膜疾病,可发生于任何年龄,以哺乳期婴幼儿及体弱儿童最多见,亦称雪口病或鹅口疮,近年来由于抗生素和免疫抑制剂的广泛使用,发生菌群失调或免疫力降低,被真菌感染者日益增多,口腔黏膜念珠菌的发病率也相应增高。病原菌为白色念珠菌,此菌常存在于正常人的口腔、肠道、阴道、皮肤等处,一般情况下不致病。当口腔不洁或大量长期应用广谱抗生素及免疫抑制剂导致菌群失调时该菌就会大量繁殖而致病。白色念珠菌对口腔黏膜上皮有较强的黏附性,这是它致病作用的"立足点"。婴儿常是在分娩过程中被阴道念珠菌感染或通过被念珠菌污染的哺乳器及母亲乳头感染而致病。

(一)护理评估

1.健康史

了解患者的健康状况,是否患有慢性疾病及长期大量使用抗生素、免疫抑制剂的病史。婴幼儿应询问母亲的身体状况及哺乳卫生情况。

2.症状与体征

鹅口疮好发于婴幼儿的唇、颊、舌、腭等黏膜处。损害区黏膜充血,有散在微凸的色白如雪的柔软小斑点,随后融合成白色或蓝色丝绒状斑片,斑片继续相互融合成大的白色凝乳状斑块。斑块略为凸起,附着不十分紧密,稍用力擦除,可见其下是潮红溢血的创面。患儿常烦躁不安、啼哭、拒食,偶有低热,全身反应轻。当病损波及喉部时可能出现呼吸、吞咽困难。成人称为念珠菌性口炎,其病变处有假膜存在并伴有口角炎,有时主要表现为黏膜充血糜烂及舌背乳突呈团块萎缩,味觉消失,口腔干燥,黏膜灼痛。

3.社会及心理因素

参见疱疹性口炎有关部分。

4.辅助检查

涂片或培养时,显微镜下可见致病菌丝和孢子。

(二)护理诊断

1.口腔黏膜改变

口腔黏膜改变与真菌引起黏膜充血、糜烂有关。

2.吞咽困难

吞咽困难由病损波及喉部所致。

3.知识缺乏

患儿家属缺乏对该病的防治知识及婴幼儿的保健知识,与信息来源不足有关。

(三)护理目标

(1)患儿/患者口腔黏膜恢复正常。

(2)患儿家属/患者能陈述疾病的预防知识。

(四)护理措施

(1)指导患儿家属在哺乳前用 $2\%\sim4\%$ 碳酸氢钠液洗涤患儿口腔,以消除能分解后产酸的残留凝乳或糖类,使口腔呈碱性环境以抑制白色念珠菌的生长繁殖。

(2)患处用消毒纱布清洗后,涂擦 0.05% 龙胆紫液或制霉菌素液,每日 $3\sim4$ 次,用以治疗婴幼儿鹅口疮和口角炎。

(3)重症患者遵医嘱给予抗真菌药物,临床上常用制霉菌素。婴幼儿要注意防止脱水。

(4)卫生宣教:让患儿家属及患者了解疾病的发病原因及预防知识。哺乳期间注意妇幼卫生,常用温开水洗涤婴幼儿口腔,哺乳用具应煮沸消毒并保持干燥。母亲乳头在哺乳前最好用 $1/5000$ 盐酸氯己定溶液清洗,再用冷开水拭净。儿童在冬季宜防止口唇干燥,以免发生皲裂。长期使用抗生素与免疫抑制剂者应警惕白色念珠菌感染的发生,必要时考虑停药。

五、白血病的口腔护理

白血病病因尚不十分明确,主要为造血细胞出现异常增生,周围血中出现未成熟的幼稚细胞。

(一)护理评估

1.症状与体征

急性型发病急,病情严重,表现为发热、贫血、白细胞浸润、全身淋巴结肿大、肝脾大、胸骨压痛等。慢性型表现为全身衰竭、低热、盗汗,明显的肝脾大。

2.口腔表征

各型白血病都可以出现口腔表征且最容易侵犯的是牙龈组织,其症状尤其以急性型更为明显,故有不少病例的早期诊断是由口腔科医师所判定;或者通过拔牙、洁刮治术后,发现出血不止而被进一步确诊的,所以要引起特别注意。其主要表征有牙龈明显增生、肥大、水肿。由于白细胞浸润造成牙龈极度增生,增生高度可接近咬合面,而且外形不整齐,质地松软。牙龈和口腔黏膜出血,常为自发性,这种出血没有找到其他任何原因,则可能是白血病的早期症状。

检查时可见龈缘有凝血块,有血腥味,口腔黏膜形成瘀点、瘀斑或血肿等;有时可见牙龈和口腔黏膜颜色苍白,可有不规则的大的表浅溃疡,常不易愈合。可能由于抗体形成减少,使机体的免疫反应受到抑制,组织抵抗局部刺激的能力下降,容易继发细菌、病毒、真菌感染,使口腔黏膜出现感染性口炎、龈炎等,加上白细胞在牙周组织和牙髓内浸润,可出现牙龈坏死、牙周炎和牙痛。检查时可见牙龈红肿或坏死,牙周袋溢脓,牙齿松动,口臭明显。

3.辅助检查

实验室检查可见血象、骨髓象有白细胞明显异常增生。

(二)护理诊断

1.有感染的危险

有感染的危险与疾病导致抗体减少,组织抵抗力下降,易发生细菌、病毒、真菌感染有关。

2.口腔黏膜改变

口腔黏膜改变与牙龈增生、肥大、水肿、出血有关。

3.恐惧

恐惧由疾病症状严重,愈后不佳引起。

(三)护理目标

患者不发生继发感染,树立战胜疾病的信心,能采取有效的方法应对恐惧。

(四)护理措施

白血病主要由内科医师主持治疗,采用综合治疗的措施。口腔科处理为对症治疗。

(1)对牙龈出血者,协助医师用3%过氧化氢液轻搽局部或用含有肾上腺素的小棉球压迫止血,也可采用牙周塞治剂、云南白药止血。

(2)牙周袋可用碘甘油、碘酚涂布。涂布药物时,备齐所需用物,协助医师进口内隔湿,防止碘酚烧灼到正常黏膜组织。

(3)指导患者严格保持口腔卫生,可用2%~4%碳酸氢钠液,1%过氧化氢液,0.2%氯己定液以及1%次氯酸钠液含漱。

(4)为防止或控制继发感染,可用1%~2%龙胆紫液局部涂布,青霉素喉片含化,四环素甘油糊剂、复方三氯乙酸软膏涂擦,嘱患者按医嘱用药。

(5)对白血病患者进行口腔治疗时,必须十分谨慎,避免进行不急需的外科处理。

(6)对牙周病、牙髓病应尽可能姑息治疗,切忌进行洁治及深部刮治、拔牙、活检等手术,避免引起出血和继发感染,否则会给患者带来更大的痛苦,甚至危及生命。

(7)给予患者充分的同情和帮助,鼓励患者表达自己的感受,树立战胜疾病的信心,以乐观、积极的态度配合治疗。

(周慧敏)

第四节　龋　病

龋病是在以细菌为主的多种因素影响下,牙齿硬组织发生慢性进行性破坏的一种疾病。它是口腔科的常见病及多发病,对人类口腔危害很大。在人类所患的各种疾病中,它的患病率排在前几位。患龋病的牙齿称为龋齿,我国平均患龋率在 40%~60%,龋齿均数为 2~3 个。牙齿硬组织遭到破坏后,缺乏修复和自愈能力,而在发病初期不易引起主观症状,因此,一旦发现,常常已发展到比较严重的程度。龋病再向纵深发展,则可引起牙髓炎、根尖周炎等,影响整个身体健康。因此,早期检查、早期发现、早期治疗,在预防和保健方面均有着重要意义。

一、护理评估

(一)病因

龋病发生的机制,至今尚未完全明确。目前被普遍接受的龋病病因学说是四联因素论。这个理论是 Keyes 在 1962 年提出来的,这个理论比较全面地阐述了龋病发生的基础和根本原因,四联因素论把龋病发生归结为细菌、食物、宿主、时间共同作用的结果。

1.细菌

大量证据已表明,细菌的存在是龋病发生的主要条件。无菌动物或未与细菌接触的人体牙齿(如未萌出的)是不会发生龋齿的。致龋菌主要是能产酸的菌属,如乳酸杆菌、变形链球菌。变形链球菌必须在牙面有牙菌斑存在时才能产生龋病。牙菌斑是寄居在牙面的、以细菌为主体的生态环境。由于菌斑深处缺氧,碳水化合物的代谢不完全,产生乳酸、乙酸、丙酸和其他低级脂肪酸,在这些酸的作用下,牙齿硬组织就发生脱矿,形成龋病。

2.食物

食物与龋病的关系十分密切,尤以蔗糖及其他低分子量糖的作用最为明显。许多调查资料都说明龋病的发生与进食的蔗糖量直接相关。欧洲新石器时代患龋率只有 28.39%,而现代达到 99%,世界各地都有报告以渔猎为主的人,一旦改为现代饮食,患龋率猛然上升。因糖类食物易被致龋细菌分解成酸,易形成黏性多糖类,黏附于牙面,所以糖类食物是致龋的基质。迄今为止,糖的致龋作用已经被公认。

3.宿主

这里提出的宿主概念是指人体,特别是牙齿对龋病敏感性或抗龋能力。牙齿的形态、结构、成分、位置与龋病发生均有关。窝、沟、邻面、牙颈部等处易形成菌斑,而且不易去除,是龋的好发部位。牙齿接触不良,错位都能造成"滞留区",成为龋齿的发病条件。牙釉中微量元素的含量对牙齿的抗酸性也有很大关系,已证实氟与牙齿的羟磷灰石结合能提高牙齿的抗酸溶解性能,因而可预防龋病。蛋白质、维生素、矿物盐(钙、磷等)对牙齿发育极为重要,在很大程度上能决定其抗龋能力。同时,一些微量元素如硼、钼、锰、钒、铜、铁等亦有抑制龋病的作用。

4.时间

龋病发病的每一个过程都需要一定时间才能完成。从儿童牙齿上一个可以勾住探针的早期损害发展为一个临床洞,平均需要 18 个月左右。2~14 岁这段时间是乳恒牙患龋的易感期。另外,菌斑从形成到具有致龋力也需要一定时间,这一点对预防工作有着重要意义。龋的主要变化是硬组织脱矿,脱矿后的有机物受各种酶的作用而分解,使牙齿原有结构破坏。随着咀嚼食物时的撞击,唾液的冲洗,最终组织崩解而形成龋洞。这种破坏的过程是由表向里缓慢进行的。

(二)症状与体征

1.牙齿光泽与颜色改变

龋病硬组织首先累及釉质,釉柱和柱间羟磷灰石微晶体脱矿溶解,牙体组织的折光率发生变化。病变区失去半透明而成为无光泽的白垩色;脱矿的釉质表层孔隙增大,易于吸附外来食物色素,患区即可能呈现棕色、褐色斑。龋坏牙本质也出现颜色改变,呈现灰白、黄褐甚至棕黑色。龋洞暴露时间愈长,进展愈慢,颜色愈深。外来色素、细菌代谢色素产物,牙本质蛋白质的分解变色物质,共同造成了龋坏区的变色。

2.牙体组织缺损

龋病由于不断地脱矿和溶解而逐步发展,随时间的推移,出现由表及里的组织缺损。早期龋在釉质表现为微小表层损害,逐步沿釉柱方向推进,并在锐兹线上横向扩展,形成锥状病变区。由于釉柱排列的方向,在光滑牙面呈放射状,在点隙裂沟区呈聚合状,光滑牙面上锥形龋损的顶部位于深层,点隙裂沟内锥形龋损的顶部位于表层。

牙本质内矿物质含量较少,龋病侵入牙本质后,破坏速度加快,并易沿釉牙本质界及向深层扩展,牙本质发生龋损时,由于顺着釉牙本质界扩展,可以使部分釉质失去正常牙本质支持成为无基釉。无基釉性脆,咀嚼过程中不能承受咬合力时,会碎裂、破损,最终形成龋洞。

3.牙齿光滑度和硬度改变

釉质、牙骨质或牙本质脱矿后都会出现硬度下降。临床上使用探针检查龋坏变色区有粗糙感,失去原有的光滑度。龋坏使牙体组织脱矿溶解后,硬度下降更为明显,呈质地软化的龋坏组织用手工器械即可除去。

4.好发部位

龋病的发生,必然首先要在坚硬的牙齿表面上出现一处因脱矿而破坏了完整性的突破点,这个突破点位于牙菌斑生物膜-牙齿表面的界面处。如果牙菌斑生物膜存在一个短时期就被清除,如咀嚼或刷洗,脱矿作用中断,已出现的脱矿区可由于口腔环境的再矿化作用得以修复。牙齿表面一些细菌易于藏匿而不易被清除的隐蔽区就成为牙菌斑生物膜能长期存留而引起龋病的好发部位。临床上将这些部位称为牙齿表面滞留区,常见的有点隙裂沟的凹部、两牙邻接面触点的区域、颊(唇)面近牙龈的颈部。牙面自洁区指咀嚼运动中,借助于颊(唇)肌和舌部运动、纤维类食物的摩擦及唾液易于清洗的牙齿表面。在这些部位细菌不易定居,故不易形成牙菌斑生物膜,龋病也就不易发生。自洁区是牙尖、牙嵴、牙面轴角和光滑面部位。

(1)好发牙:由于不同牙的解剖形态及其生长部位的特点有别,龋病在不同牙的发生率也不同。流行病学调查资料表明,乳牙列中以下颌第二乳磨牙患龋最多,顺次为上颌第二乳磨牙、第一乳磨牙、乳上前牙,患龋最少的是乳下前牙。在恒牙列中,患龋最多的是下颌第一磨牙,顺次为下颌第二磨牙、上颌第一磨牙、上颌第二磨牙、前磨牙、第三磨牙、上前牙,最少为下前牙。

从不同牙的患龋率情况来看,牙面滞留区多的牙,如点隙沟最多的下颌第一磨牙和形态酷似它的第二乳磨牙,其患龋率最高;牙面滞留区最少的下前牙,龋病发生最少。下颌前牙舌侧因有下颌下腺和舌下腺在口底的开口,唾液的清洗作用使其不易患龋病。

(2)好发牙面:同一个牙上龋病发病最多的部位是咬合面,其次是邻面、颊(唇)面,最后是舌(腭)面。面是点隙裂沟滞留区最多的牙面,其患龋也最多,特别是青少年中。邻面触点区在接触紧密,龈乳突正常时,龋病不易发生。但随着年龄增长,触点磨损,牙龈乳突萎缩或牙周疾患导致邻面间隙暴露,形成的滞留区中食物碎屑和细菌均易于堆积隐藏,难于自洁,也不易人工刷洗,龋病发生频率增加。唇颊面是牙齿的光滑面,有一定的自洁作用,也易于牙刷清洁,后牙的颊沟,近牙龈的颈部是滞留区,龋病易发生。在舌腭面既有舌部的摩擦清洁,滞留区又少,很少发生龋齿。在某些特殊情况下,如牙齿错位、扭转、阻生、排列拥挤时,可以在除邻面以外的其他牙面形成滞留区,牙菌斑生物膜长期存留,发生龋病。

(3)牙面的好发部位:第一和第二恒磨牙龋病最先发生的部位以中央点隙为最多,其次为拾面的远中沟、近中沟、颊沟和近中点隙。在点隙裂沟内,龋损最早发生于沟底部在沟的两侧壁,随着病变扩展,才在沟裂底部融合。在牙的邻接面上,龋损最早发生的部位在触点的龈方。该部位的菌斑极易长期存留,而不易被清除。

(三)社会及心理因素

龋病初期患者无自觉症状,常常不会知道自己已患有龋病。当牙齿出现龋洞,食物嵌塞引起疼痛时患者才来院就医。有的患者认为牙病不是病,即使知道已经有了蛀牙也不及时治疗,能拖则拖,当牙疼时自己吃些药,暂时止了痛,认为牙已经好了,又放弃治疗,最终导致牙髓炎、根尖周炎、牙槽脓肿等严重口腔疾患的发生,延误了治疗时机。患者普遍对钻牙存在恐惧心理,这也是不愿到医院就医的原因之一。

(四)辅助检查

(1)X线检查:可借助 X 线片检查有无邻面龋或颈部龋,了解龋洞的深度。

(2)透照检查:用光导纤维装置进行透照检查,能直接看到龋损部位及病变深度和范围。

(3)牙髓活力测验:了解深龋的牙髓状况,以确定治疗方案。

二、护理诊断

1.组织完整性受损

组织完整性受损由龋病造成牙体硬组织缺损所致。

2.潜在并发症

牙髓炎、根尖周炎等,与龋病治疗不及时,病变进行性发展,患者抵抗力下降有关。

3.知识缺乏

与患者对龋病的预防及早期治疗的重要性认识不足,卫生宣教不够有关。

三、护理目标

(1)患者龋损牙体组织恢复完整性。

(2)患者能描述龋病的防治知识,社区人群了解有关的保健知识。

四、护理措施

牙齿硬组织是高度钙化的组织,一旦遭到破坏后无自身修复功能,需依靠人工方法进行修复。对龋齿的治疗一般采用充填术恢复缺损。所谓充填术,一般包括两个步骤,第一步是牙体手术,也就是洞形制备,医师需先用牙钻将牙齿上的病变组织去除,并将洞按要求做成一定形状,其性质与一般外科手术相似。第二步是充填,就是选用适当充填材料填入洞内,恢复牙齿的形态和功能。在进行充填术的过程中,护士进行如下配合。

1.术前准备

(1)器械及用物:检查盘、黏固粉充填器、双头挖器、银汞充填器、各型车针、成型片及成型片夹、咬合纸、橡皮轮、纱团、小棉球。

(2)药品:25%麝香草酚酊、50%酚甘油、75%酒精、樟脑酚合剂、丁香油。

(3)修复、垫底材料:银汞合金、复合树脂、玻璃离子体黏固粉、磷酸锌黏固粉、氧化锌丁香油黏固粉、氢氧化钙黏固粉。

2.术中配合

(1)安排患者就位:根据治疗的需要调节椅位及光源,做好患者的解释工作,消除对钻牙的恐惧心理。

(2)制备洞型:医师制各洞型时,协助牵拉口角,用吸唾器及时吸净冷却液,保持术野清晰。如使用电动牙钻机无冷却装置时,用水枪对准钻头缓慢滴水,防止因产热刺激牙髓而引起疼痛。

(3)隔湿、消毒:充填时如洞壁有唾液或冲洗液均可影响充填材料的性能,甚至使充填失败,故在消毒前协助医师用棉条隔湿,准备窝洞消毒的小棉球,消毒药物根据龋洞情况及医嘱选用。

(4)调拌垫底及充填材料:浅龋不需垫底;中龋用磷酸锌黏固粉或玻璃离子黏固粉单层垫底;深龋则需用氧化锌丁香油黏固粉及磷酸锌黏固粉双层垫底。遵医嘱调拌所需垫底材料,再选用永久性充填材料充填。后牙多采用银汞合金,前牙可选用复合树脂或玻璃离子黏固体。

(5)充填完成后,清理用物,将所用车针、器械及手机消毒后备用。

3.术后指导

协助医师完成充填术后,告知患者注意事项。银汞合金充填的牙齿24h内不能咀嚼硬食物,以免充填物脱落。深龋充填后如有疼痛及时到医院复诊。

4.卫生宣教

向社区居民和患者宣传预防龋病的有关知识,增强人们的健康意识。

(田　昕)

第五节　牙髓病

牙髓病是指发生在牙髓组织的疾病,牙髓组织和根尖周围组织通过根尖孔密切相连,牙髓组织中的病变产物、细菌及其毒素等很容易通过根尖孔扩散到根尖周围组织,引起根尖周病。牙髓病包括牙髓充血、牙髓炎、牙髓变性和牙髓坏死等,其中以牙髓炎最为常见,主要表现为剧烈的、难以忍受的疼痛。此类疾病的介绍以牙髓炎为例。牙髓炎多由感染引起,深龋是引起牙髓感染的主要途径。龋洞内的细菌及毒素可通过牙本质小管侵入牙髓组织或经龋洞直接进入牙髓而引起牙髓炎。其次是牙周病,是因牙周袋感染经根尖孔进入髓腔引起的逆行感染。另外,创伤、化学药物及物理因素如温度、电流刺激亦可引起牙髓炎。由于牙髓组织处于四壁坚硬的髓腔中,仅借狭窄的根尖孔与牙周组织相通,缺乏侧支循环系统,故发炎时不易建立适当的引流。一旦发生炎症,致使髓腔压力急剧增加,不但引起剧烈疼痛,也使牙髓循环发生障碍,牙髓组织缺氧,容易导致牙髓坏死。

一、护理评估

1.健康史

了解患者是否患有龋齿及牙周病,患牙近期有无受到物理及化学药物刺激。询问疼痛的性质、发作方式和持续时间。

2.症状与体征

牙髓炎按其临床经过分为急性牙髓炎与慢性牙髓炎。

(1)急性牙髓炎:疼痛特点为自发性、阵发性剧烈疼痛。夜间加重,可能与体位有关。冷热刺激可激发疼痛或使疼痛加剧。当牙髓化脓时对热刺激极为敏感,而遇冷刺激则能缓解疼痛。呈放射性痛,疼痛沿三叉神经分布区放射到同侧的上牙、下牙或面部,患者往往不能准确指出患牙。若由龋病引起的,检查时常可发现深龋洞,探痛明显。由于患者不能正确指出患牙部位,对可疑牙需借助温度实验或电活力器测验来确定患牙部位。

(2)慢性牙髓炎:临床表现轻重不一,一般疼痛性质较轻,为隐痛、钝痛或胀痛。疼痛呈间歇发作,时常反复。温度刺激或食物嵌入龋洞中可产生较剧烈的疼痛,祛除刺激后常持续较长时间方可止疼,患者常觉患牙咬合不适,检查可见穿髓孔或牙髓息肉,有轻微叩痛。

3.社会及心理因素

牙髓炎多由深龋引起,疼痛症状不明显时,患者常常不重视,忽视对龋齿的治疗。当急性牙髓炎发作,出现难以忍受的疼痛时,患者始才认识到其严重性。疼痛使患者坐卧不安,饮食难进,夜间疼痛加重,患者难以入睡,使其十分痛苦,心情极其烦躁。常以急诊就医。就医时迫切要求医师立即为其解除疼痛,求治心切,但又惧怕钻牙。

二、护理诊断

(1)疼痛:牙痛,由炎症引起血管扩张、渗出物增加,压迫神经所致。

(2)睡眠型态紊乱:睡眠型态紊乱与疼痛使患者无法获得充足休息有关。

(3)知识缺乏:知识缺乏与患者对牙病早期治疗的重要性认识不足有关。

三、护理目标

(1)患者疼痛缓解至消失,能正常入睡。

(2)患者能描述牙病早期治疗的重要性,了解有关口腔保健知识。

四、护理措施

1.应急处理的护理

急性牙髓炎主要症状是难以忍受的疼痛,故应首先止痛。

(1)开髓减压:止痛最有效的方法是开髓减压。在局麻下,用牙钻或探针迅速刺穿牙髓腔,使髓腔内的炎性渗出物得以引流,以减小压力,缓解疼痛。开髓前,应对患者进行心理安慰,稳定情绪,向其说明钻牙的目的,消除恐惧心理,以取得患者的合作。开髓后可见脓血流出,护士抽吸温热生理盐水协助冲洗髓腔,备丁香油或牙痛水小棉球供医师置于龋洞内,开放引流。待疼痛缓解再进行相应处理。

(2)药物止痛:若患者惧怕钻开牙髓或无设备时,可暂时用丁香油或樟脑酚棉球置于龋洞内止痛,同时口服止痛药。

2.保存牙髓治疗的护理

牙髓炎疼痛缓解后,应进行根本治疗。对于年轻恒牙或炎症只波及冠髓或部分冠髓的牙,常采用盖髓术和活髓切断术,保存全部生活牙髓,也可以只保存生活的根髓。操作步骤及护理配合以活髓切断术为例。

(1)用物准备:术前护士准备好各种无菌器械、局麻药剂、消毒剂及暂封剂等。

(2)对患牙进行麻醉:抽取局麻药供医师进行局部传导麻醉或浸润麻醉。

(3)除去腐质:待麻醉显效后,备挖器或大圆钻供医师除去窝洞内腐质,并准备3%过氧化氢液,清洗窝洞。

(4)隔离唾液、消毒窝洞:协助医师用橡皮障或棉条隔湿,备75%酒精或樟脑酚合剂小棉球消毒牙面及窝洞,防止唾液感染手术区。

(5)揭髓室顶、切除冠髓:医师用牙钻揭开髓室顶,护士协助用生理盐水冲洗髓腔,再一次消毒窝洞,用消毒锐利挖器切除冠髓。若出血较多则用1%肾上腺素棉球止血。

(6)放盖髓剂、暂封:除净冠髓后,遵医嘱调制盖髓剂(如氢氧化钙糊剂)覆盖牙髓断面。调拌用具(玻板及调拌刀)必须严格消毒,无菌操作。盖髓完成后,调制氧化锌丁香油黏固粉暂封窝洞。术中避免温度刺激及加压。

(7)永久充填:预约患者经1～2周复诊,无自觉症状后遵医嘱调制磷酸锌黏固剂垫底,银汞合金或复合树脂作永久性充填。

3.保存牙体治疗的护理

无条件保存活髓的牙齿可行保存牙体的治疗,干髓治疗主要用于后牙,因治疗后牙体变色,影响美观,故不宜用于前牙。其原理是用失活剂使牙髓失去活力,除去冠部牙髓组织,再用干髓剂覆盖残留根髓断面,使根髓长期保持无菌干化状态,以达到保留患牙的目的。干髓治疗一般有两种方式,即失活干髓术和麻醉干髓术,前者应用广泛,需两次完成,后者可一次完成。护理配合以失活干髓术为例。

(1)用药物失活牙髓前,向患者说明治疗目的和用药后可能出现的疼痛反应,使患者有足够的思想准备,并告知患者。如出现疼痛,数小时后即可消失;如疼痛难忍,可立即到医院就诊。

(2)用砷剂作失活剂时,应向患者讲明药物的毒副作用,待患者同意能按时复诊时再行封药,以免因封药过久而引起化学性根尖周炎。砷剂封药时间为24～48 h。也可采用药性缓慢、温和的多聚甲醛失活剂,复诊时间可延长至10～14 d。

(3)备好器械及药物,按医嘱准备失活剂。医师将失活剂放入穿髓孔后,上置丁香油小棉球,护士随即调制氧化锌丁香油糊剂封闭窝洞,不可加压,以免失活过程中引起剧烈疼痛。预约患者复诊时间。

(4)复诊时,取出失活剂,备冲洗液协助冲洗髓腔,清除牙本质残屑及残留冠髓,及时用吸唾器吸净冲洗液。备小棉球拭干并消毒窝洞,医师放置干髓剂于根管口后,调制磷酸锌黏固粉垫洞底,遵医嘱调制永久性材料做窝洞充填。

4.卫生宣教

利用患者就诊机会,向患者讲解牙髓炎的发病原因、治疗方法和目的,以及牙病早期治疗的重要性。让患者了解牙髓炎早期如能得到及时正确的治疗,活髓可能得到保存。如牙髓死亡,牙体将失去代谢能力而变性,使其变得脆而易折,极易导致牙齿缺失。因此,预防龋病及牙髓病,对保存健康牙齿有着十分重要的意义。

(熊钰珍)

第六节 牙周病

牙周组织病指牙齿支持组织,包括牙龈、牙周膜、牙槽骨及牙骨质等发生的慢性、非特异性、感染性疾病。其中以牙龈炎和牙周炎最为常见。在口腔疾病中牙周病与龋病一样,是人类的一种多发病和常见病,据统计牙周病发病率可达 78%～85%。

牙周病是侵犯牙龈和牙周支持组织的一种慢性破坏性疾病,表现为牙龈、牙周膜、牙骨质及牙槽骨均有改变。除有牙龈炎的症状外,牙周袋的形成是其主要临床特点。常见的牙周炎有成人牙周炎、青少年牙周炎、快速进展性牙周炎等。一旦患了牙周炎,现有的治疗手段可以使牙龈的炎症消退,疾病停止发展,但已被破坏的牙周支持组织则不能完全恢复到原有水平,其危害远大于牙龈炎。

牙周炎的病因基本上与牙龈炎相同。若牙龈炎未能及时治疗或者由于致病因素增强,机体抵抗力下降,则牙龈炎可能发展为牙周炎。局部刺激因素如菌斑、牙石,尤其是龈下结石危害性最大。全身因素尚不明了,可能与营养代谢障碍、内分泌紊乱、精神因素、自主神经功能紊乱等有关。

一、护理评估

1.健康史

了解患者全身健康状况。当妇女妊娠期、糖尿病患者及全身抵抗力下降时,可使牙周炎症状加重。

2.症状与体征

(1)牙龈红肿出血:一组牙齿(如前牙)或个别牙齿的牙龈充血、水肿,颜色深红,点彩消失。在刷牙、进食、说话时牙龈出血。

(2)牙周袋形成:由于牙周膜破坏,牙槽骨逐渐吸收,牙龈与牙根面分离,龈沟加深而形成牙周袋。用牙周探针探到龈沟深度常超过正常深度 2 mm 以上。

(3)牙周袋溢脓及牙周脓肿:由于牙周袋内细菌感染,出现慢性化脓性炎症,轻压牙周袋外壁,有脓液溢出,并伴有口臭。当机体抵抗力下降或牙周袋内的炎性渗出液排流不畅时,可出现急性炎症而形成牙周脓肿,表现为近龈缘处局部呈卵圆形突起,红肿疼痛,严重病例可出现全身不适,体温升高,常伴有区域性淋巴结肿大等症状。

(4)牙齿松动:由于牙周膜破坏,牙槽骨吸收,牙齿支持功能丧失,从而出现牙齿松动,咀嚼功能下降或丧失。

3.社会及心理因素

牙周病是一种慢性疾病,早期因程度较轻,牙齿尚不松动,仅有牙龈红肿和刷牙、进食时出血,常未引起患者重视。当疾病进一步发展,出现牙周脓肿、牙齿松动、咀嚼无力或疼痛时,才来就诊,此时松动牙常需拔除。牙缺失后,严重影响咀嚼功能及面容,患者表现出焦虑情绪。由于口臭较明显,常影响患者的社会交往,使其产生自卑心理。

4.辅助检查

X 线片显示牙槽骨呈水平式吸收,牙周膜间隙增宽,硬骨板模糊,骨小梁疏松等。

二、护理诊断

1. 口腔黏膜改变

由牙周组织炎症造成牙龈充血、水肿、色泽改变所致。

2. 自我形象紊乱

自我形象紊乱与牙齿缺失、口臭影响正常的社会交往有关。

3. 知识缺乏

知识缺乏与患者对牙周病的预防与早期治疗的重要性认识不足,所学知识局限有关。

三、护理目标

(1)患者口腔黏膜恢复正常,病变停止发展。

(2)患者能简述牙周病的预防及配合治疗的有关知识。

四、护理措施

1. 指导患者加强营养

增加维生素 A、维生素 C 的摄入,均可提高机体的修复能力以利于牙周组织的愈合。

2. 全身及局部用药

近年来研究认为,菌斑是牙周病的主要致病原因,临床上常用螺旋霉素、甲硝唑等抗生素来杀灭细菌,控制感染。嘱患者按医嘱服药。局部用药常用 3% 过氧化氢液冲洗牙周袋,拭干后用探针或镊子夹取少许碘甘油或碘酚置于袋内。使用碘酚时,应避免烧灼邻近黏膜组织。0.1% 氯己定液漱口或 1% 过氧化氢液棉签擦洗,也可减少菌斑形成。

3. 去除局部刺激因素

龈上洁治术或龈下刮治术是清除牙结石,减缓牙周袋形成的重要手段,操作步骤及护理配合见牙龈炎有关部分。

4. 消除牙周袋

经局部治疗,仍不能消除牙周袋者,可行牙周手术清除牙周袋,常用的手术方法有牙龈切除术及龈翻片术。牙龈切除术是用外科手术消除增生大的牙龈组织或牙周袋,重新建立新的龈缘和正常龈沟;龈翻片术是将黏膜与其下层组织分离,暴露病变区,彻底消除病理组织至根面光滑后再将龈瓣复位缝合,希望牙体与龈瓣附着。护理配合以龈翻片术为例。

(1)器械准备:外科手术刀、牙周探针、骨膜分离器、眼科弯头尖剪刀、刮治器、小骨锉、局麻器械、缝针、缝线、持针器、调拌用具、消毒药品、无菌包。另备牙周塞治剂及丁香油。各类器械消毒后备用。

(2)术中配合

1)术前用 0.1% 氯己定液漱口,75% 酒精消毒口周皮肤,铺消毒巾。

2)备局麻药进行术区麻醉。

3)医师做翻瓣术切口时牵拉口唇,协助止血,及时传递手术器械,用生理盐水冲洗创面,吸去冲洗液,用纱球拭干术区,保持术野清晰。

4)医师缝合时协助剪线。缝合完毕,调拌牙周塞治剂,将其形成长条状,置于创面,用棉签蘸水轻轻加压,使其覆盖整个术区;保护创面。

(3)术后护理:嘱患者注意保护创口,24 h 内不要漱口刷牙,进软食。必要时按医嘱服抗生素 1 周。术后 5~7 d 拆线,6 周内勿探测牙周袋,以免影响愈合。

5.卫生宣教

牙周炎治疗成功与否:一是医师周密的治疗计划和细致、精湛的技术;二是患者坚持良好的自我菌斑控制。后者较前者更为重要,因为它能使牙周炎症得到改善,保证牙周治疗的顺利进行且能防止牙周病的复发。因此,卫生宣教的内容除与牙龈炎有关部分相同外,要向患者特别强调牙周炎的治疗效果与患者口腔卫生习惯密切相关,尤其是在牙周治疗后更应经常保持口腔卫生,除早晚刷牙外,午饭后应增加一次,每次不得少于 3 min。经常进行牙龈按摩,定期接受医师的检查和指导,才能巩固疗效,阻止疾病发展。

(熊钰珍)

第七节　口腔颌面外科护理要点

一、口腔颌面外科手术特点

口腔颌面外科手术特点归纳起来可以体现在以下几方面。

(一)麻醉技术专业,手术治疗方式多

大部分口腔颌面外科患者仅在口腔颌面外科门诊即可完成手术治疗,如拔牙术、牙槽修整术、系带矫正术及一些小唾液腺手术。这些手术都可在局部麻醉下完成,这就要求护理人员熟悉所需要的手术器械、局部麻药和口腔局部麻醉技术的相关知识,熟练配合医师进行"四手操作"。

另外,也有较多口腔颌面外科患者必须在病房通过全身麻醉来完成手术,如唇腭裂手术、肿瘤根治术、整形手术等。与一般普通外科护理一样,必须严格遵守住院患者常规护理,术前和术后同样需要口腔专科护理配合,共同完成整个治疗过程。由于颌面部解剖结构和专业特点,手术方式的多样化,使得护理工作要求更高。

(二)手术区域特殊,口腔护理很重要

由于手术涉及口腔,而口腔是消化道与呼吸道的始端,与毗邻的鼻腔形成与外界相通的开放性通道,并具有特殊的解剖结构和功能,如牙及牙周组织、扁桃体等,使得术区消毒难以彻底。因此,口腔颌面外科手术在术前术后必须进行专门的口腔护理,保持口腔的清洁、湿润及正常功能;术中常规消毒,注意口腔内外伤口处理时的器械隔离,从而减少或防止口腔伤口的感染。

(三)手术中出血多

口腔颌面部的一个重要特点是血运丰富。不管是外伤,还是手术治疗,出血多是口腔颌面外科手术的一个重要特点。手术护理人员对此应有准备,术前了解必要的止血措施,备好必要的止血器械,如电刀、电凝器,必要时建立好理想的输血通路,随时、积极、有效地协助手术医师,提高工作效率,使手术成功圆满完成。

(四)术后并发症多

由于口腔颌面特有的解剖部位,使得患者术后易出现一些并发症,常见的有感染、面部麻

痹、呼吸障碍等。作为病房护理人员,更应当对口腔颌面外科患者术后的护理加倍重视,控制和杜绝术后并发症的发生。

(五)手术对颌面部形态的影响

面容美丑是每个人关心和在乎的一件大事。在有些口腔颌面外科手术中,如唇裂修复术,可能会出现与患者意愿不相符的效果,而有些整形手术也往往会由于患者对手术疗效的期望过高而致手术不理想。因此,相关护理人员应了解这类患者的心理特点,帮助医师向患者及家属解释手术特点及可能出现的问题,防止意外人为情况的发生。

(六)患者年龄分布范围广

在口腔颌面外科治疗中,患者年龄范围广。年龄较小的患者多为一些发育性疾病,如唇、腭裂,出生 3 月即可进行手术治疗;而年龄较大患者多在 50 岁以上,如一些口腔颌面肿瘤。对于这些患者,由于机体各器官功能尚未发育完全或已有衰退,麻醉及手术中均易发生心肺功能障碍等意外情况。因此手术及麻醉护理人员应充分了解年龄这方面的知识,术前准备好抢救所需的设备及药物,一旦发生意外情况,积极配合抢救。

二、口腔颌面外科住院患者手术前、后的护理

(一)术前护理

1. 一般准备

①术前应做好心理护理;根据患者不同文化程度,恰当地介绍治疗方案、效果及术前术后注意事项,消除其疑虑和恐惧心理,保持良好的心理状态,并能主动配合手术。②从入院开始,给予药液含漱,清洁口腔,洁牙等。③检查患者所有化验是否完成。④帮助患者戒烟,根据手术需要练习床上使用便器,小儿应训练使用汤匙或滴管喂食。

2. 术前一日

①应洗澡、理发,搞好个人卫生。②做普鲁卡因、青霉素过敏试验,并记录结果。阳性者应通知医师。③根据手术需要,按医嘱配好血。④全麻者手术前晚睡前应清洁灌肠或服蕃泻叶以通大便。⑤手术前晚保证患者睡眠好,必要时可服用安眠药。

3. 皮肤准备

①手术区皮肤准备是避免创口感染的一项重要措施,故应认真执行且范围应大于手术区,并防止剃破皮肤,引起感染。②行头皮部或额瓣转移手术须剃光头、剃须,下颌骨切除、腮腺手术等剃发至耳上及耳后三横指。③面部手术时要剃须;鼻唇部手术时应剪去鼻毛。眉毛是否剃去根据需要而定。④取肋骨及胸大肌、背阔肌皮瓣转移时行侧胸备皮,同时剃腋毛。髂骨及股内侧取皮术均应剃阴毛行大腿备皮。⑤植骨患者术前二天开始备皮,手术当天备皮进行消毒后,用无菌巾包扎进手术室。⑥上臂皮管成形或取皮术,剃腋毛行上臂备皮。前臂皮管、皮瓣转移术行前臂备皮。⑦颜颈部及甲状舌骨囊肿手术行锁骨上至颈中、口周备皮;舌骨上清扫或鳃裂囊肿等除以上区域外还含耳后 10 cm 行颌下区备皮。

4. 术晨

①全麻患者术前 8 h 禁食、禁水。小儿术前 6 h 禁食、术前 2 h 禁水。②进手术室前应遵医嘱给术者用药。③进手术室嘱患者排大小便。

(二)术后护理

(1)患者术后回病房应向麻醉师及手术室护士了解手术过程中的情况,共同交接清楚,连

接好各种引流管。

（2）患者全麻未清醒时应去枕平卧，头偏向健侧，及时清除口、鼻、咽腔及气管呕吐物、分泌物或血液，以保持呼吸道通畅，防止呕吐物吸入呼吸道。

（3）患者全麻未清醒前有专人护理，严密观察体温、脉搏、呼吸、血压、神态、瞳孔变化，按全麻术后常规护理，血压每 15～30 min 测一次，待全麻清醒或血压平稳后可酌情减少测量次数。

（4）注意保持各种引流管畅通，严密观察各种引流物量、色、性质，如有异常变化及时报告医师。

（5）全麻清醒后 6 h 后无呕吐，可给少量温开水或流质饮食。饮食护理原则是提高营养价值，保障伤口愈合，饮食分为软食、半流食、流食和普食，应根据手术不同情况和医嘱，决定饮食和进食方法，如自食、管喂、匙喂法、鼻饲法。

（6）密切观察手术创口渗血情况，如渗血较多，应及时报告医师处理。

（7）保持口腔卫生，每日口腔护理两次。

（8）其他按一般外科术后护理，各不同病种按病情需要进行专科护理。

三、口腔颌面外科门诊患者的护理

口腔外科门诊护理和口腔内科、修复和正畸科一样，必须遵守门诊一般规则、卫生消毒制度和药品、器材保管制度；熟知并执行门诊常用器械的保养；做好门诊初诊护理和复诊护理工作。这里强调一下门诊的护理患者特点。

（一）椅旁护理

椅旁护理是指患者坐在牙科椅上，医师为患者进行诊治时，护士在椅旁对医师的操作进行密切的配合。护士要根据治疗部位，调节椅位和光源，既使患者坐得舒适，又便于医师在诊治时保持正确的姿势，得心应手地进行工作。在诊治过程中主动、及时地配合医师操作。

要做好椅旁护理，必须做到"三快""一灵"。"三快"是：眼快，就是眼观全室，在配合一个医师时注意观察周围其他医师治疗进行的情况，做到及时地配合；手快，就是要动作快，操作熟练、准确；脚快，就是要跑得勤，多巡回；"一灵"，是耳灵，就是要耳听八方，随时注意听医师与患者的谈话，了解需要，及时配合。所以，口腔科的椅旁护理，是提高工作效率和医疗质量，缩短患者的候诊与诊治时间的关键。

（二）重视消毒

口腔疾病的诊治大部分在门诊牙科椅上进行，患者多、周转快，每个患者的诊治都需要用各种器械和物品，绝大部分操作都在口腔内进行，患者中可能有传染病、慢性病或病原携带者，在诊治时常常接触唾液、血液，因此在医疗中的交叉感染或医源性感染的机会较多。

拔牙器械 HBsAg 检出率高达 6.0%，拔牙医师手指 HBsAg 检出率为 9.1%。因而，应加强个人防护，重视做好口腔门诊的消毒，对于防止患者和医护人员之间，患者之间的交叉感染十分重视。

（三）对患者要极端关心、极端负责

在护理工作中要急患者所急，痛患者所痛，说话语气要亲切、耐心，善言安慰，尽快帮助其解除疾苦；操作要仔细准确、轻快、一丝不苟，以最大的努力，争取尽可能好的效果。

口腔与呼吸器官关系密切，术后护理观察或处理稍有疏忽，很可能造成严重后果。所以，在口腔颌面疾患护理中，对患者极端关心、极端负责，很重要。

(四)技术工作

在口腔疾患的诊治中,有相当多的技术工作要由护理人员独立完成。要高质量、高效率、独立地完成这些工作,必须有一定的理论知识、熟练的技术和高度的责任心。所以,不仅要掌握一般医疗护理知识和技术,还必须具备专科理论知识和娴熟的技术,才能高质量地完成所承担的护理技术工作,配合医师将口腔医疗工作不断推向新的水平。

四、颌面外科临床护理基本操作技术

(一)口腔护理

颌面外科患者,常因口内有病变、有伤口、有钢丝、夹板等固定物或其他原因而使张口受限,口腔失去自洁机能,致使有口臭甚至并发感染。此外,唾液外流易污染口外伤口,因此必须加强口腔护理。

1.用物准备

治疗盘、大毛巾、棉签、压舌板、弯盘、小牙刷、注射器、弯针头、石蜡油、龙胆紫、开口器、过氧化氢溶液、常规用药(如含漱剂、1:5 000 呋喃西林液、3%硼酸液、朵贝尔液、盐水等)。

2.护理步骤

(1)患者侧卧或头偏向一侧,口角旁放弯盘,颈下围干毛巾。

(2)口内有结扎固定物时,用小牙刷蘸药液清洁牙面或用空针接弯针头冲洗。

(3)舌腹、舌背及口腔黏膜,一般用大棉签蘸药物轻轻擦洗。

(4)高热、昏迷患者,清洁口腔一般用血管钳夹棉球蘸药液清洁口腔,而不用棉签,以防棉签头脱落误吸入气管内,发生意外。

(5)口内植皮,用呋喃西林漱洗,禁用过氧化氢溶液,以免影响皮片的生长。

(6)口内有炎症者,用朵贝尔液或硼酸液漱洗。

(7)口内有溃疡或糜烂者,局部涂 1%龙胆紫。

(8)口内有溃疡或口腔癌症剧疼者,用 1%普鲁卡因漱洗,可减轻疼痛。

(9)口唇干裂者,局部涂石腊油或稀甘油。

(10)口臭者,用芳香含漱剂漱洗。

(11)唾液外溢者,枕头垫布巾,使患者的头偏向一侧,必要时用吸引器将多余的唾液吸出,口外皮肤涂氧化锌等皮肤保护剂。

(12)症状较轻患者的口腔清洁,可给患者发漱口液,说明用法,在饭后漱口,并督促检查。

(二)器械的传递和交换

1.器械传递

器械传递过程中,护士必须用手指将器械柄握紧在手中;具有正确的器械握持方法,并且在舒适与平衡的工作位置时,能不改变手指而再次握住器械,或者交换器械。器械传递过程中的基本原则如下。

(1)左手上臂轻贴身体,肘部平行,左手置于患者口腔附近。右手可使用吸引器等。

(2)传递位置为患者颏下与上胸之间。最简单而基本的器械传递程序是直接递送或放置。

2.器械的交换

任何平稳与准确的器械传递和交换必须具备 4 个前提。

(1)医师依据治疗需要决定器械操作程序,护士必须提前了解医师每步治疗所需器械。

（2）医师将器械离开患者口腔 2 cm 左右，这是结束使用该器械的信号，护士应及时准备传递下一步治疗所需器械。

（3）护士左手拇指、食指、中指起"传递"作用递送器械，无名指、小指起"拿取"作用，接过已使用器械。

（4）器械的交换应平行进行。

3.注射器的交换

注射器有玻璃、塑料或不锈钢质，适用于口腔各科室。

（1）护士左手拇指、食指和中指握住注射器中部，右手拇指、食指和中指夹住注射器针的塑料套管。

（2）医师握住注射器后，护士左手仍握住注射器，拇指、食指和中指拔出注射器针的塑料套管。

（3）医师接过注射器，护士松开握注射器的左手，医师即可立即进行操作。

（4）医师使用完毕，护士左手应立即接过注射器，右手仍将针套管套住针尖，以免交叉感染。

（三）牙钳握持法

1.分开牙钳-步骤1

用右手握钳，将钳柄置于掌心，食指和中指把握一侧钳柄，另一钳柄置于掌心，拇指按于钳关节上，无名指和小指伸入二钳柄之间，分开钳柄。

2.紧握钳柄-步骤2

在钳住牙冠后，钳柄置于掌心，无名指和小指退出二钳柄之间，与食指和中指同握一侧钳柄，另一钳柄置于掌心，拇指仍按于钳关节上，即可握紧钳柄。

（四）消毒巾铺置法

1.包头法

（1）护士准备 2～3 块已消毒的布巾。

（2）患者自己或由护士协助抬起头，将两块消毒巾重叠置于患者头部下方手术台上。

（3）将患者头放下，将最上层消毒巾根据手术要求，自两侧耳前或耳后包向头前中间。

（4）将头和面上部包于消毒巾内（除眼和额部手术外，眼也应包于布巾内），用布巾钳固定。

2.手术野铺巾法

（1）孔巾手术野铺巾法：用孔巾将其头面部遮盖住，仅孔口显露手术区，然后用布巾钳固定。

适应证：门诊小手术。

（2）三角形手术野铺巾法：用三块消毒巾呈三角形遮盖手术区周围，以布巾钳固定。

适应证：口腔、鼻、唇颊手术。

（3）四角形手术野铺巾法：用四块消毒巾呈四边形遮盖手术区周围，以布巾钳固定。

适应证：腮腺区、颌下区、颏部手术。

（4）大单铺置法：在手术野铺巾后，再用大消毒孔巾或大消毒单遮盖全身，大单孔正对手术区。

（五）绷带基本包扎技术

绷带包扎是术后及换药过程中经常应用的一种敷料包扎技术。借助绷带以固定内层敷料,起到压迫死腔,保护创缘,制动颌骨的作用。

1.环行包扎

绷带单纯做环行围绕需要包扎的部位,每圈绷带互相重叠。

2.螺旋形包扎

绷带先做环行包扎,并固定,然后将绷带依原方向继续环绕,绷带圈间平行且后圈盖住前一圈的 1/2 或 1/3 宽度。

3.反折包扎

为了使绷带与包扎部位贴合,做环行或螺旋形包扎时,每圈均进行反折。

(六)口腔局部麻醉术的护理

1.常用局部麻醉方法

口腔科临床上常用的局部麻醉方法有表面麻醉、浸润麻醉和阻滞麻醉。表面麻醉是将麻醉剂与黏膜或皮肤直接接触而使末梢神经麻痹,以达到痛觉消失的麻醉效果,常用药物为 $1\%\sim2\%$ 丁卡因。本法适用于表浅的黏膜下脓肿切开引流,以及松动的乳牙与恒牙的拔除。浸润麻醉是将局麻药液注入组织内,以麻醉神经末梢产生麻醉效果。阻滞麻醉是将麻醉药物注射到神经干或主要分支周围以阻断神经末梢传入的刺激,使该神经分布区产生麻醉效果。该法麻醉区域广泛,麻醉效果安全,麻醉作用深,维持时间长。这里介绍两种临床常见阻滞麻醉。

(1)上牙槽后神经阻滞麻醉:上牙槽后神经阻滞麻醉是将麻醉药物注射于上颌结节后外方,以麻醉上牙槽后神经,又称上颌结节注射法。上牙槽后神经阻滞麻醉有口内注射法和口外注射法两种,临床上常用口内注射法。口内注射法的进针点为上颌第二磨牙远中颊侧根的前庭沟处。

(2)下牙槽神经阻滞麻醉:下牙槽神经阻滞麻醉是将麻醉药物注射到下颌孔的上方,下颌神经沟附近,麻醉下牙槽神经,又称下颌孔注射法。下牙槽神经阻滞麻醉有口内注射法和口外注射法两种,临床上常用口内注射法。口内注射法的进针点为翼下颌皱襞中点外侧 $3\sim4$ mm 处,或翼下颌皱襞外侧的颊脂垫尖处。

2.局部麻醉药物

口腔外科临床上常用的局麻药物有普鲁卡因、利多卡因、丁卡因、阿替卡因(碧兰麻)等。利多卡因又称赛洛卡因,其盐酸盐溶液性质稳定,可以反复高压消毒灭菌。利多卡因的局麻作用较普鲁卡因作用快,效力强,持续时间长,通透性强,弥散广,故也可用作表面麻醉、浸润麻醉和阻滞麻醉。利多卡因的用量小、较安全,故 2% 利多卡因溶液是口腔门诊常用的局麻药物。所有局麻药物都能通过对交感神经节的节后神经纤维的阻滞,使血管扩张,致吸收加快。为了使局麻药物吸收减慢,增强镇痛效果,延长麻醉时间,降低毒性反应,减少术区出血,使术野清晰,通常在局麻药物中加入收缩血管的药物。目前,肾上腺素仍是口腔局麻药物中应用最普遍的血管收缩剂,临床上在 2% 利多卡因溶液 $3\sim5$ mL 中加入 0.1% 肾上腺素溶液 1 mL,即为 $1:500\ 000$ 或 $1:250\ 000$。

3.护理步骤

(1)手术前首先应了解患者的身体情况,如有无心脏病、高血压、麻药过敏史等;还应了解患者的休息情况、有无进食,以防注射麻药后发生异常情况。必要时做过敏试验。

(2)根据医嘱选择准备麻药。

（3）注射麻药后应密切观察患者的反应,询问有何不适感,有无心慌、胸闷、头昏等。注意有无面色苍白、出冷汗、脉搏增快等现象发生。如有异常情况,应立即采取措施。

（4）患者一旦发生反应,可立即将治疗椅放平,解开领扣,立即给兴奋剂,用蘸芳香亚醋或氨水药液的棉球置于鼻前吸入,密切注意血压、脉搏的变化。

（5）安慰患者,使其解除恐惧心理;注意保暖;对未进食的患者可给葡萄糖粉温开水冲服。待其症状缓解后继续进行治疗。

（6）对于注射麻药后出现过敏或休克症状的患者,应遵照医嘱并协助医师进行急救。

4.常见局部麻醉的并发症及防治

（1）昏厥:昏厥是由于一时性的中枢缺血所致短暂的意识丧失过程,可由精神紧张、恐惧、饥饿、疲劳、疼痛、全身健康情况较差及体位不良等因素引起。发作时患者可感觉头晕、胸闷、恶心等症状,严重者面色苍白、出冷汗、四肢厥冷、呼吸短促,进一步出现血压下降、呼吸困难和短暂意识丧失。因此,在术前应做好检查,缓解患者紧张情绪。对体质较弱者,可暂缓手术。一旦出现昏厥,应立即停止注射,放平座椅,松解衣领,通畅呼吸,还可用乙醇溶液或者稀氨水溶液刺激呼吸。对严重者,可以刺激人中、吸氧和注射高渗葡萄糖。

（2）过敏反应:过敏反应突出地表现在酯类局麻药,但并不多见,可分延迟反应和即刻反应。延迟反应常是血管神经性水肿,偶见荨麻疹、药疹、哮喘和过敏性紫癜;即刻反应是用极少量药后,立即发生极严重的类似中毒的症状,突然惊厥、昏迷,甚至呼吸、心搏骤停而死亡。过敏反应在同类局麻药中有交叉现象,例如对普鲁卡因过敏者,丁卡因也不能使用。防治原则:术前详细询问有无酯类局麻药如普鲁卡因过敏史,对酯类局麻药过敏及过敏体质的患者,均改用酰胺类药物,如利多卡因,并预先做皮内过敏试验。对轻症的过敏反应,可给脱敏药物,如钙剂、异丙嗪、糖皮质激素肌内注射或静脉滴注。严重过敏反应应立即注射肾上腺素,给氧;出现抽搐或惊厥时,应迅速静脉滴注地西泮或者分次肌内注射硫喷妥钠;若呼吸心跳停止,则按心肺复苏方法迅速抢救。

（3）中毒反应:中毒反应是指单位时间内血液中麻醉剂的浓度超过了机体的耐受力,引起了各种程度的毒性反应。决定中毒反应的因素:①总药量/单位时间药量;②浓度;③注射速度;④药物是否快速进入血液。因此,术前必须了解药物的毒性和一次的最大剂量。注射前要回抽无血,方可注射。注射时要慢。对年老体弱和体质较差的患者,适当控制剂量。

（4）感染:感染是由于注射针被污染,注射部位消毒不严格或者注射针穿过感染区域等引起。临床症状可出现红、肿、热、痛,甚至张口受限、呼吸困难等全身症状。因此,对于注射器及术区都应严格消毒。

（5）注射针折断:注射针折断临床上较少见,主要由于注射针质量较差以及医师用力不当造成。因此,注射前应仔细检查注射针质量,术前向患者做好解释,争取患者配合,操作要规范。如发生折断,不要慌张,可夹住针头外露部分将其拔出。表面看不见,可摄 X 线片定位取针。

（6）血肿:血肿系注射针尖刺破血管所致,多发生于上颌结节和眶下孔注射。当发生刺破血管时,在深部可出现局部迅速肿胀,浅部者可出现黏膜和皮肤颜色的改变。必须检查注射针,不可有倒钩。注射方法正确。

（七）换药

在治疗创伤或各种原因所致的伤口感染时,除全身用药、控制感染等外,还需要局部清理、用药、更换敷料,促进伤口愈合。

1.准备

治疗盘1个,镊子2把,口镜1个(必要时用)、消毒用品1套。

2.步骤

(1)洗手,戴口罩,先换非污染伤口,后换污染伤口。

(2)轻轻地揭去敷料,由内向外消毒皮肤,污染伤口由外向内消毒。

(3)盐水棉球沾去伤口脓液。

(4)视伤口深度,置入合适的引流条,而后覆盖纱布固定。

3.注意事项

(1)交待下次换药时间。

(2)在换药中要仔细观察伤口,是否有坏死组织和异物,肉芽组织是否健康,引流是否通畅,肿胀是否减轻,分泌物是否减少等,并及时记录。

(八)拆线

1.准备

①器械治疗盘1个,镊子2把,线剪1把,口镜(口内有伤口时用)。②消毒用品1套。

2.方法

①消毒,口内伤口应隔离口水。②左手用镊子夹住线头,并拉出少许,右手持剪刀紧靠皮肤剪断缝线,从对侧抽出缝线。

3.注意事项

①注意观察伤口愈合情况,如果愈合欠佳,可间断拆线,并请医师复查,及时记录。②防止线头遗留。

(孟效伶)

第八节　唇腭裂

唇腭裂是最常见的先天性口腔颌面部发育畸形,平均每出生700名婴儿中就有1名患唇腭裂。唇腭裂不仅严重影响面部美观,还因口、鼻腔相通,直接影响发育,经常导致上呼吸道感染,并发中耳炎。小孩因吮吸困难导致明显营养不良,在儿童和家长的心理上造成严重的创伤。新生儿唇腭裂的患病率为1:1 000,最近我国唇腭裂的患病率有上升趋势。据统计,唇腭裂患者男女比例为1.5:1,男性多于女性。

一、病因及发病机制

唇腭裂的病因是胚胎时期发育畸形。引起胚突发育和融合障碍的确切原因和发病机制,目前尚未完全明了,可能为多种因素的影响而非单一因素所致。根据大量的研究结果表明,可能的因素如下。

1.遗传因素

部分患儿直系或旁系亲属中有类似畸形发生。约有20%唇腭裂患儿可查询出有遗传史。

2.感染和损伤

妊娠初期(2个月左右)的母亲感染过病毒,如流感、风疹或受过某种损伤可能成为唇腭裂的致病原因。

3.妊娠期间服用某些药物

如镇静药、抗癫痫药及激素类药等。

4.物理因素

妊娠期间母体接受过大剂量X线照射。

5.营养因素

妊娠期间维生素的缺乏。

6.内分泌影响

妊娠期间因生理性、精神性及损伤性等因素,可使体内肾上腺皮质激素分泌增加,从而诱发先天畸形。

7.烟酒因素

流行病学调查资料表明,妊娠早期大量吸烟(包括被动吸烟)及酗酒,其子女唇腭裂的发生率比无烟酒嗜好的女性要高。

二、临床表现

1.腭部解剖形态的异常

软硬腭完全或部分由后向前裂开,使腭垂一分为二,完全性腭裂患者可见牙槽突有不同程度的断裂和畸形。

2.吸吮功能障碍

由于患儿腭部裂开,使口、鼻相通,口腔内不能产生负压,因此患儿无力吸吮母乳,或乳汁从鼻孔溢出。

3.腭裂语音

这是患者所具有的一个明显的临床特点。发元音时,不响亮并带有浓重的鼻音(过度鼻音);发辅音时,不清晰而且软弱(鼻漏气)。

4.口鼻腔自洁环境的改变

由于腭裂使口鼻腔直接相通,鼻内分泌物可流入口腔,容易造成口腔卫生不良,进食时食物往往逆流到鼻腔和鼻咽腔,既不卫生,又易引起局部感染。

5.其他

牙列错乱、听力减退、颌骨发育障碍等。

三、治疗原则

以手术治疗为主,还需要采取非手术治疗,如正畸治疗、缺牙修复以及心理治疗。

1.进行唇腭裂早期治疗的宣传

向各级医院发放宣传资料,使患儿出生后家长就能了解到有关该病的基本知识,治疗步骤及治疗效果等。

2.手术治疗

一般认为,进行单侧唇裂整复术最合适的年龄为3~6月龄,体重达6~7 kg以上。双侧唇裂整复术宜在6~12月龄时进行,同时应结合患儿的身体情况及病情程度。施行腭裂手术的年龄,目前普遍认为,2～6 岁最适宜。

3.非手术治疗方法

(1)新生儿的正畸治疗:尽早佩戴腭托矫正器以阻塞裂隙,便于患儿饮食及促进语音发育等。

(2)乳牙期及替牙期正畸治疗:在换牙前,即 4～5 岁可行反颌矫治;恒牙萌出后,行牙列矫治等。

(3)齿槽突植骨术:一般在 9 岁左右进行。

(4)外科正颌治疗常在患者 16 岁左右进行。

4.唇腭裂的二期修复

(1)唇腭裂术后畸形及腭瘘可在学龄前进行修复。

(2)鼻畸形多在齿槽突植骨或正颌手术后进行。

(3)腭咽闭合不全的矫治可在腭裂术后 1 年或学龄前进行。

四、唇裂患儿的护理

1.护理评估

(1)健康史,评估患儿的全身情况及家族史,询问有无药物过敏史及手术史。

(2)身体状况:患儿因唇部缺隙,吸吮及进食均有一定困难,患儿的生长发育受到影响,可出现营养和发育不良。入院后评估患儿全身情况,如体重、营养、心肺功能、肝肾功能、血细胞分析、血型、血凝、X 线胸片以及患儿有无上呼吸道感染。

(3)社会及心理因素:患儿一出生就面临着喂养及手术治疗等问题的困扰。患儿父母常将患儿封闭起来,不与人接触,怕受到歧视,患儿父母也受到极大的心理创伤。

2.护理诊断

(1)有窒息的危险:与全麻术后呕吐、误吸或喂养方式不当有关。

(2)有感染的危险:与唇部伤口不清洁,未及时清除鼻涕、血痂或食物残渣等。

(3)知识缺乏:患儿父母对疾病相关知识不了解及缺乏正确的喂养知识。

3.护理目标

①患儿术后不发生窒息,其父母能正确照顾和喂养患儿。②及时清除鼻涕、血痂或食物残渣等,防止伤口感染。③患儿父母对疾病相关知识有所了解。

4.护理措施

(1)术前护理:患儿用奶瓶者,入院后应立即改用汤匙喂食。注意观察面部皮肤有无感染灶,皮肤、黏膜有无湿疹、溃烂等异常情况,发现异常,及时处理。术前 2 d 开始用 0.25% 氯霉素液滴鼻,每日 3 次。术前用肥皂水清洗唇、面部及鼻孔,成年人应剪鼻毛。药物皮试。遵医嘱做普鲁卡因、青霉素皮试,有过敏者应报告医师,停或改用药。术前 6～8 h 禁食,夏季术前 4 h 可饮少量糖水。准备合适的唇弓。术前遵医嘱给麻醉前用药,剂量要准确。

(2)术后护理:唇裂手术结束后,在患儿未离开手术室前,要检查呼吸道是否通畅;伤口,尤其是口内松弛切口是否还有继续出血的情形。如有面色苍白、脉搏微弱、体冷、出汗等休克前驱症状,应采取应急措施,如给氧、输血等。只有在已经清醒且无危险症状时,才可送返病室或麻醉恢复室。回病室或麻醉恢复室后,宜使患儿屈膝侧卧,头偏向一侧,以便口内分泌物容易流出。病室应温暖,以免术后发生感冒。如感冒流涕,可致伤口糜烂、甚至裂开。

3 岁以下患儿清醒后,应在其肘关节周围缚上预制的夹板绷带,限制肘关节弯曲,以免用手搔抓唇部伤口。保持唇弓固定,防移位、脱落。患儿清醒后 4 h,可给予少量葡萄糖水,若无呕吐,可开始喂乳。应用滴管或小汤匙喂饲。唇部伤口,使其暴露,不要用药物或油膏涂抹。如有流涕、血痂或食物附着时,可用 3%过氧化氢或硼酸水和 75%乙醇等量的混合液轻轻擦拭。术后应给予适量的抗菌药物,预防感染。如伤口愈合良好,可在术后 5～7 d 拆去缝线。如个别线头周围有感染现象,应及早拆除,以减少发生缝线瘢痕。如伤口张力较大者,可以先间断拆除缝线,次日再拆除剩余部分。唇红部及口腔内的缝线可较晚拆除,或任其自行脱落。如使用唇弓,至少应于术后 10 d 才能去除。术后或拆线后,应嘱患儿家属严忌碰撞唇部,以免导致伤口裂开。用复方硼砂液洗漱口腔。进流质饮食 1 周。一般婴幼儿患儿术后 3 个月后应复诊,如发现唇部或鼻部的修复仍有缺陷,应考虑在 12 岁以后施行二期修复手术。如近期随诊无问题,应于 15～18 岁时,做远期随诊一次。

5.健康指导

(1)教会患儿父母清洁唇部伤口方法。

(2)防止患儿跌跤及碰撞伤口,以免伤口裂开。

(3)遵医嘱复诊,不适随时就诊。

(4)如唇部及鼻部修复仍有缺陷,适当时候可行二期修复。

(5)术后 2 周内需进流食,仍用汤匙或唇腭裂专用奶瓶喂饲。术后 1 个月即可用普通奶瓶。

五、腭裂患儿的护理

1.护理评估

(1)健康史:询问患者有无其他全身疾病、药物过敏史、手术史等。

(2)身体状况:腭裂患儿由于腭部裂开,口鼻腔相通,造成吸吮、进食、语言等功能障碍,影响生长发育。入院后评估患儿全身情况,如体重、营养、心肺功能、肝肾功能、血细胞分析、血型、血凝、胸部 X 线片。患儿有无上呼吸道感染,对患儿进行语音评价、腭咽闭合功能(鼻咽纤维镜检查)、听力的检查等。

(3)心理社会因素:腭裂患儿除具有唇裂患儿相同的社会心理问题外,由于腭裂语音使患儿语言障碍更为突出,部分患儿可能产生终生的心理障碍,使其本人及家属的生活质量受到严重影响。患儿及其家属对手术效果表示担忧或期望值过高。

2.护理诊断

(1)焦虑:与患儿、家属对疾病预后、手术效果担心有关。

(2)有窒息的危险:与全麻术后呕吐、误吸或喂养方式不当有关。

(3)语言沟通障碍:与腭裂导致说话不清有关。

(4)营养失调:与进食困难有关。

3.护理目标

(1)患儿父母了解疾病消除焦虑感及喂养的知识。

(2)防止患儿发生窒息。

(3)语言功能得到改善。

(4)进食困难得到改善。

4.护理措施

(1)术前护理:术前 1 周制作腭护板,并试戴视其是否合适,以备术后使用,保护伤口。术前 3 d 开始用 1:5 000 呋喃西林液漱口,每日 3 次,防止伤口感染。术前 3 d 开始用呋喃西林麻黄碱液滴鼻每日 3 次。其他按手术前常规护理。

(2)术后护理:全麻未醒者,按全麻术后常规护理。腭裂手术后,须待患儿完全清醒,方可拔除气管内插管。回到病室或麻醉复苏室后,宜使患儿屈膝、侧卧、头低并转向一侧,以便口内血液和涎液流出。小儿肌肉力量弱,在昏睡时可以发生舌后坠妨碍呼吸,甚至引起窒息,所以必须保持呼吸道通畅,随时吸出口、鼻腔血性渗出物和呕吐物。注意伤口及鼻腔渗血,保持腭护板固位,防止松脱。患儿完全清醒后 4 h,可喂以少量糖水。术后 2～3 周应予流质饮食,以后改为半流质,1 个月以后可进普食。防止喉头水肿发生,根据医嘱静脉滴注地塞米松,行超声雾化吸入每日 2 次。

遵医嘱应用抗生素、止血药物,并应持续至体温正常或去除敷料。用 0.25% 氯麻合剂或呋麻合剂滴鼻每日 3 次,手术当日鼻腔渗血多时,可增加滴鼻次数。室内必须温暖,以免受凉。术后应保持患儿安静,防止哭闹、感冒咳嗽,以免增加腭部伤口张力。两侧松弛切口内所填塞的碘仿纱条可于 7～12 d 抽除;如无出血,可不再继续填塞。腭部所有的创面,很快为肉芽和上皮组织所覆盖。腭部口腔缝线,于术后 2 周拆除。如线头有感染者,可提前拆除。术后1 个月开始进行语音训练,指导家长训练方法。

5.健康指导

(1)术后 2～3 周流食,逐渐过渡到半流食,4 周后可进普食。

(2)遵医嘱复诊,不适随时就诊。

(3)向患儿及其家属说明,尚需进行语音训练,使患儿的发音得到逐步完善。

(4)术后 3 个月建议患儿吹口琴、吹气球等加强腭咽闭合功能。

六、语音训练

腭裂整复术后,只是给正确发音准备了必要的解剖结构条件,但真正能发出正确的语音,一般还要进行语音训练。训练的第一步是增强腭咽闭合的功能,其次是增强节制呼气的功能,然后才练习发音。

1.增强腭咽闭合功能的训练

①按摩软腭;②练习发“啊”音,或打呵欠;③练习增加口腔内的气压。

2.增强节制呼气功能训练

可练习吹奏乐器,如口琴、喇叭、笛子等。

3.练习发音

先练习发单音,先元音、后辅音。在已能正确发出单音的基础上,开始做单字的拼音练习。应使患儿逐渐熟练准确拼音的方法。只有正确掌握拼音方法后,才可能进一步练习谈话。

4.练习语句和谈话

患儿掌握了单字的拼音以后,可开始练习简单的语句和谈话。可先由练习唱歌、朗诵、读报等做起,然后练习谈话。腭裂患儿的语音训练,应在医师及语言学家指导下进行。

(孟效伶)

第九节　牙拔除术

牙拔除术是口腔颌面外科最基本、应用最广泛的手术,是治疗某些牙病和由其引起的局部或全身一些疾病的手段。牙拔除术与其他外科手术一样,能造成局部组织不同程度的损伤,如疼痛、出血、肿胀等反应,甚至引发全身反应。

一、护理评估

(一)适应证

(1)龋病严重,不能治疗者。

(2)牙周病导致牙齿松动明显且影响咀嚼功能者。

(3)外伤导致牙齿劈裂或折断至牙颈部以下,或根折不能治疗及修复者。

(4)阻生牙反复引起冠周炎或颌面部间隙感染及造成邻牙龋坏者。

(5)错位牙及多生牙引起食物嵌塞、造成龋坏者,以及影响正常咬合、妨碍咀嚼功能、影响美观者,应根据正畸治疗的需要确定是否拔牙。

(二)临床表现

患者主要表现为疼痛、牙齿松动。检查可见需要拔除的牙齿主要是各种残根、残冠、阻生牙、多生牙、错位牙等。重点提示如下。牙拔除术是择期手术,应综合考虑患者的身体情况,患有下列疾病时应暂缓拔牙:严重的心脏病、高血压病、糖尿病、严重的肝病、肾脏疾病、严重的甲状腺功能亢进症、急慢性白血病、血小板减少性紫癜、血友病、恶性贫血、口腔恶性肿瘤等疾病。饥饿、疲劳过度、紧张恐惧、妇女月经期宜暂缓拔牙。

(三)心理-社会状况

患者因牙疼痛而感到痛苦,因惧怕手术而产生恐惧心理,因担心术后牙齿缺失影响功能和美观而出现心理负担。

二、护理诊断及医护合作性问题

1.疼痛

疼痛与牙拔除术及牙周感染有关。

2.语言沟通障碍

语言沟通障碍与疼痛及张口受限有关。

3.知识缺乏

缺乏牙病早期诊断及治疗的相关知识。

4.潜在并发症

术后出血、感染等。

三、护理措施

1.一般护理

嘱患者避免空腹及月经期拔牙。讲解手术过程,使患者消除顾虑,增强对治疗的信心。

2.治疗配合

(1)术前准备:①遵医嘱协助患者完成术前的一些常规检查,如血常规、血糖等。必要时做药物过敏试验。②看病历,问病史,核对牙位,交代术中注意事项。③做好口腔卫生,用1∶5 000呋喃西林或0.05％氯己定溶液漱口。用1％碘酊消毒麻醉注射区及口内手术区。④选择合适的拔牙器械,准备好敷料及其他辅助用品。

(2)术中配合:①再次核对要拔的牙齿,配合医师保持手术视野清晰。②准确无误地传递医师所需的器械。复杂牙劈冠时,应协助医师用一手托住患者下颌骨,必要时做好缝合准备。缝合时,协助医师牵拉患者患侧口角、止血和剪线。

(3)术后护理:①牙拔除术后观察患者约30 min,若无不适方可离院。②注意术区出血情况,嘱患者咬住纱布卷30 min后自行取出。若出血较多时可适当延长至1 h。③注意保持口腔卫生,拔牙术后不要用舌舔吸伤口或反复吐唾液、吮吸。④阻生牙或损伤大的手术后24～48 h,患侧面部可放置冰袋或做冷敷,以减少组织水肿反应。⑤遵医嘱术后用抗生素、镇痛药。⑥凡伤口缝合者,术后5～7 d拆线。

3.健康指导

①拔牙当日不要漱口,不能刷牙,以防损伤血凝块,引起出血。②手术当日饮食宜温、软或流质,不饮酒,不用患侧咀嚼食物。③术后24 h唾液带有血丝是正常现象。④术后1～2 d可有伤口轻微疼痛或不适感,如有剧痛或伤口大量鲜血或血块流出,应及时复诊检查。

(孟效伶)

第十节　口腔颌面部损伤

一、损伤的特点与急救

口腔颌面部是人体暴露的部分,极易受到损伤。

(一)口腔颌面部损伤的特点

1.易并发颅脑损伤

颜面骨骼与颅骨毗邻,尤其是上颌骨与颅底紧密连接,上颌骨或面中1/3部损伤时常同时并发颅脑损伤,包括脑震荡、脑挫伤、颅内血肿和颅底骨折。护理患者时需要特别注意以上问题。

2.易发生窒息

口腔颌面部在呼吸道上端,外伤后可因软组织移位、水肿、舌后坠、血凝块和分泌物的堵塞而影响呼吸或发生窒息。

3.易出血

由于口腔颌面部血运丰富,损伤后一般出血较多,而且颌面部皮下组织疏松,筋膜间隙多,伤后易形成组织内血肿,易继发感染或纤维化形成瘢痕;但因口腔颌面部血运丰富,组织的愈合能力和抗感染能力均较强,创口易于愈合。

4.易感染

口腔颌面部腔窦多,如口腔、鼻腔、上颌窦等,在这些腔窦内存在大量的病原菌。外伤后创口易与腔窦相通,由于异物的污染与存留,则易发生感染。

5. 易致功能障碍和颜面部畸形

颌面骨折或颞下颌关节损伤均可影响咀嚼功能，而且口腔颌面部也是呼吸道及消化道的入口，对呼吸、咀嚼、吞咽、语言及表情等方面有重要生理功能。损伤后引起的组织移位、缺损或面神经损伤，都可造成颜面畸形和功能障碍，给患者的生活和精神上带来极大痛苦。

(二)颌面外伤的急救处理

因血肿、水肿、组织移位、舌后坠和分泌物堵塞可导致呼吸不通畅，甚至引起窒息。同时，骨折移位时可引起咬合功能紊乱，破坏咀嚼功能；严重时可存在颅脑损伤。因此必须及时采取抢救措施，防止并发症的发生。

口腔颌面部损伤的患者可能出现危及生命的并发症，如窒息、出血、休克及颅脑损伤等，应及时抢救。

1. 窒息急救

防治窒息的关键在于及早发现及处理，把急救工作做在窒息发生之前。如出现呼吸困难，更应分秒必争。外伤性窒息的原因，大致分为两种：一为阻塞性窒息；一为吸入性窒息。阻塞性窒息可因异物、血凝块、移位的组织瓣，以及下颌骨颏部双侧骨折及粉碎性骨折造成舌后坠或上颌骨骨折、软腭下后坠阻塞咽腔而发生窒息；也可因鼻腔及口咽组织肿胀导致呼吸道阻塞而引起窒息。

吸入性窒息多因患者昏迷，血液、分泌物、呕吐物等被吸入气管而引起窒息。窒息的前期症状有烦躁不安、出汗、口唇发绀、鼻翼扇动和呼吸困难，严重时出现"三凹"体征，随之发生脉弱、脉数、血压下降及瞳孔散大等危象，以至死亡。急救措施如下。

(1)解除阻塞：用手指或器械伸入口腔咽喉部，迅速取出阻塞物。用口吸橡皮管或用吸引器吸出分泌物、血液、血凝块等。如有舌后坠时，先托双侧下颌角向前上方，立即用穿好粗丝线的大弯针在舌尖部约 2 cm 处贯穿舌体，将舌拉出口外，缝线固定于外衣扣上或颈部绷带上。无缝合针线时，可用大别针如上法操作。上颌骨水平骨折，软腭向下后坠落压于舌背时，在清除异物后，用筷子或压舌板、铅笔横放于双侧前磨牙部位，将上颌骨向上提吊，并将两侧固定于头部绷带上。

(2)改变患者体位：先解开颈部衣扣，并使患者的头部偏向一侧或采取俯卧位，便于唾液及分泌物自然流出。采用俯卧位时，需垫高患者的前额。

(3)放入通气管：对因肿胀压迫呼吸道的患者可经口鼻插入通气管，以解除窒息。对下颌体前部粉碎性骨折或双侧骨折的患者，需运送时，即使神志清醒，亦应放通气管。

(4)环甲膜穿刺或气管切开：以上方法都不能使呼吸维持畅通时，应迅速用粗针头，由环甲膜刺入气管内，或行紧急环甲膜切开术，暂时解除窒息。随后，再改行常规气管切开术。

2. 出血的急救

口腔颌面部损伤后出血较多。如伤及较大血管，处理不及时，可导致死亡。应根据损伤部位、出血的来源和程度(动脉、静脉或毛细血管)及现场条件采用相应的止血方法。方法有压迫止血、结扎止血和药物止血。

3. 休克的急救

口腔颌面部严重的复合伤，可引起出血性休克，要注意休克早期的全身变化。休克的处理原则为安静、镇痛、止血和输液，可用药物协助恢复和维持血压。对失血性休克，则以补充血容量为根本措施。

4.合并颅脑损伤的急救

由于口腔颌面部与颅脑邻近,颌面部伤员伴发颅脑损伤比例较大,须加以注意。凡有颅脑损伤的患者,应卧床休息,严密观察神志、脉搏、呼吸、血压及瞳孔的变化,减少搬动,暂停不急需的检查或手术。如鼻或外耳道有脑脊液外流时,禁止作耳、鼻内填塞与冲洗,以免引起感染。对烦躁不安的患者,可给予适量镇静剂,但禁用吗啡,以免抑制呼吸,影响瞳孔变化及引起呕吐,增加颅内压。如有颅内压增高现象,应控制入水量,并静脉推注或滴注20％甘露醇200 mL 或静脉注射50％葡萄糖40～60 mL,每天3～4 次,以减轻脑水肿,降低颅内压。地塞米松对控制脑水肿亦有良效。如病情恶化,颅内有血肿形成,应及时请有关专科会诊处理。

5.预防与控制感染

口腔颌面部损伤的创面,常被细菌和尘土等污染,甚至异物嵌入组织内,因此感染对患者的危害性,有时比原发损伤更为严重。所以,预防和控制感染,也是急救治疗中的重要问题。在有条件时,应尽早进行清创缝合术,如没有条件,应早期包扎创口,防止外界细菌继续侵入。为了预防破伤风,伤后应及时注射破伤风抗毒素,及早使用广谱抗生素。

6.包扎和运送

(1)包扎:包扎是急救过程中不可缺少的治疗措施,起到压迫止血,暂时固定骨折,保护并缩小创面,减少污染或唾液外流等。常用的包扎方法有:①四尾带包扎法:将绷带撕剪成四尾形,颏部以棉垫,将左右后两尾结在头顶前,左右前两尾结在枕骨下,然后再将二尾末端结扎。②"十字"绷带包扎法:用绷带先围绕额枕部缠绕2～3 圈后,自一侧反折,由耳前区下绕过额部至对侧,再由耳前区向上越过顶部呈环形包绕,如此反复数次,末端用胶布固定;或在围绕额枕部2～3 圈后将绷带穿越绕头绷带而不用反折亦可达到同样效果。

(2)运送:运送伤员时应保持呼吸道通畅。昏迷患者可采用俯卧位,颈部垫高,使鼻腔悬空,有利于唾液外流和防止舌后坠。一般伤员可采取侧卧位或头侧向位,避免血凝块及分泌物堆积在口咽部。

在运送途中,应随时观察伤情变化,防止窒息或休克发生。搬动疑有颈椎损伤的伤员,应2～4 人同时搬运,有一人稳定头部并加以牵引,其他人则以协调的力量将伤患者平直抬到担架上,颈下应放置小枕,头部两侧用小枕固定,防止头的摆动。

二、损伤的分类与护理

(一)损伤的分类

口腔颌面部损伤的类型很多,临床上以软组织损伤、牙及牙槽骨损伤及颌骨骨折为常见。

1.口腔软组织损伤

口腔颌面软组织损伤分为闭合性损伤与开放性损伤。前者常见有挫伤和血肿,表现为疼痛、肿胀、皮肤变色与皮下瘀血等。后者常见有擦伤、割伤、刺伤、撕裂伤、咬伤、火器伤等。损伤部位有不同程度的肿胀、伤口出血、疼痛,甚至有咀嚼功能障碍等。

2.牙及牙槽骨损伤

牙及牙槽骨损伤,多发生在前牙区,常因碰撞、打击、跌倒或咀嚼硬物而引起。轻则牙体松动,重则发生牙脱位、牙折断,以至伴发牙槽骨折。主要表现为一个或多个牙齿松动或脱位、牙折。有牙槽骨骨折时可见附近的软组织及牙龈撕裂、出血与局部肿胀。牙错位造成咬合关系紊乱。

3.颌骨骨折

颌骨骨折包括上颌骨骨折、下颌骨骨折及上下颌骨联合骨折等。由于下颌骨位于面部最突出的部分,因而下颌骨骨折远较上颌骨骨折为常见。下颌骨骨折,骨折线易发生在解剖结构较薄弱的部位,如颏孔、下颌角、髁状突等部位。由于下颌骨周围有强大的开、闭口肌肉附着,因此骨折时,一般均有错位,牙合关系紊乱等。其主要表现为局部疼痛、肿胀、出血和局部压痛,骨折片移位有咬合紊乱以及相应的症状。

(二)护理

1.护理评估

(1)症状:不论什么损伤类型,都会有不同程度的肿胀、伤口出血、疼痛和咀嚼功能障碍等症状。

(2)社会及心理因素:颌面间损伤多因突如其来的外伤、暴力或交通事故所致,常给患者及家属带来重大打击。受伤后常有不同程度的面部畸形,加重了患者的心理负担,患者会有不同程度的恐惧与焦虑情绪。

(3)辅助检查:X线片显示骨折部位及骨折片移位情况。

2.护理诊断

(1)疼痛:与外伤导致皮肤黏膜破损、骨折有关。

(2)口腔黏膜改变:与损伤、下颌制动致口腔护理障碍有关。

(3)吞咽困难:与疼痛、咬合错乱、咀嚼功能障碍、下颌制动有关。

(4)恐惧:与突发的伤害及手术有关。

(5)潜在并发症:出血、感染、窒息等。与下列因素有关:①伤口出血,手术创伤;②伤口暴露、污染;③局部肿胀,口内凝血块未及时清除等。

(6)营养失调:低于机体需要量,与张口受限、咀嚼及吞咽困难有关。

3.护理目标

(1)患者疼痛减轻或消失。

(2)患者恢复正常的咬合关系和咀嚼功能。

(3)患者接受现实,恐惧、悲观情绪减轻。

(4)患者不发生并发症,顺利康复出院。

4.护理措施

(1)一般护理

1)观察生命体征:测量体温、脉搏、呼吸、血压,观察神志及瞳孔的变化。

2)遵医嘱做皮试:如青霉素、链霉素、破伤风抗毒素等皮肤试验,及时注射破伤风抗毒素。

3)根据伤情准备急救用品:如氧气筒、吸引器、气管切开包、急救药品、输液架等。

4)按医嘱要求及时输血、输液,全身应用抗生素。保持患者呼吸道通畅,及时清除口、鼻腔分泌物、呕吐物及血凝块以预防窒息,必要时行气管插管或气管切开术,缺氧患者及时给氧。

5)患者体位:经急救处理后,患者一般取仰卧头偏向一侧体位,以利口内液体自行流出。出血不多及合并颅脑损伤的患者,可采取半卧位,以利血液回流减轻局部组织水肿。

6)局部观察:口内有夹板或颌间栓丝固定的患者,应定期检查,发现钢丝松动或刺伤黏膜及时根据病情调整。

7)保持口腔卫生:颌间固定的患者不但进食困难,而且会因无法咀嚼而失去口腔自洁作用,食物残渣很易积聚于夹板、连结丝和牙间隙内,因此,对这类患者保持口腔卫生十分重要,在每次进食后,都应用冲洗器、棉签或小牙刷进行口腔的清洗工作。

8)心理护理:根据患者不同的心理问题加以疏导,鼓励患者说出使其不安及担忧的感觉和想法,给予耐心解释及安慰,使其主动配合治疗。

9)健康指导:对颌骨骨折患者,应使其掌握开口训练的时机与方法。对口腔颌面部损伤全身状况良好者,鼓励患者早期下床活动和及时进行功能训练,以改善局部和全身的血液循环,促进患者早期痊愈,并减少并发症的发生。

(2)饮食护理:口腔颌面部损伤患者,正常摄食都很困难,所以合理饮食,对患者减少体内消耗,促进创伤恢复非常重要。

1)进食的性质和种类:根据医嘱,可给流质、半流质、软食或普食。根据病情需要,可用高蛋白及高热量、维生素丰富的饮食。特殊患者的饮食应由医师特殊制订,如腮腺或颌下腺损伤患者在治疗期不食酸性饮食;而腮腺导管损伤后,经导管吻合或导管再造术治疗期间,应让患者多食酸性饮食,以促使导管畅通。

2)进食方法:根据伤情轻重、开口度和咀嚼及吞咽情况,并结合患者意愿,可采用以下几种进食方法。①管喂法:可用滴管或注射器喂流质饮食。②匙喂法:可用汤匙喂食或自食流质、半流质饮食。③吸管法:用细塑料管可吸流质饮食,用粗塑料管或胶管可自吸流质或半流质饮食,还可吸部分软质饮食。④壶喂法:可喂食流质或半流质食物。⑤鼻饲法:可喂流质饮食。⑥吊筒喂食法:将筒挂在输液架上,用橡皮管的一端接在吊筒上,另一端放入患者口内舌背上,食物借重力流入,或另接一橡皮球加压,使食物流入口内。这种方法可由患者用手控制流量,避免发呛。此法可进食流质或半流质饮食。

(孟效伶)

第十一节　口腔颌面部感染与肿瘤

一、口腔颌面部感染的护理

颌面部感染是一种常见疾患。颌面部邻近窦腔很多。损坏的牙齿、牙龈和扁桃体周围均适合细菌潜伏。这些部位的温度、湿度又非常适宜细菌的繁殖。在局部发生病变或机体抵抗力降低时,感染播入机体,造成颌面部各类炎症性疾患。

(一)智齿冠周炎的护理

下颌第三磨牙冠周炎是指第三磨牙萌出不全或阻生时,牙冠周围软组织发生的炎症,又称智齿冠周炎。牙齿周围软组织的炎症,绝大多数发生在阻生时下颌第三磨牙。

1.护理评估

(1)健康史:了解患者全身健康状况,有无慢性疾病史。有无牙龈炎、牙解剖形态异常等病史。

(2)身体状况

1)局部肿胀、疼痛、龈瓣下溢脓或形成冠周脓肿。

2)张口受限,进食、咀嚼、吞咽困难。

3)面颊部肿痛,颌下淋巴结肿痛或半侧头痛。

4)体温升高,全身不适,食欲缺乏。

(3)心理-社会状况

1)冠周炎为慢性疾病,早期症状较轻,容易被患者忽视而得不到及时治疗。

2)冠周炎往往反复发作,患者认知不够,感到十分苦恼,表现出焦虑情绪。

2.护理诊断

(1)局部反复发作:与牙齿萌出不全或阻生有关。

(2)张口困难和疼痛:与冠周脓肿有关。

(3)知识缺乏:与缺乏口腔卫生知识、对疾病早期诊治和根治的重要性认识不足。

3.护理目标

(1)配合完成一系列治疗措施,使炎症消退,病变停止发展。

(2)养成良好的口腔卫生习惯,坚持早晚刷牙、饭后漱口。

(3)定期复查,持之以恒地进行菌斑控制,预防复发。

4.护理措施

(1)全身给药治疗。

(2)局部用3%过氧化氢溶液冲洗,盲袋上碘甘油,每日换药1次。

(3)嘱患者饭后漱口,保持口腔清洁。

(4)待炎症消退后,根据医师要求拔除阻生齿或做其他根治治疗术。

(5)已形成冠周脓肿者,应切开排脓,放入橡皮引流条或碘仿纱条。

(二)唇面部疖痈的护理

面部皮肤是人体毛囊及皮脂腺、汗腺最丰富的部位之一,又是人体暴露部分,接触外界。单一毛囊及其附件的急性化脓性炎症称为疖,其病变局限于皮肤浅层组织。相邻多数毛囊及其附件同时发生急性化脓性炎症称为痈。疖痈为常见、多发病。因起病症状不重,往往被忽视,以致病情发展可能危及生命。因此,对唇、面部的疖、痈的治疗及护理应予非常重视。

1.护理评估

(1)健康史:仔细询问病史,了解患者是否患消耗性疾病、全身衰竭或糖尿病,有无皮肤不洁或剃须等导致皮肤损伤的情况。了解诊治过程,询问患者有无搔抓、挤压、挑刺、热敷等局部不正当的处理措施。

(2)身体状况

1)局部常呈突起、微红的圆形硬结,继而化脓,出现脓头,周围红、肿、痛,张口受限,脓栓形成,继而排出,炎症消退而愈。

2)局部炎症严重时,可出现全身症状,如全身疲倦不适、寒战、体温升高、呼吸和脉搏增快、头痛、食欲缺乏、白细胞增多等。

3)心理-社会状况:患者表现出焦虑、急躁。个别患者为使其尽快消除,擅自采用不正确的处理方法,如挤压、烧灼等,这样往往会导致炎症扩散,甚至产生严重并发症。而有的患者则对面部疖痈重视不够,以致延误治疗导致严重后果。

2.护理诊断

(1)潜在并发症:海绵窦血栓性静脉炎、败血症、面部蜂窝织炎等。

（2）体温过高：与感染导致全身中毒反应有关。

（3）知识缺乏：缺乏对疖痈应采取正确的处理方法的有关知识。

3.护理目标

（1）无并发症发生。

（2）体温恢复正常。

（3）能自述疖痈的正确处理方法，防止并发症的发生。

4.护理措施

（1）严禁挤压搔抓。唇区为危险三角，挤压可能使感染沿面前静脉、内眦静脉、眼静脉而至颅内海绵窦，引起海绵窦炎或海绵窦血栓。

（2）早期可采用热敷、理疗、外敷拔毒膏等。脓肿形成后，可用刀尖轻轻挑开排脓或用小镊子仔细取出脓栓。唇、颊部痈早期严禁切开。

（3）局部持续湿敷：常用湿敷药液为3%高渗盐水或1：5 000呋喃西林液。方法：用换药碗或弯盘，盛小纱布块，倒入湿敷药液，用小镊（以上均无菌）把浸有药液的小纱布块3～4层置于疖痈患处，并经常滴药保持湿润，一般为0.5～1 h更换1次，以利于引流，并使炎症局限和以便起提脓的作用。

（4）密切观察体温、脉搏变化及全身症状。

（5）按医嘱及时给用抗生素。

（6）进全流食或半流食，鼓励多饮水。

（7）急性期内限制说话或不必要的唇部活动，劝其卧床休息。

（三）颌周蜂窝组织炎（间隙感染）的护理

蜂窝组织炎是皮下、黏膜下、肌间和筋膜间组织的急性弥散性化脓性炎症。在上、下颌骨周围，附着咀嚼肌和表情肌，各肌肉之间，肌肉与骨骼之间充满疏松结缔组织，形成许多潜在的间隙。当机体抵抗力降低，感染侵入间隙而发生颌周蜂窝组织炎。根据炎症感染所在筋膜间隙的局部解剖范围，大致分为：嚼肌下、翼颌、咽旁、颞下、颊、舌下、颞凹、颞下凹及尖牙凹等部位，常见的间隙感染有眶下间隙感染、咬肌间隙感染、颌下间隙感染和口底蜂窝组织炎。

1.护理评估

（1）健康史：仔细询问病史，了解患者是否存在未经彻底治疗的牙病史。

（2）身体状况

1）症状：颌周蜂窝组织炎有轻有重，感染程度的轻重，主要受到病菌的种类、数量、毒力、感染部位、机体抵抗力和治疗措施因素影响。

局部症状：颌周蜂窝组织炎仍以红、肿、热、痛、功能障碍五大特征为主要表现，但因炎症感染的部位不同，也可有其他特殊表现，如咀嚼肌群受累，则可出现张口受限，进食困难。炎症侵及喉头、咽旁、口底，可引起喉头咽旁、口底水肿；可因水肿压迫气管使咽腔缩小，或舌体抬高并后缩，而造成程度不同的呼吸和吞咽困难。

全身症状：颌周蜂窝组织炎多伴有轻重不一的全身反应。轻者不明显；较重者大多数为周身疲倦不适、体温升高、呼吸脉搏增快、头痛、食欲缺乏、区域淋巴结肿大、白细胞增高；严重者，除上述症状加重外，还可导致水电解质平衡失调，酸中毒及肝肾功能障碍，甚至可引起中毒性休克、败血症和海绵窦血栓等严重并发症。

（3）心理-社会状况：颌面部间隙感染所致局部及全身症状严重，患者对疾病的预后十分担忧,感到紧张及焦虑,常常表现出烦躁不安、失眠、沉默或多语,此时特别需要亲人的安慰和细心的照顾。

2.护理诊断

(1)急性疼痛:与感染引起局部肿胀、组织受压有关。

(2)体温过高:与感染引起全身反应有关。

(3)潜在并发症:海绵窦血栓性静脉炎、脑脓肿、败血症等。

(4)焦虑症状:与严重导致全身不适及担心预后不佳有关。

3.护理目标

对颌面部间隙感染患者的护理目标如下。

(1)主诉疼痛减轻或消失,感觉舒适。

(2)症状减轻,体温恢复正常。

(3)无并发症发生。

(4)情绪稳定,能说出正确应对方法,积极配合治疗及护理。

4.护理措施

(1)感染较轻者应适当地休息,严重感染的急性期应卧床休息,严密观察病情变化。

1)体温、脉搏、呼吸、血压。

2)局部肿胀、炎症是否向邻近组织扩展。

3)有无呼吸困难。

4)有无并发症。

(2)饮食护理:给予高热量、易消化的半流或全流质,补充必要的营养、水分、电解质和各种维生素。

(3)保持口腔清洁:口腔护理 3 次/天。

(4)其他处理

1)高热者按高热常规护理。

2)局部减少活动,尽量少说话。

3)注意水电解质平衡。

4)遵医嘱应用有效的抗生素,给予充足的剂量和足够的疗程,对病情较重的采取静脉给药。

5)切开引流者,必须保持引流通畅。

二、口腔颌面部肿瘤患者的护理

口腔颌面部的肿瘤包括囊肿、瘤样病变在内,一般良性比恶性多,比例为 2：1。对口腔颌面部肿瘤的治疗,良性肿瘤以手术切除为主,恶性肿瘤根据肿瘤的组织丧失、细胞分化程度、生长部位、生长速度、临床分期以及患者的健康状况和精神状态等方面情况,选择适当的治疗方法。常用的治疗方法有放射、化学药物和中药为主的综合治疗;手术、放射及化学药物的综合治疗和以手术为主,化学药物为辅的治疗。此外,还有免疫、冷冻、激光治疗等。

对肿瘤治疗的护理,护理人员不仅在专业技术上要精益求精,而且对患者要有高度的同情心和责任心,随时观察患者在治疗过程中的病情变化和心理状态,充分调动患者全身抗病能力,提高战胜疾病的信心和勇气,才能收到良好的治疗效果。良性肿瘤手术的护理同口腔颌面外科手术护理。这里主要介绍一下口腔颌面部恶性肿瘤患者的护理。

1.护理评估

(1)健康史:询问患者发病前的健康状况,口腔卫生习惯,有无不良牙体或义齿修复;有无癌前病损存在;饮食习惯,有无烟酒嗜好,是否长期喜食辛辣刺激性食物。

(2)身体状况

1)生长缓慢:早期无明显症状,以溃疡型多见。患者早期多以牙龈疼痛、出血、牙松动等症状就诊。上牙龈癌可侵入上颌窦及腭部;下牙龈癌如向后发展到磨牙后区及咽部时,可引起张口困难。下牙龈癌可转移至患侧下颌下及颏下淋巴结,再转移到颈深上淋巴结;上牙龈癌则可转移到患侧下颌下及颈深淋巴结。

2)临床检查:一般可通过望诊、触诊来行检查。望诊可以了解牙龈癌的形态、生长部位、体积大小以及有无功能障碍。

(3)全身检查:包括患者的精神和营养状态,有无远处转移、恶病质及其他器质性疾病。

(4)辅助检查:活组织检查可明确诊断。X线检查主要用以了解破坏的部位及其侵犯范围。

(3)心理-社会状况:患者的外貌、语言功能、咀嚼功能和吞咽功能均会骤然降低或基本丧失,这将极大地影响到患者的生活质量及在家庭和社会中的地位和交往,对患者产生严重的心理和精神创伤,患者常常悲观厌世,甚至产生自杀念头。

2.护理诊断

(1)焦虑:与被诊断为癌症和缺乏治疗和预后的知识有关。

(2)有窒息的危险:与手术后全麻未醒、分泌物误吸、舌后坠有关。

(3)潜在并发症:伤口出血。

(4)自我形象紊乱:与手术后导致面部组织缺损有关。

(5)营养失调:低于机体需要量,与手术创伤致张口受限、咀嚼困难有关。

3.护理目标

(1)认识焦虑的原因,并能采取有效的应对方法。

(2)手术前后呼吸道保持通畅,无窒息发生。

(3)切口愈合好,无出血和感染发生。

(4)正视颌面部结构和功能的改变,并表现出适应的行为。

(5)进食基本能满足身体需要。

4.护理措施

(1)颌面部恶性肿瘤患者手术前护理

1)精神护理:对恶性肿瘤患者特别重要。

解除恐惧心理:癌症患者常认为自己得了绝症,无法治愈,随时感到死亡的威胁。对此,护理人员应向患者讲解科学知识,说明随着科学技术的发展,癌症是可能被战胜的。事实证明,许多口腔颌面部恶性肿瘤患者,通过手术、化疗、放疗、免疫疗法等综合治疗已有治好的例证。争取患者配合医护人员,树立共同战胜病魔的信心。同时,医护人员也要做好一切防范措施,不要让患者发生意外事故。注意保护性医疗措施,同情关心体贴患者。晚期恶性肿瘤,既脏又有恶臭,护理人员不要因此而疏远患者,应主动了解患者的要求和心理,并从生活上给予照顾。房间应注意通风换气。

做好家属工作:教育患者家属也应持乐观的态度,鼓励患者战胜疾病,在患者面前不要流露悲观的情绪,劝患者密切配合治疗。

2)做好抢救准备:晚期恶性肿瘤患者全身衰竭,抵抗力下降,尤其是巨大的口腔癌,有引起窒息的可能。必须准备好氧气、吸引器;另外,还应注意肿瘤出血,如果肿瘤侵犯血管,引起破溃就可能发生出血。有出血迹象者,应做好药物止血及局部压迫填塞止血的准备。

3)疼痛剧烈者应对症处理:肿瘤侵犯神经时可引起剧痛。一方面要给患者多做解释工作,尽量少吃药、少打针,但到晚上疼痛难忍时,睡前可按医嘱给止痛药。

4)饮食护理:需高热量、高蛋白、高维生素易消化的饮食,由于口腔颌面部肿瘤影响咀嚼、吞咽活动,护理人员应协助患者进食。

5)注意口腔卫生:药物漱口或清洁口腔。床铺、衣服经常更换,保持干净。

(2)肿瘤化学治疗和放射治疗的护理:化学药物和放射治疗,因有一定毒副作用,故需加强用药后的观察和护理。

1)患者对化学药物的反应及护理消化道反应:食欲缺乏时可服胃蛋白酶合剂、酵母片等;恶心、呕吐时可肌内注射灭吐灵、维生素 B_6、异丙嗪等。

口腔溃疡:注意口腔卫生,用药液漱口,局部涂龙胆紫,发现血样便,及时报告医师处理。

抑制骨髓反应:白细胞下降者,口服鲨肝醇、利血生、维生素 B_4 及中药鸡血藤等,针刺曲池、血海或激光照射穴位;注意查血象,如果白细胞计数低于 4000,即应报告医师处理。高热者,按发热护理常规进行。出现膀胱刺激症状者,及时报告医师处理。

2)患者对放疗的反应及处理局部疼痛,必要时有计划地服用去痛片或肌内注射止痛针。口腔糜烂,注意口腔卫生,用药液漱口,贴溃疡药膜,全流或半流食,避免刺激性饮食。唾液腺受到抑制时出现口干症,鼓励多饮水,多进酸性饮料或服中药。牙齿有病变者,应在放射治疗前及时治疗,预防放射性骨髓炎发生。皮肤色素沉着、毛发脱落时,应做好解释工作。出现全身症状时,处理同化疗反应。

3)颌面部恶性肿瘤区域性动脉灌注化学药物治疗护理,严密观察反应,如体温、血压、肢体活动、神志及大小便等变化。发现插管位置移动及时报告医师处理,防止脱管及空气进入管内。插管的体外端连接于三通开关者,应注意三通开关及其附件是否妥善地固定在头部绷带上,防止脱落。如采用动脉滴注法,应保持输液通畅,输液瓶应置于患者头部 2 m 以上的高度,才不致发生动脉血逆流而堵塞导管。输液速度为 15~20 滴/分钟。平卧位,减少头部活动,必要时给镇静药。高血压患者,常因血压高而影响输液通畅,应及时报告医师,必要时用降压药。化疗后常出现全身反应,如恶心、呕吐、发热、脱发等,应及时对症处理。插管切口处如发生水肿、药物渗漏,应及时报告医师处理。

(孟效伶)

第十二节　口腔修复科常用器材的准备和消毒

口腔修复科和口腔正畸科都是口腔临床科室,与口腔其他临床科室相比有其特殊性,因此除了口腔临床科室常用的治疗椅、口镜、镊子、探针、弯盘等器材外还有其特殊的器材,下面将逐一介绍。

一、口腔修复科常用器材的准备和消毒

（一）口腔修复科常用的器材

1. 托盘

制作各种义齿前，制取印模的一种工具。托盘通常用金属铝制作，也有使用特殊塑料制作而成的一次性托盘。托盘分为 4～5 种型号。

托盘类型有局部托盘、全口有孔托盘、全口圆底托盘。

2. 石膏调刀

临床常用来调拌各种印模材料和石膏材料的工具。

3. 架

架有两种，即简单式咬合架和可调节式咬合架。

4. 模型观测仪

模型观测仪用于辅助卡环设计的工具。

使用方法：将模型置于观测仪的底座，固定于平均分配基牙近远中、颊舌向倒凹的位置，使两端及两侧基牙都有一定程度的倒凹，利用模型观测仪的分析杆画出基牙和黏膜组织的观测线，根据观测线设计卡环。

5. 工具钳和工具刀

工具钳用于弯制和调整卡环。常用的工具钳有三德钳、鹰嘴钳、长臂钳、尖嘴钳、T 型钳。

6. 千分卡尺

主要用于测量金属冠的厚度。

7. 取冠钳

临床用于从基牙上取下各种人造冠桥。

8. 玻板

主要用于调拌黏结材料。

（二）口腔修复科常用的材料

1. 模型材料

（1）熟石膏

组成：半水石膏 75％～85％、生石膏 5％～8％。

比例：熟石膏∶水为 100∶50。

保存：密闭保存，防止受潮。

（2）人造石（超硬石膏）

组成：同熟石膏组成。

强度：大于熟石膏 2～3 倍。

比例：人造石∶水为 100∶50。

2. 蜡

口腔修复所使用的蜡，主要成分包括蜂蜡、棕榈蜡和石蜡。通常将几种蜡混合，以改善其物理和化学性质。

（1）基托蜡：基托蜡主要由石蜡和蜂蜡混合而成。加热软化后有适当可塑性和黏着性，冷却后又有韧性。有冬用(软化点 38 ℃左右)和夏用(软化点 49 ℃左右)两种。

(2)铸造蜡:分为嵌体铸造蜡和其他铸造蜡。用于制作各种金属修复体的蜡型。主要有嵌体蜡、薄蜡片、支架蜡和卡环蜡。

3.造牙粉和牙托粉

以高分子合成树脂为主要成分,单体成分为甲基丙烯酸甲酯,粉剂成分为聚甲基丙烯酸甲酯。它质轻、绝缘、耐化学腐蚀,具有可塑性而易加工成型。在常温下可以保持形态不变。目前使用最多的是甲基丙烯酸甲酯或共聚体。造牙粉和牙托粉按聚合固化方式分为两种:加热固化型塑料和自凝固化型塑料。

4.黏结材料

修复用黏结材料应具备足够的黏结力,不溶于唾液,与牙釉质温度膨胀系数相似,对口腔无刺激性,机械性能良好,操作简单。主要有磷酸锌黏固粉、聚羧酸黏固粉、玻璃离子黏固粉、丙烯酸类黏固粉等。但用于修复体黏固时,其稠度较口腔内科的要求要稍调稀些,以提高黏结度。

5.磨平与磨光材料

目的:磨平和高度磨光修复体,以减少患者异物感,防止食物残渣聚积,减少对口腔的刺激。磨平是消除被磨物体不平整的表面,磨光是使物体表面原子重排,形成薄膜。

(1)金刚石钻针:用于牙体制备,使用时须加水冷却,并冲掉磨屑。

(2)碳化钨钢磨头:除制作手用器械外(釉凿),常做成各种金属磨头。主要用于树脂基托的磨平。

(3)硅橡胶磨头:硅橡胶磨头有两种类型。一种质地较软,适宜树脂类和光固化材料的打磨抛光。硬硅橡胶磨头含有高质量打磨材料。用于抛光银合金、镍铬合金及钴铬合金。

(4)碳化硅磨头:砂轮磨头呈轮状、柱状等不同形态,后部为金属柄。主要用于基托材料的打磨,也可以用于牙齿调合、烤瓷、金属合金、光固化树脂的研磨。

(5)金刚石砂片和夹持针:金刚石砂片依靠夹持针获取固定。主要用于修整烤瓷修复体。

(6)抛光绒轮:用于抛光树脂和烤瓷修复体。由于中间没有金属圈或针柄,故不会使树脂变色。表面为绒面,可使抛光膏停留在绒轮表面。宜与金刚砂抛光膏合用。

6.印模材料

(1)藻酸盐印模粉:主要成分为藻酸钾盐、生石膏和硅藻土。弹性和回弹性好,印模清晰、准确、边面光洁。

使用方法:用于可摘义齿时,粉：水为 2：5;用于全口义齿时,粉：水为 1.5：5。

凝固时间:1.5～3 min。

(2)硅橡胶印模材料:特点是印模准确、韧性和弹性好、清晰、体积变化小。特别适合金属铸造修复体印模。

两组分:①硫化硅橡胶、交链剂;②催化剂。

三组分:①硫化硅橡胶;②交链剂;③催化剂。

使用方法:按产品规定比例(1：1)挤于玻璃板上,用不锈钢调拌刀调拌 1 min,凝固时间 2～2.5 min。

(3)硅橡胶印模膏:主要成分为硅胶,具有紧密的聚合网络。抗撕破强度高,抗永久变形能力强。印模清晰,边缘精密度高,尺寸稳定,使用方便。可消毒而无交叉感染。

（4）印模膏：又名打样膏，主要成分为树脂和硬脂酸。加热 70 ℃软化，口腔内变硬，无弹性，导热差，流动性和可塑性也差。硬脂酸挥发后，印模膏变硬不能使用。临床上多用于制取辅助印模或制作个别托盘。

（5）琼脂印模材料：可逆性水胶体印模材料，具有良好的流动性，印模精度高，尺寸稳定，易与外型分离。使用方法：室温时琼脂印模材料呈凝胶状，使用前在沸水中加温 8～10 min 到 100 ℃，成为溶胶，但在稍高于口腔温度时变为凝胶。印模取出后，应立即灌模，或置于 100% 湿度的容器内，直到石膏凝固。

7.人工牙

人工牙是修复体的最主要部分，它的形态、大小、颜色、硬度、耐磨性直接关系到修复的成败。人工牙材料有高分子合成树脂、瓷粉、贵金属合金和黄金。

8.其他材料

（1）比色板：临床上辅助确定人工牙颜色的一种工具。将比色板与患者自然牙颜色相比较，使制作的义齿颜色更接近患者自然牙色。

（2）牙用不锈钢丝：规格有 15～25 号，不锈钢丝的直径分别为 0.5～1.8 mm。主要用于可摘局部义齿的卡环和连结体的制作。

（三）器械的灭菌与消毒

口腔器械大多数是直接与患者口腔黏膜接触，容易造成交叉感染，因此，所用器械必须经过严格的灭菌处理后，才可以使用。通常依据器械本身的性质与特点，采取不同的方法进行灭菌处理。

1.药物浸泡灭菌法

药物浸泡灭菌法适用于托盘、调刀、工具钳等，由于材料本身性质原因，不适宜使用高温灭菌，可以直接使用消毒液浸泡。

方法：直接使用消毒液对器械进行药物浸泡灭菌。

步骤

（1）初步灭菌：治疗后的器械沾染了大量的病菌、血迹、腐败牙质等，必须先进行初步灭菌处理。通常使用 2%戊二醛、1∶3 万福金胺等消毒液浸泡，对器械进行初步灭菌。

（2）清洗：初步灭菌后的器械使用清水冲洗、刷子清洗，去掉器械上附着的污物。

（3）再次灭菌：经过清洗后的器械，沥干水分，再次置于消毒液中，浸泡约 2 h。使用前运用蒸馏水清洗掉消毒液，拭干器械即可使用。

2.高温干烤灭菌法

高温干烤灭菌法适用于耐高温的金属器械类，如探针、镊子、调拌刀、雕刻刀、蜡刀等类物品的消毒。但高温会损坏甚至烧毁棉球、布巾之类物品，也会使具有刃口类器械退火，影响到器械刃口锋利程度，故不适宜用于这类物品的消毒处理。

方法：利用密闭干燥箱内的高温将细菌或病毒杀死。灭菌时间包括升温、持续、冷却时间。灭菌时间要求为：180 ℃，20 min；170 ℃，40 min；160 ℃，60 min。

步骤：先将器械清洗干净，然后沥干水分，最后摆放在金属器皿内并放入烤箱进行消毒。

3.蒸汽高压灭菌法

蒸汽高压灭菌法适用于较精密的器械，如高速涡轮手机、牙合架等，某些较大的器械，如三德钳、鹰嘴钳、长臂钳、尖嘴钳、T 型钳等，以及其他不宜使用高温和浸泡法灭菌的器械。

方法:避免消毒后的器材受到污染,将欲消毒的器材包装好后放入蒸汽高压消毒锅消毒。步骤如下。

(1)清洗器械上的污物。

(2)将器械进行包装。包装的方法:①直接将物品置于铝制容器内进行灭菌;②布巾包裹后进行灭菌;③使用多功能封口机封装后再消毒。

(3)包装完成后在表面贴上消毒日期。

(4)将包装好的器械和消毒指示纸(剂)一起放入蒸汽高压消毒锅进行消毒。

4.紫外线灭菌法

紫外线灭菌法适用于器械柜、治疗诊室、门诊手术室、治疗桌、治疗椅及上面的器械。

原理:利用紫外线低能量的电磁辐射使菌体光解,氨基酸、核酸变性,抑制酶合成而使细菌死亡,达到灭菌的目的。方法如下。

(1)固定式照射法:紫外线灯管功率为 30 W,悬挂离地 2.5 m,2 次/天,每次 60 min。

(2)移动式照射法:紫外线灯管功率为 30～60 W(2 只灯管),离地 1m 高,2 次/天,每次 60 min。紫外线灯管下需安装反光罩。

二、口腔正畸科常用器材的准备和消毒

正畸治疗的主要目的是矫治错牙合畸形,是一个操作性很强的专业。矫治错咬合畸形需要许多矫治装置和器材。护理工作或四手操作时需要牙科助手认识、了解和掌握这些器械和器材的类型、使用方法和特性,有助于协助医师减少临床操作时间,达到事半功倍的效果。掌握器材特性,保证消毒过程中的灭菌效果,避免交叉感染。许多正畸器材十分精密,价格较高,在使用和灭菌过程中必须防止损坏器材。

(一)口腔正畸科常用的器材

固定矫治器常用器材如下。

(1)标准末端切断钳:用于切断磨牙圆管远中多余的钢丝,同时能夹住颊面管后多余的弓丝,防止刺伤患者口腔黏膜。

(2)细丝钳:细丝钳喙缘细长,一喙缘为圆形,另一喙缘为方形。用于弯制各种复杂的矫正曲,尤其是弯细丝。喙缘后部带有坚硬的刃口,可以用于切去直径或截面积不超过 0.02 英寸 (0.51 mm)多余的钢丝。

(3)尖嘴钳:尖嘴钳与细丝钳的结构有点类似,一喙缘为圆形,另一喙缘为方形,喙缘较短,可以用于弯制直径不超过 0.032 英寸(0.81 mm)的钢丝形成各种弹簧曲。

(4)转距钳:转距钳用于在方丝上形成转距角而产生转距力,转距钳通常成对使用。

(5)结扎丝切断钳:结扎丝切断钳只能用于切断 0.016 英寸(0.41 mm)或以下栓丁和结扎丝,而不能用于剪切任何其他的硬丝和粗钢丝。

(6)"Ω"曲弯制钳 专用于弯制"Ω"曲的器械。

(7)停止曲弯制钳:弯制钢丝的停止曲专用钳。

(8)三臂钳:用于弯制较粗钢丝的器械钳工具。

(9)梯形钳:弯制各种弹簧曲的器械。

(10)带环成型钳:用于带环外形轮廓边缘的成型。

(11)前牙去托槽钳:去除前牙上的托槽器械。

(12)压带环器:利用咬合力压后牙带环就位。

(13)推带环器:推前牙带环就位。

(14)手推带环器:推压带环就位,主要用于推压边缘使与牙冠表面密合,又可推舌弓上的锁丝就位。

(15)压舌吸唾液两用器:中央部分可压舌后缩,四周为牙弓列外形架由空管制成,其上有24个吸引洞,用以吸去唾液。此装置由颏下部件固定。

(16)开唇器:黏结托槽时,用此开唇器张开上下唇,以暴露牙列的唇颊面。

(17)持针器:用于结扎分离牙齿时扭紧分离铜(或镀银)丝。

(18)分牙结扎丝剪(冠剪):剪去多余的分牙结扎丝,剪刀的喙部分弯、直两种。

(19)托槽定位器:托槽在牙冠上离切缘或牙尖有规定的距离,用此器材以便定位。

(20)持托槽镊:能夹持托槽、钩、钮等,易于在牙冠上准确就位。

(21)唇弓丝成形器:有粗、细丝的刻槽或方、圆丝的刻槽。用于初步形成固定矫治器的细、粗弓丝或方弓丝。

(22)结扎丝结扎、折塞器:具有结扎和折塞功能结合在一起的双端设计。

(23)各种焊接用的器械:许多矫治器制作时需要进行大量的焊接工作,多用点焊、银焊和锡焊等焊接方法。

(二)口腔正畸科常用的材料

1.医用高分子黏固材料

在矫正过程中将正畸附件,如托槽(钳锁)、钩、钉等牢固地黏在牙冠表面上必须使用高分子黏结剂,即正畸黏合剂。正畸黏合剂一般是由基质树脂、交联单体、填料、固化剂、稳定剂等组成。正畸黏合剂都有单组分或双组分的底胶和黏接糊剂。将要黏托槽的牙齿唇面酸蚀后,冲洗吹干,先涂上底胶,然后将底座上糊剂的托槽压在有底胶牙面上,即可把托槽黏好。

2.牙间分离材料

(1)黄铜丝或铜锌合金丝,常用者直径为 0.4~0.5 mm。

(2)银结扎丝表面镀银。

(3)弹性分离橡皮圈,是一种方便快速分离方法。

3.橡皮圈

橡皮圈(橡皮弹力圈)在矫治过程应用很广,因其可提供轻微的持续力量,又应用方便,更换容易,以前多用于颌内、颌间和口外牵引,现在又用于弓丝与托槽上。

4.各种颊、舌面管

(1)焊在带环的颊、舌面,以便插入唇舌弓丝。

(2)颊面管:圆形空心管,焊在带环颊侧。

(3)Edgewise 颊面管:方形颊面管。

(4)双(或三)颊面管:方与圆两种管平行排列于带环颊侧。

(5)舌面管:有半圆及双管、空心半圆形状之管和钢丝对折插入的双管。

5.正畸托槽

有 Edgewise 托槽、直丝弓托槽、Begg 托槽、布萨托槽、亚历山大托槽、Tip-Edge 托槽等。均有前牙与后牙两种。材料性质有不锈钢和陶瓷之分。

(孟效伶)

第十三节　牙列缺损和牙列缺失

　　牙列是人类咀嚼器官和发音器官的重要组成部分。当牙列发生缺损或缺失时,是否能顺利地完成治疗,帮助患者尽快恢复功能,主要取决于治疗期间医护工作的配合,那么作为护理人员应该如何配合医师做好治疗呢?

一、牙列缺损修复的护理

　　牙列缺损是指上颌或下颌,或上下颌牙列内,在不同部位有不同数目的牙齿缺失,但牙列内尚有不同数目的天然牙存在,临床上主要用固定义齿和可摘局部义齿进行修复。

(一)固定义齿修复护理

　　固定义齿是利用缺失牙两端或一端相邻的天然牙或牙根上制作固位体作为支持的义齿,义齿完成后,患者不能自行取戴的修复体。固定义齿由固位体、连接体、桥体组成。

　　1.初诊护理

　　(1)治疗器械盘的准备　固定义齿修复治疗初诊时,器械盘内除了准备口镜、镊子、探针外,还应准备金刚石钻针、碳化硅磨头、金刚石砂片、金属桩、比色板、适当的托盘、橡皮碗、调拌刀和印模材料。

　　(2)选择托盘

　　1)托盘与上、下牙弓内外侧应有 3～4 mm 的间隙。

　　2)翼缘不能超过黏膜转折,不妨碍唇、颊、舌运动。

　　3)上颌托盘后缘盖过上颌结节。

　　4)下颌托盘后缘盖过最后磨牙。

　　(3)术中护理

　　1)医师、护士、患者的位置。

　　患者:仰卧或接近仰卧位时,患者的身体受到的支撑力最大,脊柱完全放松,头部位置舒适,面部肌肉放松。当医师的头部和眼睛正确地向前倾斜时,口腔部应在医师眼睛的正下方。患者的上颌面平行于医师的身体,下颌面与医师的面部相对,下肢完全放松。特别注意有脊柱畸形的患者,肩下可用小垫支撑。女性留长发的患者,应避免长发散落污染器械,影响工作,护士必须协助患者将长发收拢,束紧放好。对于儿童、年老体弱者,护士应协助其舒服地就座在手术椅上,头部尽量靠向头枕顶端,然后调整椅位至治疗所需状态。

　　医师:要求平衡、舒适的体位,双足平放在地板上,大腿几乎与地面平行,两肩连线亦平行于地面,双手持物在心脏水平,前臂在工作位时能与地面平行,背部挺直靠住椅背,头部微向前倾,眼睛向下看,医师眼睛与患者口腔之间的距离为 40 cm 左右。

　　护士:护士的工作位应设在医师的对面,患者的左边,为了更好地看到整个口腔,护士的位置要求比医师高出 10 cm。护士椅应接近手术椅,并面向患者。护士准确位置应面对医师相当于钟表 2～4 点的位置,胯部与患者肩部处于同一水平面,要求端坐背直,脚放于基底脚踏上,大腿与地面平行。扶手放在胁下区作为身体倾斜位工作的支撑。活动器械柜放于护士与医师之间靠近护士的最近处。

　　2)取模术中护理:首先按水∶粉＝5∶2 的比例取水和印模粉,然后左手握住橡皮碗,右手持调拌刀,顺时针方向调拌弹性印模材料,调拌时间为 1～3 min,直到印模材料的水、粉完全混合均匀,形成糊状,放入选好的托盘内,传递给医师取模。待医师取好印模后,将印模以及使用过的器械收集送入灌模室和消毒间,便于统一清洗和消毒。

3)灌注模型:印模送到灌模室后,必须立即灌注,否则会因为弹性印模材料失水干燥而变形。灌模前先冲洗干净印模上的唾液、食物残渣等,然后按粉∶水=2∶1的比例取适当的石膏和水,调拌 1～1.5 min 使其均匀,再取少量置于印模内稍高处,轻轻振荡灌注模型,防止空气或水分滞留而产生气泡,最后逐步灌注其他印模部位,直到完成全部工作。

2.复诊护理

(1)治疗盘的准备:复诊时,器械盘内除了准备口镜、镊子、探针外还应准备金刚石钻针、碳化硅磨头、硅橡胶磨头、黏固剂、咬合纸、固定义齿修复体、玻璃板和调拌刀。

(2)术中护理:冠、桩修复体的术中护理程序如下。

1)将冠、桩修复体抛光。酒精消毒、吹干。

2)调拌磷酸锌黏固粉,粉液比例为 1.5∶1,以调拌刀沾长丝为宜。

3)将调拌好的黏固粉置于冠、桩底部黏结面,传递给医师黏固。

(二)可摘局部义齿修复护理

可摘局部义齿是一种利用天然牙和黏膜作支持,用以修复缺失牙和相邻组织缺损,且患者能自行取戴的一种修复体。可摘局部义齿由人工牙、基托、固位体、连接杆组成。牙列缺损后,由于缺损部位和缺失牙部位的不同,其表现形式多种多样(目前临床最常用的是 Kennedy 分类),按可摘局部义齿组织支持形式不同分为三种类型,分别为牙支持式、黏膜支持式、混合支持式。但从护理的角度,主要有以下二步:①以制取印模为主的初诊阶段护理;②以戴义齿为主的复诊阶段护理。

1.初诊护理

(1)治疗器械盘的准备:可摘局部义齿初诊时的器械包括口镜、镊子、探针、金刚石钻针、碳化硅磨头、硅橡胶磨头、托盘、印模材料、橡皮碗和调刀。

(2)选择托盘:与固定义齿初诊时选择托盘相同。

(3)制作个别托盘:当无法选择到患者的合适托盘时,可以根据患者口腔内牙弓大小、形态,用印模膏增加托盘高度或宽度,形成个别托盘。

(4)制取印模:护理时印模材料的调拌与固定义齿印模材料的调拌。

(5)可摘局部义齿:记录护理:最常用的可摘局部义齿,记录方法是利用蜡颌堤记录上下颌关系。具体方法:①将模型在水中浸泡;在缺失间隙牙嵴上,利用印模膏基托片或红蜡片制作鞍基或者暂时基托,大小大致与将来义齿基托相当。②将红蜡片烤软做成蜡堤,高度稍高于缺失区间距离,将蜡堤用蜡刀烫在暂时蜡基托上。③趁蜡堤尚软置于口内缺失区时嘱患者在正中位进行咬合,然后取出蜡堤用冷水冲洗。再次重复校正关系的正确性。若口内有余留牙能保持上下颌关系的患者,直接将蜡堤置于口内,嘱患者在正中位咬合蜡堤,用冷水冲洗,再次校对记录的关系。

2.复诊护理

(1)治疗器械的准备:可摘局部义齿治疗器械,包括已制作好的可摘局部义齿、各种磨头、咬合纸、器械钳及口镜、镊子、探针。

(2)可摘活动义齿初戴:可摘活动义齿的制作要求严格,精确细致,多数情况下在初戴时都可以顺利就位。但如缺失牙较多,口内余牙倒凹大,义齿设计复杂,则往往需要做必要的修改,方能就位和使用。如咬合平衡、咬合早接触点、基托伸展适度、卡环固位等。

(3)术后护理与医嘱

1)告诉患者正确的戴义齿方法。注意避开倒凹区,掌握正确就位道。

2)初戴义齿后黏膜会出现压痛、溃疡,应及时复诊、修改,长期不戴义齿可因口腔变化而不能使用。但需在复诊前数小时戴上义齿,以便找出疼痛原因。

3)初戴义齿常有异物感、发音不清、恶心现象,需逐步适应。

4)初戴义齿应先练习进食,再逐步咀嚼硬性食物。

5)进食后必须使用牙刷和牙膏清洗义齿,保持义齿和口腔清洁卫生。

6)睡前将义齿浸泡冷水中,不能用沸水或酒精擦洗或浸泡。

3.义齿修补

(1)取模修补法:将折断义齿置于患者口腔内,选择适宜的托盘,使用弹性印模材料取印模,然后送往制作室修补。

(2)义齿复位修复法:将可以完全复位的折断义齿,精确恢复原来的位置,使用1~2根细小木棒,利用黏蜡固定好义齿,送往制作室修补。

二、牙列缺失修复的护理

牙列缺失是指上颌、下颌或上下颌的天然牙全部缺失。用以修复上下颌牙列缺失的义齿,称为全口义齿。用以修复单颌牙列缺失的义齿,称为单颌全口义齿。

全口义齿是利用适当基托和人工牙材料,按照一定方法和步骤制作,恢复患者缺失的牙列和功能的人工修复体;是利用基托吸附在上下颌牙槽嵴黏膜上,在产生的吸附力和大气压力的物理作用下进行固位;固位的好坏不但与患者的口腔组织解剖生理条件和个体适应能力有关,而且与操作方法和材料等因素有关。从临床的角度出发,印模是否精确,直接关系到全口义齿的修复效果。

1.初诊护理

(1)治疗盘器械的准备:器械为口镜、镊子、探针、全口圆底托盘、印模膏、精细印模材料、蜡片、蜡刀、垂直记录尺、平面板、橡皮碗及调刀。

(2)全口义齿托盘选择

1)牙列缺失上颌牙槽嵴宽度的确定:使用分规或其他测量工具,测量出上颌牙槽骨最大宽度,并以此为依据选择托盘。

2)牙列缺失下颌牙槽嵴宽度的确定:使用分规或其他测量工具,测量出下颌牙槽骨内侧最大宽度,并以此为依据选择托盘。

3)要求托盘的宽度应比牙槽嵴宽为2~3 mm。

4)托盘边缘应距唇颊黏膜皱襞约为2 mm,在各系带处有相应的切迹。

5)上颌托盘后缘的两侧应盖过翼上颌切迹,中部应超过颤动线区。下颌托盘的长度应盖过磨牙后垫。

(3)制取印模的护理

1)制作全口初印模护理如下。①全口初印模个别托盘:将印模膏置于70 ℃热水中,容器底部衬一层纱布,以免印模膏黏附于容器底部。待印模膏里外软化后,搓捏成条状放入托盘内,当印模膏不烫手时,即可置于患者口内制取初印模(印模膏消毒方法:置于水浴锅内,隔水煮沸 30～50 min)。②运用弹性印模材料,制取全口初印模:调拌弹性印模材料;将全口托盘在口腔内就位;制备全口初印模;将取好的初印模送入灌模室进行灌模。

2)全口终印模个别托盘的制作如下。①确定上颌全口个别托盘范围:使用脱色铅笔在模型上按照要求确定上颌全口个别托盘范围。②确定下颌全口个别托盘范围:使用脱色铅笔在模型上按照要求确定下颌全口个别托盘范围。③制作全口塑料个别托盘:调拌自凝塑料,在模型上分层涂塑,制作上、下颌全口塑料个别托盘。修整全口塑料个别托盘边缘,使其光滑、圆钝。

3)全口终印模。①调拌精细印模材料:调拌衬层印模材料(海藻盐类弹性印模材或硅橡胶印模材),稠度稀于可摘义齿印模,使其能充分扩展,避免对软组织产生压力变形。②全口终印模制取:在患者口腔内精确制取全口终印模。

(4)记录的护理

1)制作暂时基托:①模型于水中浸泡后,在模型上画出上下颌基托应伸展范围。②取适当大小基托印模膏片,加热烤软,使印模膏片与模型完全贴合。③按画线切除多余印模膏,基托边缘加热使其光滑。④再次将修整好的印模膏置于模型上,使其与模型尽可能贴合。取 0.9 mm 不锈钢丝,弯成与上或下颌牙弓形态一致,加热后置于基托内,以增加暂时基托的强度。

(5)制作蜡堤:将蜡片均匀加热烤软,折叠成 8～10 mm 厚、7～8 mm 宽的条状,弯曲成牙弓形态一致,并置于牙槽嵴顶区基托上,切除多余部分,用热蜡刀烫软蜡堤边缘,使其与蜡基托黏合,迅速传递给医师进行记录。

2.复诊护理

(1)复诊试排牙时治疗器械的准备:试排牙应准备的治疗器械有口镜、镊子、探针、蜡基底全口义齿、垂直尺、咬合纸、变色铅笔、蜡刀、雕刻刀和酒精灯。

全口义齿试排牙:准备好制作室已完成的蜡基底全口义齿,以备临床确定义齿的上下颌患者,记录关系是否与患者口腔状况一致,检查义齿的形态、颜色、牙弓对患者唇丰满程度的配合情况和唇下缘义齿显露情况等。

(2)复诊戴全口义齿时治疗器械的准备:需准备全口义齿、金刚石钻针、碳化硅磨头、硅橡胶磨头、咬合纸、变色铅笔。

(3)全口义齿的修整:当义齿从制作室制作完毕,必须进行义齿的交接和登记,以明确制作人和制作时间。患者按时复诊时,护士准备好全口义齿,以便医师进行必要的修改,适合患者的口腔情况。

(4)戴牙护理及术后医嘱

1)初戴时需克服异物感、恶心、发音不清等反应。

2)初戴时应教会患者反复做吞咽后双侧磨牙咬合训练,使患者习惯正中位置咬合。

3)睡觉时应将义齿取下,浸泡于清水中。

4)进食后,需使用牙膏类清洗义齿。

(孟效伶)

第十四节　正畸治疗

一、制取正畸模型的护理

因为正畸治疗有其特殊性，所以给正畸患者取模时通常要取两副模型，即研究模型和工作模型。我们首先来了解研究模型。

(一)研究模型

研究模型能够反映牙齿、牙弓、基骨、腭盖、系带及咬合关系等。通过模型可以了解牙齿、颌骨发育是否正常，测量牙弓及牙列的拥挤程度，作为临床诊断及矫治设计的参考，亦可作为矫治过程的对照。

1.研究模型的要求

模型准确、清晰，包括牙齿、基骨、移行皱襞、腭盖及系带等完整无缺失。上下颌模型咬合准确。

2.印模制取的护理步骤

第一步：器械的准备。治疗盘 1 套、漱口水 1 杯、托盘、橡皮碗、石膏调拌刀、剪刀、海藻酸钠印模料、石膏粉、胶布、取模卡片等。

第二步：选择托盘。与修复科托盘选择方法一致。

第三步：向患者做好解释工作。说明在取模时可能出现某些不适，有时出现恶心的现象，出现恶心时可试用鼻孔深吸气、口呼气、头微低，可使症状减轻。使患者在配合治疗时有充分的心理准备，以便取出完整的印模。

第四步：调节椅位及光源。椅位的高度以方便操作、患者感觉舒适为宜。取上颌印模时，患者的上颌位置应与操作者的肘部相平齐，并使患者的头部稍向前倾，以免印模料流向咽部引起恶心，操作者位于患者右后方。取下颌印模时，患者的下颌位置应与操作者的上臂中部相平齐，下颌平面与地面平行，操作者位于患者的右前方。调节灯光至合适部位与合适亮度。

第五步：处理取好的印模并灌注模型。待医师取出印模后嘱患者漱口，并以清水冲洗去掉印模表面的唾液，连同取模卡片送技工室进行石膏灌注。

第六步：取模术后处理。为患者擦净面部，去除残余的印模料，为其预约复诊时间，清理用物，消毒后备用。

(二)工作模型的制取

工作模型是制作矫治器直接操作的依据，所以要求准确、清晰。取模时要防止脱模，灌注模型时防止产生气泡，待石膏完全凝固后再行脱去印模，防止石膏模型变形。一旦发生问题，应与患者联系重新制取印模。

一般情况下，取印模完成后嘱患者不要远离，至石膏模型出模患者仔细检查完好，方可离去。

二、佩戴矫治器的护理

治疗正畸患者的矫治器可分为活动矫治器和固定矫治器两种。活动矫治器是患者可以自行取戴的矫治装置。而固定矫治器是固定在患者牙齿上面，患者不能自行取戴的矫治装置。

(一)活动矫治器矫治术的护理

1.器材的准备

治疗盘 1 套、嗽口水 1 杯、咬合纸、红蓝铅笔、长柄砂石 1 套、长柄裂钻 56 ♯、砂片、夹轴、自凝塑料、自凝单体、技工钳 1 套(医师自备)、电烙铁、焊锡、盐酸锌液、牵引用橡皮圈等。

2.就诊护理

根据预约就诊时间,及时安排患者就位于治疗椅,调节椅位和光源,准备好治疗用器械、材料。按患者的设计卡,找出已制作好的矫治器,并核对患者的姓名、性别、年龄、门诊号及矫治设计,无误后取出,消毒后放于治疗盘中。

3.医嘱

戴用活动矫治器应保持口腔卫生,做到早晚刷牙,刷牙时将矫治器取下,轻轻刷洗,不可用力过猛以免弹簧变形。坚持饭后漱口,预防牙龈炎的发生。

4.戴用后复诊的护理

(1)治疗前护理:协助查找病历、安排就座,嘱患者漱口,并将矫治器取下清洗干净,然后由医师调整矫治器,从而加大矫治器对畸形牙的矫治力。

(2)治疗后护理:预约复诊时间,一般佩戴活动矫治器的患者,每 1~2 周复诊一次,嘱患者按预约时间就诊,如有特殊情况可随时来就诊。

(二)固定矫治器矫治术的护理

1.术前准备

在整个治疗过程中一定要保持良好的口腔卫生,最好在矫治器固定前做一次牙周洁治,防止矫治器固定后,由于不便清洁而发生龈炎、龋齿,影响治疗的进行。嘱患者准备好软毛牙刷,并教会患者在戴用固定矫治器后的刷牙方法,刷牙时应沿弓丝的方向轻向刷动,不可用力过猛,避免附件的损坏、脱落。常规使用口洁素进行口腔保健。

2.带环黏结护理

(1)术前器材准备:黏结带环前,需要准备好玻璃离子黏结剂及其调拌刀、调拌板等物品。

(2)带环鉴别:带环应与支抗牙密切贴合,因此决定了它的形态与支抗牙形态应完全一致。上颌左右侧带环鉴别:上颌带环呈斜方形,即颊侧近中锋面角和舌侧远中轴面角为锐角,而颊侧远中轴面角和舌侧近中轴面角为钝角,拉钩开口朝向远中。UR 为上颌右侧带环,UL 为上颌左侧带环。

(3)下颌左右侧带环的鉴别:下颌带环呈梯形状。舌侧近远中距离小于颊侧近远中距离。近远中沟与中央沟相交呈"十"字形,或者面呈"田"字形。拉钩开口朝向远中。LL 为下颌左侧带环,LR 为下颌右侧带环。

(4)带环的选择

1)原则:带环应与支抗牙密切贴合,龈缘与颊舌侧牙龈轻接触,而带环缘应位于牙齿缘下而不干扰咬合。

2)方法:选择与支抗牙大致大小的带环,从面观察,带环龈缘周径与牙齿最大周径大致相同。医师可以在临床患者口内试戴,在此型号基础上增加或减少一个带环号码。

(5)带环黏结的术中配合

1)口腔内准备:充分清洗欲黏结带环的牙齿,使用杯状橡皮刷或棕刷,完全祛除牙齿颊舌面的结石、滞留的食物残渣;用棉球隔湿唾液,热气体吹干牙面。

2)带环准备:从口内取出带环,用清水冲洗干净,棉球擦干,酒精棉球消毒,热空气吹干。

3)调拌黏结剂

第一,取适量玻璃离子黏结剂的粉剂,从液剂中挤出1～2滴液体,混合调拌均匀,调拌比例为1:1,调拌成黏糊状。调拌过稀,凝固时间较长,黏稠度高,凝固时间短。

第二,将已调拌好的黏结剂放置于带环内侧龈缘,带环缘垫上一张韧性较好的小纸片,以免黏结剂弄到手指上。

4)带环的传递

第一,上颌左侧磨牙带环的传递:护士左手持带环的舌侧远中轴面角处,食指放在带环的缘纸片下,拇指压在带环龈缘上。医师右手拇指在龈缘上,食指在缘下,握持带环颊侧近中轴面角处,传递后医师逆时针稍旋转,即可将带环安放在牙面上。

第二,上颌右侧磨牙带环的传递:护士左手持带环的舌侧处,食指放在带环的缘纸片下,拇指压在带环龈缘上;医师右手拇指在龈缘上,食指在缘下,握持带环颊侧颊面管处,带环传递后医师即可将带环直接安放在牙面上。

第三,下颌左侧磨牙带环的传递:护士左手持带环的舌侧远中轴面角处,食指放在带环的龈缘上,拇指压在带环缘纸片下,医师右手拇指在缘上,食指在龈缘上,握持带环颊侧近中轴面角处,带环传递后医师逆时针稍旋转,即可将带环安放在牙面上。

第四,下颌右侧磨牙带环的传递:护士左手持带环的远中面,食指放在带环龈缘上,拇指压在带环的缘纸片下;医师右手拇指在龈缘上,食指在缘下,握持带环近中面,传递后医师逆时针稍旋转,即可将带环安放在牙面上。

5)带环黏结

第一,按照上述带环传递方法,医师即可将带环置于患者口内相应的支抗牙齿上。

第二,带环就位:用手稍加力,使带环基本上在支抗牙上就位,使用带环推子,头部置于带环边缘,加力使带环就位。

6)术后护理器械:将所用器械收集在一起,便于清洗消毒。调拌刀和调拌板刮去残余黏结剂,也可使用酒精棉球擦拭。

3.清理装配

清理过程中产生的废物:收集、清理、消毒器械等。

4.预约复诊时间

一般为每3～4周一次。

三、正畸治疗的心理护理

在正畸治疗中儿童患者、成人患者、颌面部畸形的患者和先天畸形患者的心理特征各不相同。健康的心理对于正畸治疗无疑具有积极的促进作用。反之,不健康的心理对于正畸治疗起着消极的作用。如不能积极有效地配合治疗,会使疗程延长,矫治效果不理想及导致治疗的失败。因此,在正畸治疗的护理工作中,正确地分析患者的心理特征,制订出相应的护理计划,正确地引导患者,对达到积极配合治疗的目的十分必要。

(一)儿童患者的心理特点及护理

1.儿童患者心理特点及对治疗的影响

从心理学的角度分析,学龄期的儿童有其特定的心理活动特点。在这一时期的儿童,大脑活动的兴奋和抑制过程增强,能较细致地分析和综合外界信息,能较好地调节自己的行为,性格也逐渐形成,有一定的知识经验及生活能力。思维从具体形象思维向抽象逻辑思维过渡。随着年龄的增长,他们的心理上要求独立的愿望逐渐加强,表现出一定的自尊和不服从,有较复杂的心理活动,对外界环境因素和各种刺激较为敏感,成为影响正畸治疗的主要原因。对疼痛的恐惧可导致不合作行为的发生,是儿童心理的主要表现形式。佩戴矫治器后导致说话不清或课堂回答问题受影响,其他儿童的好奇心使患儿感到与众不同,从而产生自卑的心理,从而不愿佩戴矫治器而影响正畸治疗的进行。

2.心理护理

在正畸治疗中儿童的心理具有重要地位,是治疗顺利进行的关键,这就要求我们在工作中注重心理护理,这样才能达到满意的治疗效果。首先对患儿观察,确定他们的性格类型和心理特征,对于内向、胆小、不爱表达的患者,要重点进行心理护理,主要内容为对患儿进行说服教育,学龄期儿童已接近社会,在家庭、学校、社会上所受教育的机会较多,通过讲道理说明治疗的意义,鼓励他们战胜困难以取得满意的合作。对不能忍受疼痛的患儿,应预先说明矫治过程中可能产生正常的胀痛,使患儿有充分的心理准备。加强语言训练达到说话不受影响的目的。教育患儿佩戴矫治器是矫治牙颌畸形的必要手段,并适当对老师进行解释,从而解除患儿的心理负担。另外,对家长进行教育,要对患儿做必要的检查和督促,不要过分迁就,在特殊情况下矫治器不戴时应妥善保管。

(二)严重颌面部畸形、先天畸形患者的心理特点及护理

1.心理特点

严重颌面部畸形和先天畸形的患者其心理特点常由于生理缺陷而引起严重的自卑感,面容及功能的残疾给生活、学习、社会交往等方面造成障碍,他们显得焦虑、不安、畏缩、害羞,性格十分内向,对正畸治疗的信心不足,对医护人员也缺乏应有的信任。

2.心理护理

对这一类型的患者在接待就诊时要特别注意热情、周到,要富有同情心,而决不能流露歧视的态度。要使他们感到温暖,从而增加对医护人员的信赖,以采取积极配合治疗的行动。主动详细地介绍治疗的方法、步骤、过程,使他们树立对治疗的信心,消除疑虑,预约复诊时间,首先要争求他们的意见,使他们在整个治疗过程中保持轻松、愉快。

3.成年人正畸治疗的心理特点及护理

(1)心理特点:成年人心理发育已经成熟,有较丰富的社会经验及较强的自主行为。在正畸治疗开始前,首先表示对治疗方法、步骤、疗程等的关注,在反复咨询有关问题之后,待考虑成熟方可下决心接受治疗。在治疗过程中对每步操作都要考虑到是否有利,是否会造成伤害,在没有了解清楚治疗的目的和意义时,不能有效地合作。也有些患者自认为已掌握了治疗的方法和目的,而未经医师的指导自行调整矫治器,均使治疗工作受到不同程度的影响。

(2)护理:针对成年人的心理特征,心理护理要采取积极的因势利导的方法,主动介绍正畸治疗的方法和步骤,以及疗程、就诊所需时间、费用等情况,取得积极有效的配合。另外,要特别嘱咐成年患者,关于正畸治疗方案、方法以及矫治器的调整,一定要由专业医师制订和实施,绝不可自行调整,否则会带来严重的后果或不必要的损伤。说明服从医嘱的重要性和必要性。

(孟效伶)

第十五节　口腔四手操作技术

四手操作技术是指在口腔疾病的治疗过程中,医护人员坐在特制的椅位上,患者躺在双侧可调的电动卧式手术椅上,器械、药品、材料及其他物品放置在活动器械柜的顶部,医护各有分工,密切配合,以两双手共同完成口腔疾病的治疗工作,故称四手操作技术。医师和护士组成医疗小组协同工作,在工作中医师起主导作用,根据患者主诉,经过查体,做出正确诊断,并制定治疗计划;护士主要负责安排患者,准备治疗用品,调制材料,传递和回收器械,及时用吸引器排除口水和废屑等工作。四手操作必须最大限度地简化所有的工作,包括采用预成的材料,采用一物多用的器械,采用三用喷枪,充分发挥三用喷枪的最大效能。在简化工作的基础上,最后达到工作标准化,真正做到省时省力。

一、四手操作技术的由来

早在1945年,美国 Kil Pathoric 曾经提出所谓的"四手操作",但受当时经济形势及工业技术等原因未能付诸临床实践。20世纪50年代初,牙科设备及器械进行了改革,随着平卧位牙科综合治疗椅、高速涡轮手机和强力吸引器的出现,明显地提高了口腔科的治疗效率及减少了治疗时间。为了适应这种改革,1960年,美国牙科医师 Beach 提出"平衡的家庭操作位"(balance home operating position with natural consistent movement,BHOP with NCM),并在临床应用,从而改变了牙科医师长期处于弯腰、扭颈的工作姿势,减少了牙科医师颈椎、腰背部疾病及精神上的疲劳,缩短了患者就诊及治疗的时间,提高了工作效率及质量。1985年,Beach 又在 BHOP 的基础上提出了"PD"理论。"PD"意译为"固有感觉诱导",其原文为 proprioceptive derivation,其核心观点为"以人为中心,以零为概念,以感觉为基础"。这种操作原理是通过人的本体感觉诱导,使人体的各个部位处于最自然、最舒适的状态,在这种姿势与体位下进行精细操作,既保护了医师免受不良姿势造成的损害,又保证了护士的工作效率,使治疗达到最大的功效。经过长期临床实践,Beach 将这种由 PD 理论指导的牙科四手操作称为"PD performance",中文可译为"PD操作"。从而为口腔医护人员正确的操作姿势和体位提供了理论基础。

二、保证正常操作姿势的基本条件

口腔诊疗过程是一个极精细的操作过程,根据口腔诊疗内容的不同,在调整各自的操作体位和姿势时,还需一些必要的基本条件。

(一)操作体位的调整

操作时,医师应采取平衡舒适的体位,其整体位置的移动主要由操作点决定,保证医师的用力点与作业面相互垂直,以达到较好的操作效果。患者则需随诊疗部位的改变,进行位置调整,一般头部左右侧转动的幅度不应超过45°,以防止医师的手指、腕和肘部出现较大幅度的变化或处于强制状态。

根据诊疗内容的不同,适当调整综合治疗椅的高度,使患者整体移动,以保持医师始终处于最佳操作位置,减少医师的能量消耗,使医师与护士在平衡姿势下协同工作,以增进工作效率。

（二）设备配备合理

保证医师的正确操作姿势，应合理配备适当的设备，尤其是综合治疗椅和医师的座椅。

1. 综合治疗椅的配备

牙科综合治疗椅是口腔诊治工作的基本设备，随着口腔医学的发展，新型牙科综合治疗椅的设计更符合人机工程学原理和四手操作技术的要求。人体最稳定和自然的体位是平卧位，综合治疗椅的长与宽应由人体的身高与宽度所决定，因其涉及人体体重的支点部位，所以要加一定厚度的软垫。椅座面、背靠面的机械曲度与人体生理性弯曲尽可能一致，使患者的背部、坐骨及四肢都有比较完全的支托，身体各部分的肌肉和关节均处于自然松弛状态。综合治疗椅上的头托可向上、下、前、后四个方向移动，整个综合治疗椅椅面的硬软应适度，头靠、背靠和椅面的调节要求灵活。

2. 座椅的配备

座椅是保持操作者正常操作姿势与体位的重要保证。基本要求是椅位能上下调节，有适当厚度的泡沫软垫，坐垫柔软适当，可使操作者臀部完全得到支持，小腿和足有一定的空间，有利于操作者更换体位。医师座椅的高度以使医师大腿与地面平行、下肢自然下垂为宜。护士座椅较医师座椅稍高，带有可放脚的底盘，椅背有一可旋转的扶手。

三、医、护、患的体位及动作

根据"PD"理论，规范医师及护士的操作姿势，使其降低劳动强度，规范患者的诊治体位，以便在治疗中保持舒适的姿势尤为重要。

（一）医师的体位

采用平衡舒适的座位，坐骨粗隆与股骨粗隆连线呈水平位，大腿几乎与地面平行，身体长轴平直，上臂垂直，肘部尽量靠近躯体，头部微向前倾，视线向下，两眼瞳孔的连线呈水平位，双手位于心脏水平。医师的眼与患者口腔距离为 36～46 cm。

（二）护士的体位

护士应面对医师，座位比医师高 10～15 cm，护士双脚放在座椅底盘脚踏上，座椅扶手位于肋下区，维持舒适的平衡工作位置。髋部与患者肩部平齐，大腿与地面平行。左腿靠近综合治疗椅并与其边缘平行，护士的座椅前缘应位于患者口腔的水平线上，并尽可能靠近患者，以便与医师传递及交换器械和材料，确保医师保持正确的操作姿势，减少其在精神、体力上的疲劳。

（三）患者的体位

患者采用仰卧位，综合治疗椅的靠背呈水平位或抬高 7°～15°，脊柱完全放松，头部位置舒适。当医师的头部和眼睛向前倾斜时，患者的口腔应在医师眼睛的正下方，患者的上颌咬合平面平行于医师的身体，下颌咬合平面与医师的面部相对，头部与心脏平位，下肢完全放松，头部必须靠于头托端部。

（四）医、护、患的正确位置关系

医师和护士采用舒适的体位各自坐在自己的椅位上。护士应面对医师，座位比医师高 10～ 15 cm，护士双脚放在座椅脚踏上，维持舒适的平衡工作位置，髋部与患者肩部平齐，大腿与地面平行，左腿靠近综合治疗台并与综合治疗台边缘平行。在施行四手操作时，医师、护士和患者要有其各自的互不干扰的工作区域和空间，以保证通畅的工作线路和密切的相互配合。

如将医师、护士、患者的位置关系假想成一个钟面，患者的面部位于表盘的中央，医师应坐在7～12点的区域即医师工作区；护士应坐在2～4点的区域内即护士工作区；4～7点区域，是医护传递器械和材料的区域，又称传递区；12～2点区域可放活动柜，是静态区。

四、医、护、患的位置关系

在实施四手操作技术时，医师、护士有其各自的互不干扰的工作区域，以保证通畅的工作线路和密切的相互配合。正确的就座位置，能够保证医师接近手术区；医师和护士舒适，并有良好的视野；患者安全和相对舒适。为了更好地说明医师、护士及设备与患者之间的位置关系，我们将医师、护士、患者的位置关系假想成一个钟面，以患者的脸为中心，分成4个时钟区。

(一)医师工作区

医师工作区位于时钟7～12点。上颌操作多选12点，下颌操作多选7～9点，通常多选11点。此区不能放置物品，如柜子、软管等。

(二)静止区

静止区位于时钟12～2点。此区可放置相对固定的设备，如银汞调拌器、治疗车等。

(三)护士工作区

护士工作区位于时钟2～4点，通常多选时钟3点。此区不能放置物品，这样护士既可接近传递区，又可通往安放治疗车的静止区。

(四)传递区

传递区位于时钟4～7点。此区为传递器械和材料区，是患者周围最大的活动性区域，是安放牙科设备最适宜的位置。

五、四手操作技术口腔器械的传递与交换

(一)器械的传递

为维持医师正确的操作姿势，使医师充分利用治疗时间及提高工作质量，护士应协助拿取治疗器械。传递时要求时间准确，位置恰当，传递器械无误。临床上使用的器械传递方法有：握笔式直接传递法、掌拇握式传递法、掌式握持传递法。最常用的方法为握笔式直接传递法，即医师以拇指和示指以握笔方式接过器械，护士以左手握持器械的非工作末端传递器械。医师从患者口中拿出器械时，护士左手保持在传递区，准备接过已用完的器械，正确的接过器械的部位是在非工作端。

传递过程中应注意以下几点：①禁止在患者头面部传递器械，以确保患者治疗安全；②传递器械要准确无误，防止器械污染；③器械的传递尽可能靠近患者口腔。

(二)器械的交换

实行正确的器械交换是缩短患者治疗时间，保证医疗质量的前提。临床上使用器械交换法有双手器械交换法、平行器械交换法和旋转器械交换法。最常用的方法为平行器械交换法，即护士以左手拇指、示指及中指递送消毒好的器械，以无名指和小指接过使用后的器械。在器械交换过程中应注意几点：①护士应提前了解病情及治疗程序，准确、及时交换医师所需器械。当医师治疗结束后，将器械离开患者口腔2 cm左右时，护士应及时准备交换下一步治疗所需器械；②器械交换过程中，护士应注意握持器械的部位及方法，以保证器械交换顺利，无污染，无碰撞；③器械的交换应平行进行，尤其是对锐利器械要格外注意，防止损伤患者面部。

(三)吸引器的使用

吸引器是现代口腔治疗中必备的工具之一,为保持手术视野的清晰,应及时吸净口腔内的水雾、碎屑及唾液。因而,护士在进行操作时,以不影响医师的视线,保持治疗区域清楚、明晰为原则。操作时应注意几点:①当医师进行治疗时,护士应保持诊疗部位清晰,及时吸去患者口腔内的唾液、水及碎屑。②掌握口腔内不同部位治疗时吸引器放置的位置和操作要领。一般情况下,吸引器应放入治疗部位附近区域,以确保口腔内操作空间。如行左侧上颌磨牙区治疗时,吸引器前端位于左侧磨牙颊侧与黏膜间、上颌结节附近,吸引器弯曲部应与口角接触。③注意规范性操作,勿紧贴黏膜,以避免损伤黏膜和使管口封闭。④操作时动作宜轻柔,力争牵拉软组织时患者无不适感。⑤吸引器应避免放入患者口内的敏感区域,如软腭、咽部等,以免引起患者恶心。

(靳瑞华)

第十九章 急诊科疾病护理

第一节 急性心肌梗死

急性心肌梗死(acute myocardial infarction，AMI)是指由于冠状动脉供血急剧减少或中断，引起相应的心肌细胞发生严重而持久的急性缺血性坏死。一旦明确诊断，应及时抢救，以挽救濒死心肌，防止梗死范围扩大，缩小心肌缺血范围，及时处理各种并发症，防止猝死。

一、病因

1.基本病因

急性心肌梗死是冠状动脉粥样硬化，造成一支或多支血管管腔狭窄和心肌血供不足，而侧支循环未充分建立。在此基础上，一旦血供急剧减少或中断，使心肌严重而持久地急性缺血达1 h以上，即可发生心肌梗死。绝大多数心肌梗死是由于不稳定的粥样斑块破溃、出血和管腔内血栓形成，而使管腔闭塞。

少数情况下粥样斑块内或其下发生出血或血管持续痉挛，也可使冠状动脉完全闭塞。偶为冠状动脉痉挛、冠状动脉栓塞、炎症、先天畸形所致。

2.诱因

(1)心排出量骤降：休克、脱水、出血、严重心律失常或外科手术等引起心排出量骤降，冠状动脉灌流量严重不足。

(2)心肌血氧需求量骤增：重体力劳动、情绪激动、饱餐、用力排便或血压剧升时，左心负荷增加，心肌血氧需求量骤增。

二、病情评估

1.病史收集

询问患者有无胸闷、心慌、呼吸困难、头晕、昏厥等不适，有无心排出量骤降和心肌需氧量骤增等诱因；询问患者既往有无高血压、高血脂和高胆固醇等病史。

2.临床表现

(1)先兆症状：约40%患者有频繁发作的心绞痛。

(2)胸痛：是AMI中最早和最突出的症状。表现为胸骨后心前区压榨样疼痛、发闷、不适或紧缩感，可放射至下颌、颈、背部，持续约半小时以上，常误诊为骨关节病；部分患者疼痛位于上腹部，被误认为胃穿孔、急性胰腺炎等急腹症。但也有15%～20%的患者无胸痛症状，特别是高龄患者。

(3)恶心、呕吐：多见于下壁梗死的患者。

(4)其他症状：如头晕、心悸、呼吸费力、大汗和濒死感觉等。

3.体征

一般可有不同程度的低血压并出现心律失常、心力衰竭和心源性休克的体征，此外，还可出现心包摩擦音及收缩期杂音,常提示心脏组织结构受损。

4.辅助检查

(1)血液检查。血液常规检查:心肌梗死时血液常规检查显示与组织坏死相对应的异常,12 h后红细胞沉降率加快,白细胞中度升高。血清心肌酶升高。肌酸磷酸激酶(CPK)在6～8 h开始升高,24 h达最高峰,2～3 d下降至正常。

(2)心电图检查

1)特征性改变:①在面向心肌坏死区的导联上出现宽而深的Q波;②在面向坏死区周围心肌损伤区的导联上出现ST段抬高呈弓背向上型;③在面向损伤区周围心肌缺血区的导联上出现T波倒置。心内膜下心肌梗死无病理性Q波。

2)动态性改变:①超急性期:发病数小时内,可出现异常高大两支不对称的T波;②急性期:数小时后,ST段明显抬高,弓背向上,与直立的T波连接,形成单向曲线,1～2 d间出现病理性Q波,同时R波减低,病理性Q波或QS波常持久不退;③亚急性期:ST段抬高持续数天至2周左右,逐渐回到基线水平,T波变为平坦或倒置;④恢复期:数周至数月后,T波呈"V"形对称性倒置,此可永久存在,也可在数月至数年后恢复。

(3)超声心动图:可了解心室各壁的运动情况,评价左心室梗死面积,测量左心室功能。

(4)放射性核素心肌显影:可判断心肌梗死的部位和范围。

三、护理诊断及预期目标

1.疼痛

疼痛与心肌缺血缺氧有关。

2.心排血量减少

心排血量减少与心肌梗死有关。

3.恐惧

恐惧与胸闷不适、疼痛的程度和持续的时间有关。

4.焦虑

焦虑与身心异常感觉、生活的改变和社会经济状况的影响有关。

5.自理缺陷

自理缺陷与疼痛、活动无耐力、医疗受限有关。

6.活动无耐力

活动无耐力与疼痛、虚弱、氧的供需失调及心律失常等有关。

7.知识缺乏

缺乏疾病及危险因素、治疗等相关知识。

8.预期目标

疼痛减轻可消失;患者有安全感和舒适感,情绪稳定;患者的生活需要得到满足,有一定自理能力;患者活动耐力增加;患者生命体征逐渐恢复正常;熟悉疾病相关知识。

四、护理措施

急救原则:改善心肌血液供应,挽救濒死心肌,缩小心肌梗死范围,保护和维持心脏功能;处理并发症,防止猝死。

(一)现场救护

1.体位护理

立即平卧,禁止搬运,以减轻心脏负荷。

2.心理护理

安慰患者,倾听其主诉。救护过程保持镇定,忙而不乱,动作迅速,使患者减轻紧张、疑虑、恐惧心理,使之信任感增加,解除濒死感,从而减轻血管痉挛,减少心肌耗氧量。

3.快速检测

进行心电图检查,测量血压。

4.减轻症状

吸氧、硝酸甘油舌下含服。

(二)院内救护

1.吸氧

立即给予氧气吸入,以提高动脉氧分压,限制梗死扩大范围,并间接起到止痛、镇静的作用。可采用鼻塞或面罩给氧,氧流量一般为 $3\sim4$ L/ min,重者可达 $6\sim8$ L/ min,浓度为 40% 左右。由于吸氧能迅速改善心肌缺氧,所以首要措施应是让患者得到充足的氧气。

2.使用硝酸甘油

硝酸甘油具有直接扩张冠状动脉,解除动脉痉挛,增加侧支循环血流,降低左心室前负荷的作用。因此,应尽早根据医嘱使用。可在建立静脉通路前,立即舌下含服 $0.3\sim0.6$ mg,若 5 min后不缓解,可再同量含服 1 次,总共可以含 3 次;待建立静脉通路后,用硝酸甘油 20 mg 加入 5%葡萄糖溶液中缓慢静脉滴注,但遇心动过速或血压下降,应停用此药。

3.镇痛、止痛

患者因疼痛会有不同程度的精神紧张、恐惧、焦虑,并伴濒死感。如不及时给予解除疼痛,将使心肌缺血坏死进一步加重,因此,应根据医嘱给予镇痛药,方法为:①吗啡 $2\sim5$ mg 肌内注射,如无缓解,30 min 后重复使用;②哌替啶 $50\sim100$ mg 肌内注射。

4.立即建立静脉通路

护士在现场抢救工作中,尽快建立静脉通路对抢救患者生命尤为重要,必要时建立 2 条静脉通路。

5.处理并发症

严重的并发症是导致心肌梗死患者死亡的原因。因此,能否及时正确处理并发症是抢救患者生命的重要措施。

(1)处理心律失常:心律失常是急性心肌梗死发生猝死的主要原因,以室颤最为常见。有资料显示,其死亡时间多数出现在发病后第 1 h 以内,占 $65\%\sim80\%$。利多卡因治疗室性期前收缩疗效确切,常用 1 mg/kg 静脉推注,每次 5 mg,每 $5\sim10$ min 可重复 1 次,总量可达 200 mg,病情缓解后给予静脉滴注 $1\sim4$ mg/min,或根据心电图的改变调整输液速度,待病情稳定后可改用口服药。

(2)控制休克:心肌梗死伴休克纯属心源性,且伴有周围血管舒缩障碍或血容量不足等因素,故应分别处理。

6.密切观察病情

密切观察患者生命体征及胸痛症状的改变,并对以上观察及急救处理做好记录。持续心电监护,发现并发症的先兆及时报告医师。

7.心理护理

急性心肌梗死的患者可表现出恐惧、焦虑、忧虑、悲观失望、无奈、无助等心理。首先,护理人员要做到工作有条不紊、忙而不乱,以娴熟的护理技术打消患者的不安情绪。其次,要在患者接受的情况下,用通俗易懂的语言解释病情,使患者情绪稳定,同时积极提供有关心肌梗死的医学知识及心理卫生、心理治疗知识。再次,要针对不同患者的心理进行个性化的护理,同时根据病情指导听音乐、读报等,以分散其注意力,并认真做好生活护理,用心倾听患者的诉说,理解患者,同情患者。有一部分患者开朗乐观,属于较为自信的人,对疾病亦有一定的了解,能积极配合治疗,但由于过分自信,常对疾病的危险性认识不足或虽有认识却不以为然。对此类患者,心理护理的重点是进行健康教育,向患者详细解释疾病的发生机制,使患者了解急性心肌梗死瘢痕组织修复、侧支循环建立所需的时间,认识到即使在恢复期间或康复期,工作及活动均需量力而行,对高危因素如肥胖、吸烟、高胆固醇、糖尿病等应特别注意,以防诱发心肌梗死。

(三)健康指导

1.改变不良的生活方式

引导患者回忆发病经过及主要病史,共同探讨冠心病发病的主、客观因素,重视心理行为因素与发病的关系。

针对患者具有的多种危险因素,进行以下教育:①培养和谐的性情及生活,戒烟戒酒,保持理想体质量(BMI<24 kg/m²),每天有适当的运动,减少食物的含盐量,采取低热量、低脂肪、低胆固醇的饮食,保持排便通畅、性生活规律等;②避免诱发因素:劳累、精神紧张、饱餐、活动过量等。

2.坚持治疗

指导患者学习和掌握所服药物的使用方法、疗效及不良反应,可帮助制订一个服药时间表,让患者能了解和记录自己所服药物的种类、剂量、时间和有关不良反应;应强调正规降压、降脂治疗的重要性,使患者充分认识到不遵从治疗的危害,并重视和担负起自我照顾的责任。

3.定期复查

教会患者及其家属辨认病情变化和紧急自救措施,例如停止活动就地休息,含服硝酸甘油片等。如有突发心绞痛,胸痛时间延长,疼痛部位变化,疼痛不能忍受,静息状态下出现胸痛,含服硝酸甘油片不易缓解,不明原因的血压下降等情况,应及时报告和就医。

4.指导患者进行康复锻炼

①最大活动量需逐渐增加,以不引起不适症状为原则;②避免重体力劳动,适当减轻工作量及精神负担;③避免剧烈劳动或竞赛性的运动;④在任何情况下,心绞痛发作时应立即停止活动就地休息。经常参加一定量的体力劳动及进行适当的身体锻炼,有助于侧支循环的建立,能加强对心血管系统的锻炼,患者可以参加社会活动。

(赵晓婷)

第二节 休 克

休克是指机体在各种严重致病因素作用下引起有效循环血量急剧减少、组织血液灌注不足和急性微循环障碍,细胞缺血、缺氧、代谢障碍和器官功能受损为特征的综合征。休克并不是某一种独立的疾病,而是一组综合征。有效循环血量急剧减少、组织血液灌注不足及产生炎症介质是各类休克共同的病理生理基础,其最终结果是引起多系统器官功能障碍综合征。

一、病因与分类

根据休克的原因分为低血容量性休克、感染性休克、心源性休克、过敏性休克、神经源性休克。

二、病情评估

(一)病史

收集注意询问休克症状的发生时间、程度及经过,是否进行抗休克治疗等。

(二)病情观察

虽然不同类型或不同阶段的休克表现均有所不同,但都存在一些相似的临床症状和体征,应重点观察以下内容。

1. 神志

休克早期表现为精神紧张、烦躁不安,随着休克加重,可转变为表情淡漠、反应迟钝、神志不清,甚至发生昏迷。虽然脑组织对缺血、缺氧最敏感,但是在休克早期由于大脑血液供应的自主调节,可保持脑血供的稳定。而由于交感神经兴奋的原因表现为中枢神经系统兴奋性表现。当休克加重,动脉血压低于 70 mmHg 临床上仍习惯用毫米汞柱(mmHg)作为血压的单位,1 kPa=7.5 mmHg。同时,自主调节不足以维持大脑血供,则意识可很快消失,出现中枢神经系统抑制性表现。

2. 末梢循环

末梢循环表现为皮肤黏膜苍白或发绀,四肢湿冷、毛细血管充盈时间延长。末梢循环的表现代表了体内微循环的改变。

休克早期由于神经内分泌作用,大量小静脉和小动脉收缩。其中皮肤黏膜小动脉的收缩,致使灌流减少。表现为皮肤黏膜苍白,皮温下降,压迫指甲后再充盈时间超过 2 s。而小静脉的收缩在后期表现为组织局部的淤血,因此后期皮肤黏膜可出现发绀或花斑。

3. 心血管系统

心血管系统表现为脉搏细速、血压下降、脉压减小。

4. 呼吸

呼吸表现为早期呼吸深快,后期呼吸浅促。休克早期由于呼吸中枢的兴奋作用,可出现过度通气,甚至可能存在呼吸性碱中毒。但后期由于肺损伤的加重,出现典型的休克肺,表现为进行性呼吸困难,呼吸频率超过 30 次/分钟。严重时呼吸抑制,呼吸频率低于 8 次/分钟。

5. 排尿

排尿表现为尿量减少,尿比重下降。肾脏是高血流量器官,对缺血非常敏感。休克时肾灌注减少,肾小球滤过也减少,故而尿量减少,每小时少于 30 mL。同时,由于肾小管缺血坏死,其重吸收水分和排泄废物能力下降,使得尿比重低于正常。

6.其他

出现酸中毒、电解质紊乱、弥散性血管内凝血(DIC)和多系统器官衰竭。

(三)辅助检查

1.血常规检查

红细胞计数、血红蛋白和红细胞比容测定可了解血液稀释或浓缩程度;白细胞总数与中性粒细胞计数可了解是否存在感染;血小板计数及凝血指标可判断是否存在 DIC。

2.血清电解质测定

常见血钠、血氯增高,血钾也常增高,但若发生非少尿型肾衰竭时,血钾也可降低。

3.肾功能检查

尿量、尿比重可提示是否存在休克;血尿素氮、肌酐提示肾功能状态。

三、护理诊断及预期目标

1.体液不足

体液不足与失血或失液、感染、过敏等因素有关。

2.组织灌注量改变

组织灌注量改变与有效循环血量锐减、微循环障碍有关。

3.生活自理缺陷

生活自理缺陷与机体质量要器官功能减退有关。

4.躯体移动障碍

躯体移动障碍与体能下降、运动系统损伤有关。

5.皮肤完整性受损

皮肤完整性受损与躯体活动受限、末梢循环差有关。

6.焦虑

焦虑与突然发病、症状危重、担心预后有关。

预期目标:体液不足得到纠正;微循环灌流改善;恢复生活自理能力;能逐渐移动躯体;无压疮发生;情绪稳定,能配合治疗和监护。

四、护理措施

(一)急救原则

1.恢复有效循环血量

无论是哪种原因造成的休克,或是哪种病理状态的休克,其共同的特点是循环灌注不良。为防止休克发展并逆转病情,首要措施就是恢复有效循环血量,改善循环灌注。

(1)扩充血容量:静脉补液是治疗休克的基本措施,也是改善循环灌注最直接、最关键的方法。临床上常用的液体有:①晶体液,如等渗生理盐水、平衡盐溶液、乳酸林格液、低分子右旋糖酐等;②胶体液,如全血、血浆、清蛋白、羟乙基淀粉、右旋糖酐等。

(2)应用血管活性药物:当患者经过扩容后血压仍不回升,需给予血管活性药物。通过扩张血管或收缩血管以调节微循环血液灌注,是治疗休克的重要措施之一。血管活性药物分为血管扩张剂和血管收缩剂。前者用于增加灌注,改善循环,常用扩血管药有酚妥拉明、山莨菪碱、异丙肾上腺素等;后者用于升高血压,保证重要脏器血供,常用血管收缩药有间羟胺、去甲肾上腺素等。

2.积极消除病因

休克患者存在组织灌注不良与代谢障碍,是抢救休克的关键。但也应迅速解除引起休克的原因。如大量失血造成的休克患者必须尽早止血;严重感染造成的休克应该尽快找到感染病灶并予以清除;过敏引起的休克应立即脱离致敏源,立即注射肾上腺素等急救药。但许多原发病的治疗,尤其是通过外科手术完成的治疗,需要以稳定的血压作为保障。因此,一般而言对于休克患者应先行液体复苏等方法扩充血容量,升高血压后再行手术治疗,以免术中由于血压过低而致死亡。但某些过于严重的原发疾病造成休克发展迅速,病情凶险,单纯扩容病情仍有恶化趋势。此时应在扩充血容量、抗休克的同时施行手术,才可有效治疗休克。如急性肝脾破裂患者严重失血性休克,应在积极输血、补液的同时迅速做好手术准备并施行手术。

3.纠正代谢紊乱

休克早期,由于机体代偿机制可不出现代谢紊乱。随着休克的进展,微循环灌注严重不足,组织无氧代谢产生较多酸性物质而发生代谢性酸中毒。纠正休克患者酸碱紊乱的根本措施是液体复苏,而非直接给予碱液治疗。当酸中毒严重时,才考虑碱液治疗,常用药物为 5% 碳酸氢钠,目前,对酸碱失衡的处理多主张"宁酸勿碱"。

4.维护重要脏器功能

休克过程中组织和脏器功能逐渐受损,进而衰竭。在改善循环和对因治疗的同时,采取各种手段维护重要脏器功能也是休克治疗的重要方面。常用药物有糖皮质激素、三磷酸腺苷、辅酶 A、细胞色素 C、利尿剂、抗凝剂。

(二)急救护理

1.体位

如遇患者俯卧或非平卧于现场时,应在适当保护头部并保证躯体成一直线的基础上翻转患者,使其恢复平卧位。或取休克卧位,即患者头部和腿均抬高 20°～30°,可增加回心血量,减轻呼吸负担。尽量避免过多搬动患者,以免加重出血以及引起血压波动。

2.保持气道通畅

检查口腔有无松动义齿,若有应取出;同时清除口鼻腔内分泌物或异物,以防呼吸道阻塞。在排除了患者存在颈部损伤及骨折可能性的情况下,将患者头偏向一侧,以防在抢救中突发呕吐引起窒息。休克患者宜早氧疗,一般可采用鼻导管或面罩吸氧,氧浓度 40%～50%,氧流量 4～6 L/min。

3.立即开放两条静脉通道

一路保证快速扩容输液;另一路保证各种药物按时、按量滴入。遵循先晶体后胶体的输液原则,一般先大量输入平衡盐溶液,再输入适量血浆,待交叉配血后可输全血;各种药物注意配伍、浓度、滴速等;纠正酸中毒应先用平衡盐溶液,休克严重时才考虑使用 5% 碳酸氢钠。输液时注意对静脉的保护,遵循先难后易、先远后近的原则。

给药应尽量选用静脉通路输液,避免使用皮下或肌内注射。密切观察血压和中心静脉压的变化,以便随时调整输液量及速度,快速输液时需警惕肺心病、心力衰竭等;静脉滴注升压药时应避免药液外渗,防止发生组织坏死;应用升压药时应注意监测血压,尤其是开始时应每

5～10 min监测血压 1 次,直至平稳。

4.去除病因

有外伤者应同时检查是否存在其他复合伤,如颅脑损伤、颈部损伤、胸部损伤、骨盆及四肢骨折、活动性出血等。如有开放性伤口,并大量出血,应立即止血、固定。

5.及时观察和监测

休克的病程发展非常快,针对休克引起的各脏器功能状态的改变进行各项监测,把握其发展趋势,有助于对治疗方案的调整,也有助于保护各脏器功能。应做到每 15～30 min 测生命体征及意识状态,每小时测尿量、尿比重,每 4～6 h 测血流动力学指标、呼吸功能及血气分析 1 次,每 12～24 h 测出入液量。做到每时每刻专人护理,是抢救成功的重要保证。主要监测项目包括:①意识表情;②肢体温度、色泽;③血压、脉压与中心静脉压;④脉搏;⑤呼吸;⑥浅静脉、颈静脉充盈情况;⑦瞳孔;⑧尿量。通过严密观察,发现病情变化线索,利于病情判断。如四肢湿冷是外周阻力改变的线索;中心静脉压是血容量的线索;脉压变化是心排血量的线索;尿量变化作为了解内脏血流灌注的线索。

6.保暖

以衣物或被褥覆盖,从而减少体温流失,但不必在体表加温,不用热水袋,以免减少重要生命器官的血液供应。但感染性休克高热时,可行降温,以减少机体对氧的消耗。

7.计出入量

给患者插导尿管留置导尿,以便能准确记录出入液量,一方面了解肾血流灌注量和肾功能,另一方面可作为补液计划的重要依据,决定补液量的多少。

8.心理护理

保持安静、整洁舒适的环境,减少噪声,保证患者休息;护士积极主动配合救治,做到忙而不乱,快而有序,以稳定患者及其家属情绪,取得其信任和合作;及时做好安慰和解释,指导患者配合治疗,树立其战胜疾病的信心;将患者病情危险性和治疗、护理方案及预期治疗前景告诉家属,让其心中有数,并协助医护人员做好患者的心理支持。

(赵晓婷)

第三节　咯　血

咯血(emptysis)指声门以下呼吸道或肺组织出血,经咳嗽由口腔咯出。一般情况下,24 h咯血量在 100 mL 以下称为小量咯血;100～300 mL 者,称为中量咯血;24 h 达 500 mL 以上或一次咯血量超过 300 mL,称为大咯血。大咯血病死率高,绝大多数死于咯血后窒息,因此应及时治疗。

一、病因

引起咯血的原因很多,主要是呼吸系统疾病,部分肺外疾病也可引起咯血。

1.支气管疾病

如支气管扩张、支气管肺癌、支气管结核等。

2.肺部疾病

如肺结核、肺脓肿、肺炎等。

3.心血管疾病

如风湿性心脏病、左心衰竭、肺动脉瘘等。

4.全身性疾病

如肺出血性钩端螺旋体病、流行性出血热等急性传染病,血液病,慢性肾衰竭、尿毒症等肾病,系统性红斑狼疮等结缔组织疾病、替代性月经。

5.外伤

如胸部外伤、肋骨骨折、枪弹伤、肺部外伤及异物伤等。

6.其他

如肺出血、肾病综合征等原因及机制不明确的咯血。

二、病情评估

1.病史收集

(1)详细询问病史,了解患者的年龄、职业、诱因、发病过程及传染病接触史等。

(2)观察咯血的量、颜色、性状,注意与呕血相鉴别。

2.临床表现

(1)观察症状:脉搏、呼吸、判断咯血量、观察有无窒息的表现,如精神紧张、坐卧不安、面色灰暗、咯血不畅,往往是窒息的先兆。有时患者突然出现表情恐怖、胸闷气促、张口瞪目、双手乱抓、大汗淋漓、唇指发绀、甚至意识丧失等。

(2)体征:风湿性心脏二尖瓣狭窄可闻及心尖部舒张期隆隆样杂音;肺部局限性哮鸣音多见于支气管肺癌;局限性湿啰音可考虑支气管扩张症。

(3)咯血伴随症状

1)大咯血、血色鲜红伴咳嗽且咳痰量增多,见于支气管扩张症。

2)咯血伴发热、咳嗽、盗汗及消瘦,见于肺结核。

3)咯血伴发热、咳嗽、咳痰和胸痛,见于肺炎、肺脓肿等疾病。

4)咯血伴急性胸痛、发热,见于肺梗死及大叶性肺炎。

5)咯血或痰中带血伴胸痛、刺激性呛咳,见于支气管肺癌等。

6)咯血伴皮肤、黏膜出血,见于血液病、结缔组织病和流行性出血热等。

3.辅助检查

(1)胸部 X 线、CT 检查:可诊断肺部实质病变。

(2)纤维支气管镜检查:可确定出血部位和出血原因,清除分泌物、积血及取活组织检查。

(3)痰液检查:进行痰液细菌培养和药物敏感试验以确定致病菌。

(4)血液检查:血常规、出凝血时间及血细胞比容等检查,以判断咯血原因、贫血程度及感染等。

(5)其他:心电图、超声波、支气管造影及多普勒等检查有助于明确诊断。

三、护理诊断及预期目标

1.有窒息的危险

窒息与大量咯血、意识障碍及无力咳嗽有关。

2.有感染的危险

感染与血液潴留在支气管有关。

3.焦虑

焦虑与咯血不止有关；与对检查结果感到不安有关。

4.恐惧

恐惧与咯血量多及担心预后有关。

5.体液不足

体液不足与大量咯血所致循环血量不足有关。预期目标：患者能咳出血块，呼吸道通畅；未发生感染；患者情绪稳定，能与医护人员有效沟通；患者生命体征稳定；无并发症。

四、护理措施

咯血的救治原则是及时止血、保持呼吸道通畅及维持患者生命。

1.体位

大咯血患者应绝对卧床休息，取患侧卧位或平卧位，头偏向一侧，可减少出血量及避免血液流向健侧肺内或堵塞气管造成窒息。

2.保持呼吸道通畅

鼓励患者咳出滞留于呼吸道的血液及血凝块，不要屏气，也不要剧烈咳嗽。咳嗽剧烈者可适当应用止咳药，如口服可待因；对年老体弱、肺功能不全者，应防止因呼吸抑制而引起窒息。随时做好大咯血和窒息的各项抢救准备，呼吸困难者给予氧气吸入（4～6 L/min）。

3.止血治疗

按医嘱给予止血药（如垂体后叶素、卡巴克洛、维生素K、氨甲苯酸、鱼精蛋白和云南白药等）；输血，根据病情少量多次输新鲜血（每次100～200 mL）；人工气腹，适用于反复大咯血，经上述治疗不佳，两侧胸膜无明显粘连，心肺功能尚可者，可行人工气腹止血。每次注射量为1 000～1 500 mL，必要时每隔1～2 h重复注气一次；支气管内填塞，通过纤维支气管镜送入前端带气囊的导管，气囊充气以填塞止血，适用于肺功能较差，不适合手术治疗的大咯血患者。

4.病因治疗

对出血部位明确而无手术禁忌的大咯血患者，可行急诊外科手术治疗，以挽救患者的生命。因感染引起的咯血，应选择合适的抗菌药物，预防及控制感染。

5.心理护理

安慰患者，让其知道情绪紧张不利于止血。

6.病情观察

密切注意体温、脉搏、呼吸及血压等病情变化，记录咯血量，用药护理等。如垂体后叶素该药作用迅速，止血效果明显，是大咯血治疗的常用和首选药物，但高血压、心力衰竭者和孕妇禁用。

7.咯血窒息的抢救

（1）体位引流：将床脚抬高30°，呈头低脚高位，头偏向一侧，或使患者俯卧，进行体位引流，轻叩背部，以利于血液流出。

（2）清除血液（块）：刺激咽喉部，使患者用力咯出堵塞于气管内的血液（块）；神志不清、牙关紧闭者，应用压舌板或开口器打开口腔，用吸引器吸出积血；必要时可行气管插管，通过吸引和冲洗,以迅速恢复呼吸道通畅;如需较长期作局部治疗,应作气管切开。术后经支气管镜止血、清理积血及分泌物,保持呼吸道通畅。

(3)高浓度吸氧:吸入氧浓度(FiO₂)为40%～60%或做高频通气治疗。如自主呼吸减弱或停止,立即给予呼吸兴奋剂,机械通气。

(4)避免刺激:保持安静,避免刺激性饮料等。

(5)并发症防治:窒息解除后,应积极纠正酸中毒,补充血容量,控制休克,治疗原发病及脑水肿,预防及控制感染等。

8.健康指导

(1)注意保持生活环境清洁、安静,空气新鲜,温度、湿度适宜。避免感冒,防止剧烈咳嗽,以免诱发咯血。

(2)合理饮食,给予营养丰富、易消化的饮食,有利于疾病的恢复。

(3)按时服用镇咳药、止血药及抗生素等药物,并了解用法、注意事项及不良反应。

(4)根据身体健康状况,适当进行体育锻炼。

(5)若出现心悸、乏力、头晕、烦躁、胸闷及喉痒等症状,应立即就诊或拨打"120"急救电话;住院患者及时报告医师、护士,以便及时处理。

(6)如发生咯血,应保持镇静,取平卧位,头偏向一侧,将积血轻轻咳出,不可坐起,以免引流不畅,导致血块堵塞气道。

(7)教会家庭用氧的方法及用氧的注意事项。

(赵晓婷)

第四节 抽搐与惊厥

抽搐(tic)是指全身或局部骨骼肌群不自主地强直性与阵挛性收缩,常导致关节的运动或强直,伴有或不伴有意识障碍。惊厥(convulsion)是指全身或局部肌肉不自主地阵发性或强直性痉挛,常伴有意识障碍。

一、病因

1.颅脑疾病

(1)癫痫:原发性癫痫、症状性癫痫。

(2)颅内感染:脑炎、脑膜炎、脑脓肿及脑结核病等。

(3)颅脑外伤:脑挫裂伤、硬膜外血肿及新生儿产伤等。

(4)颅内肿瘤:原发性肿瘤、脑转移瘤等。

(5)脑血管疾病:脑出血、蛛网膜下隙出血、脑血栓、脑栓塞及高血压脑病等。

(6)脑寄生虫病:脑囊虫病、脑泡虫病及脑型疟疾等。

(7)先天性疾病和发育异常:先天性畸形(脑水肿)、脑性偏瘫及结节性硬化等。

2.全身性疾病

(1)全身性感染:大叶性肺炎、败血症、中毒性菌痢、狂犬病及破伤风等。

(2)中毒性疾病：一氧化碳中毒,酒精、砷、汞、氯丙嗪或阿托品等药物中毒。

(3)代谢性疾病：低血糖症、低钙血症、尿毒症、肝性脑病及肺性脑病等。

(4)循环系统疾病：高血压脑病、冠状动脉栓塞等。

抽搐与惊厥的发病原因尚未完全明了,据目前脑组织生理、生化方面的研究,抽搐和惊厥是大脑运动神经元异常放电所致,表现为四肢、躯干及颜面骨骼肌非自主对称性或不对称强直性或阵挛性收缩和关节运动,伴有或不伴有意识丧失。

二、病情评估

1.病史收集

(1)认真了解病史、发病年龄、从事职业、发病季节及家族史等。

(2)详细询问抽搐与惊厥的发作先兆、诱发因素、发作形式、发作时间、持续时间和发作间隔时间以及发作后的状态。

2.体格检查

(1)严密观察体温、脉搏、血压、呼吸、瞳孔及意识状态变化,并及时记录。

(2)观察发作形式

1)全身强直性阵挛性抽搐：多见于癫痫大发作、高热惊厥,主要表现为四肢及面部肌肉间歇性阵发性抽搐,常伴有意识障碍,两眼上翻或斜视,口吐白沫。

2)强直性抽搐：见于破伤风、脑炎及脑膜炎后遗症等,表现为阵发性全身肌张力增高,上肢屈曲,角弓反张,但神志可清醒。

3)局限性抽搐：见于癫痫小发作,低钙性手足搐搦症及颅内占位性病变等,表现为某一部位或肢体局限性抽搐。

3.伴随症状

(1)抽搐与惊厥时伴发热：多见于感染和小儿高热惊厥。

(2)抽搐与惊厥时伴高血压：多见于子痫、高血压脑病及肾病综合征等。

(3)抽搐与惊厥时伴脑膜刺激征：多见于各种原因引起的脑膜脑炎、脑膜炎及蛛网膜下隙出血等。

(4)抽搐与惊厥时伴瞳孔扩大与舌咬伤：多见于癫痫大发作。

(5)抽搐与惊厥时伴头痛、呕吐：多见于蛛网膜下隙出血、颅脑损伤、高血压及颅内占位性病变等。

4.辅助检查

(1)血液检查：根据病史进行血细胞计数及分类检查,有助于判断感染性疾病。血液生化(肝、肾功能,尿素氮和电解质等)检查和动脉血气分析有助于疾病的治疗及效果监测。

(2)脑脊液检查：细胞计数、分类及压力测定对诊断神经系统病变的性质及原因,可提供较大的参考价值。

(3)脑电图检查：有助于颅内占位性病变及癫痫的诊断。

(4)特殊检查：头颅 CT 和 MRI、脑血管造影及脑血流图可诊断颅内占位性病变和脑血管疾病。

(5)其他检查：血液、尿液和呕吐物的检测有助于中毒性疾病的诊断。

三、护理诊断及预期目标

1.有受伤的危险

受伤与抽搐与惊厥发作致肌肉痉挛和短暂性意识丧失有关。

2.有窒息的危险

窒息与抽搐与惊厥发作致呼吸道分泌物误吸及舌后坠堵塞呼吸道有关。

3.完全性尿失禁

完全性尿失禁与抽搐与惊厥发作致短暂性意识丧失有关。预期目标:患者安全,舒适感增加;呼吸道通畅;排尿正常。

四、护理措施

1.抽搐与惊厥发作时的救护

(1)体位:立即置患者平卧位,解开衣领和腰带,头偏向一侧,以防吸入呕吐物引起窒息。

(2)保持呼吸道通畅:持续性强直性抽搐状态的患者,要预防脑水肿,保持呼吸道通畅,防止肺部感染,纠正水、电解质平衡。对呼吸困难、发绀患者,及时予吸氧。

(3)解痉镇静:迅速采取措施以控制抽搐与惊厥的发作。常用地西泮 10 mg 静脉注射、苯巴比妥钠 0.1~0.2 g 肌内注射或水合氯醛灌肠。保持环境安静,温湿度适宜,避免外界刺激。

(4)保护患者,防止受伤:使用带护栏的病床,防止患者坠床。必要时放压舌板或开口器于上、下磨牙之间,以免咬伤舌及颊部。有义齿应取下。专人护理,适当约束和保护抽搐肢体,以防外伤。

(5)严密观察并记录:详细记录抽搐与惊厥发作的次数、持续时间、症状及体征,以及应用解痉镇静药物的效果。

(6)针对不同的原发病进行处理:高热采取降温措施,中毒者解毒。

2.发作后护理措施

(1)休息:任何原因引起的抽搐及惊厥发作后,都要让患者安静。协助患者充分地休息。安慰患者,消除紧张情绪,使其恢复体力。

(2)做好基础护理:对于高热、呕吐或大小便失禁者,应及时清洗皮肤,保持皮肤清洁、干燥,及时更换衣服、床单。注意保暖,避免受凉。对于意识不清,生活不能自理的患者,做好皮肤、口腔护理,协助叩背,防止压疮、口腔溃疡以及肺炎的发生。

(3)心理护理:安慰鼓励患者,给以精神和心理上的支持,缓解紧张情绪,树立战胜疾病的信心。积极配合治疗和护理,减少诱发因素的刺激。

3.健康指导

(1)对于婴幼儿和儿童,应防止高热。

(2)癫痫患者,避免从事高空、水上作业,不宜开车。遵医嘱按时服药。注意生活规律,忌酒,勿暴饮暴食。

(3)癔症患者,要注意保持良好的人际关系,避免精神刺激。

(4)指导患者要坚持治疗和自我护理,预防抽搐发生。

(赵晓婷)

第五节　有机磷农药中毒

有机磷酸酯类农药是一类广谱杀虫剂,对人畜均有毒性,多呈油状液体,具有大蒜样特殊臭味,遇碱性物质能迅速分解、破坏,可通过皮肤、胃肠道及呼吸道进入人体。根据其毒性大小可分为以下4种。①剧毒类:如甲拌磷(3911)、内吸磷(1059)和对硫磷(1605)等;②高毒类:如甲基对硫磷、甲胺磷、氧化乐果和敌敌畏等;③中毒类:如乐果、碘依可酯、美曲膦酯等;④低毒类:如马拉硫磷等。

一、病因与中毒机制

1.病因

(1)生产及使用过程不当:如生产设备陈旧,密封不严,或在农药的制作、出料和包装过程中,手套破损或衣服和口罩污染;在农药配制过程中用手直接搅拌;夏日在身体裸露较多的情况下进行喷洒,使杀虫剂经皮肤和呼吸道吸收所致。

(2)生活性中毒:主要由于自服、误服或摄入被污染的水源和食物、水果等;也有因误用有机磷杀虫药治疗皮肤病或驱虫、杀蚊蝇而发生中毒的情况。

2.中毒机制

有机磷农药的中毒机制主要是抑制了体内胆碱酯酶的活性。有机磷农药进入人体后与体内胆碱酯酶迅速结合形成磷酰化胆碱酯酶,使胆碱酯酶失去水解乙酰胆碱的能力,导致组织中的乙酰胆碱过量蓄积,发生胆碱能神经过度兴奋的一系列临床表现。

二、病情评估

1.接触史

生产性中毒,接触史比较明确。非生产性中毒有的为误服,有的为间接接触摄入,有的可能隐瞒服药史。应注意询问陪伴人员有机磷农药的种类、服毒时间、服毒的量,有无呕吐及呕吐物气味,患者近来情绪、生活及工作情况等。

2.临床表现

急性中毒的临床表现与有机磷杀虫药的种类、侵入途径和剂量等有密切关系。口服中毒可在10 min至2 h内出现症状,如大剂量口服中毒可在5 min内出现症状,经皮肤吸收者一般在接触后2～6 h发病。发病越早病情越重,敌敌畏中毒发病最快,乐果中毒发病较慢,有时可延至2～3 d。一旦出现中毒症状,病情可迅速发展。

(1)有机磷农药急性中毒时的主要表现为三大综合征,即毒蕈碱样症状、烟碱样症状、中枢神经系统症状。

(2)急性中毒程度分级

1)轻度中毒:以毒蕈碱样症状为主,全血胆碱酯酶活力为50%～70%。

2)中度中毒:出现典型毒蕈碱样症状和烟碱样症状,全血胆碱酯酶活力30%～50%。

3)重度中毒:除上述症状外,出现肺水肿、昏迷、呼吸衰竭或脑水肿等表现,全血胆碱酯酶活力为30%以下。

3.辅助检查

全血胆碱酯酶活力(CHE)测定,是诊断中毒程度的重要指标;尿中有机磷杀虫药分解产物测定,有助于有机磷杀虫药中毒的诊断。

三、护理诊断及预期目标

1.功能性尿失禁

功能性尿失禁与意识障碍及类毒蕈碱样作用有关。

2.清理呼吸道无效

清理呼吸道无效与呼吸道分泌物增多、支气管痉挛及意识障碍有关。

3.气体交换受损

气体交换受损与呼吸肌麻痹有关。

4.自理缺陷

自理缺陷与活动无耐力及意识障碍有关。

5.有皮肤完整性受损的危险

皮肤完整性受损与中毒、大小便失禁及意识障碍有关。预期目标:尿失禁次数减少,排尿正常;患者呼吸模式改善,能有效咳嗽、排痰,缺氧改善,血气分析正常;患者逐渐恢复自理能力;患者皮肤完整,不发生压疮。

四、护理措施

(一)维持呼吸功能

呼吸衰竭是首要死因。一旦呼吸衰竭,患者将迅速面临死亡危险,故保持呼吸道通畅,维持呼吸功能至关重要。应立即给予吸氧或进行气管插管呼吸机辅助呼吸,心脏停搏者应立即行心肺复苏术,同时迅速用大号静脉留置针开放两条静脉通路,以保证抢救成功。

(二)迅速清除毒物

1.接触中毒者

立即将患者撤离出有毒环境,脱去染毒衣物,用清水、肥皂水或2%碳酸氢钠溶液彻底清洗染毒皮肤、毛发和指、趾甲。毒物侵入眼内时,用2%碳酸氢钠或生理盐水清洗,至少10 min。禁用热水冲洗或酒精擦洗,以免皮肤血管扩张,加速毒物吸收。

2.口服中毒者

应立即给予及时有效的洗胃,排出胃中毒物,阻止毒物吸收。常用的洗胃液有清水、生理盐水和2%~4%碳酸氢钠溶液(敌百虫禁用)。

有机磷中毒首次洗胃应反复彻底,直至洗出液无农药味为止。洗胃后,从胃管中注入硫酸钠导泻。胃管应保留一段时间,必要时再次洗胃,如患者有喉头水肿或痉挛,无法插管,必要时应行紧急手术切开洗胃。

(三)解毒剂的应用

1.抗胆碱药物的应用

阿托品是最常使用的药物,可缓解毒蕈碱样症状,对抗呼吸中枢抑制亦有效,对烟碱样症状和恢复胆碱酯酶活力无作用。轻度中毒者可单独使用,中、重度中毒患者需配合使用胆碱酯酶复能剂。阿托品的用药原则是必须早期、足量和反复给药,直至达到阿托品化后,减量维持3~5 d。阿托品化的指征为瞳孔较前散大、颜面潮红、皮肤干燥无汗、口干、心率增快以及肺部啰音明显减少或消失。用于救治有机磷中毒的抗胆碱药还有盐酸戊乙奎醚(长托宁),该药是具有选择性的抗胆碱药,有较强的中枢和外周抗胆碱作用,有效量小,持续时间长,毒副作用小,不使心率增快,与胆碱酯酶复能剂合用,对重度中毒患者有显著疗效。

2.胆碱酯酶复能剂的应用

临床常用的药物有碘解磷定、氯解磷定、双复磷和双解磷等,对解除烟碱样症状作用明显。这类药物能使磷酰化胆碱酯酶在未发生老化前恢复水解乙酰胆碱的活性,而对已老化的胆碱酯酶无复能作用,故应尽早应用,一般认为中毒 72 h 后再用复能剂疗效较差或无明显的重新活化作用。

3.解磷注射液的应用

解磷注射液是一种复方制剂,一般供肌内注射,应用方便,适用于现场急救,对毒蕈碱样、烟碱样作用和中枢神经系统症状有较好的对抗作用,对中毒的胆碱酯酶也有较好复活作用,起效速度,作用时间持久。轻度中毒首次剂量 1～2 mL;中度中毒首次剂量 2～4 mL,必要时重复应用 2 mL;重度中毒首次剂量 4～6 mL,必要时重复应用 2～4 mL。一般采用肌内注射,必要时可静脉注射。

(四)病情观察

(1)密切观察患者生命体征、瞳孔及意识的变化,特别是呼吸的变化。

(2)洗胃时应注意观察洗胃液及腹部情况,注意有无消化道出血或穿孔等症状。

(3)应用阿托品时应观察阿托品化的表现,注意与阿托品中毒的区别。阿托品中毒量与阿托品化相近,治疗过程中应密切观察患者的神志、瞳孔大小以及体温和心率的变化,一旦出现神志恍惚、瞳孔极度散大、高热或心动过速等临床表现时,应考虑阿托品中毒的可能,应酌情减量。

(4)密切观察,防止反跳的发生。反跳发生前多有先兆症状,如食欲缺乏、恶心呕吐、精神萎靡、皮肤湿冷、胸闷气短、轻咳、肺部啰音、血压升高、瞳孔缩小及流涎等。若出现上述症状,应迅速通知医师进行处理。

(5)心理活动的观察与护理。了解引起中毒的具体原因,根据不同的心理特点予以心理疏导。如为自杀所致,护理人员应以诚恳的态度为患者提供情感上的帮助,让家属陪伴患者,不能歧视患者,并为患者保密。

(五)健康教育

(1)普及预防有机磷农药中毒的有关知识,向生产者、使用者特别是农民要广泛宣传使用时的注意事项,如喷洒时应遵守操作规程,加强个人防护,穿长袖衣裤和鞋袜,戴口罩、帽子及手套,下工后用碱水或肥皂洗净手和脸,方能进食,污染衣物要及时洗净。农药盛具要专用,严禁装食品、牲口饲料等。

(2)患者出院后,仍需要在家休息 2～3 周,按时服药,不可单独外出,以防发生迟发性神经症。急性中毒除个别出现迟发性神经症外,一般无后遗症。

(3)因自杀而中毒者出院后,患者应学会如何应对应激原的方法,树立生活的信心,并应争取获得社会多方面的情感支持。

(赵晓婷)

第六节　急性一氧化碳中毒

一氧化碳(CO)为无色、无味、无刺激性气体,比重为 0.967。一氧化碳中毒俗称煤气中毒,是由于含碳物质燃烧不完全,或煤气管道泄漏溢出一氧化碳,人体吸入后与血液内血红蛋白(Hb)结合,形成稳定的碳氧血红蛋白(HbCO),丧失传递氧的能力,引起组织缺氧。

一、病因与中毒机制

经呼吸道吸入的 CO,经过肺泡膜进入血液。85%与血液中的血红蛋白结合,形成稳定的 HbCO。CO 与 Hb 的亲和力比 O_2 与 Hb 的亲和力大 240 倍,而解离速度是 HbO_2 解离速度的 1/3 600,故一氧化碳与氧争夺血红蛋白,与血红蛋白形成不易分离的碳氧血红蛋白。碳氧血红蛋白无携氧功能,它的存在影响 HbO_2 解离,并且随着它在血中浓度增高,使 HbO_2 氧解离曲线左移,阻碍了氧的释放和运输,导致低氧血症。当 CO 浓度较高时还可与细胞色素 C 氧化酶中的二价铁结合,抑制组织细胞的呼吸等,CO 阻断了氧的运输、吸入和利用,使机体处于严重缺氧状态。

二、病情评估

1.病史收集

(1)职业病史:在炼钢、炼焦和烧窑等生产过程中炉门或窑门关闭不严,煤气管道泄漏溢出大量 CO;煤矿瓦斯爆炸时有大量 CO,现场人员来不及撤离等工业性 CO 接触病史。

(2)生活病史:有家中使用煤炉、煤气、燃气热水器和煤气红外线取暖器等过程中通风不良病史,形成 CO 中毒的生活来源。

2.临床表现

病情轻重与血液中 HbCO 浓度有密切关系,也与中毒前健康状况有关,可分为三级。

(1)轻度中毒:血液 HbCO 浓度可高达 10%～30%,出现剧烈头疼、头晕、心悸、眼花、恶心、呕吐和全身乏力等症状,甚至意识模糊,但不昏迷。脱离现场、呼吸新鲜空气或吸入氧气,一般可很快恢复。

(2)中度中毒:血液 HbCO 浓度可高达 30%～40%,除上述症状外,表现为面部潮红、唇呈樱桃红色、脉快、多汗、烦躁、血压下降和意识模糊,甚至昏迷。但昏迷时间不长,及时脱离现场进行抢救,可很快苏醒,一般无明显并发症和后遗症。

(3)重度中毒:血液 HbCO 浓度可高于 50%,患者呈深昏迷状态,四肢冰冷,大小便失禁,脉搏微弱,呼吸短浅,可出现抽搐、双侧瞳孔缩小,对光反射迟钝或消失、病理征阳性以及去大脑皮层状态(患者可以睁眼,但无意识,不语,不动,不主动进食或大小便,呼之不应,推之不动,上肢屈曲,下肢伸直)。

有时可见视神经盘水肿。如不及时抢救,出现脑疝,会导致循环和呼吸衰竭而死亡。部分病例可出现心律紊乱,肺水肿,水、电解质及酸碱平衡失调和氮质血症等。抢救后存活者常有去大脑皮层状态、瘫痪等神经系统后遗症。

(4)急性 CO 中毒迟发脑病:部分急性 CO 中毒患者于昏迷苏醒、神志恢复正常后,经历 2～60 d(一般为 2 周)的假愈期,又突然出现一系列神经精神症状。这种现象称之为神经精神后发症或迟发脑病。迟发脑病与后遗症不同,后者的神经精神症状是由 CO 中毒急性期迁延而来,病程中无假愈期。

迟发脑病主要表现为突然发生一系列精神症状,如言语减少,精神呆滞,注意力涣散,反应迟钝,定向力丧失,或傻笑,精神错乱,打人损物,幻觉错觉等;同时可出现面部表情减少或呈面具样,齿轮样肌张力增高,静止样震颤,单瘫,偏瘫,截瘫,腱反射亢进,病理征阳性,失语等表现。

3.辅助检查

(1)血 HbCO 测定:必须在脱离中毒环境后 8 h 内进行,其结果不仅反应 CO 接触情况,而且常与中毒程度呈一致关系。

(2)脑电图:多数患者可出现异常脑电图,表现为低波幅慢波、不规则慢波及平坦波。

三、护理诊断及预期目标

1.急性意识障碍

急性意识障碍与急性中毒有关。

2.气体交换受损

气体交换受损与 CO 竞争 Hb 致 O_2 不能与 Hb 结合有关。

3.清理呼吸道无效

清理呼吸道无效与肺部继发感染、肺水肿及意识障碍有关。

4.自理缺陷

自理缺陷与活动无耐力和重度中毒有关。

5.有皮肤完整性受损的危险

皮肤完整性受损与长期卧床、大小便失禁、意识障碍等有关。

预期目标:患者意识障碍无加重或逐渐好转;患者缺氧改善,呼吸型态正常,能有效咳嗽排痰,血气分析正常;患者能自理;皮肤完整,无压疮。

四、护理措施

1.现场急救

迅速打开门窗通风,断绝煤气来源。应将患者抬离现场,移到新鲜空气处,解开领口、裤带,清除口、鼻分泌物,保持呼吸道通畅。

2.保暖

保暖这是过去容易忽视的环节。由于本病多发于冬春季节,将患者由室内转移到室外寒冷的环境时,寒冷的刺激导致外周血管收缩,加重机体的缺氧。严重者诱发休克及呼吸、心搏骤停。因此到达现场后在转移患者、吸氧、输液等抢救工作的同时注意给患者穿衣、盖被等保暖,寒战者用毛巾包裹热水袋放在四肢,水温保持在 50 ℃为宜,严防烫伤。

3.迅速氧疗

立即给氧,对重症昏迷患者可高浓度流量或高压氧治疗。高压氧疗越早越好,最好在中毒后 4 h 内进行,可减少神经、精神后遗症和降低病死率。

4.降低颅内压

患者绝对卧床休息,高热者物理降温,可增加脑组织对缺氧的耐受性并降低颅内压;促进脑细胞功能恢复,重症中毒伴有脑水肿、颅内压增高者,可用脱水剂,20%的甘露醇 250 mL 快速静脉滴注,6~8 h 一次。心力衰竭患者可用速尿(呋塞米)利尿;同时肾上腺皮质激素地塞米松有助于缓解脑水肿,使用三磷酸腺苷增加组织能量,使用脑细胞激活剂,可适当使用中枢兴奋剂纳洛酮静脉推注,以促进昏迷的患者清醒和呼吸恢复,对脑功能的恢复起着积极作用,可明显缩短昏迷时间,降低重度一氧化碳中毒患者的致残率和病死率。

5.预防和控制感染

酌情使用有效抗生素,积极防治肺部感染和压疮的发生,定时翻身拍背,促进痰液排出。做好皮肤护理、口腔护理和泌尿道的护理;抽搐躁动者,约束带固定要正确,防止皮肤擦伤,并保持肢体功能位置

6.加强整体护理,密切观察病情

预防、治疗因一氧化碳中毒引起的精神症状。

7.健康指导

(1)煤气热水器或煤气、燃煤、燃油设备等不应放置于家人居住的房间或通风不良处。

(2)经常保持室内良好通风状况,尤其是冬天、雨天气压低时更应注意;注意热水器或煤气等正确的使用方法及保养,并随时注意是否呈完全燃烧状态,煤气具应放在不燃烧材料上面,周围切勿放置易燃品。

(赵晓婷)

第七节　中　暑

中暑是指人体处于高热和湿度较大的环境中,以体温调节中枢障碍,汗腺功能衰竭和水电解质丢失过多为特征的一组急性疾病。根据发病机制和临床表现可分为热射病、日射病、热衰竭和热痉挛几种类型。上述几种情况可顺序发展、交叉重叠。

一、病因

对高温环境的适应能力不足是导致中暑的主要原因。在大气温度升高($>32\ ℃$)、湿度较大($>60\%$)环境中,长时间工作或强体力劳动,又无充分防暑降温措施时,缺乏对高热环境适应能力者,极易发生中暑。中暑的诱发因素有:①老年人、体弱者、长期卧床者、营养不良者、产妇;②过度劳累;③肥胖;④饮酒、饥饿、失水失盐、水土不服者;⑤患有某些疾病如糖尿病、心血管疾病,先天性汗腺缺乏征、震颤麻痹、智能低下、甲亢以及广泛性皮肤损害(如硬皮病、皮肤烧伤后瘢痕形成等);⑥服用某些药物如阿托品、巴比妥、氯丙嗪等。因此,在室温较高、通气不良、空气潮湿的环境中,上述情况者容易发生中暑。

二、发病机制

(一)体温调节

正常人体温度相对恒定,是在下丘脑体温调节中枢的控制下,产热和散热处于动态平衡,使体温维持在正常范围。人体产热主要来自体内氧化代谢过程,运动和寒战也能产生热量。当体温升高时,皮肤血管扩张,血流量增加。人体的皮肤通过以下方式散热:①辐射、对流、传导。室温在$15\ ℃\sim25\ ℃$时,辐射是人体散热的主要方式,约占散热量的60%;其次为对流占

12%,再次为传导为 3%;②蒸发。在高温环境下,蒸发是人体主要的散热方式,蒸发 1 L 汗液散热 2427.8kJ(580 kcal)。湿度大于 75% 时,蒸发减少;相对湿度达 90%~95% 时,蒸发完全停止;③其他。呼吸和排出大小便均可散热。

(二)中暑机制

由于机体散热受阻,虽大量出汗亦不足以散热,过量的热积蓄于体内,引起组织和器官功能障碍,导致体温调节中枢功能失调、汗腺功能衰竭,体温迅速升高,发生热射病。若强烈阳光长时间直接照射头部,可穿透头皮和颅骨,大脑温度增高达 40 ℃ 以上,引起脑组织充血、水肿,发生日射病。由于散热而大量出汗及皮肤血管扩张,引起失水、失盐、致血容量不足,周围循环衰竭,大量钠盐丢失,引起肌肉痉挛而发生热痉挛。

大量出汗及皮肤血管扩张,又可导致血液重新分布,心脏负荷加重,引起心力衰竭;消化道血流量减少,胃液分泌不足而影响食欲;肾血流量减少,肾小球滤过率下降,引起肾功能不全。高温还可抑制中枢神经系统,导致注意力不集中、反应迟钝、嗜睡甚至昏迷。

三、临床表现

按病情轻重可分为以下几种。

(一)先兆中暑

高温下工作或生活,出汗较多,可产生疲乏、头昏、眼花、胸闷、心悸、恶心、呕吐等症状;体温正常或低热。如及时阴凉处休息,补充水、盐后,短时间可恢复。

(二)轻度中暑

除先兆中暑症状外,尚有面色潮红、皮肤干热,或出现循环衰竭的早期表现,如大汗淋漓、面色苍白、脉搏细速;体温 38 ℃ 左右。经有效治疗,3~4 h 可恢复。

(三)重症中暑

按发病机制和临床表现又可分为:①热射病。由于体内热蓄积过多而引起。主要表现为高热、无汗及昏迷。常见于健康年轻人,在高温环境下劳动,因通风不良,防暑降温措施不当,工作数小时后即可发病;年老、体弱、患有慢性疾病者,即使静坐家中,也可在持续高温数天还未完全适应时发病。一般先出现先兆中暑症状,亦可突然发病。体温高达 40 ℃ 以上;颜面潮红,皮肤灼热、无汗;嗜睡或谵妄,甚至昏迷、惊厥;瞳孔缩小(晚期放大),对光反射迟钝;呼吸浅快;脉搏加速,脉压增宽,血压下降或有心律失常。严重者可出现脑水肿、心力衰竭、肺水肿、肝肾衰竭、休克、代谢性酸中毒、弥散性血管内凝血,可在数小时内因为并发症而死亡。②日射病。由于头部直接受强烈阳光辐射而引起。主要表现为剧烈头痛,可伴有头晕、眼花、耳鸣、呕吐、烦躁不安、甚至昏迷、惊厥。体温正常或略增高。③热衰竭。由于大量出汗及皮肤血管扩张,心血管对高温不能发生相应的反应,引起血容量不足、周围循环障碍。多见于刚从事高温作业,尚未适应气候者;心脏功能不全及血管舒张调节功能不能适应高温者;服用利尿剂或饮水不足的年老、体弱者。起病较急,先出现先兆中暑症状,继而面色苍白、冷汗淋漓、脉搏细弱、血压偏低、心律失常;可有昏厥、抽搐、瞳孔散大;重者出现循环衰竭。体温一般不高。④热痉挛。由于失盐过多,引起肌肉痉挛性疼痛。多见于健康青壮年,常在强体力劳动、大量出汗后发病,或在冷水沐浴后出现肌肉痉挛及疼痛。肌肉痉挛好发于活动较多的四肢和腹部,以腓肠肌最多见,呈对称性,为短暂的间歇性发作,可自行缓解。腹直肌、肠平滑肌痉挛可引起腹绞痛;膈肌痉挛可引起呃逆。

在临床上,热射病、日射病、热衰竭和热痉挛可同时存在,不能截然分开。

四、辅助检查

(一)实验室检查

血常规、尿常规、肝功能、肾功能、血清电解质、心肌酶谱、动脉血气分析,凝血时间等。

(二)功能检查

心电图、胸部 X 线及头颅 CT 检查等。

五、护理措施

(一)急救措施

1.先兆中暑和轻症中暑

使患者迅速脱离高温现场,转移至阴凉、通风处或电扇下休息或静卧,有条件者最好能移至空调室,以增加辐射散热,还可口服含盐清凉饮料及对症处理,并可选用人丹、十滴水、藿香正气水等,有循环衰竭早期症状者,给予葡萄糖或生理盐水静脉滴注。

2.重症中暑

使患者迅速脱离高温现场,快速降温,降温速度决定患者预后,通常在 1 h 内使直肠温度降至 37.8 ℃～38.9 ℃。

(1)降温治疗

1)体外降温:①迅速将患者转移到通风良好的低温环境,脱去衣服,进行皮肤肌肉按摩、促进散热;②冰水乙醇擦浴,在头、颈、腋窝、腹股沟等大血管走行处放置冰袋,用加入少量乙醇(5%～10%浓度)的冰水反复擦拭全身皮肤;③冰水浸浴,患者取半卧位,躯体和四肢浸于 4 ℃水中,水面与患者乳头连线平齐;同时按摩四肢,使血管扩张,血液循环境加快。每 15 min 将患者抬出水面,测量肛温,如降至 38.5 ℃以下,暂停浸浴;肛温回升,再次冷水浸浴或冰水擦浴。

2)体内降温:体外降温无效者,用冰盐水进行洗胃或直肠灌洗,也可用 20 ℃或 9 ℃无菌生理盐水进行血液透析或腹膜透析,或将自体血液外冷却后回输体内降温。此外还可用 4 ℃的 5%葡萄糖盐水 1 000 mL 经股动脉以 200 mmHg(26.7 kPa)的强压向心性推注,可使体温在 15～30 min 后下降 3 ℃左右。体温下降标准:肛温为 38 ℃,防止反跳和过低。此法可使血压上升,仅适用于紧急情况。

药物降温:氯丙嗪能抑制体温中枢,降低代谢,减少产热;能扩张血管,加速散热;能降低氧耗,减少脑缺氧性损害;能松弛肌肉,防止肌肉震颤,抑制机体对寒冷的刺激反应。因此氯丙嗪与物理降温同时应用,可减少或避免物理降温引起的寒战。常用 25～50 mg 加入 5%葡萄糖盐水 500 mL 中静脉滴注,1～2 h 滴完,以肛温降至 38.5 ℃为宜。

(2)对症治疗:①保持呼吸道通畅、吸痰、供氧;抽搐时注射地西泮。②纠正水、电解质及酸碱平衡紊乱,血容量不足者,补液。③低血压或休克,可用升压药;心力衰竭可用洋地黄类;有感染者选用抗生素;脑水肿患者宜静脉注射甘露醇和呋塞米;弥散性血管内凝血者可用肝素。④必要时,短期内应用糖皮质激素。⑤肝衰竭合并肾衰竭患者,应早期快速给予 20%甘露醇 250 mL 或呋塞米 20 mg 静脉注射,保持尿量在 30 mL/h 以上,必要时可行血液或腹膜透析治疗;肝衰竭者可行肝移植。

(二)护理措施

1.急救护理

(1)降温护理:①病室温度应保持在 20 ℃～30 ℃,通风良好,需要时用电风扇吹风,病床下放置冰块。②物理降温时,无论是擦浴还是冰袋、冷敷,均要同时不断按摩四肢及躯干皮肤,使之潮红充血以促进散热。测量肛温,肛表要深插,使之能够反应直肠温度,肛温 38 ℃时应暂停降温,避免体温过低,若体温回升,可再次降温。③药物降温使用氯丙嗪静脉滴注,滴速要严格按医嘱操作,此药易使血压下降,若血压有下降趋势要随时报告医师。用 4 ℃的 5％葡萄糖盐水经股动脉强压推注,对老年患者应防止肺水肿和心力衰竭的发生。④体温持续在 38.5 ℃以上者可给予口服解热药,如有头痛、恶心、呕吐者,可适当给予镇静剂口服。⑤用冰袋降温时,放置位置应准确,注意不停更换位置,避免同一部位长时间接触,以防止冻伤。⑥对昏迷、休克、心力衰竭及年老体弱患者和新生儿,不宜用冰水浸浴,以免发生寒战,加重心脏负担,引起严重心律失常及心力衰竭。

(2)加强病情观察。①生命体征的观察:降温过程中密切观察患者生命体征,每隔 15～20 min 测量一次体温、脉搏、呼吸和血压,尤其在冰水浸浴和应用氯丙嗪降温过程中,更应监测血压,同时还应监测患者神志变化,皮肤出汗情况以及尿量变化等,应保持尿量大于 30 mL/h。②降温效果观察:应密切监测肛温,根据肛温变化调整降温措施,若体温突然下降伴神志淡漠、大汗、脉搏细速、血压下降、尿量减少,应考虑虚脱或休克的发生;若体温骤高不降而四肢末梢厥冷、发绀、神志模糊者,则提示病情更加严重;若体温下降,四肢末梢转暖,发绀减轻或消失,血压平稳,尿量 30 mL/h 以上,则提示治疗有效。③并发症的观察:中暑患者可以并发昏迷、心律失常、心力衰竭、代谢性酸中毒、低血压、肝衰竭合并肾衰竭、弥散性血管内凝血等,应加强病情观察,严密监测神志、心率、心律、血压、肝肾功能、血电解质、动脉血气分析、凝血酶原时间(PT)、激活的部分凝血活酶时间(APTT)、血小板计数和纤维蛋白原等。预防并发症的发生,一旦有并发症出现,需采取相应的护理措施。

(3)保持呼吸道通畅:昏迷患者采取平卧位,头部偏向一侧,可防止舌后坠阻塞气道,也便于分泌物从口角流出。有呕吐物或痰液时,应及时用吸痰器吸出,必要时可行气管插管、气管切开以避免吸入呼吸道,并保持呼吸道通畅。

(4)药物应用及护理:中暑患者主要降温药物为氯丙嗪,使用时应注意:①剂量不宜过大(25～50 mg);②滴速慢;③每 10～15 min 测血压一次;④观察患者呼吸频率、节律的变化,如有呼吸抑制、深昏迷、血压下降(收缩压低于 80 mmHg),则停用药物降温,同时给予间羟胺(阿拉明)、去氧肾上腺素(新福林)等。

2.一般护理

(1)饮食护理:应鼓励患者摄取足够的营养,维持机体的需要,以利于体力恢复。饮食宜选择高热量、高维生素、高蛋白、低脂肪,细软、易消化的清淡食物为主,少量多餐,细嚼慢咽,避免暴饮暴食,避免过硬、油煎、过热、刺激性食物。鼓励患者多饮水,多吃新鲜水果和蔬菜。进餐前后应漱口,注意口腔卫生,保持口腔清洁,高热患者尤应重视口腔护理以防止感染和黏膜溃破等。

(2)对症护理:高热惊厥者应放置于保护床内,防止坠床和碰伤,为防止口舌咬伤,床边备用开口器等;水电解质紊乱者,补液时速度不宜过快,以免发生心力衰竭;定时翻身,防止压疮形成;注意皮肤清洁卫生,尤其是对高热患者在降温过程中伴大汗者,应及时更换衣裤和被褥,保持床单舒适平整。

(3)心理护理:对意识清醒者做好心理护理,表现出高度的同情心,做好解释工作,安慰和鼓励患者积极配合治疗,增强康复信心。

3.健康教育

(1)加强防暑降温的宣传,夏季向居民介绍防暑知识,居住处要通风,降低室温,老年人、产体弱及慢性病者对高温气候耐受性差,应给予特别照顾,一旦出现中暑症状应及时治疗。

(2)高温作业车间在夏季来临前应为工作人员做体格检查,发现心脏病、高血压病、肝肾疾病等慢性病患者及老年体弱者,要加强观察,下车间巡回医疗,必要时减轻工作。

高温环境应减轻重体力劳动;改善劳动条件,加强隔热,通风等降温措施,补充含盐饮料,每天供水 4~5 L,盐 10 g 左右,饮食要增加维生素 C 的含量。

(3)中暑若能及早诊断、及时治疗,短期即可恢复。年老体弱或伴慢性病的重症中暑者,特别是热射病(中暑高热),若抢救不及时,病死率较高,预后不佳。

(赵晓婷)

第八节　超高热危象

超高热是指体温升高超过 41 ℃。超高热危象是指高热同时伴有抽搐、昏迷、休克、出血等危急征象。体温的升高可引起新陈代谢增强,使物质分解代谢加强,产热更多,体温再次升高,造成恶性循环。

体温超过 41 ℃时,可造成全身实质性器官的细胞,特别是脑细胞变性,可引起惊厥、抽搐、昏迷,发生心力衰竭、呼吸衰竭;当体温超过 42 ℃时,可使一些酶的活性丧失,脑细胞不可逆性损害,导致死亡。

一、病因

(一)感染性发热

各种病原体如病毒、细菌、真菌、寄生虫、支原体、螺旋体、立克次体等所致的急、慢性感染。

(二)非感染性发热

凡是病原体以外的各种物质引起的发热均属于非感染性发热。常见病因如下。

(1)无菌性坏死物质的吸收:组织细胞坏死、组织坏死产物及组织蛋白分解的吸收所致的无菌性炎症。常见于:①机械性、物理性或化学性损害,如大面积烧伤、内出血等;②血管栓塞或血栓形成导致的内脏梗死或肢体坏死;③组织坏死与细胞破坏,如白血病、淋巴瘤、癌、溶血反应等。

(2)变态反应:如血清病、输液反应、药物热及某些恶性肿瘤等。

(3)体温调节中枢功能异常:体温调节中枢受到损害,使体温调定点上移,引起发热。常见于:①物理性因素,如中暑;②化学性因素,如安眠药、农药等药物中毒;③机械因素,如颅脑外伤、脑出血等。

(4)内分泌与代谢疾病:如甲亢、重度脱水等。

二、发病机制

(一)致热原性发热

致热原性发热是导致发热最主要因素。根据来源又把致热原分为外源性致热原和内源性致热原两大类。

(1)外源性致热原:各种病原体及其产物、无菌性坏死组织、炎性渗出物、抗原-抗体复合物、某些类固醇物质等外源性致热原多为大分子物质,不能通过血脑屏障,而是作用于嗜酸性粒细胞、中性粒细胞单核细胞-巨噬细胞系统,使之产生并释放内源性致热原,另体温升高。

(2)内源性致热原:又称为白细胞致热源,主要是一些炎性细胞因子,如白介素 1(IL-1)、白介素 6(IL-6)、肿瘤坏死因子(TNF)、干扰素(INF)等。这些内源性致热原通过血脑屏障直接作用于下丘脑的体温调节中枢,使体温调定点升高。体温调节中枢对体温重新调节,一方面通过垂体分泌激素使代谢加速或通过运动神经使骨骼肌收缩,临床上表现寒战,使产热增加;另一方面通过交感神经使皮肤血管及竖毛肌收缩,停止排汗,散热减少。调节作用结果使产热大于散热,使体温升高,出现发热。

(二)非致热原性发热

(1)体温调节中枢直接受损:如颅脑外伤、炎症、出血等。

(2)产热增加的疾病:甲状腺功能亢进症、癫痫持续状态等。

(3)散热减少的疾病:广泛皮肤病、心力衰竭等。

三、临床表现

表现为高热,体温超过 41 ℃,常伴寒战、脉速、气急、烦躁、抽搐、惊厥、休克甚至昏迷,伴有原发病的各种症状和体征。

四、辅助检查

(一)实验室检查

应根据患者的临床表现、体格检查有针对性地选择,以明确高热病因。如血、尿、大便常规,脑脊液常规,病原体显微镜检查,细菌学检查,血清学检查,血沉、类风湿因子、自身抗体的检查,活体组织病理检查等。

(二)特殊检查

常规 X 线检查、心电图检查,根据情况选择 B 超、CT 等检查有助于明确病变部位。

五、护理诊断与合作性问题

(一)体温过高

体温过高与感染、组织细胞新陈代谢旺盛、环境改变、脱水或出汗能力减低、体温调节中枢功能障碍等因素有关。

(二)潜在并发症

抽搐、惊厥、休克。

(三)恐惧/焦虑

恐惧/焦虑与体温过高或持续高热等有关。

六、救护措施

(一)紧急救护

迅速降温迅速而有效地将体温降至 38.5 ℃,是治疗超高热危象的关键。根据病情的不同,选择适当的降温措施,及时降低体温,防止体温过高导致患者机体严重损害,遗留后遗症,甚至死亡。

1.物理降温

首选,简单安全,疗效较快。

(1)方法:①冷敷、冰敷,当体温超过 39 ℃,可在头部、腋下、腹股沟等大动脉处用冷毛巾或冰袋敷;②乙醇擦浴,当体温超过 39.5 ℃,可用 30%～50%、27 ℃～37 ℃的乙醇擦浴;③温水擦浴,当体温超过 39 ℃,患者有寒战、四肢厥冷可用 32 ℃～35 ℃温水擦浴;④冰水擦浴,当体温超过 39.5 ℃,患者烦躁、四肢末梢灼热可用冰水擦浴降温;⑤冰水浸浴,患者取半卧位,浸于含有碎冰块,水温在 15 ℃～16 ℃的冷水中。

(2)注意事项:①擦浴中注意观察病情,如患者发生寒战,或脉搏、呼吸、神色有异常变化,应立即停止擦浴并报告医师。擦浴方法是自上而下,由耳后、颈部开始,直至患者皮肤微红。②乙醇擦浴以拍擦的方式进行,不用摩擦方式,因摩擦方式易产热,在腋窝、腘窝、腹股沟等血管丰富处应适当延长时间,以利于散热;禁擦后项、胸前区、腹部和足底,这些部位对冷的刺激较敏感,冷刺激可引起反射性的心率减慢、腹泻等不良反应。③注意补充液体,不宜在短时间内将体温降得过低,以防虚脱。④伴皮肤感染或有出血倾向者不宜皮肤擦浴。⑤降温效果不佳者可适当配合通风或服药等措施。⑥遵循热者冷降,冷者温降的原则。冰水浸浴时,水面不超过患者的乳头平面,并随时控制水温,使之保持恒定;每 10～15 min 应将患者抬离水面,测肛温 1 次。

2.药物降温

适用高热中暑、术后高热、高热谵妄、幼婴儿高热等。常用药物:阿司匹林、吲哚美辛、地塞米松等。

当物理降温效果不佳者,根据医嘱选择药物降温。药物降温后 30 min 应测量体温并记录,一般体温应逐步下降,不宜骤降至 37 ℃以下,以防虚脱。在应用药物降温时,应注意避免患者体温骤然下降出现大汗淋漓,加重患者血液浓缩,可再次使患者的体温升高。如患者用药后脉搏细速、面色苍白、口唇发绀、四肢厥冷,应注意保暖,可给予热水袋或热饮料以防体温继续下降。

3.冬眠降温

采取上述降温措施后,体温仍居高不降,尤其是烦躁、惊厥的患者,可在物理降温的基础上静脉滴注冬眠药物,达到抑制体温调节中枢、扩张血管、加速散热、松弛肌肉、减少震颤、降低组织器官的代谢和耗氧量,防止产热过多。常用药物:冬眠 1 号(哌替啶、异丙嗪、氯丙嗪)。

在使用过程中,应将患者安置于安静的病房,专人护理;使用前补足血容量、纠正休克,要密切观察体温、脉搏、呼吸、血压基本生命体征的变化,注意评估患者的神志、瞳孔大小、对光反射、肢体运动和各种反射,以了解冬眠的深度,每隔 30 min 评估一次;体温应以测量肛温为观察指标;如患者的血压下降过快、呼吸低于 12 次/分钟,提示过度所致,应立即减慢冬眠药物的进入速度或停止;如血压降至 12.0 kPa(90 mmHg)以下时,应加用升压药或采取其他升压措施;如患者有寒战或烦躁不安,提示冬眠药物量不足;如体温降至 38 ℃时应停止滴入冬眠药。

(二)护理要点

1.严密观察病情

(1)观察患者的神志、体温、脉搏、呼吸、血压、末梢循环等生命体征的变化,尤其是体温的变化,一般是每 4 h 测一次体温,观察降温的效果,应在 30 min 后复测体温一次,并记录在护理病历上。

(2)观察患者伴随症状的变化,如面色、神志、寒战、大汗、皮疹等,及时告知医师,以协助诊断、配合抢救。

(3)记录出入量,特别是大汗的患者,要留意尿量、尿色,开辟静脉通路注意补足液体,及时发现并纠正水、电解质及酸碱平衡紊乱。

2.一般护理

(1)饮食护理:由于过高热使患者代谢加快、消耗大,补充足够的营养和水分有利于体力的恢复,故应给予充足的水分、清淡、营养、富含维生素易消化的饮食。

(2)对症护理:①物理降温的患者要及时更换敷布、冰袋、经常擦浴降温;②皮肤护理,降温过程中大汗的患者应及时更换衣服、被褥,保持皮肤的清洁、舒适、干燥。卧床的患者,要定时翻身,防止压疮;③口腔护理注意口腔护理,每日 1～2 次,保持口腔清洁、防止口腔感染及黏膜破溃;④烦躁、惊厥的患者,可根据医嘱使用镇静剂并注意安全,必要时使用保护具、约束具,防止坠床或自伤;⑤加强基础护理,保护重要器官的功能,患者卧床休息,病室保持安静、通风,温度、湿度适宜;配合医师,保护心、脑、肾等重要器官的功能;呼吸困难者可给氧气吸入,必要时可气管切开,机械通气。

3.病因治疗及护理

遵医嘱应用药物针对病因治疗。

(1)感染者应及时选择足量、敏感的抗生素,必要时可加用肾上腺皮质激素;抗生素使用后应注意疗效的观察,经 2～3 d 疗效不佳,可考虑加用或改用其他抗生素。

(2)甲亢危象者应迅速使用抗甲状腺药物。

(3)对高度怀疑的疾病,可做诊断性治疗(试验性治疗)。诊断性治疗的用药要有目的、有步骤、按计划进行,做到"用药有指针,停药有依据",切忌盲目滥用。

(4)对原因不明的发热,应进一步观察检查。若患者情况良好,热度不过高,可暂不做退热处理而给予支持疗法,以便观察热型并进一步做其他检查,待明确诊断后积极进行病因治疗。

4.心理护理

患者体温过高、体力消耗大,易产生焦虑的情绪,这对稳定病情、减少体力消耗不利,应安慰患者、采取有效的降温措施,稳定患者情绪、使体温下降或恢复正常。

(三)健康教育

(1)向患者及其家属介绍高热的常见病因及预防的措施。

(2)指导患者及其家属正确判断体温的变化及降温的有效方法。

(3)指导患者高热期间应卧床休息,多饮水,进食富含营养、清淡的饮食。

(4)告诫患者及家属不可随意用退热药,以防掩盖患者疾病的真相或由于出汗过多,造成虚脱。

(赵晓婷)

第九节　肾上腺危象

肾上腺危象(adrenal crisis)又称急性肾上腺皮质功能减退症或急性肾上腺皮质功能不全,是指患者在感染、创伤、治疗突然中断等应激状态下,发生急性肾上腺皮质功能衰竭,使肾上腺皮质激素急剧减少所致的一种临床综合征。

表现为恶心、呕吐、腹泻、严重脱水、低血压、心率增快、精神失常、高热、低血糖、低血钠,最后发展至休克、昏迷,甚至死亡。

一、病因与诱因

(一)严重感染

主要为各种病原体引起的败血症,感染的致病菌以脑膜炎双球菌最常见。

(二)慢性肾上腺皮质功能减退症

因感染、创伤、手术、分娩等应激情况诱发。

(三)肾上腺出血

抗凝药物或严重感染导致的弥散性血管内凝血等导致肾上腺出血。

(四)药物使用不当

长期应用肾上腺皮质激素治疗突然停药或减量过快。

(五)肾上腺手术后

肾上腺切除术后,肾上腺皮质分泌的激素不能满足机体需要。

二、临床表现

(一)发热

常有高热,体温达 40 ℃以上,有时体温也可低于正常。

(二)消化系统症状

厌食、恶心、呕吐、腹痛、腹泻等症状。

(三)神经系统症状

软弱、萎靡、无欲、淡漠、嗜睡、极度衰弱,也可表现为烦躁不安、谵妄、神志模糊,甚至昏迷。

(四)循环系统症状

心率加快、脉搏细弱、四肢厥冷、血压下降,甚至陷入休克。

(五)其他

低血糖、低钠血症、严重脱水等。

三、辅助检查

(一)血常规

中性粒细胞减少,淋巴细胞相对增多,嗜酸性粒细胞明显增多;常有轻度贫血,为正常细胞正常色素性贫血。

(二)血液

生化空腹血糖降低;低血钠、高血钾;脱水明显者可有氮质血症;少数患者血钙升高。

（三）激素检查

血液、尿液中的皮质醇减少。

四、护理诊断及合作性问题

(1)体液不足/有体液不足的危险：与呕吐、腹泻、出汗等有关。
(2)恐惧：与病情突然加重、担心预后有关。
(3)潜在并发症：水、电解质紊乱。

五、护理措施

（一）紧急救护

1.补充肾上腺皮质激素

补充肾上腺皮质激素是关键性救护措施。立即给予氢化可的松 100 mg 静脉注射，使血液中皮质醇浓度达到正常人应激时水平。以后每 6 h 100 mg 加入补液中静脉滴注，最初 24 h 总量约 400 mg，第 2～3 d 可减至 300 mg 分次静脉滴注，病情好转逐渐减至 100 mg，呕吐停止可改为口服。

2.补充盐水

典型的肾上腺危象患者液体损失量约为细胞外液的 1/5，故开始 1～2 d 迅速补充液体 2 000～3 000 mL，开始补充生理盐水，以后改为葡萄糖盐水。低钠及高钾血症多在应用皮质激素和补液后恢复正常。

3.抗休克

经上述处理血压仍然不升者，可输入血浆或右旋糖酐，必要时给予多巴胺等药物，维持收缩压在 12 kPa(90 mmHg)以上为宜。

（二）护理要点

1.病情监测

密切观察患者生命体征及精神状态、皮肤弹性、呕吐等危象症状，定时复查血清电解质，记录 24 h 出入量，有条件者监测中心静脉压，指导补液，及时了解病情变化，以便配合抢救。

2.休息与活动

绝对卧床休息，环境安静，限制探视。

3.饮食护理

如能进食，给予高蛋白、高维生素、高钠低钾饮食，鼓励患者饮水，每天 3 000 mL 以上。

4.对症护理

高热者给予物理降温；体温过低时，要注意保暖。

5.用药护理

使用盐皮质激素治疗者，要密切观察血压、肢体水肿及血清电解质变化，以便调整药物剂量和电解质的补充量。

6.避免诱因

积极控制感染，避免创伤、过度劳累、治疗突然中断等因素，手术、分娩等应做好充分准备。

7.心理护理

肾上腺危象患者因病情突然变化而紧张、恐惧，护士应给予精神安慰，消除其紧张情绪，而有条不紊的抢救有助于稳定患者和家属的情绪,使患者能够主动配合治疗和护理。

(三)健康教育

1.疾病知识

指导患者避免感染、创伤、过度劳累等各种诱因,鼓励家属给予心理上的支持与安慰,使患者保持精神愉快。

2.用药指导

慢性肾上腺皮质功能减退症患者采用激素替代治疗时,在应激状态下,应适当增加药物剂量;而长期服肾上腺皮质激素者,不可突然停药。

3.病情观察

定期复查患者出现呕吐、腹泻、多汗、发热等,应及时就医。

(赵晓婷)

第十节　高血压危象

高血压危象是发生在高血压病或症状性高血压过程中的一种特殊临床危象,是指在高血压病程中,由于某种诱因,使外周小动脉发生强烈痉挛,血压急剧升高,收缩压可达 33.3 kPa(250 mmHg)或更高,舒张压可达 18.7 kPa(140 mmHg)或更高,并伴有重要器官不同程度的功能障碍所引起的一系列临床表现。损害未能在短期内逆转,则致残率和病死率均很高,是心脑血管疾病的急重症之一。

一、病因与发病机制

1.病因

本病可发生于缓进型或急进型高血压、各种肾性高血压、嗜铬细胞瘤及妊娠高血压综合征、头颅外伤等,也可见于主动脉夹层动脉瘤和脑出血的患者。

2.诱因

①精神创伤、寒冷刺激、过度疲劳、情绪激动等;②高血压患者突然停用降压药物;③绝经期和月经期所致的内分泌功能紊乱;④应用拟交感神经药物,均为高血压危象的诱发因素。

二、病情评估

1.高血压危象的早期发现

高血压危象起病急,发展快,但一般历时短暂,可逆性强,及时采取有效降压措施后可转危为安,故应早期发现,及时救护。凡是血压急剧增高,伴头疼、恶心、呕吐或视力模糊等症状时,均应警惕高血压危象的发生。

2.病史收集

通过病史收集,可发现患者有高血压病史和导致高血压危象发生的诱因。

3.临床表现

患者血压在原来高血压基础上,显著增高,收缩压大于 26.7 kPa(200 mmHg),舒张压大于 16.0 kPa(120 mmHg)。伴发自主神经失调表现:可有口干、手足震颤、多汗、心率增快及烦躁不安等表现。靶器官急性损害表现如下:①中枢神经系统受损:剧烈头痛、头晕、恶心、呕吐、视力模糊、抽搐或昏迷,眼底检查可见视网膜小动脉痉挛和视神经乳头水肿等;②心脏受损:胸闷、呼吸困难、咳嗽、咳泡沫样痰、心绞痛甚至心肌梗死;③肾脏受损:尿频、尿少或无尿、排尿困难以及血尿或蛋白尿等。

三、护理诊断及预期目标

1.疼痛

头痛与血压急剧增高、颅内压升高有关。

2.有受伤的危险

受伤与头晕、视力模糊、意识障碍有关。

3.焦虑和(或)恐惧

焦虑和(或)恐惧与患者担心疾病预后有关。

4.知识缺乏

缺乏与本病防治相关的知识。

预期目标:患者头痛减轻或消失,情绪稳定,积极配合治疗,对治疗有信心;患者知晓高血压有关知识,未发生受伤。

四、护理措施

(一)妥善安置,初步处理

(1)绝对卧床休息,取半卧位或将床头抬高 30°,以达到体位性降压作用。

(2)保持呼吸道通畅,吸氧。

(3)做好心理护理和生活护理,保持安静,避免诱发因素。

(二)迅速降压

1.降压幅度

降压的幅度取决于临床情况,可随基础血压、病情、血压升高速度及严重程度而不尽相同。但总的治疗方针是尽快将血压降至安全水平,收缩压为 21.3～24 kPa(160～180 mmHg),舒张压为 13.3～14.6 kPa(100～110 mmHg)。

2.降压药的选择

由于临床表现不同,各种降压药作用迥异,故应强调个体化原则。一般选用降低外周血管阻力而不影响心排出量的强效、速效药物。硝普钠、硝酸甘油等,可根据病情选择使用。

(三)严密观察病情

1.严密观察生命体征

严格按要求定时测量血压并做好记录,最好进行 24 h 动态血压监测并进行心电监护,注意观察脉搏、呼吸、神志、瞳孔及尿量的变化。

2.严密观察用药效果

用药过程中注意观察药物的疗效与不良反应,严格按规定和临床情况调节药物剂量和用药速度,严防血压下降过快。使用利尿剂时,要注意观察有无电解质紊乱,如低血钾、低血钠等表现。硝普钠应用的注意事项:①本品对光敏感,注意避光保存,现配现用,新配溶液为淡棕色,如变为暗棕色、橙色或蓝色,应弃去;②溶液内不宜加入其他药品;③用药过程中,应经常测血压,根据血压情况调整剂量;④出现眩晕、大汗、头痛、肌肉抽搐、神经紧张或焦虑、烦躁等症状时为血管过度扩张征象应停止输液;⑤本药在体内被代谢为氰化物,故不可长时间使用(一般不超过1周),以免引起神经系统中毒反应。

(四)对症救护

1.防治抽搐

如有烦躁不安、抽搐者给予地西泮、巴比妥钠类等镇静药,并加强护理,防止坠床或意外伤。

2.防治脑水肿

高血压脑病时及时给予脱水剂,如甘露醇、山梨醇等快速静脉滴注,亦可注射快速利尿剂以降低颅内压,防止并发症。

(五)加强基础护理

保持安静、舒适的环境,避免不良刺激。给予清淡、易消化饮食。限制钠盐摄入。多吃蔬菜、水果,保持大便通畅。

(六)健康教育

(1)指导患者养成良好的生活习惯,戒烟限酒,进食清淡,低脂、低盐饮食,控制体质量,适当安排休息与活动,避免过度劳累。

(2)保持情绪稳定,避免精神刺激。

(3)遵医嘱定时服用降压药物,即使血压降至正常也不能擅自停药。服药的剂量应遵医嘱,不可随意增加。学会自我监测血压,如出现头痛、恶心、呕吐、视力模糊等及时到医院就诊。

(赵晓婷)

第十一节　甲状腺功能亢进危象

甲状腺功能亢进危象简称甲亢危象,是甲状腺功能亢进未进行适当治疗,在各种诱因的刺激下产生大量甲状腺激素释放入血,使病情突然加重而产生的威胁患者生命的严重急症,必须及时抢救,否则患者可因高热、心力衰竭、肺水肿及水电解质紊乱而死亡。

一、诱因与发病机制

1.诱因

(1)外科诱因:甲状腺功能亢进症患者,在手术过程中或术后4~16 h内发生危象者,则与手术有直接关系。术后16 h以上发生危象者,应积极寻找病灶或其他诱发因素,如输血、输液反应等。

(2)内科诱因:指手术以外的诱因引起者,目前的甲亢危象多属于此类。

2.发病机制

甲亢危象的发病机制及病理生理尚未完全阐明,目前认为可能与下列因素有关,其发病机制可能是综合性的。

其中多种原因诱发血中甲状腺激素含量急剧增加,是本危象发病的病理生理基础、血游离甲状腺激素浓度增加、并由此加重了已经受损的肾上腺皮质及心脏等器官功能的损害,再加上应激因素引起儿茶酚胺增加或敏感性增高,从而出现甲亢危象的一系列症状和体征。

二、病情评估

1.甲亢危象的早期发现

甲亢患者在发生危象前常有一些先兆症状,如明显乏力、出汗增多、中度发热、活动后心慌、心率每分钟 120 次以上及脉压增大。

部分患者心律不齐,心脏扩大。少数患者出现神志模糊、嗜睡等。均应警惕甲亢危象的发生。

2.详细了解病史

患者有甲亢病史但未得到适当治疗,在感染、精神刺激等诱因作用下导致原有的甲亢症状和体征加重。某些甲亢危象以躁动、谵妄、剧烈呕吐和腹泻为主要表现,常被某些诱发疾病的症状所掩盖,容易误诊,应予警惕。

3.临床表现

(1)全身症状:高热,体温急剧升高,可达 39 ℃以上,甚至高达 42 ℃。一般降温措施无效。皮肤潮红,大汗淋漓,继而汗闭,皮肤苍白,严重脱水甚至休克。高热是甲亢危象与重症甲亢的重要鉴别点。

(2)中枢神经系统症状:极度烦躁不安、表情淡漠、焦虑、谵妄甚至昏迷。

(3)心血管系统症状:心动过速,心率可达每分钟 160 次以上,与体温升高程度不成比例。常出现心律失常,如室性早搏、心房纤颤或阵发性室上性心动过速等。

(4)胃肠道症状:恶心、呕吐、腹痛或腹泻十分严重,腹泻每日可达 10~20 次,食欲极差,体质量锐减,有的伴有黄疸及肝功能异常。

(5)水与电解质紊乱:患者可出现脱水和电解质紊乱,以低血钠和低血钾最为常见。

(6)少数患者临床表现不典型,其特点是表情淡漠、嗜睡、反射降低、低热、恶病质、明显无力、心率慢、脉压小,突眼和甲状腺肿常是轻度的,最后陷入昏迷而死亡。

4.实验室检查

(1)血常规:感染时白细胞显著增多,中性粒细胞多达 80%。

(2)甲状腺功能检查:血清甲状腺激素水平明显升高,以游离 T_3、T_4 增高为主,但一般在甲亢范围内,故认为甲亢危象时甲状腺功能检查对其诊断帮助不大,加上危象时病情危重,不宜等待该结果,应及时抢救。

(3)肝功能:血清谷丙转氨酶升高,结合与游离胆红素升高。

三、护理诊断及预期目标

1.体温过高

体温过高与甲状腺素升高引起的高代谢症候群有关。

2.有体液不足的危险

体液不足与甲状腺素升高引起的水、电解质紊乱有关。

3.焦虑

焦虑与甲状腺素升高引起的中枢神经系统功能紊乱有关。

4.营养失调:低于机体需要量

营养失调与基础代谢率增高、蛋白质分解加速有关。预期目标:患者体温恢复,情绪稳定;认识到营养的重要性,摄取足够的营养和水分。

四、护理措施

(一)妥善安置,初步处理

1.休息

绝对卧床休息,保持安静,舒适环境,避免不良刺激。

2.吸氧

建立静脉通道以及做好各种抢救准备。

(二)降低血循环中甲状腺激素水平

1.抗甲状腺药物

如碘制剂、硫脲类药物,用以抑制甲状腺激素的合成和释放。

2.血液净化

通过腹膜或血液透析法,通过换血,血浆置换术等方法消除血循环中过高的甲状腺激素。

(三)降低组织对甲状腺激素的反应

碘和抗甲状腺药物只能减少甲状腺激素(TH)的合成和释放,但对甲亢危象的症状作用不明显。应使用 β 肾上腺能受体阻断剂以及利血平和胍乙啶等抗交感神经药物,以阻断周围组织对儿茶酚胺的反应,从而达到控制甲亢危象的目的。

(四)严密观察病情

严密监测生命体征、观察神经系统和消化系统的表现、观察药物疗效及不良反应。

(五)对症支持疗法

1.积极物理降温

冰袋、酒精溶液擦浴、冷生理盐水灌肠。

2.糖皮质激素的使用

糖皮质激素可以抑制组织中 T_4 转变为 T_3,并能改善机体反应性,提高应激能力,可迅速减轻临床症状,尤其是对高热患者。可用地塞米松 $20\sim30$ mg/d 静脉滴注,也可用甲泼尼龙 400 mg/d 静脉滴注。

3.纠正水电解质紊乱

在监护心、肾及脑功能条件下,迅速纠正水、电解质平衡紊乱。及时补充维生素和能量。

4.镇静

有狂躁、抽搐者可给予镇静剂,如地西泮、氯丙嗪等。

5.控制感染

如有感染,应用抗生素控制感染。

(六)加强基础护理

做好患者的心理护理及做好生活护理,保持口腔、皮肤清洁和呼吸道通畅,预防并发症。

(七)健康教育

(1)应指导患者按时按量规则服药,不可自行减量或停服。

（2）教育患者及其家属知道感染、严重精神刺激、创伤等是诱发甲亢的重要因素,应学会避免诱因,患者学会进行自我心理调节,增强应对能力,家属病友要理解患者现状,应多关心、爱护患者。

（3）减少不良刺激,合理安排生活。保持居室安静和轻松的气氛,限制访视,避免外来刺激,满足患者基本生理及安全需要。忌饮酒、咖啡、浓茶,以减少环境和食物中对患者的不良刺激。帮患者合理安排作息时间,白天适当活动,避免精神紧张和注意力过度集中,保证夜间充足睡眠。

（4）指导患者保护眼睛。戴深色眼镜,减少光线和灰尘的刺激。睡前涂抗生素眼膏,眼睑不能闭合者覆盖纱布或眼罩,将角膜、结膜损伤、感染和溃疡的可能性降至最低限度。眼睛勿向上凝视,以免加剧眼球突出和诱发斜视。高枕卧位和限制钠盐摄入可减轻球后水肿,改善眼部症状;每日做眼球运动以锻炼眼肌,改善眼肌功能。

（5）教育患者有关甲亢的临床表现、诊断性试验、治疗、饮食原则和要求以及眼睛的防护方法。上衣宜宽松,严禁用手挤压甲状腺,以免甲状腺受压后甲状腺激素分泌增多,加重病情。强调抗甲状腺药物长期服用的重要性,服用抗甲状腺药物者应每周查血常规一次。每日清晨卧床时自测脉搏,定期测量体质量,脉搏减慢、体质量增加是治疗有效的重要标志。每隔1～2个月门诊随访做甲状腺功能测定。出现高热、恶心、呕吐、大汗淋漓、腹痛、腹泻、体质量锐减、突眼加重等提示甲亢危象可能,应及时就诊。

（赵晓婷）

第十二节　急性胃肠炎

急性胃肠炎是由各种有害因素引起的胃黏膜或胃腔并伴随肠道的炎症者,是夏、秋季的常见病、多发病。由于食进含有病原菌及其毒素的食物。或饮食不当,如过量的、有刺激性的、不易消化的食物而引起的胃肠道黏膜的急性炎症性改变。主要表现为上消化道病状及程度不等的腹泻和腹部不适,随后出现电解质和体液的丢失;沙门菌属是引起急性胃肠炎的主要病原菌。

一、病因

细菌性胃肠炎:有很多细菌均能引起急性胃肠炎。常见的病原菌有沙门菌属、副溶血性弧菌、金黄色葡萄球菌、大肠埃希菌、蜡样芽孢杆菌等。药物性胃肠炎:如非甾体抗感染药阿司匹林。酒精性胃肠炎:如过量喝酒引起。应急性胃肠炎:机体处于应急状态,如大面积烧伤,严重创伤,脑血管意外,大手术后心、肺、肾、肝衰竭等。主要是被上述致病菌感染的动物和人,通过进食被细菌污染或其毒素污染的食物而传播,人普遍易感,病后无明显的免疫力,可重复感染。多发生于夏、秋季,发病比较集中,多以暴发和集体发作的形式出现。

细菌随受污染的食物进入人体,是否发病和病情轻重与食物受污染的程度、进食量(即进食的活菌数和毒素量)、机体抵抗力等因素有关。因此,发生食物中毒的基本致病因素是细菌在被污染的食物中大量繁殖并产生毒素。肠毒素可激活肠上皮细胞膜上的腺苷酸环化酶,从而引起一系列酶反应,抑制肠上皮细胞对钠和水的吸收,促进肠液和氯离子的分泌,导致腹泻。细菌内毒素可引起发热并使消化道蠕动增快,产生呕吐、腹泻等症状。主要病理改变为胃、小肠黏膜充血、水肿。重症病例可有胃肠黏膜糜烂、出血,肺、肝、肾等器官中毒性病变。

二、病情判断

(一)病史

重点询问有无进食可疑被污染食物史,如已变质的食品、海产品、腌制品,未加热处理的卤菜和病畜等。共食者在短期内集体发病有重要的诊断参考价值。

(二)临床表现

发病潜伏期短,金黄色葡萄球菌为 $1\sim5$ h,副溶血性弧菌为 $6\sim12$ h,大肠埃希菌为 $2\sim20$ h,沙门菌为 $4\sim24$ h,也可长达 $2\sim3$ d。①腹痛:一般起病急,先有腹部不适,继而出现上腹部、脐周疼痛,呈持续性或阵发性绞痛,伴恶心、呕吐;②腹泻:每日腹泻 $3\sim5$ 次甚至数十次不等,大便多呈黄色稀水便或黏液便。腹泻量大伴泔水样便而腹痛不明显者,见于霍乱与副霍乱;腹泻腥臭血样便伴有剧烈腹痛,应注意急性坏死性肠炎;③呕吐:呕吐物多为进食的食物,也可呕出胆汁和胃酸,部分含血液黏液。呕吐剧烈可造成食道撕裂。以金黄色葡萄球菌性食物中毒呕吐最剧烈;④发热:少数患者出现畏寒、发热、乏力、头痛等全身中毒症状,病程短,多在 $1\sim3$ d 恢复;⑤电解质紊乱:病情严重者可致脱水、电解质紊乱、休克等。

(三)实验室检查

血常规、粪便常规检查可提示感染性病因,对可疑食物、患者呕吐物及粪便作细菌培养,可获得相同病原菌。胃镜检查可见胃黏膜充血水肿、糜烂,有出血点或脓性分泌物。

三、护理措施

救护原则:立即终止进食可疑食物,对症处理,维持水电解质平衡。

(一)对症护理

呕吐后应帮助患者及时清除呕吐物、清水漱口,保持口腔清洁和床单位整洁。呕吐严重者应暂时禁食,待呕吐停止后予易消化、清淡流质和半流质食物。年老体弱或婴幼儿呕吐者应注意保证呼吸道通畅。一般呕吐者不予止吐处理,因呕吐有助于清除胃肠道内残留的毒素。呕吐严重时可按医嘱予止吐药,避免剧烈呕吐引起食道、贲门撕裂。腹痛者应注意观察腹部情况,有无压痛与反跳痛或腹痛突然加剧等肠穿孔的情况。腹部保暖,禁用冷饮。剧烈腹痛者遵医嘱使用解痉药。腹泻者记录粪便颜色、量、性质,注意及时清洁肛周,可用温水清洗。腹泻有助于清楚胃肠道内毒素,故早期不用止泻药。维持水电解质平衡:鼓励患者多饮水或淡盐水,以补充丢失的水分、电解质。脱水者应及时使用口服补盐液(ORS 液)或遵医嘱静脉滴注生理盐水和葡萄糖盐水,休克者迅速协助抗休克处理。

(二)一般护理

卧床休息,监测血压、呼吸、脉搏、体温,根据不同病原菌选用敏感抗生素,观察药物疗效和不良反应。

(三)观察要点

严密观察呕吐和腹泻性质、量、次数,及时协助将呕吐物和大便送检。注意观察伴随症状,如畏寒、发热、恶心、呕吐,腹痛的部位及性质。重症患者定时监测生命体征,尤其注意观察患者的血压、神志、面色、皮肤弹性及温湿度。严格记录出入量和监测血液生化检查结果,及时发现脱水、酸中毒、周围循环衰竭等征象以配合处理。

(张 蓓)

第十三节 急性上消化道出血

急性上消化道出血(acute hemorrhage of upper alimentary tract)是指屈氏(Treiz)韧带以上的消化道,包括食管、胃、十二指肠的病变或其邻近脏器(胰腺、胆道等)病变引起的急性出血,胃空肠吻合术后的空肠病变出血亦属于此范围。为临床常见的急症,以呕血、黑便为主要症状。病情严重者如果不及时抢救,可危及生命。

一、病因及发病机制

上消化道出血的病因很多,上消化道各种疾病和某些全身性疾病均可引起上消化道出血。临床上最常见的病因是消化性溃疡、食管-胃底静脉曲张破裂、急性胃黏膜病变和胃癌。食管疾病,如食管炎、食管癌、食管溃疡、食管静脉曲张、食管物理性损伤、器械检查、化学损伤、异物或放射性损伤;胃部疾病,如胃溃疡、糜烂性胃炎、胃底静脉曲张、胃黏膜脱垂、胃癌、急性胃扩张、胃血管异常、胃肠吻合口炎症;十二指肠疾病,如十二指肠炎、憩室炎、胃、十二指肠克罗恩病;肝胆胰疾病,如各种病因引起的肝硬化、门静脉阻塞、门静脉炎、门静脉血栓形成、胆道结石、胆道蛔虫症、胆囊和胆管癌、肝癌、肝脓肿或肝动脉瘤破入胆道、胰腺癌、肝或脾动脉瘤破裂、纵隔肿瘤或脓肿破入食管等;全身性疾病,如白血病、血小板减少性紫癜、血友病、弥散性血管内凝血及其他凝血机制障碍、烧伤或大手术后休克、脑血管意外、或其他颅脑病变、肺气肿、肺源性心脏病、成人型呼吸窘迫综合征、重症心力衰竭引起的应激状态、急性感染性疾病、尿毒症等。

二、病情评估

1.病史询问

病史、症状与体征可为病因诊断提供重要线索。消化性溃疡出血病例可有典型的慢性、周期性、节律性上腹疼痛史,出血前数日疼痛加剧,出血后疼痛减轻或缓解。食管胃底静脉曲张破裂多有慢性肝病史或长期酗酒史。急性胃黏膜病变出血者在出血前有服非甾体类抗感染药史,或患者处于严重创伤、感染性休克、脑出血等应激状态。胃癌者有近期体重下降明显,原有上腹痛节律改变或腹部包块。

2.排除消化道以外的出血因素

口腔、鼻腔、咽喉等部位的出血及呕血,血液也从口腔吐出,或吞咽后经过胃酸的作用也可出现黑便。食用多量动物血也可使粪便呈黑色。服用铁剂、铋剂及中药也可使粪便呈黑色,注意鉴别。

3.出血部位与方式的评估

出血部位与方式的评估是消化道出血的主要表现,幽门以上出血常为呕血,幽门以下出血常表现为黑便,但如果出血量大而迅速,也可出现呕血。有黑便者可无呕血,但有呕血者均有黑便。若出血后立即呕出,血液呈鲜红色;若血液在胃内停留一段时间,经胃酸作用后再呕出,则呈咖啡样颜色。血液从肠道排出时由于血红蛋白经肠内硫化物作用形成黑色的硫化铁,所以排出的血液一般都是柏油样,但如果出血量大,血液在肠道内通过很快时,排出的血液呈暗红色,偶呈鲜红色。

4.出血量的判定

粪便隐血试验阳性反应,提示消化道出血 24 h 至少在 5 mL 以上。出现黑便,提示出血量在 50～70 mL/24 h 以上。出现呕血,提示胃内出血至少在 250～300 mL 以上。在大量出血,血容量明显下降的情况下,必须首先判断出血量的多少。因为呕血和便血的量与消化道内的消化液及血液潴留的多少密切相关,所以以此为基准对出血量进行判断有时出现偏差。

5.有效循环量的评估

出血量在 500 mL 以内,通常症状轻微或不出现症状。当出血量超过 500 mL 以上,则可出现血容量不足的表现,表现为头晕、心悸、乏力、口渴、肢体冷感。

当短时间内出血量大于 1 000 mL 或占全身血量的 20％时,则出现周围循环衰竭症状,表现为烦躁、昏厥、面色苍白、四肢湿冷、血压下降、心率加快、脉搏细数、口唇发绀、呼吸急促、尿少(＜20 mL/h)、休克等。

6.实验室检查

血常规、大便或呕吐物的隐血试验、肝功能及血肌酐、尿素氮检查等。可有红细胞计数和血红蛋白下降,大便隐血试验强阳性,尿素氮升高。急诊内镜检查是急性上消化道出血诊断的重要手段。检查应在出血后 12～48 h 内进行,内镜检查发现病变后可以判断是否有活动性出血,并根据病灶情况做相应的止血治疗。胃肠道出血速度在 0.5 mL/min 以上可经血管造影发现出血部位,阳性率 50％～70％。若出血速度大于 2 mL/min,则发现病变的可能性就在80％左右。

二、护理措施

1.急救干预

(1)患者平卧、镇静、吸氧、心电、血压监测。

(2)开放静脉通路,选择粗直的血管,使用较粗的留置针。必要时开放两组通道。

(3)立即通知化验室,急查血常规、血型。做好输血前的准备,查血 HIV＋TPN 及肝炎8 项(及时追回化验单)。

(4)抽配血,及时送配血,并于血库联系以保证尽快输血。

(5)询问病史,查看呕吐物和粪化验单。观察呕血和黑便的次数、量、颜色、性状。

(6)禁食水,下胃管,准备冰盐水(0.9％生理盐水 500 mL＋去甲肾上腺素 40 mg)。

(7)保持呼吸道通畅,呕血时头偏向一侧,避免误吸。

(8)肝硬化引起的上消化道出血,可下三腔管,及时准备,配合下管。

2.基础护理

(1)基础生命体征的观察

1)体温:大量出血后,多数患者在 24 h 内出现发热,一般不超过 38.5 ℃,持续 3～5 d。

2)出血时脉搏先加快,血压再下降;注意测量坐卧位血压和脉搏(如果患者卧位改坐位血压下降介于 2～2.7 kPa(15～20 mmHg),心率上升大于 10 次/分钟提示血容量明显不足,是紧急输血的指征)。

(2)积极补充血容量：及时补充血容量是抢救消化道大出血的首要措施。迅速建立2~3条有效静脉通道,配合医师积极补充血容量是护理关键。一般输入生理盐水、林格液、右旋糖酐或血浆代用品。当收缩压在 6.7 kPa(50 mmHg)以下,血红蛋白浓度低于 70 g/L 时,应紧急输血,且输液,输血速度要加快,甚至需要加压输血,以尽快把收缩压升高至 10.7~12 kPa(80~90 mmHg)水平,血压平稳后可减慢输液速度;输入库存血较多时,每 600 mL 血应静脉补充葡萄糖酸钙10 mL;对于肝硬化或急性胃黏膜损害的患者,尽可能采用新鲜血;对于有心、肺、肾疾患及老年患者,要防治因输液、输血量过多、过快引起的急性肺水肿。尿量是反映内脏血液灌注状态的一个重要指标,尿量>30 mL/h,说明内脏血流量已经恢复。

(3)止血措施的护理：应针对不同的病因,遵医嘱采取相应的止血措施。静脉曲张出血侧重于使用血管升压素、生长抑素,非静脉曲张出血侧重于使用抑酸药物。

(4)饮食：出血期禁食,关注补液量是否恰当,以防血容量不足。恢复期根据医嘱给予适当饮食如流质等。

(5)心理护理：安慰鼓励患者,出血患者急需心理支持,保持情绪稳定。

3.症状护理

(1)再出血的观察：呕血的颜色(鲜红或有血块、咖啡色)、量,大便次数、颜色(血便、黑便、柏油样、黏液血便)和形状(成型、糊状、稀便、水样)。

(2)出血严重程度的估计：成人每日消化道出血 5~10 mL 粪便隐血实验出现阳性;50~100 mL可出现黑便;胃内积血量在250~300 mL 可引起呕血;一次出血量<400 mL 时,一般不引起全身症状;出血量超过 400~500 mL,可出现全身症状,如头昏、心慌、乏力等;短时间内出血量超过 1 000 mL,可出现周围循环衰竭表现,如口干、意识变化、休克等。

(3)肠鸣音和伴随的腹部体征,尿量(有无急性肾衰竭及血容量补充是否足够)。

4.用药的观察及护理

(1)血管升压素使用的护理：血管升压素为常用药物,作用机制是通过对内脏血管的收缩作用,减少肝门脉血流量,降低肝门静脉及其侧支循环的压力,从而控制食管胃底静脉曲张出血。目前国内所用垂体后叶素含等量加压素和缩宫素。不良反应有腹痛、血压升高、心律失常、心绞痛,严重者可发生心肌梗死。目前多同时使用硝酸甘油以减少血管升压素引起的不良反应,同时硝酸甘油有协同降低肝门静脉压的作用。有冠状动脉粥样硬化性心脏病者禁用血管升压素。血管升压素的推荐用量是 0.2~0.4 U/min,静脉持续滴注,因此要严格控制药液滴速,同时防止药液外渗,因大剂量的加压素外渗易导致局部皮肤的坏死。

(2)生长抑素及其类似物：生长抑素的主要作用机制为选择性收缩内脏血管,减少肝门静脉血流量;增加食管下括约肌压力,减少曲张脉静的血流;抑制胃酸、胃蛋白酶原的分泌,保护胃黏膜细胞;抑制胃酸分泌,防止反流胃酸对血凝块的溶解作用,促进创面的愈合。目前临床常用的生长抑素有天然型 14 肽(施他宁)和合成的生长抑素衍生物(八肽,奥曲肽)。由于生长抑素的血浆半衰期很短,护理时要注意补液的连续性,如果中断补液 3 min 以上要重新静脉给予一次追加量。

(3)抑酸药物使用的护理：血小板聚集及血浆凝血功能所诱导的止血作用需在 PH>6.0 时才能有效发挥,而且新形成的血凝块在 pH<5.0 的胃液中会迅速被消化。因此,抑制胃酸分泌常规予氏受体拮抗药或质子泵抑制药。H_2 受体拮抗药有西咪替丁、雷尼替

丁、法莫替丁等,质子泵抑制药有奥美拉唑、泮托拉唑等,急性出血期予静脉途径给药;出血停止患者可进食后可改口服巩固疗效。

(4)局部药物止血:常用药有去甲肾上腺素和凝血酶。去甲肾上腺素 8 mg,加入冷生理盐水 100～200 mL,经胃管灌注或口服,间隔 30～60 min 一次,重复 3～4 次无效则停用。此药可致内脏血流量减少,故老年人应慎用。凝血酶 200～400 U 加 37 ℃温开水 30 mL 口服,作用于凝血的第 3 阶段,使凝血因子Ⅰ变为纤维蛋白而起到局部止血的作用。

(张 蓓)

第十四节 急性重症胰腺炎

急性重症胰腺炎(acute pancreatitis)由胰腺消化酶对其自身消化的一种急性化学性炎症。是常见的急腹症之一,多见于青壮年,女性高于男性(约 2∶1)。按病理分类可分水肿性和出血坏死性胰腺炎。前者病情轻,预后好;后者病情发展快,并发症多,病死率高。

一、病因及发病机制

1.胆道疾病

胆道疾病是胰腺炎最常见的病因。胆总管下端发生结石嵌顿、胆道蛔虫、Oddi 括约肌水肿和痉挛、壶腹部狭窄时,可使胆汁逆流入胰管,引起胰腺组织不同程度的损害。

2.大量饮酒和暴饮暴食

酒精可直接损害胰腺腺泡细胞,还间接刺激胰液分泌,引起十二指肠乳头水肿和 Oddi 括约肌痉挛,阻碍胰液、胆汁引流;暴饮暴食常促使胰液过度分泌,若同时伴有胰管部分梗阻,则更容易导致胰腺炎的发生。

3.十二指肠液反流

当十二指肠内压力增高,十二指肠液可向胰管内逆流,其中的肠激酶等物质可激活胰液中各种酶,从而导致急性胰腺炎。

4.创伤

上腹部损伤或手术可直接或间接损伤胰腺组织。

5.其他

特异性感染性疾病,如腮腺炎病毒、肝炎病毒、伤寒杆菌等感染可能累及胰腺。其他还有药物、高脂血症、高钙血症、妊娠有关的代谢、内分泌和遗传因素等。

急性胰腺炎的发病机制并未完全明了,近年来,国内外学者的研究已由"胰酶消化学说""自由基损伤学说"转至"胰腺微循环障碍学说""胰腺腺泡内钙超载学说""白细胞内皮细胞间相互作用学说"和"细胞因子学说"等方面。

二、病情评估

1.症状

(1)腹痛:常于饱餐和饮酒后突然发作。剧烈腹痛,呈持续性、刀割样。腹痛位于上腹正中或偏左,向左肩及左腰背部放射。胆源性腹痛始于右上腹,然后向左侧转移。全胰病变者,疼痛范围较宽并呈束带状向腰背部放射。

（2）腹胀：常与腹痛同时存在。早期为反射性，继发感染后则由腹膜后的炎症刺激所致口随着炎症严重程度加重，腹胀也越明显，同时腹腔内积液可加重腹胀。

（3）恶心、呕吐：早期呕吐剧烈而频繁，呕吐物为十二指肠内容物，呕吐后腹痛不缓解。随病情发展，发生肠麻痹或肠梗阻，腹胀明显，可出现持续性呕吐。

2.体征

（1）腹部体征：急性水肿性胰腺炎压痛局限于上腹部，常无明显肌紧张。急性出血坏死性胰腺炎压痛明显，并有肌紧张和反跳痛，范围较广或波及全腹；叩诊移动性浊音多为阳性；听诊肠鸣音减弱或消失。

（2）皮下出血：少数严重出血坏死性胰腺炎可出现皮下出血，在腰部、季肋部和腹部皮肤出现大片青紫色瘀斑，称 Grey-Turner 征；若出现在脐周，称 Cullen 征。见于少数严重出血坏死性胰腺炎，主要是由于外溢的胰液沿组织间隙到达皮下，溶解皮下脂肪使毛细血管破裂所致。

（3）水、电解质紊乱：患者可有程度不等的脱水、代谢性酸中毒、代谢性碱中毒及低血钙，多由于呕吐和胰周渗出所致。

（4）休克：急性出血坏死性胰腺炎患者可有脉搏细速、血压下降等休克表现。早期以低血容量性休克为主，晚期合并感染性休克。

（5）黄疸：胆道结石或胰头肿大压迫胆总管可出现黄疸。

3.辅助检查

（1）胰酶测定：血清淀粉酶在发病 3 h 内升高，24 h 达高峰，经 4～5 d 逐渐降至正常；尿淀粉酶在发病 24 h 才开始上升，48 h 达高峰，下降较缓慢，1～2 周恢复正常。血清淀粉酶值超过 500 U/dL（正常值 40～180 U/dL，Somogyi 法），尿淀粉酶也明显升高（正常值 80～300 U/dL，Somogyi 法），有诊断价值。

（2）血生化检查：重症胰腺炎患者白细胞增多（$\geqslant 16 \times 10^9/L$），血糖升高（$>11.1$ mmol/L），血钙降低（<1.87 mmol/L），血尿素氮或肌酐增高，PaO_2 下降（<60 mmHg）。

（3）影像学检查：腹部 B 超为首选，可显示胰腺肿胀、出血、坏死及合并胆道结石和腹腔积液；胸、腹部 X 线片可见横结肠、胃十二指肠充气扩张，左侧膈肌升高，左侧胸腔积液等；腹部 CT 对急性胰腺炎有重要诊断价值，在胰腺弥散性肿大的背景上若出现质地不均、液化和蜂窝状低密度区，则可诊断为胰腺坏死。

4.详细评估

①是否喜欢油腻饮食、长期大量饮酒，既往有无慢性胰腺炎病史，发病前有无暴饮暴食，近期有无腮腺炎等。②生命体征、意识状态。③腹痛的性质、部位、程度。④有无恶心、呕吐，呕吐物的颜色、性质。⑤有无腹胀、发热等症状。⑥有无出血征象。

三、护理措施

1.急救干预

（1）监测生命体征，保持呼吸道通畅，给予氧气吸入。

（2）建立静脉通路，遵医嘱补液。

（3）遵医嘱给予止痛、解痉药物。

（4）遵医嘱给予抗生素。

（5）留置胃管，接胃肠减压器。

（6）禁食。

（7）做好术前准备。

（8）急性胰腺炎尚无继发感染者，均首先采用非手术治疗。急性出血坏死性胰腺炎继发感染者需紧急手术治疗。

2.基础护理

（1）观察患者营养状况及水电解质水平，观察皮肤弹性，准确记录每日出入量。

（2）保持胃管通畅，注意观察胃管深度，防止脱出。

（3）留置胃肠减压期间，应保持负压吸引的有效状态。

（4）观察引流液的颜色，性质和量并准确记录。

（5）注意观察药物的不良反应，如口干、心率加快、血压下降等。

（6）严密监测生命体征及神志的变化。

（7）注意观察呕吐物、排泄物的颜色，皮肤有无瘀斑等。

3.症状护理

（1）疼痛护理

1）禁食、胃肠减压：一般禁食1～2周，重症患者禁食3周以上。持续胃肠减压可减轻腹胀，减少胰酶和胰液的分泌，从而减轻疼痛。

2）体位：协助患者变换体位，使之膝盖弯曲，靠近胸部以缓解疼痛。

3）药物止痛：评估疼痛的部位、性质、程度，疼痛＞5分诊断明确的情况下可遵医嘱给予解痉药（山莨菪碱、阿托品）。禁用吗啡，以免引起Oddi括约肌痉挛。遵医嘱应用抑制胰腺分泌或胰酶活性的药物：抑肽酶有抑制胰蛋白酶合成的作用；奥曲肽、施他宁则能有效抑制胰腺的外分泌功能；H_2受体阻滞药（如西咪替丁）可间接抑制胰腺分泌；生长抑素（如octreotide）可用于病情比较严重的患者。遵医嘱应用中药治疗：对恢复胃肠道功能有一定效果。呕吐基本控制后，经胃管注入中药，常用复方清胰汤。注入后夹管2h。

（2）控制感染，遵医嘱尽早合理使用有效抗生素治疗。急性胰腺炎在发病数小时内即可合并感染，故一经诊断应立即使用抗生素预防和控制感染。早期选用广谱抗生素或针对革兰阴性菌的抗生素，如环丙沙星、甲硝唑等，以后根据细菌培养和药敏试验结果选择应用。

（3）补液、防治休克：迅速建立2条静脉输液通路，行静脉输液，及时补充胶体液，改善微循环，防治休克。根据病情、尿量调节液体量及速度。进行生化检查及血气分析，纠正患者的酸中毒。

（4）营养支持：由于患者禁食较长时间，因此营养支持对患者非常重要。禁食期间完全肠外营养（TPN）。若病情稳定，血清淀粉酶恢复正常，肠麻痹消除，可通过空肠造瘘管给予肠内营养，多选要素膳或短肽类制剂。不足部分由胃肠外营养补充。肠内、外营养液输注期间需加强护理，避免导管性、代谢性或胃肠道并发症。若无不良反应，可逐步过渡到全肠内营养和经口进食。开始进食少量米汤、果汁或藕粉，再逐渐增加营养，但应限制高脂肪膳食。

4.并发症护理

（1）休克：胰液中的各种酶被激活后导致的共同结果是胰腺和胰周组织广泛充血、水肿和出血、坏死，并在腹腔和腹膜后渗出大量的液体，患者在早期可出现休克。护理中要密切观察患者的血压、脉搏、呼吸、面色、神志、皮肤温度及尿量的变化。若患者出现烦躁不安:面色苍白、四肢湿冷、脉搏细速、血压下降、尿少或无尿提示患者发生休克,应给予抗休克治疗,取休克体位、保暖、吸氧、积极补液扩容治疗,并监测中心静脉压。

(2)急性呼吸窘迫综合征(ARDS):急性胰腺炎时胰内大量酶原被激活而释放有害物质,其中卵磷脂可分解肺表面活性物质,使肺泡易于萎缩,缓激肽可增加毛细血管的通透性,导致肺间质水肿、出血及灶性肺泡塌陷、胸膜渗出、肺不张等。护理中要观察患者呼吸,监测血气分析。若患者出现严重呼吸困难及缺氧症状,血气分析在吸氧的情况下 PaO_2 进行性下降,增加氧浓度 30 min 后仍未能明显提高,应给予气管插管或气管切开,应用呼吸机辅助呼吸并做好气道护理。ARDS 早期应控制液体入量和补充胶体溶液,以减轻肺水肿,并根据中心静脉压(CVP)调整输液量。

(3)急性肾衰竭:在急性胰腺炎的炎症反应期,可引起肾小球滤过率下降,肾组织缺氧,如缺氧时间过长可导致肾小球和肾小管的器质性病变。当急性胰腺炎有严重感染时,在急性炎症反应的脓毒症的作用下;多种炎性介质可直接或间接导致肾功能障碍。因此,在护理时要准确记录每小时尿量、尿比重及 24 h 出入水量,动态观察尿量的变化、电解质酸碱平衡,遵医嘱静脉滴注碳酸氢钠,应用利尿药或做血液透析。

(4)出血:重症急性胰腺炎可使胃肠道黏膜防御能力减弱,容易引起应激性溃疡。护理患者时要注意监测血压、脉搏,观察患者排泄物、呕吐物和引流液的颜色。若呕吐物、排泄物或引流液呈血性,同时患者伴有脉搏细速、血压下降等,立即通知医师,并遵医嘱给予止血药和抗生素等,并做好急诊手术止血的准备。

5.特殊管道护理

(1)胃管的护理:妥善固定,保持负压吸引;观察胃管的引流量、色、性质;保持胃管的通畅。常规每班 2 次检查胃管的通畅性,若发现胃管不通畅,可先用灌洗器试冲胃管,仍不通畅的情况下,不要盲目冲洗胃管,可告知医师,根据手术部位,吻合口位置,医师医嘱调整胃管位置和冲洗胃管。

(2)腹引管/胰周引流管的护理:妥善固定,定时挤压,保持引流通畅。观察引流液的量、色、性质,必要时配合医师做引流管的冲洗。

(3)空肠造瘘管/胃造瘘管的护理:在初期引流阶段保持引流管的引流通畅,做好管道的妥善固定,观察引流液的量、色、性质;进行肠内营养阶段,做好肠内营养的护理,营养液滴注前后应用生理盐水或温开水冲洗,持续滴注时 4 h 冲洗一次,保持滴注通畅。滴注完成后冲管并用封口塞住营养管末端,没有封口塞的则将营养管末端反折并用无菌纱布包扎,妥善固定于腹部皮肤上。

(4)导尿管的护理:妥善固定,保持引流通畅,每天 2 次会阴护理;记录尿量;置管后次日起做好导尿管的夹管锻炼,以了解患者膀胱感觉的恢复情况及保护膀胱功能;根据患者的病情需要、体质和膀胱功能恢复情况选择拔除导管的时间。

(张　蓓)

第十五节 急性肝衰竭

急性肝衰竭(acute hepatic failure,AHF)是短期内发生肝细胞大量坏死或变性所致的肝功能严重障碍,临床上以急性肝功能障碍的表现相对显著,其中短期内(4 周内)出现以肝性脑病为主要表现称为暴发型;5～24 周出现以腹腔积液为主要表现,有或无肝性脑病称为亚急性型。急性肝衰竭的临床特点是起病急,病情危重,黄疸迅速加深、神志进行性改变直到昏迷,并有出血倾向、肾衰竭、血清转氨酶升高、凝血酶原时间显著延长。

一、病因

本病病因复杂,不同地区病因不尽相同,查明病因有助于去除病因和判断预后;引起急性肝衰竭的常见原因以下几种。

(一)病毒感染

病毒感染是我国引起 AHF 的主要原因。常由肝炎病毒引起,尤以乙型或丙型肝炎病毒所致者多见。其他病毒(如巨细胞病毒、单纯疱疹病毒等)感染也可引起急性肝衰竭、

(二)药物及毒物

四环素治疗量静脉滴注即可引起严重脂肪肝,现已禁止使用。其他可引起急性肝衰竭的药物有大剂量对乙酰氨基酚、异烟肼、利福平等;氟烷、乙醇麻醉等也可引起本病。瓢蕈、白毒伞蕈、栗茸蕈等含 α、β 和 γ 瓢蕈毒,主要损害肝、脑、心、肾等脏器,以肝损害最明显。肝组织病理学为肝小叶中央出血坏死和脂肪变性,临床呈急性肝功能坏死现象。

(三)代谢异常

妊娠急性脂肪肝,病因和发病机制尚待阐明。其临床表现极似急性重型肝炎,但病理检查无肝实质炎症和坏死,主要为急性重度肝脂肪变性。患者多为第一胎妊娠者,在妊娠 30～40 周发病,发生死胎后病情加重。

(四)化学物质

四氯化氮、磷、三氯乙烯、氯仿、硝基苯、三硝基甲苯等所谓的"向肝性毒物"均可引起严重的肝损害。

(五)严重创伤、休克和细菌感染

严重外伤、休克和感染合并微循环障碍、低血流灌注状态时,随着时间的延长常导致肝损害。

(六)其他

如急性酒精中毒、中暑、缺血和缺氧、淋巴肉瘤、大面积肝切除、肝移植等。急性肝衰竭发病机制目前还不明确,它是多种因素、多个环节相互作用、相互影响的结果。既往认为急性肝衰竭的发病主要是原发性免疫损伤,并继发肝微循环障碍。目前认为肝损伤导致急性肝衰竭发生的原因大致可分为化学性损伤和免疫损伤两大类。化学性损伤与诸多需要在肝脏解毒的物质有关,毒性代谢产物可以影响细胞膜、线粒体、胞内离子的稳定和各种降解酶类。细胞因子是一组具有生物活性的蛋白介质,是继淋巴因子研究而衍生出来的,如肿瘤坏死因子、白介素-1 及淋巴毒素等,其中肿瘤坏死因子是内毒素刺激单核巨噬细胞的产物,并能作用于血管内皮细胞及肝细胞,因而认为是急性肝衰竭的主要发病机制之一。另外,病理性凋亡的发生可

能是急性肝衰竭的常见原因。

二、病情判断

(一)病史

患者有无病毒性肝炎史,使用引起肝损害的药物,有无接触毒覃、工业毒物或有无严重创伤、休克和细菌感染。

(二)临床表现

除肝衰竭自身的临床表现外,更多的是并发肝外器官衰竭的临床特征。

(1)肝衰竭自身的临床表现:体质极度虚弱、全身情况极差且进行性加重。卧床不起,高度乏力,生活不能自理;厌食、恶心、呕吐、腹胀明显、顽固性、呃逆、肠麻痹;黄疸进行性加重,血清胆红素升高。肝臭与肝缩小,由于含硫氨基酸,在肠道经细菌分解生成硫醇,当肝衰竭时不能经肝脏代谢而从呼气中呼出产生的气味。肝改变、肝功能异常,肝进行性缩小、ALT明显增高、胆-酶分离。

(2)肝外衰竭的临床表现。①肝性脑病:是指肝病进行性发展,肝功能严重减退,毒性代谢产物在血循环内堆积所引起意识障碍、智能损害、神经肌肉功能障碍等神经精神症状,是急性肝衰竭最突出的症状之一。表现为激动、烦躁不安、性格改变、语言障碍、扑翼样震颤、昏迷等。②脑水肿:是急性肝衰竭最常见和最严重的并发症。临床表现为高血压、瞳孔异常变化、抽搐或癫痫。

凝血机制异常:几乎见于所有的病例,出血发生在口腔、鼻、消化道、颅内,往往发展至弥散性血管内凝血(DIC)。③感染:原发性腹膜炎、胆系感染、肠道、呼吸道及泌尿系感染。

电解质紊乱及酸碱平衡失衡:低钾常见,后期有低钠、低氯血症、低镁血症、低钙血症、低磷血症。常见低钾低氯碱中毒,肝性脑病时已出现呼吸性碱中毒,低血压及肾功能不全时可出现代谢性酸中毒。④肝肾综合征:尿量减少,低尿钠、高渗尿;急性肾小管坏死,高尿钠、等渗尿;尿化验可见蛋白尿、白细胞、红细胞、管型尿。血中肌苷及尿素氮 CO_2-CP升高。

心脏及循环系统改变心脏受损:心悸、气短、胸闷、顽固性低血压及休克。⑤呼吸衰竭:可出现肺水肿,呼吸衰竭以Ⅰ型呼吸衰竭为主。

(三)实验室检查

(1)全血细胞计数:血小板减少;病毒性肝衰竭可有白细胞减少,合并感染时白细胞可以升高。血清酶学ALT、AST升高,疾病高峰期可见两种酶正常或降低同时伴有胆红素水平升高,ALT>1 000 U/L,疾病后期可见酶学水平降低。

(2)凝血酶时间及凝血酶原活动度:PT延长超过3.5 s,凝血酶原活动度<40%,血纤维蛋白原降低,该指标为检测肝脏合成功能的敏感性指标,凝血酶原时间延长受维生素K影响、DIC、凝血因子消耗疾病。

(3)血清胆红素:胆红素水平上升迅速和明显升高,早期以直接胆红素为主,随后直接胆红素及间接胆红素双向增高。

(4)血氨和血支链氨基酸/芳香族氨基酸比例失调:血氨升高和血支链氨基酸/芳香族氨基酸比例由3~5下降至<1。血肌酐水平升高标志着肝肾综合征的出现及合并肾衰竭。

(5)电解质及酸碱平衡:约50%有电解质紊乱,主要为低钾、低钠,还可以见到低镁和低钙;可发生碱中毒及酸中毒,但呼酸少见。

(6)动脉血气低氧血症:提示肝肺综合征、急性呼吸窘迫综合征(ARDS)、合并肺炎。

(7)血培养:阳性时提示合并细菌感染或真菌感染。

(8)病毒血清学:提示不同病毒的感染,HCV 有几周可以是阴性。

(9)血各种药物水平:AHF 时一些在肝内代谢的药物持续高水平,还可以提示是否和中毒有关。肝超声、CT 及 MRI 检查有无肝缩小及程度、肝血管病变、肝原发肿瘤及转移癌的诊断、腹腔积液的判定;判定脑、心肺及腹腔脏器的情况、有无并发症出现。有条件可以开展肝活检、颅内压监测、脑电图检查。

三、护理措施

救护原则:综合治疗,去除病因,实施监护,严格卧床休息,预防交叉感染。

(一)一般护理

绝对卧床休息,照顾患者的饮食起居。腹腔积液者取半卧位病室内保持安静,病房定时通风,集中时间治疗,严格限制探视,保证患者充分休息。做好心理护理,树立战胜疾病的信心。

(二)床边隔离

床边设置消毒洗手液,病室定期消毒,医疗废物与生活垃圾用感染性垃圾袋双包装单独处理,防止院内感染的发生。

(三)预防感染

患者免疫功能低下,容易合并感染,特别是肺部和腹腔感染,需密切观察病情,定时测量体温,有症状及时向医师汇报,及时处理。必要时合理应用抗生素。意识清楚者督促其早晚刷牙、饭后漱口。昏迷者给予口腔护理,保持皮肤清洁、干燥,及时更换床单及衣裤,保持床单位清洁舒适,避免压疮发生。昏迷患者定时翻身拍背,防止压疮及肺部感染的发生。黄染较深、瘙痒严重者可给予抗组胺药物,协助患者温水擦身、剪短指甲,避免抓破皮肤,引起感染。

(四)安全防护

对肝昏迷患者,护士要加强看护,加用安全防护措施,如加床档,用约束带固定四肢,必要时用床单固定患者胸部,松紧适宜,保证血流畅通,慎用镇静药。

(五)饮食限制

蛋白质的摄入,昏迷期间应给无蛋白饮食,病情稳定后逐渐给适量蛋白质,保证足够热量,补充维生素,维持水电解质平衡,要避免诱发因素。

(六)降血氨护理

灌肠可清除肠内积血,使肠内保持酸性环境减少氨的产生和吸收,协助患者取左侧卧位,用温水 100 mL 加食醋 50 mL 灌肠,每天 1～2 次,或乳果糖 500 mL＋温水 500 mL 保留灌肠,乳果糖为一种双糖,可被肠内细菌酵解,使肠内环境酸化,阻止氨的产生和吸收,肝性脑病者禁用肥皂水灌肠。

(七)对症护理

(1)用药护理:遵医嘱应用免疫调解药胸腺素,调整免疫功能。对黄疸急剧加深,肝尚未明显缩小有脑水肿征象者早期使用泼尼松龙或地塞米松静脉滴注。注意观察药物的不良反应。

(2)腹腔积液及腹腔积液感染的治疗:主要是应限制钠盐的摄入和控制补液量,给高蛋白饮食(有肝性脑病者除外),补充新鲜血浆、清蛋白、早期腹腔积液可应用螺内酯、氢氯噻嗪,使腹腔积液慢慢消退,但应注意钾的丢失。腹腔积液感染者,可选用有效抗菌药,如先锋霉素、庆大霉素、甲硝唑,疗程应在 2 周以上,以免复发。

(3)出血:应给新鲜血、血浆和清蛋白,同时防止应激性溃疡,对消化道出血起到预防和治疗作用。同时要注意预防 DIC 的发生。

(4)急性肾衰竭:目前尚无有效的治疗方法。所以要禁用损害肾功能的一切药物,合理使用利尿药,防急性肾衰竭的发生,如中毒引起的急性肾功能不全,可考虑应用人工肾治疗。

(5)电解质紊乱和酸碱平衡失调:病程早期常有呼吸性代谢性碱中毒,故应补充氯化钾和精氨酸;并禁用谷氨酸钠等碱性药物,以免促进肝昏迷的发展。昏迷晚期患者出现脑水肿,应限制液体摄入量,控制在 1 500～2 000 mL。

(八)观察要点

(1)生命体征的观察:每 4 h 测生命体征 1 次,15～30 min 巡视一次,密切观察病情,及早发现并发症。护理人员应仔细观察,认真分析,准确判断。如血压升高伴头痛,可提示脑水肿应尽早做出处理,以降低颅内压。

(2)神志意志的观察:对患者的性格改变和行为异常应重视安全护理并密切观察,协助医师及早处理以控制病情变化。

(3)黄疸进展的观察:观察患者皮肤、巩膜黄染程度和尿色深浅的变化,做好皮肤护理,每日用温水擦洗皮肤,少用刺激性肥皂液。如出现食欲缺乏、乏力、高度腹胀、睡眠颠倒、顽固性呃逆,提示病情加重,应尽早采取治疗措施。

(4)腹腔积液和尿量的观察:每天测腹围,每周测体重,准确记录 24 h 液体出入量,以便动态观察腹腔积液消长情况,定期测血电解质,维持水电解质平衡,如出现少尿、无尿症状,应防止肝肾综合征的发生。

(5)出血的观察:患者如有皮肤瘀斑、齿龈出血、鼻出血等,提示凝血机制差。若患者有胃部灼热感、恶心、排黑便等症状,则提示有上消化道出血的可能,应尽早做好抢救准备工作。

(九)健康指导

保持生活规律,注意劳逸结合,避免情绪剧烈波动和劳累。按医嘱服药,避免服用损肝药物。避免接触引起肝损害的化学物质。遵循饮食治疗原则,给予低脂、高热量、低盐、清淡新鲜易消化饮食,戒烟酒,忌辛辣刺激性食物,少量多餐,合理调整食谱,保证食物新鲜可口,刺激食欲,以利于营养成分吸收,促进肝细胞再生和修复,避免进食高蛋白饮食。患者及其家属学会自我观察肝衰竭的早期症状并及时就诊。

(张　蓓)

第二十章　血液净化护理

血管通路对终末期肾衰竭患者是至关重要的,建立一条有效的血管通路是血液透析顺利进行的前提。临床上将血管通路分为两大类:临时性血管通路(深静脉留置导管)和永久性血管通路(动静脉内瘘和移植血管内瘘)。在慢性肾衰竭早期应积极鼓励患者建立动静脉内瘘,这样可减少临时性血管通路发生各种并发症的危险。

第一节　临时性血管通路

一、经典临时性血管通路

经典临时性血管通路包括直接动脉穿刺、临时性的中心静脉留置导管(包括股静脉、颈内静脉、锁骨下静脉)。

临时性血管通路的适应证如下。

(1)急性肾损伤:患者需要紧急血液透析。

(2)终末期肾脏病:患者内瘘未成熟或未建立血管通路前出现各种危及生命的并发症,如高血钾症、急性左心衰竭、严重酸中毒等,需紧急血液透析。

(3)动静脉内瘘:血栓形成、流量不足、感染等。

(4)其他疾病:需行血液净化治疗:血液灌流、免疫吸附、CRRT、血浆置换等。

(5)腹膜透析:患者出现紧急并发症,需血液透析治疗。

(一)直接动脉穿刺

临床常选择桡动脉、足背动脉、肱动脉。

1. 穿刺技术

(1)穿刺前可先局部用利多卡因皮下少量注射,以减轻疼痛、减少血管收缩。

(2)充分暴露血管,摸清血管走向。

(3)动脉穿刺针可选用较细有侧孔的针(常规穿刺针为 16 号,动脉穿刺时可选用 14 号,以减少血管损伤)先进针于皮下,摸到明显搏动后再沿血管壁进入血管。

(4)见有冲击力的回血和搏动,固定针翼。

2. 护理要点

(1)穿刺时尽量做到一针见血,如穿刺不成功、反复穿刺容易引起血肿。

(2)刚开始血液透析时血流量欠佳,大多因为血管痉挛所致,只要穿刺到位,血流量会逐渐改善。

(3)透析结束注意压迫,防止血肿和出血。穿刺点应先指压 30 min,然后用纱球压迫 30 min,再用弹力绷带包扎 2~4 h。

(4)宣教和自我护理:注意观察局部穿刺点有无出血、血肿,如有出血即刻采用指压法;出现血肿当日冷敷,次日开始热敷或用多磺酸粘多糖乳膏(喜疗妥)按摩;局部保持清洁,防止感染;穿刺侧肢体不建议提重物、负重;建议穿刺部位 6～12 h 进行无菌包扎,不宜包扎过紧,注意肢体温度改变;穿刺前建议用温水清洗穿刺部位。通过直接动脉穿刺进行血液透析是有争议的。绝大多数学者不主张选用动脉穿刺,特别是桡动脉和肱动脉是动静脉内瘘手术首选的血管,反复穿刺造成动脉血管狭窄,影响内瘘的成功及血液流量,会对手术产生影响。

(二)颈内静脉留置导管

对于熟练掌握置管技术的操作者,颈内静脉是首选的途径。

1.患者准备

(1)术前介绍置管的重要性,以取得配合。

(2)身体状况许可条件下,先洗头、清洁皮肤。

(3)体位:患者取仰卧位,头部略转向左侧(一般选右侧穿刺),肩下可放置一块软垫,使头后仰。

2.穿刺技术

以胸锁乳突肌的胸骨头、锁骨头和锁骨构成的二角形顶点为穿刺点,触到颈内动脉搏动后,向内推开颈内动脉,在局麻下用 16 号针头探测到静脉血后,再用连接 5 mL 注射器的 16 号套管针,对着同侧乳头方向与皮肤呈 45°向后稍向外缓慢进针,边进针边抽回血。刺入静脉后见回血,固定好穿刺针,嘱患者不要深吸气或咳嗽,卸下针筒,快速放入导引钢丝,退出穿刺针,用扩张管扩张皮下隧道后置入颈内静脉留置导管,抽出钢丝。见回血通畅时分别注入肝素生理盐水(临床上常用生理盐水 500 mL＋肝素 20 mg),夹闭管道。此时颈内静脉内的压力是负压,应注意不要将夹子打开,防止空气进入体内。当患者出现容量负荷过多时,静脉压力升高,血液会回流。缝针固定留置导管,覆盖无菌纱布。

3.优缺点

(1)优点:操作较锁骨下静脉置管容易,狭窄发生率低,可留置 3～4 周,血流量较好。

(2)缺点:头颈部运动可受限,往往影响患者美观。

(三)股静脉留置导管

最简单、安全的方法,但是容易出现贴壁现象,导致血流量欠佳和感染,适合于卧床患者。

1.患者准备

(1)术前介绍置管的重要性,以取得配合。

(2)清洁局部皮肤,并备皮。

(3)体位:患者取仰卧位,膝关节弯曲,大腿外旋、外展,穿刺侧臀部垫高,充分显露股三角。

(4)注意隐私部位的保护。

2.穿刺技术

以髂前上棘与耻骨结节连线的中、内 1/3 交界点下方 2 cm 处、股动脉内侧 0.5～1.0 cm 为穿刺点。左手压迫股动脉,局麻后用 16 号穿刺针探测到静脉血后再用连接 5mL 注射器的 16 号套管针与皮肤呈 30°～40°刺入,针尖向内向后,朝心脏方向,以免穿入股动脉或穿破股静脉。穿刺时右手针筒可呈负压状,见到强有力的回血后卸下针筒,快速放入导引钢丝,退出穿刺针,用扩张管扩张皮下隧道后置入股静脉留置导管,抽出钢丝。见回血通畅时注入肝素生理盐水,夹闭管道。缝针固定留置导管,覆盖无菌纱布。

3.优缺点

(1)优点:操作容易,方法简便,尤其是心力衰竭患者呼吸困难不能平卧时,应首选股静脉。

（2）缺点：由于解剖位置的原因，较颈内静脉容易感染，血流量较差，血栓发生率较高；同时股静脉置管会给患者行动带来不便。

（四）锁骨下静脉留置导管

操作难度和风险较大，易出现血、气胸等并发症。

1.患者准备

（1）术前介绍置管的重要性，以取得配合。

（2）身体状况许可条件下，先洗头、清洁皮肤。

（3）体位：患者平卧于 30°~40°倾斜台面，肩胛间垫高，头偏向对侧，穿刺侧上肢外展 45°、后伸 30°，以向后牵拉锁骨。

2.穿刺技术

以锁骨中、内 1/3 交界处、锁骨下方 1 cm 为穿刺点。在局麻下进针，与胸骨纵轴呈 45°、胸壁呈 25°，指向胸锁关节，针尖不可过度向上向后，以免伤及胸膜。穿刺方法同颈内静脉置管。

3.优缺点

（1）优点：不影响患者行动及美观，可留置 3~4 周，血流量较好。

（2）缺点：置管技术要求较高，易发生血、气胸并发症，血栓和狭窄发生率较高。

二、带涤纶套深静脉留置导管

经典临时性中心静脉留置导管简便、易于掌握，但保留时间短、并发症多。而一些需长期透析的患者因曾实施多次动静脉内瘘术或人造血管搭桥术，无法再用动、静脉内瘘作为血管通路。因此，具有涤纶套的双腔留置导管就应运而生，临床上也称永久性（或半永久性）留置导管。

带涤纶套深静脉留置导管的适应证如下。

（1）动静脉内瘘尚未成熟而需立即血液透析的患者。

（2）一小部分生命期有限的尿毒症患者。

（3）无法建立动静脉瘘管且不能进行肾移植的患者。

（4）有严重动脉血管病的患者。

（5）低血压而不能维持透析时血流量的患者。

（6）心功能不全不能耐受动静脉内瘘的患者。

（一）材料特性

外源性材料进入血液可导致血小板黏附、聚集于导管表面，形成纤维蛋白鞘和凝血块，从而激活体内凝血机制。其中，导管的材料和硬度是两个重要因素。目前认为最佳的导管材料是聚氨酯，尤其是以聚矽氧烷生物材料较好。目前最常用的是带涤纶毡套的双腔导管，也有使用两根单腔导管进行透析的。近年来，临床上又出现了几种改良的导管，如抗生素（药物）外涂层和肝素外涂层的导管，可以减少导管感染概率和预防导管外纤维蛋白鞘的形成。

（二）体位

患者取仰卧位，颈部置于正中位。

（三）穿刺技术

置管可以在手术室或放射介入室进行。以右胸锁乳突肌内缘环状软骨水平、颈内动脉搏动最显著之右侧旁开 0.8 cm 处作为穿刺点。常规消毒铺巾后，局麻穿刺处及皮下隧道处，穿刺针与皮肤呈 30°～45°,针头朝向同侧乳头方向,探及静脉后将导丝从穿刺针芯送入,固定导丝,在导丝出口处做一个长为 1.5 cm 的皮肤切口,然后在同侧锁骨下 3～4 cm 做长约为 1 cm 的皮肤切口,用隧道针在切口间做一皮下隧道,把双腔管从锁骨下隧道口放入,从另一隧道口拉出,管壁涤纶套距出口 2 cm,扩张器从导丝处放入,扩张后把双腔管套在导丝外置入颈内静脉,边送边撤去双腔管外硬质层,拔出导丝。抽吸通畅,注入管腔相同容积的肝素钠封管液,肝素帽封管,缝合皮下隧道口(上口),无菌敷料覆盖,10 日左右拆除缝线。

(四)特点

(1)手术相对简单,一般术后即可使用,不需成熟期。

(2)每次血液透析时不需静脉穿刺,减少了患者的痛苦。

(3)不影响血流动力学特性,心脏功能较差的患者适用。

(4)与临时置管相比较,留置时间长,而且涤纶套与皮下组织黏合,降低了感染发生可能,并使导管固定合理,减少了因牵拉等外界因素造成的导管移位和滑脱。

三、深静脉留置导管护理流程

(一)换药

1.物品准备

一次性无菌换药包(内含一次性换药碗、无菌棉球、无菌纱布、一次性镊子等)、无菌手套、无菌贴膜、消毒液、胶布。

2.患者准备

患者平卧,头侧向一侧,暴露导管穿刺部位皮肤。建议患者戴口罩。

3.工作人员准备

洗手、戴口罩、帽子。

4.核对

患者的姓名、性别、年龄、透析号、床号、透析时间、治疗模式。

5.换药过程

(1)取下覆盖导管出口处的敷料和导管口的纱布。

(2)评估导管出口处有无红肿,局部有无渗血、渗液现象,导管周围皮肤有无破溃,导管有无脱出及破损情况。

(3)快速洗手液洗手。

(4)打开无菌换药包,倒入消毒液,戴无菌手套。

(5)以导管入口处为中心,用消毒剂由内向外进行皮肤消毒,消毒范围直径>10 cm。清除导管入口处血垢,正反各两遍。

(6)导管消毒:用消毒剂消毒导管的软管部分及动静脉外露部分,同时要彻底清除导管表面血迹及污迹,切忌反复涂擦。

(7)在导管入口处覆盖 2～3 块无菌纱布或贴膜,并给予妥善固定。

(二)上机

1.物品准备

一次性无菌上机包(内含一次性换药碗、无菌棉球、无菌纱布、一次性镊子等)、无菌手套、消毒液、无菌治疗盘(无菌注射器、抗凝剂)。

2.工作人员准备

洗手,戴口罩、帽子。

3.上机护理操作

(1)无菌治疗巾铺于穿刺处。

(2)分离动脉端的肝素帽(注意:动脉夹子必须在关闭状态),用消毒棉球消毒导管横截面和导管螺纹口,连接无菌注射器,抽出导管内的封管液及可能形成的血凝块(2~3 mL);注意纱布,观察是否有血凝块;导管口套上注射器。

(3)分离静脉端的肝素帽(注意:静脉夹子必须在关闭状态),用消毒棉球消毒导管横截面和导管螺纹口,连接无菌注射器,抽出导管内的封管液及可能形成的血凝块(2~3 mL);注意纱布,观察是否有血凝块;导管口套上注射器。

(4)在静脉端注入抗凝剂(遵医嘱)。

(5)取下动脉端的注射器,连接动脉血路管,打开夹子。

(6)调整血液流量≤100 mL/min,开泵,引血。

(7)引血至静脉壶,停泵,夹闭静脉端管路,连接于静脉端(注意排除空气),打开夹子。

(8)开泵,调整治疗参数。

(9)留置导管连接处用无菌纱布或治疗巾包裹,妥善固定。

(三)下机

留置导管下机护理操作可采用一人边回血边封管的方法;也可两人协作,一人回血,一人封管。

1.物品准备

一次性无菌下机包(内含一次性换药碗、无菌棉球、无菌纱布、一次性镊子等)、无菌手套、消毒液、无菌治疗盘(含 20 mL 生理盐水的注射器 2 支、肝素封管液 2 支)、肝素帽 2 个、500 mL 生理盐水。

2.工作人员准备

洗手,戴口罩、帽子。

3.下机护理操作

(1)评估患者生命体征及治疗参数是否完成。选择回血状态,血液流量≤100 mL/min,动脉端连接生理盐水,将管路内血液缓慢回输入患者体内。

(2)戴无菌手套,用消毒棉球消毒动脉端导管横截面和螺纹口,用脉冲式方法在动脉端侧注入 20 mL 生理盐水(注射器留于导管),夹闭动脉端夹子。

(3)回血完毕,停泵,夹闭管路静脉端与导管夹子后断离,消毒静脉端导管横截面和导管螺纹口,用脉冲式方法在静脉端侧注入 20 mL 生理盐水(注射器留于导管),夹闭静脉端夹子。

(4)在导管动、静脉端侧注入导管相应容量的肝素(肝素浓度视患者的凝血功能而定),夹闭夹子,连接无菌肝素帽。

(5)导管口用无菌敷料包裹妥善固定。

(胡彦明)

第二节　永久性血管通路（自体动静脉内瘘）

1943 年，Koiff 发明透析疗法时采用了直接穿刺血管的方法进行血液透析。但是，经过几次穿刺后已无浅表的可供穿刺的血管可用，因此患者无法进行长期的血液透析。1960 年，Shields 开创了动静脉外瘘技术，Seribner 和 Quinton 等人不断进行改进，使动、静脉外瘘技术更为完善。由于动、静脉外瘘技术的应用，使一些慢性肾衰竭患者能够进行较长时间的血液透析，同时也推动了血液透析技术的发展。1966 年，Cimino 和 Brescia 应用显微外科技术建立了动、静脉内瘘技术，真正解决了慢性肾衰竭患者的永久性透析问题。本节详述动、静脉内瘘技术及护理。

动、静脉内瘘是指动、静脉在皮下吻合建立的血管通道，包括自体动、静脉内瘘和移植动、静脉内瘘。前者是利用自身动、静脉血管直接吻合制成的内瘘，后者是在动、静脉间插入一段移植血管制成的内瘘。一个理想的血管通路能够为血液透析提供足够的血流量，而且使用时间长，并发症少。相对而言，动、静脉内瘘是一种安全且能长久使用的永久性通路，适用于维持性血液透析患者。

一、造瘘手术前后护理

（一）术前评估

1. 全身状态评估

应对患者心、肺、肝等重要脏器功能和循环血流动力学状态进行充分评估；检查血常规、出凝血指标，以便评估患者的凝血功能。

2. 血管条件评估

选择的静脉直径要 ≥2.5 mm，静脉通路无节段性狭窄或梗阻；选择的动脉直径要 ≥2 mm，两上肢的动脉压差不超过 2.67 kPa(20 mmHg)。如患者置有心脏起搏器、有胸部手术应避免选择同侧上肢部位。

有报道，同侧颈内静脉或锁骨下静脉较长时间留置导管可能影响自体动、静脉内瘘的血液流量。

（二）手术策略

1. 原则

先上肢后下肢；先非惯用侧手臂后惯用侧手臂；先肢体远心端后近心端；先自体血管后移植血管。

2. 常见部位

（1）腕部：桡动脉-头静脉（首选）、桡动脉-贵要静脉、尺动脉-贵要静脉、尺动脉-头静脉。

（2）肘部：肱动脉-贵要静脉、肱动脉-头静脉、肱动脉-肘正中静脉（亦称高位动、静脉内瘘）。其他部位内瘘，如踝部、大腿部内瘘等很少采用。

3. 吻合方式

端侧吻合法（首选）、端端吻合法、侧侧吻合法。

（三）术前护理及患者宣教

动、静脉内瘘被视为长期血液透析患者的生命线，建立一个成功的血管通路，使之得以长期使用,必须依靠医患双方的共同努力和重视。循证护理指导临床护士,在疾病早期就应保护患者上肢血管,早期建立动、静脉内瘘。

1.术前心理护理

术前向患者说明造瘘的目的、意义以及该手术对治疗有何帮助,消除患者焦虑不安、紧张恐惧的心理。告诉患者造瘘只是一个小手术,不必紧张,并告知患者一些基本的手术方法及造瘘时可能会出现的一些不适,如疼痛等,让患者做好心理准备,积极配合,坦然面对手术。

2.术前宣教及护理

(1)嘱咐患者保护好造瘘侧手臂,切勿在造瘘侧手臂进行动、静脉穿刺,以利于手术顺利进行。

(2)平时注意保持造瘘侧手臂皮肤的清洁,切勿抓伤、碰伤皮肤,以防术后感染。

(3)内瘘术前不宜使用肝素等抗凝剂,以防术中或术后出血。

(4)术前用肥皂水彻底清洗造瘘侧手臂,剪短指甲,剃去皮肤毛发。

3.术后护理及宣教

内瘘术后的护理对今后的使用及内瘘寿命极其重要。

(1)动、静脉内瘘成形后,将患者内瘘侧肢体抬高至水平以上30°,以利于静脉血液回流,减少内瘘侧手臂的肿胀。

(2)术后24 h内密切观察内瘘通畅及全身情况,观察以下各项指标。

1)患者心率、心律、呼吸是否有改变,询问患者是否有胸闷、心悸。

2)内瘘侧手臂手指末梢血管充盈情况,注意手指有无麻木、发冷、疼痛、缺血等。

3)内瘘吻合口处有无血肿,局部有无渗血。

4)内瘘血管通畅情况,触摸内瘘静脉端血管有无震颤或用听诊器听诊有否血管杂音,如触摸不到或听不到杂音,应检查是否局部敷料包扎过紧,以致吻合口及静脉侧受压。

(3)更换敷料时要严格执行无菌操作;包扎时敷料不宜过多、过紧,以能触摸到震颤为度。

(4)禁止在造瘘侧手臂测血压、静脉注射、输液、抽血等。

(5)术后患者的宣教。

1)告知患者保持造瘘侧手臂的清洁,保持敷料清洁、干燥,防止敷料潮湿,以免引起伤口感染。

2)防止造瘘侧手臂受压,造瘘侧手臂的衣袖要宽松,睡眠时避免侧卧于造瘘一侧;造瘘侧手臂不持重物,不佩戴过紧饰物。

3)教会患者自行判断内瘘是否通畅的方法,每日触摸内瘘静脉处有无震颤,如扪及震颤则表示内瘘通畅。反之,则应及时报告医护人员。

4)术后2~3 d伤口无渗血,可指导患者进行早期功能锻炼,如握拳、松拳、指端活动等。

5)术后2周即可指导患者进行正规功能锻炼,以促进内瘘早期成熟。内瘘侧手臂捏橡皮健身球每日3~4次,时间由短逐渐加长,如刚开始时每次2~5 min,以后10~15 min;也可指导用健侧手指轻轻压住内瘘侧手臂的上端,使静脉血管适度扩张充盈,每日2~3次,时间由短逐渐加长至10~15 min。经过锻炼,血管充盈度不够,可指导患者在内瘘侧手臂的上端(静脉上端)用止血带压迫,并轻轻甩臂,以提高血管充盈度。如有局部肿胀,应指导患者抬高肢体并热敷,以促进回流。

6)内瘘成熟前,若患者病情突然加重,如高血钾症、急性心力衰竭、严重酸中毒、血肌酐指标升高等急需紧急血液透析,不宜过早使用内瘘,可采用临时性血管通路过渡。

7)内瘘的成熟取决于患者血管的自身条件、手术情况及术后患者的配合情况。一般应静脉呈动脉化(血管壁增厚,显露清晰,突出于皮肤表面,有明显动脉震颤或搏动),内瘘直径增粗,能保证成功的穿刺及提供足够的血流量。成熟时间一般需要 6～8 周,最好在成形术后3～4 个月再使用。

(四)穿刺技术要点

熟练、正确的穿刺技术是保护好内瘘,使内瘘能够长期使用的必要条件。

1.穿刺点的选择

(1)动脉穿刺点距吻合口的距离至少要 3 cm 以上,穿刺方向可向心亦可离心。据报道,新内瘘穿刺动脉距离吻合口远,采用离心方向穿刺会降低血肿的发生率。

(2)静脉穿刺点距动脉穿刺点至少要间隔 8 cm 以上,针尖朝向心方向穿刺。

(3)动脉与静脉避免穿刺于同一血管上,以减少血液再循环。

2.穿刺方法的选择

目前常用的穿刺方法有绳梯样穿刺法、扣眼穿刺法、区域穿刺法(纽扣式)。

(1)绳梯样穿刺:这是一种最经典的穿刺方法。优点:可使整条动脉化的静脉血管平均受用,血管粗细均匀。穿刺要点:穿刺部位要轮流更换,切忌定点穿刺;可沿着内瘘的走向,上下交替进行穿刺;每个穿刺点相距 0.5～1 cm;绳梯样穿刺避免了定点穿刺造成的血管壁受损、弹性减弱、硬节和瘢痕形成等缺点。

(2)扣眼穿刺:近几年有学者认为扣眼穿刺法可减少动、静脉内瘘并发症,可有效减轻患者的疼痛,操作简便。扣眼穿刺法包括两个步骤:首先建立扣眼隧道,然后使用钝针进行穿刺。建立扣眼隧道的方法有专人法、图钉法和留置针法。

1)专人法:应用最广,但此方法对人员的专一化要求给护理人员排班带来不便。专人法的要点是"三同",即由同一名护士、以相同的穿刺角度和深度行 6～10 次穿刺后形成扣眼隧道,然后再使用钝针进行穿刺。隧道形成之后,其他的穿刺者也需完全遵循隧道形成者的手法,否则将无法使钝针顺利进入隧道。

2)图钉法:不需要专人操作,但因图钉价格昂贵,其使用范围受到一定限制。

3)留置针法:建立扣眼隧道简单、易于操作,不需要反复穿刺,对人力安排没有特殊要求。该法用两根聚氨酯套管留置在血管内,皮下通道和血管通道在同一直线上,经 7～10 d 隧道形成,钝针可顺利进入血管,从而提高钝针穿刺的成功率。

应用扣眼穿刺前需对患者进行严格评估,对于卫生状况较差、自理能力较差、糖尿病患者、皮肤过敏患者等需谨慎。在建立扣眼隧道期,必须做好患者宣教,告诫清洁卫生的重要性。对从事体力工作的患者,应谨慎采用图钉法和留置针法。

(3)区域穿刺:也称定点穿刺,即在一个固定点或区域内反复穿刺,临床上往往会出现受用过多造成的血管壁受损,血管弹性减弱,局部出现硬节或瘢痕形成,周围皮肤松弛或弹性下降,容易渗血,形成动脉瘤,而未受用的血管则出现狭窄。因此不推荐采用。

3.新瘘穿刺护理及管理

(1)新的动、静脉内瘘使用前由资深护士评估,确认动、静脉内瘘已经成熟。

(2)首次穿刺应由资深护士执行。

(3)对于新内瘘的第一次穿刺,动脉穿刺点的选择应远离吻合口,距吻合口越近血流冲力越大,容易发生血肿。

可暂时选择在肘正中静脉或贵要静脉离心方向穿刺做动脉引血,而静脉穿刺则选择下肢静脉,待内瘘条件进一步成熟时,动脉穿刺点再往下移。采用上述方法,动脉发生血肿的概率就会减小。

(4)国内相关医院血液透析中心在新瘘的管理中,使用了《新瘘穿刺记录跟踪手册》,对新瘘(指动、静脉内瘘使用起至1个月)穿刺情况进行逐项评估与记录,并对穿刺人员资质做了详细规定。

1)穿刺情况评估与记录:皮肤、穿刺部位、穿刺点、进针方向、穿刺过程及止血按压情况;穿刺过程中出现的意外情况和干预,如血肿、渗血、流量达不到标准等。

2)新瘘穿刺人员资质:新瘘第一次穿刺和评估由从事透析工作8年以上、穿刺技术过硬的护士执行;1个月内的新瘘由从事透析工作5年以上、穿刺技术佳的护士进行穿刺;1个月后视内瘘情况由各级护士进行穿刺(从事透析工作1年以下的护士禁止行新瘘穿刺)。

3)跟踪记录:为了对患者的内瘘穿刺情况有连续性了解,该手册于患者行首次穿刺时发放,存放于透析记录单中,每次透析穿刺前由相关护理人员阅读、记录,连续跟踪记录3个月,并在6个月后做阶段性评估和总结。《新瘘穿刺记录跟踪手册》的设计和应用有效降低了新瘘早期并发症,提高了穿刺成功率,延长了透析患者内瘘的使用寿命,值得临床借鉴、推广。

二、穿刺操作

动、静脉内瘘穿刺技术是保证患者接受有效治疗的基础,正确合理的穿刺技术直接关系到患者动、静脉内瘘并发症的发生率和长期使用时间。

(一)物品准备

(1)动、静脉内瘘穿刺包(治疗巾、胶布、无菌创可贴、消毒棉球、纱布、手套)。

(2)选择合适的动、静脉内瘘穿刺针,常规穿刺针为16~17号,如果要达到高的血流量则需要选择粗的钉头,如14~15号。

(3)稀释肝素溶液(500 mL生理盐水含肝素10 mg)、抗凝剂。

(4)压脉带或止血带。

(5)皮肤消毒液(安尔碘或其他消毒液)。

(二)工作人员准备

洗手,戴口罩、帽子。

(三)患者准备

穿刺前穿刺部位用肥皂液和流动清水清洗,暴露穿刺部位。

(四)内瘘评估

1.望诊

检查有无感染、血肿、皮疹、狭窄等。

2.触诊

触摸动、静脉内瘘是否通畅,检查震颤强弱,摸清血管走向。

3.听诊

对血管条件较差、通过触诊无法判断动、静脉内瘘情况的患者,可使用听诊器听诊血管杂音和走向;对U形的移植血管,通过听诊辨别动脉、静脉端。

4.认证

选择穿刺部位和穿刺点。

(五)操作方法

(1)确定穿刺部位,消毒动、静脉穿刺点各一遍。消毒范围:以穿刺点为中心,半径为5～6 cm的区域;消毒时间:自然待干。

(2)戴手套,将治疗巾铺于准备穿刺侧肢体下。

(3)用稀释肝素生理盐水预冲穿刺针。

(4)使用止血带。

(5)再次消毒动脉端或静脉端(方法同上)。

(6)穿刺内瘘动脉血管:可以向心,也可以离心方向,离吻合口3 cm,针尖斜面向上穿刺动脉血管。确认穿刺成功,放松止血带,进行固定。一般先横向固定针翼,针尖部用消毒敷贴或无菌纱布保护。

(7)扎止血带,再次消毒动脉或静脉端(方法同上)。

(8)穿刺内瘘静脉血管:穿刺点可选择内瘘血管的静脉端或其他外周静脉;向心方向,针尖斜面向上穿刺静脉端。确认穿刺成功,放松止血带,进行固定(固定方法同动脉端)。

(9)检查动、静脉穿刺通畅情况,询问患者有无出血。确定穿刺成功,按医嘱从静脉端给予抗凝剂。

(10)整理物品,填写穿刺记录。

注意:①须达到消毒液等待时间(自然干燥)。②引血前须达到肝素化时间(3～5 min)。③建议穿刺顺序可先动脉端,再静脉端;如临床需要,也可先静脉端、再动脉端。④抗凝剂必须在动、静脉穿刺结束后从静脉端推注。

三、止血(拔针)技术

(一)物品准备

无菌纱布2块或无菌敷贴2张、弹力绷带2根。

(二)工作人员准备

洗手,戴口罩、戴手套。

(三)操作方法

(1)透析结束进入回血状态。

(2)撕开动脉端固定胶布,左手固定穿刺针,用无菌纱布或无菌敷贴保护穿刺点(如有污染,先消毒)。

(3)左手示指和中指(也可用弹力绷带)轻压于纱布上,右手水平方向将针拔出的同时,左手加力下压,按压力度要适中,以不渗血但能扪及动、静脉内瘘震颤为标准。

(4)静脉穿刺针拔针方法同动脉穿刺针,按压的力度可轻于动脉端。

(5)压迫15～30 min,见不出血、渗血,可松开弹力绷带。

(6)建议如下。

1)根据患者的个体因素,如抗凝剂应用、血红蛋白、血小板等,观察并计算患者凝血时间,从而摸索动、静脉内瘘止血时间,防止动、静脉内瘘过度受压或出血。

2)指导有能力的患者自行指压动、静脉内瘘,减少应用弹力绷带止血引起的动、静脉内瘘的过度扩张和血栓形成。

3)可采用密闭式回血,回血完毕后分别拔出动、静脉穿刺针,减少操作者的忙乱及针刺伤的发生率。

(四)效果评价

(1)止血压迫点准确,无血肿、无渗血。

(2)压迫力度适中,既不出血又能扪及动、静脉内瘘震颤。

(3)止血成功,指导患者注意事项。

四、自我护理

正确、良好的日常护理是动、静脉内瘘能够长期使用的一个重要前提。护士应指导患者正确地进行内瘘的自我护理,降低并发症的发生,使内瘘得以有效、长期地使用。

(1)通过宣教和交流,使患者了解内瘘对其生命的重要性,使患者在主观上重视,积极配合。

(2)日常生活中保持内瘘侧手臂的皮肤清洁。透析前用肥皂水将造瘘侧手臂彻底清洗干净。

(3)透析结束当日穿刺部位避免接触水,并用无菌敷料覆盖 4～8 h,以防感染,如果穿刺处发生血肿,可压迫止血,并用冰袋冷敷;24 h 以后可热敷,可配合喜疗妥按摩消肿。内瘘处如有硬结,可在医护人员指导下进行按摩、热敷等。

(4)造瘘侧手臂不能受压,衣袖要宽松,不能佩戴过紧饰物。夜间睡觉不要将造瘘侧手臂垫于枕后,尽量避免侧卧于造瘘侧手臂一侧。造瘘侧手臂避免持重物。

(5)造瘘侧手臂不能测血压、输液、静脉注射、抽血等。

(6)每 6 h 左右触摸内瘘吻合口或用听诊器听诊血管杂音;如果震颤、杂音消失,局部有触痛或疼痛,应去医院就诊。

(7)避免造瘘侧手臂外伤,建议佩戴护腕,以免引起出血。护腕松紧应适度,不能过紧压迫导致内瘘闭塞。有动脉瘤的患者,应采用弹性绷带加以保护,避免继续扩张及意外破裂。

(王 欢)

第三节 连续性肾脏替代疗法

连续性肾脏替代疗法(CRRT)是采用每日连续 24 h 或接近 24 h 的一种连续性血液净化疗法。它主要利用弥散和(或)对流的原理,将患者血液中蓄积的毒素排出体外,并维持水、电解质及酸碱平衡,以达到替代受损肾功能的效果。CRRT 可以简易理解为床旁的连续性血液净化(CBP)治疗。

自 1983 年 Lauer 首先将 CRRT 运用于重症监护室(ICU)的急性肾衰竭(ARF)患者后,该技术得以不断深入研究及发展,目前应用范围更超出了肾脏替代治疗的领域,扩展到各种临床上常见危重患者的急救。CRRT 技术的问世,为危重患者的治疗探索了一条新的途径,从而改善了危重患者的预后,也提高了肾功能恢复率及患者生存率。

一、操作前准备

(一)环境准备

应在一个相对独立的环境中进行治疗(大多数危重患者由于病情原因,在重症监护室或危重患者治疗室接受治疗),地面、桌面可用含氯消毒液擦洗,限制与本治疗无关的人员进入治疗场所等。

(二)操作者准备

操作者应按卫生学要求着装,洗手,戴口罩、帽子。

(三)物品准备

1.药品准备

抗凝剂,各类抢救药物,配置置换液所需的药物如生理盐水、碳酸氢钠、葡萄糖、10%的葡萄酸钙、硫酸镁等。

2.CRRT 物品

CRRT 机器、配套血路管、血滤器(根据治疗方式选用血滤器或透析器)治疗包等。选择CRRT 滤器时需要考虑治疗方法的不同,如 CVVHD 时可选用高效透析器,CVVH、CVVHDF时则通常选用血滤器,其他特殊方法选用相应的滤器。

此外,选择滤器时还需要考虑到滤器膜对溶质的清除率、膜的生物相容性和滤器表面积大小等因素。一个良好的血滤器除有出色的生物相容性和出色的溶质清除率外,还可吸附细胞因子及其他脓毒血症相关介质(如血小板活化因子、肿瘤坏死因子等),并能承受长时间的治疗而较少出现凝血现象。与此同时,还应考虑到血滤器的饱和时间,及时更换,以免耽搁治疗效果。

3.抢救器械

氧气装置、心电监护、吸引器,抢救车、人工呼吸机、必要时配备除颤仪等。

(四)建立血管通路

CRRT 常用的血管通路为临时性血管通路,常见于股静脉、颈内静脉或锁骨下静脉留置导管。

(五)置换液准备与配置

临床上常用的置换液主要分为两大类,一类为乳酸盐置换液(商品),另一类为碳酸氢盐置换液(临床自行配制)。

CRRT 的置换液成分需因人而异。置换液的电解质原则上应接近人体细胞外液成分,根据需要调整钠和碱基成分。

碱基常用碳酸氢钠、乳酸盐和醋酸盐,MODS 及败血症伴乳酸酸中毒或合并肝功能障碍者不宜使用乳酸盐,大量输入醋酸盐也会引起血流动力学不稳定。因此,近年来大多推荐用碳酸氢盐作缓冲剂。

置换液配置注意点如下。

(1)建议在静脉输液配制中心(PIVA)配制置换液,如无此设施,应在治疗室内进行置换液的配制。操作前室内紫外线照射 30 min,用含氯消毒液擦洗操作台面等。

(2)严格无菌操作,配制置换液前先洗手,戴帽子、口罩。

(3)严格执行三查七对,配制前应双人核对药物,配制时注意各种药物剂量的准确,配制后应在置换液袋外做好相应标识,双人核对并签名。

(4)碳酸氢钠置换液应现冲现配。

(5)必要时检测置换液的电解质浓度。

(六)治疗前患者护理评估

(1)了解患者原发病及目前病情,了解各项生化指标、生命体征和并发症,包括尿量、血压、心率、心律、呼吸、神志、动脉血气分析、电解质、肌酐、尿素、酸碱度、有否出血现象或倾向等。

(2)了解治疗方案,选择合适的血液净化器材及抗凝剂。

(3)了解患者监护设备的应用情况,如心电监护仪、呼吸机、动态血压监测等。

(4)评估血管通路、患者对治疗的耐受性、治疗过程安全性及并发症和危险因素,并做好相应的护理干预。

二、操作方法与护理

(一)开机

连接电源,开机,对机器进行安全性能检测。

(二)安装和预冲

连接、安装管路(按照机器说明书提示和说明)、透析器或血滤器,进行预冲。推荐密闭式循环,严格准确的预冲和密闭循环可有效防止首次使用综合征,减少凝血和残血的发生。

(三)设置治疗参数

根据医嘱选择治疗模式,设定治疗参数。低血压患者暂时不设置超滤量,待患者上机平稳后再根据血压情况缓慢设置。

(四)连接患者

(1)颈内或锁骨下静脉留置导管,建议协助患者戴口罩;股静脉留置导管者,注意隐私部位的保护。

(2)去除留置导管外部的包裹敷料,初步消毒。

(3)戴无菌手套,取无菌治疗巾铺于导管出口处。

(4)先分离动脉端的肝素帽(注意:动脉夹子必须在关闭状态),用消毒棉球或棉签消毒导管口(建议使用含低浓度乙醇成分的消毒剂),包括内侧、外侧、横截面,用含有生理盐水的无菌注射器抽出导管内的封管液及可能形成的血凝块(注意:导管口应有空针保护,不敞开)。

(5)遵医嘱静脉端注入抗凝剂(大多数危重患者 CRRT 治疗过程不使用抗凝剂)。

(6)将血泵速度调到 $50\sim100$ mL/min,取下动脉端的空针,连接动脉血路,打开夹子,启动血泵,放预冲液、引血(若患者有低血压等,则根据情况保留预冲液)。

(7)引血至静脉壶,停泵,夹闭透析管路静脉端,将其连接于血管通路静脉端(注意排除空气),打开夹子,妥善固定管路,开启血泵。

(8)再次检查循环管路连接是否紧密,有无脱落、漏水、漏血等。

(9)根据医嘱选择前稀释或后稀释,设定每小时置换液量。

(10)核对患者的透析处方,并做到两人核对、签名。

(11)严密监测患者生命体征后,逐渐调整血流量(根据患者心脏功能及治疗方式制订血液流量,$150\sim300$ mL/min),机器进入治疗状态,记录血液净化治疗记录单。

(12)清理用物,整理床单位,洗手。

(五)治疗过程的监测及护理

(1)严密观察体温、心率、心律、血压、呼吸、血氧饱和度、中心静脉压、每小时尿量等;严密观察患者的神志和意识,当患者出现神志改变、烦躁等症时,应做好安全性约束;严密观察血液净化技术的并发症,如首次使用综合征等。

(2)根据患者病情随时监测(平稳患者可每 30 min 监测一次)、记录各治疗参数,如静脉压、动脉压、跨膜压、超滤速度、置换液速度等,及时发现和处理各种异常情况并观察疗效。

(3)正确采集各类标本,密切监测血电解质及肝、肾功能及动脉血气等的变化,发现异常及时根据医嘱进行调整。

(4)在 CRRT 治疗过程中,出血是最常见的并发症之一,应用抗凝剂应严格按照医嘱,剂量准确;应用无抗凝剂治疗时可采用前稀释法。严密观察跨膜压、动脉压、静脉压的变化,观察滤器的颜色,必要时使用生理盐水冲洗管路和滤器,以防止管路和滤器凝血的发生。在治疗过程中观察患者静脉穿刺处有无渗血,观察皮肤黏膜及创面的渗血和渗液有否增加,观察引流液的量和颜色等。

(5)患者安全管理及设备运转的监测:治疗途中严密观察 CRRT 设备的运转和报警,及时排除故障;随时检查管路有无扭曲、受压、脱落、堵塞,检查各连接口及滤器衔接是否正常,保持管路的通畅。

(6)患者液体平衡的管理:严密监测患者的每小时尿量、创面渗血和渗液情况、各种引流量、静脉高营养量、抗生素用量、胃肠减压量,正确计算置换液进出量,保证进出平衡,并根据以上情况正确设定及时调整超滤量。

(7)血管通路的管理:维持血管通路的通畅是保证 CRRT 有效运转的最基本要求。治疗期间保证血管管路固定、通畅,无脱落、无打折、无贴壁、无漏血等现象;置管口局部敷料应保持清洁、干燥,潮湿、污染时及时换药,以减少感染机会;注意观察局部有无渗血、渗液、红肿;当动脉端血流有微细气泡现象时,可能是静脉导管内口紧贴血管壁所致,这时应调整患者体位或导管位置,同时快速松动一下动脉管路连接口,可有效改善导管吸壁现象。

(8)置换液补充方法。①前稀释法:置换液在滤器前输入,称为前稀释(由动脉端输入)。前稀释法血流阻力小、滤过率稳定,残余血量少,不易形成蛋白覆盖层;同时因为置换液量大(6~9 L/h),可降低血液黏稠度,减少滤器内凝血。②后稀释法:置换液在滤器后输入,称为后稀释(由静脉端输入)。后稀释法清除率较高,但容易发生凝血,因此超滤速度不能超过血流速度的 30%。

(9)置换液的温度设置:置换液的温度应根据实际情况进行设置,一般为 36.5 ℃~37.5 ℃。CRRT 设备通常都有加温装置,但该装置的加热速度有时不能与置换液的补充速度相匹配,难以保证置换液的温度始终接近患者的体温。因此,患者在治疗过程中常会感到寒冷,此时应特别注意患者的肢体保暖。但实际上,CRRT 对血流动力学的益处很大程度上取决于这种冷热效应,长时间采用 CRRT 将导致患者的热量减少,但同时又可以减少发热、感染以及炎症反应引起的体温变化。

三、常见并发症及护理

(一)低血压

由于接受 CRRT 治疗的患者大多合并多脏器功能障碍,病情危重,生命体征不稳定,

CRRT 治疗前或治疗过程出现低血压较为常见,故应密切观察生命体征,利用桡动脉测定即时血压。

(1)对低血压患者,上机时从动脉端缓慢引血,血流速度为 $50\sim80$ mL/min,预冲液不放(对于无抗凝剂患者,将预冲液换成无肝素盐水,必要时可用代血浆、血浆或新鲜血预冲)。

(2)上机成功、血压稳定后逐渐增加血流量至 $150\sim300$ mL/min,增加超滤量。术中通过调整脱水量及升压药的速度,使血压保持在安全范围。

(3)治疗过程出现低血压,可采取头低位,停止超滤,补充生理盐水,补充置换液或遵医嘱使用清蛋白等。如血压好转,则逐步恢复超滤,同时观察血压的变化。

(二)凝血

接受 CRRT 治疗的危重患者,存在出血或潜在出血的危险,治疗过程大多采用无抗凝剂或小剂量小分子肝素抗凝。由于治疗时间长,容易发生体外凝血,而凝血是 CRRT 治疗失败的重要原因之一。

(1)充分预冲滤器和循环管路,可减少凝血的发生。

(2)采用"肝素吸附法"预冲滤器及管路,即用稀肝素盐水浸泡滤器及管路(出血或出血倾向患者引血前必须去掉肝素盐水液),再开始 CRRT 治疗,这样可有效抗凝。

(3)置换液采用前稀释可有效抗凝,或间隔 $15\sim30$ min 从动脉端输入生理盐水 $100\sim200$ mL,使血液在进入滤器前加以稀释,以增加滤器的效率及溶质的清除率,并且通过降低血液黏滞度、增加血流量及静水压而增加滤器的使用寿命和早期识别滤器有否凝血倾向。

(4)无抗凝剂治疗要保持充足的血流量,保持血管通路通畅,在患者血流动力学稳定、心功能允许的情况下可加大血流量。

(5)避免泵前输入高营养液、脂肪乳剂、血制品等。

(6)严密监测静脉压、跨膜压、滤器前压及波动范围,仔细观察滤器盖端上的血液分布是否均匀、滤器的纤维颜色有无变深或呈条索状、滤出液是否通畅、静脉壶的滤网有无凝血块等,通过这些措施及时发现是否发生凝血,以便及早处理。

(三)感染

由于行 CRRT 治疗的患者病情危重,机体抵抗力低下,加之各种侵入性的检查、治疗,容易引起感染。

感染是危重患者死亡的主要原因之二,在 CRRT 治疗时严格执行无菌技术是防止发生感染和交叉感染的一项重要措施,任何一个环节都不能违反无菌操作规程。

(1)环境的管理:治疗过程中限制与治疗无关的人员入室,入室时需戴帽子、口罩、鞋套;地面、桌面用消毒液擦洗,室内每日 2 次紫外线消毒。

(2)做好留置导管的护理:操作时严格无菌,保持穿刺点敷料清洁干燥,局部有渗血、渗液、红肿时应及时换药。

(3)配置和更换置换液必须注意无菌操作,置换液要做到现冲现配。

(4)及时合理应用抗生素:CRRT 治疗会导致抗生素的浓度下降,因此,应根据药代动力学以及抗生素的分子量选择应用时间及剂量,以使抗生素达到有效浓度。

(5)做好患者的基础护理,如口腔护理、压疮护理、呼吸道护理、引流管护理等。

(四)出血

接受 CRRT 治疗的危重患者,原发病与手术、创伤、肝衰竭、凝血功能障碍等有关,往往伴有出血或潜在出血的现象,CRRT 治疗过程中抗凝剂的应用使出血危险明显增加或加重出血,因此对此类患者应加强护理。

(1)注意观察创口、牙龈等出血,注意观察皮肤黏膜的颜色,有否瘀斑及出血点。

(2)注意引流液、痰液、大小便颜色,并做好记录。

(3)注意血压及神志的变化,注意颅内出血的危险。

(4)严格抗凝剂的应用,发现出血倾向时根据医嘱及时调整抗凝剂用量或使用无肝素技术,以避免出现由此引起的严重并发症。

(五)心律失常

患者在治疗过程中可因心脏病变、电解质紊乱、酸碱平衡紊乱或血容量改变引起低氧血症、低血压,诱发心律失常。

轻者仅有心慌、胸闷、低血压的临床表现,重者则可能发生猝死。因此,在治疗过程中如遇心律失常应积极治疗原发病,控制血流量,给予氧气吸入并加强心理护理,缓解患者的紧张情绪。

四、下机操作及护理

(一)物品准备

接受 CRRT 治疗的患者大多为临时性血管通路,准备物品有治疗盘、含 20 mL 生理盐水的注射器 1 支、与导管相应容量的已配制肝素溶液 2 支(2 mL 注射器)、无菌纱布、肝素帽 2 个、无菌手套 1 双、生理盐水 500 mL、医疗废弃物盛物筒。

(二)患者准备

颈内静脉、锁骨下静脉留置导管患者接受治疗时,建议戴口罩或头侧向一边;股静脉留置导管患者应注意保护隐私部位。

(三)工作人员准备

洗手,戴口罩、帽子。

(四)下机前评估

(1)确认治疗参数已经达到医嘱要求。

(2)测血压、脉搏、呼吸、心率、心律、体温等。

(3)确认患者所有生化标本已经采集和送检。

(五)下机操作

(1)调整血流量至 $50\sim100$ mL/min,关闭血泵,动脉端连接生理盐水或置换液,夹闭、断开动脉管路和导管。

(2)开启血泵,翻转滤器(或透析器),使静脉端朝上,并观察其全身情况。

(3)观察滤器(或透析器)和循环管路中的残血状况,可用双手轻搓滤器(或透析器),以促进残血排出。

(4)待静脉管路内的液体为淡粉红色或接近无色时关闭血泵(必须在监测血压以后),夹闭、断开静脉管路和静脉导管。

(5)按《消毒隔离管理规范》处理医疗废弃物,清洁并消毒机器。

(6)准确总结出入水量,对治疗过程进行小结。根据患者病情做好患者安全转运,对相关科室进行书面和床边交班。

(7)关机,关电源。

(六)下机护理

(1)下机过程中必须监测患者各项生命体征和神志变化。

(2)观察滤器(或透析器)和循环管路的残、凝血状况,并记录。

(3)注意患者在治疗过程或治疗结束有否出血现象。

(4)准确计算治疗过程中的出入水量。

(5)做好床边交班。

(白 雪)

第四节 单纯超滤和序贯透析

一、单纯超滤

排除患者体内多余的水分是透析疗法的主要功能之一。排除水分有两种方法:一是在透析的同时将所要清除的水分利用机器的跨膜压进行超滤;二是超滤与透析分开进行,治疗过程仅仅进行水分清除,这种方法叫单纯超滤(individual ultrafiltration,IUF)。

(一)原理

单纯超滤是通过对流转运机制,采用容量控制或压力控制,经过透析器或血滤器的半透膜等渗地从全血中除去水分。血液引入透析器后,血液中的水经透析膜外的跨膜压而得以清除。单纯超滤因为没有电解质浓度和渗透压方面的变化,有利于组织水向血浆水转移,因此单纯超滤脱水效果好,见效快,患者耐受良好。单纯超滤时没有弥散的作用,仅极少量溶质随水分一起被清除,故与透析存在很大不同。

(二)临床应用

(1)肾功能不全者的水钠潴留。

(2)难治性心力衰竭。

(3)急、慢性肺水肿。

(4)药物治疗效果不佳的各种原因的严重水肿。

(三)操作方法

1.用物准备

血液透析机、透析器、血液透析管路、穿刺针、穿刺包、抗凝剂、预冲液、止血带、碘伏等消毒物品。

2.护理评估

(1)评估患者生命体征及意识状态。

(2)评估患者容量负荷状况,如体重增长情况、尿量、水肿程度、卧床体位(能否平卧),测定中心静脉压(CVP)或肺毛细血管楔压(PCWP)。

(3)观察患者皮肤完整性、内脏有无出血及各类引流管的渗血情况,查看相关凝血检验参数。

3.操作程序

(1)目前应用的透析机器多为容量超滤型装置。打开设备开关,进行机器前冲洗及自检。

(2)选择操作程序,按顺序安装管路,连接透析器,注意将透析器滤出液口放置在上端,避免膜外产生气体。

(3)进行管路、透析器预冲,连接患者等。

(4)根据患者的病情特点,遵医嘱设置超滤量、超滤时间。通常超滤量设定为<2 L/h,可依据临床实际情况进行调整。

(5)完成目标超滤量后,将血流量调整至 80~100 mL/min,用生理盐水回血后下机,结束单纯超滤治疗。

(6)密切观察有无并发症发生(低血压、透析器破膜、透析器及管路凝血、出血、心律失常、猝死等),做到及时发现、及时通知医师、及时处理。

(四)护理干预

1.低血压的护理干预

控制超滤的量和速度,防止因超滤量过大而诱发低血压。密切观察患者,早期表现为打哈欠、肌肉痉挛或出现便意等,进而可有恶心、呕吐、出汗、面色苍白、呼吸困难和血压下降。此时应降低超滤率,必要时补充生理盐水或清蛋白,经过上述处理后血压仍不能恢复正常的患者应停止单纯超滤,并给予积极救治。

2.心力衰竭和肺水肿护理干预

吸氧,必要时乙醇湿化吸氧;半卧位,两腿下垂;心电监护,严密观察患者心率、心律变化,监测氧饱和度;观察脱水量与心力衰竭、肺水肿的改善状况;应用降低前负荷和后负荷药物时,注意观察患者血压和心率,注意药物的滴速,防止药物不良反应。

3.严重水肿患者的护理干预

注意皮肤护理,严重水肿者翻身、按摩时防止皮肤破损,防压疮;穿刺点注意压迫,防止皮下血肿;固定点使用胶布时,注意防止因撕开胶布而导致的皮肤破损、起疱。

4.心律失常、猝死的护理干预

超滤前做好患者的护理评估,评估其心功能、电解质和酸碱平衡情况。对于心血管状态不稳定的患者,单纯超滤过程中有出现致命性心律失常,甚至猝死的可能。如出现上述情况,应立即停止单纯超滤,并给予积极抢救。对于这样的患者,原则上推荐采用缓慢连续性超滤(SCUF)模式进行治疗。

5.其他

各种记录完整,特别是对治疗过程的补液量、脱水量应详尽记录并交班。

(五)缺点

1.溶质清除不足

由于单纯超滤没有弥散功能,没有离子交换,故对溶质的清除率低,可出现高血钾症或氮质潴留。

2.低血压

单纯超滤虽然对水分清除较快,但如果超滤速度过快,仍会出现低血压。为了防止低血压的发生,建议超滤率最好不超过 30 mL/(kg·h)。

二、序贯透析

由单纯超滤和透析(含超滤和弥散)两个程序组成,对超滤和透析的顺序和时间比例没有固定模式。根据患者情况,在治疗中的不同时间段对应不同治疗模式的血液透析方案,称为序贯透析(sequential dialysis,SD)。如透析中因患者病情原因需快速清除水分,减轻患者症状,则先行超滤,待病情稳定再行透析。

(一)方法

评估患者后,发现患者有水负荷增长过多等征象时,可考虑序贯透析。单纯超滤应放在血液透析之前,其优点在于能维持血流动力学的稳定性。若将单纯超滤放在透析后,由于透析的后续作用,弥散影响依然存在,致使机体不能用收缩血管的方法来代偿由于低血容量造成的低血压。

(二)临床应用指征

(1)体重增长过多、过快。

(2)透析过程中血压不稳定。

(3)心血管功能差的急性透析患者。

(4)老年急、慢性维持性血液透析患者。

(三)护理要点

在透析中如应用序贯透析,需补足患者总透析时间,防止溶质清除不足。

(张华明)

第五节　高通量透析

高通量透析(high-flux dialysis)是指水通过透析膜的速率高,溶质或溶剂高效率穿过半透膜在血液侧与透析液侧移动。高通量血液透析(high-flux hemodialysis,HFHD)是指用高通量透析器在容量控制的血液透析机上进行血液透析的一种技术。高通量透析器要求透析膜的通透性(透析膜超滤系数)≥ 20 mL/(mmHg·h),β_2微球蛋白的清除率大于 20 mL/min。其清除溶质的机制包括弥散、对流和吸附,属于高效血液净化方法之一。

一、技术原理

高通量血液透析依赖高通量透析膜实现溶质的清除,透析膜多为高分子人工合成膜,能有效清除小分子溶质、生物相容性高、膜孔径大,具有很高的扩散性能和水力学通透性,减少了对流传递的阻力。由于透析膜具有不对称、疏水的特性,对微球蛋白等中大分子物质的吸附能力增强,在透析中能将更多的分子质量更大的溶质从血液转移至透析液中,对中大分子毒素有较高的清除率,从而提高透析效果。

高通量血液透析清除中大分子物质的理论基础在于其对流原理,而对流是模拟肾小球的滤过作用进行溶质清除,在滤过膜孔径范围内的所有溶质均以相同的速度跨过滤器。溶质滤过的量在一定的跨膜压范围内(400~500 mmHg)与跨膜压呈线性关系,而膜孔大小、超滤率、血流量、透析时间均可对溶质的清除率产生影响。

高通量透析治疗成功的标准为：在适当的时间内清除足够的溶质和水分，使血浆毒素水平接近正常，并达到干体重。高通量透析器由于膜孔径大，可能存在从透析液到血液的反超滤。

二、临床应用

（一）对 β_2 微球蛋白的影响

β_2 微球蛋白是相对分子质量为 11 800 的多肽，由于其降解和重吸收部位都在肾脏，所以在尿毒症患者 β_2 微球蛋白浓度较高，这是造成尿毒症患者慢性并发症的主要物质，高通量透析膜可减少 β_2 微球蛋白释放并增加其清除率。高通量透析减少 β_2 微球蛋白释放的机制在于：高通量透析对透析用水和透析液质量要求高，使用带细菌过滤器的透析机进行治疗，可阻止透析液内小分子片段的内毒素弥散入血液中，使炎性因子和氧自由基释放减少，单核细胞分泌 β_2 微球蛋白减少。

（二）对甲状旁腺素的影响

甲状旁腺素（PTH）是由 80 多个氨基酸组成的多肽，相对分子质量约 9 500，是慢性肾衰竭患者心脏纤维化的重要因素之一，也是导致尿毒症皮肤瘙痒的主要物质，更为严重的是，还可导致肾性骨营养不良、软组织和血管钙化，并与心血管事件及病死率增加相关。高通量滤器可清除全段甲状旁腺素（iPTH），使 iPTH 值有效降低。长期高通量透析治疗，可使透析患者血中 PTH 浓度相对较低。

（三）对磷的影响

磷虽然分子量较小，但清除方式类似于中分子物质，所以血磷增高在透析人群中的发生率可达到 50%。血磷增高不仅诱发继发性甲状旁腺功能亢进和肾性骨营养不良，也是透析患者死亡的独立危险因素。高通量透析治疗可增加这些分子量较大物质的清除率。

（四）其他

高通量血液透析可减少氧化应激，有效清除炎性因子和中大分子毒性物质。例如，高通量透析可使患者血液中肿瘤坏死因子-α（TNF-α）逐渐下降，使微炎症状态得到改善；高通量透析能使患者体内丙二醛（MDA）和超氧化物歧化酶（SOD）释放减少或清除增加，有利于维持体内氧化与抗氧化系统的动态平衡。

很多短期研究的结果认为，实施生物相容性好的高通量透析可达到以下目的：较好地保护残余肾功能、较少引起炎症反应、较高的血清蛋白、较少的脂质代谢紊乱、较低的 β_2 微球蛋白水平和较少的透析淀粉样变。

三、操作技术

护理操作重点如下。

（一）评估

(1)患者无顽固性低血压、心脏扩大等无法承受高通量透析时的高流量、高超滤的并发症。

(2)患者血管通路条件：血流量达到 250 mL/min 以上，避免再循环。

(3)设备评估：透析用水必须使用超纯无致热源的碳酸氢盐透析液，反渗水的细菌菌落计数＜0.1 cfu/mL，内毒素＜0.03 EU/mL。

(4)透析液入口装有细菌滤过器，可调钠、可调透析液流量的容量超滤型机器。

(5)高通量透析时,滤器超滤系数≥20 mL/(mmHg·h)。

(二)护理干预

(1)规范预冲程序,确保透析器使用的安全有效,减少凝血和残血,去除透析器材中的微粒,预防首次使用综合征的发生。

(2)防止水电解质紊乱,提高透析液中钠浓度以增加毛细血管再充盈率,减少治疗中低血压的发生。宣教患者透析间期控制水分,体重增长不能大于 3 kg。

(3)严密观察患者生命体征的变化,重视患者的不适主诉。如肌肉酸痛、畏寒等内毒素反应。

(4)监测透析机的静脉压和跨膜压变化,观察有无反超滤。为防止反超滤的发生,可适当提高血液流量,增加超滤量。

(5)长期高通量透析患者,鼓励其增加优质蛋白质的摄入。

(三)监测尿素清除指数(Kt/V),及时调整治疗方案

(1)血红蛋白的增高影响溶质的清除率。

(2)残余肾功能不同,治疗方案不同。

(3)溶质分布不同,治疗处方不同等。

(张华明)

第二十一章　生殖医学护理

第一节　多囊卵巢综合征

多囊卵巢综合征(PCOS)又称为 Stein-Leventhal 综合征,是妇科内分泌常见疾病,其临床上主要表现为月经稀发或闭经、不排卵性不孕、肥胖、高雄激素血症。其病理生理特征为长期慢性无排卵、高雄激素血症、胰岛素抵抗和高胰岛素血症,严重影响妇女的生殖健康。一般认为,多囊卵巢综合征在青春期及育龄妇女中发生率较高,为 $5\%\sim10\%$,无排卵性不孕妇女中占 75%,多毛妇女可高达 85% 以上。

一、病因

病因不明,认为精神、药物以及某些疾病等多种因素的综合影响,使内分泌代谢功能紊乱,出现雄激素及雌酮过多,黄体生成素/促卵泡激素(LH/FSH)比值增大、胰岛素过多的内分泌特征。其可能机制如下。

1.下丘脑-垂体-卵巢轴调节功能紊乱

雄激素过多,其中的雄烯二酮在外周脂肪组织转化为雌酮(E_1),加之卵巢内多个小卵泡而无主导卵泡形成,持续分泌较低水平的雌二醇(E_2),因而 $E_1 > E_2$,外周循环这种失调的雌激素水平使下丘脑促性腺激素释放激素(GnRH)脉冲分泌亢进,垂体分泌过量 LH,雌激素对 FSH 的负反馈使 FSH 相对不足,升高的 LH 刺激卵泡膜细胞和间质细胞产生过量的雄激素,进一步升高雄激素水平,形成"恶性循环"。低水平 FSH 持续刺激,使卵泡发育至一定时期即停滞,无优势卵泡形成,导致卵巢多囊样改变。

2.胰岛素抵抗即高胰岛素血症

胰岛素促进器官、组织和细胞吸收、利用葡萄糖的效能下降时,称为胰岛素抵抗。约 50% 患者存在胰岛素抵抗及代偿性高胰岛素血症。过量的胰岛素作用于垂体的胰岛素受体,增强 LH 释放并促进卵巢及肾上腺分泌雄激素,抑制肝脏性激素结合球蛋白的合成,使游离睾酮增加。

3.肾上腺功能异常

50% 患者合并脱氢表雄酮(DHEA)及脱氢表雄酮硫酸盐(DHEA-S)升高,其原因可能与肾上腺皮质网状带 P450c17α 酶活性增强以及肾上腺细胞对促肾上腺皮质激素(ATCH)敏感性增加和功能亢进有关。

二、临床表现

PCOS 好发于青春期及生育期妇女,常见以下临床症状。

(一)月经失调

常在初潮后即出现月经失调,主要表现为月经稀发、经量少,后出现继发性闭经。少数患者表现为月经过多或不规则出血。

(二)不孕

因月经失调及持续无排卵状态可导致不孕。由于异常的激素环境影响卵子质量、子宫内膜容受性及胚胎的早期发育,即使妊娠也容易发生流产。

(三)男性化表现

高雄激素影响下,PCOS女性呈现不同程度多毛,表现为阴毛浓密且呈男性分布。过多的雄激素转化为活性更强的双氢睾酮后,刺激皮脂腺分泌过盛,可出现痤疮。另外,还有阴蒂肥大、乳腺萎缩等。极少数病例有男性化征象如声音低沉、喉结明显。

(四)肥胖

有40%~60% PCOS患者体质指数(BMI)>25。这可能与长期雌激素或雄激素过多刺激,或其他内分泌、代谢紊乱和遗传特征,引起脂肪堆积有关,不仅腹壁,甚至内脏器官间也出现脂肪堆积,从而导致代谢异常、心血管疾病等远期综合征。

(五)黑棘皮症

外阴、腋下、颈背部、乳房下和腹股沟等皮肤皱褶处出现或大或小天鹅绒样、片状、角化过度、呈灰棕色的病变,称黑棘皮症,与高雄激素和胰岛素抵抗及高胰岛素血症有关。

(六)卵巢增大

可触及一侧或两侧增大的卵巢。超声检查可见一侧或两侧卵巢内直径为2~9 mm的卵泡>12个,和(或)卵巢体积多10 cm³。

(七)远期并发症

(1)肿瘤:持续、无周期性的高雌激素水平和升高的雌酮与雌酮/雌二醇比值对子宫内膜的刺激,又无孕激素拮抗,可增加子宫内膜癌和乳腺癌的发病率。

(2)心血管疾病:血脂代谢紊乱引起动脉粥样硬化,从而导致冠心病、高血压等。

(3)糖尿病:胰岛素抵抗和高胰岛素血症、肥胖,容易发展为隐性糖尿病或糖尿病。PCOS是一种临床表现和生化检查均具有异质性的疾病,多年来一直没有国际统一诊断标准。目前,中华医学会妇产科分会推荐采用2003年欧洲人类生殖和胚胎与美国生殖医学学会(ESHRE/ASRM)的鹿特丹专家会议推荐的诊断标准,以下三点必须具备以下两点。

1.稀发排卵或无排卵

临床表现为闭经、月经稀发、初潮2~3年不能建立规律月经及基础体温呈单相。有时月经规律者却并非有排卵性月经。

2.临床或生化高雄激素表现临床表现

有痤疮、多毛。高雄激素血症者血清总睾酮、游离睾酮指数或游离睾酮高于检测单位实验室参考正常值。

3.卵巢多囊性表现

超声检查可见一侧或两侧卵巢内直径为2~9 mm的卵泡多12个,和(或)卵巢体积≥10 cm³。诊断时需除外高雄激素血症的其他与PCOS相似的原因。

三、治疗要点

1.调整月经周期

可采用口服避孕药和孕激素后半周期疗法,有利于调整月经周期,纠正高雄激素血症并改善高雄激素血症临床表现。其周期性撤退性出血可改善子宫内膜状态,预防子宫内膜癌发生。①口服避孕药:开始即用孕激素限制雌激素的促内膜生长作用,使撤退性出血逐渐减少,其中雌激素可预防治疗过程中孕激素的突破性出血。口服避孕药可很好地控制周期,尤其适用于有避孕需求的生育期患者。②孕激素后半期疗法:月经周期后半期(月经第 16～25 d)口服地屈孕酮片 10 mg/d,每日 2 次,共 10 d。或醋酸甲羟孕酮 10 mg/d,连用 10 d,或肌内注射黄体酮 20 mg/d,共 5 d。

2.多毛、痤疮及高雄激素治疗

可采用短效口服避孕药,首选复方醋酸环丙孕酮。该药可减少雄激素合成,阻断雄激素外周作用;通过抑制下丘脑-垂体 LH 分泌而抑制卵泡膜细胞高雄激素生成。痤疮治疗需用药 3 个月,多毛治疗需用药 6 个月,但停药后高雄激素症状将恢复。

3.胰岛素抵抗治疗

适用于肥胖或伴有胰岛素抵抗者,可采用二甲双胍治疗。二甲双胍可增强周围组织对葡萄糖的摄入、抑制肝糖原产生并在受体后水平增强胰岛素敏感性、减少餐后胰岛素分泌、改善胰岛素抵抗。用法:500 mg,每日 2～3 次,经 3～6 个月复诊,了解月经及排卵恢复情况,有无不良反应,复查血胰岛素。若无月经,须加用孕激素调整月经。

4.促排卵治疗适用于有生育要求患者

(1)氯米芬:与下丘脑和垂体的内源性雌激素受体相竞争,解除对垂体分泌促性腺激素的抑制,促进 FSH 和 LH 的分泌,从而诱发排卵,排卵多发生在停药 7 d 左右。用法:自然或人工诱发月经周期的第 5 d 开始 50～100 mg/d,共 5 d。

用药期间应作基础体温测定,如能应用 B 超监测卵泡发育,则更能确定是否排卵及卵泡发育情况。当卵泡直径达 18～20 mm 时,可肌内注射 hCG 5 000～10 000 IU,以诱发排卵。治疗后排卵率为 60%～80%,妊娠率为 30%～40%,有 20%～25%患者治疗无效。

(2)尿促性腺激素(HMG):每支含 FSH、LH 各 75 IU。常规用法是:自然月经来潮或黄体酮撤退出血第 5 d,每日肌内注射 HMG 1/2～1 支,根据 B 超监测卵泡发育情况增减用量,当优势卵泡直径达 18 mm 时,肌内注射 hCG 5 000～10 000 IU 以诱发排卵,当有 3 个卵泡发育时应停用 hCG,预防 OHSS 发生。

5.手术治疗

①卵巢楔形切除术:1956 年 Stein 报道应用卵巢楔形切除术治疗 PCOS 患者,取得良好效果,很多患者恢复了月经并获得妊娠。但术后可发生盆腔粘连,影响妊娠,加之氯米芬诱发排卵药的问世,目前已基本不采用。②腹腔镜下卵巢打孔术:主要适用于 BMI≤34,LH＞10 mLU/mL,游离睾酮高者以及氯米芬和常规促排卵治疗无效的患者。现多采用激光将看到的卵泡全部给予气化和引流,许多妊娠发生在腹腔镜术后 1～6 个月。其主要并发症仍是盆腔粘连,偶然会发生卵巢早衰,适用于对氯米芬无效的患者。

6.体外受精-胚胎移植

对单纯应用促排卵治疗仍未妊娠者,也可采用体外受精-胚胎移植方法助孕。

四、护理评估

1.病史

详细询问患者月经史、婚育史;了解患者有无高血压、肥胖、多毛、痤疮或黑棘皮病;了解既往 B 超、性激素水平、子宫内膜病理检查结果等;了解患者诊治经过,所用药物种类、剂量、疗效及不良反应等。

2.身体状况

询问患者有无月经稀发、月经量过少、闭经或不规则阴道出血等症状;测量血压,了解有无高血压史;测量腰围,计算体重指数,评估肥胖程度。观察有无多毛、痤疮,并记录分布情况;阴唇、颈背部、腋下、乳房及腹股沟处皮肤有无灰褐色色素沉着。妇科检查了解双侧卵巢是否增大变硬。

3.辅助检查

(1)超声检查:阴道超声检查较为准确,可见卵巢呈多囊性改变,体积$>10 \text{ cm}^3$,一侧或双侧卵巢内见直径为 $2 \sim 9 \text{ mm}$ 的卵泡$\geqslant 12$ 个。超声检查宜选在卵泡早期(月经规律者)或无优势卵泡状态下进行。无性生活史的患者应经直肠超声检查。

(2)基础体温测定:基础体温曲线呈现单相型。

(3)腹腔镜检查:可见卵巢增大,包膜增厚,表面光滑,灰白色。包膜下见多个卵泡,但无排卵征象,镜下取卵巢组织送病理检查可明确诊断。

(4)诊断性刮宫:年龄>35 岁者应常规行诊断性刮宫,以早期发现子宫内膜不典型增生和子宫内膜癌,刮宫时间应选在月经前数日或月经来潮 6 h 以内。PCOS 患者表现为子宫内膜呈不同程度增生改变。

(5)内分泌测定:激素水平测定示血清 FSH 值偏低,LH 值偏高,LH/FSH$\geqslant 2 \sim 3$;血清睾酮水平升高;雌二醇正常或稍增高,缺乏周期性变化,$E_1/E_2>1$,高于正常周期;部分患者血清 PRL 轻度增高。此外,PCOS 的肥胖患者,应测定空腹血糖及口服葡萄糖耐量试验,了解是否存在胰岛素拮抗。

4.心理社会评估

PCOS 患者常存在不孕、肥胖、多毛及月经失调等,对自身形象改变难以接受,忧虑今后不能成婚或不能生育,从而产生自卑、精神压抑、焦虑、情绪低落等心理问题;大多数患者因病程较长或反复治疗效果不佳,甚至得不到亲人的理解而感到悲哀、沮丧,因而对治疗失去信心。

五、护理诊断/问题

1.焦虑与担心

焦虑与担心与能否恢复正常月经周期及生育能力有关。

2.功能障碍性

悲哀与治疗效果反复,亲人不理解有关。

3.知识缺乏

缺少 PCOS 的相关知识。

4.营养失调

高于机体需要量。

六、预期目标

(1)患者能了解疾病的相关知识,逐渐克服自卑感,最终能战胜自我,重塑自我。

(2)患者能接受各项检查,积极配合治疗,情绪较乐观。

(3)患者理解 PCOS 引起的身体变化,增强治愈的信心。

（4）患者家属理解疾病治疗的复杂性和患者心情变化,学会更体贴关心患者。

七、护理措施

1.心理护理

多囊卵巢综合征患者受痤疮、多毛、肥胖和闭经等症状影响,对自身形象感到自卑,同时还要承受因不孕来自家庭、社会和传统风俗等方面的压力,普遍存在负性情绪。患者因长期精神压抑、紧张、焦虑可引起神经内分泌障碍及排卵功能紊乱,从而导致月经失调和不孕等问题加重。因此,对 PCOS 患者进行必要的心理护理,有利于缓解患者精神压力及下丘脑功能恢复,改善患者内分泌和排卵功能紊乱。

（1）热情接待患者,给予同情与关心,建立良好的护患关系。鼓励患者表达自己的想法和感受,并予以疏导,必要时请心理医师给予专业指导和治疗。

（2）鼓励患者及其家属讨论有关疾病及治疗的疑虑,向患者介绍有关 PCOS 的诊断、治疗及护理常识,使他们既有成功的信心,又有受挫的心理准备。

（3）指导患者加强与丈夫及家人沟通,充分得到丈夫与家人的理解。家人的关心和体贴可以给患者一个调整心态的宽松环境,从而消除心理障碍,使其心理需求得到满足,身心得以充分放松,增加受孕机会。

2.饮食及运动指导

通过饮食调节和运动降低体重是改善 PCOS 高雄激素的基本方法。良好的饮食习惯和适当的运动可以促进体重减轻,提高妊娠率、降低治疗费用。鼓励患者采用饮食疗法减轻体重,每日根据总热量限制进食量,限制脂肪和糖的摄入,保证蛋白质、维生素和电解质的摄入。指导患者加强运动消耗体内脂肪,为患者制订科学的运动锻炼计划,运动方式可以是慢跑、健身操、游泳等。

3.用药指导

指导患者合理用药,向其说明药物的作用、服用方法及可能出现的不良反应等。

（1）口服避孕药不宜用于有血栓性疾病、心脑血管疾病高危因素及 40 岁以上吸烟女性。PCOS 患者常有糖、脂代谢紊乱,用药期间还应监测血脂变化。青春期女孩服用口服避孕药前,应做好充分的知情同意。

（2）服用二甲双胍治疗胰岛素拮抗的患者,要动态监测血糖及血清胰岛素水平的变化。二甲双胍最常见的是胃肠道反应,指导患者餐中用药可减轻反应。严重的不良反应可能会引起肾功能损害和乳酸性酸中毒,必须定期复查肾功能。

（3）应用促排卵药物的患者,要注意观察有无卵巢过度刺激征的发生。

4.腹腔镜下卵巢打孔术护理

（1）术前准备:完善术前各项检查;做好患者心理护理,缓解其紧张、恐惧情绪。术前 1 d 遵医嘱配血,做好患者皮肤、阴道、肠道准备;测体温 3 次,观察患者有无异常变化,若有发热、上呼吸道感染、月经来潮等,及时通知医师。

（2）术后护理:①密切监测患者生命体征,注意有无内出血、腹壁切口渗血及阴道出血情况,遵医嘱给予止血药。②保持尿管通畅,注意尿液的颜色、性质、量,发现异常及时与医师联系。术后第 1 d 晨拔除尿管,嘱患者多饮水以利于及早排尿。③腹腔镜术后伤口疼痛一般较轻,CO_2 气腹引起的双肋部及肩部疼痛多可自行缓解,必要时使用镇痛剂。④预防感染:遵医嘱给予预防性抗生素;保持外阴清洁,每日用 1∶40 碘附溶液冲洗外阴 1 次,嘱患者勤换卫生垫及内裤。⑤术后鼓励患者早下床活动,避免腹胀、静脉血栓的形成及盆腔粘连。

5.健康教育

(1)宣教 PCOS 相关知识,告知患者若体重增加、月经稀少及闭经、生长胡须或多毛、痤疮、黑棘皮病且合并不孕,应警惕 PCOS 的存在。

(2)指导患者调整生活方式,控制饮食、锻炼以及戒烟、戒酒。同时,要预防 PCOS 远期并发症的发生:2 型糖尿病、心血管病变等。

(3)嘱患者定期监测子宫内膜厚度,必要时行子宫内膜病理检查,警惕子宫内膜不典型增生及子宫内膜癌的发生。

八、护理评价

(1)患者了解诊治全过程,认真配合治疗,并树立起长期坚持治疗的信念。

(2)患者树立正确自我形象,并正常与他人交往。

(3)患者能得到家人的理解和关心,其压抑、自卑感逐渐有所改善。

(王鸿英)

第二节　先天性器官发育不全

先天性器官发育不全是指生殖器官在形成与分化过程中,受到某些内在(生殖细胞染色体不分离、嵌合体、核型异常等)或外在因素(药物等)的影响,使原始性腺分化发育、内生殖器始基的融合、管道分化发育及外生殖器的衍生发生改变,引起发育异常的一类疾病。

女性常见的生殖器官发育异常包括外阴、阴道、子宫、输卵管以及卵巢的发育异常;男性常见的生殖器官发育异常主要包括阴茎、睾丸、附睾、输精管、附属性腺、尿道以及性分化的发育异常。

一、临床表现

(一)女性

1.外阴发育异常

(1)处女膜闭锁:多因青春期无月经来潮或性交困难而就诊。

(2)筛孔样处女膜:有时可影响经血排出,表现为痛经;也可因性交困难而就诊。

(3)处女膜坚韧:引起性交困难。

2.阴道发育异常

(1)先天性无阴道:青春期前常无临床表现,多由于青春期后无月经来潮或婚后性交困难而就诊。

(2)阴道闭锁:一般因青春期无月经来潮而就诊。

(3)阴道横膈和纵隔:一般因原发性闭经、经血淋漓不止或痛经而影响不孕或婚后性交困难而就诊。

3.子宫发育异常

(1)月经异常:先天性无子宫无月经,幼稚子宫可无月经,也可表现为月经过少、迟发、痛经、经期不规则等。双子宫患者常可表现为月经量过多及经期延长。

(2)性交障碍与不孕。

(3)病理妊娠:子宫发育异常往往可导致妊娠期的流产、早产或胎位异常,如孕卵着床于残角子宫内,由于子宫发育不良,常于妊娠期破裂。

4.输卵管发育异常

输卵管发育异常少见或罕见,一般无明显表现,多因不孕症检查、子宫畸形腹腔探查、宫外孕破裂时发现。

5.卵巢发育异常

临床表现与卵巢功能是否存在有关:如功能正常。可无症状;如功能异常,可表现为卵巢功能的缺失或不足。

(二)男性

1.阴茎先天性异常

多因性交困难、性腺功能减退、两性畸形或垂体功能减退而就诊发现。

2.睾丸发育和位置异常

临床可表现为青春期发育或第二性征发育的异常。

3.输精管发育异常

多数因婚后不育或伴有其他泌尿生殖器官畸形而就诊发现。

4.尿道畸形

多因排尿困难、排尿时尿流方向不正常、性交困难导致不孕而就诊。

5.前列腺先天性畸形

多伴有泌尿生殖器官畸形、性功能减退而就诊。

二、治疗要点

(一)女性

1.处女膜闭锁

处女膜闭锁一般因青春期无月经来潮,或性交困难而就诊。确诊后立即给予手术治疗则可去除影响不孕的因素。

2.阴道横膈和阴道纵隔

(1)阴道横膈应切开横膈并切除多余部分,术后短期放置模具以防粘连,定期更换,直到上皮愈合,可恢复生育功能。

(2)阴道纵隔妨碍经血排出或影响性交而导致不孕,将纵隔切除即可恢复生育功能。

3.子宫发育异常治疗原则

根据异常情况的不同而对症治疗。如因内分泌异常导致子宫发育不良,可口服雌孕激素促进子宫发育;子宫纵隔引发的不孕,可行宫腔镜手术。纵隔子宫目前最主要的手术治疗方法为腹腔镜或者腹部超声监视下通过宫腔镜切除纵隔。

4.输卵管发育异常

输卵管异常根据畸形情况可采用腹腔镜或开腹输卵管整形术,可恢复输卵管的某些功能;

对输卵管缺失无有效治疗方法，只能通过辅助生殖技术助孕。

5.卵巢发育异常

单侧卵巢缺失，只要对侧卵巢功能正常，可不予治疗；双侧卵巢功能缺失、卵巢未发育或发育不全者根据年龄采取性激素替代疗法。

（二）男性

1.阴茎发育异常

行手术治疗或内分泌治疗，尽可能恢复性交或射精功能。

2.睾丸发育和位置异常

可行手术治疗或内分泌治疗，对有生育要求的可采取辅助生殖技术助孕。

3.输精管发育异常

行附睾穿刺取精辅助生殖技术助孕。

4.尿道畸形

通过手术矫正恢复生育功能，如仍不能生育，则行辅助生殖技术助孕。

5.前列腺发育异常

前列腺囊肿者可经耻骨后或经会阴手术切除。

三、护理评估

1.病史

病史在不孕不育症的诊治过程中相当重要，应详细询问与患者不孕不育相关的病史。

（1）女方病史

1）现病史：详细了解患者不孕的时间，是否接受过不孕方面的治疗。如有不孕治疗史，应详细了解诊治经过，检查项目和结果。

2）月经史：询问患者初潮年龄，了解月经是否规律、周期长短、持续天数及月经的量、色及有无伴随症状，有无痛经及痛经的程度；了解患者母亲在妊娠早期是否接受过激素类药物治疗或家族中是否有类似的情况。

3）婚育史：了解患者结婚的时间、年龄、有无妊娠及妊娠次数、有无不良孕产史，了解性生活情况（频率、有无性交困难、性生活是否满意及有无性高潮）。

（2）男方病史

1）既往史：仔细询问患者青春期发育史，青春期发育延迟的病因，有无内分泌疾病、染色体疾病或严重的慢性病；询问患者既往有无神经系统疾病、泌尿生殖系统疾病，有无外生殖器外伤史或泌尿生殖外科手术史。

2）家族史：询问父母和兄弟姐妹的健康情况及孕产史，是否近亲结婚，有无先天性遗传性疾病的家族史。

3）性生活史：了解婚后是否避孕，所采用的避孕措施及避孕时间；性生活是否正常；是否缺乏性生活知识；有无性交困难、性功能障碍，如早泄、射精困难等。

2.身心状况

先天性器官发育不全患者是一个特殊的群体，来自社会、家庭以及疾病本身等多方因素给患者造成了极大的精神压力，了解患者对疾病的认知程度和对目前导致不孕不育原因的心理承受能力和精神压力，鼓励患者与医护人员进行积极沟通，对疾病本身导致的身体改变和治疗的方式有充分的了解,积极应对疾病。

3.相关检查

(1)女方

1)全身检查:对不孕妇女进行全身检查,包括体毛分布、乳腺及全身各系统的详细检查。

2)专科查体:仔细检查外阴、阴道和宫颈情况,注意子宫的大小、位置、活动度及子宫附件的情况。通过专科查体可以发现明显的先天性生殖道畸形,如处女膜闭锁、阴道横膈或纵隔、双宫颈、双阴道等。

3)子宫内膜检查:可采用阴道超声检查、子宫内膜诊刮及宫腔镜检查。

4)宫腔镜检查:对阴道超声疑有宫腔病变,如子宫畸形、宫腔粘连、黏膜下肌瘤、子宫内膜息肉等可通过宫腔镜检查进一步确诊,必要时可取活组织病理检查。

5)腹腔镜检查:根据病史及检查怀疑盆腔病变者或不明原因不孕者,可做腹腔镜了解盆腔情况,直接观察子宫、输卵管、卵巢有无病变或粘连。

(2)男方

1)全身检查:主要检查男性性征的发育,包括体毛分布、有无男性乳房发育、有无喉结和发声异常、骨骼肌肉发育是否具有男性气质。

2)专科查体:外生殖器检查注意阴茎和阴囊的发育程度、尿道外口、睾丸大小、附睾与睾丸的关系、精索有无病变(如精索静脉曲张、输精管的病变)等。

3)精液检查:是男性不育的最基本检查项目,按照 WHO 精液检查第 5 版标准,精液检查正常值标准为:精液量$\geq$1.5 mL/次,pH$\geq$7.2,精子密度$\geq$15$\times$10^6 mL,前向运动精子百分率(a 级+b 级精子)$\geq$32%,正常形态精子率$\geq$4%。

4)生殖内分泌激素测定:内分泌检查主要包括 PRL(催乳素)、T(睾酮)、LH(黄体生成素)、FSH(卵泡刺激素)等生殖内分泌激素测定。血浆中生殖激素的测定对判断下丘脑-垂体-性腺轴的生殖调节功能、对男子不育的诊断和治疗均有重要的意义。

四、护理诊断/问题

(1)焦虑与自身身体缺陷、夫妻生活不美满及长期不孕不育有关。

(2)自我形象紊乱与性器官先天性发育异常、低自尊,自觉自己不完美有关。

(3)知识缺乏:缺乏先天性器官发育不全的相关知识。

(4)社交紊乱与自身身体缺陷、不愿意与人交往有关。

五、预期目标

(1)患者焦虑、自卑心理减轻,并能主动寻求良好的支持系统,促进身心舒适。

(2)患者接受身体缺陷,维持自尊,有完整的自我概念。

(3)患者感觉受到尊重,隐私未暴露。

(4)患者了解先天性器官发育异常的相关知识并能积极配合治疗。

六、护理措施

1.消除患者紧张焦虑情绪

鼓励患者积极应对治疗患者由于生理缺陷,加之因缺陷导致的不孕,常有自卑、悲观绝望、焦虑、恐惧等不良心理,护理过程中要主动关心患者,根据患者的心理状态和对疾病的认知,给以心理疏导,使其树立对生活的自信。男性不育症患者多为被动就医,存在许多负性情绪,常表现为自暴自弃而不愿就医。此时护士应该主动与患者和家属进行有效沟通,让患者和家属了解疾病的治疗方式及效果,以及对以后生育的影响。术后鼓励患者和家属积极投入到下一步的治疗中。

2.自我形象的重新定位

鼓励患者表达对目前的感受,尤其是与家属相处的感受;鼓励患者询问与健康、治疗、预后有关的问题;承认患者对已存在的或感觉到的身体结构或功能改变的心理反应是正常的;帮助患者适应正常生活、社交活动、人际关系及与配偶的相处;帮助支持系统认识到他们在患者心目中的价值和重要性。

3.保护患者隐私,减轻患者的心理负担

先天性器官发育不全的患者在社会生活和家庭生活中会有失去尊严的感觉,性格敏感孤立,害怕别人取笑、害怕婚姻破裂等,医护人员应保护他们的自尊和隐私,与患者讨论病情时注意避开他人,得到患者的充分信任,以便更好地开展诊治工作。

4.指导患者建立良好的家庭、社会关系

不良的人际关系往往会影响患者的应对方式,家属和社会的支持,对患者起到积极的支持作用。鼓励患者表达对目前的感受,尤其是与家属相处的感受;帮助患者适应正常生活、社交活动、人际关系及与配偶的相处;同时指导患者家属关心鼓励患者,多给予关怀和爱,让患者树立对生活的信心,帮助支持系统认识到他们在患者心目中的价值和重要性。

七、护理评价

(1)患者能够有较好的心理应对能力面对生活和心理的改变,积极配合治疗。

(2)患者能够重新进行自我定位,与配偶、家属、朋友等相处融洽,社交无障碍。

(3)患者能够感觉被尊重,隐私没有暴露。

(4)患者能够了解先天性器官发育不全对受孕的影响及治疗原则。

(王鸿英)

第三节　黄体功能不全

黄体功能不全(LPD)指月经周期中有卵泡发育、排卵及黄体形成,但黄体孕激素分泌不足或黄体过早衰竭,导致子宫内膜分泌反应不良,影响月经周期和生育功能的综合征。LPD的发生与多种因素有关,如神经内分泌功能紊乱、LH/FSH比率异常、初潮、分娩后及绝经前均有可能出现下丘脑-垂体-卵巢轴功能紊乱,导致黄体功能不全。

一、临床表现

(1)黄体期缩短正常黄体寿命为(14 ± 2)d,如黄体过早退化、黄体期≤10 d,则引起月经周期频发、周期缩短、经间期出血、经期延长、月经过多、不孕、重复和习惯性流产等症状。

(2)黄体萎缩不全生育期妇女正常黄体完全退化时间为3~5 d,如退化期≥7 d,可引起子宫内膜不规则性脱落。临床表现为经前期出血、经期延长、月经过多、淋漓不止和贫血。

(3)排卵期出血月经中期雌二醇高峰突然下降引起子宫内膜突破性出血。临床表现为少量出血伴轻度下腹痛,一般持续 1~2 d。

二、治疗要点

治疗原则为控制异常子宫出血、调节月经、促进排卵和妊娠。

(一)止血治疗

生育期妇女出现的异常子宫出血,排除妊娠合并症临床首选止血治疗措施是分段诊断性刮宫,刮宫时间的选择应谨慎,防止感染和出血过多。

(二)辅助黄体功能

应用氯米芬、人绒毛膜促性腺激素(hCG)和黄体酮促进卵泡发育,刺激黄体功能和黄体功能替代。hCG 以促进及支持黄体功能;黄体酮补充黄体分泌黄体酮的不足,用药后可使月经周期正常,出血量减少。

1.氯米芬氯米芬-hCG 疗法

适用于黄体功能不全卵泡期过长患者。月经的第 3 d 天开始口服氯米芬 50~100 mg,连服 5 d,月经第 8 d 开始监测卵泡,并配合 hCG 疗法。或月经第 3 d 开始每日或隔日注射 hCG 75~150 IU,卵泡成熟后肌内注射 hCG 5 000~10 000 IU 1 次或 2 次。

2.黄体功能刺激疗法

排卵后第 2 d 开始隔日注射 hCG 2 000/3 000 IU,连用 3 次,以刺激黄体分泌足够的黄体酮。

3.黄体功能补充疗法

一般使用天然黄体酮制剂,从排卵后或基础体温上升后 1~3 d 或预期下次月经前 12~14 d开始每日肌内注射黄体酮 10~20 mg,共 10~14 d,以补充黄体分泌黄体酮的不足。

4.溴隐亭疗法

适用于高泌乳素伴黄体功能不足的患者,使用溴隐亭 2.5~5 mg/d,可使催乳素水平下降,并促进垂体分泌促性腺激素及增加卵巢雌、孕激素分泌,从而改善黄体功能。

(三)促排卵治疗

适用于无子女的年轻妇女、有生育要求的下丘脑型黄体功能不全的患者。临床上常用的药物包括氯米芬、尿促性腺激素(HMG)、卵泡刺激素(FSH)、促性腺激素释放激素(GnRH)和溴隐亭。

(四)调节月经

使用性激素止血后需调整月经周期。青春期及生育期无排卵性功能性子宫出血的患者,须恢复正常的内分泌功能,以建立正常的月经周期。常用的调整月经周期的方案包括以下几方面。

1.雌、孕激素序贯疗法

雌、孕激素序贯疗法即人工周期,常用于育龄期功能性子宫出血内源性雌激素水平较低者,通过模拟建立自然周期中卵巢内分泌功能的变化,将雌、孕激素序贯应用,使子宫内膜发生相应的变化,引起周期性剥脱而出血。

2.雌、孕激素合并应用

适用于育龄期功能性子宫出血内源性雌激素水平较高者,雌激素使子宫内膜再生修复,孕激素可以限制雌激素引起的内膜增生程度,从而达到调整月经周期的效果。

三、护理评估

1.病史

询问患者月经周期有无缩短、月经量有无改变;询问患者停经史、有无早孕反应、有无阴道出血,阴道出血量、阴道出血持续时间及性状、有无不良孕产史;询问患者近期有无精神紧张、过度劳累、情绪打击等引起月经紊乱的心理因素;询问患者曾经的治疗、诊治经过、所用药物、剂量及治疗效果等。接受 IVF-ET 的患者,详细了解患者使用降调解药物的名称、剂量和使用的方案、取卵数目、黄体支持药物的选择等;先兆流产的患者要详细询问血 hCG 值、血黄体酮水平、阴道出血的量、颜色、性状、持续时间,有无腹痛,腹痛的部位、性质及程度,有无妊娠产物排出等。

2.夫妇的身心状况

(1)患者对健康问题的感知:了解患者对导致不孕不育因素的感受,对黄体功能不全的认知态度,对治疗措施和使用药物的认知情况。

(2)患者对疾病的反应:借用量化评估表评估患者患病前后的应激方法,面对压力时的解决方式。尽可能明确患者的精神心理因素,便于采取有效的心理护理方法,同时帮助患者消除心理因素对疾病的影响。

(3)患者的精神心理因素:很多夫妇因为黄体功能不全导致的月经改变、复发性流产和不孕出现情绪低落、焦虑、恐惧、社交孤立、长期自尊低下,甚至绝望等严重心理问题。对于接受 IVF-ET 的患者,患者怀孕后因黄体功能不全导致先兆流产往往出现恐惧和焦虑等心理,对于阴道出现流血表现为恐慌、不知所措,担心宫内胎儿而出现烦躁不安、伤心、沮丧等情绪。

3.实验室检查

(1)基础体温(BBT)测定:是了解排卵发生及黄体功能最简便最常用的方法,黄体产生的孕激素作用于下丘脑使 BBT 比排卵前升高约 0.5 ℉,因此可用 BBT 上升及持续时间来判断排卵时间及黄体寿命。无排卵性功能性子宫出血,基础体温呈单相;基础体温呈双相,但排卵后体温上升缓慢者,或上升幅度偏低,升高时间仅维持 9～10 d 即下降者提示黄体发育不良;若黄体萎缩不全致子宫内膜脱落不全者,则基础体温呈双相,但下降缓慢。

(2)子宫内膜检查:月经来潮 24 h 内或黄体中期子宫内膜活检可了解子宫内膜是否呈分泌期或者增生期分泌改变,能判断有无排卵,内膜发育情况,了解黄体功能情况。必要时可行分段诊刮以了解内膜情况。

(3)激素水平测定。①测定血中孕激素水平:可了解有无排卵及黄体功能。判断有无排卵:血黄体酮>16 mmol/L,提示有排卵;黄体酮水平与黄体功能的关系:9.54～32 mmol/L 提示黄体功能不全,32～48 mmol/L 提示黄体功能尚可,>48 mmol/L 提示黄体功能良好。②催乳素水平测定:血浆催乳素(PRL)>30ng/mL 即可诊断高催乳素血症。高催乳素血症时黄体功能不全的发生率为 15%～25%。③甲状腺功能测定:血清 TSH、T_3、T_4、TGAb、TMAb 测定,排除甲状腺疾病。

(4)超声检查:动态观察卵泡的发育、排卵、卵泡大小,以及子宫内膜影像与厚度判断子宫内膜组织学变化。

四、护理诊断/问题

1.焦虑、恐惧

焦虑、恐惧与反复流产、长期不孕治疗无效和担心宫内胎儿情况有关。

2.知识缺乏

缺乏黄体功能不全相关知识。

3.潜在并发症

感染和难免流产。

五、护理措施

1.心理护理

患者往往因反复流产和长期不孕而出现焦虑、恐惧等不安情绪,有部分患者因为长期不孕,导致夫妻关系紧张,长期压抑而加重了心理负担,因此在护理的过程中要积极主动与患者沟通,态度要和蔼,真诚对待患者,以赢得患者的理解和信任。同时为患者讲解引起黄体功能不足的原因,黄体功能不足引起的相应临床症状、治疗及注意事项,减轻患者的不良心理反应,以积极乐观的心态面对疾病和配合治疗。

2.预防感染和先兆流产的护理

严密监测患者体温、脉搏及阴道分泌物的量、颜色和性状,如出现体温升高、脉搏加快等可疑感染症状,及时报告医师;指导患者保持会阴部清洁卫生,出血期间使用卫生巾或护垫,每次大小便后及时清洗会阴部。针对黄体功能不足的先兆流产,应告知患者遵医嘱每日定时肌内注射黄体酮,维持体内激素水平,以利于保胎;同时告知患者卧床休息,禁止性生活。评估患者的病情变化,告知患者如出现腹痛加重,阴道出血增多的现象应及时就医;嘱患者保持愉悦的心情,听胎教音乐和阅读母婴杂志,以分散其注意力,让患者顺利度过保胎期。

3.用药知识宣教

遵医嘱指导患者运用促排卵药物、黄体支持药物、保胎药物等,做好用药指导。指导患者准确、定量、不随便停药,告诉患者药物可能出现的不良反应和用药后的注意事项。

(1)黄体支持药物

1)地屈孕酮:主要用于内源性黄体酮不足引起的疾病,口服地屈孕酮较少出现偏头疼、头痛、子宫不规则出血,极少数患者可出现肝功能异常、过敏性皮炎等临床表现。指导患者饭后服药,避免胃肠道的不适;如患者出现少量阴道出血,告之患者不要紧张,严密观察出血量的颜色、量和性状,如出血增多及时就医;对于长期口服地屈孕酮的患者,嘱患者定时复查肝功能,以免引起肝脏损害。

2)黄体酮:主要用于黄体功能不足的治疗,黄体酮为油性液体,注射黄体酮应深部肌内注射;长期注射黄体酮可出现注射部位疼痛、红肿和硬结,因此,护理人员在注射时要更换注射部位,对注射部位进行热敷或者马铃薯切成薄片进行局部贴敷。

3)黄体酮阴道缓释凝胶(雪诺同):主要用于辅助生殖技术中黄体酮的补充治疗,指导患者清晨起床后使用黄体酮凝胶,白天的活动可促进黄体酮凝胶的吸收;部分患者在给药数天后,阴道分泌物可能出现白色的微小球状物,告知患者属于正常现象,消除患者的紧张情绪。同时告知患者按说明书正确保存黄体酮。

(2)常用促排卵药物的不良反应和用药后的注意事项。

1)氯米芬:氯米芬的不良反应较少,偶有患者出现卵巢增大、腹部不适、恶心呕吐、乳房不适、视觉症状和失眠、头痛、头晕、疲劳等症状,护理过程中应指导患者饭后或者睡前服药,以减轻胃肠道刺激;对于严重头痛、头晕的患者,指导患者注意卧床休息,不要做攀高、远游等活动。

2)注射用尿促性素:患者可出现卵巢过度刺激、注射部位疼痛等症状,有些患者还可出现注射部位红肿热痛,护理过程中应指导患者注射该药后勿做激烈运动,轻翻身,以免引起卵巢扭转;对于长期注射该药的患者,指导患者更换注射部位,对注射部位进行局部热敷,以减轻局部疼痛,同时保护注射部位皮肤。

3)hCG:用于垂体促性腺激素功能不足所引发的女性无排卵性不孕,与氯米芬、HMG 联合使用促进排卵,同时还可用于黄体功能不全的治疗。应用 hCG 时可诱发卵巢轻到重度肿大,可伴胃胀、胃痛、盆腔痛,少数严重者可出现胸腔、腹腔积液等严重卵巢过度刺激症状,每天定时;测量腹围、尿量、体重有利于观察病情变化。对于先兆流产注射 hCG 保胎的患者,指导患者卧床休息,防止肠道感染以免引起腹泻而加剧流产。

4)溴隐亭:用于治疗黄体功能不足诱发的高泌乳素血症,口服溴隐亭后可出现恶心、呕吐、头痛、眩晕或者疲劳,有些患者可出现体位性低血压,大剂量运用溴隐亭可出现幻觉、意识精神障碍等精神系统症状。护理过程中应指导患者饭后服药,服药前 1 h 可服用甲氧氯普胺等一些止吐药物和抑制恶心的药物,同时做好患者的活动指导,指导患者勿猛烈起床或者站立,以免引起体位性低血压;对于长期服用溴隐亭的患者要定期复查催乳素,以维持催乳素在正常范围内。

4.饮食宣教

根据患者饮食习惯,制订个体化的饮食计划,确保患者获得足够的营养。告知患者可少量多餐,多进食高蛋白、高热量、高维生素、易消化的食物,如肉类、鱼类、虾类、奶类等;并适当增加含铁较多食物的摄入,如猪肝、豆角、蛋黄、胡萝卜、葡萄干等;多食水果、蔬菜,少食辛辣助热食物;注意肠道卫生,防止腹泻。

六、护理评价

(1)患者能够消除紧张、恐惧情绪,积极配合治疗。

(2)患者了解黄体功能不全的相关知识,能够正确规律的服药。

(3)患者住院期间未发生感染。

(王鸿英)

第四节 卵巢功能低下

卵巢是女性的性腺,是维持女性性功能与生殖功能的器官,主要有两大功能:卵细胞发育成熟并排出的生殖功能与卵细胞成熟过程中产生女性激素的内分泌功能。其功能正常与否直接决定妇女的生育功能。卵巢功能低下包括先天性卵巢发育不全和卵巢早衰。先天性卵巢发育不全也称为 Turner 综合征,是由 X 染色体发生畸变或缺失导致,其 90% 以上合并卵巢早衰,发病率为新生婴儿的 1.7/10 万或女婴的 22.2/10 万,先天性卵巢发育不全与染色体异常有关。卵巢早衰(POF)指女性40岁前由于卵巢内卵泡耗竭或医源性损伤而发生的卵巢功能提前衰竭,以闭经、低雌激素及高促性腺激素为特征,人群总体发病率估计为0.3%～1.0%。POF的病因目前尚不完全清楚,其发病可能与自身免疫性疾病、促性腺激素及其受体因素、遗传、卵巢感染等因素有关。

一、临床表现

1.先天性卵巢发育不全

临床表现与染色体异常相关,若缺少一个X,除性腺不发育外,尚有Turner综合征的各种躯体异常表现;X短臂缺失,亦有Turner综合征的特征,长臂缺失,仅有条索性腺而无躯体异常;若嵌合体中染色体正常的细胞系占多数,则异常体征少。反之,则典型的异常体征亦有较多。Turner综合征的基本特征如下。

(1)身材矮小,一般不超过150 cm。

(2)外生殖器幼稚型和卵巢发育不全,90%以上合并有卵巢早衰。

(3)躯体异常:上颌骨窄,下颌骨小;后发际低,乳房不发育,乳距宽;骨质疏松,皮肤多痣;总动脉狭窄及其他先天性心脏畸形、骨骼畸形、肾脏畸形和耳鼻喉畸形等。

2.卵巢早衰

(1)月经失调:闭经是主要症状。POF发病年龄取决于卵巢中原始卵泡储备及卵泡闭锁速度,卵泡储备少及闭锁速度快会使卵巢功能提前衰竭。有染色体缺陷的POF多有先天性卵巢发育不全,如卵巢储备极差会导致POF发生更早。

(2)不孕不育:表现为原发性或继发性不孕不育,以继发性不孕不育多见。

(3)雌激素缺乏表现:由于卵巢功能衰退,可出现绝经妇女雌激素低下综合征,患者表现为潮热、面色潮红、出汗等血管舒缩症状,抑郁、焦虑、失眠、易怒、记忆力下降等神经精神症状,及阴道干涩、性交痛、生殖道萎缩、排尿困难、尿频等生殖泌尿道症状。

(4)性欲减退,性功能下降。

(5)伴发其他自身免疫性疾病临床表现:可合并自身免疫性甲状腺疾病、Addison病、1型糖尿病、系统性红斑狼疮、重症肌无力、自身免疫性溶血性贫血、突发性血小板减少性紫癜等临床表现。

二、治疗要点

目前缺乏治疗POF的有效方法,对无生育要求者,一般采用激素补充治疗(HRT),以维持月经、女性性征及性功能;对有生育要求者,以诱导生育功能为主。

(一)激素补充治疗

HRT可缓解雌激素不足,抑制高FSH对残留卵泡的消耗。无论是对卵巢早衰的残留卵泡或对对抗性卵巢的不敏感卵泡,雌激素均可通过协同体内FSH,诱导卵泡颗粒细胞FSH受体及芳香化酶,使卵泡恢复对促性腺激素的敏感性。有的POF患者可在HRT治疗期间或之后发生妊娠,POF并非绝对不可逆,仍有缓解的可能性。激素补充治疗比较安全,一般无明显增加激素依赖性肿瘤的风险。雌激素及用药方法应根据患者年龄、有无周期性月经及生育要求选定。

雌孕激素序贯疗法:激素替代是目前针对卵巢早衰患者常规应用的治疗方法,应用时间一般从确诊开始至自然闭经年龄(50 岁左右),以促进乳房和子宫发育。激素补充治疗可缓解或消除绝经期症状,改善性功能及因雌激素缺乏引起的机体退行性变化,降低冠心病、骨质疏松及骨折的发生率。通常采用雌、孕激素序贯联合方案。

序贯联合方案:在使用雌激素的基础上,于周期后半期加用孕激素 10～14 d。如可使用雌孕激素复合药物(前半周期单服雌激素,后半周期雌激素加孕激素),或戊酸雌二醇 2 mg/d,连服 28 d,后 10 d 加服孕激素。

(二)诱发排卵

POF 并非不可逆,个别患者可自发缓解并成功妊娠。B 超下可见卵泡的患者可用 FSH、HMG/hCG 诱发排卵,要求 HMG 用量大,持续时间长,在一些患者有成功的报道。但前瞻性研究发现这种治疗与激素补充治疗相比并没有显著性差异。一般用 HRT 或 GnRHa 抑制内源性促性腺激素(主要是 FSH)至较低水平(<20 IU/L)后,予足量 HMG/hCG 促排卵同时 B 超监测,要求 HMG 用量大、持续时间长。即使如此,排卵率、妊娠率低于 5%。

(三)病因治疗

对免疫性 POF,雌激素联合糖皮质激素可提高排卵率和妊娠率,对血中自身免疫抗体阳性者,给予泼尼松 5 mg/d 或地塞米松 0.75 mg/d,可连续应用至足月分娩。抗心磷脂抗体阳性者,给予阿司匹林 100～400 mg/d。血浆置换清除血中抗体可能有助于 POF 的治疗。17α-羟化酶缺陷除雌孕激素补充治疗外,应同时应用皮质醇终身替代。半乳糖血症至出生起终身摄入无半乳糖饮食,但不能纠正胎儿期半乳糖对性腺的损害。

(四)辅助生殖技术

1.赠卵助孕

POF 赠卵体外受精-胚胎移植的成功率与非 POF 赠卵成功率无异。但该技术涉及第三方参与,需要赠送卵子合法化。

2.卵巢或卵子冷冻与卵巢移植

卵巢放疗前,通过腹腔镜或 B 超介导,取卵巢组织或卵子冷冻保存,以备进行卵巢移植或采用 1VF-ET 方法妊娠。自体或异体卵巢移植技术的不断完善为 POF 患者开辟另一治疗途径,有报道采用胎儿卵巢薄片异体移植治疗 POF 获得成功。

(五)预防

对出现围绝经期表现及卵巢功能下降者,应查明原因,及早预防;若病因不能查明,应尽早应用性激素补充治疗,POF 发生前施行性激素补充治疗,卵巢功能恢复率高;肿瘤性疾病治疗放化疗前,应用 GnRh-a 抑制卵泡的发育,减少卵巢卵泡损伤数量,保存生殖功能。

三、护理评估

1.病史

观察患者生长发育状况,了解第二性征发育情况及有无卵巢先天性生理缺陷;详细询问患者的月经史,包括初潮时间、月经周期、经期、月经量及有无闭经;对于闭经患者,详细询问患者闭经时间及伴随症状;对不孕患者,详细询问不孕史,并排除平状腺、肾上腺等其他内分泌疾病。

2.身心状况

测量患者的身高、体重,评估患者智力及第二性征发育(包括乳房、音调、阴毛、腋毛发育等）。卵巢功能低下导致月经紊乱、闭经、面色潮红、精神状态改变等,使患者较易出现失眠、情绪激动、易怒等症状;加上其导致的不孕,使患者夫妇多出现焦虑、绝望、孤独、社交孤立、甚至夫妻双方感情破裂。另外,卵巢早衰导致的皮肤容颜改变,严重的患者可出现自尊紊乱。

3.实验室检查

(1)妇科检查:了解女性外阴、阴道、宫颈等改变情况。

(2)染色体检查:25 岁以下性征发育不全、继发闭经未生育及原发闭经者应做染色体检查。

(3)血激素水平测定:血清 FSH 升高、雌激素下降是最主要的特征和诊断依据,一般 FSH>40 U/L、雌二醇<73.2 pmoI/L(20 pg/mL)即提示卵巢功能衰竭。

(4)超声:主要了解双侧卵巢大小、窦卵泡数等情况,B 超提示卵巢萎缩,无卵泡存在或者极少,连续监测无卵泡发育,超声检查还可发现有无生殖道解剖异常。

(5)腹腔镜检查与卵巢活检:POF 闭经的卵巢形态学有 4 种类型,即条索状、小卵巢、萎缩状或饱满状。腹腔镜卵巢形态直视及卵巢活检检查有助于病因诊断

(6)卵巢储备功能测定:预测卵巢储备功能,尤其是在 POF 闭经前月经紊乱期尽早诊断,及时治疗可保护更多卵泡,赢得治疗时机,增加生育机会。

四、护理诊断/问题

1.焦虑

与正常生理功能的丧失、不孕有关

2.知识缺乏

缺乏卵巢早衰和赠卵体外受精-胚胎移植的相关知识。

五、预期目标

(1)患者能够接受卵巢功能低下和不孕的事实,缓解焦虑紧张情绪。

(2)患者能够了解卵巢早衰的相关用药知识和预防常识。

六、护理措施

1.心理护理

对有生育要求的育龄患者,要充分尊重并安慰鼓励患者,耐心倾听患者的主诉,为患者做好解释工作,使其对卵巢功能低下和卵巢早衰有正确的认识;并给予积极的暗示性言语,使患者心情愉快,消除其思想顾虑,赢得患者的理解和信任;同时告知患者接受辅助生殖技术后成功受孕的相似案例,增强患者的信心。

2.用药宣教

(1)指导患者遵医嘱正确运用雌孕激素替代药物,告知患者药物的剂量、药物作用、使用方法、用药时间和可能的不良反应;告知患者正确服药、按时服药的重要性,不要随便停药;同时告知患者雌孕激素替代疗法可能出现乳腺癌、子宫内膜癌等远期并发症,对于长期运用雌孕激素替代疗法的患者,嘱患者定期门诊随诊调整用量,以便于制订个性化的治疗方案,减少药物不良反应和远期并发症。

(2)长期使用糖皮质激素可出现类肾上腺皮质功能亢进综合征、诱发和加重感染、消化系统并发症、骨质疏松、肌肉萎缩等,因此告知患者勿随便减量或者停药,可补充蛋白质、

维生素 D 和钙盐,定期复查肝功能。

3.接受赠卵

体外受精-胚胎移植的护理告知受者夫妻双方需进行伦理咨询,受者与赠者要保持互盲,解除受者夫妻双方心理疑虑,减轻他们的心理压力;与受者夫妻双方需签署知情协议书和相关的法律文件;告知受者夫妻双方需进行的体外受精-胚胎移植的常规检查和化验;做好冷冻胚胎移植的患者内膜同步化的护理,并对受者进行定期随访。

4.健康教育

积极健康的生活态度和科学的生活方式是预防卵巢早衰的有效方法。告知患者保持良好的心态,生活方式合理、规律,睡眠充足,经常参加体育锻炼,增强体质,培养广泛的兴趣爱好,均衡膳食,多食水果、蔬菜及富含钙、蛋白质的食物。告知患者远离放射线和放化疗药物,避免医源性卵巢早衰的发生;告知患者避免接触环境中的毒物,如杀虫剂、塑料制品、橡胶制品、易燃物等,避免危害卵巢功能。

七、护理评价

①患者接受卵巢功能低下和不孕的事实,并且积极地配合治疗。②患者了解预防卵巢早衰和赠卵体外受精-胚胎移植的相关知识,并且能够积极地治疗和保持良好的生活状态。③患者积极的表达自己的内心,并且积极主动跟他人沟通。

(王鸿英)

第五节　复发性自然流产

复发性自然流产(RSA)指自然流产连续发生 2 次或 2 次以上,发病率为 5%。经典概念认为连续 3 次或 3 次以上的自然流产称习惯性流产,发生率为 0.8%~2%。

一、病因

复发性自然流产的病因较复杂,任何影响到胚胎生长或着床的因素都可能导致复发性自然流产的发生。常见病因主要包括遗传因素、激素或内分泌紊乱、子宫解剖结构异常、感染、血栓形成倾向、环境和个人行为因素等。30%~40%原因不明。

二、临床表现及诊断

1.临床表现

复发性自然流产是流产的一种特殊类型。特点是流产常发生在同一妊娠月份,流产经过遵循流产的一般规律,即先兆流产—难免流产—不全流产/完全流产。宫颈内口松弛者,常在妊娠中期无任何症状而发生宫颈口扩张,继而羊膜囊突向宫颈口,一旦胎膜破裂,胎儿迅即娩出。

2.诊断

根据临床特点确定诊断并不困难,但要明确导致复发性自然流产的原因需经过多方面检查。诊断要点:①有自然流产史;②停经史;③腹痛、阴道出血症状;④尿妊娠试验阳性;⑤B超提示宫内妊娠。

三、治疗要点

治疗原则:复发性自然流产的根本治疗方法应是查找流产原因,针对病因治疗。

1.染色体异常

妊娠前应进行遗传咨询,评估染色体异常胎儿发生的风险概率,以确定可否妊娠。

2.生殖道畸形或疾病

子宫纵隔、子宫内膜息肉、黏膜下肌瘤等可通过宫腔镜手术治疗。宫腔粘连可在宫腔镜下行粘连分离术,术后放置宫内节育器并给予人工周期3个月,以促进子宫内膜增生并防止再粘连。

3.宫颈环扎术

宫颈内口松弛者应在妊娠前行宫颈内口修补术,或在孕12~18周行宫颈内口环扎术,待临产前拆除缝线。如有流产征象应及时拆除缝线,以免造成宫颈撕裂。

4.免疫治疗

(1)自身免疫治疗:可用小剂量阿司匹林,肝素或类固醇激素治疗抗磷脂抗体、狼疮抗凝物阳性者。

(2)同种免疫治疗:对不明原因的习惯性流产患者行主动免疫治疗,将丈夫或第三者淋巴细胞或内细胞在患者前臂内侧或臀部做多点皮内注射,妊娠前注射2~4次,妊娠早期加强免疫1~3次,妊娠成功率可达86%以上。

(3)被动免疫治疗:常用免疫球蛋白含有抗胎盘滋养层抗原的独特型抗体及抗独特型抗体,有利于自身抗独特型抗体产生不足的复发性流产患者。抗精子抗体阳性者,使用避孕套3~6个月,防止抗体进一步产生,并使原有抗体滴度降低。

5.补充孕激素治疗

复发性自然流产患者确认妊娠后,可常规肌内注射 hCG 2 000~5 000 IU,隔日1次,至妊娠8周后停止。或每日口服地屈孕酮2次,每次10 mg,至妊娠20周。同时监测黄体酮和绒毛膜促性腺激素水平以指导用药。

6.抗感染治疗

切断传播途径,针对不同致病微生物用药。妊娠期间用药应选择最敏感、对胎儿发育影响最小的药物。

四、护理评估

1.健康史

询问患者月经史、流产史,注意流产方式及经过;家族遗传史;有无传染性疾病;内科疾病史,如糖尿病、甲状腺疾病、自身免疫性疾病等。

2.身心状况

(1)躯体症状:每次流产多发生在同一妊娠月份,其临床特征与一般流产相同,即停经后出现阴道不规则流血和下腹痛。宫颈内口松弛者,常在妊娠中期无任何症状而发生宫颈口扩张,继而羊膜囊突向宫颈口,一旦胎膜破裂,胎儿迅即娩出。

(2)心理-社会状况:评估患者心理状态及社会支持系统状况。当患者及家属获悉患有习惯性流产时,担心以后能否再生育,从而产生紧张、焦虑、恐惧、悲伤等心理。

3.辅助检查

(1)遗传学检查:夫妇双方行外周血染色体核型检查。

(2)超声检查:检查子宫有无器质性病变,了解胚胎发育及宫颈内口情况。通过 B 超测定胎囊大小、形态、有无胎心搏动以判断胚胎发育情况,预测妊娠结局。

(3)子宫输卵管造影术:确定子宫畸形及类型、宫颈内口是否松弛、宫腔粘连。

(4)子宫内膜病理检查:尽可能靠近下次月经期时行子宫内膜活检,可了解子宫内膜对孕激素反应。

(5)内分泌血清学检测:①β-hCG 测定:孕早期 β-hCG 值 2～3 d 间成倍增长,经 5～7 d 复查,如递增缓慢或维持不变则流产可能性较大。②血清黄体酮测定:连续检测血清黄体酮值,黄体酮动态变化是检测胎盘功能的敏感指标之一。③甲状腺功能及胰岛功能测定:甲状腺功能减退及胰岛功能异常是发生复发性自然流产的高危因素之一。

(6)免疫学检查:检测抗心磷脂抗体、抗精子抗体、狼疮抗凝物、组织相容性抗体以及血型检查,是复发性自然流产病因学检查的重要内容之一。

五、护理诊断/问题

(1)组织灌注量改变与流产出血有关。

(2)有感染的危险与流产或刮宫术后有关。

(3)躯体体活动障碍与先兆流产需卧床休息有关。

(4)预感性悲哀与可能会终止妊娠而失去期盼的孩子有关。

(5)情境性自我贬低与无法完成孕育胎儿的任务有关。

六、预期目标

(1)患者体液平衡,生命体征平稳。

(2)患者无感染症状发生。

(3)患者能表达内心感受,及时宣泄悲伤情绪,维持稳定的心态。

(4)患者能理解各项检查及治疗和护理方案,并能主动配合。

七、护理措施

1.心理护理

复发性自然流产患者均处于青、中年生育期,当获悉自己患有习惯性流产时,难免会产生紧张、焦虑、恐惧、悲伤等心理。过度的焦虑、恐惧使交感神经兴奋导致流产的再次发生。而经过护士的精心照顾、心理疏导、健康教育,绝大多数患者可减轻焦虑等不良情绪。

(1)护理人员应关怀体贴患者,耐心开导以取得患者的信任与合作,建立良好的护患关系;帮助其分析流产原因,介绍治愈病例增加其治疗信心,调节患者心理至最佳状态。

(2)对患者进行躯体治疗和护理的同时应给予心理支持,鼓励其宣泄悲伤情绪、表达内心的感受和对此事件的看法。

(3)治疗过程中患者易怒、易焦虑,不仅希望得到医护人员的重视,更希望得到家属的支持。因此,护理人员要注意做好与家属的沟通,取得家属的支持和配合,共同为患者创造一个和谐、温暖的心理支持环境,进一步满足患者社会、心理和生理方面的舒适需求,让患者感受到来自社会和家庭的关爱。

2.病情观察及治疗护理

(1)先兆流产患者的护理:密切观察患者生命体征变化,阴道出血情况,分泌物的性质、颜色、气味,有无妊娠产物排出等。协助做好各项检查,如超声检查、测定 β-hCG 值、血液检查等,若腹痛加剧、阴道出血增多,则流产不可避免,应立即报告医师。

(2)妊娠不能继续患者的护理:护士积极做好终止妊娠的准备。严密观察患者面色、生命体征及有无胚胎排出,排出胚胎组织是否完整;注意阴道出血量,及时发现失血性休克。对阴道大出血的患者,协助医师做好刮宫术的准备:①做好术前宣教及心理护理,解除患者思想顾虑,取得配合。及时建立静脉通道,为手术做好准备。②术中密切观察患者生命体征,主动关心安慰患者,做好术中配合。③术后密切观察阴道出血量及子宫收缩情况,遵医嘱肌内注射缩宫素促进子宫收缩减少出血,刮出组织物送病理检查。指导患者术后保持会阴部清洁,预防感染,遵医嘱给予抗生素。

3.宫颈内口环扎术患者的护理

宫颈内口松弛者,孕 12~18 周行宫颈内口环扎术。

(1)术前做好患者心理护理,向患者介绍手术流程及术后注意事项,缓解其紧张情绪;术前一日遵医嘱配血、备皮、会阴冲洗,备好手术用物及药品。

(2)术后患者床旁应备好无菌长剪刀,并密切观察患者生命体征,有无阴道出血、腹痛、阴道排液等流产征象,如有异常,及时通知医师。

(3)术后 24 h 内遵医嘱给予盐酸哌替啶 100 mg 肌内注射,每 6 h 1 次,避免疼痛诱发宫缩。

(4)遵医嘱给予黄体酮 40~60 mg 肌内注射保胎治疗,每天 1 次,连用 5~7 d。

(5)保持外阴清洁,每日晨用 1:40 的碘附溶液行会阴冲洗 1 次。

4.生活护理

有先兆流产症状患者应绝对卧床休息,防止过度疲劳,减少刺激,禁止性生活,避免不必要的妇科检查。保证充足睡眠,注意体位,以免伤及胎儿,尤其有阴道出血或孕 5 个月以上者,应卧床休息至阴道出血停止或超过上次流产月份。妊娠中晚期嘱孕妇左侧卧位,避免长期站立或仰卧,解除对下腔静脉的压迫,增加回心血量,改善子宫胎盘的血液供应。

5.饮食护理

为确保患者营养均衡,护理人员对患者饮食进行干预。注意膳食营养,忌食烟、酒、辛辣刺激食物,宜食高蛋白、高维生素、清淡易消化饮食,如牛奶、鸡蛋、水果、蔬菜、豆制品等,少食多餐,中晚期增食虾皮、香菜等富含钙的食物。有大便燥结者,宜多食富含纤维素的水果、蔬菜,如:香蕉、胡萝卜、芹菜等,因便秘和腹泻易刺激子宫,引起子宫收缩。

6.健康教育

(1)注意休息:无论妊娠是否继续,嘱患者应卧床休息,不可举重物和过于劳累。刮宫术后休息 2 周,注意防寒保暖。

(2)预防感染:出血期间或术后 1 个月内禁止性生活及盆浴,保持外阴清洁。

(3)并发症观察:教育患者警惕并发症的发生,如出现以下症状应及时就诊:发热寒战,体温＞37.5 ℃;大量阴道出血及出血时间超过 10 d 以上;严重腹痛;阴道分泌物恶臭等。

(4)知识宣教:向患者及家属讲解有关复发性自然流产的相关知识,指导计划再次妊娠者进行孕前遗传咨询,并按时进行产前检查。

八、护理评价

(1)患者未发生阴道大出血,体液平衡,生命体征平稳。

(2)患者体温正常,未发生感染症状。

(3)患者能确认流产是威胁自尊的因素,并表达出对未来生活的信心。

(4)患者及其家属能顺利度过悲伤期,积极投入新生活。

(王鸿英)

第六节　男性重度少、弱精子症

少精子症:是指精液中精子的密度低于正常($<15\times10^6$/mL)或精子总数(单次射精)少于参考值下限(39×10^6)。严重少精子症指精子密度在$(1\sim5)\times10^6$/mL。临床上少精子症可以与精子活动率低下、前向运动能力差以及精子畸形率高同时存在,此时称之为少、弱精子症或少、弱畸形精子症,少精子症临床较常见。

弱精子症:又称精子活力低下,是指精液参数中向前运动的精子(a级和b级)的百分率小于32%。严重弱精子症:目前并无明确的界定。精子的运动能力的强弱直接影响男性生育能力,只有向前运动的精子才能确保精子抵达输卵管壶腹部与卵子结合形成受精卵。正常离体后的精子,在精液液化前,活动受限制,一旦精液液化,即刻表现出良好的运动能力。如果因某种因素影响精子的运动功能,特别是对前向运动的影响,将使精子在最佳时间内无法游到卵子所在位置,受精亦不可能发生。少弱精子症:指精液中精子的数目和精子活力均低于正常。

一、病因与诊断

由于先天性或遗传学异常、内分泌因素、附性腺感染、精索静脉曲张、继发性睾丸损伤、环境毒物和射线、免疫性因素、医源性不育、不明原因不育等,可能导致男性重度少、弱精子症。

男性重度少、弱精子症的诊断应询问生育史、自然不育时间、既往的不育检查和治疗、手术史、泌尿道感染和性传播疾病、附睾炎、睾丸炎和睾丸外伤、全身性疾病史、医源性影响和其他可能因素等病史,对生殖系统和全身进行详尽体格检查,常用的辅助检查有精液分析、精浆生化检查、免疫学检测、染色体检查等。男性精子质量诊断必须经过2次以上精液检查确定,一般主张禁欲3~5 d做精液检查,WHO建议禁欲2~7 d,短于2 d或长于7 d对精液质量影响较大,一般不采用。

二、治疗要点

1.病因治疗

(1)部分逆行射精:可用α-肾上腺素能交感神经兴奋剂治疗或收集碱化后尿液中精子进行人工授精(IUI),或睾丸附睾取精行ICSI治疗。

(2)免疫性不育:IUI治疗或IVF或ICSI。

(3)不明原因不育:如果无女方因素确诊,不明原因长期不育采取辅助生殖技术。

(4)单纯的精浆异常:首先对女方进行病因学筛查,或精液处理后考虑IUI治疗。无效时采取 IVF 及其衍生技术。

(5)医源性不育:更换药物治疗方案,输精管复通等。

(6)全身性原因:治疗现有疾病,避免环境因素对精子的进一步影响,避免酗酒和吸毒,培养良好生活习惯。若无效,按照特发性少精子症治疗。对于纤毛不动综合征,可经电子显微镜确诊后行 ICSI 治疗。

(7)继发性睾丸损伤:治疗时根据精液质量,按特发性不育处理。

(8)精索静脉曲张:手术治疗或根据精液结果按特发性不育处理。

(9)男性附性腺感染:抗感染治疗。

(10)内分泌因素:用促性腺激素治疗低促性腺性性腺功能低下;分析及治疗高泌乳素血症的原因等,若经过治疗后仍为少精子症或无精子症,则应采用 IVF-ET 或 ICSI 技术;若治疗失败,则经供精人工授精或收养孩子。

(11)特发性少精子症:抗雌激素治疗或选择宫腔内人工授精或辅助生育技术。

(12)特发性弱精子症:宫腔内人工授精还是其他辅助生殖技术。如果反复受精失败,则建议采用供精人工授精或收养孩子。

2.ART 治疗

由于缺乏针对性和有效的治疗方法,改善配偶的生育力状况因此成了提高妊娠率一线治疗方案。要重视对女性不孕因素的诊断和治疗,特别是轻度少弱精子症患者、特发性的少弱精症行 ART,建议从宫腔内人工授精(IUI)开始,如果 3~6 个周期失败后则行体外受精-胚胎移植(IVF-ET)或卵胞质内单精子注射(ICSI);而重度的少弱精子症患者可以选择卵胞质内单精子注射(ICSI)或供精人工授精。

三、护理评估

1.病史

从家庭、社会、性生殖等方面全面评估既往史和现病史。

2.社会及心理因素

全面评估不孕夫妇"不孕危机"的情绪状态特别是男性的心理状态,了解婚育史、性生活情况以及患者夫妇对治疗的态度,明确患者夫妇目前最关注、最担心的问题,影响心理状况最大的因素。

3.实验室检查

了解患者精液常规及其相关检查、内分泌检测等结果,评估患者的生育能力。

四、护理诊断/问题

1.知识缺乏

对检测结果及其相关知识了解不足。

2.焦虑、恐惧

与取精环境陌生及精液检查结果异常等有关。

五、预期目标

(1)患者取精顺利,提高精子质量检测准确度。

(2)患者对护理满意。

六、护理措施

1.精液标本留取前的护理指导

(1)告知患者准确的禁欲时间:精液检查前需禁欲2~7 d,最好不长于7 d。每次复查禁欲时间应尽量恒定以严格对照。

(2)合理设置取精室位置:最好在实验室附近。房间应布置温馨合理、隔音效果好、设置洗手池及视频播放系统。

(3)告知患者精液采集地点:提前让患者熟悉和适应医院的取精环境,嘱患者在精液射出后立即送检。若在医院外采集精液,则精液应在排出后60 min内送到实验室。在运送过程中,标本应避免过冷或过热(<20 ℃或>40 ℃)。冬天应密切注意标本保温,以免冻伤精子,应置于贴身衣服里。当精子的活力异常低下时(前向运动精子百分率小于32%),从采集到分析时间间隔应尽可能缩短。如果要检测精子的功能,在射精后1 h内将精子从精浆中尽早分离。

(4)告知患者精液采集方法:嘱患者先排空膀胱,洗净双手及阴茎,待自然干燥后打开取精杯,以手淫方式进行取精,射精过程应彻底,精液收集要完整,不得遗漏。不能使用普通安全套或性交中断方式留取标本,因普通避孕套内润滑剂能干扰精子的活力甚至导致精子死亡,而且容易使精液丢失。性交中断方式可导致射精不彻底或射精最初部分丢失(最初部分精液中精子密度常常是最高的),同时精液标本会受到细胞和微生物的污染,阴道内酸性分泌物也会对精子活力产生不利影响,特殊情况下可使用特制的避孕套进行阴道内性交法取精。

(5)正确配备盛装精液的容器:采用洁净、广口的玻璃或塑料容器,也可以使用专用精液样本杯。容器应有刻度,温度保持在20 ℃~37 ℃。每批容器使用前应检查其对精子是否具有毒性作用。如果精液标本需做微生物学检查或准备进行人类辅助生殖技术,必须使用无菌的专用的精液样本杯。

(6)准备精子保存者必须做如下检测:性传播疾病的检查包括乙型肝炎、丙型肝炎、梅毒、淋病、艾滋病、衣原体、支原体、巨细胞病毒(CMV)、风疹病毒、单纯疱疹病毒和弓形体等;精液可以进行常规细菌培养,以排除致病菌感染。

2.精液标本留取时的护理

(1)热情接待患者,介绍取精室环境;给患者解释并答疑知情同意书内容;核对患者夫妇双方的身份证、结婚证和计划生育服务证的原件,留取患者夫妇的指纹,请患者夫妇在知情同意书上签名和注明日期,解释知情同意书的工作人员应同时签名。标注患者夫妇两人的姓名于容器上,并请患者确认无误后,方可将取精容器交予患者前去取精。

(2)嘱患者取精前排空小便并为之准备一次性垫巾纸。

(3)指导患者按以下程序进行取精:洗手(待干)-夹取1∶1 000苯扎溴铵棉球消毒龟头-夹取0.9%氯化钠注射液棉球清洗龟头(待干)-打开无菌烧杯-取精(如有精液遗漏、急性疾病或特殊重大事件时,嘱患者告知工作人员并记录于治疗单上)。

(4)取精困难者的处理:对于取精困难者应安排特别安静的环境,避免他人打搅;取精室内贴性刺激图片或播放性刺激影像,给予患者感官刺激;自己取精困难的患者,可让其妻子陪伴完成取精;如上述辅助取精措施无效,应让患者咨询男科医师,遵医嘱使用药物后,再去尝试取精。使用药物前,应询问病史并测量血压、脉搏等,服药后请患者在护士视线下稍作休息,观察有无不良反应,以保障患者安全。男科医师在必要时,可以选择使用电动按摩器帮助患者取精,取精时应使用一次性无菌避孕套包裹按摩器。

(5)逆行射精患者精液的获取:逆行射精是指完全或部分不能顺行射精。在性生活、手淫或其他性刺激时,除截瘫患者外,患者可以达到性高潮,并有正常或减弱的射精感觉,但尿道外口无精液射出,精液向后射入膀胱或后尿道。目前主要使用非侵入方法,迅速、安全地收集性交或手淫后尿液中的精子,并洗涤、孵育以获得较高质量的精子,进行人类辅助生殖技术或冷冻保存精子。精液处理方法为碱化尿液,正常精液的 pH 为 7.2~7.8,是精子活动的最佳环境。而正常人尿液呈弱酸性,pH 为 5.4~8.4,平均为 6.0。因此,要求男方禁欲 5 天,于留取精液前日 20:00 和当日 8:00 口服碳酸氢钠 4 g/次。射精后排尿,将精液和尿液的混合液收集于盛有 5 mL 精子培养基营养液(F10 液)的无菌容器内,迅速离心,弃上清液,再用 F10 液洗涤两次,最后配成 1 mL 精子悬浮液待用。精子的收集应与其配偶的排卵时间一致。

(6)收取患者精液标本时应仔细观察和询问有无遗漏,并在容器上准确记录标本留取时间。外观液体清亮、精液 pH 为酸性者建议重取精液;总量少于 1 mL 者要求同时留取精液和取精后的第一次尿液送检;交代患者拿取冷冻试验结果时间。

(7)第一次检查结果异常者应做两次精液分析。两次采集的时间间隔应大于 7 d,但不能超过 3 周。如果两次结果有明显的差异,应当进行第 3 次精液采集分析,以准确判断精子质量;发现精子质量情况与以前相比差异很大或有异常情况时应及时报告医师,并与患者仔细交流,分析可能的原因,协商、指导预防措施,保证下一次检测的准确性。

(8)详细记录检测结果,及时整理和消毒取精环境。

(9)给予患者化验结果时应注意保护他们的自尊和隐私,特别是异常结果应充分尊重患者的意愿,避免与他人甚至包括其妻子分享;科学严谨地解释化验结果,考虑取精、检测、报告等过程中可能发生的错误和误差,必要时建议复查以明确诊断;对检查结果异常的患者可能补充如联苯胺兰染色、精子形态学分析、顶体酶检测、混合凝集反应实验(MAR 法)、精子宫颈黏液接触试验、精子活体染色(伊红染色)、精子低渗肿胀试验等试验做出科学的解释,并妥善安排检查时间。

(10)回答患者关于治疗方案选择的有关问题,如严重的少、弱、畸精子症、梗阻性无精子症、生精功能低下的非梗阻性无精子症(排除遗传缺陷疾病所致)、免疫性不育、精子顶体异常等可选择卵胞质内单精子注射;如严重的少精子症、弱精子症和畸精症、输精管复通失败、射精障碍等,如果患者本人仍坚持放弃通过卵胞质内单精子注射技术助孕的权益,则必须与其签署知情同意书后,方可采用供精人工授精技术助孕;生精功能障碍的无精子症则可采用供精人工授精技术助孕。

(11)嘱患者进入周期前为了保证助孕治疗过程中精子质量达到最佳状态,以实现优生的目的,在女性卵子成熟前必须做好如下准备:保持良好的精神状态,避免各种疾病发生;禁烟、酒及对精子有损伤的药物 2~3 个月;注意营养、均衡饮食;取精时带齐证件(夫妇双方的身份证、结婚证、计划生育证),尽量在生殖中心内取精;严格按照取精程序取精,保证精液无菌。

(12)关注患者的心理动态,及时进行心理疏导、给予精神安慰。对于男方取精液困难者,更需协助妻子一起减轻其心理压力。告知患者愉悦积极的心理状态和健康的身体状况对精子质量有着正面的影响,消除患者负性情绪,给予患者精神鼓励,使之产生良性的心理应对,健康积极的态度参与诊断、治疗。鼓励双方共同诊治,缓解患者的焦虑、恐惧的情绪,使其精神上得到安慰。对患者精神高度紧张而化验结果正常者应指导他们改变生活态度,通过转移生活重心来减轻对妊娠的过度注意力,建议采取外出旅游、培养业余爱好等手段放松紧张的情绪。部分患者在紧张情绪得到缓解后可自然受孕。

(13)指导患者健康生活:规律作息,避免熬夜;平衡营养、清淡饮食,避免肉食过多或油盐过量;加强锻炼;戒烟、减少饮酒,尽量避免烟酒对精子的损伤。

七、护理评价

①患者精液检测顺利、结果准确。②患者对护理过程满意。

(王鸿英)

第七节　男性无精子症

无精子症是指连续间断取精 3 次及以上,将射出的精液经 3 000 g 离心 15 min 后微镜检查精液沉渣均未发现精子,同时排除不射精和逆行射精。无精子症在男性不育症中占 15%～20%。

一、病因及诊断

无精子的病因很多,概括起来分为两大类:一类是睾丸生精功能障碍,称为非梗阻性无精子症;另一类是睾丸生精功能正常,但因输精管道不通畅,使精子无法排出体外,称为梗阻性无精子症。睾丸生精功能障碍的原因可分为原发性及继发性两类,其中原发性因素主要包括内分泌异常、无睾症、隐睾症、生殖细胞发育异常、染色体或基因异常(如克氏综合征、Y 染色体微缺失等),继发性原因主要有外伤、睾丸扭转、睾丸肿瘤、外源性药物、毒物、射线及慢性系统性疾病、精索静脉曲张、医源性因素等。对于梗阻性无精症而言,输精管道梗阻的常见原因包括输精管和精囊发育不良、附睾炎或医源性损伤所致的附睾或输精管梗阻及射精管口梗阻。详细了解病史、进行生殖系统检查,完善精浆生化检查、内分泌激素检测、染色体检查、影像学检查、睾丸活检等以明确无精症的类型。

二、治疗要点

1. 内科治疗

如内分泌疾病引起的无精子症,用促性腺激素治疗低促性腺性性腺功能低下;分析及治疗高泌乳素血症的原因等,若经过治疗后仍为无精子症,则应采用供精人工授精或收养孩子。

2. 手术治疗

精索静脉曲张、隐睾及睾丸扭转等引起的无精子症可经外科手术治疗;隐睾一般主张 2 岁前手术,使患者保留生育能力的可能性大;梗阻性无精子症主要根据梗阻的原因、程度、部位、性质和范围选择输精管道再通手术、药物治疗或 ART 治疗。对于无法实施外科手术治疗者可通过各种取精术获取精子后进行 ART 治疗。

3. ICSI 技术

卵胞质内单精子注射(ICSI)的应用,使男性在理论上只要有一个精子便有机会获得生育,如顶体不完整的精子、无活动能力的活精子、有头无尾的精子及附睾或睾丸穿刺获得的精子等均可经 ICSI 而获得子代。

4.供精

人工授精通过上述治疗无效或夫妇充分知情、慎重考虑对下一代可能影响的前提下选择供精人工授精。

三、护理评估

1.病史

从家庭、社会、性生殖等方面全面评估既往史和现病史。

2.社会及心理因素

全面评估不孕夫妇"不孕危机"的情绪状态特别是男性的心理状态,了解婚龄、婚育史、性生活情况以及患者夫妇对治疗的态度,明确患者夫妇目前最关注、最担心、影响心理状况最大的因素。了解患者对于手术取精及其结果的期望等。

3.实验室检查

了解患者精液常规及其相关检查、内分泌检测等结果,评估患者的生育能力。

四、护理诊断/问题

1.知识缺乏

对检测结果及其相关知识了解不足。

2.焦虑、恐惧

与取精环境陌生及对手术害怕有关。

五、预期目标

①患者取精或手术顺利。②患者对护理满意。

六、护理措施

1.精液标本

精液留取前和留取时的护理指导同护理措施。

2.睾丸、附睾手术取精时的护理

睾丸、附睾取精虽然为小手术,但因为睾丸、附睾组织的特殊性,容易发生手术部位疼痛、出血而出现局部血肿或感染,昏厥等并发症,全面准确的护理以帮助患者顺利完成手术并避免并发症的发生。

(1)心理护理:无精子症常被视为男性自身的缺陷,使其承受来自社会、家庭的巨大压力,患者常表现为紧张、焦虑、情绪不稳、内疚、自卑、人际关系疏远。在接诊过程中,护理人员应态度和蔼、仪容整齐、语气柔和、语速恰当、用词准确,以缓解患者的紧张心情;与患者交流应热情主动、科学严谨、关怀尊重,以减轻患者的自卑心理。耐心指导患者完成各项术前准备工作;鼓励患者表达自己的不良情绪与心情;鼓励患者的家属给患者以支持与关心,增强患者完成手术的勇气与信心。根据患者不同的文化程度与接受能力,应用通俗易懂的语言向患者讲解术前检查的目的与意义、手术步骤与过程及术中可能出现的并发症与对应措施,详细解答患者提出的各种疑问。充分尊重患者的知情权和选择权,充分告知患者可能出现的结果,使患者可根据自身情况做出相应的生活对策和是否选择手术,由患者本人签署手术同意书。

(2)术前检查:应在术前一周内进行血常规、血凝试验等有关实验室检查,以排除患者感染或凝血功能异常等情况。

(3)患者身份核对:护士呼唤患者姓名,得到回应后请患者报告自己的姓名;请患者核查试管上的姓名;取样结束送检时再次请患者核查试管上的姓名。

(4)手术开始时嘱患者放松身心,如有不适随时与护士交流;在与患者的交流中应热情、积极主动,细心观察患者的举止,发现患者紧张与焦虑应及时给予患者安慰与鼓励,淡化患者与医护人员的性别差异,减轻患者的害羞心理。术中严密观察患者的面色及生命体征,警惕局部麻醉药物过敏反应发生;患者剧痛时应及时给予安抚或转移注意力,在手术者穿刺前,嘱患者深吸气,穿刺后嘱其呼气放松;术毕,帮助医师以纱布压迫手术部位 1～3 min,无活动性出血时再进行加压包扎固定,建议患者术后穿棉质贴身内裤,以托起阴囊。睾丸取精者术后需将阴囊托起,必要时患侧冰敷 20 min。术后卧床休息 1 h,确保患者手术部位无活动性出血、阴囊无肿大、无明显疼痛及头晕等症状时,方可离院。

(5)术后遵医嘱给予抗生素预防感染;术后 3 d 内保持伤口清洁、干燥,伤口不要沾水;术后 2 周禁止激烈运动,如跑步、打球及骑自行车等;术后禁止性生活 2 周至 1 个月;术后 3 d 穿贴身棉质内裤,以起到上托睾丸、固定阴囊及伤口敷料的作用;多吃水果蔬菜等以保持大便通畅,忌饮酒、辛辣等刺激性食物,注意保暖,避免感冒,咳嗽、打喷嚏等腹压增加动作时,最好用手按住伤口,以免伤口出血;如有发热、伤口疼痛加剧、睾丸肿胀并逐渐增大、伤口渗血不止等症状,应及时返院诊治。

(6)术后及时送检标本、整理用物。

(7)给予手术取精结果时,应注意保护患者的自尊和隐私,特别是手术未获得精子时,应充分尊重患者的意愿,避免与他人分享;科学严谨地解释穿刺结果,考虑穿刺动作、穿刺部位及穿刺液检测报告等过程中可能发生的错误或误差,如果患者有强烈要求时可复查以明确诊断。

七、护理评价

①患者精液检测及手术顺利、结果准确。②患者对护理过程满意。③患者能及时识别和就诊并发症。

(王鸿英)

第八节　男性生殖系统感染性疾病

一、前列腺炎

前列腺炎是由感染或非感染性因素导致的前列腺炎症反应,伴或不伴前列腺区不适或疼痛、排尿异常、尿道异常分泌物等临床表现的综合性疾病或综合征,这种综合征有各自独特的病因、临床表现和预后。前列腺炎是成年男性的常见疾病。美国国立卫生研究院(NIH)将前列腺炎分为四型:Ⅰ型急性细菌性、Ⅱ型慢性细菌性、Ⅲ型慢性非细菌性/慢性骨盆疼痛综合征、Ⅳ型无症状的炎症性,以Ⅲ型前列腺炎最常见,Ⅲ型前列腺炎又分为ⅢA型炎症性慢性骨盆疼痛综合征,ⅢB型非炎症性慢性骨盆疼痛综合征。急性细菌性前列腺炎病因较明确,是由细菌感染前列腺引起的急性炎症反应。慢性前列腺炎病因复杂,与病原体感染、局部或全身免疫功能低下、尿液反流、局部组织损伤、盆底静脉异常、氧化应激作用增强、前列腺液锌含量降低、抗菌因子活性抑制、遗传、神经内分泌、精神心理等多种因素有关。

(一)临床表现

Ⅰ型前列腺炎临床症状明显,全身症状表现为高热、寒战、关节痛、肌肉痛、全身不适;局部症状表现为尿频、尿急、尿痛、排尿困难或急性尿潴留,尿道有炎性分泌物排出,会阴部、腰骶部、尿道疼痛。直肠指诊前列腺体坚韧、不规则、肿胀、触痛明显。

Ⅱ型、Ⅲ型前列腺炎均属慢性前列腺炎,临床表现相近,但Ⅲ型前列腺炎前列腺液细菌培养阴性且无尿路感染史。局部疼痛或不适、排尿异常为常见症状。局部疼痛表现为会阴部、腰骶部不适,前列腺周围区域疼痛,排尿异常主要表现时轻时重的尿频、尿急、尿痛、尿不尽、尿等待、尿道口"滴白"。有些患者可能会伴有性功能障碍及失眠、头晕、记忆力减退、焦虑、抑郁等神经官能症的表现。直肠指诊前列腺体柔韧。

Ⅳ型前列腺炎无明显临床表现。

(二)引起不育的机制

前列腺炎并不意味着一定不育,但前列腺炎可通过多种途径影响生育能力。

(1)通过病原体及其代谢产物对精子的直接损害作用导致精液质量下降。

(2)精液中白细胞可通过细胞免疫及分泌细胞因子及其他白细胞产物导致精子密度下降、畸形率增加。

(3)慢性前列腺炎诱发自身免疫性损伤,降低精子运动、受精能力,影响精卵结合,影响胚胎发育。

(4)引起内分泌功能紊乱导致精浆理化性质改变,使维持精子正常内环境的稳定成分不足,从而使生育能力下降。

(5)严重的精神心理压力导致心因性的性功能障碍,影响生育能力。

(三)治疗要点

Ⅰ型前列腺炎主要是广谱抗生素、对症支持治疗。Ⅱ型、Ⅲ型前列腺炎以缓解症状、提高生活质量、为主要目的进行个体化方案的综合治疗,治疗始终要重视前列腺的保护。调整不良生活方式、饮食习惯;精神心理治疗;规律的前列腺按摩;应用α受体阻滞剂、非甾体类抗炎药物、环氧化酶抑制剂、解痉药、抗抑郁药;生物反馈技术;前列腺局部热疗、理疗、磁疗;中西医结合治疗等。因前列腺炎致精液液化异常不育、免疫性不育者可通过人工授精达受孕目的。

(四)护理评估

1.健康史

(1)一般情况:询问患者的年龄、婚育史、籍贯、职业、民族、教育程度、宗教信仰等。

(2)相关因素:了解患者性生活史、有无泌尿系统感染或医源性菌尿史,个人饮食嗜好、生活作息、卫生习惯等。

2.身心状况

(1)局部状况:评估患者有无尿频、尿急、尿痛、排尿困难、尿流中断、尿潴留等排尿异常;评估患者有无尿道分泌物异常;评估患者有无会阴、直肠、腰骶部、耻骨上区疼痛或不适。

（2）全身状况：评估患者有无高热、寒战、关节痛、肌肉痛等全身不适症状。

（3）实验室检查：①前列腺按摩液细胞学检查是判断是否存在炎症及其程度最常用的检查方法。②Meares-Stamey"四杯法"被认为是病原学诊断的金标准，无菌容器收集尿液 10 mL（VB1），排尿 200 mL，再收集尿 10 mL（VB2），按摩前列腺收集前列腺液（EPS），然后排尿 10 mL（VB3）进行细胞学和细菌学检查。现有改良"两杯法"仅取中段尿（VB2）和前列腺按摩后的尿液（VB3）进行尿常规和细菌培养，可获得"四杯法"同样的结果。③其他检查包括前列腺液中细菌特异性抗体免疫学检查、前列腺活组织检查、精液检查、尿动力学检查、膀胱尿道镜检查、尿道拭子培养、经直肠前列腺 B 超等。

（4）心理社会支持情况：排尿异常、疼痛影响患者工作、生活、休息、睡眠、夫妻生活等，可表现为失眠、健忘、焦虑、抑郁等。精神心理上的痛苦甚至超过疾病本身。评估疾病对患者心理的影响，患者及其配偶对疾病的认知程度以及共同战胜疾病的信心。

（五）护理诊断/问题

1. 焦虑

与担心治疗效果、影响生育能力有关。

2. 排尿异常

与前列腺局部充血有关。

3. 知识缺乏

缺乏前列腺炎的相关知识。

（六）预期目标

（1）患者焦虑、抑郁情绪减轻。

（2）患者维持正常排尿状态。

（3）患者了解前列腺炎的相关知识。

（七）护理措施

1. 心理护理

尊重患者，引导患者详细叙述疾病的发病及诊疗情况，聆听患者倾诉疾病带来的苦闷，与患者建立融洽的护患关系。教会患者调适心情的小技巧，如运动、听音乐等，必要时遵医嘱给予抗抑郁药物。告知患者保持良好的精神心理状态对疾病治疗的重要性。

2. 指导患者配合治疗

耐心向患者讲解医师制订的治疗方案，征得患者的理解和认同，指导其积极配合。在症状缓解后不要自作主张自行停药，坚持按治疗方案完成全部疗程。告知患者药物可能存在的不良反应，α受体阻滞剂可能会出现首剂治疗体位性低血压。

3. 健康宣教

告知患者良好的生活方式和饮食习惯对疾病治疗的重要性，嘱患者规律作息，坚持适度体育锻炼，改善局部血液循环，促使局部炎症吸收，增强机体抗病能力。忌久坐或长时间骑车，避免前列腺直接受压迫，致前列腺充血、前列腺液排泄困难。规律性生活，避免性生活过频造成前列腺充血或长期禁欲造成前列腺液滞留。避免食用大量辛辣、刺激类食物，多饮水，避免酗酒，但需注意不可过分渲染食物对疾病的影响，以免患者对食物产生心理敏感，影响正常生活，造成心理负担。

(八)护理评价

(1)患者情绪稳定,精神状态、睡眠状态均有改善。

(2)患者自诉尿频、尿急、尿痛等排尿异常症状改善。

(3)患者能叙述前列腺保护的方法如:生活作息方式、饮食习惯调整、适度性生活等。

二、睾丸炎

睾丸炎由多种因素引起睾丸炎性病变,临床常由细菌和病毒引起。感染途径主要为经尿道、精路逆行感染,还包括血行感染、淋巴感染。细菌性睾丸炎常继发于大肠埃希菌、结核分枝杆菌等引起的附睾炎;病毒性睾丸炎可由萨科奇病毒、虫媒病毒引起,但副黏液病毒最为常见。

(一)引起不育的机制

睾丸炎可致睾丸永久性萎缩,严重影响精子发生和精子成熟。感染单侧睾丸,可使精液密度下降,如感染双侧,可导致重度少精子症或无精子症,严重影响生育能力。

(二)临床表现

急性细菌性睾丸炎起病急,高热、寒战,患侧睾丸胀痛、质硬,疼痛向同侧腹股沟及下腹部放射,可伴有恶心、呕吐、腹痛等胃肠道症状。慢性睾丸炎表现为睾丸弥散性增大,质硬,有轻度触痛,部分患者睾丸萎缩。病毒性睾丸炎临床表现与细菌性睾丸炎相似,但多伴有腮腺炎。

(三)治疗要点

1.药物治疗

抗生素使用前采集尿标本进行细菌学检查指导用药。在有效控制感染的情况下,同时配合小剂量、短期的糖皮质激素应用,一方面可以缓解疼痛,另一方面可以保护睾丸生精功能。

2.手术治疗

较大睾丸脓肿、睾丸萎缩不可避免时,可行睾丸切除术。

3.局部治疗

急性睾丸炎抬高患侧阴囊,局部冷敷有助于缓解症状和避免炎症扩散,阴囊皮肤红肿者可用25％～50％硫酸镁溶液局部湿敷;慢性睾丸炎局部理疗、精索封闭等促进慢性炎症吸收。

4.辅助生殖技术治疗

睾丸炎致重度少精或无精症需借助 ICSI、AID 达受孕目的。

(四)护理要点

1.心理护理

倾听患者对疾病治疗及预后的担心,与患者建立融洽的护患关系。向患者讲解医师所制订治疗方案,满足患者对疾病相关知识的需求。

2.一般护理

告知患者早期卧床休息,避免体力劳动,禁止性生活。保持会阴部清洁。教会患者局部冷敷、热敷、湿敷的方法。抬高患侧阴囊,急性期局部冷敷,慢性期局部热敷、理疗,皮肤红肿者可用25％～50％硫酸镁溶液局部湿敷。

3.用药护理

告知患者抗生素类药物要按时服用,保持有效血药浓度。

4.辅助生殖技术护理

ICSI、PESA/TESA、AID 护理等。

三、附睾炎

附睾炎是男性生殖系统的非特异性感染性疾病,主要通过精路逆行感染,也可通过淋巴蔓延、血行感染。

(一)临床表现

急性附睾炎:起病急,附睾迅速肿大、高热,初起阴囊局限性疼痛,继之沿输精管向腹股沟或腰部放射,可合并有膀胱尿道炎、前列腺炎等症状。慢性附睾炎:多无明显症状,可有阴囊疼痛,疼痛可放射至大腿内侧及下腹部。

(二)治疗要点

同睾丸炎治疗要点。

(三)护理要点

同睾丸炎护理要点。

四、输精管炎

输精管炎指输精管的感染性疾病,好发于青少年,可单发,可双侧同时受累。输精管炎常与附睾炎同时存在,由泌尿生殖系统感染病原体侵袭输精管引起,也可由输精管局部手术所致。输精管炎症致使管腔狭窄、闭锁,阻断了精子输出通路导致不育。

(一)临床表现

输精管增粗、变硬、触痛明显,患侧阴囊坠胀、疼痛,疼痛向同侧大腿、会阴部、下腹部放射。

(二)治疗要点

参考睾丸炎治疗要点。

(三)护理要点

参考睾丸炎护理要点。

五、男性生殖系统结核

男性生殖系统结核多见于 20～40 岁人群,单纯前列腺、精囊结核,因部位隐蔽,临床症状不明显,不易被发现。附睾结核临床症状较明显,临床较为多见。前列腺、精囊结核常继发于肾结核,由后尿道病灶蔓延而来。附睾结核由含结核分枝杆菌的尿液经前列腺、精囊、输精管感染附睾所致。

(一)引起不育的机制

前列腺结核致分泌功能极度低下,严重时精液仅为滴状脓性液体。双侧附睾结核可导致无精子症。输精管结核如有双侧输精管阻塞则引发不育。

(二)临床表现

前列腺、精囊结核:症状多不明显,偶有直肠内或会阴部不适,严重者可出现血精、精液减少、性功能障碍和不育等。直肠指检可扪及前列腺、精囊硬结。一般无压痛。

附睾结核:无痛性结节,生长缓慢,可形成寒性脓肿,与阴囊皮肤粘连,破溃后形成窦道,流稀黄色脓液,经久不愈。严重者附睾、睾丸分界不清,输精管增粗,呈串珠状改变。

(三)治疗要点

应用抗结核药物治疗,有脓肿或窦道形成者应联合手术治疗。

(四)护理要点

1.一般护理

指导患者规律作息,保障睡眠,适当锻炼,避免劳累。

2.心理护理

给予患者鼓励和安慰,树立信心,鼓励患者表达自身感受,减轻患者焦虑,坚持彻底治疗。

3.卫生宣教

患者应注意个人卫生,治疗期间要禁止性生活,要防止感染性伴侣和他人。

4.用药相关护理

指导患者正确用药,服用抗结核药物过程中,需要注意药物的毒副作用,并定期复查尿常规、尿结核分枝杆菌和排泄性尿路造影等检查,根据治疗效果决定用药和停药时间。

5.饮食护理

摄取高蛋白、高维生素、高热量、易消化饮食,以改善全身营养状况;多饮水,以减轻结核性脓尿对膀胱的刺激。

(王鸿英)

第九节　人工授精技术护理

人工授精是人类生殖工程领域实施较早的技术之一。早在 1770 年英国伦敦的 John Hunter 医师首次报道应用丈夫精液进行阴道内人工授精并获得妊娠,从而开创了夫精人工授精的先河。1844 年美国费城的 William Pancoast 应用供精进行人工授精并获得成功,此乃首例供精人工授精成功的报道。1953 年美国 Bunge 等利用液氮蒸气法超低温长期冻存精液成功,1954 年 Bunge 和 Sherman 等首次报道应用冷冻精液进行人工授精获得妊娠。液氮超低温冻存精液的成功应用,使人工授精得以广泛开展,也为人类精子库的建立奠定了基础。人工授精由于其操作简单、费用低、并发症少,且其授精部位仍在输卵管内,更接近自然,容易被患者接受,临床上广泛用于治疗不孕症。

人工授精是通过非性交的方法将精子置于女性生殖道内,使精子和卵子自然结合,达到妊娠目的而采用的一种辅助生殖技术,是不孕症的常见治疗方法之一。人工授精根据精子来源不同分丈夫精液人工授精(AIH)和用供精者精液人工授精(AID)。根据授精部位的不同分为:①阴道内人工授精(IVI);②宫颈内人工授精(ICI);③宫腔内人工授精(IUI)。

一、夫精人工授精

(一)适应证

(1)精液异常:轻度或中度少精症[精子浓度为$(5\sim15)\times10^6/\text{mL}$]、弱精症(前向运动精子 a+b 级<32%)、非严重畸形精子症、液化异常等。

(2)因宫颈黏液异常造成精子无法通过宫颈导致的不孕。

(3)因性功能障碍或生殖道畸形造成的性交障碍。

(4)排卵障碍:如 PCOS、子宫内膜异位症经单纯药物处理不受孕者。

(5)免疫性不孕。

(二)禁忌证

(1)女方患有不宜妊娠的严重的遗传、躯体疾病或精神疾病。

(2)一方患有生殖泌尿系统的急性感染性疾病或性传播疾病。

(3)一方近期接触致畸量的放射线、有毒物质或服用有致畸作用的药品、毒品等。

(三)实施夫精人工授精需要具备的基本条件

1.女方基本条件

(1)输卵管通畅：通过子宫输卵管碘油造影等检查来确诊，至少一侧输卵管通畅。

(2)子宫发育正常、或虽有异常但不影响人工授精的操作和胎儿的孕育。

(3)卵巢功能正常：自然周期或促排卵药物治疗后 B 超监测发现有优势卵泡生长并排卵。

2.男方基本条件

能在体外收集到有一定数目精子的精液。一般认为，一次射出的精液量多于 0.5 mL,精液密度多于 $5 \times 10^6/mL$,活动率高于 30%,精液的常规检查指标越趋正常，人工授精成功率越高。

(四)AIH 的步骤

(1)完善术前检查,包括男女双方需进行体格检查,以确认人工授精的适应证、是否适合妊娠。

(2)告知治疗流程、适应证、并发症、成功率和随访要求,签署人工授精知情同意书和多胎减胎知情同意书。

(3)选择临床诱发排卵方案自然周期或药物诱导排卵

(4)监测卵泡生长和子宫内膜发育情况。

(5)选择合适的人工授精时机。

(6)精液标本的收集和处理。

(7)实施夫精人工授精术。

(8)术后黄体支持。

(9)妊娠确认和随访。

(五)护理评估

在对患者进行护理评估时,应将夫妇双方作为一个生殖整体进行全面的评估,包括夫妇双方的不孕病史、身体评估、心理社会评估、诊断性检查等。

1.病史

(1)女方评估

1)婚姻史：婚龄,健康状况,夫妇是否两地分居,有无性生活困难或性功能障碍等。

2)生育史：婚后采用何种避孕方法及其时间,妊娠史、流产史、分娩史及有无不良孕产史等。

3)月经史：包括初潮年龄、月经周期、经期持续天数、经量、有无痛经等。

4)既往史：有无性传播疾病、生殖器官炎症,如盆腔炎、宫颈炎、阴道炎及其他慢性疾病。

5)个人史：了解患者的职业、不良环境接触史、有无烟酒嗜好及吸毒史、有无多个性伴侣等。

6)家族史:有无家族遗传性疾病及相似病史。

(2)男方评估

1)一般情况:年龄、职业、生活习惯、工作环境、嗜好。重点了解有无接触放射线、化学制剂及铅、磷等有毒物质,是否长期处于高温工作场所,有无烟酒嗜好等。

2)疾病史:既往有无影响生育的疾病及外伤、手术史。如隐睾病史、生殖器官感染史(睾丸炎、腮腺炎、前列腺炎),手术史(睾丸下降固定术、输精管结扎术、切除术、疝修补术)。

2.身心状况

在中国,生育被看作是妇女的基本社会职能之一,婚后生儿育女是天经地义的事,具有生育和养育能力更是女性的成功标志之一,因此不能生育对妇女无疑是一个沉痛的打击。对于被诊断为不育的男性,因无法通过正常性交使妻子怀孕而时常感到内疚,心理压力剧增。

在不孕症的诊治过程中,漫长的求医经历以及治疗结局的不确定性也会给夫妇双方带来生理和心理的负担。其中,生理方面的影响包括女方接受超排卵药物治疗、反复B超检查、抽血化验、基础体温测定等一系列干预措施;男方在诊治过程中需要经常留取精液检查,使他们感到尴尬。心理方面的影响主要来自不孕症患者反复经历希望-失望的恶性循环,内心受到巨大的冲击,从而严重影响心理健康。曼宁曾将不孕症患者的心理反应描述为震惊、否认、愤怒、内疚、孤独、悲伤、解脱。在对不孕症患者进行身心状况评估时,应将上述心理反应考虑进去,有助于进行有针对性的护理。

3.诊断检查

(1)女方检查

1)体格检查:测量身高、体重、血压、体重指数,了解毛发分布、乳房发育等第二性征发育状况,妇科检查了解内外生殖器官的发育及病变情况。

2)卵巢功能检查:包括基础体温测定、宫颈黏液检查、阴道细胞学检查、B超监测卵泡发育及排卵、诊断性刮宫或子宫内膜活组织检查、女性激素测定等。

3)输卵管功能检查:包括输卵管通液术、子宫输卵管碘油造影、腹腔镜下输卵管通液术等。

4)腹腔镜检查:可直接观察子宫、输卵管、卵巢及盆腔有无病变或粘连;并可结合输卵管通液术,在液体内加亚甲蓝,直视确定输卵管是否通畅;也可用于分离盆腔、输卵管周围粘连、行子宫内膜异位结节电凝术,必要时在病变处取活检。

5)宫腔镜检查:可发现宫腔是否有粘连、息肉、畸形、黏膜下肌瘤等,并实施手术。

6)外周血染色体检查:对原发性闭经、性发育异常、反复性流产、既往缺陷儿出生史者,可进一步做染色体检查。

7)免疫学检查:进行性交后试验、宫颈黏液抗精子抗体、抗甲状腺抗体、抗心磷脂抗体等测定,以排除免疫因素引起的不孕。

(2)男方检查

1)体格检查:包括身高、体重、营养、体型、体毛分布等,重点检查外生殖器有无畸形、病变及第二性征的发育情况。

2)精液检查:包括精液常规检查、精子形态学检查、精子凝集及抗精子抗体检查等。

3)精子功能试验:包括精子穿透试验、顶体反应和顶体酶活性测定等。

4)内分泌检查:主要是血清 FSH、T、LH、PRL 和总睾酮浓度测定,以排除下丘脑-垂体-睾丸轴的内分泌异常导致的不育。

5)外周血染色体检查:对先天性生殖系统发育异常、阻塞性或非阻塞性无精症、重度少弱畸精子症等因素引起的不育患者,均需进行染色体检查。

(六)护理措施

1.心理护理

患者夫妇由于不能自然妊娠,在父母面前产生罪恶感;在同事、朋友面前产生羞辱感,长此以往变得自卑、焦虑,承受着巨大的心理和社会压力。因此,护士应在人工授精治疗前为患者提供心理护理。

(1)态度和蔼,鼓励患者正确表达不良情绪。

(2)富有同情心,耐心主动与患者沟通、交流。

(3)避免喧哗,注意保护患者的隐私。

(4)尽量使用通俗易懂的语言,拉近与患者的距离,减轻患者的对治疗手段的畏惧感。

(5)掌握倾听技巧,耐心倾听患者的诉说,理解患者的情绪反应,让其适当发泄负性情绪,从而达到减轻心理压力的目的,以积极良好的心态进入治疗阶段。

2.进入人工授精治疗周期前护理

(1)女方检查指导

1)进行人工授精治疗前,耐心指导女方完成系统的检查、化验。

2)告知各种检测项目的注意事项,如基础窦卵泡数应在月经周期第2～5 d进行超声计数,尿常规检查应注意避开月经期并留取中段尿等。

(2)男方检查指导

1)指导患者进行一般的体格检查、肝肾功能、传染性疾病相关的化验、检查。

2)告知精液检查的时间、禁欲要求等,异常者至少需要检查2次或2次以上以明确诊断。

(3)治疗流程和风险告知

1)详细告知夫妇双方夫精人工授精技术的流程、手术费用、妊娠率及可能发生的并发症等。

2)协助医师完成相关的患者知情同意书的签署。

(4)协助医师建立人工授精档案

1)所有检查结果完善后,指导夫妇双方带齐身份证、结婚证、符合国家计划生育政策的相关证明(简称"三证")原件来院建立人工授精档案。

2)认真检查三证原件并保留复印件存档。

3)协助医师核对化验单是否齐全,如有缺漏或异常,指导患者及时就诊以补充检查或进行治疗。

4)详细记录家庭住址和电话、手机号码等重要联络信息,以便随访。

5)与患者建立良好的护患关系,认真执行告知程序,耐心回答患者的提问,增强信任感。

3.人工授精术前卵泡监测的护理

(1)自然周期卵泡监测的护理:采取自然周期人工授精的患者应具备规则的、有排卵的月经周期。对于月经周期为28 d的患者,排卵一般发生在两次月经的中间,即在下次月经来潮前第14天左右,人工授精应选择在此时进行。因此,预测排卵时间是人工授精的关键,排卵时间可通过以下几种方法判定。

1)月经周期:根据妇女的平均月经周期为28～30 d,推算出排卵时间为月经来潮的第

13~15 d 天。由于只是粗略推算,故应结合其他判定方法来确定人工授精的时机。

2)宫颈黏液评分:一般常用是 Billings 评分法,根据黏液量、拉丝度、结晶及宫口瞳孔现象的情况客观评价。当黏液量增加,变得光滑、透明,有弹性,最利于精子穿透,提示即将排卵。宫颈黏液评分简单有效,是临床常用的监测方法。护士应协助医师取宫颈黏液进行评分。

3)基础体温监测:正常排卵妇女,基础体温呈现双相型曲线,排卵多发生在最低体温日向高温相转变时,体温升高可持续 12~14 d。由于受活动、药物等因素影响且烦琐,目前较少使用。

指导患者进行基础体温测量时应注意以下事项:①睡前将体温计水银柱甩至 36 ℃ 以下,放于床边伸手可及的地方,次日清晨醒后,在无任何肢体活动的情况下(包括说话)立即将体温计放于舌下,闭口 5 min,每天尽量保持同一时间测量体温;②疾病及失眠、性生活等会影响体温,应在体温单上注明;③某些药物如激素类药物也会影响基础体温的变化,服用此类药物应及时告知医师;④上夜班的患者无法在清晨测体温时,可改在白天熟睡经 4~6 h 补测,并做好标注;⑤基础体温监测应以 2 个或 2 个以上周期连续监测为宜,以便分析排卵时间。

4)尿黄体生成素(LH)峰的测定:排卵发生在尿 LH 峰出现后 12~24 h,临床上常应用测试板测定尿 LH 峰。教会患者使用 LH 测试板,可自行在家中测尿 LH 峰,此方法简单,并减少来院次数,为患者节省了时间及费用。如测出 LH 峰,提示即将发生排卵,患者应立即来院行 B 超检查及血清性激素测定,以确定人工授精的时机。

5)超声监测:可动态监测卵泡生长发育和排卵情况。遵医嘱指导患者月经周期的第 3~5 d 来院 B 超监测基础卵泡的数目及大小,阴道 B 超检查,嘱患者排空膀胱,以免膀胱过于膨隆影响卵泡的观察。根据医嘱指导,患者按时间行超声检查。临床上常常几种方法共同使用预测排卵,以选择最佳的人工授精时机。自然周期人工授精通常在月经第 10 d 开始定期 B 超监测卵泡发育,监测过程中应协助医师记录卵泡大小和子宫内膜厚度及取宫颈黏液进行评分。在决定人工授精日后,应详细告知患者来院行人工授精的时间、注意事项等,给患者解答疑问时,尽量使用简单、通俗的语言,使患者易懂、易接受,更好地配合治疗。

(2)促排卵周期卵泡监测的护理

1)应帮助患者了解用药目的、药物剂量、适应证、禁忌证及用药时可能出现的不良反应等。

2)嘱患者严格按照医嘱剂量服用,严禁自行增减药量。

3)注射促排卵药物应严格无菌操作,保证剂量完全准确,注意更换注射部位,防止注射部位感染、红肿,影响药液吸收。

4)遵医嘱指导患者按时 B 超监测卵泡发育。当主导卵泡直径达 12 mm 时,应叮嘱患者丈夫取精一次;主导卵泡直径达 14 mm 时,嘱患者每天留尿监测 LH 水平以判断 LH 峰预测排卵时间。必要时抽血查 E_2 和 LH 水平。当主导卵泡直径达 18~20 mm 时,根据医嘱准时注射 hCG 5 000~10 000 IU,叮嘱患者 12~36 h 后回院行人工授精。

4.人工授精术的护理

(1)术前准备

1)环境准备:手术必须在人工授精室进行,环境符合国家卫生和计划生育委员会(原卫生部)医疗场所Ⅱ类标准,室内每日紫外线空气消毒,保持清洁干燥。

2)物品准备:妇科窥阴器、1 mL 注射器、人工授精导管、无菌 0.9%氯化钠注射液、灭菌无粉手套、人工授精包包内物品:弯盘 1 个、小量杯 1 个、卵圆钳 2 把、纱布 4~5 块、洞巾 1 条、腿套1对。

3)女方准备:①查对患者身份;②向患者介绍人工授精手术的方法、过程以及可能出现的不适,以减轻患者的紧张情绪和心理压力。

4)男方准备:嘱男方取精当日晨在家清洁外生殖器。①查对男方身份,确认后发放无菌取精杯;②嘱其在取精杯上写上夫妇双方姓名并确认无误,为避免污染,杯盖只能在取精前打开,取精在取精室进行;③取精前应排空膀胱,清洁双手并擦干,通过手淫方式取精液,将全部精液收集到杯内;④取精后,手应避免触摸杯子的内面,盖好杯盖,经传递窗口交给人工授精实验室工作人员,经再次核对,再精液采集卡签字确认后方可离开取精室;⑤取精困难:通过手淫方法不能取出精液者,取精当天通过性交方式将精液收集于取精杯内或专用无毒避孕套内;⑥逆行射精:向患者详细解释精液的收集方法和过程,取得积极的配合,嘱男方于人工授精术前一晚将4 g NaHCO₃放入约2 000 mL水中,混匀后服下;手术日取精前1 h再饮含4 g NaHCO₃的水1 000~2 000 mL;射精前排尿;射精后将尿液排入含有5%血清的HEPES-HTF液的容器内;逆行射出的精子必须立即进行检查和处理。

(2)术中护理

1)患者排空膀胱,取膀胱截石位,适当调整腿架角度,使患者舒适。

2)安全核查:①通知人工授精实验室技术员将已处理好的精液样本放入传递窗,与其核对后取出。②与患者核对,让患者确认其姓名与精液样本上的姓名一致。③与医师核对患者姓名及精液样本上的姓名是否一致。

3)确认后协助医师将处理后的精液吸入连接1 mL注射器的人工授精管内。

4)配合医师实施人工授精术。用窥阴器暴露宫颈,轻轻拭去阴道分泌物,把人工授精管送入宫腔内,通过1 mL注射器把精液缓慢注入宫腔内,然后将人工授精管缓慢退出。

5)心理护理:患者在人工授精术中进管时可感觉有轻度不适和疼痛,一般可以耐受。推注精液时避免用力过大、速度过快,防止子宫产生痉挛性收缩而引起腹痛。在术中可向患者解释操作步骤,也可讨论一些轻松话题,转移注意力,缓解紧张情绪,有助于患者配合操作,对于高度紧张的患者可指导做深呼吸,达到放松的目的。

(3)术后护理

1)术后放松休息30 min无不适即可离院。

2)注意观察患者有无出现阴道出血、腹痛等情况。

3)遵医嘱给予口服或肌内注射黄体支持类药物,详细告知药物名称、用药时间、用法、剂量及用药注意事项等。

4)叮嘱夫妻双方于次日再次复诊,女方行B超监测,根据排卵情况决定是否需要行第二次人工授精。

5)告知人工授精可能发生的并发症如卵巢过度刺激综合征、出血、异位妊娠、流产、盆腔感染等,嘱患者一旦出现尿量减少、腹胀、腹痛、发热等症状,应立即来院复诊,做到早预防、早发现、早诊断、早治疗。

6)术后14~16 d检测hCG;阳性者术后4~5周行B超检查确认孕囊数目及胚胎发育情况。多胎妊娠者及时行减胎术。阴性者会自然月经来潮,可继续准备第二周期人工授精。

7)健康教育:①嘱患者离院后保持良好心境,放松心情,正常起居饮食,活动、工作如常。②注意保持良好的个人卫生习惯,保证充足睡眠;③避免剧烈运动,促排卵患者卵巢增大,剧烈活动易出现卵巢扭转。

5.随访

(1)人工授精术后 14 d,通过化验血 hCG 或尿 hCG 确定是否妊娠。

(2)如未妊娠,停用黄体支持类药物,护士应给予同情和理解,帮助夫妇双方接受现实,顺利度过悲伤期,等待月经来潮后再次复诊,决定下一次治疗方案。

(3)妊娠者遵医嘱继续给予黄体支持等保胎治疗;术后 4～5 周来院行 B 超检查,确定孕囊位置及个数,及早发现异位妊娠、宫内宫外同时妊娠和多胎妊娠等情况;妊娠期间出现腹痛、阴道出血者应及时来院复诊。

(4)妊娠 11～13 周,建议进行早期畸形筛查,并嘱患者就诊产科建立围产手册,开始定期产检对子代发生遗传病高危倾向孕妇,应进行产前遗传病筛查。及时追踪妊娠结局,包括分娩方式,新生儿性别、体重、健康情况等,并将随访结果记录于病案中。

(七)护理评价

(1)患者夫妇主动参与整个治疗周期。

(2)患者夫妇能坦然面对治疗结果。

(3)了解随访的重要性,并能积极配合随访全过程。

二、供精人工授精

(一)适应证

(1)不可逆的无精子症、严重的少精症、弱精症和畸精症。

(2)输精管复通失败。

(3)射精障碍。

(4)男方和或家族有不宜生育的严重遗传性疾病。

(5)严重母儿血型不合不能得到存活新生儿。

对于以上适应证中的第(1)(2)(3)条,除不可逆的无精子症外,其他需行供精人工授精技术的患者,医务人员必须向其交代清楚:通过卵胞质内单精子显微注射(ICSI)技术也可能使其有自己血亲关系的后代如果患者本人仍坚持放弃上述技术助孕的权益,则必须与其签署知情同意书后,方可采用供精人工授精技术助孕。

(二)禁忌证

(1)女方患有不宜妊娠的严重的遗传、躯体疾病或精神疾患。

(2)女方患有生殖泌尿系统急性感染或性传播疾病。

(3)女方近期接触致畸量的放射线、有毒物质或服用有致畸作用的药品、毒品等并处于作用期。

(三)AID 的管理

1.AID 精液的来源及管理

在我国 AID 所用精液必须来源于国家卫生和委员会(原卫生部)批准的人类精子库;人类精子库的精液来源于社会募集的供精者。

(1)精子库的管理

1)必须遵守原卫生部颁布的《人类辅助生殖技术和人类精子库伦理原则》。

2)必须严格遵守互盲的原则:即供者与受者互盲;供者与实施供精人工授精医务人员互

盲;供者与后代互盲。

3)可根据不孕夫妇的要求,按照男方血型与供精者血型相同、体貌相似的原则进行供精。

4)人类精子库须建立完善的监控机制,以确保每位供精者的精液最多只能使 5 位妇女受孕,以避免 AID 出生的后代近亲结婚的可能。

5)人类精子库必须建立中央信息库,确保每位供精者只能在一处供精,防止出现一位供精者在多处供精的现象,以最大限度地减少后代近亲结婚的可能。

(2)供精者的管理

1)供精者的筛选条件:①年龄在 22～45 周岁的健康男性;②根据既往史和常规体格检查,供精者的一般健康状况良好,无任何系统性疾病史及遗传病和家族性疾病史;③精液质量良好;④实验室检查排除传播性疾病。

2)不得采集有下列情况之一的人员的精液:①有遗传病家族史或者患遗传性疾病;②精神病患者;③传染病患者或病源携带者;④长期接触放射线或有害物质者;⑤精液检查不合格者;⑥其他严重器质性疾病患者。

3)管理措施:①所有供精者在签署知情同意书后,均要进行初步筛查,初筛符合条件后,还须接受进一步的检查,达到健康检查标准后,方可供精;②在我国规定供精者必须是中国公民,并提供真实、有效的个人身份信息,保证只在一处精子库供精;③供精者的募集采取社会能够接受、文明的形式和方法。

2.供精冷冻精液的管理

(1)精液冻存 6 个月后,须再次对供精者进行 HIV 检测,检测合格后方可使用该份冷冻精液。

(2)实施 AID 医疗单位向人类精子库提出申请获批后方可取回冷冻精液标本。

(3)专人负责精液标本的运输,运输前与精子库仔细核对精源编号、数量、血型、检验报告等,办理好签收手续。

(4)冷冻精液标本取向后由双人再次核对、登记后将标本由液氮运输罐移全液氮储存罐中备用。

3.供精的伦理管理

(1)严格遵守原卫生部颁布的《人类辅助生殖技术和人类精子库伦理原则》。

(2)供精者与 AID 夫妇双方都要完全知情,遵从自愿、互盲、保密的原则,特别是实施供精人工授精前夫妇双方必须慎重考虑、充分咨询,知情同意,保证用精夫妇及其后代的权利、义务,从而防止之后可能发生的抚养及赡养纠纷。

(3)禁止以营利为目的的捐献精液行为。捐献精液是自愿无偿的人道主义行为,精子库可向供者给予必要的误工、交通和其所承担的医疗风险补偿;禁止买卖精子,精子库的精子不得作为商品进行市场交易。

(4)为尽可能地避免 AID 出生子代近亲结婚的可能,一名供精者最多只能使 5 名妇女妊娠。

(5)必须建立供精使用的管理体系,将供精者的编号、体貌特征、民族、遗传史、兴趣爱好等永久保存,以便为 AID 出生后代提供婚姻咨询。

4.供精的随访管理

(1)国家原卫生部颁布的《人类辅助生殖技术和人类精子库伦理原则》和《人类精子库技术

规范》规定 AID 随访率必须达到 100%。

（2）AID 治疗完成后严格按要求对患者进行随访，在 2 个月内将随访结果反馈到精子库。

（3）接受 AID 治疗的患者，一旦确定妊娠，应定期随访，直至成功分娩，并及时将分娩结果反馈到精子库。

（四）AID 的步骤

（1）做好护理评估，协助医师严格执行供精人工授精的指征。

（2）患者夫妻经慎重考虑、充分咨询，知情同意，自愿签署供精人工授精知情同意书及多胎减胎知情同意书。

（3）人类精子库供精冷冻精液的申请。

（4）自然周期或药物诱导排卵。

（5）排卵监测及内膜监测。

（6）选择合适的人工授精时机。

（7）供精精液标本的解冻、复苏和处理

（8）实施人工授精术。

（9）术后黄体支持。

（10）妊娠确认和随访。

（11）随访结果定期反馈到人类精子库。

（五）护理评估

护理评估的内容与夫精人工授精患者的护理评估相同，但由于 AID 的特殊性，更应关注其心理反应。男性患者视不育为自己无能，并为此而自卑，怀疑自己的男子气概，对妻子产生强烈的愧疚感。其配偶为了维护家庭的稳定和夫妻感情，既要劝导和安慰丈夫，又担心被别人讥笑和轻视，因而尽量减少社交活动，自己内心的失望和痛苦不敢向亲戚朋友倾诉，使其在人际关系中处于一种与周围社会相对隔绝的孤立状态。AID 技术出生的子代与男方并无血缘关系，也会引发一系列社会伦理问题，因此，在进行 AID 前应评估夫妇双方、特别是男方心理状态、了解双方的情绪变化、有无充分思想准备等。

（六）护理措施

1.心理护理

接受供精人工授精的夫妇面临特殊的亲子关系，妊娠后出生的孩子在遗传学上具有母亲的特征及供精男子的遗传特征，客观上造成了孩子有两位父亲，一位是养育孩子的社会学父亲，一位是提供一半遗传物质、具有血缘关系的生物学父亲，由此使传统的道德观受到冲击，夫妇双方表现出十分矛盾的心理。治疗过程中护理人员应建立良好的护患关系，及时给予心理疏导，尊重患者，鼓励其表达内心感受、正确宣泄不良情绪，尽可能地释放心理压力，特别是鼓励丈夫参与整个治疗过程，给予妻子情感支持。医护人员应严格遵守保密原则，增加患者的信任感、安全感，解除思想顾虑，减轻心理压力。

2.进入人工授精治疗周期前护理

（1）AID 夫妇的指导：对准备接受 AID 治疗的夫妇，必须与其进行严肃认真的谈话，以便明确夫妇双方是否自愿要求采取 AID 助孕，对夫妇任何一方都不能劝诱勉强。对于男方严重少、弱精症、逆行射精、阻塞性无精症，可通过卵胞质内单精子显微注射（ICSI）技术能使其有自己血亲后代。男方性功能障碍者也可以通过 AIH 或 IVF 技术拥有自己血亲后代，只有患者本人清晰了解这些信息后仍坚持放弃上述技术助孕的权益且夫妇双方充分知情自愿的情况下签署知情同意书,才能为其预约进行 AID 治疗。

(2)术前检查指导:除指导完成人工授精术前常规化验、检查外,男方需进行 ABO 血型及 RH 血型检测。

(3)术前健康教育

1)由于患者对人类精子库缺乏了解,所以 AID 夫妇会担心精液的来源和质量。对此,医务人员可介绍我国精子库的管理规范,精子库严格遵循供精者筛查程序及健康标准,对供精者进行严格的医学和遗传学筛查并建立完整的资料库,以保证捐献精液来源安全、可靠,确保精液的质量,消除夫妇双方顾虑。

2)告知我国精子库的伦理原则,包括保密原则,互盲原则等,医务人员会严格遵循上述原则,减轻夫妇双方的担忧。

3)详细告知配合随访的意义及重要性,以便向子代提供婚姻咨询,避免近亲婚配。

4)夫妇双方必须明确通过供精出生孩子的权利和义务,即享有抚养权、受教育权、继承权同时需要履行对父母的赡养义务,AID 夫妇对孩子同样承担伦理、道德和法律上的权利和义务。

3.AID 术前卵泡监测的护理

请参考夫精人工授精术前卵泡监测的护理。

4.供精人工授精术的护理

(1)术前准备

1)女方准备:同夫精人工授精。

2)男方准备:查对证件及血型后,医务人员指导患者夫妇根据男方血型及体貌特征选择供者精液并签署相关文件。

3)通知实验室进行供精冷冻精液的复苏解冻,确保冻存管上的信息(血型、编号等)与受者登记表的记录相符。

(2)术中护理

1)确认人工授精实验室工作人员已将供精冷冻精液解冻复苏完成且复苏后达到原卫生部辅助生殖技术相关条例中规定用于供精人工授精的精子复苏后的标准。

2)女方取膀胱截石位,体位舒适,用无菌 0.9%氯化钠注射液棉球或纱布清洗外阴及阴道,窥阴器扩开阴道,暴露宫颈,用长棉签擦去宫颈分泌物及阴道内残留 0.9%氯化钠注射液,注意动作轻柔,避免出血及引起宫缩。

3)与实验室工作人员核对精液样本,确保信息无误后取出,再次与医师及患者共同确认精液样本的编号、血型等信息后协助医师抽吸精液,缓慢注入宫腔内,注意无菌操作,避免感染。

4)在患者病历中记录参与此过程的所有人员姓名。

5)整个过程认真执行查对制度、杜绝出错。

(3)术后护理

1)心理护理:术后 2 周内,患者处于一个等待妊娠的阶段。在此阶段,一方面患者期望自己能成功妊娠,害怕月经来潮,另一方面因供精人工授精使用了"他人"的精子,其所生子女的遗传学上虽是患者母亲,但遗传学上父亲却是供精男子,担心以后夫妻感情一旦出现问题,可能影响男方对子女的抚养,导致心理波动和情绪不稳定;护理人员应耐心对患者进行心理辅导,缓解其紧张、害怕的情绪,并嘱丈夫给予妻子关心和照顾,以解除妻子的思想顾虑。

2)参照夫精人工授精。

5.随访

(1)原卫生部颁布的《辅助生殖技术管理规范》要求供精人工授精随访率必须达到100%,同一供精者最多只能使5名妇女受孕,供精人工授精患者的随访工作非常重要。

(2)护理人员应认真履行告知和宣教义务,使患者夫妇充分认到随访的重要性和必要性,使其主动配合随访工作。①充分告知供精随访的意义在于记录子代出生情况,提供婚姻咨询的排查依据,防止子代近亲婚配;特别要告知已妊娠的患者,如更换联系电话、地址必须及时向生殖中心反馈。②医务人员应严格遵守保密原则,向精子库反馈的随访信息里应只包含受精者编号、人工授精日期及结果,不包含 AID 夫妇以及所生子女的个人身份和社会资料。③其余随访内容及时间同夫精人工授精。

(王鸿英)

第十节　体外受精-胚胎移植技术护理

体外受精-胚胎移植技术(IVF-ET),俗称试管婴儿,是指从卵巢内取出卵子,与精子在体外受精形成胚胎,再移植到子宫腔内,着床发育成胎儿的全过程。1978 年 7 月,英国科学家 Steptoe 和 Edwards 采用这项技术获得了世界上第一例试管婴儿;1985 年 4 月,我国台湾首例试管婴儿出生;1986 年 12 月,我国香港首例试管婴儿出生;1988 年 3 月,北京大学第三医院报道了我国大陆地区第一例试管婴儿的诞生。随着体外受精-胚胎移植技术在世界范围的迅速发展和广泛应用,相继衍生出一系列相关的辅助生殖技术,包括卵胞质内单精子注射(ICSI)、胚胎植入前遗传学诊断(PGD)等技术。IVF-ET 技术发展至今,经历了开腹取卵、腹腔镜下取卵以及 B 超引导下经阴道取卵等阶段。因开腹和腹腔镜下取卵过程中患者需要承受极大痛苦,1986 年 Feitctinger 及 Kemeter 在阴道超声引导下经阴道穿刺取卵获得成功。该方法超声探头靠近卵巢,能够清晰地显示卵泡情况,其特点是创伤小、操作简便、可重复性强,目前已成为取卵的首选方法。IVF-ET 过程包括控制性卵巢刺激、取卵、体外受精和胚胎移植四个步骤。熟悉 IVF-ET 治疗流程对于实施优质的护理程序是至关重要的。

一、体外受精-胎胚移植

(一)适应证

1.女方各种因素导致的配子运输障碍

如双侧输卵管阻塞、输卵管阙如、严重盆腔粘连或输卵管手术史等输卵管功能丧失者。

2.排卵障碍

顽固性排卵障碍经反复常规治疗,如反复诱发排卵或控制性超排卵,或结合宫腔内人工授精技术治疗后仍未获妊娠者。

3.子宫内膜异位症

子宫内膜异位症导致不孕,经常规药物或手术治疗仍未获妊娠者。

4.男方少、弱、畸形精子症

男方少、弱、畸形精子或复合因素的男性不育,经宫腔内人工授精技术治疗仍未获妊娠,或具有严重男方因素不适宜实施宫腔内人工授精者。

5.免疫性不孕与不明原因不孕

反复经宫腔内人工授精或其他常规治疗仍未获妊娠者。

(二)禁忌证

(1)男女任何一方患有严重的精神疾患、泌尿生殖系统急性感染、性传播疾病。

(2)患有《母婴保护法》规定的不宜生育且目前无法进行产前诊断或胚胎植入前遗传学诊断的遗传性疾病。

(3)任何一方具有吸毒等严重不良嗜好。

(4)任何一方接触致畸量的射线、毒物、药物并处于作用期。

(5)女方子宫不具备妊娠功能或严重躯体疾病不能承受妊娠。

(三)IVF-ET 治疗流程

(1)完善各项术前检查。

(2)告知患者就诊流程、并发症、成功率和随访要求,签署 IVF-ET 相关知情同意书,协助医师完善患者病史记录。

(3)制订临床诊疗方案。

(4)监测卵泡生长和子宫内膜发育情况。

(5)选择合适的取卵时机。

(6)精液标本的收集和处理。

(7)卵子的收集。

(8)体外受精。

(9)胚胎移植。

(10)术后黄体支持。

(11)妊娠确认和随访。

二、体外受精-胎胚移植技术护理

(一)护理评估

1.健康史

询问健康史应对男女双方从家庭、社会、性生殖等方面全面评估现病史和既往史。女方健康史询问包括年龄、生长发育史、青春发育史、生育史、同居时间、性生活情况、避孕状况、家族史、手术史、其他病史及既往史。

重点是月经史(初潮、经期、周期、经量、有无痛经等)、性生活史、生殖器官炎症史(盆腔炎、宫颈炎、阴道炎)及慢性疾病史。对继发不孕,应了解以往流产或分娩情况等。男方健康史中包括询问既往有无影响生育的疾病史、外伤史、手术史。如有生殖器感染史,包括睾丸炎、腮腺炎、前列腺炎、结核病等,手术史包括疝修补术、输精管切除术等病史。了解个人生活习惯、嗜好以及工作、生活环境,详细询问婚育史、性生活情况,有无性交困难等。双方的相关资料包括婚龄、婚育史、是否两地分居、性生活情况(性交频率、避孕措施、有无性交困难)、烟酒嗜好以及既往不孕的诊治病史等。

2.心理社会评估

不孕症患者由于不能生育,常常承受着来自自身、家庭、社会等各方面的压力,易产生负性情绪。不孕症治疗也会令其工作和生活受到影响。在控制性超促排卵、取卵术、胚胎移植术过程中,患者因治疗周期长、注射部位疼痛以及可能出现不可预期的不适时,而导致焦虑、抑郁、丧失自信和希望等表现;有些患者由于对 IVF-ET 治疗相关知识缺乏足够了解,还会出现紧张、恐惧等心理反应,因此医护人员及时有效的心理支持和心理干预在治疗过程中将起到极为重要的作用。同时患者的家庭成员提供足够的心理社会支持,也会为患者带来较大帮助。

3.相关检查

夫妇双方应进行全身检查,明确患者行 IVF-ET 治疗的原因,完成相关的常规检查、不孕症专科检查等,排除不孕症患者存在不能耐受控制性超促排卵以及妊娠的疾病等。

(1)常规检查:接受 IVF-ET 前,女方需进行血常规、尿常规、肝肾功能、TORCH(包括弓形虫抗体、风疹病毒抗体、巨细胞病毒抗体、单纯疱疹病毒 I、II 型抗体)、子宫颈涂片、心电图等检查;男方根据病史及自身情况,行肝肾功能等检查。不孕的夫妻双方还应常规接受 ABO 血型及 Rh 血型抗体的测定以及各种肝炎病毒抗原抗体、梅毒抗体、艾滋病抗体等检查。

(2)专科检查。

1)女方检查。①妇科检查:妇科检查目的主要是评估女性生殖系统的近况,外阴、阴道是否有急性炎症、肿块、纵横膈等;宫颈是否有糜烂、肿物等异常;双合诊检查子宫及双附件位置、大小及生殖器官周围情况,是否存在畸形、异常增大等。②B 超检查:在妇科检查的基础上,对准备进入试管婴儿周期的患者必须进行常规阴道 B 超检查。其目的是了解子宫的位置形态、子宫内膜情况,是否存在子宫畸形、子宫肌瘤,宫腔内是否存在异常积液或回声等。注意双侧卵巢的大小,基础卵泡数目,评估卵巢储备能力。③生殖内分泌检查:通过基础内分泌激素测定,了解卵巢储备功能及内分泌状态,为 IVF-ET 超促排卵中选择方案做准备。通常在月经周期的 $2 \sim 5$ d 采血检查 FSH、LH、E_2、T、PRL。血清基础 FSH 水平、FSH/LH 比值及 E_2 水平等升高表明卵巢储备能力降低,血清基础 FSH/LH、T 及 PRL 值对诊断多囊卵巢综合征及闭经泌乳综合征具有一定意义。必要时测定甲状腺、肾上腺皮质功能及其他内分泌水平。

2)男方检查。①精液常规检查:在行 IVF-ET 治疗前男方一般需行两次精液常规检查,以了解精子密度、数量、形态等,通常要求患者禁欲 $2 \sim 7$ d,留取精液标本时务必使其全部收集至取精器皿中;②生殖内分泌检查:多次精液常规检查均提示为少精、弱精或畸形精子比率高,需要进行男性内分泌功能检查,包括血清 FSH、LH、E_2、T、PRL 测定等;③附睾或睾丸活检术:对于已经诊断为无精症和不射精的患者可行附睾或睾丸穿刺活检,如提示有生精功能则可建议行 ICSI 治疗;④精子功能以及其他检查:包括精子穿透实验、精子顶体反应等,确定是否需行 ICSI 治疗。必要时可进行染色体检查及 Y 染色体微缺失分析。

3)与不孕症相关的其他检查:如反复流产的患者,还需进行染色体检查、免疫性检查、凝血功能检查等,以寻找流产原因。

(二)护理诊断/问题

1.知识缺乏

与缺乏对不孕症、IVF-ET 相关知识的了解有关。

2.焦虑与恐惧

与接受取卵术、胚胎移植术、担心最终能否成功妊娠有关。

3.潜在并发症

感染、卵巢扭转、卵巢过度刺激综合征。

(三)预期目标

(1)患者能够了解不孕症、IVF-ET 相关知识,掌握促排卵药物的用法及注意事项。

(2)患者情绪平稳、心理状态稳定,能配合阴道 B 超介导下穿刺取卵术、胚胎移植术术前的各项检查和治疗,并能说出相关术中配合注意事项。

(3)患者术后无明显不适或出血。

(4)患者未发生卵巢扭转、感染、卵巢过度刺激综合征等并发症,或术后发生并发症时得到及时发现、治疗和护理。

(四)护理措施

1.进入体外受精-胚胎移植周期前的准备

(1)指导患者完成各项常规化验检查,对于化验结果存在问题者,应及时就诊。

(2)证件准备:进行 IVF-ET 治疗的夫妻双方应是合法夫妻,同时必须符合国家计划生育政策。需提供以下证件:①夫妻双方身份证;②结婚证;③符合国家计划生育政策的相关证明。以上证明均需查对原件后留存复印件。

(3)指导知情同意书的签署:协助医师向患者解释知情同意书的内容,充分告知患者IVF-ET治疗可能出现的并发症、成功率及相关风险等问题。

(4)协助医师为患者建立完整的 IVF-ET 病历。

2.控制性超促排卵期间护理

控制性超促排卵是指应用药物在可控的范围内诱发超生理状态的多个卵泡的发育成熟,是 IVF-ET 过程中的重要环节。护士应熟悉各种控制性超促排卵药物的作用及不良反应,了解各种控制性超促排卵方案及其应用,顺利完成患者的控制性超促排卵治疗。

(1)告知患者整个控制性超促排卵方案的时间安排,促排卵药物的作用、剂量、用法及药物的保存方法和使用注意事项。

(2)协助医师行阴道 B 超监测卵泡发育,并记录卵泡的数目、大小等。

(3)每次 B 超监测后告知注意事项和下次复诊时间。

(4)卵泡直径为 14～15 mm 时,提醒患者丈夫排精 1 次,避免由于长时间不排精影响取卵日精子的质量。需要检测尿 LH 的患者,教会其正确使用 LH 检测尿板,监测尿 LH 峰的出现。

(5)当主导卵泡直径达到 18～20 mm 时,遵医嘱测性激素水平,适时停用促排卵药物,改为晚上注射 hCG,嘱患者必须准时准量用药,以免影响取卵效果。

(6)嘱患者于注射 hCG 后 34～36 h 行取卵术,并告知相关注意事项。

(7)患者发生卵巢反应不良或反应过度时,及时采取心理护理措施,缓解患者不良情绪。

(8)健康教育:

1)按时按量正确使用药物,按时回院复诊。

2)发生药物不良反应需及时告知医护人员。

3)指导均衡饮食,尽量避免感冒及腹泻等不适。

4)正常作息,避免熬夜。

5)避免剧烈运动如跑步、打球等。

6)不良情绪会影响人体内分泌系统,保持轻松愉悦心理状态,避免焦虑和恐惧心理。

7)告知患者不能涂抹香水、身体不能贴有异味的膏药等,避免气味在手术间弥散,影响手术室空气质量。

3.阴道 B 超介导下穿刺取卵术的护理

(1)术前准备。

1)物品准备:无菌器械包(弯盘 1 个,治疗碗 1 个,小烧杯 1 个,弯头卵圆钳 1 把,窥阴器 1 个),无菌敷料包(治疗巾 1 条、洞巾 1 条、腿套 2 只、探头布套 1 条、大棉签、棉球若干、胶管 1 条),16G 或 17 G 取卵针、灭菌穿刺架、灭菌阴道 B 超探头套、专用无菌试管数个、无菌0.9% 氯化钠注射液、灭菌无粉手套、恒温试管架(温度调至 37 ℃,并用温度计测量)、负压吸引器(负压调至 120～140 mmHg 或 16 kPa 左右)。

2)患者准备:患者身份识别:查对患者三证,有条件可核对指纹,佩戴腕带。

女方准备:①术前测量生命体征。②心理护理:向患者讲解超声引导下经阴道取卵术的过程和配合事项,耐心解答患者疑问,消除患者顾虑,取得患者配合。③术前镇痛麻醉。

男方准备:①确认身份后发给无菌取精杯,取精杯上标明夫妇双方姓名并确认无误。②男方取精日晨应在家清洁外生殖器,取精前排空膀胱,清洁双手并擦干,通过手淫方式留取精液,将全部精液标本收集到无菌取精杯内。③在取精室取精后,盖好杯盖,经传递窗口交给胚胎培养室工作人员,经再次核对,签字确认后方可离开取精室取精过程中应避免触碰取精杯内面,防止污染。

(2)术中护理。

1)指导患者排空膀胱,取膀胱截石位。

2)与患者及培养室人员核对夫妇姓名、年龄、腕带信息、周期数、助孕方式等相关内容。

3)取卵前测量生命体征,术中行心电监护,密切观察生命体征的变化。

4)用无菌 0.9%氯化钠注射液反复冲洗外阴和阴道,冲洗时注意转动窥阴器且冲洗过程中要退出窥阴器,洗净窥阴器上的分泌物,再置入阴道继续冲洗直至流出的冲洗液清亮、无分泌物为止。也可以取卵术前用消毒液消毒外阴、阴道和宫颈,但必须用 0.9%氯化钠注射液把消毒液彻底冲洗干净,以免消毒液残留。

5)把取卵针连接试管和负压吸引器,并检查抽吸系统连接是否紧密不漏气、负压吸引器 (120～140 mmHg)及恒温试管架(37 ℃)是否正常。

6)术中配合医师抽吸卵泡液,及时更换试管,避免卵泡液过满吸进负压吸引装置,把盛有卵泡液的试管及时传送至培养室。

7)术中注意观察患者一般情况,非静脉麻醉者可向患者解释取卵进程,以缓解患者紧张情绪。

8)术毕协助医师检查穿刺点和阴道,如穿刺点有出血,可阴道填塞棉球按压止血,经 2～ 4 h取出;如仍有渗血,可继续压迫止血 24 h 后取出,并填写相关记录。填塞棉球和取出棉球数目必须一致,避免棉球遗留阴道。

9)术后测量生命体征,如无异常,护送患者返回病房。

(3)术后护理。

1)取卵术后监测患者生命体征,注意腹痛、阴道出血、尿液颜色等情况。

2)遵医嘱给予黄体支持。黄体支持的药物可分为肌内注射、阴道用药和口服用药等,护士应熟悉各种药物的常用剂量、用法、不良反应及用药注意事项,做好用药指导。

3)术后卧床休息2~4 h,根据麻醉方式和手术过程及患者一般情况,通知离院时间。

4)告知患者行胚胎移植术时间及相关注意事项。如无特殊情况,胚胎移植术通常在取卵术后第3~5 d进行。

5)患者有OHSS倾向如获卵数多、卵巢增大明显、有腹腔积液征、E_2水平>5 000 mmol/L,或有不适合移植新鲜胚胎的因素如输卵管或宫腔积液、子宫内膜过薄/过厚、子宫内膜息肉或其他感染性疾病,需要取消新鲜胚胎移植,改为全部胚胎冷冻,府做好解释工作,消除患者

6)健康教育:①如出现头晕、头痛、腹痛且不断加重,应立即回中心就诊或急诊就诊。②按时应用黄体支持药物。③禁止剧烈运动,避免急剧大幅度改变体位,预防卵巢扭转发生。④术后2周禁止性生活及性刺激。

4.胚胎移植术护理

胚胎移植术是将体外受精后形成的胚胎通过移植管送入子宫腔的技术。胚胎移植可直接经阴道把导管送入宫腔进行,俗称盲移,也可在超声指引下进行。盲移存在操作过程的不可视性,医师必须具备丰富的临床经验。1985年Strickler首先应用超声引导进行胚胎移植并获得了成功,目前已普遍应用于临床。在腹部超声引导下进行胚胎移植,可以通过实时超声显像观察子宫位置、内膜形态和厚度、有无宫腔积液以及移植管通过宫颈内口、进入宫腔内的位置,可以避免损伤内膜引起子宫收缩,并有助于确保胚胎的正确放置,是目前常用的胚胎移植方法。精细的胚胎移植对体外受精-胚胎移植的成功至关重要。

(1)术前准备。

1)心理支持:患者经历了超促排卵治疗、取卵手术,对最后的胚胎移植充满期待。患者在医师确认可以进行胚胎移植后既高兴、又担心即将进行的移植手术有无疼痛及是否顺利。因此,护士应告知患者胚胎移植手术需要的时间很短,操作无痛苦和不适,以消除患者恐惧心理,避免情绪紧张。

2)胚胎情况的沟通:患者在等待胚胎移植过程中迫切想知道自己胚胎的情况。临床医师或者胚胎实验室人员应在胚胎移植前与患者沟通,让患者充分了解卵子受精、胚胎发育情况、植入胚胎的数目及冷冻胚胎的数目等。手术室护士也应了解患者的胚胎情况,便于术后进行宣教指导。

3)宣教指导:超声引导下进行胚胎移植的患者,嘱咐患者饮水充盈膀胱,自觉腹胀即可。非超声引导下移植则需要嘱咐患者在术前排空膀胱。

4)物品准备:B超仪、耦合剂、灭菌移植手术包、灭菌无粉手套、移植管、与移植管配套的移植内芯、0.9%氯化钠注射液、冲洗用培养液(移植前一天下午放入37 ℃孵箱预热)、Aliss钳、宫腔探针、宫颈钳、卵圆钳、1 mL注射器等。

5)环境准备:开启层流设施及净化装置,调节室内温度及湿度,使其温度保持在20℃~24 ℃,湿度保持在50%~60%为宜。

6)身份核查:核查患者身份的途径有多种,包括姓名、指纹、身份证、结婚证、腕带信息等。患者进入手术室前需要通过两种以上的方式查对身份。

(2)术中护理。

1)协助患者取膀胱截石位,通知培养室准备移植。准备移植患者的病历,与医师及胚胎室

人员共同查对患者信息,包括患者的姓名、年龄、丈夫姓名以及患者得到的关于胚胎情况的信息等与病历记录是否相符。

2)按无菌操作技术打开无菌移植包,在弯盘中倒入温热0.9%氯化钠注射液,小量杯中倒入少许冲洗用培养液。待医师戴好手套后,用0.9%氯化钠注射液冲洗双手。

3)调节灯光,减弱光照强度,便于医师操作。

4)协助医师进行手术。医师铺好无菌巾,将窥阴器轻柔置入阴道,充分暴露宫颈。用棉签或棉球擦去阴道、宫颈分泌物,如分泌物稠厚,以湿润的0.9%氯化钠注射液棉球擦净,宫颈口及宫颈内管的分泌物则以细棉签蘸取0.9%氯化钠注射液或冲洗用培养液擦净,避免黏液栓堵塞移植管。

5)腹部B超引导下进行移植,将B超探头轻轻置于下腹部,移动探头调整位置,直至子宫位置、宫体与宫颈管角度、子宫内膜显示清楚。此时,把外导管交给医师进行宫腔置入,把内导管递交培养室装载胚胎,在递交内导管时再次与患者及培养室工作人员确认患者姓名。医师根据B超显示的宫颈内口及宫腔的走向及其弯曲程度调整外导管的弯曲度,向宫腔送入胚胎移植导管的外套管。直至能清晰可见外套管在宫腔内的走向、进入的深度,固定好移植外导管位置后,护士或培养室人员将装载胚胎的内导管插入外导管内。在内导管进入前,需再次核对患者夫妇姓名、移植胚胎个数。确认无误后,把胚胎注入宫腔内。

6)在B超引导下移植,如果患者膀胱尿液少或无尿液,B超扫描未见子宫时,可以请患者饮水等待膀胱充盈后再进行移植或直接进行盲移;如果膀胱过度充盈将子宫压迫变形,则需指导患者适当排尿。

7)在移植过程中,如置管不顺利,可加用移植管内芯,使移植导管变硬并可调节弯曲度,使导管容易插入。移植管反复多次不能进入时,医师可能会选择其他不同类型的移植管,特别困难时可能需要使用探针来确定宫颈管的走向及位置后再置管,护士要及时提供。

8)移植胚胎时患者大都会情绪紧张,可以播放轻音乐,使其放松情绪。当移植不顺利,反复置管困难会引起患者焦虑、紧张程度增加,从而引起盆腔肌肉收缩,进一步加重移植管进入的难度。这时候要对患者进行耐心的疏导,态度和蔼、亲切,言语轻柔,鼓励患者尽量放松,同时要注意观察患者反应,可以适时轻握患者的手或触摸患者的肢体,以示安慰和鼓励,转移其注意力,并让她们能感觉到身体的安抚,增加其安全感,松弛紧张情绪,配合医师完成移植手术。

9)当胚胎移植完成后,需要等待培养室人员检查移植管,无胚胎残留后才能结束移植过程,如有胚胎残留,需再次移植。

(3)术后护理。

1)移植结束后擦净患者腹部耦合剂,协助患者处于舒适的体位休息。

2)嘱患者有尿意可及时排空膀胱,避免膀胱过度充盈导致排尿困难。

3)记录胚胎移植管的型号及批号。

4)整理用物,执行术后医嘱,并进行术后护理指导。

5)关于胚胎移植术后患者休息时间:在世界上第1例试管婴儿的诞生地Bourn Hall诊所,胚胎移植后患者自行走回病房,在舒适的椅子上放松休息经15～30 min即可回家。我国早期传统的做法是胚胎移植后臀高位静卧数小时,甚至24 h卧床休息,后来卧床时间缩短至3～4 h。但由于至今尚无证据表明胚胎移植后数小时的卧床休息有助于妊娠成功,相反长时间的卧床会加重患者的心理负担。因此目前大部分中心是胚胎移植后患者适当休息,无不适即可离院。

(4)术后护理指导:胚胎移植术后就是等待助孕结果过程的开始,对患者而言,这段时间特别漫长,期间有一点点不适都会加重她们的心理负担,生怕自己稍有闪失会导致助孕失败,精神异常紧张。因此,术后的护理指导非常重要,移植后的相关注意事项必须讲解清楚。护士要让患者明白,精神因素会造成内分泌的紊乱和失调,直接影响正常的生理功能,负性情绪对胚胎着床是不利的。告知患者要学会自我调节,减轻心理压力,一切顺其自然,胚胎移植后 2 周进行妊娠试验。指导患者移植术后药物的正确使用、日常生活、饮食等注意事项,出现特殊情况或有疑虑时及时与生殖中心工作人员联系等。

1)黄体支持药物的护理指导:在体外受精-胚胎移植过程中,由于控制性超排卵,有多个卵泡同时发育,卵泡期的 E_2 水平增高,导致黄体期缩短;取卵时抽吸卵泡,丢失了最大的颗粒细胞,影响了卵巢黄体酮的产生;降调节药物的使用,使垂体被抑制,到黄体期抑制作用还未完全消失。上述因素导致了 IVF 患者黄体期黄体功能不足,闪此需要常规使用黄体支持的药物。目前补充黄体酮有三种给药途径:阴道用药、肌内注射和口服用药。使用黄体酮有可能出现恶心、头晕、头痛、倦怠感、发热、失眠、过敏等不良反应。因此,护士要遵医嘱给患者做好用药指导,告知使用黄体酮的必要性、药物可能发生的一些不良反应、阴道正确给药方法及肌内注射部位硬结的预防与处理方法,强调遵医嘱用药的重要性,切勿自行减量或停用。目前三种给药途径各有优、缺点:①阴道给药方便简捷且无肌内注射痛苦,容易为患者接受。由于有不同规格的阴道用黄体酮且剂量和用法也有所不同,应教会患者准时准确使用,使用前注意手卫生及外阴卫生。如阴道有不适感,回院复诊。②肌内注射药物有黄体酮注射液和 hCG 黄体酮注射液为油剂且注射剂量较大,存在药物局部吸收困难现象,注射部位容易发生硬结,严重者形成脓肿,因此注射黄体酮时应深部肌内注射,两侧臀部轮流注射,如有硬结要避开;注射部位可行局部热敷,生马铃薯片敷贴等以减少硬结形成、促进药物吸收。热敷时温度要适中,以免烫伤。hCG 使用剂量通常是 2 000 IU,每 3 d 注射 1 次,妊娠试验前 7 d 应暂停使用,以免影响验孕结果。使用 hCG 过程中出现腹胀、腹痛等表现时,应停止注射,遵医嘱改其他黄体支持方式。③口服黄体酮简单方便,但疗效仍有争议。

2)饮食及休息的指导:患者移植后饮食方面无特殊要求,但应注意营养均衡,干净、清淡、易消化,忌生冷、辛辣刺激食物,多补充维生素、高蛋白、高热量食物,保持大便通畅,避免腹泻。有恶心、腹胀的患者应少量多餐。胚胎着床一般发生在移植后 3~5 d,因此,移植后前 3~5 d建议患者要注意休息,避免剧烈运动,目前无确切的证据证明绝对的卧床休息可以提高体外受精-胚胎移植的成功率,长时间卧床反而会引起盆腔充血,致腰酸不适,且容易引起便秘。这些因素将加重患者思想顾虑,引起精神紧张,不利于胚胎着床。因此,需告知患者胚胎移植后无需完全卧床,鼓励患者正常生活起居,注意行动轻柔。

3)出现异常状况时的指导:患者移植前过度充盈膀胱或者移植后继续憋尿,时间过长使膀胱过度充盈,引起下腹疼痛、尿频、尿急,甚至可能造成尿潴留、尿路感染等。排尿困难时,可以让患者听流水声诱导排尿,必要时给予导尿,嘱患者多饮水,避免尿路感染。出现感冒、发热、腹泻等症状时,应及时到院就诊,切勿自行用药。患者由于促排治疗后卵巢体积增大、又经过穿刺取卵,移植后早期可能还有轻微腹痛、腹胀的感觉,正常情况下这些症状应该逐渐减轻,当患者自觉症状加重且出现恶心、呕吐、食欲减退、尿量减少等症状,需及时就诊。移植后,患者的活动大幅度减少,便秘的情况时有发生。此时指导患者要适当活动,以促进胃肠蠕动;注意调整饮食结构,建议多食粗纤维的食物,以刺激肠道蠕动,对解除便秘有一定的作用。也可以适当饮用蜂蜜水,起到软化粪便、缓解便秘的作用。更重要的是保持身心愉快,养成每日定时排便的习惯。

4)验孕的指导:患者胚胎移植后第14~16 d,留取晨尿验 hCG 或抽血化验 hCG 以确认妊娠。嘱咐患者不要提前验孕,以免带来情绪的波动。患者移植后便开始期待着助孕结果,心情急迫,个别患者移植后几天就开始自行验尿 hCG,一旦结果为阴性,认为自己已经失败,悲观失望,有的甚至自行停止使用黄体支持的药物,为给予患者正确引导,告知患者所定的验孕时间已经是早孕检测的最恰当时间,如果再将验孕时间提前,胚胎即使着床也可能因早期产生的hCG 的量还达不到阳性结果的量,此时的阴性结果并不能作为判断助孕失败的依据。应使用黄体支持至14 d 验孕。

5)妊娠后随访指导:胚胎移植后第14~16 d 检测尿或血 hCG 水平,阳性即确定为妊娠,妊娠后患者仍需继续黄体支持治疗。护士应做好妊娠后的随访,指导患者按时间院检查。hCG 阳性患者在验孕后第2~3周进行 B 超检查,了解孕囊及胎心情况。如胎心搏动正常,继续黄体支持治疗至10~12 周;如发现多胎妊娠,应建议患者及时进行多胎妊娠减胎术;如发现异位妊娠,应立即入院治疗;如见孕囊无胎心,提示临床妊娠流产。在随访过程中,嘱患者孕12 周后到产科门诊建立围产期保健卡,加强围产期检查与随访,以便在产科医师指导下安全度过孕期。

6)早孕期心理护理:患者因长期受不孕的困扰,在确定妊娠后,常欣喜若狂、百感交集,惊喜过后可能会出现新的心理问题和疑虑,如担心异位妊娠、流产、胎儿畸形等。护士应给予相关的心理疏导,让患者认识任何结果不是主观意愿能改变的,要保持平静的心态,注意休息,避免剧烈运动。嘱患者在此期间若有腹胀、腹痛、肛门坠胀、阴道出血等不适时及时就诊,以便得到及时的诊治与处理。当 B 超检查确定多胎妊娠时,患者既担心多胎导致流产、早产,又担心减胎术的风险,所以紧张、焦虑、害怕,护士应给予关心和解释,除告知患者多胎妊娠所致母婴的风险,更要从优生优育的角度给患者进行解释,使其明白减胎的必要性,同时讲解减胎术的过程,举出减胎成功的案例,消除患者顾虑,自愿接受多胎妊娠减胎术。

7)胚胎冷冻保存患者的指导:患者移植后有剩余可用胚胎,行冷冻保存。胚胎冷冻前应与患者沟通,告知患者可冷冻胚胎的数目、冷冻胚胎的意义、费用、冷冻对胚胎可能产生的影响等。患者需签署胚胎冷冻知情同意书。①告知患者胚胎冷冻保存增加了患者胚胎移植的机会,提高了助孕的累积成功率。随着辅助生殖技术的发展,胚胎冷冻技术日趋成熟,据统计,约有20%的试管婴儿是由移植冷冻胚胎而出生。有了冻存胚胎,助孕失败的患者再次助孕时就不需要再经促排卵和取卵的过程,只需要将冻存的胚胎复苏后移植即可,省时、省力、省费用。对于发生或有可能发生卵巢过度刺激综合征的 IVF-ET 周期中,可将胚胎冻存,留待以后移植,避免症状进一步加重。而对于成功妊娠或者孩子已出生的患者,冻存胚胎则起到生殖保险的作用。②胚胎在液氮罐内冷冻保存,每个液氮罐有编号,罐内每个装胚胎的冻存管上也都编号、并注明患者夫妇姓名、胚胎数量、发育阶段、冷冻时间等。因此,患者之间的胚胎是不会混淆的。胚胎冻存在−196 ℃的液氮中,代谢完全停止,从理论上讲,胚胎将处于冷冻时的状态,可以长久保存。但是,从胚胎冷冻技术出现到现在,仅仅只有30 多年的时间。据美国科学家报道,一名妇女移植了冷冻保存20 年的胚胎后生育一正常男婴。也许有些胚胎冷冻保存了更长时间,只是没有解冻移植,因此,它们的存活状况暂且无法得知。③对于冷冻保存的胚胎,患者夫妇如决定放弃保存时,可以选择将胚胎捐献给生殖中心进行医学实验及研究,也可以选择通过医学方法处理后丢弃。少数患者可能会心存疑虑,担心生殖中心是否会将胚胎赠予他人,这时应明确告知患者,我国禁止代孕,因此在正常情况下是没有可能将胚胎捐给任何个人使用的,当他们确定放弃冻存胚胎时,生殖中心将会根据他们选择意见作相应的处理。④在患者同意冷冻的同时,必须实事求是告知患者。由于目前胚胎冷冻技术局限以及胚胎体外培养存在的缺陷,尚不能保证胚胎解冻后100%存活,从而可能会减少可移植胚胎的数目,甚至可能出现无胚胎可供移植。通常冷冻胚胎复苏后胚胎的存活率为60%～80%(玻璃化冷冻胚胎复苏率可达90%以上)。

8)胚胎移植后阴道出血的指导:在胚胎移植后7～10 d出现的少许阴道出血,可能是胚胎植入时侵蚀到子宫内膜的毛细血管所致,无需紧张,嘱患者休息,遵医嘱继续黄体支持,不能自行停药,等待验孕。如出血持续或量较多时,接近或超过月经量,可回医院就诊,检测血 hCG,阴性则停用黄体支持药物,视为月经来潮,验孕阳性的患者,如出现不规则阴道出血、腹痛、肛门坠胀等症状时,要警惕异位妊娠的发生,及时 B 超检查协助诊断。此外,正常宫内妊娠的患者也可能出现少量阴道出血,或伴轻度下腹痛、腰骶酸痛,在孕期出现阴道出血,只要 B 超检查确诊孕囊、胚芽、胎心正常即可,减轻患者紧张情绪。同时也要让患者明白阴道出血是先兆流产的表现,要注意卧床休息,按医嘱继续黄体支持治疗,按时复诊,出血量增加随时到院就诊。

9)助孕失败患者的指导:不孕症患者是一个特殊的社会群体,他们往往在经过多方治疗无效后才选择接受试管婴儿助孕,认为只要能助孕成功,受再多的苦、花再多的钱都心甘情愿。然而,试管婴儿的成功率不可能达到100%,总有一部分患者将面临失败。尽管患者在助孕前就知道不一定每个人都能获得成功,却还是满怀希望,希望自己是幸运的。助孕失败对患者来说,无疑是一个沉重的打击,之前所受的苦痛、花费的钱、时间和精力,瞬间化为乌有,使其难以接受。精神上和经济上双重受挫,使患者产生悲观、失望的消极情绪。有研究显示,在 IVF 周期中,评定女方紧张分数,结果显示,当移植胚胎后2周夫妇被告知妊娠试验是阴性时,紧张程度显著升高。因此,对助孕失败的患者,应予以更多的关怀与鼓励。在得知助孕失败时,有的患者可能控制不住自己的情绪;有的患者不愿意表露自己的心思,沉默不语;也有个别患者神经质、易激怒,把失败归咎于生殖中心。无论是哪一类型的失败患者,虽然他们对于失败的情绪反应各异,但希望怀孕的心理是相同的。护士要掌握患者的心理动态,主动与其交流,改善其不良情绪。有条件者安排一个单独的空间,让患者适当发泄,耐心倾听患者的倾诉,待患者情绪恢复平静后,调出患者的助孕病历,安排医师给患者分析此次助孕失败的可能原因,即使找不到任何明确的原因,也要让患者明白只要争取就有机会,并引用失败后继续治疗获得成功妊娠的案例,引导患者以平和的心态正确看待此次失败,使其能面对现实、尽快走出失败的阴影,树立再次助孕的信心。在交谈过程中,医务人员要注意言语亲切、态度和蔼、主动热情,耐心解答患者疑问,协助患者应对压力,使患者感受到医务人员的真心关怀与帮助。

三、体外受精-胎胚移植特殊情况护理

1.卵巢囊肿穿刺术的护理

在体外受精-胚胎移植过程中,部分患者有输卵管积液、卵巢黄体囊肿、盆腔子宫内膜异位

囊肿、其他卵巢非赘生性囊肿、盆腔其他良性囊肿,或者出现主导卵泡时。若影响到治疗,则需要在阴道B超引导下进行穿刺,吸出囊肿液。护士要做好解释工作,消除患者的顾虑,并做好护理配合,使手术顺利进行。

(1)心理护理:热情接待患者,手术患者最关注的问题是手术的风险以及对卵巢功能、身体健康有无影响,所以术前务必与患者进行沟通解释,做好心理护理。

与患者交谈时,护士要真诚,言语温柔,使患者感受到亲切友善,减轻对手术的紧张和恐惧。首先讲解穿刺对于助孕的必要性,告知患者穿刺术损伤小,手术需要的时间短,不需要麻醉及住院。同时介绍手术步骤及在穿刺过程中可能出现的不适,教会患者如何配合,以消除患者的疑虑,使患者情绪稳定,增强对手术治疗的信心,能更好地配合手术。

(2)术前准备

1)物品准备、环境准备、患者准备、手术安全核查参考取卵术。

2)阴道准备:打开阴道冲洗包,在小量杯中倒入5%聚维酮碘约40 mL。按序进行阴道消毒准备:5%聚维酮碘棉球由内向外消毒外阴→窥阴器打开阴道暴露宫颈→5%聚维酮碘棉球依次消毒宫颈、阴道穹隆、阴道壁→反复冲洗阴道→干棉球擦干→整理用物。注意冲洗过程中要轻柔旋转窥阴器,以免窥阴器遮挡处有阴道分泌物遗留,致消毒不彻底。

(3)术中配合:①连接试管、取卵针、负压吸引器,调节负压120～140 mmHg,配合医师手术。医师先行阴道B超检查,确定囊肿位置,取卵针避开血管刺入囊泡内,抽出囊内液,B超屏幕显示囊壁塌陷,直至囊肿消失。将取卵针退至卵巢外,若该侧有多个囊肿,可依次穿刺。若对侧有囊肿,可同法穿刺,直至囊肿全部穿刺抽吸完毕。手术过程中发现抽吸不畅时,要及时检查抽吸系统连接是否紧密。注意及时更换试管,避免液体倒流至吸引器。

①子宫内膜异位囊肿穿刺,最好选用双腔取卵针,在囊液黏稠抽吸困难时,可用注射器抽吸0.9%氯化钠注射液并通过取卵针旁侧管腔注入囊腔,使囊液稀释,便于抽吸,边注入边抽吸直至回抽的囊液转清吸尽。②术中密切观察患者一般情况,强调穿刺时身体不能移动,否则可能穿刺到邻近器官患者在穿刺过程中诉胀痛时,应提醒医师减慢操作进程,并嘱患者深呼吸,尽量放松,配合医师顺利穿刺。如患者腹痛加重,出现面色苍白、冷汗者,应立即停止手术,立即给予氧气吸入,同时做好生命体征的监测,注意在B超下观察有无内出血。有出血时,要积极配合医师进行止血处理,当出血不止或出血量多甚至发生腹腔内大出血的情况时,应立即建立静脉通道,遵医嘱使用止血及抢救药,迅速做好准备,送手术室进行剖腹探查。③穿刺结束后再次行阴道B超扫描,注意观察盆腔有无出血。检查阴道穹隆穿刺点有无活动出血,若有,以干棉球压迫止血。

(4)术后护理:①术后测量血压、脉搏,观察患者面色、腹痛情况、有无阴道出血,如有阴道填塞止血者,嘱其离院前需取出棉球,避免棉球遗漏在阴道内。②将穿刺出的囊肿液遵医嘱送检。③2周内避免盆浴、禁止性生活,遵医嘱安排复诊。④患者留院观察无不适症状,监测生命体征正常方可离院,如出现腹痛、腹胀、肛门坠胀、阴道出血、发热等症状时,应及时到医院就诊。

2.使用促性腺激素释放激素激动剂(GnRH-a)意外妊娠的护理

体外受精-胚胎移植有多种治疗方案,其中长方案是最常用的方案,即患者在黄体中期检查血激素、B超结果正常后开始使用GnRH-a进行垂体降调节治疗,当血激素水平达到降调节标准后再联合应用促性腺激素(Gn)。其优点在于能抑制内源性黄体生成素分泌,有效防止卵泡过早黄素化；促进卵泡发育的同步化，减少卵泡发育的差异；降低卵巢局部的雄激素水平，改善卵细胞质量，提高妊娠率。在临床工作中，有个别患者在应用 GnRH-a 过程中却意外妊娠。其主要原因有：在应用药物时已处于妊娠早期，只是无法检测；GnRH-a 骤发作用诱发排卵，同时升高的黄体生成素刺激颗粒细胞分泌黄体酮作用于子宫内膜以利于种植；GnRH-a 本身可能有利于卵子和精子在输卵管内受精和早期胚胎发育 Cahill 报道使用 GnKH-a 意外妊娠发生率为 0.8%。周灿权等报道在 5 180 个周期中共发现意外妊娠 26 例，其发生率为 0.5%。

不孕症患者均经历过不孕症相关的检查和治疗无果才确定接受助孕，对于在治疗过程中突如其来的妊娠，有着不同的心理反应，对结果的准确性持怀疑态度，不敢相信自己在已经被诊断为不孕的情况下居然还能自然妊娠，确诊后又担心药物对妊娠是否有影响。一旦发现妊娠，必须立即停用 GnRH-a，同时予以黄体支持治疗。向患者解释目前的相关文献和研究并未发现 GnRH-a 有增加胎儿致畸风险的作用，要给患者传递此类病例分娩正常婴儿的相关信息，以消除她们的思想顾虑。嘱患者避免性生活、剧烈活动和重体力劳动。饮食方面，注意营养，搭配合理。保持身心愉快，2 周后 B 超检查确定临床妊娠情况。个别意外妊娠患者在 B 超未确诊前出现阴道出血和腹痛症状，应及时到院检查，警惕发生异位妊娠，避免异位妊娠破裂大出血等严重并发症的发生。B 超检查确定宫内妊娠者继续黄体支持治疗至妊娠 12 周。B 超检查宫内有孕囊，未见胚芽胎心者，继续黄体支持 1 周再复查，仍然没有胎心则提示临床妊娠流产，需要行清宫术。B 超检查宫内未见孕囊者跟踪随访血 hCG，血 hCG 值降低可能是生化妊娠流产，血 hCG 值升高要警惕异位妊娠的发生。妊娠失败与异位妊娠的结果都会让患者感到特别悲观失望，情绪波动明显，易激动或者沉默不语，非但没有正常妊娠，反而失去了本次治疗周期助孕的机会，更是难以接受。尤其是临床妊娠流产和异位妊娠的患者，因需要手术或保守治疗，不仅延误了助孕计划，而且引发了新的心理压力，加重了经济负担护士应该给患者提供更多的关爱与帮助，耐心讲解流产及异位妊娠发生的原因，适时予以安慰与鼓励，使她们积极配合医师的治疗。嘱患者尽量保持平和的心态面对现实，调养好身体后准备接受再次助孕，并为她们规划好下次助孕的时间安排。同时也要做好患者家属的思想工作，获得家人的理解、照顾与支持对患者身心健康的恢复非常重要。

3.卵巢反应不良患者的护理

对超促排卵反应不良是体外受精-胚胎移植助孕失败最明确又常见的原因之一，表现为卵巢经过超排卵治疗后不能获得理想的超排卵效果。目前对卵巢反应不良的诊断无统一标准，一般参考以下的指标：①激素水平：患者在常规方案的超排卵治疗下，血清 E_2 峰值水平仍<500pg/mL；②卵泡数目：患者在常规方案的超排卵治疗下，发育至成熟阶段的卵泡数目或直径>14 mm 的卵泡数目<3 个；③在促排卵过程中，若患者注射促排卵药物 7 d 以上，双卵巢无卵泡发育或发育的优势卵泡数目较少，增加 Gn 剂量经 2～3 d 卵巢仍无反应或卵泡数仍少于 3 个，医师通常会与患者沟通目前情况对成功率的影响，对于卵巢无反应的患者，会建议取消本周期。此时，患者往往难以接受，充满失望和自卑，不愿停止治疗。护士要耐心给患者进行解释，告知继续用药产生的费用高，最后可能还会因为没有卵泡发育而取消。劝导患者不要气馁，强调这次卵巢无反应只代表本周期的情况。对于卵泡数少于 3 个的患者，医师会告知在该周期中可能没有足够的卵子或无胚胎移植，因而成功率降低，征求患者的意见是否继续该周期治疗。患者在得知这一情况时，可能有些犹豫不决，护士要及时安慰患者，医师有责任和

义务告知,虽然存在上述风险,但也有获得成功的病例,树立患者治疗的信心。

4.取卵失败患者的护理

卵泡数少的患者,取卵时尽管反复冲洗卵泡腔,仍然得不到卵子个别卵泡数多的患者,也存在取不到卵的可能,即"空卵泡综合征"(EFS),其发生率为 2%～7%大样本的研究表明,卵巢反应不良、hCG 作用时间不足及卵子发育障碍为取卵失败的常见原因。患者经过促排卵治疗,待取卵手术结束,首先想知道的是获卵数。当被告知没有获卵时,则难以置信,随后必然伤心失望,不明白为什么会出现这样的情况,感觉未来无望护士要理解患者此刻的心情,给予患者真诚的同情与安慰,劝导患者不要气馁,虽然没有获卵很遗憾,但当再次助孕时,医师会就她此次取卵失败的具体情况进行分析,而后采取相应的措施,并举类似情况再次促排卵治疗获得成功的病例,鼓励患者树立再次接受治疗的信心,相信只要坚持就有希望。同时要做好取卵术后宣教。

5.无胚胎移植患者的护理

体外受精-胚胎移植助孕过程中,可能因未获得成熟卵,卵子未受精、卵子异常受精、未卵裂或胚胎发育差等情况,患者最终没有得到可移植胚胎。在整个助孕过程中,患者最期待的就是胚胎移植。当得知自己没有可移植胚胎的结果时,犹如晴天霹雳,感觉之前的治疗花费,为此所做的努力都白费了,难以接受。此类患者的悲观失望程度甚至比胚胎移植后失败的患者更强烈。因为他们在接受助孕前对妊娠率有充分的了解,明白胚胎移植后可能失败,但对于发生概率较少的无胚胎移植的情况,尽管医师之前有过告知,但一旦发生在自己身上,心理准备不足—胚胎移植的机会都没有,这对患者夫妇来说,的确是一个沉重的打击。护士要理解患者的感受,与患者谈话时注意态度热情和蔼、语气委婉,并适时进行安慰与鼓励。告知这次助孕的情况只是本周期的结果,有不少类似情况再次助孕后获得成功的案例,使患者明白这次助孕的结果不代表以后定然会发生,鼓励患者正确面对,树立接受再次助孕的信心同时嘱患者停用黄体支持药物,注意营养,避免同房及剧烈运动,等待月经来潮,如有恶心、呕吐、腹痛腹胀等不适,及时到院就诊。

6.全胚冷冻患者护理

患者在准备胚胎移植日,若出现严重卵巢过度刺激症状或者检查指标提示移植后发生严重 OHSS 的风险较高、B 超见宫腔积液、子宫内膜厚度＜0.7 cm、阴道出血等特殊情况,在该周期不宜进行胚胎移植的患者,则建议将所有可用的胚胎冷冻保存,待以后行冷冻胚胎移植

胚胎移植通常被患者认为是妊娠的开始,经过前期的一系列治疗,患者对胚胎移植充满期待,当得知不能移植时,一时难以接受。患者担心移植冷冻胚胎耽误时间、增加经济负担,还担心冷冻过程对胚胎的损伤或复苏后胚胎质量差而影响移植的成功率,因而感到郁闷、沮丧,甚至焦虑、紧张。护士要多鼓励、安慰患者,针对患者的具体情况,解释目前采用全胚冷冻的必要性以及目前冷冻胚胎移植的妊娠率,帮助她们减轻心理负担,增强信心,使患者积极、安心配合治疗。对于卵巢过度刺激高危患者,取消移植虽然不能阻止卵巢过度刺激的发生,但可以避免症状加重,缩短治疗时间,并随着时间的推移、月经来潮,症状逐渐减轻并自愈。也可举既往类似情况移植后因发生严重并发症治疗所产生的费用比助孕的费用更高、也有患者妊娠后因症状持续加重无法缓解而终止妊娠的病例进行说明,使患者明白取消移植的必要性。对于宫腔积液或者内膜太薄的患者,告知这种情况对胚胎着床的影响,使患者了解改善宫腔、内膜环境后再行冷冻胚胎移植的妊娠概率更大。只要从患者的利益出发,耐心给予讲解,患者理解取消

移植对她们的身心健康、以后的助孕成功率有益无害后,自然会消除顾虑,愿意接受全胚冷冻。做好患者宣教指导,嘱患者停用黄体支持药物,等待月经来潮,如果停药后超过 1 周月经未来潮,则到院检查。注意低盐、高蛋白饮食,多喝水,避免剧烈运动,半月内禁止同房,腹痛腹胀症状加重及时到院就诊检查,尤其是因卵巢过度刺激取消的患者更需加倍注意。与此同时,预约患者冷冻胚胎解冻移植时间。

(王鸿英)

第十一节　体外受精-胚胎移植衍生技术护理

一、卵胞质内单精子注射

1978 年世界上首例试管婴儿的诞生开辟了女性不孕症治疗的新纪元,但仍有 30％男性不育患者不能通过常规体外受精-胚胎移植技术生育。1988 年,Gordongn 和 Talanslv 通过透明带打孔(ZD),让精子进入卵子的透明带间隙,并与卵细胞膜融合实现受精。同年 Cohen 通过透明带切除(PZD),同样达到受精的目的,并获得活胎分娩。随后在 1989 年 Ng 通过将5～20 个精子直接注入透明带下,开始了透明带下授精(SUZI)的探讨。

1992 年显微授精获得重大突破,比利时布鲁塞尔自由大学 Palermo 将单个精子直接注入卵胞质内(ICSI),从而达到卵子正常受精的目的。与早期的 ZD、FZD、SUZD 等技术相比,ICSI 具有以下优点。

(1)受精率高,目前可达 70％以上。

(2)多精受精率显著下降,理论上多精受精率降为零。

(3)精子数量、形态对受精无影响。

(4)精源对受精无影响。目前无论是来自正常射精的精液、还是取自附睾、睾丸、逆行射精膀胱内的精子行 ICSI,甚至是精细胞卵浆内单精子注射,都获得了成功,使许多无精症的患者也有了生育的机会。

(一)定义

卵胞质内单精子注射(ICSI)技术是将单个精子通过显微注射的方法注入卵胞质内,从而使精子和卵细胞被动结合,形成受精卵并进行胚胎移植,达到妊娠的目的。目前已成为治疗男性不育的重要手段。但是对于胚胎来说,ICSI 是一种侵入性治疗,所以仅限于必要者。

(二)适应证

有如下情况之一者可以采用 ICSI。

(1)严重的少、弱、畸形精子症。

(2)不可逆的梗阻性无精子症。

(3)生精功能障碍(排除遗传缺陷疾病所致)。

(4)免疫性不育。

(5)体外受精失败。

(6)精子顶体异常。

(7)需行植入前遗传学检查者。

（三）禁忌证

有如下情况之一者，不得实施 ICSI。

(1)男女任何一方患有严重的精神疾病、泌尿生殖系统急性感染、性传播疾病。

(2)患有《母婴保健法》规定的不宜生育的、目前无法进行胚胎植入前遗传学诊断的遗传学疾病。

(3)任何一方具有吸毒等严重不良嗜好。

(4)任何一方接触致畸量的射线、毒物、药品并处于作用期。

(5)女方子宫不具备妊娠功能或严重躯体疾病不能承受妊娠。

（四）护理评估

1.健康史

询问男、女双方有无影响生育的疾病、外伤及手术史；了解双方的生活习惯、嗜好及环境情况；询问结婚年龄、婚育史及性生活情况；询问女方年龄、生长发育史、月经史及生育史，既往行 IVF 或 ICSI 的治疗经历。

2.身体评估

双方进行全身体格检查，重点检查生殖器官的发育和病变情况；了解双方进入治疗周期前的检查是否完善；男方精液常规检查异常者至少需复查 2 次。无精子症患者需了解附睾或睾丸活检史，确定有存活精子方可考虑 ICSI 治疗。必要时行染色体核型分析、Y 染色体微缺失以及少、弱精子症相关遗传性疾病基因的检查。

3.心理和社会支持状况

参考 IVF-ET 护理。

（五）护理措施

1.心理护理

接受该项技术的不孕症患者的心态非常复杂，女方对治疗感到焦虑、害怕、期盼成功，但又担心子代的健康；男方存在自卑、沮丧、愧对家人，并感到家庭、社会对此有不正确的看法等压力。针对这种心理状态，首先要热情接待患者，取得其信任并进行良好的沟通，逐步了解患者所受压力程度及来源，针对不同情况做好心理护理。在进行心理疏导时充分给予理解、关心及鼓励，使他们有信心并保持良好心态配合治疗。

2.指导患者签署知情同意书

告知患者该技术的过程，包括治疗时间安排、相关费用、成功率、可能发生的并发症等。该技术是显微操作技术，避开了自然选择的过程，存在将父亲遗传缺陷传给子代的可能性，如生精障碍等，必要时进行遗传学诊断和提供遗传学咨询。患者充分知情后签署相应知情同意书。

3.男方取精护理

参考 IVF-ET 护理，睾丸活检的患者做好相应的护理指导。

4.ICSI 后护理

少、弱、畸精症或非梗阻性无精症患者妊娠后需行产前诊断，其他同 IVF-ET。

（六）睾丸/附睾取精护理

睾丸/附睾取精是指通过微创手术获取睾丸/附睾精子行 ICSI 或冷冻，是治疗梗阻性无精症的助孕技术,常用的是经皮附睾精子抽吸术(PESA)和经皮睾丸精子抽吸术。

1.术前护理

(1)一般护理:指导患者纠正不良生活方式,注意休息、营养。

(2)健康教育:告知手术的过程及风险,指导签署知情同意书。

(3)心理护理:了解患者的心理状态,做好解释工作,以取得患者的配合。

(4)术前准备:必要时皮肤准备物过敏试验。

2.术中护理

(1)物品准备:睾丸活检包(内有洞巾 1 条、弯盘 1 个、输精管分离钳 1 把、眼科镊 1 把、眼科剪 1 把、大方纱垫数块)、敷贴、5 mL 和 20 mL 注射器、0.1%利多卡因注射液、无菌 0.9%氯化钠注射液。

(2)排空膀胱,取仰卧位。消毒外阴、阴茎、阴囊,再用 0.9%氯化钠注射液彻底冲洗,避免消毒液残留。

(3)术中协助医师抽吸精液或抽取组织,并做好与实验室间的配合。

(4)术中观察患者的面色、疼痛程度,指导患者深呼吸,使其心理放松。

(5)术毕用纱块按压穿刺点 5~10 min 止血,必要时加压包扎,无出血后用大方纱垫包裹阴囊,穿紧身内裤。

3.术后护理

(1)病情观察:密切观察穿刺点情况,有无出血、肿胀、疼痛等,发现异常,及时处理。

(2)局部压迫止血 10~20 min,术后适气休息。

(3)术后 3~4 d 禁止过度活动,1 周内禁止性生活,保持外阴清洁、干燥,必要时给予抗菌药物预防感染。

(4)健康教育:对穿刺找到精子的患者,建议将精子冷冻保存准备后续 ICSI 治疗;对未找到精子的患者,做好解释安慰工作,告知有关供精助孕的流程和相关事宜。

二、植入前遗传学诊断

植入前遗传学诊断(PGD)是辅助生殖技术与分子遗传学诊断技术的结合。该项技术通过在配子或胚胎阶段对遗传病进行分子遗传学的诊断,选择没有疾病表型的胚胎移植入子宫腔,从而避免遗传病患儿出生。20 世纪 60 年代 Edwards 和 Gardner 两位科学家最先在兔的囊胚进行胚胎的性别诊断;80 年代后 Verlinky、Handyside、Wilso 等相继成功地建立了卵裂期胚胎活检的动物模型。经历了 20 余年的发展后,于 1989 年 Hardyside 运用 PCR 扩增 Y 染色体特异性序列检测对 X-连锁遗传病高危夫妇的胚胎的性别,移植女性胚胎后成功妊娠并出生,标志着第一例 PGD 婴儿的诞生。2 年后,他们又报道了 PGD 在常染色体隐性遗传病纤维囊性变的成功应用。目前文献报道可进行 PGD 的单基因性疾病多达 80 余种,常见的包括 β-地中海贫血、纤维囊性变、脊肌萎缩症、镰刀型红细胞贫血等常染色体隐性遗传性疾病;亨廷顿病、强直性肌营养不良症和腓骨肌萎缩症等常染色体显性遗传性疾病;脆性 X 染色体综合征、进行性肌营养不良和血友病等性连锁性疾病。

PGD 的发展中最有争议的是对胚胎进行非整倍体筛查(PGS)的有效性。理论上,对高龄妇女、反复 IVF 种植失败以及反复自然流产的胚胎进行非整倍体筛选,选择正常胚胎移植可以提高妊娠率、降低流产率。1998 年以来,曾有小样本的研究报道了 PGS 的有效性和可行性,但 2007 年以来,多个前瞻性随机对照研究的结果对其有效性提出了质疑,目前仍未能有足够证据表明其在实际中的有效性。近年来运用高通量的微阵列芯片技术在囊胚期活检成为 PGS 新的发展方向。

PGD 存在有 5%～10%的误诊率,故 PGD 成功后仍须做产前诊断,进行 PGD 前须做遗传学咨询。

(一)定义

植入前遗传学诊断是通过对卵母细胞或植入前胚胎进行活检,利用分子生物学方法进行检测,移植正常或遗传表型正常的胚胎。其过程包括体外受精、胚胎培养及评分、胚胎活检、分子生物学检测、胚胎移植等过程可将遗传病控制在胚胎植入子宫前,具有明的优生学意义。

(二)适应证

(1)染色体结构或数目异常的患者。

(2)夫妻一方为性连锁遗传病的携带者(如血友病、假肥大性肌营养不良)。

(3)可进行基因诊断的单基因病患者或携带者。

(4)用于解决骨髓移植供体来源困难的 HLA 配型。

(三)禁忌证

(1)患有《母婴保健法》规定的不宜生育的疾病。

(2)目前无法进行 PGD 的遗传性疾病(例如多基因病和大多数单基因病);复发率<10%的遗传病。

(3)夫妇中一方为严重遗传性神经、精神疾病患者或有严重智力、心理和精神问题。

(4)有 IVF-ET 其他禁忌证的夫妇。

(四)护理评估

1.健康史

询问男女双方有无影响生育的疾病、外伤及手术史;了解双方的生活习惯、嗜好及环境情况;询问婚育史、月经史及不良生育史;了解夫妇双方家族有无遗传性疾病史;了解男女双方染色体的情况。

2.身体评估

双方进行全身检查,重点检查生殖器官的发育和病变情况;了解双方进入治疗周期前的系列辅助检查是否完善;了解精液常规检查;卵巢、输卵管功能检查及双方进入周期前的系列检查及相应的遗传实验室检查等。

3.心理和社会支持状况

参考 IVF-ET 护理。

(五)护理措施

1.了解患者遗传学咨询的情况

了解进入周期前提供的遗传学咨询。了解染色体异常的相关知识,了解所携带遗传病基因的类型及可能产生正常胚胎的概率等。实验室准备好相关探针、芯片。

2.指导患者签署知情同意书

充分告知 PGD 的诊治过程,使患者了解该技术的相关知识包括步骤、风险、费用、成功率等,在充分知情的基础上协助患者签署相关知情同意书——ICSI 和 PGD 知情同意书等。

3.胚胎移植前的护理

及时告知受精、优质胚胎情况及 PGD 结果。由于胚胎移植必须在胚胎活检后有诊断报告方能进行,通常会比常规 IVF-ET 时间晚一天,应跟患者做好解释工作。取卵术后按医嘱使用黄体支持药物。

4.心理护理

遗传病给个人及其家庭带来沉重的负担,行 PGD 治疗的患者是一个特殊的就医群体,对正常妊娠的迫切期望及高额医疗费用,致使患者表现出不同程度的焦虑或抑郁,甚至产生悲伤、绝望的情绪。患者曾有不孕或异常孕育史,最大的心愿是生育一个健康的孩子,常担忧 PGD 的结果,而 PGD 有相对的局限和风险。因此在诊治过程中,需了解患者的心理状况,及时告知受精、卵裂、胚胎等情况,根据患者的具体情况进行心理疏导。

5.随访指导

指导围产期保健,孕 12 周后行无创产前基因检测,必要时在孕中期行羊水穿刺染色体检查,及时了解分娩情况。其他同 IVF-ET。

6.健康教育

(1)让患者了解 PGD 的可行性,常规体外受精后吸附在透明带内外的精子,在极体、卵裂球或滋养层细胞活检时与活检材料共同吸入可引起父源性基因组的污染。为减少精子对 PGD 诊断准确性的影响,PGD 一般采用 ICSI 完成体外受精。PGD 只有在受精后,有一定数量的优质胚胎,才能进行,因此有可能因优质胚胎数不足而取消。

(2)让患者了解 PGD 检测范围的局限性,PGD 常用的诊断方法有单细胞 PCR 和荧光原位杂交技术,以及全基因组扩增基础上的高通量检测技术,如 array-CGH 和 SNP 芯片等技术。PCR 已成功用于杜氏进行性肌营养不良、脆性 X 染色体、新生儿溶血、β-地中海贫血、囊性纤维病等,用多色、多轮 FISH 可监测胚胎细胞的非整倍体,特别是 13,18,21,X 和 Y 染色体的数目异常的检测;用断裂点两侧探针或着丝粒、亚端粒探针可检测染色体不平衡易位的胚胎。但 PGD 只能检测探针相应的疾病,其他遗传病和先天异常不能检出。

(3)让患者了解 PGD 的风险,PGD 存在诊断材料的有限性,仅分析 1 个细胞,有一定的误诊风险,也难以确定是否存在染色体嵌合型,难以进行染色体标本的制备;诊断结果的时效性,一般需在 24~48 h 得到结果,否则将难以在子宫内膜种植窗关闭前完成胚胎移植(注:近年来,随着玻璃化冷冻技术的成功应用,对活检后囊胚进行冷冻保存可以无限延长用于诊断的时间)。由于需进行胚胎活检,存在胚胎损伤及影响以后胎儿生长发育的潜在风险。同时,PGD 后有无胚胎移植的可能,如 PGD 后发现无正常胚胎,则取消移植。此外,PGD 后移植的胚胎与常规妊娠同样有发生流产的可能。

(4)告知 PGD 的费用,PGD 诊断费用昂贵,需在常规 IVF-ET 和 ICSI 的基础上再增加单细胞遗传诊断的费用,应在治疗前充分知情同意。

三、冷冻胚胎移植

自 1948 年利用甘油作为冷冻保护剂冻存牛精子获得成功后,1972 年冷冻小鼠胚胎成功妊娠并获子代出生,引起了学术界的广泛关注,为冷冻人类胚胎奠定了基础。1983 年 Trounson 和 Mohr 首次将人胚胎进行冷冻、复苏并移植获得妊娠,此后胚胎冷冻及冷冻胚胎移植技术广泛应用于生殖临床,具有重要的临床意义。

(1)避免浪费胚胎。

(2)避免移植过多胚胎,减少多胎发生。

(3)增加累积妊娠率,减少患者的经济、生理和心理负担。

(4)对于 IVF-ET 周期有重度 OHSS 倾向的患者,放弃移植新鲜胚胎,可以显著降低重度 OHSS 的发生。

(5)避免其他特殊情况下造成的胚胎浪费。例如子宫内膜息肉或促排卵周期内膜条件差,可能会影响胚胎种植,此时可放弃移植新鲜胚胎,先将胚胎冷冻保存。

(6)有利于通过 PGD 对胚胎进行筛选。

(7)对准备接受化学治疗或放射治疗的妇女,在接受治疗前先将胚胎冷冻保存以备将来之用。

(一)定义

在人类体外受精与胚胎移植治疗中,一个促排卵周期可获得多个胚胎,将周期中多余的胚胎冻存,在适当的时候将胚胎解冻再移植入宫腔,即冷冻胚胎移植(FETh)。

(二)适应证

(1)取卵周期移植新鲜胚胎未获妊娠者。

(2)由于发热、盆腔感染、宫腔积血、子宫内膜息肉、高危 OHSS 倾向等原因未能移植新鲜胚胎者。

(3)赠卵 IVF 周期。

(4)接受放射治疗、化学治疗后有冷冻胚胎的患者。

(三)禁忌证

同 IVF-ET 禁忌证。

(四)内膜准备和移植时机

子宫内膜是胚胎着床的场所,只有当子宫内膜和胚胎发育同步时才有可能着床和妊娠,故子宫内膜的准备极其重要。

1. 自然周期法

用于有排卵者。有规律月经的自然周期最符合胚胎着床的生理要求,是目前采用最多的方法。参考以往月经周期,一般于月经周期第 10～12 d 开始 B 超监测卵泡发育及子宫内膜,当优势卵泡＞15 mm,每天检测血 LH,当血 LH 达到基础值的 2 倍或以上时为 LH 峰的出现。同时 B 超监测卵泡发育和排卵。于血 LH 峰 3～4 d 或排卵后 2～3 d 行 FET,移植后予适当的黄体支持。

2. 激素替代法

用于无排卵患者。卵巢早衰,接受赠卵者;部分月经周期正常的患者;不规则排卵者。有以下几种方法。

(1)恒量法:月经第 1～3 d 开始补充雌激素,B 超监测内膜厚度＞8 mm 时,给予黄体酮支持,黄体酮支持经 3～4 d 行 FET,雌激素及黄体酮一直使用至胚胎移植后的 14 d。

(2)递增法:月经第 1～3 d 开始补充雌激素,逐步增量,当 B 超监测内膜厚度多 8 mm 时,给予黄体酮支持,黄体酮支持经 3～4 d 行 FET。

(3)GnRH-a 降调节法:适用于月经周期不规则、无明显排卵和患有子宫内膜异位症、腺肌症患者,或多次尝试自然周期未能行 FET 者。在前一周期的月经第 21 d 起用 GnRH-a,月经第 1～5 d 开始补充雌激素,定期 B 超监测内膜厚度,至内膜适度增厚,E₂、P 相应上升,开始给予黄体酮,48 h 后行 FET,以后继续补充雌激素和黄体酮。月经稀发的患者在月经第 1 d 应用 GnRH-a,14 d 后测定患者的性腺激素 $E_2 < 100$ pmol/L,说明抑制完全,开始应用 E_2。

3.诱导排卵法

用于排卵障碍者,也可用于有排卵的患者。于月经周期第 3～5 d 口服氯米芬 50～100 mg/d,共 5 d,或者肌内注射 HMG 75～150 IU/d,当优势卵泡达 18～20 mm,肌内注射 hCG 10 000 IU,5 d 后行 FET,术后黄体酮支持。

(五)护理评估

1.健康史

了解新鲜周期治疗经过、术后恢复情况;了解患者近期的家庭生活、环境状况。

2.身体评估

女方全身体格检查;了解卵巢功能、子宫内膜检查结果;了解术前需完成的各项常规检查。

(六)护理措施

1.心理护理

实施冷冻胚胎移植的患者,由于已经历了新鲜胚胎移植周期的失败或其他原因未能进行新鲜胚胎移植,常有更大的心理压力,会感到紧张、焦虑,对移植冷冻过的胚胎缺乏信心或期望值过高,尤其是已经移植过冷冻胚胎后再次失败的患者,更加剧了心理紧张和焦虑,甚至对冷冻后复苏的胚胎和冷冻胚胎的移植技术表示怀疑。针对患者出现的各种心理反应,医护人员应给予理解和同情,向患者提供心理支持,耐心向患者介绍影响生育的各个环节、胚胎冷冻及复苏的方法、手术的步骤,安慰、理解患者,在使患者对治疗有足够信心的同时,对失败的结果能有良好的心理准备,能以良好的心态配合治疗。

2.查对证件

按要求查对三证。

3.指导患者签署知情同意书

介绍 FET 术的诊治程序,FET 的费用,患者充分了解后指导签署 FET 相关知情同意书。

4.术中及术后护理

同 IVF-ET。

5.健康教育

(1)告知患者监测卵泡及内膜准备的重要性,严格遵医嘱定期诊治。

(2)指导患者掌握尿 LH 测定方法或遵医嘱准确测定血 LH 值,以正确估算排卵期、确定 FET 日期。

(3)人工周期或促排卵周期方案准备子宫内膜者,详细告知用药方法及监测的内容、时间。遵医嘱准确及时用药。

(4)告知患者解冻、移植、继续保存的胚胎数目及相关续费事项。

四、未成熟卵母细胞体外成熟

1991 年韩国的 Cha 在手术中取得未成熟卵母细胞经体外培养成熟、受精并发育后,移植到另一位妇女的子宫腔内妊娠。同年 Barens 等首次报道 IVM 技术与显微授精技术结合治疗不孕症获得成功。1994 年 Trounson 等报道未经促排卵行 IVM 周期的 PCOS 患者获成功妊娠。与常规控制性超排卵相比较,成功的培养未成熟卵母细胞,可避免目前药物诱导排卵引起的多种弊端。IVM 治疗周期短,费用低,而且在取卵前不需要或较少应用促性腺激素(Gn),因此可以消除大剂量应用 Gn 带来的不良反应和远期疾患的忧虑,但由于 IVM 技术自身存在的问题,如卵细胞核与卵细胞质成熟不同步等问题,其临床应用进展缓慢,总体仍不成熟,还存在诸多问题,如卵母细胞体外成熟率低、受精率不高等,其安全性也受到争议。

(一)定义

未成熟卵母细胞体外成熟(IVM)指通过体外培养,使未成熟卵母细胞发育成为成熟的 MⅡ期卵细胞,最终受精分裂成胚胎并移植获得妊娠的技术。

(二)适应证

目前 IVM 主要适用于以下方面。

(1)PCOS 或者有 PCO 样卵巢的高反应人群。高反应人群是目前进行 IVM 的主要适用人群。非刺激周期的窦卵泡数是预测获得未成熟卵子数的重要指标。

(2)OHSS 高发患者在已经开始的 IVF 周期中,有 OHSS 高风险的患者,减少外源性激素的使用量,采用 IVM 结合 IVF 可以作为一个有效的替补方案。

(3)捐赠卵子。

(4)保存生育力对于年轻的生殖系统肿瘤患者或接受化学治疗、放射治疗的其他肿瘤患者在治疗前冻存卵巢或卵子,适时行 IVM 以保存生育能力。

(三)禁忌证

同 IVF-ET。

(四)护理要点

1.护理措施

同 IVF-ET 护理。

2.健康教育

(1)告知 IVM 的流程及相关知识,指导患者配合各项检查治疗,指导签署 IVM 相关知情同意书。

(2)取卵当日嘱男方暂勿取精,及时了解卵子培养情况,等卵子培养成熟后再通知取精。通常是取卵次日取精。

(3)及时告知受精结果及胚胎移植时间。

五、卵子赠送

人类卵子赠送开始于 1983 年,是基于哺乳动物赠卵成功的基础。目前已广泛应用于临床不孕症的治疗,成为缺乏正常卵子妇女获得妊娠的首选方法。这项研究的成功不仅给卵巢早衰的患者带来了福音,也给遗传病夫妇及高龄不育夫妇带来了希望。由于涉及法律、伦理问题,因此实施卵子赠送必须严格遵守国家卫生和计划生育委员会(原卫生部)颁发的相关条例,包括《人类辅助生殖技术规范》《人类辅助生殖技术和人类精子库伦理原则》等,履行各种手续,严肃对待,以免日后产生纠纷。

(一)定义

有正常生育能力的夫妇将卵子赠予不育夫妇,以助生育,称卵子赠送。一般为赠卵人的卵细胞与不育夫妇一方的丈夫精子体外受精后,再将胚胎移植到后者女方的宫腔内。

(二)赠卵伦理

1.卵子的来源

赠卵只限于人类辅助生殖治疗周期中剩余的卵子。2003 年 8 月卫生部卫科教发[2003]176 号修订了《人类辅助生育技术规范》,明确指出从 2003 年 10 月 1 日起只能由实施试管婴儿的不孕患者捐赠多余的卵子。

2.捐赠者资格评估

(1)必须符合 IVF-ET 的适应证,没有禁忌证。

(2)无遗传病史和遗传家族史。

(3)没有任何子代发生多因素来源的严重畸形(如脊柱裂、唇裂、先天性心脏病等)的可能。

(4)没有任何具有明确遗传倾向的疾病。

3.赠卵的基本条件

(1)赠卵是一种人道主义行为,禁止任何供受双方都要充分知情,遵从自愿、保密等原则。

(2)捐赠是无偿的,任何组织和个人不得以任何形式募集供卵者进行商业化的供卵行为。但对赠卵过程中的费用进行合理的补偿是允许的。

(3)每位赠卵者最多只能使 5 名妇女妊娠。

(4)必须进行赠卵的临床随访和子代的婚前排查。

(三)适应证

(1)丧失产生卵子能力的患者。

(2)女方是严重的遗传性疾病携带者或患者。

(3)具有明显的影响卵子数量和质量的因素。

(四)禁忌证

(1)男女任何一方患有严重的精神疾病、泌尿生殖系统急性感染、性传播疾病。

(2)男方患有《母婴保健法》规定的不宜生育的、目前无法进行植入前遗传学诊断的遗传性疾病。

(3)任何一方具有吸毒等严重不良嗜好。

(4)任何一方接触致畸量的射线、毒物、药品并处于作用期。

(5)女方子宫不具备妊娠功能或严重躯体疾病不能承受妊娠。

六、捐赠者护理

(一)护理评估

1.健康史

询问患者有无影响生育的疾病、外伤及手术史;了解夫妇双方生活习惯、嗜好及环境情况;询问结婚年龄、婚育史及性生活情况;询问女方年龄、生长发育史、月经史及生育史。

2.身体评估

女方进行全身检查,重点检查生殖器官的发育和病变情况。了解女方进入治疗周期前相关的检查等。

3.心理社会支持状况

参考 IVF-ET 护理。

（二）护理措施

1.捐赠者的筛查和准备

供者的体貌特征尽可能与受者相近,血型能配合,年龄要求在 20～35 岁。目前我国赠卵的来源为正在接受试管婴儿治疗患者自愿捐出多余的卵子,这些患者进入周期前均已经过一系列完善的检查和治疗,为更好地保证捐赠的卵子质量,需对捐赠者进行资格评估和健康评估,包括详细询问捐赠者的家族史、既往疾病史、精神病史、酗酒史和滥用药物史,同时对传染病和遗传病进行严格筛查,以避免受赠者感染传染病和减少出生孩子发生缺陷的风险。

2.指导患者签署知情同意书

尊重捐赠者知情同意权,自愿签署卵子捐赠知情同意书。对捐赠方强调使用超排卵药物有可能出现 OHSS 及赠卵可能会在一定程度上减少其可移植的胚胎数而影响本次取卵周期的累积妊娠率,同时告知不得追查受卵者的身份资料、妊娠结局以及子代的一切信息,自愿放弃对受卵者出生子代的任何权利和义务。

3.心理护理

对于捐赠者,表现最突出的疑虑、恐惧心理是:个人信息会否暴露;自身剩余的卵子能否受精;胚胎是否分裂、着床;受卵者是否会怀孕;双方后代是否会近亲结婚等。护理人员应耐心详细做好解释安慰工作,尊重患者的隐私,讨论相关的法律、伦理问题,消除其心理顾虑。

4.取卵术和移植术的护理

同本章 IVF-ET 护理。

5.费用

卵子捐赠给不孕夫妇,是出于人道主义,而非经济利益驱动,捐赠者可以得到适当的误工、交通和医疗补偿费用。

七、受卵者护理

（一）护理评估

1.健康史

询问夫妇双方有无影响生育的疾病、外伤及手术史;了解夫妇双方的生活习惯、嗜好及环境情况;询问结婚年龄、婚育史及性生活情况;询问女方的年龄、生长发育史、月经史及生育史。

2.身体评估

女方进行全身检查,重点检查生殖器官的发育和病变情况。了解女方进入治疗周期前的系列检查;了解其配偶精液常规检查等。

3.心理社会支持状况

参考 IVF-ET 护理。

（二）护理措施

1.指导患者签署知情同意书

尊重受赠方的知情同意权,告知相关法律、伦理信息,承认通过赠卵所生孩子是夫妇的婚生子女,享有且须履行国家法律规定的父母子女间的权利和义务,在充分知情基础上自愿签署接受赠卵行体外受精-胚胎移植知情同意书。

2.心理护理

接受该项治疗的不孕症患者,心态错综复杂。多数患者不仅在院外做过多种治疗,甚至有多次治疗失败的经历,有的甚至花费多年的积蓄就医,尤其是卵巢功能衰竭、反应低下、高龄妇女等患者。接受别人的卵子捐赠与传统理念冲突,心理负担重。针对这种心理状态,我们首先要热情接待,详细介绍该项技术的操作流程和每一治疗步骤的重要性,使她们既有成功的信心,又有受挫的心理准备。同时还要对其丈夫进行宣教,使其配合治疗。对受卵夫妇进行伦理咨询,让患者及其配偶在做出决定前得到足够的赠卵相关信息,了解相应的法律、伦理问题;帮助受卵者冲破传统的血缘亲属观念,使他们对自己的决定有信心。

3.风险

向受卵方耐心解释,胚胎移植必须经过 6 个月检疫期,捐赠者复查 HIV 正常后才能进行;冻存的胚胎在解冻复苏过程中有可能会损伤或全部退化而无法移植;同时解释妊娠率及可能流产、异位妊娠、胎儿畸形等风险。

4.费用

告知受卵方需支付捐赠方适当的误工、交通和医疗费用。

5.男方取精指导

同 IVF-ET 护理。

6.子宫内膜准备

同 FET 护理。

7.随访

为防止子代近亲结婚,赠受方的临床随访率必须达 100%,出生后继续随访。如受赠方更换联系电话、地址,必须及时向生殖中心反馈,医院保证受赠双方保密和互盲,不得向任何人提供双方身份资料,除非法律需要。

8.记录

及时做好相关的详细记录,为受赠方提供后代婚姻咨询。

(王鸿英)

第十二节　单精子卵细胞胞质内注射

单精子卵细胞胞质内注射(intracytoplasmic sperm injection,ICSI)是借助显微操作技术,将单个精子直接注射到成熟卵母细胞的胞质内,从而使精卵结合受精,形成受精卵并进行胚胎移植,达到妊娠的目的。目前已是治疗男性不育的重要手段,新鲜或冻融精液的精子、附睾与睾丸穿刺取出的精子都可用于 ICSI 进行体外受精和胚胎移植。

由于 ICSI 技术将精子直接注入卵细胞胞质中,绕过了自然受精过程对精子的筛选,因此有可能将遗传缺陷直接传给子代,并可能同时注入外源性物质,以及损伤卵母细胞纺锤体,所以应严格把握 ICSI 适应证,慎用 ICSI,并加强安全性方面的基础研究。

一、适应证

(1)严重的少、弱、畸形精子症。

(2)不可逆的梗死性无精子症。

(3)生精功能障碍(排除遗传缺陷疾病所致)。

(4)免疫性不育。

(5)精子顶体异常。

(6)体外受精失败。

(7)需行植入前遗传学诊断。

二、禁忌证

(1)男女任何一方患有严重的精神疾病、泌尿生殖系统急性感染、性传播疾病。

(2)患有《母婴保健法》规定的不宜生育的、目前无法进行胚胎植入前遗传学诊断的遗传学疾病。

(3 任何一方具有吸毒等严重不良嗜好。

(4)任何一方接触致畸量的射线、毒物、药品并处于作用期。

(5)女方子宫不具备妊娠功能或严重躯体疾病不能承受妊娠。

三、护理措施

1.ICSI 用附睾/睾丸取精技术的物品准备

(1)无菌手术包内有孔巾×1、弯盘×1、输精管分离钳×1、眼科镊×1、眼科剪×1、大纺纱10 块。

(2)碘伏、外用 0.9％氯化钠注射液、头皮针 1 条、10 mL 注射器 1 个、30 mL 注射器 1 个、大头棉签数根、灭菌无粉手套 2 双。

2.操作步骤与配合

(1)嘱患者排小便,膀胱截石位。

(2)用碘伏擦洗外阴、阴茎、阴囊,再用外用 0.9％氯化钠注射液彻底冲洗,避免消毒液残留。

(3)用 10 mL 注射器吸 0.1％利多卡因 10 mL 做局部麻醉准备。

(4)附睾取精者,局部麻醉后协助医师从附睾抽吸精液,并把抽出液注入装有培养液的培养皿传递至培养室检查有无精子。若发现有足够精子,结束手术。若未发现精子或精子数量不足,穿刺抽吸另一侧附睾。若仍未发现精子,则行睾丸取精术。

(5)睾丸取精时者,协助医师把从睾丸取出的曲细精管放在装有培养液的培养皿传递至培养室培养。

(6)术毕用纱块按压穿刺部位,穿刺点无出血后用大方纱垫包阴囊,穿紧身内裤。

(7)术后注意观察手术部位有无出血、阴囊肿胀,嘱不适随诊。

(8)睾丸取精者,嘱其等通知方可离院,因为取出的曲细精管内不一定有精子,如没有精子,患者夫妇要决定用受否冷冻卵子。

(9)按医嘱口服抗生素 3 d。

3.健康教育

(1)术后适当休息,避免剧烈运动。

(2)手术日要穿紧身三角内裤,有利于固定纱布压迫止血。如有出血、发热等不适,应及时随诊。

四、风险防范

(1)告知手术的过程及风险,协助签署知情同意书。

(2)认真核对患者身份,避免出错。

(3)手术取精者用消毒液擦洗外阴、阴茎、阴囊后,应用外用 0.9％氯化钠注射液彻底冲洗,避免消毒液残留。

(4)术后大方纱垫包阴囊按压止血。

(5)睾丸取精者,嘱其等医师通知方可离院。因为曲细精管内不一定有精子;若没有精子,患者夫妇要冷冻卵子或取消本周期。

(王鸿英)

第二十二章　介入护理

第一节　选择性冠状动脉造影术

冠状动脉造影术（coronary arteriography，CAG）是经皮穿刺外周动脉向冠状动脉内注入对比剂，使心脏表浅的、大的冠状动脉显影的方法，是诊断冠心病的一种有效的方法。冠状动脉造影术的主要作用是可以评价冠状动脉血管的走行、数量和畸形；评价冠状动脉病变的有无、严重程度和病变范围；评价冠状动脉功能性的改变，包括冠状动脉的痉挛和侧支循环的有无；同时可以兼顾左心功能评价。在此基础上进行冠状动脉的介入治疗等。

冠状动脉造影介入的主要通路有股动脉、桡动脉等。经桡动脉介入具有微创的优势，目前相当数量的介入中心将其作为冠状动脉介入的首选或主要通路。

一、适应证和禁忌证

（一）适应证

(1)不明原因的胸痛、心律失常，无创性检查不能确诊，临床怀疑或须排除冠心病者。

(2)不明原因的左心功能不全，主要见于扩张型心肌病或缺血性心肌病，两者鉴别往往需要行冠状动脉造影。

(3)经皮冠状动脉介入治疗(CI)术后或冠状动脉旁路移植术后复发心绞痛。

(4)先天性心脏病和瓣膜病手术前，年龄＞50岁，易合并冠状动脉的畸形或动脉粥样硬化，可以在手术同时进行干预。

(5)无症状但可疑冠心病有高风险职业的需要、运动试验阳性或CT等影像学检查发现或高度怀疑冠状动脉有狭窄。

(6)稳定型或不稳定型心绞痛、急性心肌梗死、陈旧性心肌梗死等。

（二）禁忌证

(1)对碘剂过敏者。

(2)合并严重的心肺功能不全、心律失常和完全性房室传导阻滞等。

(3)电解质紊乱。

(4)有出血倾向者，现有出血疾病者或正在抗凝治疗者。

(5)严重肝肾功能不全。

(6)各种急性感染期。

二、术前护理

(1)术前宣教：向患者及其家属介绍冠心病的概念，冠状动脉造影术的目的、意义、手术方法等。请手术成功的患者亲自介绍体会，使患者了解手术的必要性、安全性及注意事项。

(2)完善胸部X线、心脏彩超、血常规、凝血酶原时间、肝肾功能等检查。

（3）碘过敏试验。

（4）教会患者贴身穿病号服，指导练习床上排便。

（5）检查双侧股动脉和足背动脉搏动情况。

（6）股动脉：双侧腹股沟、会阴部备皮。桡动脉：右前臂和手腕部备皮，须摘除手镯、戒指、手表，双侧腹股沟、会阴部仍需备皮备用。

（7）指导患者床上排便。

（8）手术前禁食、禁水 4～6 h，术前排空膀胱。

（9）指导患者术前药物的服用。术前禁食者停用降糖药，治疗药物均可服用。

（10）经桡动脉行冠状动脉造影术患者，术前均要做 Allen 试验。方法：①双手同时按压桡动脉和尺动脉；②反复用力握拳和张开手指 5～7 次至手掌变白；③放松尺动脉，仍压住桡动脉，若尺动脉及其侧支血流通畅，则 10 s 内手的颜色恢复正常，整个手掌变红，方能置管。

三、术中护理配合

（一）麻醉及手术体位

（1）麻醉方式：局部麻醉。

（1）手术体位：采用平卧位，双下肢分开并外展。

（二）常用器材和物品

（1）心导管造影手术包：小治疗巾 4 块、中单 2 块、大单 2 块、小药杯 1 个、弯盘 1 个、持物钳 1 把、大号不锈钢盆 1 个、不锈钢碗 2 个、换药碗 1 个、三角刀柄 1 个、刀片 2 个、小纱布 10 块。

（2）冠状动脉造影器材：7 F 动脉鞘 1 副、0.035 in 超滑导丝 1 根、6 F 左冠状动脉造影管 1 根、6 F 右冠状动脉造影管 1 根、三联三通开关 1 副、动脉造影连接管 1 根、带有创压力的心电监护仪 1 台、除颤器 1 台、肝素 2 支、非离子型对比剂 200～300 mL、利多卡因 10 mL、硝酸甘油 5 mg、手套 2 副、生理盐水 1 500 mL、10 mL 注射器 2 支、20 mL 注射器 1 支。

（三）手术步骤及护理配合

（1）常规消毒双侧腹股沟上至脐部，下至大腿中部；连接心电监护仪、除颤仪呈备用状态，协助铺无菌手术单，同时做好心理护理。

（2）腹股沟股动脉搏动处皮肤切开 1～2 cm；递大号圆刀片切开皮肤及皮下组织，纱垫拭血。

（3）采用 Seldinger 法常规经股动脉穿刺插管；递动脉鞘、导丝、左右冠脉造影管、三连三通开关。

（4）选择暴露狭窄病变最佳的方位进行冠状动脉造影；连接测压仪，调整零点，倒对比剂 50 mL。

（5）确定造影成功后，撤出导丝及导引导管，保留动脉鞘，包扎穿刺部位；协助包扎伤口，护送患者至病房。

四、术后护理

（一）一般护理

患者术后取平卧位，一级护理。带有股动脉鞘管患者绝对卧床 12～24 h、肢体制动

6～8 h,1 h后拔出鞘管,伤口沙袋压迫 6～8 h。伤口放置血管缝合器患者平卧 4 h,沙袋压迫 2 h。当伤口有渗血、渗液须延长卧床和沙袋压迫时间。术后 30 min 后可进食、水,并嘱患者多饮水,以利造影剂的排空。每 30 min 测血压 1 次,连续 6 次,平稳后停测,同时观察伤口有无渗血、渗液,足背动脉搏动情况。监测体温,每日 4 次,连测 3 d,正常后停测。协助好患者生活护理。冠状动脉造影术后,由于患者肢体制动时间、卧床时间均较长,容易产生不舒适感,护理人员应加强沟通,做好健康教育,缓解患者的紧张心理。指导患者如有胸闷等不适主诉及时告知医护人员。

(二)拔股动脉鞘管的护理

拔管前行床边心电、血压监测,血压过高时不宜拔管,应先降压再拔管,协助医师准备拔管用的物品,并向患者做好解释工作,消除其恐惧和紧张心理。对于情绪紧张者,应酌情使用镇静药;对疼痛敏感的患者,拔管前给鞘管周围局部麻醉,拔管时严密监测心率、血压等变化,观察患者的面色、表情,倾听患者的主诉。

拔管时易出现血管迷走神经反射,严禁双侧同时拔除动脉鞘管。一旦发生血压下降、心率减慢、面色苍白、全身大汗淋漓、恶心、呕吐、呼吸减慢、意识淡漠等表现,应立即处理:使患者头偏向一侧,中流量吸氧,遵医嘱快速补充等渗盐水,症状重者可静脉推注多巴胺、阿托品,必要时静脉滴注多巴胺。

(三)并发症的观察与护理

1.心律失常

冠状动脉造影过程中出现心律失常很常见,多为一过性(如室早、房早、室速等),一般不产生临床后果。但有些心律失常会产生血流动力学异常,需要积极处理,如心室颤动、室性期前收缩、室性心动过速、心房颤动、心房扑动、窦性停搏、房室传导阻滞等。

(1)发生原因:压力嵌顿或右冠状动脉起始部痉挛,阻塞冠状动脉;导管插入太深,阻塞圆锥支血供;造影剂注入时间过长、剂量过大,造影剂排空不畅,长时间淤滞于右冠状动脉内。

(2)预防措施:避免在冠状动脉开口反复操作导管或过深插入导管;切忌长时间、大剂量注入造影剂,若出现造影剂排空缓慢,应立即嘱患者用力咳嗽,以提升胸腔负压,加速造影剂排空;当出现心律失常,立即撤出导管,必要时根据病情给予电除颤或临时起搏器等。

2.心肌梗死

急性心肌梗死是冠状动脉造影中少见但极为严重的并发症之一。

(1)常见原因:导管或造影剂刺激冠状动脉痉挛;导管损伤冠状动脉口引起内膜撕裂甚至血管急性闭塞;栓塞,可为血栓栓塞、气体栓塞或病变部位的斑块脱落;冠状动脉病变严重而弥散,临床情况不稳定(如不稳定心绞痛、血流动力学不稳定的心力衰竭等)。

(2)预防措施:为预防血栓,术前肝素化,所有连接管道应严格排除所有气泡;导管操作务必轻柔,尽量减少不必要的动作,严密监测动脉压力和心电图变化;消除临床不稳定因素,应尽快明确原因,可给予硝酸甘油、阿司匹林等药物治疗,使病情稳定。

3.栓塞并发症

栓子来自导管或导丝表面形成的血栓、因操作不慎所致脱落的动脉粥样斑块、注入气泡,可造成脑血管栓塞、下肢动脉栓塞、肺栓塞等。源于冠状动脉造影和介入治疗的急性肺栓塞有逐年增多的趋势。

肺栓塞常发生于冠状动脉造影术后 24～48 h,但易被误诊。一旦发生应积极治疗,应用血管扩张药和溶栓治疗等。

4.对比剂反应

常见反应如下。①皮肤反应,如皮肤潮红、苍白、出汗、荨麻疹、血管神经性水肿等。②神经系统反应,如头痛、头晕、肌肉抽搐、失明、失语、偏瘫、大小便失禁等,严重者可昏迷。③呼吸系统反应,如打喷嚏、咳嗽、呼吸困难、气喘发作、喉头痉挛和水肿等,严重者呼吸暂停。④肾反应,如腰痛、少尿、无尿、血尿、蛋白尿、肾功能不全等。⑤心血管系统反应,如心动过缓、心动过速、严重室性心律失常、低血压、急性肺水肿、休克、心搏骤停。一旦出现过敏性反应,应立即给予氢化可的松、肾上腺素、氨茶碱、多巴胺等药治疗。

5.外周血管并发症

冠状动脉造影常规采用穿刺股动脉途径,其常见穿刺部位的并发症如下。①出血、血肿是股动脉最常见的并发症;②假性动脉瘤;③动、静脉瘘;④夹层动脉瘤。近年来,随着动脉穿刺缝合器的使用,使部分并发症的发生率明显降低。

6.其他并发症

动脉鞘及导管的意外,如导管或鞘管的打结、打折等。

7.桡动脉穿刺介入治疗并发症

具有创伤性小、患者痛苦小、容易止血的特点,相关的局部并发症如皮下血肿、假性动脉瘤、动、静脉瘘等也有发生,但其发生率低。其最常见的并发症是桡动脉痉挛,主要表现为桡动脉搏动消失、前臂疼痛、导管推送困难和回撤受阻等,桡动脉痉挛可造成穿刺失败、桡动脉损伤等。最严重的是前臂血肿导致的筋膜综合征,前臂血肿主要表现为前臂疼痛、触诊张力高。当出血量大时可导致前臂骨筋膜室综合征,骨筋膜室是一封闭腔室,结构坚韧、空间小、无伸展余地,内有肌肉和神经、血管通过。组织水肿和血肿可导致骨筋膜室容积缩小,腔内压力急剧升高,压迫血管,造成肌肉、神经缺血坏死,表现为疼痛、活动障碍、感觉障碍、被动牵拉痛、肢体肿胀、血管搏动或消失、骨筋膜室内压增高。一旦确诊停用抗凝药物,患肢平放、制动,给予20%甘露醇加压输注进行脱水治疗等。如果患者疼痛消失、指端冰冷和苍白,应在6 h内切开伸筋膜,彻底减压。

五、健康教育

(1)预防冠心病的危险因素:指导患者戒烟、戒酒,避免情绪紧张、激动,注意饮食、降低体重,积极控制高血糖、高血压及高脂血症等危险因素。

(2)向患者介绍该病的常识,嘱患者定期回院复查,遵医师指导坚持用药,忌随意停药、换服药物。指导患者自制一张个人健康联系卡随身携带,联系卡注明:姓名、年龄、病史、家人联系电话、经治医院的联系电话及医师,卡上还可附上简单的急救要领。并随身备有硝酸甘油或速效救心丸以便发作时急用。

(3)嘱患者进食清淡、富含维生素、优质蛋白质及纤维素的食物,不宜过快过饱,可少食多餐。饮食不宜过咸,限制甜食及高脂饮食。

(4)定时门诊复查,如有不适主诉,及时到医院就诊。

(张　蓓)

第二节　经皮穿刺冠状动脉腔内成形术

经皮穿刺冠状动脉腔内成形术（percutaneous transluminal coronary angioplasty，PTCA）又称冠状动脉球囊成形术，是指经皮穿刺动脉血管将球囊导管送至冠状动脉的狭窄部位，加压充盈球囊，借助于球囊扩张的机械性挤压作用使血管壁结构重构、内腔扩大的一种介入性治疗技术。通过该术式，原冠状动脉狭窄部位被扩张，血流增加，原缺血部位的血液循环改善，从而达到治疗效果。其治疗效果较药物治疗可靠且理想。

一、适应证和禁忌证

（一）适应证

1.临床表现的适应证

药物治疗效果不佳的慢性稳定型心绞痛或不稳定型心绞痛，有明确的心肌缺血，左心功能良好。

2.扩展的适应证

（1）慢性稳定型心绞痛或不稳定型心绞痛伴多支血管病变。

（2）变异型心绞痛但有严重的固定狭窄。

（3）急性心肌梗死

（4）PTCA 术后再狭窄者。

（5）冠脉旁路移植术后心绞痛。

（6）药物治疗有效的心绞痛，但运动试验阳性者。

（7）高危心绞痛患者。

3.病变适应证

血管远端、管状长节段（＞10 mm）、偏心性、钙化、不规则、位于血管分叉处，一支多处病变、病变部位成角度（＞45°）、新近完全阻塞（＜3 个月）、冠状动脉口病变、有溃疡或血栓形成的病变等。

（二）相对禁忌证

（1）无保护的左主干病变。

（2）左主干等同病变。

（3）冠状动脉病变狭窄程度＜50％。

（4）多支、广泛性弥散性病变，PTCA 成功可能性极小。

（5）陈旧的慢性完全闭塞病变。

二、术前护理

（1）心理护理。让患者及其家属了解手术过程及治疗的目的，缓解患者的紧张情绪。

（2）术前晚及日晨口服阿司匹林 300 mg，波立维 300 mg，继续服用硝酸酯类和钙通道阻滞药。

（3）完善胸部 X 线、心脏彩超、血常规、凝血酶原时间、肝肾功能等检查。

（4）青霉素皮肤过敏试验及碘过敏试验。

(5)双侧腹股沟、会阴部备皮。

(6)教会患者贴身穿病号服,指导练习床上排便。

(7)术前禁食、水 4～6 h。

(8)检查双侧股动脉和足背动脉搏动情况,术前保持一条静脉通道。

三、术中护理配合

(一)麻醉及手术体位

(1)麻醉方式:局部麻醉。

(2)手术体位:采用平卧位,双下肢分开并外展。

(二)常用的器材和物品

(1)心导管造影手术包:同冠状动脉造影术。

(2)常用器材:普通器材同冠状动脉造影、7 F 左冠状动脉导引导管 1 根、7 F 右冠状动脉导引导管 1 根、冠状动脉腔内成形术三件套 1 副、压力泵 1 个。输液物品:平衡液 500 mL、带调节的输液管 1 副、静脉输液延长管 1 根、留置针 1 个、透明贴膜 1 张、0.014 in 的微导丝 1 根、球囊若干规格备用。

四、手术步骤及护理配合

(1)～(4)同冠状动脉造影术。

(5)根据不同情况置入导引导管,可选择 7 F 或 8 F,并肝素化;建立静脉通道,连接对比剂,吸氧,连接输液导管并排气。

(6)若有缓慢性心律失常,或扩张较大的优势型右冠状动脉,或左冠状动脉优势型的回旋支病变时,可预先放置临时起搏器;准备起搏导管和起搏器。

(7)自导引导管内插入导引钢丝,沿导丝送入合适的球囊,进行预扩张,递微导丝、压力泵、三件套、递送合适的球囊。

(8)确定球囊位置合适后,通过压力泵用 1∶1 稀释的对比剂充盈球囊,第一次扩张的球囊压力不要过大,时间亦应缩短,以防止心律失常的发生。间隔经 30～60 s 再行第 2 次扩张;动脉内注入硝酸甘油 200 μg(配制方法:生理盐水 100 mL＋硝酸甘油 5 mg,即 50 μg/mL)。

(9)确定手术成功后,撤出导丝及导引导管,拔出动脉鞘,包扎穿刺部位或行 Proglide 缝合器血管封堵;协助包扎伤口,护送患者至病房。

五、术后护理

(一)一般护理

(1)患者取平卧,一级护理。持续心电监护 24 h,严密观察心率、血压、心律等生命体征,注意心电图有无缺血性变化、心肌梗死、重症心律失常等并发症的出现,同时听取患者主诉有无心绞痛的发生等。

(2)术后 30 min 可进食、水,嘱多饮水,有利于排出对比剂。因术前禁食、过度紧张、对比剂的高渗作用,以及应用血管扩张药等因素,故术后易发生低血压。一旦发生,应快速输入生理盐水,一般多可恢复。

(3)无鞘管患者,压迫沙袋,密切观察穿刺局部有无渗血情况和血肿形成,同时监测足背动脉搏动情况。

（4）根据病情需要静脉持续滴注硝酸甘油和口服钙通道阻滞药，以预防冠状动脉痉挛。

（5）抗凝药物的护理：患者术后给予抗凝药以预防术后血栓形成和栓塞。遵医嘱予低分子肝素注射液皮下注射，1/12 h。并严密观察全身及穿刺局部的出血情况。常规服用抗血小板制剂阿司匹林 100 mg/d，以减少血小板聚集作用。

（6）术后 24 h 如无任何并发症发生，可鼓励患者床边活动。患者第一次下床时，注意防止直立性低血压的发生。如患者下床后出现头晕、眼花、四肢无力、大汗等，应立即给予平卧，同时测量血压，通知医师。

（7）动脉穿刺鞘管的处理。伤口穿刺处动脉鞘管在停用抗凝药后 1 h 拔除，按压部位在动脉穿刺点上方 5～10 mm 处股动脉搏动明显处逐渐加压，同时拔出鞘管，根据足背动脉搏动和下肢发绀情况，调整压力，按压伤口力度以能触摸到足背动脉搏动为准，压迫 20～30 min 至穿刺点无出血；加盖敷料后用纱布绷带"8"字加压包扎，沙袋压迫穿刺部位 6～8 h。每 30 min 观察并记录患者的血压及伤口情况 1 次，持续 2 次。观察穿刺点周围是否有出血、皮下淤血及血肿形成，观察血肿变化，一旦发生明显出血、血肿，应立即通知医师，重新进行包扎压迫、止血。

（二）并发症的护理

（1）急性血管闭塞：急性血管闭塞是最严重也是最常见的并发症，多发生在术中或术后短时间内，也可发生在术后 24 h 甚至更长。急性闭塞是冠状动脉痉挛、血栓形成或内膜撕裂伴血栓形成的结果。一旦发生，即给予硝酸甘油、肝素、溶栓治疗，或重新 PTCA 治疗，严重者须进行紧急外科冠状动脉旁路移植术。

（2）边支闭塞：常因球囊充盈时将从狭窄处或其附近发出的边支闭塞。若该支很小，常无临床症状，可不进行特殊处理。若该边支较大，须立即送入导丝并用球囊扩张边支口。

（3）冠状动脉栓塞：常见为血栓栓塞，在扩张有血栓存在的病变时，尤其是机化血栓，血栓碎片或小栓子可附在球囊上，在球囊退出过程中，栓子被血流冲入血管远端或其他冠状动脉及分支。

（4）冠状动脉穿孔或破裂：常因导丝操作不当而造成穿孔，或因球囊过大、加压过高过快而造成血管破裂，可导致心包积血和心脏压塞，须立即行冠状动脉旁路移植术和处理破裂处。

（5）左室壁穿孔和心包积血：常因放置右室起搏导管加上术中应用大剂量肝素所致，若出现心脏压塞须立即行外科手术。

（6）导丝折断。

（7）室性心动过速或室颤：在 PTCA 过程中，发生率为 2%，更多发生于急性心肌梗死的 PTCA，用低渗对比剂可减少其发生率。

六、健康教育

①合理膳食，饮食以低脂、低胆固醇为主，不食维生素 K 含量高的食物，如浓茶、菠菜、包心菜、动物肝脏等，避免影响抗凝药疗效。②告知患者术后仍须确保长期正规的内科治疗，坚持服药。③强调定期复查，门诊随访。④预防冠心病的危险因素：指导患者戒烟、戒酒，避免情绪紧张、激动，注意饮食、降低体重，积极控制高血糖、高血压及高脂血症等危险因素。⑤鼓励患者每日做适量运动，锻炼身体，增强抵抗力。⑥保持愉快心情，当院外出现不适，如胸痛、出血等时立刻就诊。

（张　蓓）

第三节 冠状动脉内支架置入术

急性闭塞和再狭窄是 PTCA 尚待解决的两大问题,冠状动脉内支架术是应此问世的另一种新介入治疗手段。它是目前唯一能通过导管输送到血管内起支撑作用的技术,能解除冠脉狭窄和闭塞,防止血管塌陷及夹层形成,保持血流通畅,具有手术简便、疗效确切、创伤小等优点。

一、适应证和禁忌证

(一)适应证

(1)无症状或轻微心肌缺血。

(2)中到重度稳定型心绞痛或不稳定心绞痛。

(3)心肌梗死。

(4)曾行冠状动脉旁路移植手术患者。

(5)PTCA 并发动脉夹层瘤、严重内膜撕裂、急性闭塞或濒临闭塞者。

(二)禁忌证

(1)出血性疾病和出血倾向者。

(2)血管直径≤2.5 mm 者。

(3)冠状动脉开口和近端有较明显的动脉粥样硬化斑块,妨碍引导导管较深插入者。

(4)病变部位有大量未经治疗的血栓存在者。

(5)血管远端血流明显减慢者。

二、术前护理

(1)心理护理:由于患者对支架置入术不了解,易产生恐惧心理,应根据患者的年龄、文化程度、经济水平、心理状态等具体情况进行评估,制订个体化的教育计划,因人施教。通过简明易懂的语言讲解,并辅以发放宣传资料,请手术成功的患者介绍亲身体会等方式加深病员的感观认识,使其了解手术的必要性、方法、过程、注意事项及安全性,从而解除焦虑、紧张、恐惧心理,让患者减轻压力、建立信心、积极配合。

(2)术前遵医嘱口服阿司匹林 300 mg,波立维 300 mg。

(3)青霉素过敏试验、碘过敏试验,保留一条静脉通道。

(4)完善各项常规检查,训练床上排便和深吸气闭气动作以利术中取得清晰图像。

(5)术前禁食、水 4~6 h,穿刺部位常规皮肤准备。

三、术中护理配合

(一)麻醉及手术体位

(1)麻醉方式:局部麻醉。

(2)手术体位:采用平卧位,臀部垫一软枕,双下肢分开并外展。

(二)常用器材和物品

(1)心导管造影手术包:同冠状动脉造影术。

(2)冠状动脉内支架置入术特殊器材:普通器材同冠状动脉腔内成形术、7 F 左冠状动脉导引导管 1 根、7 F 右冠状动脉导引导管 1 根、冠状动脉腔内成形术三件套 1 副、压力泵 1 个。

输液物品:平衡液 500 mL、输液管 1 副、静脉输液延长管 1 根、留置针 1 个、透明贴膜 1 张、0.014 in 的微导丝 1 根、支架若干规格备用、球囊若干规格备用。

(三)手术步骤及护理配合

(1)~(8)同冠状动脉腔内成形术。

(9)须置入支架者,球囊撤出,沿导丝送入合适的支架至欲置入部位,充盈球囊;递合适的支架,密切观察生命体征,有低血压和室性心律失常及时处理。

(10)球囊去充盈后撤至导引导管内,造影检查支架膨胀情况、血流情况、有无夹层等,并根据情况对支架进行修饰。

(11)确定手术成功后,撤出导丝及导引导管,拔出动脉鞘,包扎穿刺部位或行 Angioseal 血管封堵;协助包扎伤口,护送患者至冠心病监护病房(CCU)。

四、术后护理

(一)CCU 监护

持续心电、血压监测 24 h,严密监测心律、心率、血压、心电图及尿量变化,监测凝血酶原时间(PT),严密观察有无心绞痛复发、股动脉伤口有无渗血渗液、足背动脉搏动情况。

(二)伤口的护理

防止出血、血肿:术后 1 h 拔除鞘管,遵医嘱予低分子肝素注射液皮下注射,1/12 h,抗凝血治疗。拔管后手压伤口 20~30 min,用绷带"8"法固定 24~48 h。要求患者拔管 6~8 h 手术肢体完全制动,压迫沙袋。经 6~8 h 伤口无渗血、渗液,可撤出沙袋并协助床上活动,绝对平卧 24 h 后可下床。

(三)低血压的防治及护理

(1)预防血容量不足,合理用药。手术后极易发生低血压,考虑与患者紧张,术中失血,术中及术后应用血管扩张药、钙通道阻滞药及极化液有关,可采取如下措施:①针对患者紧张的原因,进行心理护理;②术前禁食 4 h;③回病房后立即暂停输入血管扩张药;④术后 30 min 恢复进食;⑤24 h 内至少保证两条静脉通道,及时补足血容量,再应用血管扩张药。

(2)术前低血压不能纠正或休克者,术中、术后给予主动脉球囊反搏。

(3)严密监测血压、心率、尿量,观察有无伤口出血。对于高血压、高龄患者须认真对照其基础血压及脉压,准确判断早期低血压。术后 30 min 至 3 h,恶心常为低血压或休克先兆,小便后亦可有休克发生。不明原因的低血压,排除血容量不足外,如患者心电图无明显变化,要检查有无腹膜后出血(左、右下腹部疼痛)、穿刺部位内出血(如肿胀、变色、脉搏消失)、冠状动脉破裂或穿孔(心脏压塞症状)。有出血并发症时,立即调整抗凝药剂量并处理。

(四)饮食护理

术后 30 min 恢复饮食,可进食低盐、低脂、低胆固醇、易消化饮食,勿进食冷牛奶、鸡蛋等以避免引起肠胀气。给患者饮水 500~800 mL,促进排尿以利于对比剂的排出。

(五)并发症的观察和护理

(1)冠状动脉痉挛:冠状动脉检查、治疗过程中均可诱发冠状动脉痉挛,特别是在冠状动脉介入治疗过程中。持续、严重的冠状动脉痉挛常可导致急性的冠状动脉闭塞。冠状动脉的痉挛可选择硝酸甘油、钙通道阻滞药等治疗。

(2)冠状动脉内膜撕裂:冠状动脉内膜撕裂是一种血管非闭塞性表现。常见形成的原因:①导引导管操作不当、错误操作或插入过深;②器械选择不当。由于冠状动脉支架的广泛应用,使内膜撕裂致急性冠状动脉闭塞的发生率明显降低,处理冠状动脉内膜撕裂的关键在于预防。

(3)急性冠状动脉闭塞:急性冠状动脉闭塞是发生在冠状动脉介入治疗过程中(50%~80%)或少数发生于术后6~12 h的病变靶血管的完全闭塞。一旦闭塞发生,即刻产生严重的心肌缺血,常表现为严重而持久的胸痛、大汗,心电图显示相应导联 ST 段上抬,严重时出现血压下降、室性心律失常、室颤导致死亡。故术后要辅以充分的抗血小板、抗凝药物的治疗,同时密切观察心电图的表现,听取患者主诉,以便早期发现并得到及时治疗。

(4)支架内血栓:支架置入术最重要的并发症是急性和亚急性血栓形成。术后急性或亚急性支架血栓形成一般发生在置入支架后24 h内及2周内。此阶段患者情绪紧张是导致冠状动脉痉挛的常见诱因。持续剧烈的冠状动脉痉挛可导致支架内血小板聚集、血栓形成或血管闭塞。因此,要注重术前、术后的健康教育及心理护理。术后转入 CCU 严密监护心电图的变化,有无心绞痛的发生,预示支架血栓形成或冠状动脉急性再闭塞,须高度重视。要经常询问患者有无胸闷、胸痛、出汗、心慌等。一旦患者出现上述症状或感不适,立即采取必要措施及向医师汇报病情,做好紧急 PTCA 或冠脉旁路移植术的各项准备。血栓的预防措施是给予严格抗凝血治疗,并根据凝血时间或部分凝血活酶时间(PTT)调整肝素用药,严密观察全身及穿刺局部的出血情况。

(5)冠状动脉穿孔:冠状动脉穿孔是造影剂经冠状动脉撕裂处泄漏至血管外,是冠状动脉介入治疗中少见但比较严重的并发症,常引起急性心脏压塞,一旦发生,须立即行心包穿刺引流治疗。

(6)支边血管闭塞:支边血管闭塞是指在冠状动脉分支部位病变的介入治疗过程中,由于球囊扩张或置入支架,使冠状动脉病变处的分支血管消失的现象。当大分支血管闭塞可引起严重后果如急性心肌梗死,需外科手术,否则有可能导致死亡。

(7)无血流现象、支架的脱落、断裂等。

五、健康教育

(一)抗凝药物治疗宣教

(1)由于支架是一种金属异物,血液中的血小板和纤维蛋白质在支架处沉积,形成血栓。为了防止支架内血栓形成,术后必须长期治疗,因此向患者详细讲解抗凝血治疗的必要性和危险性,以及出血的症状和体征,如有无皮下出血、静脉注射穿刺针眼有无瘀斑,有无牙龈出血、血尿、黑便,女性患者注意有无月经量过多、经期过长,如果患者需要看牙病时应向医师说明自己在接受抗凝血治疗。

(2)按时服用抗凝血药物,阿司匹林 100 mg/d,持续终身。波立维 75 mg/d,服用12~18 个月。指导患者了解用药的注意事项,定时复查凝血酶原时间。

(二)定时门诊复查

半年内每个月复查1次,半年后每3~6个月复查1次,以便及时调整药物用量,及时发现并发症,及时处理。

(三)预防冠心病的危险因素

指导患者戒烟、戒酒，避免情绪紧张、激动，注意饮食、降低体重，积极控制高血糖、高血压及高脂血症等危险因素，可减慢冠状动脉粥样硬化，这对支架置入术的效果是非常有益的。

（张　蓓）

第四节　冠状动脉旋磨术

冠状动脉粥样硬化性心脏病(coronary artery disease,CAD)是一种发病率高、起病隐匿的疾病。冠状动脉造影是诊断冠心病的金标准，对于血管管腔的狭窄程度较敏感，但不能反映出动脉粥样硬化斑块的性质。冠状动脉钙化(coron aryartery calcium,CAC)和动脉粥样硬化之间存在着密切关系。冠状动脉内旋磨术(rotational athereetomy)主要是通过带钻石颗粒的旋磨头，它在高速旋转下能够将钙化或纤维化的斑块磨成极其细小的微粒，通过巨噬细胞的吞噬而清除，从而使粥样斑块体积缩小，冠状动脉血管狭窄腔扩大，血流改善，消除狭窄病变，减少并发症发生率，增加冠状动脉介入治疗的成功率，达到治疗目的，成为治疗冠状动脉纤维化、严重钙化狭窄病变行 PCI 的重要辅助方法。

一、冠状动脉旋磨技术的方法

冠状动脉造影采用 Judkins 方法。旋磨术操作方法是将 9 F 的指引导管送至病变冠状动脉，将 Rotablator 专用导丝经指引导管送入病变支远端，导丝固定后，沿着 Rotablator 专用导丝将直径 1.25 mm 的 Rotablator 和导管(导管和输液瓶相连，输液瓶内为 0.9％生理盐水＋硝酸甘油 5 mg,60 滴/ min 速度输入)送至指引导管的前部靠近冠状动脉病变处，仔细轻柔地驱动马达使钻头开始旋转，转速为 170～200 kr/min，缓慢推进钻头，不要用力加压。转速＜130 kr/min 提示钻头的钻石微粒很可能与正常的血管壁发生较有力的摩擦，并有可能会引起血管壁撕裂，应立即回撤钻头，再次轻柔地向前推送旋磨导管。可采用反复来回多次推送钻头的方法，直至将硬化的斑块消磨掉。但要注意每次持续旋磨的时间不要超过 10 s,1 次持续旋磨后应间隔 10～20 s 再重复旋磨。旋磨后残余狭窄＞50％,辅以 PTCA。辅以 PTCA 时，扩张的压强为 2～3 标准大气压(1 标准大气压＝1.013×10^5 Pa)，其后辅以支架术获得良好的血运重建。

二、适应证和禁忌证

(一)旋磨的主要适应证

血管内膜呈环形严重钙化、导引钢丝已通过病变但球囊导管不能跨越，或者在支架置入前预扩张球囊不能对狭窄病变作充分扩张时(钙化或纤维化)，可考虑使用冠状动脉斑块旋磨。此外，不适合支架置入的直径≤20 mm 的血管，支架内再狭窄病变，分叉病变，静脉桥吻合处狭窄病变，CTO 等病变也常考虑使用冠状动脉斑块旋磨。

(二)禁忌证

(1)血栓性冠状动脉病变或急性心肌梗死：有溃疡或血栓的病变，旋磨可加重血栓形成，易发生慢血流或无血流现象。

（2）退行性变的大隐静脉桥病变：旋磨治疗易发生血管栓塞或无复流现象。

（3）严重的成角病变（＞60°）：成角病变的旋磨可能会伤及深层管壁，甚至引起冠状动脉穿孔。

（4）有明显内膜撕裂的病变：内膜撕裂明显，尤其是螺旋型内膜撕裂，旋磨可使撕裂加重。

（5）钢丝无法通过的全堵病变。

（6）严重左心功能不全（EF＜30％）。

三、冠状动脉旋磨并发症及处理方法

（一）冠状动脉痉挛

（1）术前给患者口服钙拮抗药。

（2）旋磨时从较小的旋磨头开始，旋磨头与血管的比例≤0.75。

（3）每次旋磨的时间不宜过长，一般不超过 10 s。

（4）旋磨前及每次旋磨后酌情冠状动脉内给予硝酸甘油 $50\sim200\ \mu g$。

（5）在加压灌注液袋的生理盐水中加入维拉帕米和（或）硝酸甘油或使用预先配置的旋磨液。

（6）旋磨后辅以低压力球囊扩张。

（7）如硝酸甘油不能缓解冠状动脉血管痉挛，必要时可经静脉或冠状动脉给予维拉帕米或硫氮唑酮，但需要密切注意患者的血压及心率，避免发生低血压及心动过缓。

（二）无血流/慢血流现象

（1）左心功能明显减退及病变远端血管床较差者易出现。

（2）多支血管病变者，如罪犯病变是唯一开放的冠状动脉或其供血范围较大，对患者血流动力学影响较大者应谨慎选择冠状动脉旋磨术。

（3）从较小的旋磨头开始，逐渐增大，旋磨头与血管的比例≤0.75。

（4）缓慢推进旋磨导管，以避免转速的过快和过多跌落，致血管的热损伤及产生较大的微颗粒；在复杂病变及长节段病变的旋磨中，每次的旋磨时间不宜过长；另外在旋磨时不要一直推进旋磨头前进，而宜采用"进二退一"的手法，即向前推进旋磨头数秒钟（数毫米）后，向后退一点，然后再前进。

（5）间断推注少量造影剂，一方面可有助于微粒的冲刷，另一方面可及早地发现无血流/缓慢血流现象。

（6）无血流/缓慢血流现象发生时可采取如下方法处理：①冠状动脉内给予硝酸甘油或其他血管扩张药（钙离子拮抗药、硝普钠或腺苷类药物）；②从病变血管远端开始低压力短时间球囊扩张；③从指引导管中加压推注血液；④置入主动脉内气囊反搏泵（IABP）；⑤在整个治疗过程中均应维持有效的冠状动脉灌注压。

（三）内膜撕裂

PCI球囊扩张所造成的内膜撕裂不适宜即刻旋磨治疗。旋磨时一旦证实有内膜撕裂发生就不宜再增大旋磨头。内膜撕裂的处理与球囊扩张术相同，可酌情置入冠状动脉内支架。

（四）冠状动脉穿孔

一旦确认已发生冠状动脉穿孔，应立即将旋磨头退出，保留导引钢丝在病变血管内。根据冠状动脉穿孔的严重程度和患者血流动力学状态做相应处理。

四、术前护理

(1)术前护理访视:由导管室护士在术前 1 d 向患者详细介绍治疗方法,旋磨手术的优缺点及术前、术中、术后的注意事项,消除患者紧张情绪以取得密切配合。督促患者术前遵医嘱口服拜阿司匹林 300 mg 及波立维 300 mg。

(2)做青霉素过敏试验、碘过敏试验,保留一条静脉通道。

(3)完善各项常规检查,训练床上排便和深吸气闭气动作以利术中取得清晰图像。

(4)术前禁食、水 4～6 h,穿刺部位常规皮肤准备。

五、术中护理配合

(一)麻醉及手术体位

(1)麻醉方式:局部麻醉。

(2)手术体位:采用平卧位,臀部垫一软枕,双下肢分开并外展。

(二)常用器材和物品

(1)心导管造影手术包:同冠状动脉造影术。

(2)冠状动脉旋磨术特殊器材:普通器材同冠状动脉腔内成形术、旋磨设备 1 套、Rotawire Floppy 导丝 1 根、Rotalink Advanced 推进器 1 根、7 F 左冠状动脉导引导管 1 根、7 F 右冠状动脉导引导管 1 根、冠状动脉腔内成形术三件套 1 副、压力泵 1 个、旋磨器、控制台、气体转换阀、脚踏各 1 套、控制开关、氮气 1 瓶、Rotalink 旋磨头 1 根、磨头导管 1 根。

输液物品:平衡液 500 mL、输液管 1 副、静脉输液延长管 1 根、留置针 1 个、透明贴膜 1 张、加压输液袋 1 副、0.014 in 的微导丝 1 根、支架若干规格备用、球囊若干规格备用。

(三)手术步骤及护理配合

(1)～(8)同冠状动脉腔内成形术。

(9)旋磨导管到位,旋磨狭窄病变,调节旋磨仪;先检查氮气压力,正常氮气压 6.2～7.6 Bar,将气体转换阀与高速旋磨仪、Rotalink 旋磨头、RotalinkAdvanced 推进器连接好,通过气体转换阀将氮气瓶内转换的气压保持在 6.2～7.6 Bar,在体外测试转速,高转速为 17 万～20 万转,低转速 5 万～8 万转,根据体外测试转速大小来调节旋磨仪,以达到理想转速。

(10)旋磨头大小选择:根据磨头直径与靶病变直径之比为(0.75～0.90):1,从小到大选择,一般每处病变旋磨 2～3 次,如狭窄段＞10 mm,每次旋磨间隔 10 s 以上;递合适的旋磨头,密切观察生命体征,有低血压和室性心律失常及时处理

(11)旋磨转速调节:将旋磨导引钢丝跨过病变处至少 7 cm,然后将旋磨导管沿着导引钢丝送入靶血管;根据医嘱实时调整旋磨头的转速,开动马达低速(50 000 r/min)旋转接近狭窄近端,到达近端后调高转速达 170 000～200 000 r/min 通过狭窄处,通过后以低速缓慢回撤旋磨导管。

(12)高速旋磨、磨头降温:在高速旋磨时用冷凝剂(0.9％生理盐水 500 mL＋3000 U 肝素＋硝酸甘油 0.5 mg＋维拉帕米 5 mg)与 RotalinkAdvanced 推进器连接并且加压滴注,起到降温、解痉、抗凝作用。

(13)用气体转换阀控制旋磨头,后退旋磨导管;氮气管理:通过控制气体转换阀的启动与关闭来控制旋磨头的旋转与停止,旋磨头高速旋转,用于后退旋磨导管高压气体罐中的气体为压缩氮气,专人管理脚踏控制开关。

(14)置入支架者辅以 PTCA 时,扩张的压强为 $2\sim3$ 标准大气压(1 标准大气压 $=1.013\times10^5$ Pa),其后辅以支架术;递合适的支架,密切观察生命体征,有低血压和室性心律失常及时处理

(15)球囊去充盈后撤至导引导管内,造影检查支架膨胀情况、血流情况、有无夹层等,并根据情况对支架进行修饰。

(16)确定手术成功后,撤出导丝及导引导管,拔出动脉鞘,包扎穿刺部位或行 Angioseal 血管封堵;协助包扎伤口,护送至 CCU。

六、术后护理

(一)术后 CCU 监护

持续心电血压监测 24 h,严密监测心律、心率、血压、尿量及心电图变化,监测凝血酶原时间(PT),密切观察患者有无心绞痛复发、股动脉伤口出血、足背动脉搏动。

(二)伤口出血的预防及护理

(1)术后 1 h 拔除鞘管,遵医嘱予低分子肝素注射液皮下注射,1/12 h,抗凝血治疗。

(2)伤口包扎宜采用绷带"8"法,拔管后手压伤口 30 min,用宽胶布固定加沙袋压迫 $6\sim8$ h。经 $6\sim8$ h 伤口无渗血、渗液,可撤出沙袋并协助床上活动,绝对平卧 24 h 后可下床。其优点为:①按压充分,伤口处血小板凝聚力增强,抵抗股动脉内压力的对抗力增大,出血降低;②绷带拉力紧,不松脱;③被固定在伤口处的绷带卷不滑脱,加压止血效果肯定;④杜绝了使用胶布过敏导致的伤口处皮肤水疱及胶布过度牵拉皮肤所致的表皮剥脱;⑤有效防止出血。

(三)严格抗凝血治疗

旋磨支架置入术最重要的并发症是急性和亚急性血栓形成,术后注意合理的抗凝血治疗。凡术中支架扩张未达到理想造影结果者、高凝状态、置入多个支架者,须严密监测白陶土部分凝血活酶时间(KPTT),加强抗凝治疗。

(1)有效抗凝指标是术后 24 h KPTT 要达到并维持在正常值的 2 倍。我们根据 KPTT 检测结果,合理使用抗凝药物。①普通肝素:术后拔除动脉鞘管后若无伤口出血即开始静脉滴注普通肝素,每 6 h 监测 KPTT 一次,根据监测结果调整滴注速度;②低分子肝素:术后 6 h 开始,下腹壁皮下注射 0.3 mL 或 0.4 mL,每 12 h 1 次,持续 $7\sim14$ d;③对于高危病变患者可酌情加用血小板 Ⅱ b 、Ⅲ a 受体拮抗药。

(2)在抗凝药物使用过程中要注意以下几方面:①观察症状的变化,尤其是胸痛是否得到缓解,胸痛发作次数、程度、持续时间,用药后是否出现不良反应;②观察有无皮肤黏膜及注射部位出血;③对于静脉应用者,应注意输液速度,并注意观察输液肢体有无疼痛及异常感觉,皮下注射者注射部位选择腹壁脐周皮下,注射者用左手拇、示二指捏起腹壁皮肤形成皱褶,固定注射器针头垂直插入,进针约 1 cm,回抽无回血,将药液缓慢注入皮下脂肪组织内,注射完毕后,顺进针角度拔针,局部压迫 1 min,每次更换注射部位,严格无菌操作。

(四)密切监护病情变化

持续剧烈的冠状动脉痉挛可导致支架内血小板聚集、血栓形成或血管闭塞。严密监护心

悸、疼痛等心绞痛症状及心电图 ST、T 的变化。心绞痛复发,预示支架血栓形成或冠状动脉急性再闭塞,须高度重视。要严密观察心电监护,经常询问患者有无胸闷、胸痛、出汗、心慌等。一旦患者出现上述症状或感不适,立即采取必要措施及向医师汇报病情,必要时行溶栓治疗,做好紧急 PCI 或冠脉旁路移植术的各项准备。

(五)饮食护理

术后 30 min 恢复饮食,可进食低盐、低脂、低胆固醇、易消化饮食,勿进食冷牛奶、鸡蛋等,以避免引起肠胀气。给患者饮水 500～800 mL,促进排尿以利于对比剂的排出。

(夏月芹)

第五节　主动脉瓣膜置换术

主动脉瓣狭窄(aortic stenosis,AS)是指主动脉瓣膜的损害引起的血流机械性梗阻导致的一系列心脏损害血流动力的障碍。常见病因有后天获得性(老年退行性病变、风湿性心脏病等)和先天性主动脉瓣结构异常(单叶式、二叶式畸形等)。正常主动脉瓣口面积≥3.0 cm^2。当瓣口面积减小至 15～20 cm^2 时为轻度狭窄;1.0～1.5 cm^2 时为中度狭窄;≤10 cm^2 时为重度狭窄。

一、临床表现

(一)临床症状

AS 临床三联症表现为:劳累性呼吸困难、心绞痛和晕厥。早期出现乏力、头晕等,晚期可出现劳力性呼吸困难、端坐呼吸、阵发性夜间呼吸困难甚至急性肺水肿表现;约 60% 有症状的患者可出现心绞痛,是由于心肌肥厚、心肌耗氧量增加或继发冠状动脉过度受压所致的供氧量减少所致。约 1/4 有症状患者发生晕厥,是由于体循环动脉压下降,脑循环灌注压降低导致急性脑缺血。

(二)主要体征

胸骨右缘第 2 肋间可闻低调、粗糙、响亮的喷射性收缩期杂音,呈递增递减型,常可触及收缩期震颤。吸入亚硝酸异戊酯后杂音可增强。杂音向颈动脉及锁骨下动脉传导,有时向胸骨下端或心尖区传导。合并心力衰竭时,通过瓣口的血流速度减慢,杂音可变轻。可有收缩早期喷射音(主动脉瓣开瓣音),瓣膜钙化僵硬后此音消失。瓣膜活动受限或钙化明显时,主动脉瓣第二心音减弱或消失,亦可出现第二心音逆分裂。常可在心尖区闻及第四心音,提示左心室肥厚和舒张期末压力升高。左心室扩大和衰竭时可出现第三心音(舒张期奔马律)。触诊脉搏较弱,心底部、锁骨上凹和颈动脉可触及收缩期震颤,严重狭窄时脉压明显减小。心脏浊音界可正常,心力衰竭时向左扩大。心尖区可触及收缩期抬举样搏动,左侧卧位时可呈双重搏动。

二、经导管主动脉瓣膜置换

随着人口老龄化的进程加快,主动脉瓣狭窄的发病率明显升高。据统计,约有 40% 的80 岁以上老年人会出现瓣膜钙化和主动脉瓣退行性狭窄;美国 75 岁以上人群的发病率是

46%,仅次于高血压和冠心病。对于主动脉瓣狭窄,传统的治疗方法是外科手术,然而,30%~50%的有严重并发症的患者无法接受外科治疗。

2002年,Cribier等率先开展了经导管主动脉瓣膜置换术(transcatheter aortic valve implantation,TAVI),并获得了成功。继后,经导管主动脉瓣膜置入的相关器械和技术的研究逐渐受到重视,经导管瓣膜置入的理念和方法逐渐被接受。目前进行动物实验和进入临床应用的瓣膜支架有数十种之多,而应用最多的仅两种,即球囊扩张式的Edwards瓣膜支架系统和自膨式的CoreValve瓣膜支架系统。

自经导管主动脉瓣膜置换装置投入临床使用以来,全球已完成了3.5万余例病例。Partner研究已经证明:对于那些不能耐受外科手术治疗的严重主动脉瓣病变的高危患者,经导管瓣膜置入术1年生存率与外科手术相似。此外,也可应用于主动脉生物瓣衰败的患者,即置入瓣中瓣技术。瓣膜支架置入技术逐渐成熟,有可能发展成为外科治疗的补充和替代。

目前报道的TAVI的手术途径介入路径主要有如下3种。①经股静脉顺行法:穿刺右股静脉送导丝至右心房,穿刺房间隔至左心房,经左房室瓣、左室流出道至升主动脉,再从股动脉中套出,从而在股静脉与股动脉间建立输送轨道。该方法操作复杂,并发症较多,目前临床已不再应用。②经股动脉逆行法:该方法经股动脉,导丝经腹主动脉,降主动脉和主动脉弓逆行至主动脉根部,至左心室建立输送轨道,根据食管超声及造影显示的钙化主动脉瓣环为标记。将支架送至该位置,是目前临床最常用的方法。③经心尖顺行法:手术需在镶嵌(Hybrid)手术室中完成。胸部前外侧小切口暴露左心室心尖,穿刺左心室心尖,在X线透视下建立轨道,沿轨道将输送系统送至主动脉瓣位置。经心尖途径不受外周血管病变情况限制,可减少输送系统对主动脉的损伤。

主要针对无法进行外科手术换瓣的老年患者,比较公认的其他死亡危险相关因素包括:冠心病史,包括既往旁路移植或者PCI史;心脏功能较差,左心室射血分数(LVEF)<30%;重度慢性阻塞性肺疾病(用力1 s率FEV<50%);透析依赖性,肾衰竭等;STS评分>10%或者EuroScore>15%;既往胸部放射损伤历史;升主动脉钙化严重;开胸手术史,如既往旁路移植手术病史等;年龄>75岁;慢性肺、肝、肾等重要脏器功能不全;心脏超声结果:主动脉瓣平均压差>40 mmHg,和(或)流速>4.0 m/s,或者面积<0.8 cm²,或者瓣口面体表面积<0.5 cm²;药物治疗后临床症状无明显缓解;心外科和心内科医师认为常规手术病死率>15%。

三、术前护理

(一)术前病情观察

主动脉瓣狭窄患者严重时可出现呼吸困难、心绞痛、晕厥的三联征,因此,护理人员在患者入院后应做好患者的病情观察,主动询问患者有无胸闷、头晕、胸痛等症状。

(二)术前访视

球囊扩张式经导管主动脉瓣膜置换在国内尚属首次,患者可能承受较大的精神压力,首先选择访视时间,安排在术前24 h左右效果好,由担任本次手术配合的介入护士对患者进行访视,可以给患者介绍手术步骤,使患者对此类手术有所了解,缓解其压力和紧张的情绪,取得患者的信任。

(三)术前患者准备

(1)完善相关检查,行碘过敏试验、术前晚20:00起禁食、水,抗生素过敏试验及交叉配血等。

（2）术前当日备皮，范围需符合体外循环手术要求，即上至颈部，下至腹股沟，左、右两侧达腋后线。

（3）术前 30 min 给一个剂量抗生素。

四、术中护理配合

（一）麻醉及手术体位

（1）麻醉方式：采用气管插管全身麻醉。

（2）手术体位：取平卧位，双下肢外展。

（二）经导管主动脉瓣膜置换特殊物品

7 F 血管鞘 3 套、5 F 猪尾导管 2 根、5 F 多功能导管 1 根、5 F 右冠造影导管 1 根、19 FReflex血管短鞘 1 根、0.032 in 超滑导丝 2 根、0.035 inJ 形导丝 1 根、0.035 in Amplatzer 加硬导丝 1 根、直径23 mm、26 mm EdwardsSAPIENXT 瓣膜支架直径 2 枚、18 F Reflex 输送装置1 套、Edwards 瓣膜支架压缩器 1 套、Proglide 血管缝合器 2 套。

（三）手术步骤与护理配合

（1）消毒手术区，备体外循环手术消毒范围；建立静脉通道，递送安尔碘并协助铺单。

（2）行左侧股静脉穿刺，置入血管鞘，将临时起搏器置入右心室，连接临时起搏器，测试后关闭临时起搏器；起搏器系绳挂在患者左侧床边，避免手术床移动时起搏器脱落，临时起搏电极放至右心室后，护士应及时连接起搏器和起搏导管，遵医嘱起搏器试运行。

（3）穿刺左侧股动脉，置入血管鞘，送入猪尾导管行双侧股动脉、髂动脉造影。

（4）左侧股动脉穿刺，置入血管鞘，送入猪尾导管，多角度行主动脉逆行造影；递送 0.035 in 直头导丝、6 F 猪尾导管。

（5）建立右侧股动脉-右髂动脉主动脉-左心室加硬导丝轨道，行主动脉瓣球囊扩张。人工右心室起搏（频率 180 次/分钟），收缩压降至 8 kPa（60 mmHg）左右；置入 18 F 动脉鞘管、6 FAmplatzer右冠造影导管。

（6）支架瓣膜置入，将支架瓣膜推送并精确定位至主动脉瓣瓣环部位，再次人工起搏心率至 180 次/分钟，瞬间充分扩张球囊，释放瓣膜支架后，回缩球囊，关闭起搏器，恢复自主心率，血压回升＞12/8 kPa（90/60 mmHg）以上。退出输送系统。X 线透视下观察支架瓣膜位置、形态，固定良好；递送主动脉瓣膜支架置入输送系统（SAPIEN XT）。

（7）造影和超声再次评估瓣膜支架的位置及功能，判断冠状动脉开口是否受累；协助医师食管超声检查。

（8）缝合动脉穿刺口；递送 Proglide 封合器。

（9）穿刺处压迫止血及包扎；协助医师、工勤人员搬运患者至麻醉苏醒室，进行苏醒。待患者苏醒后并观察 30 min，病情稳定后护送其回病房。

五、术后护理

（一）密切观察

生命体征转入监护病房，持续心电监护，护理人员应密切观察患者的心率、血压、心律、氧饱和度等生命体征的变化，术后抽血查心肌酶谱和肌钙蛋白的含量，以防止心肌梗死的发生。

如患者术后血压升高,最高达到205/91 mmHg,遵医嘱给予钙离子拮抗药乌拉地尔注射液及硝酸酯类扩血管药物稀释后微泵持续静脉推注,用药过程中密切观察患者有无低血压的出现并及时调整药物剂量。

(二)急性左侧心力衰竭的观察

患者术后如主诉胸闷、气急,左肺可闻及少量干湿啰音,心力衰竭指数(B型钠尿肽)升至735 ng/L,心率升至110次/分钟,护理人员遵医嘱给予患者半卧位、面罩吸氧及有关药物治疗,及时监测动脉血气和尿量的变化,防止患者出现电解质紊乱,并及时听诊患者肺部,评估其心力衰竭症状是否缓解。

(三)抗凝护理

术后为了防止血栓形成,常规使用低分子肝素、阿司匹林等抗凝药物,患者在服药期间,护理人员应告知患者该药物的作用与不良反应,注意观察患者有无大小便及皮肤、黏膜出血的征象,如有异常及时汇报医师,给予对症处理。

(四)饮食护理

术后患者因活动受限,导致胃肠蠕动减弱,消化功能降低,故应加强饮食护理。患者宜用低脂、低胆固醇、清淡、易消化的膳食,少食多餐,避免刺激性酸、辣食物,以减少便秘和腹胀。

六、健康教育

(一)抗凝治疗的健康教育

与抗凝有关的出血和栓塞是瓣膜置换术后最常见的危及生命的并发症,因此必须让患者及家属知道抗凝治疗的重要性,以取得配合。华法林是临床常用的抗凝药,一般抗凝从术后开始,使用时应注意:①严格遵医嘱按时、按量服用,每日监测PT、APTT、INR以调整用药量,直至调整PT为正常值的1.5~2倍、INR1.5~2.0,稳定后每周测1次,出院后半年内每月测1次,半年后每3个月1次,2年后每6个月1次;②密切注意有无出血倾向,一旦出现牙龈出血、鼻出血、咯血、血尿、月经过多、皮肤瘀斑甚至颅内出血先兆等现象应立即报告医师,出院后出现应立即就诊,复查凝血时间,在医师指导下减少抗凝药用量和应用维生素K治疗;③维生素K是华法林最有效的拮抗药,具有凝血作用,在抗凝期间应尽量避免食用维生素K含量高的事物,如菠菜、白菜、胡萝卜、番茄、土豆、动物内脏、莴苣等;④注意其他药物对抗凝药的影响,如水杨酸类、红霉素、磺胺类能加强华法林的抗凝作用,而巴比妥类、利福平能减弱华法林的作用,若需使用,应在医师指导下使用。

(二)出院指导

指导患者注意休息、劳逸结合、心情舒畅,半年内避免剧烈活动和疲劳。加强营养,但要限制盐的摄入,不能暴饮暴食,遵医师指导服用强心、利尿、抗凝药。育龄女性注意瓣膜手术及使用抗凝药对月经、妊娠的影响。注意保暖,防止感冒。注意体温变化,如有异常,及时就医,医护人员要做好家庭随访工作。

(张 雪)

第六节　二尖瓣狭窄介入治疗

　　风湿性心脏病是风湿性炎症过程所致瓣膜损害。其病情发展往往与风湿活动的反复发生有关,包括二尖瓣狭窄、二尖瓣关闭不全、主动脉瓣狭窄、主动脉瓣关闭不全。其中二尖瓣球囊扩张术(PBMV)是治疗风湿性心脏病二尖瓣狭窄的一项较新的技术。

一、病理生理

　　正常人的二尖瓣口面积为 $4\sim6\ cm^2$,当瓣口面积减少一半即对跨瓣血流产生影响而定义为狭窄。二尖瓣的早期病变,是在瓣膜交界面和瓣膜底部发生水肿和渗出物(赘生物),后期在愈合过程中由于纤维蛋白的沉积和纤维性变,使瓣膜边缘相互粘连融合,逐渐增厚而形成瓣孔狭窄。病变较重者,炎症可涉及瓣膜下的腱索和乳头肌,结果亦使其融合和缩短,因而限制了瓣膜的活动。当狭窄形成后,其宽度仍为长度的一半,故在临床上常用长度数字以表达瓣孔的大小。根据瓣孔缩小的程度可分为三种:①轻度狭窄,其长度在 12 cm 以上;②中度狭窄,在 $0.8\sim12\ cm$;③重度狭窄,在 0.8 cm 以下,可小到 0.3 cm。根据病变程度,结合临床体征,二尖瓣狭窄可分为隔膜型、隔膜漏斗型和漏斗型三种类型。

二、介入治疗

　　当二尖瓣瓣口面积 $<1.5\ cm^2$,伴有症状,尤其症状进行性加重时,可采用介入或外科手术方法扩大瓣口面积,减轻狭窄,缓解症状。介入治疗方法主要是指经皮二尖瓣球囊扩张术(PBMV),PBMV 的原理是利用向球囊内快速加压充液,通过球囊机械的膨胀力使二尖瓣沿着阻力最小的粘连交界处向瓣环方向裂开,并可压碎瓣叶内小的结节状钙化灶从而使二尖瓣口面积增大。随着瓣口面积的增加,血流动力学发生改变,跨瓣压差、左心房压及肺动脉压均下降,心排出量增加从而改善临床症状和心脏功能。其最常用的介入治疗过程主要是:①采用 Seldinger 技术穿刺股静(动)脉,准确定位房间隔;②应用改良 Inoue 穿刺方法先确定卵圆窝的位置,再行房间隔穿刺;③用扩张管扩张股静脉和房间隔穿刺孔;④选择合适的 Inoue 球囊导管,采用逐步递增法扩张二尖瓣至满意效果。二尖瓣成形术除了选择 Inoue 球囊外,还可利用金属扩张器(metallic commissurotome,PMMC)和双球囊技术(multi track double balloon,MTDB),均可取得较好的即时效果。

三、适应证和禁忌证

(一)适应证

　　(1)中、重度单纯二尖瓣狭窄,瓣膜无明显变形、弹性好、无严重钙化,瓣膜下结构无明显异常,左心房无血栓,瓣口面积 $\leqslant1.5\ cm^2$,窦性心律。

　　(2)二尖瓣交界分离手术后再狭窄,心房纤颤,二尖瓣钙化,合并轻度二尖瓣或主动脉瓣关闭不全,可作为相对适应证。

　　(3)二尖瓣狭窄伴重度肺动脉高压,手术治疗危险性很大者,不宜换瓣者,也可作为PBMV的选择对象。

(二)禁忌证

　　风湿活动,左心房血栓形成,有体循环栓塞史及严重心律失常,二尖瓣叶明显变形,瓣下结构严重异常,二尖瓣或主动脉瓣中度以上关闭不全,房间隔穿刺禁忌者。

四、术前护理

(一)纠正心力衰竭、改善心功能

(1)术前常规给予强心、利尿及扩血管治疗。

(2)注意水电解质的平衡,维持血清钾浓度在 40 mmol/L 以上。

(3)控制心率在正常范围,减轻心脏的前后负荷及营养心肌。

(4)间断低流量给氧,增加心肌储备功能。

(二)营养支持

(1)选择营养好、易消化、低盐、低脂肪、高维生素、高钾的食物。应限制钠盐摄入,少吃咸菜咸肉、咸酱瓜等。

(2)在活动耐力范围内适度活动或卧床每天饭后顺时针按摩腹部 20 min,促进肠蠕动增进食欲。

(3)必要时静脉补充营养。

(4)监测营养状况:监测反映机体营养状况的指标是否改善,如血浆清蛋白等。

五、术中护理配合

(一)麻醉及手术体位

(1)麻醉方式:局部麻醉。

(2)手术体位:取平卧位,双下肢外展。

(二)二尖瓣球囊扩张特殊物品

6 F 动脉鞘 2 副、右心导管 1 根、猪尾巴导管 1 根、心房间隔穿刺针 1 根、房间隔导管 1 根、导引钢丝 1 根。

球囊导管系统:乳胶尼龙网球囊导管 1 根、球囊延长管 1 根、左心房导引钢丝 1 根、带环弯头长钢丝 1 根、球囊游标卡尺 1 把、三通开关 1 只、50 mL 注射器 1 副。

(三)手术步骤与护理配合

(1)常规消毒双侧腹股沟上至脐部,下至大腿中部,暴露腹股沟;建立静脉通道,递送安尔碘并协助铺单。

(2)穿刺右侧股静脉,行右心房造影;递送 6 F 动脉鞘和 6 F 端孔右心导管 0.032 in 的导丝,连接监护仪、测压仪并记录肺动脉压力。

(3)穿刺右侧股动脉,行左心室造影;递送 6 F 动脉鞘、导丝和 5 F 猪尾巴造影导管,记录主动脉和猪左心室压力。

(4)房间隔穿刺;房间隔穿刺导管。

(5)扩张股静脉和房间隔穿刺孔;递送 14F 扩张器。

(6)选择球囊直径,送入球囊导管;递送球囊和加硬管,稀释对比剂约 50 mL(5 份生理盐水∶1 份对比剂)。

(7)扩张二尖瓣;记录扩张后主动脉和左心室压力,听心音及杂音的改变。

(8)扩张成功后,退出球囊导管。

(9)撤出左心导管,穿刺处压迫止血及包扎;护送患者至病房。

六、术后护理

(一)密切观察

生命体征术后患者转入 CCU 病房,连续监护 72 h,24 h 内监测心率、心律、呼吸,血压每小时测量 1 次,并做记录,72 h 后酌情而定。重新测量各种血流动力学参数,如心搏量、肺嵌压、左心房压力等,了解球囊扩张的效果。

(二)并发症的观察与护理

1.心包压塞

心包压塞发生率为 0.2%～5%,症状有烦躁、意识模糊、意识丧失等,体征包括血压低、心率慢、心影搏动减弱或消失,甚至可有呼吸、心搏骤停。它是 PBMV 术中及术后死亡的主要原因。造成原因有:①穿刺针定位不准及套管在右心房内大幅度动作刺破右心房壁;②房间隔穿刺时引起心房(室)穿孔或主动脉根部穿孔;③穿刺房间隔后在未证实穿刺针在左心房前就推送 MuUins 管及使用肝素;④动作粗暴导致血栓脱落;⑤球囊导管进入左心房过深不易跨过二尖瓣口,使其较硬的顶端直接刺破左心房壁。术后密切观察患者有无持续性胸闷、胸痛、心慌气短等症状,注意有无心包压塞体征,如颈静脉怒张、肝大、水肿、奇脉等,以及早发现、及早修复破裂的心房,挽救患者生命。

2.心律失常

二尖瓣球囊扩张(PBMV)术中因导管导丝的机械刺激、房间隔穿刺时损伤房室结、球囊扩张时对二尖瓣口的阻塞时间过长或迷走神经张力过高等,常有一过性室性期前收缩、短阵性室性心动过速、房性期前收缩、房性心动过速、心房颤动等,经调整导管位置后可以改善或消失。球囊充盈扩张时偶尔可能压迫希氏束及左束支,引起完全性房室传导阻滞,需要安装临时起搏器保护。因此术后要严密观察心电图的变化,及时发现恶性心律失常,并即使处理。

3.体循环栓塞

体循环栓塞与合并心房颤动关系密切,多由于导管的机械刺激使得血管内膜破损或附着在心腔内壁,尤其是左心房体部或房间隔上的血栓脱落而导致动脉栓塞。多数为脑栓塞,其他栓塞部位依次为肠系膜动脉栓塞、冠状动脉栓塞、脾动脉栓塞等。因此要密切观察有无血栓、栓塞等并发症。术前应行超声心动图检查并预防性华法林抗凝血治疗,发现血栓要进行溶栓抗凝或外科手术。

4.感染

术后患者体温一般均偏高,主要是导管对组织的刺激,引起组织损害所产生的组织致热原引起发热。其次是病原体引起的感染,由于病原体的代谢产物或其毒素作用于白细胞而释放出致热原,导致发热,若有高热应积极采取降温措施或按医嘱给予药物治疗。可用抗生素预防继发感染,一般用青霉素 640 万 U,连续用 3 d 观察疗效。

(三)伤口护理

绝对卧床 24 h,取平卧位,对休息不好的患者给予适量镇静药。并限制穿刺侧肢体的活动。用沙袋压迫穿刺部位 4～6 h,并严格观察穿刺处有无渗血、渗液,保持穿刺部位的清洁无菌,渗血、渗液过多时,应报告医师,予以处理。

(四)饮食护理

术后患者因活动受限,导致胃肠蠕动减弱,消化功能减低,故应加强饮食护理,患者宜用低脂、低胆固醇、清淡、易消化的膳食,少食多餐,避免刺激性酸、辣食物,以减少便秘和腹胀。

七、健康教育

二尖瓣球囊扩张术与外科二尖瓣闭式分离手术一样属于减症治疗,扩张成功的瓣膜有可能因风湿病变的进展而发生再狭窄,因此出院后患者应注意以下几点。

(1)强调避免增加心脏负荷:防止过度劳累、情绪激动、摄钠过多、便秘等。如出现呼吸困难、咳嗽、咯血、下肢水肿等情况时,及时就诊。

(2)注意口腔卫生,避免与上呼吸道感染、咽炎患者接触。一旦发生上呼吸道感染、扁桃体炎、咽炎、牙周炎应立即用抗生素治疗。对中青年患者应每月注射青霉素,以预防风湿热的复发。

(3)心房颤动患者术后应坚持服用抗凝药,以防心脏附壁血栓形成,导致动脉系统栓塞。

(4)加强自我监测,如有皮肤青紫瘀斑、牙龈出血等现象,应及时就医。

(5)教会患者自己监测生命体征变化,尤其是自测脉搏。

(6)坚持随访,在医师的指导下调整用药剂量,加强用药指导,如利尿药、强心药、抗凝血药等,不可自行停药或增减药物。

(张　巍)

第七节　脑梗死溶栓治疗介入治疗

急性脑梗死是常见的脑血管疾病,缺血中心区的脑组织在几分钟内就出现坏死,不可逆损伤。避免脑梗死形成或减少缺血脑组织坏死,改善脑梗死预后,有两个基本途径:①改善缺血脑组织供血;②保护缺血脑组织避免遭受代谢毒物的进一步损害。现有的各种治疗只能挽救缺血半暗带的脑组织,避免缺血脑组织出现坏死的唯一方法是使闭塞的脑血管尽早再通,恢复血液循环,使缺血脑组织重新得到血供。现在,由于神经影像学的发展,新一代溶栓药物的研制,通过脑血管的介入性再通技术,极大地缩短了脑缺血的时间,最大限度地保护并恢复脑组织的正常功能。

一、病理解剖

梗死组织周边存在半暗带是缺血性卒中现代治疗的基础。即使是脑梗死早期,病变中心部位已经是不可逆性损害,但是及时恢复血流和改善组织代谢就可以抢救梗死周围仅有功能改变的半暗带组织,避免形成坏死。大多数脑梗死是血栓栓塞引起的颅内动脉闭塞,因此,血管再通复流是最合理的治疗方法。Theron 按照闭塞动脉的部位将颈内动脉系统血栓形成分为以下 3 型。

(一)Ⅰ型

颅内和颅外动脉闭塞,但 Willis 环和豆纹动脉通畅。主要是血流动力学的改变。

(二)Ⅱ型

皮质血管闭塞但未累及豆纹动脉。

（三）Ⅲ型

累及豆纹动脉的血管均闭塞。

根据分型，对于Ⅰ、Ⅱ型的患者溶栓效果较好且并发症的发生率低，而Ⅲ型溶栓后出血的风险就会增加。

二、临床表现

脑血栓形成是由于血栓形成使颅内或颅外动脉管腔狭窄或闭塞。好发部位为大脑中动脉、颈内动脉的虹吸部、基底动脉中下段等。临床表现依病变血管的部位、栓塞的程度以及侧支循环情况不同而异。

（一）大脑中动脉

大脑中动脉及其深穿支阻塞可有对侧完全性偏瘫、偏身感觉障碍和同向偏盲；若栓塞在优势半球可有失语、失读、失写现象，严重者有颅内压增高和意识障碍。

（二）颈内动脉

颈内动脉梗死与大脑中动脉栓塞的临床症状相似，但有的伴有单眼失明或精神症状，或仅有单眼失明；颈动脉处可听到血管杂音。

（三）大脑前动脉

由于有前交通动脉提供侧支循环，A1 段阻塞可无临床症状；远端阻塞可损害额叶内部，引起下肢瘫痪，可伴有皮质性感觉障碍及排尿障碍。

（四）椎-基底动脉

椎-基底动脉梗死可表现为眩晕、耳鸣、复视、构音障碍、吞咽困难、共济失调、交叉性瘫痪等症状。

（五）小脑后下动脉

小脑后下动脉梗死常为椎动脉栓塞引起，表现为突然眩晕、伴有恶心、呕吐、吞咽困难、声音嘶哑、同侧颈交感神经麻痹、面部浅感觉减退和肢体共济失调，对侧轻偏瘫和浅感觉减退。

（六）大脑后动脉

大脑后动脉栓塞表现为偏盲和一过性视力障碍，还可有失认、失用等；深穿支的栓塞还伴有丘脑综合征、偏身感觉障碍、偏身感觉异常和锥体外系症状。

三、影像学诊断

（一）CT

常规 CT 对于急性脑梗死早期诊断的意义不大，但是可以迅速与脑出血相鉴别。近年来，先进的 CT 设备可在卒中发生数小时内提供诊断信息，最常见的 CT 改变为大脑中动脉闭塞时的大脑中动脉高密度征，其他的早期缺血改变包括豆状核密度下降、岛带消失、半侧脑沟消失和半侧脑实质密度下降，后两种 CT 异常提示了梗死面积大、预后不良及进行溶栓治疗的危险性增加。

CT 血管成像（CTA）为通过静脉注射对比剂后，经螺旋 CT 扫描进行血管重建成像，其成像质量正在接近常规血管造影，可较直观地看到脑的血液循环情况，对脑梗死的早期诊断有重要意义。CT 灌注成像技术可以在急性脑缺血发病 2～4 h 的超早期发现灌注异常区，结合 CTA，可快速、准确、无创和三维地评价脑循环内血流动力学变化。

（二）MRI

磁共振成像（MRI）是目前最重要的辅助检查之一，普通 T_1 加权和 T_2 加权成像上，早期在 6 h 后就可出现异常。更为早期的诊断方法为弥散加权像（DWI）和灌注成像（PWI），可以自症状出现数分钟发现异常，最多是在发病后 1 h 左右即可出现。DWI 反映的是细胞内水肿情况，是细胞死亡的标志；PWI 反映的是血流灌注的情况，可提供最早和最直接的血流下降的信息，发现早期缺血较 DWI 更为敏感。DWI 和 PWI 联合应用超早期诊断急性脑梗死，明显优于常规 MRI。PWI 面积和 DWI 面积之差，即缺血但无细胞坏死的区域，也就是半暗带的面积，据此可判断是否适合溶栓治疗。

（三）脑血管造影

急性脑梗死的血管造影征象最常见并且是特异的，所见为血管内血栓及血管闭塞。血管内血栓表现为已显影血管腔内有充盈缺损，最常见的部位是颅外颈内动脉及大脑中动脉。闭塞时见有尖削状狭窄，有时可见为一半月状充盈缺损。其他血管造影异常为顺流减慢及循环时间延长和受累区动脉内对比剂延迟排空现象。某些病例在无灌注或慢灌注的脑内可见到缺乏血管的"裸区"，也常见来自软脑膜的侧支跨过分水岭区逆行充盈阻塞远端的血管。有时可以见到缺血脑实质内有对比剂聚集现象，即"血管染色"，又称"过度灌注"。

四、适应证和禁忌证

（一）适应证

（1）年龄＜80 岁。

（2）无意识障碍，基底动脉血栓由于预后极差，即使昏迷较深也非禁忌。

（3）脑 CT 排除颅内出血，且无明显与神经系统功能缺损相对应的低密度影。

（4）发病 6 h 内进行，但若为进展性卒中，可延长至 12 h。

（5）患者或家属签字同意。

（二）相对禁忌证

（1）年龄＞80 岁。

（2）近 6 个月脑梗死，胃肠或泌尿生殖系出血。

（3）近 3 个月急性心肌梗死，亚急性细菌性心内膜炎，急性心包炎及严重心力衰竭。

（4）近 6 周有外科手术、分娩、器官活检及躯体严重外伤。

（5）败血症性血栓性脉管炎，糖尿病性出血性视网膜炎，以及严重肝肾功能不全。

（6）孕妇。

（7）应用抗凝药可能干扰检查和治疗。

（8）溶栓治疗前收缩压＞24.0 kPa，或舒张压＞14.7 kPa。

（三）绝对禁忌证

（1）单纯感觉障碍或共济失调。

（2）临床症状出现明显改善。

（3）活动性内出血。

（4）出血体质或出血性疾病。

（5）颅内动脉瘤、动、静脉畸形、颅内肿瘤及可疑蛛网膜下隙出血。

（6）脑出血史。

(7)近 2 个月有颅内或脊柱手术外伤史。

(8)治疗前收缩压>26.7 kPa,或舒张压>16.0 kPa。

五、术前护理

(1)心理护理:患者因突然失语、肢体偏瘫及担心疾病的预后而致情绪紧张、焦虑,护士应热情接待患者,向其讲解溶栓治疗的目的、方法、过程及注意事项,消除患者紧张恐惧心理,使其积极配合治疗。

(1)术前行血常规、出凝血时间、凝血酶原时间、心电图等检查,排除溶栓禁忌证。

(2)评估中枢神经系统功能,监测意识、瞳孔和肢体运动、感觉、反射、体温、脉搏、呼吸、血压,为制订护理措施提供依据。

(3)迅速完成各项术前准备工作,如腹股沟备皮,准备溶栓药物,药物过敏试验,术前 4 h 禁食、禁饮等。

六、术中护理配合

(一)麻醉及手术体位

1.麻醉方式

一般采取气管插管,吸入及静脉复合麻醉方式。

2.手术体位

采用平卧位,双下肢外展并轻度外旋,必要时穿刺侧臀下垫枕。

(二)常用器材和物品

(1)脑血管造影手术包。

(2)脑血管造影及动脉溶栓材料。

七、术后护理

(一)一般护理

(1)严密监测意识、瞳孔、呼吸、血压、心率、血氧饱和度变化及肌力、语言恢复情况,随时记录,以便掌握其动态变化。

(2)术后患者需留置导管,取平卧位,穿刺侧肢体制动,置管部位的关节禁止过度屈曲和过度活动。患者卧床期间,被动按摩制动肢体,3 次/天,20～30 分钟/次,以缓解肌肉疲劳,促进血液循环,减少下肢静脉血栓形成。

(3)观察穿刺侧足背动脉搏动及皮肤色泽情况。如术侧足背动脉搏动较对侧明显减弱或患者自述下肢疼痛,皮肤颜色发绀,提示可能下肢栓塞,应分析原因,及时处理。若为穿刺点加压包扎过度导致动脉血运不良,松开加压包扎绷带后症状可缓解。

(4)为防止出血,治疗期间尽量避免各种创伤性操作,集中采血,减少静脉穿刺的次数,穿刺后局部压迫时间不少于 5 min。

(二)留置溶栓导管的护理

(1)防止穿刺点出血及留置导管部位出现皮下血肿。由于使用溶栓药物,患者处于高度抗凝状态,加上术中反复穿刺或术后卧位、活动不当,患者容易出现穿刺点出血或皮下血肿,尤其是老年人、高血压患者。所以,术后要认真观察穿刺部位有无渗血、肿胀,指导患者采取合理卧位,导管拔除后局部加压包扎24 h。

(2)预防感染。由于术后要留置溶栓导管,致使导管留置时间较长。导管留置期间,引出部皮肤每日用0.5%碘伏消毒并更换敷料,防止局部感染和导管菌血症发生。与三通阀连接时,注意无菌操作,24 h更换1次输液装置,同时观察体温变化。置管期间,患者可有轻微低热,无须特殊处理。

八、健康教育

(1)告知患者注意休息,避免劳累,保持良好的心态,避免情绪激动。

(2)出院后遵医嘱继续口服阿司匹林,指导患者按时服药,说明抗凝的重要性,教会患者自我观察有无出血倾向,如出现牙龈出血、皮肤发绀、大小便颜色变红等,及时就诊。

(3)3个月后复查,了解血管再通情况。

(李　婷)

第八节　颅内动脉瘤介入治疗

颅内动脉瘤是由于颅内动脉管腔的局限性异常扩张而形成,主要是动脉管壁局部的先天性缺陷和腔内压力增高的基础上引起的。在脑血管意外中,仅次于脑血栓和高血压脑出血,位居第3。高血压、脑动脉硬化、血管炎与动脉瘤的发生和发展有关。80%~90%的动脉瘤患者是因为破裂出血引起蛛网膜下隙出血才被发现,故出血症状以自发性蛛网膜下隙出血的表现最多见。我国该症状的发生率为(6~10)/10万人口,由颅内动脉瘤破裂出现的自发性蛛网膜下隙出血症状的比例高达80%左右。任何年龄均可发病,多数好发于40~60岁中老年,青少年少见。颅内动脉瘤的治疗方法有很多,目前最常用的方法大体上可分为外科手术夹闭瘤颈和血管内介入治疗两种。其中血管内介入治疗方法包括单纯弹簧圈栓塞术、支架结合弹簧圈栓塞术、球囊辅助弹簧圈拴塞和载瘤动脉闭塞术。绝大多数颅内动脉瘤能通过血管内栓塞治疗治愈,从而避免开颅手术。

一、临床表现

颅内动脉瘤的主要危害是破裂出血,发病都很突然,可在体力劳动、情绪波动、酒后、解便时突然发病,也可以在没有任何诱因的情况下突然起病。出现剧烈头痛,伴以呕吐、意识不清、抽搐、大量出汗等。出血严重者可致昏迷及因出血部位不同所致的各种神经功能障碍,如动眼神经麻痹、偏瘫、失语、偏感觉障碍及偏盲、记忆力障碍、脑干症状等。出血可反复发作,危险性及致残率亦相应增加。出血后由于进入脑脊液内的血液成分分解,释放出血管活性物质,可使脑血管痉挛,导致脑血流量锐减,使脑发生全面性或区域性缺血、血栓形成及脑梗死,从而病情明显加重。一般首次出血后5~7 d发展至最高峰。

二、影像学诊断

(一)头颅CT

头颅CT是诊断SAH的首选方法,CT显示蛛网膜下隙内高密度影可以确诊SAH。根据

CT 结果可以初步判断或提示颅内动脉瘤的位置:如位于颈内动脉段常是鞍上池不对称积血;大脑中动脉段多见外侧裂积血;前交通动脉段则是前间裂基底部积血;而出血在脚间池和环池,一般无动脉瘤。动态 CT 检查还有助于了解出血的吸收情况,有无再出血、继发脑梗死、脑积水及其程度等。

(二)脑血管影像学检查

有助于发现颅内的异常血管。

1.脑血管造影(DSA)

DSA 是诊断颅内动脉瘤的"金标准",可以清楚显示动脉瘤的位置、大小、与载瘤动脉的关系、有无血管痉挛等。条件具备、病情许可时应争取尽早行全脑 DSA 检查以确定出血原因和决定治疗方法、判断预后。

2.CT 血管成像(CTA)和 MRI 血管成像(MRA)

CTA 和 MRA 是无创性的脑血管显影方法,主要用于有动脉瘤家族史或破裂先兆者的筛查,动脉瘤患者的随访以及急性期不能耐受 DSA 检查的患者。

三、适应证和禁忌证

(一)适应证

(1)原则上微导管可以送达到的动脉范围内所发生的动脉瘤均可进行栓塞治疗,但对出血期间的动脉瘤需谨慎。

(2)CT 血管造影(CTA)或磁共振血管成像(MRA)证实的颅内动脉瘤。

(3)未破裂动脉瘤:患者全身情况可耐受麻醉,技术可以达到治疗目的,可以行栓塞治疗。

(4)破裂的动脉瘤:如患者全身情况较好,可耐受麻醉技术可以达到治疗目的,可以行栓塞治疗。Hunt-Hess 分级Ⅰ～Ⅳ级应积极治疗,Ⅴ级应酌情处理。Hunt 及 Hess 根据患者的临床表现将颅内动脉瘤患者分为以下 5 级,用以评估手术的危险性。

Ⅰ级:无症状,或轻微头痛及轻度颈强直。

Ⅱ级:中度至重度头痛,颈强直,除有脑神经麻痹外,无其他神经功能缺失。

Ⅲ级:嗜睡,谵妄或有轻度神经缺损症状。

Ⅳ级:昏睡,中度到重度偏瘫,可有早期的去脑强直及自主神经系统功能紊乱。

Ⅴ级:深昏迷,去脑强直,垂死表现。

(二)禁忌证

(1)不可纠正的出血性疾病或出血倾向为绝对禁忌证。

(2)全身情况不能耐受麻醉。

(3)患者严重动脉硬化,血管扭曲或破裂出血后严重血管痉挛,微导管无法通过血管进入动脉瘤腔者。

(4)动脉瘤破裂出血后,患者病情属Ⅴ级处于濒死期者,不适于行动脉瘤腔内栓塞治疗。

(5)脑血管造影示颅内侧支循环不良者。

(6)瘤颈短而宽的动脉瘤,栓塞球囊或弹簧圈进入后容易脱出。

(7)极小或者瘤颈极为狭窄的动脉瘤.栓塞球囊或微弹簧圈不能进入。

(8)目前介入技术不能达到治疗目的。

(9)患者或家属拒绝介入治疗。

四、术前护理

(一)心理护理

做好解释工作,以消除患者紧张的恐惧心理。介入治疗费用高,患者对手术不了解,担心治疗效果不佳而产生心理压力,护士应耐心、细致地介绍这种治疗方法的优点、目的,告知患者操作程序及术前、术后注意事项,讲明动脉瘤再出血的危险性及手术的重要性。让康复患者现身说法,减轻其对手术的恐惧感,树立战胜疾病的信心,争取在最佳时机接受介入治疗。此外,由于疾病的特殊性,对家属应详细说明手术目的、结果及可能发生的危险,以取得家属对疾病的了解和对手术选择的同意。

(二)避免一切诱发动脉瘤破裂的因素

1.镇静

使患者处于安静环境中,绝对卧床休息,尽量减少活动,同时做好患者及家属的思想工作,谢绝探视,避免嘈杂及各种导致情绪激动的因素,有条件的患者住单人房,可适当应用镇静药。

2.镇咳

预防感冒引发的喷嚏、咳嗽。

3.通便

宜食用含纤维素多、宜消化的事食物,给予口服缓泻药,叮嘱患者不可用力排便。

4.保持血压平稳

血压持续升高或突然升高,有动脉瘤破裂可能,故应严密监测血压。应用扩张血管药物尼莫地平 $1\sim1.5$ mg/h 静脉泵入,减少颅内血管痉挛。

(三)术前排尿训练

接受介入治疗的患者,术后常因平卧位和肢体制动所致排尿姿势的改变、担心穿刺处出血、不习惯在他人在场的环境下排便等多种因素,造成不同程度的排尿困难、尿潴留。在术前平卧位和一侧肢体制动的情况下进行排尿训练是预防术后排尿困难的有效护理手段。

(四)术前准备

术前 3 d 完成患者必要的各项检查,需行血管内支架辅助弹簧圈栓塞动脉瘤的患者开始给予口服肠溶阿司匹林 300 mg/d,每日 1 次,噻氯匹定(抵克力得)250 mg/d,每日 1 次,术晨仍需服用抗血小板药物。术前 1 d 充分清洁手术野皮肤及备皮。做好青霉素、碘过敏试验,配血、备血。术前晚禁食 8 h,保证睡眠,记录术前血压、肢体肌力及足背动脉搏动情况,以备术后对照。

五、术中护理配合

(1)协助患者仰卧于手术台上,妥善固定四肢及尿袋。建立静脉通道,在选择血管时注意避开导管插入肢体。给予心电监护,保持呼吸道通畅,备吸引器及吸痰管,配合麻醉医师进行全身麻醉(简称全麻)。准备消毒剂,铺无菌单,严格无菌操作。全程肝素化,按体重给予肝素量,记录剂量和时间,及时报告医师。保证液体的平稳输注。严密观察病情变化,严密观察血压,一般收缩压控制在 $12\sim13$ kPa($90\sim100$ mmHg),舒张压控制在 $8\sim10.7$ kPa($60\sim80$ mmHg),及时观察和记录患者的生命体征的变化,准确记录出入液量。在全麻苏醒期,防止患者因躁动而蜷腿,导致穿刺部位出血,防止患者坠床。

（2）物品准备：脑血管造影用品一套、指引导管、微导管、微弹簧圈、Y形带阀接头、两通开关、加压输液袋、非离子型造影剂、心电监护仪、电水壶（用于微导管塑性）。

（3）药物准备：准备好地西泮、解痉药物以及甘露醇、硝普钠、鱼精蛋白等药品。

（4）血管内治疗过程中的动脉瘤破裂出血可以发生在动脉瘤闭塞之前的任何时候，故栓塞时应控制好血压和患者的情绪，使患者处于安静的配合状态，减少出血的危险，护士密切观察患者意识、瞳孔、脉搏、呼吸、血压变化及肢体活动情况。

六、术后护理

（一）一般护理

每小时监测体温、脉搏、呼吸、血压、瞳孔变化 1 次并详细记录。维持血压在(16～17.3)/(10.7～12)16～17.3[(120～130)/80～90 mmHg]，以增加脑灌注，防止脑组织缺血缺氧。用关心的语言告知患者不用担心大、小便问题，并为患者创造一个舒适安静的环境。

（二）脑血管痉挛、脑梗死的观察

脑血管痉挛是蛛网膜下隙出血以及介入治疗的常见并发症之一。除术中选择合适导管，轻柔操作外，术后应密切观察有无头痛、恶心、呕吐、张口困难、肢体活动障碍等神经系统症状。文献报道电解可脱性铂金弹簧圈（GDC）栓塞治疗相关的血栓栓塞并发症为 10% 左右，严重者可因脑动脉闭塞、脑组织缺血而死亡。术后密切观察意识、瞳孔、语言及四肢活动情况，早期发现脑梗死症状，及时治疗。

（三）药物治疗的观察与护理

药物治疗的观察与护理为减轻及预防术后并发症，术后常采用抗凝、解痉等药物治疗。用以下药物时需注意如下内容。

（1）术后采用尼莫地平静脉输入，以有效缓解脑血管痉挛，改善脑缺血。但此药可引起血压明显下降，用药过程中一定要严格掌握用量及滴速。常规用量为 10 mg 静脉输入，3/d，在输液过程中应用微泵控制每分钟输入速度及流速。一般采用三通管或 Y 形留置针与其他液体同时输入，输液过程中每小时测量血压、脉搏、呼吸 1 次，并注意有无面色潮红、血压下降、心动过速等临床表现。输液结束后再次测量血压，与基础血压及使用中血压对比，以判断使用尼莫地平后血压是否改变及改变程度，为医师用药提供可靠数据。

（2）术后应用抗凝药物，预防血管内血栓形成。速避凝是一种低分子肝素钙，药理作用为抗凝快速持久，可用于 GDC 栓塞术后继续抗凝治疗。常规用量为 0.4 mL 皮下注射，每 12 h 应用 1 次，3 d 后改用小剂量肠溶阿司匹林，每次 300 mg，每日 1 次，餐后服，口服 3～6 个月。在抗凝、抗血小板治疗期间，严密观察有无出血倾向，如患者的意识变化、大小便颜色、皮肤黏膜有无出血点和瘀斑等。各种穿刺或注射后局部压迫止血时间要大于 5 min。

（四）穿刺部位观察及护理

局部给予弹力绷带加压包扎 4～6 h，绝对卧床 24 h。严密观察穿刺部位局部有无渗血、肿胀。因术中反复穿刺，全身肝素化，穿刺点易出血及形成皮下血肿。术后穿刺侧血管壁损伤、肢体制动、血流缓慢等可导致血栓形成，故应密切观察穿刺侧足背动脉搏动有无减弱或消失，皮肤颜色是否苍白，皮肤温度是否正常，下肢有无疼痛及感觉障碍，并与对侧肢体进行比较。应加强巡视，认真观察穿刺肢体的情况。如果出现肢端苍白，小腿剧烈疼痛、麻木，皮肤温度下降，则提示有股动脉血栓可能，应及时报告医师采取措施。同时应嘱患者经常轻微活动非穿刺侧肢体,尤其对于年龄较大的患者,以防深静脉血栓形成。

(五)疼痛护理

患者严格卧床 24 h,穿刺肢体处于伸直、制动、平卧位,若感觉全身酸痛、背痛难忍,给予平卧,或向患侧翻身 60°,或向健侧翻身 20°~30°,交替更换体位,保持髋关节伸直,小腿可弯曲,健侧下肢自由屈伸,并随时按摩受压部位,以减轻患者痛苦。

七、健康教育

(1)嘱患者保持情绪稳定,避免强烈的精神刺激,避免剧烈运动及危险性工作。平时可以正常地生活和工作,保持良好的生活习惯,注意休息,避免劳累,加强自我保护。

(2)避免用力咳嗽,保持大、小便通畅,防止血压剧烈波动。

(3)遵医嘱按时、合理用药,保持血压稳定,避免漏服或停用降压药。介入血管内治疗术后,部分患者需长期服用抗凝血药,如果服药期间出现皮肤黏膜或身体其他部位出血,小便颜色的改变,应立即停药就诊。

(4)饮食宜清淡易消化,富含营养,禁烟酒,避免刺激性食物和兴奋性饮料,注意防治高血压、高血脂、高血糖,这"三高"是心脑血管疾病的高危因素。

(5)继续进行患者功能锻炼,避免剧烈运动,避免患者单独外出。

(6)定期接受随访术后 1~3 个月来医院复查,了解动脉瘤栓塞治疗后的变化。掌握自查方法,如出现头痛、头晕、肢体麻木等,应及时就医。

(宋明辉)

第二十三章 影像护理

第一节 X线成像、造影检查与CT检查的防护管理

X线成像、造影检查与CT检查都是X线放射的工作原理,X线对人体有一定程度的危害。如何对患者及工作人员进行X线电离辐射的防护,是放射科、介入手术部、介入导管室、杂交手术室、CT室等部门科室护士的工作重点。

一、护理评估

(一)患者

1.年龄

婴幼儿与儿童对X线较敏感,应尽可能避免、减少X线检查,避免随患病大人一起进入X线检查室,尽量不要进入放射科和介入手术部门。

2.性别

评估女性患者是否怀孕。孕妇慎作X线检查,因为胎儿对X线非常敏感,尤其在妊娠早、中期的胎儿,接收X线照射后有可能引起或诱发畸形。孕妇的X线检查应限制在妊娠后期。

3.既往史

以往是否进行过金属植入物的手术;是否进行过X线透视与造影检查,了解既往照射的次数、方式和时间,忌短时间内反复接收X线检查。

4.着装

评估患者衣着是否合格。门诊患者取下身上金属物品,住院患者更换患者服,患者应脱去检查部位厚层的衣服及影响X线穿透的物品,以免影像受到干扰等,避免不必要的多次透视和造影检查。

5.意识和呼吸功能

评估患者意识是否清楚,是否能配合检查进行屏气动作。

(二)医务人员

1.放射防护用品穿戴整齐

对于要进入检查室内进行操作的医务人员穿戴好0.25~0.5 mm铅当量的屏蔽防护用品,如防护衣服、防护手套、防护围脖、防护帽、防护眼镜等。

2.坚持个人剂量监测

应坚持佩戴个人剂量计,及时了解实际受照剂量情况。

(三)仪器设备

1.仪器防护功能

评估X线成像、造影检查与CT检查仪器的防护性能,避免因仪器防护性能欠佳导致人体辐射损伤。

2.防护用品

评估检查室内的防护设备、防护用物是否齐全,室内有适合特殊 X 线检查升降防护屏和介入放射学需要的移动式或悬吊式的铅玻璃防护屏,移动式防护屏风等防护用具;确认患者使用的辐射防护设备、防护用物完好无损。

(四)环境

1.环境

保持室内宽敞明亮,温湿度适宜,环境舒适,避免寒冷对患者肢体和血管的刺激。

2.检查室外告示

评估放射科、介入手术部、介入导管室、杂交手术室等部门外张贴的辐射警示标志及女性受检者自诉怀孕的告示是否清晰、醒目,避免闲杂人等停留在检查室门口,避免不知情对无关人员、孕妇的胚胎或胎儿造成不必要的照射。

3.隐私保护

进行检查前,用屏风或铅玻璃的卷帘保护患者隐私,使患者处于舒适状态,避免因隐私暴露引起的心理紧张而导致配合不当。

二、护理措施

(一)检查前

1.放射防护用品的使用

根据受检者检查的部位,采取相应的防护用品,尽可能对电离辐射敏感器官提供恰当的屏蔽。

2.约束措施

有效固定患者,确保影像图片的清晰,避免因受检者移动造成图像模糊而反复透视,减少患者辐射量。对于儿童、意识不清等特殊受检者采取相对固定体位的约束措施。对于年老体弱受检者需要扶持时,采取防护固定措施。采取约束措施之前,必须征得患者及家属同意。

3.心理护理

良好的心理状态是配合检查的前提。将检查过程、检查过程中可能出现的反应及屏气的时间告知患者,解答患者疑问,缓解其紧张情绪,利于检查顺利进行,避免重复照射。

4.人员准备

告知候诊受检者及家属,检查过程中请在机房外等候,不得随同受检者入内;如受检者病情需要其他人陪同检查时,应对陪检者采取防护措施。

5.药物准备

对于某些不配合的受检者,遵医嘱使用镇静剂以帮助受检者顺利完成检查,减少不必要的照射。

(二)检查中

1.受检者

①心理护理:与受检者做好良好沟通,缓解患者紧张情绪,使之能较好配合检查进行屏气动作,顺利完成造影,避免因肢体移动或抖动而增加患者辐射量。必要时遵医嘱实施镇静药物,以缩短照射时间。②确认患者防护物品的准确穿戴,如有滑落或移位,及时进行正确穿戴。③检查过程中,实时向医师报告患者所受的辐射时间和累积辐射量,避免急性放射损伤。

2.护士

①及时将造影中所需无菌物品传递给造影医师,避免不必要的重复造影;②尽量增加与X线管的距离;③尽量站立在X线管非投照的位置;④造影检查时使用手术间内的移动铅屏进行防护;⑤检查过程中,保持检查室大门的紧闭和禁止其他人员的进入,避免随意开关检查室的大门,造成不必要的照射。

3.检查医师

采用小视野照射,缩短曝光时间,避免不必要的长时间照射,减少患者及工作人员受照射时间。

(三)检查后

1.受检者

①检查皮肤:检查结束后,询问受检者感受,身体有无不适,皮肤有无发红、烧灼感,防止急性放射损伤;②登记记录受检者检查中的累积 X 辐射剂量;③健康宣教:指导饮温开水2 000～2 500 mL,促进造影剂的排出;清淡饮食,保证蛋白质和糖类物质的供给。

2.医务人员

①检查结束后,立即关闭电脑系统释放 X 线的开关,将射线脚踏开关放置在安全区域,避免他人误踩射线开关;②对防护用品进行清洁和维护,悬挂保存,定期检查防护用物的防辐射效果,如有异常,及时更换;③按照时间规定上交个人剂量计,及时了解每位医务人员实际受照剂量动态情况;④每两年进行健康检查;⑤严格进行剂量限制控制;⑥暗室设计时要注意工作室通风条件、减少对所用试剂的暴露;⑦适当增加营养,增加室外活动,避免过于劳累,合理排班,严格休假管理,医务人员每年享有放射假及放射补贴。

(杨连清)

第二节　磁共振检查的防护管理

在进行磁共振检查时,患者要受到磁共振成像(MRI)中静磁场 B0、梯度场和射频场 B1 的辐射,听到磁共振机器的高噪声和进入幽闭狭小空间。如何在护理工作中,最大限度减少磁共振检查对人体健康的影响,是磁共振检查室护士的工作重点。

一、护理评估

(一)患者

(1)病情:对高热、意识不清、体温调节系统受损、心血管系统受损的患者及儿童,应禁止使用二级或研究模式扫描。

(2)病史:询问患者既往史、药物过敏史、检查史、手术史、是否怀孕等。确认患者有无绝对禁忌证,患者是否安装心脏起搏器或神经刺激器、先天性心脏病封堵器、金属支架、体内存有金属动脉瘤夹、眼球内有金属异物者等。确认患者体内有无金属植入物。早期妊娠患者不建议做该检查。

(3)着装:患者取下带磁性金属物品,更换磁共振室专用检查服,避免随身携带其他金属物品入室。

(4)随身仪器设备切勿带入，它们可能会被损坏，或对磁共振设备造成破坏，并可能导致人身伤害。

(5)体重：检查前要为患者称体重以获得准确数据，严禁通过增加患者体重值来降低实际高射频能量吸收率 SAR 值。

(6)心理状态：耐心为受检者解释受检过程中可能出现的不适，取得其配合。

(二)环境

(1)检查室外张贴磁共振警示标志以及请女性患者自诉怀孕的醒目告示，避免无关人员误入检查室，避免不知情对无关人员、孕妇的胚胎或胎儿造成不必要的照射。

(2)有条件的医院，检查室外可设金属检测器，避免患者携带任何金属物品入内。

(3)检查室外配有衣物箱，便于患者寄存衣物及所有带金属物品。

(4)检查室配有呼救系统，在选用二级或研究模式扫描时必须充分利用呼救系统。无论何种模式下扫描，建议在扫描期间对所有患者均进行心电监测和脉搏监测等医疗监护。

(5)检查室旁应配有急救物品及急救药品。

(6)检查室配备镜片中需含有氧化亚铁或其他过滤红外线有效成分的绿色玻璃防护镜、防护面罩、防护服、防护帽和防护手套。

(三)医务人员及家属

(1)医务人员去除身上所有带金属物品，检查时间较长或检查中需要进入磁共振室时，穿戴防护服，在各自岗位准备就绪。

(2)家属在规定区等候患者，禁止随意进入检查室。

二、护理措施

(一)检查前

(1)护士详细讲解检查过程、检查时间、检查中噪声特点，回答患者的疑问，消除患者顾虑，缓解患者的紧张情绪。

(2)环境熟悉：向患者介绍检查室环境，讲解检查中噪声来源，演示呼叫设备的使用方法，避免因紧张而出现拍打磁体等过激行为，以免灼伤患者皮肤。

(3)置留针：根据病情和检查的需要，给患者留置不带金属的密闭式静脉套管针。

(二)检查中

(1)放置衬垫和床单，让患者感到舒适，同时在其下肢或膝盖与机器内孔之间放置不小于 0.635 cm 的绝缘衬垫，避免患者在接触点受热灼伤。

(2)根据患者检查部位摆好体位，通常为平卧位，头偏向一侧，严禁患者双手交握，在手不可避免接触身体时，中间要放置衬垫，避免形成回路导致灼伤。

(3)结合检查部位和时间，对患者进行适当防护。给患者穿戴防护面罩、防护服、防护帽和防护手套，佩戴含有氧化亚铁或其他过滤红外线有效成分的绿色玻璃防护镜。其中婴幼儿与儿童对电磁辐射较敏感，需要做好必要的全身防护，最好仅将被检部位暴露。

(4)通过佩戴耳塞、戴眼罩和医务人员的解释关怀等，使患者接受的高噪声和幽闭狭小空间不适感得到缓解。

(5)针对不配合的患者，遵医嘱实施药物镇静，密切观察患者生命体征。

（6）每完成一次扫描,通过内部通话系统了解患者的情况。

（7）合理选择并优化扫描脉冲序列,缩短检查时间,有效降低患者的电磁辐射剂量,防范患者可能受到的潜在电磁辐射危险。

（三）检查后

（1）检查完毕后,将患者退出检查床,关闭磁共振机器,脱下防护服,观察穿刺点有无液体外渗。

（2）询问患者感受,有无心悸、皮肤损伤等不适,协助患者更换衣物。

（3）更换衣物后,请患者在观察区休息 30 min 左右,如有不适请及时告知磁共振室护士,同时护士定时巡查患者,如有异常及时通知医师,遵医嘱及时抢救患者。

（4）30 min 后,患者如无不适方可离室,给磁共振增强患者拔出留置针,压迫穿刺点 5 min 左右。

（5）健康宣教,指导磁共振增强检查患者饮用 2 000～2 500 mL 温开水,促进对比剂排出。

（6）医务人员每两年进行体检,适当增加营养,增加室外活动,避免过于劳累。

（杨连清）

第三节　生物感染的防护管理

临床护理工作中生物感染主要是指艾滋病病毒、乙型肝炎病毒、丙型肝炎病毒、梅毒螺旋体、柯萨奇病毒以及流感和支原体病毒、变异冠状病毒等 20 多种病毒引起的感染。影像科护士,包括放射诊断护士、介入手术室护士、介入病房护士,接触患者面广,病种多,随时会接触到患者的血液、体液、分泌物及各种医疗锐器等,随时可能被刀片划伤、针头刺破,所以,感染的机会相对增多。感染性疾病可通过血液传播,感染率极高,接触 1 次即可感染。所以,生物感染对影像科护理人员造成很大的职业危害需要进行严格防护。

一、护理评估

（1）评估患者病情,如是否有接触性传染或呼吸道传染疾病,是否有引流液、排泄物污染检查台的可能。做好乙肝、丙肝、艾滋病的相关检查,如有某种感染,应在手术通知单或病历上注明;对阳性患者也应做好预防准备,以免造成不必要的危害。

（2）护士评估:是否进行过医院感染、职业防护、安全工作技术培训,是否掌握标准预防原则,以及是否处于免疫力低下状态,身上是否有伤口。

二、护理措施

1.检查前

对于乙肝、丙肝患者或病毒携带者,艾滋病患者或艾滋病病毒检测阳性者,检测全部采用一次性材料,并严格进行消毒处理。感染患者检查尽量安排在最后,护士最好戴两副无菌手套,手套一旦破损,应立即更换。急诊患者检查按感染检查处理。检查呼吸道传染病的患者时,要戴口罩。

2.检查中

禁止用双手分离污染的针头和注射器;禁止用手去弄弯针头;禁止用双手回套针头帽;禁止直接传递锐器,介入手术中锐器应用弯盘或托盘传递。

3.检查后

(1)妥善处理医用垃圾:禁止直接接触医疗垃圾;介入手术室在处理手术介入耗材和器械时,应戴防护眼镜、防渗口罩、长手套、防渗手术衣或手术衣内穿皮围裙,以防止器械落地刺伤足部,防止水滴四处飞溅,沾在衣服、操作台、甚至自己身上而造成交叉感染的危险。冲洗各种带管腔的器械时应戴面罩,冲洗时管腔朝向后下方,避免直接冲洗到池壁上,防止管腔内的血液、痰液及各种液体物质飞溅到池壁反弹到操作者面部,特别是眼睛。

(2)护士定期进行体检,进行相关传染病检验;并增强体质,如预防接种多价肺炎球菌疫苗、注射流感病毒疫苗、乙肝疫苗、乙肝免疫球蛋白等。

三、生物感染后的处理

一旦发生职业暴露后,应立即挤压伤口旁端,用流动清水、肥皂水冲洗伤口,再用 0.5% 的碘伏或 75% 酒精消毒伤口,对感染源患者立即进行可靠的 HBV、HIV、HCV 检测,并立即报告有关部门,便于处理、备案、评估并跟踪监测,使暴露者得到恰当的治疗,把生物感染的危险降到最低。

(杨连清)

第四节 化学危险因素的防护管理

随着现代影像医学的发展,消毒剂、抗肿瘤药物等新产品及新技术的广泛应用,以及各种介入手术、杂交手术的普遍开展,使护士接触化学因素的职业暴露危险增加。这些化学物质都具有一定的挥发性、刺激性和细胞毒性,在医治患者、杀灭细菌的同时对人体也产生毒副作用。作为临床常用的化学物质,既要有效地发挥其治疗和杀菌等有益的作用,也要尽量避免其可能造成的严重危害。

一、护理评估

评估护士是否掌握化学危险因素的防护知识;防护用品是否穿戴整齐:戴防护帽、口罩、眼罩;穿隔离衣;戴双层乳胶手套。

二、护理措施

(一)化疗职业暴露危险防护环节

1.操作前

严格遵循防护原则,做好接触化学性危害因素的防护准备工作。

2.操作中

主要做好配药和给药两个环节。

(1)配备化疗药物:熟练操作规程。应将安瓿颈部的药液弹下,打开安瓿时应垫以纱布,以防划破手套;稀释粉剂化疗药时,溶剂应沿瓶壁缓慢注入,以防止因瓶内压力过高而产生侧漏的可能,以防粉末逸出;抽取药液时以不超过注射器容量的 3/4 为宜,排气时不能排到空气中,而应排到密闭容器中。分离针头时应抽尽针头和空针乳头部的药物,以减少分离时药物的喷洒。配药操作完毕,应用清水擦拭操作柜内和台面。

(2)静脉给药:输液管要先用配制化疗药同一溶剂预充,以降低药液外溢和药液雾化的危险。若需从莫菲滴管加药,应先用无菌棉球或无菌纱布围在滴管开口处再加药,速度不宜过快,以防药液从管口溢出,静脉输液管道连接处应用胶布包裹加固,防止分离。

3.操作后

妥善处理用过的物品:凡与化疗药物接触过的物品应用标签清楚、密封严密的带盖容器收集,不能与普通垃圾等同处理。由受过防护培训的专业人员统一处理。妥善处理污染物:化疗患者其污染的被服应放入有特殊标记的厚塑料袋中单独处理。

(二)化学消毒剂职业暴露危险防护环节

1.操作前

熟练掌握化学消毒剂性能、功效及操作规程,做好个人防护准备,戴口罩、帽子及手套。

2.操作中

掌握化学消毒剂有效浓度和剂量,严格按操作规程行事。现配现用,避免直接接触;易挥发性消毒剂要密闭保存;0.2％戊二醛浸泡物品时,严密封闭防止气体泄漏而污染空气;空气熏蒸消毒时严禁人员进入。

3.操作后

消毒剂放置在阴凉通风处,以防泄漏造成环境污染。消毒物品的使用:环氧乙烷消毒物品须待环氧乙烷气体散尽后使用;0.2％戊二醛浸泡物品须用无菌生理盐水冲洗干净后再使用;空气熏蒸消毒后,按规定进行室内通风,减少药物在室内的残留浓度,必须通风 2 h,将刺激性气味降到最低程度。

三、化学因素职业暴露后处理

在配制或进行化疗时不慎溢出接触皮肤或不慎溅入眼中时,皮肤接触部位应迅速用肥皂和水清洗;眼睛接触后应迅速用生理盐水或等渗洁眼液冲洗;记录接触情况,必要时及时就医。药液大量溢出(大于 5 mL 者)时可用防溢箱内的物品进行处理。如消毒剂不慎溅到皮肤上或眼睛里,应立即用清洁流水反复冲洗。

(杨连清)

第五节　核医学诊疗中的给药方法及防护护理

一、给药途径

(一)口服给药

目前一般在^{131}I核素治疗中运用。

1.^{131}I 胶囊

^{131}I 胶囊多用于甲亢治疗,要求患者将^{131}I 胶囊和冷开水一同吞服。部分医院也用^{131}I 溶液稀释治疗甲亢。

2.^{131}I 溶液

^{131}I 溶液多用于甲状腺癌的大剂量给药,需要工作人员将^{131}I 溶液稀释到适量的冷开水中,立刻给患者服用。若剂量较大,可考虑分次口服,首次给药应遵循最大安全剂量原则,防止产生钝抑显像。

(二)雾化吸入

雾化吸入用于肺通气显像,置雾化器于工作状态,将^{99m}Tc-DTPA 溶液 3 mL 注入喷雾器中,使患者只经口含通气道管端呼吸,在安静状态下吸入雾化的放射性气雾。食道内剩余的放射性颗粒,用漱口水和饮水洗净后再显像。

(三)注射

注射是所有给药途径中最主要的一种,可按注射部位的不同进行分类。

1.皮下或组织间隙注射

淋巴结及淋巴管显像需要进行皮下或组织间隙注射,要求针尖刺入皮内时回抽不能有血,否则显像剂进入血管后,淋巴结及淋巴管显像不佳,并嘱受检者主动活动注射肢体或按摩,利于显像剂回流。

2.静脉注射

此种方法应用最多。

(1)普通静脉注射:用吸有药物的注射器连接普通注射针头行静脉穿刺,见回血后注入药液,拔针。要求将所用显像剂全部注入静脉内,尽可能避免外渗。如果显像剂外渗,一方面使影像出现注射部位的放射性浓聚,可影响病灶的显示,另外,某些含 β 射线的显像剂外渗可产生局部红肿等反应,甚至可能造成局部组织坏死。目前很多核医学科采用两步注射法。用注射器抽吸生理盐水 5~6 mL,连接头皮针,于皮肤消毒后行静脉穿刺,见回血后注入 1~2 mL 生理盐水,确认针头在静脉内然后外固定,注入显像剂,再将余下 3~4 mL 生理盐水注入冲管,拔针。此法安全、准确,尤其适用于多次化疗后表浅静脉穿刺难度大的病例。

(2)"弹丸"式静脉注射:有别于普通静脉注射。在核医学检查项目中,动态显像需要在静脉穿刺后,用尽可能短的时间将显像剂快速推入静脉内使显像剂在静脉内形成一"弹丸"状药物团块。"弹丸"注射的方法较多,常用的有止血带法和三通法。止血带法是在肘部注射部位上方 2~3 cm 处扎紧止血带,经臂要静脉穿刺,确认无误后松开止血带,然后以最快速度推入显像剂。如果局部血管细或脆性大,可先缓慢注入显像剂后再松开止血带。三通法注射是应用一个三通装置,将显像剂预先推注于三通前端联结的导管中,然后用 10~20 mL 生理盐水加压推注,冲击导管中的显像剂,以"弹丸"形式注入。三通法注射的"弹丸"成功率较止血带法高,且易于防护,减少工作人员的照射剂量。

(3)持续静脉滴注:进行下肢深静脉显像时,开启单光子发射型计算机断层摄影装置(SPECT)进行显像,为使静脉显像清晰,需持续足背静脉注射,在显像时间内使静脉内始终有显像剂存在。目前较为普遍的下肢深静脉显像为:患者取仰卧位,SPECT 探头对准双下肢,在足背静脉穿刺点近心端绑扎止血带,双侧均建立静脉通道,同步注射^{99m}Tc-MAA,并立即行动态采集,在整个采集过程中需保留静脉通道。^{131}I-MIBG 治疗嗜铬细胞瘤,由于^{131}I-MIBG 在治疗过程中破坏肿瘤细胞的同时,可能会使体内的肾上腺素大量释放,故需缓慢滴注,一般 100 mCi 要在 90 min 内完成,滴注期间要密切观察患者血压及心率,必要时可采用心电监护仪。

3. 蛛网膜下隙注射及脑室注射

蛛网膜下隙注射及脑室注射主要用于诊断与脑脊液循环通路有关的疾病。在无菌条件下常规行蛛网膜下隙穿刺或脑室穿刺,收集缓慢流出的脑脊液将显像剂 ^{99m}Tc-DTPA 稀释至 2 mL,再缓慢注入蛛网膜下隙或脑室,拔出穿刺针后包扎固定,患者须平卧。成功的穿刺对显像至关重要,为避免注射因素对显像效果的影响,腰穿时应尽量减少创伤,选用细穿刺针(22 号),取出穿刺针后应延长对针孔的压迫时间,以减少外渗。

4. 局部注射

如关节腔、胸腔、腹腔注射,多用于放射性胶体 ^{32}P 治疗关节滑膜炎、恶性胸腹腔积液及肿瘤。

(1)关节腔内注射治疗:多用于人体滑膜组织含量最多的膝关节注射,也可在踝关节注射。穿刺部位选择:选择关节间隙最清晰的部位,并应避开破损及感染灶。严格无菌操作。穿刺时以利多卡因进行皮肤及皮下局部麻醉。针刺入关节腔后适量抽出关节液以减低关节腔内之压力以利 ^{32}P 胶体顺利注入。穿刺后以无菌纱布敷帖针眼。注意不要使核素溢出腔外,否则可引起局部组织的损害。

(2)胸腔注射:先将 ^{32}P 胶体(5～10 mCi)用无菌生理盐水稀释并保温于 37 ℃ 中备用。患者做胸腔穿刺抽取胸腔积液,然后吸取 50 mL 含 ^{32}P 胶体的生理盐水通过导管注入胸腔内,注药后嘱患者经常变换体位,使溶液在胸腔内充分均匀分布。

(3)腹腔注射:先将 ^{32}P 胶体(10～20 mCi)注入 500 mL 无菌生理盐水中摇匀并保温于 37 ℃ 中备用。直接通过腹腔穿刺注药,有腹腔积液者尽量抽取腹腔积液,再注入药物。注药部位应选在腹部髂前上脊与季肋之间的腋前线上,注药后 24 h 内反复将患者头高、脚高、左右侧卧、以使药物在腹腔内均匀分布。若有腹腔导管,则通过导管注入 ^{32}P 胶体溶液。

二、注射器具的选择

(一)玻璃注射器

其优点是注射时手感好,放射性核素残留较少。这类注射器具现已基本不用,仅在特殊情况下使用,如穿刺。

(二)一次性塑料注射器

其优点是使用较玻璃注射器简便,使用后可直接弃入专用废物池内(注意:应有专人回收,不应与其他使用后的一次性塑料注射器混放)。缺点是手感较玻璃注射器差,且放射性核素残留明显较玻璃注射器为多,这主要是塑料对放射性物质有较强的表面吸附能力所致,如注射 ^{133}Xe 生理盐水勿使用塑料注射器,以免显像剂被吸附,影响显像质量,应使用玻璃注射器。

(三)一次性双通注射器

该注射器的优点是简单易行。一边装入生理盐水,另一边装入显像剂,连接一蝴蝶式头皮针,适用于静脉穿刺有难度的"弹丸"式注射。

(四)三通注射器

在需要进行"弹丸"式注射时使用,可提高注射的成功率。

三、防护护理

(一)注射过程中的防护护理

1.工作人员的放射防护

由于注射的不同药物具有不同的放射性,故在注射时应采取必要的防护措施,如穿铅防护衣、戴铅眼镜和铅帽,注射窗口设铅板和铅玻璃,注射器在运送时放置在铅槽或铅盒内,注射时可在注射器上加专用铅防护套等。

2.遵循放射性物质操作规程

尽可能避免或减少放射性照射及污染。在抽取及注射药液时,应确认注射针头与注射器安装紧固,否则易引起药液溅出,造成放射性污染。排出注射器内空气时,应在抽取相应药物后未拔出针头前在瓶内进行,以避免污染别处。

3.注射部位

为了避免放射性药物外渗产生不必要的污染,注射时选择穿刺成功率比较大的静脉。注意应避开病变及所需检查部位。骨显像时,注射点要选择远离病变部位的静脉或健侧肢体。

(二)注射后的防护护理

^{18}F-FDG 注射后,要求受检者饮水、静躺、保暖、保持安静;骨扫描注射后要求多饮水、多排尿;全身扫描前要求受检者排尿以免膀胱放射性对图像诊断的干扰,导致假阳性。

注射后所用的注射器及有关物品必须按放射性废物处理办法严格操作,以免造成不必要的照射。核素显像检查者,注射后离显像检查一般有一段间歇期,需要患者在专门候检室等待,嘱咐患者不要随意远离自己的座位,要尽量减少患者之间的相互照射。放射性核素治疗的患者在注射后短时间内,应尽量减少与周围人群的密切接触,尤其是要避免与儿童及孕妇的接触。

(三)特殊人群的防护护理

1.儿童

对儿童进行核医学检查时应尽量减少其所用剂量,以降低射线的损伤。具体公式为儿童用量=成人剂量×系数(年龄、体重或体表面积),系数可由儿童给药系数表查出。对于烦躁患儿,尤其年龄小于 2 岁者,静态显像可在注射显像剂后 15～30 min 给予镇静剂,动态显像则应先给予镇静剂以利于显像的顺利进行。多数患儿取仰卧位,注射部位不应和被检查部位重叠,婴幼儿做脑显像时不宜在头皮静脉处注射。

2.育龄期妇女

给育龄妇女注射前应询问其是否怀孕及哺乳。胚胎和胎儿对辐射敏感且放射性药物可能通过乳汁排出,因此,妊娠期和哺乳期妇女,对多数放射性药物均属禁忌。

哺乳期妇女如必须进行核医学检查,应在注射放射性药物后暂停止哺乳,并与婴儿隔离,至体内放射性降至安全水平方可与婴幼儿接触。

四、小结

核素显像检查被更多临床应用于诊断同时,也提高了对核素显像方面的护理的要求。掌握适当的注射方法、部位及时间,对保证诊疗的质量具有重要的意义。此外,由于核医学应用的药物具有一定放射性的特殊性,严格执行放射性防护操作规程及自身与患者的防护措施,就能避免可能发生的危害或将其减至最低程度。在整个核医学诊疗的护理方面,还有很大空间有待发展,包括注射技巧及更人性化的服务,还要继续摸索寻找更好的方式、方法。

（杨连清）

第六节　X线成像与造影常规护理流程

一、护理评估

1.患者

(1)评估患者的年龄、性别、病情与摄片部位,以及是否必须行该项检查。

(2)是否佩戴影响 X 线穿透力的物质,如发卡、金属饰物、膏药和敷料等。

2.用物

防护设备、相关急救设施及屏风等保护隐私的设备是否准备齐全。

3.环境

温湿度是否适宜,适宜的温度范围是 18 ℃～22 ℃,适宜的湿度为 50%～60%。

二、护理措施

（一）检查前

(1)认真核对患者的姓名、住院号、性别、年龄、摄片位置。

(2)告知患者行 X 线检查的过程及注意事项,缓解患者紧张情绪;婴幼儿需家属配合,老年人需注意是否有家属陪同;为需要给氧的患者备好氧气袋;危重患者应行床旁 X 线检查。

(3)评估患者病情,密切观察,对于传染性疾病采取相应措施进行防护,且在情况允许的条件下,建议该患者最后检查。

(4)取下所有影响 X 线穿透力的物质,交于家属保管。

(5)告知患者家属:检查时,放射室门上的警告指示灯会亮,请一律在防护门外等候,不要在检查室内等候拍片。

(6)防护设备、急救设施及屏风等保护隐私的设备处于完好备用状态,患者非检查部位已做好射线防护。

（二）检查中

密切观察病情,耐心帮助患者进行体位更换。

（三）检查后

(1)告知患者职片时间,并记录此次的照射时间与剂量。

(2)根据情况进行环境仪器等用物的消毒灭菌。

（杨连清）

第七节　X线不同系统检查护理

一、呼吸系统

呼吸系统疾病是危害我国人民健康的常见疾病,近年来由于人口老龄化、空气质量不佳等原因,其发病率与病死率在不断增加。肺部因充满气体,存在良好的天然对比性,故X线检查对于协助诊断呼吸系统疾病具有十分重要的临床价值。

(一)护理重点

呼吸系统X线检查的一般护理流程同"常规护理流程",以下仅描述此类检查时的护理重点。

(1)重点评估患者的年龄、病情、呼吸功能状况。

(2)依据患者病史和检查目的指导患者进行不同类型的呼吸训练,如深吸气后屏气摄影或深吸气后再深呼气后屏气摄影等。

(3)密切观察患者病情,有无呼吸困难等变化。

(二)知识扩展

1.透视

(1)优点:①相比于胸片,可在较短时间内得出初步诊断;②检查中可随意转动患者体位,观察与肋骨或肺门重叠的病变,借助于呼吸运动可观察肋骨和膈的活动,补充胸片在诊断上的不足。

(2)不足:①因病变在荧光屏上的空间和密度分辨率原因,因而对显示病变的形态、边缘、密度及数量不如胸片;②不能留下病变的永久记录,不方便确切观察病变的动态变化和会诊。然而根据国内情况,透视仍是目前诊断呼吸系统疾病常用的方法。

2.摄片

摄片是呼吸系统疾病X线诊断的基础方法。照片清晰度优于透视,能够显示细微病变,并能留下客观记录,方便复查对比和会诊。全面观察病变的部位和形态应摄正侧位胸片。对于两肺弥漫分布的粟粒病灶、小结节病灶及网状蜂窝状病变,一般用正位胸片。体位不正,摄片条件不合适或呼气位胸片,如不全面分析易导致误诊。具体分类如下。

(1)高千伏摄影:高千伏胸部正位片能使肋骨、胸大肌、乳房阴影淡化,增加肺野可见范围,提高肺内病变的清晰度,使气管、主支气管、肺门部血管、支气管及肺纹理显影清楚。因而能发现普通胸片不能发现的病变,显示播散性粟粒病灶、小结节病灶、网状、蜂窝状及索条状病灶的边缘比普通胸片清晰。

(2)体层摄影:亦称断层摄影,其基本原理是投照时X线管与片匣沿某一支点向相反方向移动,使支点平面的结构保持相对静止。因而该层面影像清晰,不属于该层面的结构由于移动而影像模糊。X线管与片匣移动的形式有直线方向的弧形移动及多反向移动(大圆、小圆、椭圆、螺旋、圆内摆线等),直线移动体层比多方向移动体层曝光时间短,适合于气短患者检查。

(3)荧光缩影:亦称荧光摄影或间接摄影。将透视荧光屏上的影像用普通照相机照下来,照出的片子比实际缩小。常用的胶片大小可有70 mm与100 mm两种。

此种检查方法常用于集体健康检查。胸部疾病诊断中,常把支气管阻塞改变、肺部病变、胸膜病变、纵隔病变及膈改变的基本表现称为基本病变的 X 线表现。它在诊断中的作用同疾病的症状和体征的作用。一种疾病可有一种基本病变的 X 线表现,也可有几种基本病变的 X 线表现。虽然在胸部基本病变 X 线表现中,对于疾病有特异性者并不多,但这些基本病变的 X 线表现是进行 X 线诊断的基础。因此,在临床工作中应根据患者的实际情况,合理采用不同的呼吸方式进行胸部 X 线检查。如深吸气后可使肺内含气量增加,膈肌下降,肺野及肋骨在膈上显示范围增加,影像具有良好对比,有利于肺内疾病的观察。而深吸气后再深呼气后屏气摄影,则多用于桶状胸、肺气肿及气胸的观察,原因是深呼气后肺内含气量减少,正常肺内透光度减小,因而更利于气胸的显示。

二、运动系统

X 线检查对运动系统疾病具有十分重要的临床价值。骨组织密度高,与周围软组织有良好的对比,且骨本身的皮质骨、松质骨和骨髓腔之间也有足够的对比度,故 X 线片可非常清晰地显示骨和关节细微的骨质结构,不仅可以发现病变、明确病变的范围和程度,而且对很多病变能做出定性的诊断。加之常规 X 线检查费用低、过程简便易行,是运动系统疾病的首选检查方法。

(一)护理重点

运动系统 X 线检查的一般护理流程同“常规护理流程”,以下仅描述此类检查时的护理重点。

(1)重点评估患者的运动功能状况。

(2)对于躯体移动障碍者过床等操作给予帮助保护,预防跌倒、坠床等意外发生。

(3)协助躯体移动障碍的患者安全过床及返回病房。

(二)知识链接

1.X 线检查

X 线检查是最基础、最常见的影像学检查之一,以操作简便、费用低廉、信息量大等优势成为骨肿瘤诊断的首选方式,该方法可准确反映病灶的发生部位、范围、病灶生长方式及其与周围组织的关系等;还可显示病变程度及类型,协助临床医师对病灶性质、复发与否或转移情况等作出准确判断,从而制订出适当的治疗方案,提高治疗效果。但也存在不足,即此方法获得的影像图存在一定程度的重叠现象,会对部分组织和结构的判断造成影响。

2.数字化 X 线摄影

其检出率明显高于常规 X 线摄影并且因其分辨率高,对于部分密度较低病灶,特别是接近背景密度的微小病灶与淡薄片状影具有图像可调性与敏感可探测性,大大提升了对骨折等疾病的检出率。在骨外伤诊断中,数字化 X 线摄影因病变显示清晰,摄影质量高,可作为骨外伤患者 X 线检查的首选,为临床提供可靠的诊断依据。

3.X 线片

X 线片是诊断骨关节结核首选的影像学检查,可对骨质破坏、骨质增生及骨膜增生等基本病变进行整体观察,简便易行。但其完全确诊还需结合 CT 及 MRI 检查等。

4.双能 X 线

骨密度仪可测定脊椎、股骨以及全身骨量,具有扫描时间短、精密度与准确度高、患者受照剂量低等优势,是目前临床工作中测量骨密度、预测骨质疏松症患者骨折发生概率的准确而有效的放射学技术。

三、消化系统

消化系统疾病影像检查以造影、B超、CT为主,腹部透视及X线片常用在造影检查前,以了解肠内积气、积液情况,对疑有肠梗阻、胃肠穿孔、肠套叠等疾病应作为常规检查,还能了解腹部有无异常钙化或其他致密物等。

(一)护理重点

消化系统X线检查的一般护理流程同"常规护理流程",以下仅描述此类检查时的护理重点。

(1)嘱患者在摄片前3d,不宜用X线显影的药物,如含铁、碘、钡、钙等制剂,以及不易溶化的药物。

(2)检查前2d服用活性炭片,吸附肠道里的气体。

(3)检查前1天晚上服用泻药,帮助排便。检查当天早晨禁食,尽量排空大便。

(4)输尿管结石、大便可能造成显影不明显,故在拍X线片前给予清洁灌肠。

(5)孕妇禁做腹部X线片。

(二)知识链接

1.肠梗阻X线

腹部X线片诊断标准小肠梗阻具体表现:小肠呈扩张状态,肠管内部直径超过3.0 cm以上,并带有液气平面;结肠梗阻具体表现:结肠呈扩张状态,肠管内部直径超过6.0 cm以上,并带有液气平面。将螺旋CT与腹部X线片联合应用于临床诊断肠梗阻病症,能提高其诊断的准确率。

2.肠套叠

临床疑似病例腹部X线片发现胃肠道(尤其是小肠)气体明显减少,提示有一定诊断意义;结肠内软组织团块样影是腹部X线片诊断肠套叠的特征性表现,是由于套叠部周围肠管含有气体衬托出套叠肠管的表现。

3.急性全腹膜炎

普通X线检查可有以下显示。

(1)游离气腹征。

(2)腹膜增厚征。

(3)腹腔积液征。

(4)反射性肠郁张征。

(5)肠壁增厚及粘连征(由纤维蛋白附着于肠外壁所致)。

(6)胁腹指线加宽、密度增大征。

这些征象均需对照仰卧位和侧卧位水平腹部X线片来加以确定。

四、循环系统

心脏位于纵隔内,与两侧胸腔相邻。X线穿透胸部后,由于心脏与肺组织对X线的吸收不同,心脏的边缘与含气的肺组织形成良好的自然对比。X线检查以其普及率高、价格低廉、简便易行、观察肺循环敏感、准确和诊断效果好等优点,广泛应用于循环系统。按照检查方法不同,心脏 X 线常规检查分为透视和摄影两种。

(一)护理重点

循环系统 X 线检查的一般护理流程同"常规护理流程",以下仅描述此类检查时的护理重点。

(1)重点评估患者的年龄、病情、呼吸、循环功能状况。

(2)依据患者病史和检查目的指导患者进行不同类型的呼吸训练。

(3)指导患者平静呼吸下屏气摄影,以进行心脏大小形态的观察。

(二)知识扩展

(1)进行心脏大血管 X 线检查时,常规应用摄影检查,必要时再辅以透视。

(2)普通 X 线检查不能直接显示心脏房室瓣、乳头肌和房室间隔等心内结构,不能区分心肌和心包组织,但是可清楚显示心脏和大血管的边缘和轮廓。进行普通 X 线检查,医师可根据心脏大血管的边缘和轮廓,判断心脏各房室是否增大,并确定其位置;通过观察心脏大血管边缘的搏动幅度和节律,可准确判断被检查者的心功能状态。

(3)普通 X 线检查显示肺循环较为敏感,能在患者出现临床症状前早期发现肺水肿,及时做出左心功能不全的诊断,使患者得到及时治疗。这也是普通 X 线检查优于其他影像学技术的独到之处。此外,普通 X 线检查还可显示心脏大血管的钙化,根据其所在部位和程度判断其病理意义,有利于多种疾病的诊断和鉴别诊断。

(4)心脏大血管＞X 线摄影有后前位、右前斜位、左前斜位和左侧位 4 个标准位置,通常需要联合应用。传统上主张联合应用后前位、左前斜和右前斜位,即心脏三位像;但是目前以后前位和左侧位组合最为常用。心脏投照时为减小放大率所致的失真,X 线球管应至少距离胶片暗盒 2 m,所以心脏 X 线摄影又称远达摄影。4 个标准位置的投照方法如下。

1)后前位(亦称正位):患者直立,前胸壁贴近胶片暗盒、X 线由后向前水平穿过人体胸部。

2)左侧位:患者取侧位,左胸壁贴近胶片暗盒。

3)右前斜位:患者右胸前旋使胸冠状面与胶片成 45°。

4)左前斜位:患者左胸前旋使胸冠状面与胶片成 60°。

(5)平静呼吸下屏气摄影有利于进行心脏大小形态的观察。若在深吸气后屏气摄影,肺内含气量增加,对心脏产生一定的外力影响,心胸比率的精确度下降,影响观察与判断。

五、神经系统

神经系统疾病常规采用头颅 X 线片检查,操作简便,经济无痛苦。近年来,随着数字化 X 线成像(digitalrad iography,DR)和计算机 X 线摄影(computed radiography,CR)的发展,使平面技术完全实现了数字化,便于图像的保存和传输,也有利于提高诊断的效率。头颅 X 线片检查对头颅外伤、头颅先天性畸形和颅骨疾病等较为合适,对颅内疾病也有一定诊断价值。但在没有颅骨改变和颅内可以观察到的异常密度时,颅骨 X 线片的诊断价值不大。

(一)护理重点

神经系统 X 线检查的一般护理流程同本章"常规护理流程",以下仅描述此类检查时的护理重点。

(1)重点评估患者的年龄、神志、病情。

(2)神志障碍的患者需有家属或陪检人员陪同。

(3)依据检查要求耐心帮助患者进行体位摆放，必要时补充采用颏顶位、额枕位、眼眶位、局部切线位等特殊投照位置。

（二）知识扩展

头颅 X 线片一般用正、侧位，以显示颅骨和颅腔全景。后前位片应使大脑镰所在的矢状面垂直于胶片，而侧位片应使蝶鞍骨皮质显示清晰，左右前床突、后床突重叠，眶板投影为一条线。根据病情的需要，可加摄其他位置或运用体层摄影等特殊方法来帮助诊断。为显示局部颅骨的详情，有时需补充一种或几种特殊投照位置，包括颏顶位、额枕位、眼眶位、局部切线位等。体层摄影主要用以检查颅底部骨质和骨斑情况。立体摄影用于检查颅内斑或异物与颅腔位置关系。放大摄影以显示局部骨结构的细节。

六、乳腺疾病

乳腺疾病是女性常见病、多发病，随着生活节奏的加快以及社会压力的增加，年轻女性发病率明显上升。X 线是乳腺疾病筛查和临床诊断的首选方法，是以微小钙化为主要表现的恶性病灶的最敏感检查方法，有利于乳腺癌的早期发现和早期诊断。

（一）护理重点

乳腺疾病 X 线检查的一般护理流程同本章"常规护理流程"，以下仅描述此类检查时的护理重点。

(1)重点评估患者的年龄、心理状况与病情，了解生育史、哺乳史、月经史、家族史以及其他病史；建议在不影响病情诊断及治疗的情况下，选择月经来潮后 7 d 左右进行检查。

(2)自外上象限逆时针进行乳腺触诊，必要时对腋窝淋巴结和乳头触诊，了解肿块质地、活动度、大小和部位，性状及有无溢液。

(3)告知患者检查时需要充分暴露乳房，针对患者可能存在的焦虑、紧张等心理给予沟通干预，缓解或消除其不良情绪。

(4)清除胶带残留在皮肤表面上的污渍、残留乳腺导管造影的造影剂、贴在伤口表面的纱布、乳头溢液的残留渍等，以消除造成伪影的因素。

(5)指导患者职立位，根据患者的发育情况、年龄手动设置曝光条件或采用全自动曝光系统控制。投照内外侧斜位、轴位；非常规情况下还要加拍特殊体位，比如外上至内下斜位、90°侧位以及局部点压放大摄片。

(6)加强沟通，乳房加压时要确保在患者的承受范围内。

(7)注意及时关门，保护患者隐私；检查结束后需等患者穿戴好衣物后才开门。

（二）知识扩展

(1)在女性乳腺的常规检查中，数字化乳腺钼靶摄影技术具有操作简单、无创、乳腺摄影质量高、放射剂使用量少、诊断准确率高的优势。

(2)乳腺是一个终身变化的器官，年龄、月经周期、妊娠、经产、哺乳以及内分泌等因素均可对乳腺 X 线表现产生影响。在月经来潮后 7 d 左右进行检查，则乳腺变化最小，是检查乳腺有无结节、肿块的最佳时间。在观察时除要注意两侧乳腺对比外，还要结合年龄、生育史、临床及体检所见进行综合判断。

(3)内外侧斜位、轴位是最常用的摄影体位。其投照野覆盖可很好覆盖腋窝下部和乳腺的外上象限。摆位时根据患者高矮胖瘦调整机架的度数，通常情况下是 45°，矮胖调低，瘦高调高,在与患者胸肌平行的方向上摆放暗盒。引导患者放松乳房,在暗盒外下方放置肘部,扶手下部放置手。确保乳房下皱褶打开,乳头无下垂,乳房以向上向外方向外展,并确保摄影范围包含后外侧的乳房附件和腋窝。轴位摄影体位可有效显示较表浅的内、外侧病变,该体位又叫头尾位。拍照时患者应头转向对侧乳腺、双臂下垂、身体稍前倾,暗盒高低的调节要根据患者的身高;确保乳头展开,皮肤无皱褶,乳房置于摄影台面正中,并尽可能包含胸大肌,压迫过程引导患者放松与被检查乳房同侧的肩膀。选用 90°侧位可用于检查乳房上方或下方的肿块,与内外侧斜位、轴位等常规体位结合还能有效检查钙化灶。加拍局部点压放大摄片,可有效应对因乳房致密而无法辨清的钙化灶数目、形态以及肿块边缘、密度。加拍外上至内下斜位可覆盖位于乳房内侧的病灶。

(4)为了减少散射线的影响以及乳腺组织对 X 线的吸收,需要对形态过大的乳房进行加压,确保乳腺片的清晰度,避免运动产生的影像模糊。值得注意的是,乳房加压时要确保在患者的承受范围内。并且为了避免肿瘤因机械压力发生扩散,对有较大肿块且疑为恶性肿瘤的乳房的加压固定不宜过重。

(杨连清)

第八节　常见造影检查护理

一、常规护理流程

(一)护理评估

1.患者

(1)评估患者的年龄、性别、检查部位。

(2)评估患者病史、药物过敏史与生命体征,是否可以行该项检查,并查看是否已签署对比剂知情同意书。

(3)评估患者是否已按检查要求做好相关准备。

(4)评估患者是否携带金属物品与高密度伪影物品,以及目前的情绪状态。

2.物品

检查所需用物、相关急救用物及屏风等保护隐私的设备是否处于完好备用状态。

3.环境

温湿度是否适宜。

(二)护理措施

1.检查前

(1)仔细阅读申请单,认真核对患者信息(如姓名、性别、住院号、年龄、检查部位等),确认患者无消化道梗阻或穿孔等检查禁忌证。

(2)已做好检查前准备。

(3)环境准备:干净整洁,温湿度适宜。

(4)心理护理:告知患者检查的流程与注意事项,耐心解答患者疑问,缓解患者紧张恐惧情绪,必要时可遵医嘱使用镇静剂。

(5)根据检查要求准备对比剂。

(6)协助患者去除检查部位的金属物品及高密度伪影衣物,以免影响检查结果。

(7)检查所需用物、相关急救用物及屏风等保护隐私的设备处于完好备用状态,根据相应检查准确使用,注意保护患者隐私。

2.检查中

(1)再次核对患者信息,确认无误。

(2)根据检查要求,协助患者取正确体位,并随时沟通,告知配合要领。

(3)密切观察患者情况,由于检查时间长,体位改变和摄片次数多,需及时与患者沟通,缓解患者紧张恐惧情绪,积极配合检查。

3.检查后

(1)协助患者进行清洁口腔等整理工作。

(2)嘱患者在候诊处休息 15～30 min,注意观察患者的生命体征与有无对比剂不良反应的发生。

(3)根据病情嘱患者多饮水,多食粗纤维食物以加速钡剂的排除,必要时可使用缓泻剂。

(4)使用后用物进行分类处理。

二、上消化道钡餐

上消化道钡餐检查是诊断上消化道病变的基本方法。其原理是经过吞食糊状硫酸钡,通过钡剂在经食管到达胃、十二指肠部位的显影过程来进行上消化道疾病的诊断。上消化道钡餐可直观显示胃肠道的形态、功能,病变范围显示清晰,测量准确,解剖结构暴露清楚,是一种简便、直观、经济而有效的手段,常作为上消化道疾病首选的影像学检查方法。

(一)护理重点

上消化道钡餐检查的一般护理流程同"常规护理流程",以下仅描述此类检查时的护理重点。

(1)患者评估:①有无其他检查,若同时进行腹部 CT 检查,应先行 CT 检查;②病史,特别是药物过敏史以及是否已停用影响造影或胃肠道功能的药物;③是否有消化道梗阻和穿孔等检查禁忌证;④有无腹痛、腹胀、呕血等不适及肛门排气排便情况;⑤是否已做好胃肠道准备:检查前一天起禁服含有金属的药物(如钙片等);胃肠无梗阻者,检查前一天进食照常(以软食为好),晚餐素食,晚餐后禁食(包括不食牛奶、浓茶)。检查当日早晨禁食、禁水(包括不服用药物),对幽门梗阻者,应插胃管抽取胃液后再进行造影检查。

(2)对比剂准备:造影前准备好一包产气粉及 10 mL 温开水,造影剂常用 200 mL 左右硫酸钡混悬液,浓度为 200%～250%(W/NV)。

(3)患者取立位,先做胸部腹部透视,观察肺部及纵隔有无病变,横膈的形态、位置及活动度,胃泡的形态,贲门及胃底有无软组织肿块影。

(4)嘱患者温开水送服产气粉后逐口吞服钡剂。观察咽部结构和吞咽运动,观察钡剂通过食管是否顺利,有无狭窄梗阻、龛影,黏膜柔软度是否正常,钡剂通过贲门的形态。

(5)协助患者在检查床上摆好并按检查要求翻转体位,使钡剂均匀地涂布在胃黏膜表面,形成良好的气钡双对比,以利显影。

（6）密切观察患者情况,由于检查时间长,体位改变和摄片次数多,需及时与患者沟通,缓解患者紧张恐惧情绪,积极配合检查。

（二）知识扩展

1.适应证

（1）消化不良、上腹部不适等症状,疑有食管、胃、肠病变者。

（2）观察周围组织、器官病变对食管、胃、肠的影响。

（2）上腹部包块。

（4）上消化道出血。

（5）消化道部分梗阻。

（6）食管裂孔疝。

（7）上消化道术后复查。

2.禁忌证

（1）消化道出血急性期。

（2）怀疑有胃肠穿孔。

（3）完全性幽门梗阻。

（4）先天性婴幼儿食管闭锁者、气管食管瘘或球麻痹（延髓性麻痹）。

（5）急性腹膜炎。

（6）严重腹腔积液或心肺功能不全、重度衰竭者。

（7）不能耐受检查或不能配合检查者。

（8）腐蚀性食管炎的急性炎症期。

3.注意事项

（1）检查前一日起禁服含有金属的药物（如钙片等）,以免影响检查结果。

（2）一般检查需要数小时,请耐心等待,未获得医师同意不要吃任何东西,也不要离开。少数患者当日下午还须复查。

（3）检查时最好穿没有扣子的内衣,以防伪影产生。

（4）临床怀疑或确诊有肠梗阻时,严禁使用硫酸钡造影。

（5）检查前一日的饮食应以半流质为主,晚10点后不宜进食。

（6）检查完毕后可能会排出白色粪便,属正常情况。检查结束后应大量饮水,尽快排出钡餐;钡剂（硫酸钡）不溶于水和脂质,不会被胃肠道黏膜吸收,因此对人基本无毒性。做完检查后,可进食易消化食物,避免摄入刺激性食物。

（7）必要时用约束带固定患者于检查床上,避免检查床转动使患者跌倒、坠床,有引流管的应妥善固定,防止牵拉、脱落。

三、全消化道钡餐

全消化道钡餐是指用硫酸钡作为造影剂,在X线照射下显示消化道有无病变的一种检查方法。全消化道钡餐除检查食管、胃、十二指肠的疾病以外,还可以观察空肠、回肠、结肠、直肠部位的肿瘤、溃疡、炎症等疾病。

（一）护理重点

全消化道钡督检查的一般护理流程同"常规护理流程",以下仅描述此类检查时的护理重点。

（1）患者评估：①有无其他检查，若同时进行腹部 CT 检查，应先行 CT 检查；②病史，特别是药物过敏史以及是否已停用影响造影或胃肠道功能的药物；③是否有消化道梗阻和穿孔等检查禁忌证；④有无腹痛、腹胀、呕血等不适及肛门排气排便情况；⑤是否已做好胃肠道准备：检查前一天起禁服含有金属的药物（如钙片等）；胃肠无梗阻者，检查前一天进食照常（以软食为好），晚餐素食，晚餐后禁食（包括不食牛奶、浓茶）。

检查当日晨起后禁食、禁水（包括不服用药物），对幽门梗阻者，应插胃管抽取胃液后再进行造影检查。

（2）对比剂准备造影前准备好一包发泡剂及 5 mL 温开水，造影剂常用硫酸钡混悬液，钡水比 1∶1.2，量 100 mL 左右。

（3）患者取立位，先做胸部腹部透视，观察肺部及纵隔情况，再嘱患者温开水送服发泡剂以及逐口吞服钡剂。观察咽部结构和吞咽运动，观察食管、贲门的形态。

（4）协助患者在检查床上摆好并按检查要求翻转体位。

（5）摄片后告知患者下次摄片时间，嘱患者多走动或取右侧卧位，以促进对比剂尽快到达回盲部。

（二）知识扩展

1.适应证

（1）观察消化道先天性畸形、慢性炎症、异物、肿瘤并了解其功能状态。

（2）小肠和结肠肿瘤的诊断。

（3）临床怀疑小肠不完全性梗阻病变。

（4）消化道不明原因出血性病变。

（5）炎性病变（结核或局限性肠炎）。

（6）小肠不完全性梗阻。

（7）了解门静脉高压患者有无食管静脉曲张及其程度。

（8）胰头或壶腹部肿瘤。

（9）消化道手术后复查或放化疗后随访复查。

2.禁忌证

（1）食管、胃肠道穿孔或食管气管瘘、食管纵隔瘘。

（2）严重的吞咽困难及肠梗阻。

（3）食管镜下活检后 5 d 内宜慎用。

（4）消化道急性炎症、急性出血。

（5）不能合作者或体质差难以接受检查者。

（6）对抗胆碱药物山莨菪碱有禁忌证者，如脑出血急性期及青光眼患者。

3.注意事项

（1）妊娠妇女不要进行造影检查。

（2）消化道穿孔的患者，不要进行采用钡剂作为造影剂的消化道造影检查。

（3）身体过于虚弱，无法站立、无法在检查床上移动的患者，不建议进行消化道造影检查。

（4）老年患者最好有家属陪伴。

（5）全消化道造影需要多次进入检查室内进行摄片。每次摄片结束后，请继续在门外等候下次摄片,待检查医师告知检查结束时,方可离开。

四、钡灌肠

钡灌肠是指从肛门插进肛管,利用稀钡自直肠逆行灌入结肠,再通过 X 线检查,可以诊断结肠肿瘤、息肉、炎症、结核、肠梗阻等病变。

(一)护理重点

钡灌肠检查的一般护理流程同"常规护理流程",以下仅描述此类检查时的护理重点。

(1)患者评估:①有无其他检查,若同时进行腹部 CT 检查,应先行 CT 检查;②是否已做好胃肠道准备:检查前两天不要服用含金属离子的药物,造影前一天不宜多吃富含纤维素和不易消化的食物。造影前晚少渣饮食,禁食、水 6～8 h,检查前排空大便,清洁灌肠后 2～3 h 行钡灌肠(若查巨结肠无需洗肠)。

(2)告知患者检查过程中感到腹胀有便意尽量憋住,如不耐受,请及时告知。

(3)灌肠溶液准备:硫酸钡制剂,一般配成钡水重量比为 1∶4 的溶液,用量为 800～1 000 mL,温度为 39 ℃～41 ℃。

(4)患者取左侧屈膝卧位,将肛管缓慢插入直肠后,取仰卧位,行胸腹常规透视,以了解胸腹部一般情况。

(5)再将右侧抬高,透视下经灌肠筒或压力灌注泵将钡灌肠溶液注入全部结肠,直至盲肠充盈。

(6)密切观察钡头有无受阻、分流、狭窄;发现异常,立即停止注钡。

(7)密切观察患者情况,由于检查中有体位改变和压力改变,需及时与患者沟通,缓解其紧张恐惧情绪,积极配合检查。

(8)停止摄片后夹闭肛管,将其拔出,用纸巾擦净肛门,协助患者穿好衣裤,并嘱患者自行排便。

(二)知识扩展

1.适应证

(1)结肠良、恶性肿瘤、炎症及结核。

(2)肠扭转、肠套叠的诊断以及早期肠套叠的灌肠整复。

(3)观察盆腔病变和结肠的关系。

(4)先天性结肠异常(如巨结肠等)。

2.禁忌证

(1)结肠穿孔或坏死。

(2)急性阑尾炎。

(3)中毒性巨结肠。

(4)肛裂疼痛不能插肛管者。

(5)近期结肠病理活检后。

(6)全身情况差,不能耐受检查者。

(7)妊娠期妇女。

3.注意事项

(1)插肛管时动作轻柔,避免损伤直肠黏膜。

(2)妥善固定患者,以免坠床。

(3)观察钡剂灌入是否通畅,肛管有无打折、脱落等。

(4)严格掌握灌肠液的温度、量与灌肠的压力。

五、排粪造影

排粪造影(defecography,DFG)是通过向患者直肠注入造影剂,对患者"排便"时盆底、肛管直肠部位进行动、静态结合观察的检查方法。它能显示肛管直肠部位的功能性及器质性病变,为临床上便秘的诊断治疗提供依据。

(一)护理重点

排粪造影检查的一般护理流程同"常规护理流程",以下仅描述此类检查时的护理重点。

(1)患者评估

1)有无其他检查,若同时进行腹部 CT 检查,应先行 CT 检查。

2)是否已做好胃肠道准备,肠道准备的方法包括以下两种:①限制多渣饮食,多饮水;②检查前日口服两次 10～15 g 香泻叶茶水,150 mL/次。

(2)嘱患者排空小便,避免膀胱充盈压迫直肠,影响钡糊保留。

(3)对比剂配制 250 mL 水加入 35 g 医用淀粉和 250 g 钡剂。先将水加热,然后在医用淀粉中加入冷水搅拌均匀,水沸腾后将搅拌均匀的医用淀粉倒入并搅拌,形成均匀糊状物后再加入钡剂,加热至沸腾后冷却备用。

(4)肛门和阴道标记物的制作用市售肠线缝制长度约 3.5 cm、有一定硬度的小条浸泡钡剂,放入肛管内以显示其轮廓。女性患者,用一浸钡纱条放入已婚女性的阴道内,以显示直肠阴道隔。

(5)用物准备注钡器、镊子、止血钳、肛管、液体石蜡、自制阴道标记物送入钢条、一次性手套、自制便桶、橡胶单、治疗巾、卫生纸、纱布等。

(6)患者取左侧卧位,臀下垫橡胶单和治疗巾,将肛管缓慢插入直肠 2～3 cm,嘱患者张口呼吸。

(7)用止血钳固定肛管位置,避免脱出;将钡剂经肛管注入直肠。

(8)注射钡剂后夹闭肛管,将肛管拔出;肛门内放入标记物,女性患者放入阴道标志物。

(9)协助患者标准侧位端坐便桶上,两足踏平,双腿并拢,双手放于膝盖处,两股骨平行,与身体纵轴成直角以显示耻骨联合下缘。

(10)检查后嘱患者立即上厕所,尽量排出注入直肠内的钡剂。

(二)知识扩展

排粪造影检查是一种新兴的检查方法。该方法自 20 世纪 60 年代起始用于小儿巨结肠和直肠脱垂的研究,20 世纪 70 年代后期逐步应用于临床。我国于 20 世纪 80 年代中期开展排粪造影的临床研究,并制定了相应的诊断标准。目前国内已有多家医疗单位开展排粪造影检查,总计达数万余例。

1.适应证

(1)主要用于有临床症状如解大便困难、慢性便秘、黏液血便、肛门坠胀、排便时会阴及腰骶疼痛等患者,经临床肛门指检,常规钡灌肠和内窥镜检查未见异常者。

(2)大便失禁、直肠癌术后及肛门成形术后了解肛门、直肠功能者。

2.禁忌证

(1)病重、体弱、心肺功能衰竭者。

(2)肛门手术或外伤后未愈者。

3.注意事项

(1)钡糊配制时浓稠度要与正常粪便相似,对于排便极其困难者,钡糊可相对稀薄。

(2)女性患者要询问有无婚史,未婚女性阴道不能放置钡标记物。

(3)保护患者避免坠床。

(4)插入肛管时,动作轻柔,避免直肠黏膜损伤。若患者有痔疮脱出,应将其分开,显露肛门,再插入肛管。

(5)注射钡糊时,如患者有便意,嘱其深呼吸,收紧肛门,避免糊剂溢出,影响检查结果。

六、经 T 形管胆道造影

经 T 形管胆道造影,指在电视监控下经 T 形管注入对比剂(非离子碘剂:生理盐水为 1:1)20~30 mL,动态观察胆管有无狭窄、结石、异物,胆道是否通畅等。

(一)护理重点

经 T 形管胆道造影检查的一般护理流程同"常规护理流程",以下仅描述此类检查时的护理重点。

(1)评估患者有无发热、腹痛、腹胀等不适。

(2)是否已妥善固定引流管和引流袋。

(3)对比剂准备:配制对比剂—碘剂与生理盐水按 1:1 进行配比 20~30 mL。

(4)患者仰卧位,先夹闭引流管远端,消毒引流管及管口,穿刺引流管近端,将对比剂 10 mL 缓慢注入 T 形管内,透视观察肝管以及胆总管充盈情况。

(5)协助患者在检查床上摆好体位并按检查要求翻转体位。

(6)密切观察患者情况,有无腹痛、腹胀以及对比剂不良反应。

(7)开放引流管 2~3 d,以利对比剂排出。

(8)告知患者开放引流管后腹胀等不适症状将减轻。

(二)知识扩展

行胆总管切开探查术的患者,在胆总管开口放置 T 形管,一端通向肝管,一端通向十二指肠,由腹壁戳口穿出体外,接引流袋。T 形管引流为一种闭合式被动引流。T 形管为乳胶制品,型号为 20~40 号,常用 22 号,全长 40 cm,有双臂伸出,形似"个"字。放置 T 形管可以引流胆汁,降低胆道压力,减轻胆道炎症,防止吻合口及胆管狭窄、渗漏,并可支撑胆道和确保手术部位的愈合,还可通过引流管进行造影、溶石、碎石、排石及纤维镜检查、活检、取石等。

1.适应证

(1)胆系手术后了解胆管内有无残石、蛔虫、胆道狭窄。

(2)了解胆总管与十二指肠是否通畅。

2.禁忌证

(1)严重的胆系感染和出血者,造影可使炎症扩散或引起再次大出血。

(2)碘过敏者。

(3)心、肾功能严重损害者。

(4)甲状腺功能亢进者。

(5)有胰腺炎病史者。

3.注意事项

(1)注入造影剂速度不宜过快,压力不能过大,当患者感到肝区饱胀时,应停止注射。

(2)对比剂用量不超过 60 mL。

(3)造影时体位变化多,防止患者坠床。

七、静脉肾盂造影

静脉肾盂造影(intra venous pyelogram,IVP),又称排泄性尿路造影,是由静脉注入含碘造影剂,通过肾脏的分泌、浓缩排泄时,使肾轮廓、肾盂、输尿管、膀胱、尿道显影的一种造影检查。IVP 不但能测定肾脏排泄功能,而且可以观察尿路器质性病变。因其操作简便易行,诊断价值高,IVP 一直是泌尿系统疾病检查及诊断最常用的使用方法之一。

(一)护理重点

IVP 检查的一般护理流程同"常规护理流程",以下仅描述此类检查时的护理重点。

(1)评估患者是否已做好胃肠道准备。造影前 3 d 禁食产气食物,造影前一晚上用香泻叶泡茶喝导泻,有利于排出肠道内残渣,清洁肠道。造影前 12 h 禁食禁水。

(2)对比剂准备,成人用量 40 mL 左右,小儿为 0.5～1 mL/kg。

(3)患者取仰卧位,摄腹部 X 线片后,静脉注射对比剂 40 mL,同时腹部加压,注射后保留静脉通道并开始计时。

(4)摄片时嘱患者憋好气,以利显影。

(5)检查后要求患者在休息区留观 30 min,观察有无对比剂不良反应。

(二)知识扩展

1.适应证

(1)肾、输尿管及膀胱疾患,如结核、肿瘤、畸形和积水。

(2)原因不明的血尿和脓尿。

(3)泌尿系结石。

(4)尿道狭窄不能插入导管或做膀胱镜检查者等。

2.禁忌证

(1)碘过敏。

(2)严重肾衰竭及全身衰竭。

(3)急性传染病或高热。

(4)急性泌尿系炎症及严重血尿、肾绞痛。

(5)妊娠期妇女。

(6)甲状腺功能亢进。

3.注意事项

(1)静脉注射对比剂时要仔细观察患者有无不良反应。

(2)腹带加压压力适中,以患者耐受为宜。

(3)老年患者最好有家属陪伴。

八、逆行膀胱造影

逆行膀胱造影（retrograde cystography）是将导管经尿道插入膀胱，注入对比剂100～200 mL，以显示膀胱的位置、形态、大小及与周围组织器官的关系，是采用透视和摄片相结合的一种检查方法。该方法主要用于诊断膀胱瘤、膀胱憩室、外在压迫，如前列腺肥大等疾病。

（一）护理重点

逆行膀胱造影检查的一般护理流程同"常规护理流程"，以下仅描述此类检查时的护理重点。

(1)保持环境整洁干净，备好窗帘和屏风，保护好患者隐私，冬季注意保暖。

(2)准备好一次性导尿包（导尿管成人12～14号，小儿8～10号）、消毒用物、急救药品和用物。

(3)嘱患者排空小便，排尿困难者应插管导尿。

(4)对比剂配制生理盐水和碘剂按1：1配制100～200 mL。

(5)协助医师插好导尿管并固定。排空膀胱内尿液，在透视下将对比剂缓慢注入膀胱，注药中因经常变换体位，要防止患者坠床。

（二）知识扩展

1.适应证

(1)膀胱病变如肿瘤、憩室、结石、挛缩、瘘管、破裂、前列腺增生、膀胱颈梗阻。

(2)膀胱功能病变如神经性膀胱、尿失禁，膀胱输尿管回流。

(3)膀胱邻近器官如盆腔肿瘤、妇科疾病，输尿管囊肿，膀胱与邻近器官异常通道。

2.禁忌证

(1)严重血尿。

(2)泌尿系统感染。

(3)尿路狭窄。

(4)碘对比剂过敏。

(5)严重的心、肝、肾功能不全及其他严重的全身性疾病。

3.注意事项

(1)造影过程中如出现碘过敏症状，应积极配合临床医师抢救和治疗。

(2)嘱患者检查后多喝水，也可遵医嘱适当使用抗生素预防尿路感染。

九、盆腔充气造影

盆腔充气造影（pneumope Ivigraphy）是利用人工气腹使女性盆腔器官周围充气形成对比而进行X线检查的方法。该方法可以清晰地了解女性内生殖器的大小、形态、部位及周围组织之间的关系，并为了解内生殖器生理改变的妇科疾病的诊断提供依据。

先天性子宫发育异常及子宫的先天性位置异常均可用此技术得到较明确的诊断。但此为有创检查，临床上已逐步被CT和磁共振替代，仅无条件的基层医院可选择性应用。

（一）护理重点

盆腔充气造影检查的一般护理流程同"常规护理流程"，以下仅描述此类检查时的护理重点。

(1)患者评估

1)是否已做好胃肠道准备:检查前一天晚上服番泻叶(晚上8时,取15 g开水冲饮两杯)或清洁灌肠,排除结肠内容物,减少重叠影。盆腔充气前数小时禁饮,术前排便排尿。

2)是否已避开经期,有无腹痛、腹胀不适等。

(2)物品准备人工气腹机或氧气筒(氧气袋)、消毒液(络合碘)、局麻药物(2%利多卡因)、注射器(5~10 mL)、连接管、无菌手套、无菌纱布或敷贴。

(3)协助患者平卧检查台上,褪下裤子至大腿中上1/3处,充分暴露下腹部,注意保暖及屏风遮挡保护隐私。

(4)协助医师消毒铺巾,递送注射器、局麻药物等。

(5)穿刺成功后,协助医师连接人工气腹机或氧气筒。无条件时直接用针筒抽氧注射,缓慢注入1 000~1 500 mL氧气或二氧化碳。

(6)充气过程嘱患者勿动,注意观察患者面色,倾听主诉,安慰患者。

(7)注气毕,拔针,局部覆以无菌纱布或敷贴。

(8)医护人员退出机房,摄片。

(9)检查完后,依据技师要求进行穿刺放气或不放气。

(10)若为门诊患者,需留院卧床观察24 h,有不适及时告知医护人员。

(11)如果注气时有损伤肠道可能者,应给予抗生素预防感染。

(二)知识扩展

1.适应证

(1)盆腔内肿块:盆腔充气造影能显示内生殖器与肿块的外形、轮廓,辨明两者的关系及诊断肿块的性质与来源,对需作手术切除者,可估计手术的范围。

(2)内分泌失调患者,造影可以观察卵巢的大小与形态,有无卵巢发育不良,萎缩,多囊卵巢或卵巢肿瘤,判断内分泌失调与卵巢的关系。

(3)各种类型的内生殖器官发育畸形,特别是阴道闭锁无法进行子宫输卵管造影者,盆腔充气造影可能获得诊断;以及两性畸形的鉴别,以盆腔充气造影来观察有无女性内生殖器。

(4)陈旧性宫外孕,有时临床诊断有困难者,可作双重造影来诊断。

(5)未婚女性及肥胖妇女,不能作阴道检查,双合诊诊断不清楚者,可用本法辅助诊断。

2.禁忌证

(1)一般健康情况差,有严重心脏病、高血压者。

(2)盆腔肿块较大且占据大部分盆腔者。

(3)盆腔或腹腔内有急、慢性炎症或有严重粘连影响充气者。

3.并发症

以气腹的方法作盆腔充气造影比较安全,几乎无严重并发症。造影后仅有少数患者有腹胀、腹痛、肩痛等症状。持续1~2 d即可自行消失,无需作任何处理。若穿刺太浅气注入皮下、腹膜前筋膜下,可有皮下气肿。若注气时进针太深损伤肠道者,可能并发感染。偶有气栓塞、纵隔气肿、气胸等并发症。

4.注意事项

(1)穿刺部位为脐左及下方各两横指处,不从右侧穿刺,为的是避免穿刺上移至阑尾。常规消毒局麻后,穿刺针头缓慢的逐层进入腹腔,这样才不致刺伤肠腔。需回抽时无血无气体:无血表示针未进入血管,无气体表示未进入肠腔。

(2)充气过程嘱患者平卧勿动,以防移动时气体膨胀撕破盆腔粘连组织,进入血管内发生气栓死亡。

(3)此检查不应有严重痛苦。在造影全过程中随时注意患者情况,询问有无任何痛苦。若患者报告有痛苦,须立刻告知医师停止操作,密切观察患者病情变化。

(4)摄片时在耻骨联合前方垫高约 6 cm,可避免子宫卵巢影像与耻骨联合阴影重叠,清晰的显示出盆腔内各内生殖器、膀胱、直肠及盆腔壁的形态、轮廓及位置的概况。

十、子宫输卵管造影

子宫输卵管造影术(hysterosa lpinography,HSG)是通过双腔导管向宫腔及输卵管注入造影剂,X 线片检查,根据造影剂在输卵管及盆腔内的显影情况了解输卵管是否通畅、阻塞部位及宫腔形态。HSG 是目前广泛采用的简便、价廉且较为可靠的一种子宫与输卵管检查方法,对临床协助诊断不孕症具有重要意义。

(一)护理重点

子宫输卵管造影检查的一般护理流程同"常规护理流程",以下仅描述此类检查时的护理重点。

(1)评估患者是否为月经干净后 3~7 d 且本次月经后无性生活、阴道分泌物检查正常。

(2)嘱患者准备卫生护垫。

(3)物品准备消毒液(络合碘)、无菌消毒包、一次性窥阴器、双腔导管、生理盐水、造影剂(根据医嘱准备)、注射器(10~20 mL)、无菌手套。

(4)环境准备注意保护患者的隐私,禁止无关人员进入。

(5)协助患者平卧检查台上,褪去一侧裤腿后取屈膝截石位,注意保暖及屏风遮挡,保护隐私。

(6)协助医师消毒铺巾,递送窥阴器、导管、注射器、生理盐水、造影剂(加温至 37℃左右为宜)等。

(7)护理人员应陪伴患者,多与其交流,分散其注意力,注入造影剂过程中注意观察患者面色,倾听主诉,安慰患者。告知患者感觉轻微腹部疼痛时,可大口呼吸;对腹痛严重的患者,应报告医师暂停推注造影剂。

(8)术后应留置观察 30 min,嘱其卧床休息,可饮少量温热水,局部热敷,不适症状可自行缓解。

(9)告知患者术后阴道可能有少量液体流出,可使用卫生护垫并及时更换。

(10)告知患者如有腹痛明显、阴道流血、面色苍白、冷汗等现象需立即就诊。

(二)知识扩展

(1)造影基本方法目前多使用双腔气囊管插入宫颈,超过宫颈内口,注入 3~4 mL 空气形成气囊,将导管固定,然后缓慢注入水溶性碘造影剂 5~20 mL,在透视监视下观察造影剂流经子宫及两侧输卵管的状况并摄片。

(2)适应证不孕症。

(3)禁忌证急性盆腔炎或生殖器官炎症。

(4)注意事项

1)造影术前阴道的准备尤为重要,月经干净后 3~7 d 禁止进行性生活,并进行阴道分泌物的检查,如有细菌性阴道炎、滴虫或霉菌感染者应先行治疗,下个周期月经干净后经 3~7 d 再行检查,以免因逆行感染而引起子宫内膜炎、盆腔炎等并发症的发生。

2)术前需做好心理护理,取得家属的支持。如患者精神紧张,可使机体处于应激状态,导致自主神经功能紊乱,交感神经兴奋,迷走神经抑制,而出现心跳加快、头晕、眼花、手足出冷汗等不良反应症状。

3)为预防操作过程患者输卵管痉挛引起腹痛及迷走神经反射,可在术前遵医嘱肌内注射阿托品 0.5 mg。

4)造影剂的温度要接近人体温度,尤其冬天,可适当加热造影剂,以免过冷引起输卵管痉挛,造成推注不畅或患者腹痛不适。

5)注意造影剂不良反应:如出现造影剂逆流,表现为注射造影剂后不久,在宫腔及输卵管周围出现颗粒状、蚯蚓状、网格状造影剂显影,患者可出现下腹胀痛、恶心、呕吐、咽喉部不适感、呛咳、气短及面部潮红等反应,症状轻重不一。文献报道,逆流多是在月经干净后第 3 d 即进行造影检查时发生,因为月经干净后过早行子宫输卵管造影术,部分子宫内膜尚未完全修复,造成静脉回流的发生率较高。因此,建议最佳的造影时间应在月经干净后 5~7 d 进行。术前要做好过敏史评估,备好急救药品和器材,术中严密观察有无药物反应,及时处理。

6)注意机械刺激引起的不良反应:由于 HSG 为宫腔内操作,子宫受到机械刺激而引起迷走神经兴奋和精神紧张,可致使患者出现面色苍白、出汗、头晕、胸闷、心动过缓、血压下降,严重者发生晕厥和抽搐等。气囊对宫腔壁造成压迫以及患者的自身心理、体质因素等,可使患者在未注药前即出现明显下腹胀痛、面色苍白、出汗、血压下降等。对于输卵管梗阻的患者,注射造影剂后宫腔内压力增大,也可出现下腹胀痛,少数伴有恶心、呕吐、头晕等症状。故术中需密切观察,出现相关症状要及时报告医师;并注意鉴别不良反应发生的原因,对症对因处理。

十一、腮腺造影

腮腺造影是经腮腺导管开口注入造影剂,使腮腺导管及腮腺显影的检查法,被誉为诊断腮腺导管病变的金标准,可用于观察腮腺及其导管有无病变,以及病变的性质和范围,对临床诊断和治疗具有较大的参考价。

(一)护理重点

腮腺造影检查的一般护理流程同"常规护理流程",以下仅描述此类检查时的护理重点。

(1)本检查可照常用餐,不必禁食,生活作息如平常。造影前用清水漱口,清除口腔内异物及食物残渣。

(2)物品准备:5 mL 一次性使用无菌冲洗器,针头圆钝,针头直径 0.7 mm,金属材质;碘普罗胺注射液;一次性口腔器械盒套装;腮腺导管;消毒棉球。

(3)协助医师使用一次性无菌冲洗器抽取碘普罗胺注射液 3 mL。

(4)协助患者平卧于 X 线摄影床,在医师用探针寻找患者腮腺导管开口时递送消毒棉球、一次性口腔器械盒套装等。

(5)协助医师缓慢注射造影剂,并时刻关注患者反应,如有异常,立即停止给药并及时救治。

（6）由于冲洗器针头较细且较光滑，在患者下颌磨牙颊放一个消毒棉球，用来吸收注射造影时可能从腮腺导管溢出的造影剂。

（7）注射完毕后，缓慢拔出冲洗器，协助医师用消毒棉签堵住腮腺导管开口，告知患者闭口，协助患者矢状面垂直于 X 线摄影床面，下巴微抬，X 线球管向头侧打 20°～30°，胶片距取 75 cm，立即进行摄影。

（8）第一次曝光结束后，将患者带出 X 线室，并吐出棉球。嘱患者静息 5 min，之后进行第二次投照。两次投照结束后，协助医师垃圾分类处理，腮腺造影完毕。

（9）造影完毕，让患者在候诊室休息 30 min，观察有无特殊不适，发现病情变化及时处理，并做好记录，门诊患者需留院观察 24 h 以上，以防延迟性不良反应发生。

（二）知识扩展

1.适应证

（1）涎石。

（2）腮腺炎。

（3）腮腺肿瘤。

（4）米库利奇病。

（5）干燥综合征。

2.禁忌证

（1）一般情况差，有严重心肺肾疾病、高血压者。

（2）急性化脓性腮腺炎。

（3）对含碘对比剂过敏，及明显的甲状腺功能亢进者。

3.并发症

腮腺造影一般在注射造影剂过程中有轻微胀痛感，造影结束后可出现黏膜损伤、导管破裂、涎瘘、出血、感染、过敏等不良并发症或不良反应。

4.注意事项

（1）钝头探针探入导管时，再次嘱咐患者平卧勿动，以免误刺穿导管壁。

（2）使用前将碘普罗胺加热至体温，便于注射。

（3）造影全过程中，密切观察患者，如有特殊不适，立即告知医师停止操作，予以对应处理。

十二、椎管造影

椎管造影检查，又称脊髓造影（myelography），既往一直被认为是诊断椎管内疾病最基本的影像学检查技术。通过腰椎穿刺，将造影剂注入椎管内，可显示椎管内正常解剖结构和病理状况。由于椎管造影属于侵入性检查，现多被 MRI 或 CT 取代，但椎管造影仍有其独特的不可替代的优势。椎管造影独特的优势在于，根据造影剂在椎管内的流动情况，检查者可以从仰卧位、侧卧位、俯卧位、直立位、过伸及过曲位等各种位置动态地观察蛛网膜下隙或神经根鞘的受压情况。

（一）护理重点

椎管造影检查的般护理流程同"常规护理流程"，以下仅描述此类检查时的护理重点。

（1）评估患者是否已做好胃肠道准备造影前禁食 6～8 h，禁饮 4～6 h。

（2）体位准备在腰腿痛能够耐受的情况下，协助患者侧卧于检查床上，暴露背部，指导患者做前屈背伸运动,目的是使椎管容量增大,矢状径变长,以利于穿刺成功,且黏滞性高的造影剂也易通过。

(3)协助医师消毒、戴无菌手套、铺巾,递送注射器、局麻药、穿刺针等。

(4)穿刺成功后,协助医师放出脑脊液,再缓慢注入等量造影剂。调节患者体位使造影剂在蛛网膜下隙得以充分混合及流注。

(5)注射结束后,拔出穿刺针,局部覆盖消毒纱布,用胶布固定,或用无菌敷贴覆盖穿刺点。

(6)协助患者摆好需要体位。

(7)医护人员退出机房,摄片。

(8)检查完后,去枕俯卧或去枕平卧 4～6 h,以免引起造影后低颅压头痛。

(9)门诊患者留院卧床观察 24 h,有不适及时告知医护人员。

(二)知识扩展

1.适应证

(1)椎管内肿瘤:可明确肿块的部位、肿瘤与脊膜和脊髓的关系,从而推断肿瘤的性质。

(2)椎间盘突出、椎管狭窄、椎管畸形、脊柱退行性病变:可明确病变的部位及范围、解剖结构的变化和病变所形成的神经压迫。

(3)脊髓损伤:可明确是否存在脊髓肿胀、受压移位、横断损伤,硬膜囊和神经鞘囊撕裂等。

(4)脊髓空洞症:囊腔显影提示囊腔与蛛网膜下隙直接相通;延迟 4～6 h 充盈者,提示囊腔不与蛛网膜下隙直接交通,为手术分流的指征。

(5)椎管内血管畸形:可直观显示畸形血管团的大小、形态及供血动脉的来源和引流静脉的方向等。

2.禁忌证

(1)一般健康情况差,有严重心脏病、高血压者。

(2)椎管内急性出血者。

(3)有明显视乳头水肿或脑疝先兆者。

(4)处于休克、衰竭或濒危状态者。

(5)穿刺部位感染者。

(6)颅后窝有占位性病变者。

(7)碘过敏者。

3.并发症

椎管造影最常见的不良反应为头痛、头晕、恶心、呕吐,多数为精神紧张或造影剂自穿刺针道渗漏致颅内压短暂降低所致,休息 24 h 后多可缓解。轻微的过敏表现可用地塞米松治疗,严重时可肌注地西泮。出现瘙痒及发热者多与特异质反应有关,可用异丙嗪治疗。最严重的并发症为造影剂引起的过敏性休克,所以行椎管造影术时必须准备好抢救过敏反应的相关抢救药品及器械。

4.注意事项

①患者做前屈背伸运动时,背部与床面垂直,双手抱膝紧贴腹部,头向前胸屈曲,使躯干尽可能呈弓形;或由助手在检查者对面用一手置于患者头部,另一手置于双下肢腘窝处,并用力抱紧,使脊柱尽量后凸,以增宽椎间隙,便于进针。注意保暖及屏风遮挡保护隐私。②穿刺时,患者如出现呼吸、脉搏、面色异常等症状时,立即停止操作,并做相应处理。注射过程中,严密

观察生命体征,做好各种抢救准备。③检查过程中,注意观察患者面色,倾听主诉,安慰患者。操作过程中,与患者保持沟通,告知患者需要配合的体位并予以协助,解除患者思想顾虑。

十三、窦道及瘘管造影

窦道及瘘管造影是用碘造影剂,检查窦道及瘘管是否有病变的检查方法。对临床手术治疗具有重要意义。临床有瘘管和窦道同时存在的症状和体征,为明确其沟通关系即可做造影检查。

(一)护理重点

窦道及瘘管造影检查的一般护理流程同"常规护理流程",以下仅描述此类检查时的护理重点。

(1)腹部瘘道造影,检查前应禁食 12 h,并行清洁灌肠,排空膀胱,以及体位引流及局部挤压,务必使分泌物充分排出,以利于造影剂的进入。

(2)女性患者需评估是否已避开经期,有无腹胀、腹痛等不适。

(3)造影准备:①摄取病变部位 X 线片;②清除瘘管及窦道内的分泌物,便于对比剂充盈;③备好粗细与瘘管、窦道口相应的消毒导尿管或塑料管、钝头注射针等造影工具。

(4)协助患者取卧位或坐位(舒适体位),暴露检查部位,并注意保暖及屏风遮挡。

(5)协助医师消毒瘘口或窦口及周围皮肤后,戴无菌手套铺消毒洞巾,递送造影导管、注射器等。

(6)穿刺成功后,协助医师经导管缓慢注入造影剂,调节患者的体位,了解对比剂的引入途径、分布情况以及窦道和瘘管与邻近结构的关系,至造影剂略有溢出时为止,在瘘口或窦口做好标记,然后清除外溢的对比剂。

(7)注射结束后,拔出造影导管,局部覆盖消毒纱布,用胶布固定,或用无菌敷贴覆盖穿刺点。

(8)医护人员退出机房,摄片。

(9)观察患者有无腹痛、恶心、呕吐等症状,发现病情变化及时处理,并做好记录。

(二)知识扩展

1.适应证

①对于先天性瘘管或窦道,有助于了解其行程和分布情况。②观察感染性窦道或瘘管的行程,起源及与体内感染灶的关系。③了解创伤或手术后并发的瘘管或窦道与其邻近组织或器官的关系。

2.禁忌证

①窦道、瘘管有急性炎症者。②碘过敏者忌用碘造影剂。

3.注意事项

(1)在造影全过程中随时注意患者情况,严密观察患者的神志、面色、呼吸等,若出现不适症状,立即停止操作,并做相应处理。

(2)与患者交流,鼓励患者表达,告知患者需要配合的体位予以协助,消除患者思想顾虑。

(3)胸部瘘管与支气管或胸腔相通者,宜用碘化油;腹部瘘管与胸腔相通者,可选用钡胶浆;与腹腔相通者,则用碘化油;与尿路相通的瘘管,用碘水剂。

(杨连清)

第九节　CT常规护理流程

计算机断层扫描(computed tomography,CT),是电子计算机与X线检查技术相结合的产物。它利用X线管环绕某一体层扫描测得各点吸收X线的数据,通过电子计算机系统以数字矩阵显示,再转换为图像信号,最后由显示器显示出各体层横断面或冠状面的解剖图像。

一、护理评估

1.患者

(1)年龄、性别、目前的临床表现:①生命体征是否平稳;②神志意识是否清楚等。

(2)病史:既往史、检查史、用药史、过敏史、家族史。

(3)评估是否还需行其他检查,若当天还需做腹部B超、肝功能、甲胎蛋白、胃镜、肠镜等需禁食禁饮检查者,应协调其先做其他检查,再行CT检查。

(4)行增强检查者需评估曾经是否使用过类似对比剂,以及患者的静脉情况。

(5)检查部位是否有金属饰品或可能影响X线穿透力的物品。

(6)风险筛查:①有无CT检查相对禁忌证;②有无CT增强检查绝对禁忌证;③是否为跌倒、坠床等事件发生的高危人群(小儿、老年人及躁动患者等)。

(7)是否具有较好的理解与配合能力。

(8)心理状态:是否表现出焦虑、紧张情绪等。

2.医护人员与陪同人员

(1)医护人员:①是否掌握基本的影像诊断知识,能根据受检者特点、诊断的需要,设置个性化的扫描流程与参数;②是否具备风险评估、急救处理以及防护能力;③是否熟悉影像危急值的范围。

(2)陪同人员:是否具有较好的理解与配合能力,是否具备防护知识。

3.环境

各类检查设备、警示标志、防护物品以及急救设备与物品、药品等是否准备齐全。

二、护理措施

1.检查前

(1)核对患者姓名、年龄、性别、检查申请单,住院患者查对手腕带,小儿与女性患者注意是否一定要行该项检查。

(2)确认患者无检查禁忌证,且检查部位未携带任何含有金属的饰品或可能影响X线穿透力的物品。

(3)向患者及陪同人员讲解CT检查的时长(如在诊断或鉴别肝血管瘤时,需注射对比剂后延迟5~7 min再做病灶层面扫描)、禁忌证与适应证以及射线防护等相关知识,并发放宣传册,帮助患者及陪同人员理解;耐心解答患者疑虑,减少其紧张恐惧心理。

(4)行增强检查者,确认其本身与家族中无药物(如对比剂)与食物过敏史等;若为高危人群,应提前做好预防工作;签订知情同意书,选择合适的穿刺工具,建立静脉通道,并提前预热对比剂。

(5)根据检查部位做好相关准备:①胸、腹部检查者:进行屏气训练,保证扫描时胸、腹部处于静止状态;②胃肠道者:检查前饮水;③颈部和喉部检查者:告知受检者不能做吞咽动作;④眼部检查者:告知患者闭上双眼,尽量保持眼球不动,不能闭眼者让其盯住正前方一个目标。

(6)特殊患者:①儿童或意识不清及烦躁不能配合者,应遵医嘱用镇静剂或麻醉后再行检查;②病情较重者,必须由医师陪同检查。

(7)医护人员具备良好的风险评估与急救能力,并掌握基本的影像诊断知识,能根据受检者的特点、诊断的需要优化参数,以减少射线照射。

(8)各类检查设备、警示标志、防护物品以及急救设备与物品、药品等准备齐全。

(9)检查室空气流通,注意保暖。

2.检查中

(1)体位:①根据检查目的与部位,协助患者摆放体位,注意保护患者隐私;②告知患者保持正确的体位,不能随意移动,以免产生伪影。

(2)心理护理:告知患者检查过程中可能出现的不良反应,嘱其不要紧张、害怕,并适时与患者沟通。

(3)严密观察患者生命体征与病情变化。

(4)行增强检查者:①正确安装高压注射器管道,排除管道内空气,确保患者静脉通道与高压注射器连接的紧密性,预防管道脱落。②进行试注射,先试注射生理盐水 20～30 mL,将手放到留置针尖的近心端,感觉液体在血管中明显的冲击力。做到"一看,二摸,三感觉,四询问",以确保高压注射管路与血管连接通畅,并告知患者,在注射时如有不适立即告知医护人员。同时密切观察增强图像对比剂的进入情况,及时发现渗漏。

(5)辐射防护:注意对患者的非检查部位与参与检查的陪同人员进行射线防护,对于敏感器官应重点防护(如生殖腺、甲状腺、眼球等)。

(6)在不影响诊断的情况下,应通过优化参数,缩短检查时间,特别是针对小儿和女性患者,以减少射线带来的危害。

(7)根据患者类型,适当调节环境温度,注意保暖。

3.检查后

(1)协助患者整理好衣裤和下检查床,询问是否有不适。

(2)记录本次检查的时间与照射剂量。

(3)对于参与检查的医护人员,应及时记录并对累积剂量进行评估。

(4)对使用的各类防护设备进行对应的处理。

(5)指导行增强检查者到观察区休息 30 min,如有不适及时告知医护人员;对于高危门诊患者建议留观,住院患者建议医护人员陪同回病房。

(6)医护人员定时巡视观察区,询问患者有无不适,及时发现不良反应与处理。

(7)合理水化:指导患者多饮水(不少于 100 mL/h)以利于对比剂排出,预防对比剂肾病。

(8)拔留置针:观察 30 min 后,如无不适方可拔针,指导正确按压穿刺点,无出血方可离开,并提醒携带好随身物品。

(9)告知患者及陪同人员取片时间及地点,回家后继续观察和水化,如有不适,及时电话联系。

(杨连清)

第十节　常见部位检查的护理

一、头颈部与五官

头颈部与五官包括颅脑、眼与眼眶、鼻和鼻窦、颞骨及内听道、鼻咽、口咽、喉部、口腔颌面部等部位。

（一）适应证

甲状腺病变，如囊肿、腺瘤、甲状腺及甲状旁腺肿瘤等；颈动脉间隙内病变的恶性肿瘤、颈动脉瘤、副神经节瘤、神经鞘瘤和神经纤维瘤；颈动脉粥样硬化和颈静脉血栓形成，静脉炎、蜂窝织炎和脓肿等；咽旁、咽后、椎前间隙的良、恶性肿瘤等；颈椎病变、外伤等。

（二）禁忌证

严重心、肝、肾功能不全，对含碘对比剂过敏。头颈部与五官CT检查的一般护理流程同"常规护理流程"，以下仅描述此类检查时的护理重点。

（三）颅脑与鞍区

鞍区包括蝶鞍、鞍膈、垂体、海绵窦、鞍上池、鞍上血管和下丘脑等部位，是颅内病变的好发部位之一。鞍区病变较多，更多见的是垂体瘤、脑膜瘤、颅咽管瘤、胶质瘤和脊索瘤。多数病例可根据CT所见定性，尤其是二维图像重建技术可显示鞍区肿瘤的内部特征、生长方式、侵犯范围及其与周围血管的关系，对准确诊断鞍区部位的病变有重要价值。

适应证：鞍内肿瘤、颅脑外伤累及鞍区、观察鞍区肿瘤侵犯周围结构情况、鞍区先天性发育异常、鞍区肿瘤术后复查、鞍区血管性疾病、鞍区感染、鞍区骨源性疾病等。

1. 检查范围

从前床突至后床突。

2. 体位

仰卧位或俯卧位，头部置于头架内。

3. 护士重点评估

患者头颅活动与呼吸情况，查看其他检查的阳性体征和结果，排除增强检查的禁忌证；筛选高危人群确定患者是否需要镇静、吸氧等；评估患者是否能饮水，从而考虑对比剂排泄情况。

4. 为防止产生运动伪影，需行检查训练

指导患者检查时不要做吞咽、呵欠、咳嗽、转动眼球等动作，否则将导致病灶的遗漏和误诊。

5. 其他

若患者因为颈部受伤等不能保持正中位，应及时告知医师，同时防止二次损伤的发生而加重病情。

（四）眼与眼眶

眼眶由额骨、筛骨、蝶骨、腭骨、泪骨、上颌骨和颧骨7块骨构成。CT对确定眶内肿瘤的存在、位置、大小、范围，以及区别良性与恶性比较可靠。

1. 检查范围

自眶上壁至眶下壁。护士在检查前应注意监督患者的检查部位。眼睛敏感、易受伤害，注意防护，避免过多的照射。

2.体位

眶耳线与检查床垂直，将两眼瞳间线中点放置在表面线圈的中心位置上，并将两侧眼眶均置于线圈内，最后固定线圈与患者头部；临床怀疑眼静脉曲张者选择俯卧位；患者皮肤不能直接碰触仪器内壁及各种导线，防止灼伤。

3.为防止产生运动伪影，需行检查训练

指导患者检查时不要做吞咽、呵欠、咳嗽、转动眼球等动作，否则将导致病灶的遗漏和误诊。指导患者检查时不要做吞咽、呵欠、咳嗽、转动眼球等动作，否则将导致病灶的遗漏和误诊。

4.其他

为患者提供耳塞，指导患者正确使用，头部进入狭小空间时需紧闭双眼，提高一次性检查成功率。

（五）鼻与鼻窦

CT检查是诊断鼻窦炎的重要手段，也是鼻窦炎手术前必须做的系列检查之一。鼻窦炎经常和鼻息肉并存，CT可以显示鼻息肉、鼻窦炎的范围，清晰显示各鼻窦及其比邻区域的细微结构，为医师诊断和治疗鼻窦炎提供重要依据；通过CT检查，还有助于鼻窦炎与其他疾病，如鼻窦癌等进行区别。

1.检查范围

上齿槽至额窦。

2.体位

安置仰卧位，头先进，对准鼻根线，固定头部。

（六）甲状腺与甲状旁腺

甲状腺是人体重要的内分泌腺体，位于颈前甲状软骨下方紧邻气管前方，约有5%的成年人患有各种甲状腺疾病。正确判断甲状腺功能状态，对疾病的正确治疗有重要临床意义。正常人通常有4个甲状旁腺，多位于颈部，左、右各两个。采用CT扫描仪，可以对患者的甲状腺及周围进行扫查、观察甲状腺病变部位、病灶大小、边缘及钙化情况等。

1.扫描范围

上界为舌骨下缘，下界至主动脉弓上缘。

2.体位

患者取仰卧位，身体置于床面中间，颈部尽量平伸，头稍后仰，下颌稍微抬高，使下颌支与床台面垂直，手臂向下延伸，不做吞咽动作。

3.为防止产生运动伪影，需行检查训练

指导患者检查时平静呼吸，不要做吞咽、呵欠、咳嗽等动作，否则将导致病灶的遗漏和误诊。

二、胸部与食管纵隔

胸部常规CT主要适用于对肺部、食管纵隔及肺门、胸膜及胸壁等部位发现的问题做出定性诊断，筛查隐性病源等。

该类检测还可鉴别肿块性质，了解病灶分布和数量，显示肺大泡、局限性轻度肺气肿等轻微改变；显示支气管腔内的狭窄或梗阻，了解纵隔及肺门淋巴结肿大等。胸部与食管纵隔CT检查的一般护理流程同"常规护理流程"，以下仅描述此类检查时的护理重点。

1.评估患者

呼吸情况，是否有感染、呼吸困难等。

2.呼吸训练

为防止检查时呼吸运动导致病灶的遗漏和误诊，需行呼吸训练，指导患者屏气：吸气-闭住-呼吸。

3.特殊准备

食管纵隔CT检查前，必要时需准备碘水（配制方法：100 mL温开水＋2 mL碘对比剂，浓度为0.02%）。

4.体位

患者仰卧于检查床上，取头先进入，保持正中位，人体长轴与床面长轴一致，双手置于头上方；红外线定位轴线定于下颌处，冠状线定于腋中线；嘱患者勿自行移动体位。

5.口服碘水

食管纵隔检查在体位设计前，必要时指导患者喝两口碘水，再含一口在口腔内；检查时技师通过话筒指示患者将口腔里的碘水慢慢下咽，并即时跟踪扫描，通过碘对比剂缓慢下咽过程扫描，查看检查部位的充盈缺损像，提高周围组织的分辨率和对比度。

6.配合屏气

扫描时配合技师的口令进行屏气，叮嘱患者尽量避免咳嗽并保持体位不动。

（一）心脏及大血管

1.常见心脏病CT检查的护理

常见的心脏病有先天性心脏病、风湿性心脏病、肺性心脏病、心肌病、心脏肿瘤、血管动脉瘤等。

心脏病对患者的危害极大，甚至可以在发病时夺去患者生命，因此及早发现，尽早治疗尤其重要。CT应用于心脏病检查时，其创伤小、方法简单、时间短、痛苦小、诊断率高。在检查中良好的护理干预可提高检查的成功率，是获得高质量图像的重要条件。

（1）评估患者病情，重点了解患者心电图检查结果。

（2）体位：患者仰卧于检查床上，取头先进，保持正中位，人体长轴与床面长轴一致，双手置于头上方；红外线定位轴线定于下颌处，冠状线定于腋前线，体轴中心线偏左侧，使心脏位于扫描区中心。嘱患者勿自行移动体位。

（3）心电监测：正确连接电极和导线（左锁骨中线处1 cm下；右锁骨中线处1 cm下；左侧腋中线6～7肋间；右侧腋中线6～7肋间，导线避开心脏扫描区）。确认屏气状态下R波信号能够被识别，不受呼吸、床面移动时的影响，基线平稳，无杂波干扰（必要时调整电极位置、导线及心电导联）。

2.冠状动脉成像

冠心病是临床最常见的心脏病，近年来发病率呈明显上升趋势，并趋于年轻化。早诊断、早治疗是降低冠心病死亡率的关键。多层螺旋CT冠状动脉造影（MSCTCA）作为一种无创、安全性高的新技术已广泛应用于临床。冠状动脉成像检查是评价冠状动脉变异和病变，以及各种介入治疗后复查随访的重要诊断方法，具有微创、简便、安全等优点。

（1）物品及药品准备：①物品：脉搏血氧饱和度仪、心电监护仪、氧气、计时器或手表；抢救设备如吸痰器及吸氧设备等；②药品：美托洛尔（倍他乐克），硝酸甘油，抢救药品如肾上腺素、地塞米松、升血压药等。

（2）健康教育：因冠状动脉 CTA 检查易受心率、呼吸、心理、环境等因素的影响，故检查前进行心率准备、吸气屏气训练以及心理疏导等尤为重要。

（3）心率准备

1）患者到达检查室先静息经 10～15 min 测心率。

2）测心率：按心率情况分级，60～80 次/分钟为 1 级；80～90 次/分钟为 2 级；90 次/分钟及以上或心律波动＞3 次、心律不齐、老年人、配合能力差、屏气后心率上升明显的为 3 级；64 排CT 心率控制在 70～80 次/分钟以内。双源 CT 或其他高端 CT 可适当放宽。

3）对静息心率＞90 次/分钟、心律波动＞3 次或心律不齐，对 β-受体阻滞剂无禁忌证者，在医师指导下服用 β-受体阻滞剂，以降低心率/稳定心律；必要时服药后再面罩吸氧 5～10 min，并持续监测心率及心律的变化情况，心率稳定后方可检查。

4）对于心律不齐者，了解心电图检查结果，护士通过心电监护观察心率或心律变化规律，与技师沟通、确认此患者是否进行检查；对于心率＞100 次/分钟或无规律的心律可以放弃检查。

（4）吸气屏气训练

1）告知患者屏气的重要性。

2）呼吸训练：做吸气-闭住-呼吸的练习，闭气时间为 10～15 s，每一次的呼吸幅度保持一致，避免呼吸过深或过浅；屏气时胸、腹部保持静止状态，避免产生呼吸运动伪影，影响扫描效果。

3）训练方式：用鼻子慢慢吸气后屏气、深呼吸后屏气、直接屏气、吸气后用捏鼻子辅助.上述 4 种训练方式。根据患者的特点采取适宜的训练方式。

4）屏气期间嘱患者全身保持放松状态，观察其心率和心律变化。对于心率在 60～80 次/分钟患者，训练吸气、屏气后，心率呈下降趋势且稳定者，可直接检查；对于心率在 80～90 次/分钟的患者反复进行呼吸训练，必要时吸氧后继续训练，心率稳定即可安排检查。检查时针对性选择吸氧。

（5）指导患者舌下含服硝酸甘油，充分扩张冠状动脉，以利于诊断。

（6）心电监测：正确连接电极和导线：左锁骨中线处 1 cm 下，右锁骨中线处 1 cm 下，左侧腋中线 6～7 肋间，右侧腋中线 6～7 肋间，导线避开心脏扫描区。连结心电门控，观察心电图情况，确认屏气状态下 R 波信号能够被识别，不受呼吸、床面移动时的影响，基线平稳，无杂波干扰（必要时调整电极、导线及心电导联位置）。

（二）肺栓塞

肺栓塞（pulmonary embolism, PE）是指肺动脉及其分支被栓子阻塞，使其相应供血的肺组织血流中断，肺组织发生坏死的病理改变。栓子常来源于体循环静脉系统或心脏。老年人长期卧床、手术后卧床、产后和创伤之后易形成静脉血栓和栓子脱落导致肺梗死。肺栓塞属重危症，常可发生猝死，其发病率、误诊率和死亡率均高。

增强 CT 是对急性肺栓塞的一种无创、安全、有效的诊断方式，可以清楚显示血栓部位、形态、与管壁的关系及腔内受损状况。

1.评估患者常规情况

有无口唇发绀、呼吸急促、胸闷、气短、胸痛、咯血等表现。

2.评估患者的呼吸配合情况

如果患者呼吸困难或疼痛严重,就不必进行呼吸训练,直接进行屏气扫描。

3.绿色通道

对怀疑有肺栓塞的急、危、重症患者应提前电话预约,开设急救绿色通道。

护士告知家属相关事宜和注意事项,并要求临床医师陪同检查,同时通知CT室内医护人员做好检查准备。

4.急救准备

患者到达检查室前,护士应准备好急救器材、药品、物品,随时启动应急程序。

5.吸氧

根据缺氧的严重程度选择适当给氧方式和氧浓度,改善缺氧症状,缓解恐惧心理。

6.心电监护

密切监测生命体征及血氧饱和度的变化,了解胸痛程度,必要时遵医嘱提前使用镇痛药。

7.检查结束

立刻转运患者,动作轻柔快速。

8.危急值

扫描中发现有肺栓塞应按危急值处理,禁止患者自行离开,告知患者及家属制动,告知临床医师检查结果,在医护人员及家属的陪同下立即护送患者至病房或急诊科。

三、腹部

腹部CT检查包括肝脏、胆囊、胰腺、脾、胃、肾、肾上腺、肠、膀胱、子宫和附件等。腹部脏器复杂、相互重叠,空腔脏器(胃、肠、膀胱)因含气体和(或)液体及食物残渣,位置、形态、大小变化较大,可影响图像质量和检查效果,因此做好腹部CT各环节的护理措施至关重要,以下仅描述此类检查时的护理重点。

(一)肝脏、胆囊、胰腺、脾

1.胃肠道准备

(1)检查前一周禁止胃肠钡剂造影,必要时对已进行胃肠钡剂造影者行腹部透视,了解钡剂排泄情况。

(2)检查前一天晚上清淡饮食,检查前禁食 $4\sim6$ h,不禁饮。

(3)年老体弱者胃肠道蠕动减慢,必要时给予清洁灌肠或口服缓泻药帮助排空肠道。

(4)急诊患者不要求禁食。

2.对比剂准备

在腹部行CT检查时,合理选择口服对比剂可减少图像伪影,提高图像分辨率,增加病变检出率,有利于临床诊断与治疗。

(1)禁忌证:不明病因的急腹症;怀疑或诊断为消化系统穿孔、梗阻、急性胰腺炎等临床禁饮食的危急重症患者;饮用对比剂会对患者造成痛苦并影响临床治疗,故禁止饮用,无需胃肠准备直接行CT检查。

(2)筛查:服用对比剂前筛查患者有无碘过敏史,出血、严重腹腔积液、排尿困难、体质较弱、心肺功能不全者。

有上述情况者,应禁止大量饮用对比剂。

(3)时间和量:检查前 1 h、30 min 各服用对比剂 200～300 mL,检查前 10 min 加服200～300 mL。

3.检查前用药

必要时遵医嘱于检查前 10 min 肌内注射盐酸消旋山莨菪碱(654-2)20 mg,因 654-2 为胆碱能神经阻滞药,能对抗乙酰胆碱所致的平滑肌痉挛,使消化道的平滑肌松弛,以利于胃和肠管充分扩张,减少胃肠蠕动,防止产生运动伪影。颅内压增高、脑出血急性期、青光眼、幽门梗阻、肠梗阻及前列腺肥大者、对本品过敏者和尿潴留者禁用。

(二)肾脏、肾上腺

CT 检查可显示肾脏肿块的位置、大小、形态、侵犯范围,对肾结核的诊断有较大价值,可显示肾内破坏、病源钙化及肾周脓肿等以及临床表现及生化检验疑有肾上腺疾患者,CT 可查明原因,进一步明确肿瘤的部位、性质。因此 CT 检查在临床上对涉及肾上腺发现病变、鉴别诊断及动态观察方面均具有重要作用。

(1)重点关注患者血压,防止有内出血等并发症的发生。

(2)若怀疑有嗜铬细胞瘤者,应避免使用诱发高血压危象的药物,如儿茶酚胺。

(三)输尿管、盆腔

盆腔 CT 检查广泛应用于泌尿生殖系统、消化系统等疾病的检查,尤其对于子宫卵巢、输尿管、膀胱、直肠占位病变的诊断,以及术前了解病变大小、性质及周围侵犯情况有很大的帮助,已成为临床常规检查项目。

1.评估女性患者

月经史、有无怀孕以及是否处于备孕状态。

2.评估患者是否已行胃肠道准备

检查前一天晚上口服泻药或于当日检查前 1 h 清洁灌肠,确保肠道内没有干燥粪块,以免在成像时影响医师的观察而出现误诊。

3.对比剂准备

(1)筛查:服用对比剂前筛查患者有无碘过敏史,出血、严重腹腔积液、排尿困难、体质较弱、心肺功能不全者禁止大量服用对比剂。

(2)服用时间和量:嘱患者在检查前 4 h、3 h、2 h 分别服用对比剂 300 mL,检查前 1 h 排空膀胱 1 次,再服对比剂 300 mL,患者自觉膀胱充盈后即可进行 CT 检查。

(3)必要时夹管:膀胱造影以及插有尿管者应夹闭引流管,待膀胱充盈后再做检查。

(4)告知输尿管成像检查者,因需进行延迟扫描,有尿意即可,不用太过充盈,以免在注射对比剂之后的延迟时间不能控制,导致对比剂排出而影响检查效果。

4.呼吸训练

做吸气-闭住-呼吸训练,防止产生运动伪影。因不恰当的呼吸运动不仅会引起病灶的遗漏和误诊,且对判断输尿管走行和分析病变的结构有很大影响。

5.体位

(1)普通盆腔检查的红外线定位轴线定于剑突下缘处,冠状线定于腋中线;输尿管成像检查的红外线定位轴线定于剑突上缘处,冠状线定于腋中线。嘱患者勿自行移动体位。

(2)特殊体位:严重腹腔积液者因横膈受压迫平卧困难,可垫高胸部,以不影响检查床进出为准。

(3)CT输尿管成像检查需进行延迟扫描,技师根据肾盂积水情况决定延迟扫描时间,一般经15~30 min进行第一次延迟扫描,中、重度积水者需在3 h左右再进行第二次延迟扫描;告知患者延迟扫描的时间,嘱患者不要随意离开观察区,避免耽误检查时间。

(杨连清)

第十一节　CT引导下活检术的护理

一、经皮肺穿刺活检术

CT引导下经皮肺穿刺活检术,是指在CT引导下经皮肺穿刺获得病变组织进行病理学检查。该检查方法的准确率可达86%~95%,对疾病治疗方案的制订、病情预后估计具有重要的参考价值。而良好的护理支持和患者的配合是提高穿刺成功率的重要影响因素。

适应证:肺周围性病灶;无细胞学或组织学诊断而不能进行治疗者;难以确定肺内病灶是原发还是继发;肺弥散性病变难以确诊;少数纵隔疾病,在充分熟悉解剖的基础上,可进行穿刺确诊。

禁忌证:不能合作者;不能控制咳嗽者;有出血性疾病或出血倾向者;肺部病变疑为血管病变者;穿刺路径有肺大泡者;严重心肺功能不全难以承受此项检查者。

(一)护理评估

1.核对

核对患者信息,阅读检查单,确定检查方式(平扫、增强)。

2.目前病情

评估患者目前的生命体征与意识状态。

3.病史

评估患者有无严重心肺功能障碍、肝肾功能损害、糖尿病、甲亢、多发骨髓瘤等疾病;对于增强检查者需评估患者的检查史、用药史与过敏史。

4.已有检查结果

查看患者血常规、出凝血时间,肝、肾功能等是否符合穿刺检查要求。

5.胃肠道准备

评估患者是否已做好术前准备:禁食6 h,禁水4 h。

6.知情同意

告知患者和家属手术可能出现的风险,并签署知情同意书。

7.情绪与配合能力

评估患者的文化程度、情绪状态与配合能力,以确保检查的顺利进行。

8.物品

所需物品是否准备齐全,具体如下。

(1)急救物品:血压计、听诊器、氧气、吸痰器、心电监护仪等。

(2)穿刺物品:无菌穿刺包、手术衣、穿刺活检针和枪、手套、标本瓶、局麻药品、注射器等。

9.环境

是否符合操作要求,具体如下。

(1)根据手术时间提前做好安排,术前 90 min 禁止人员出入,手术前 60 min 开启紫外线灯进行 CT 扫描室空气消毒。

(2)环境安静、舒适、清洁、光线充足,调节检查室温度(22℃～24℃),湿度 55%,防止患者受凉。

(二)护理措施

1.术前

(1)再次核对,并告知患者 CT 引导下肺穿刺活检的目的、操作过程、可能发生的并发症及解决措施,以消除患者恐惧心理;对于有强烈恐惧感的患者根据情况遵医嘱给予肌内注射地西泮或哌替啶。

(2)指导患者取下身上所有带金属的衣裤、物品,更换检查服。

(3)屏气训练:向患者说明屏气训练的意义,让患者平静呼吸数次后屏气 5 s,反复训练。原因是穿刺要在平静呼吸下屏气时进行,以免穿刺过程中由于呼吸运动导致穿刺针划破胸膜引起气胸。因此穿刺前进行屏气训练是保证穿刺成功的关键。

(4)用物准备齐全,环境符合操作要求。

2.术中

(1)根据病灶部位安置患者仰卧位或俯卧位,配合医师行 CT 扫描以确定最佳穿刺点并标识:穿刺点须选择在肋间隙,距病灶中心位置最近,避开大血管和肺大泡,最好能避开叶间裂,测出肿瘤中心距穿刺点的最短距离及进针角度。

(2)协助医师使用利多卡因局部麻醉至胸膜,患者屏住呼吸时穿刺到肿块部位,活检针旋切,取得少许组织标本,立即予以 10% 的福尔马林进行标本固定。

(3)进针和拔针时嘱患者屏气,密切观察患者的呼吸、脉搏,经常询问患者有无不适;若患者出现胸闷、憋气加重、面色苍白甚至意识障碍等,立即终止检查并给予对症处理。

(4)严格遵循无菌操作原则。

3.术后

(1)穿刺部位加压包扎,防止血肿发生。

(2)置患者头低足高位,以利于脑部血液供应。

(3)密切观察患者的体温、血压、脉搏、呼吸,穿刺术后 4～6 h,每 1～2 h 测量 1 次,注意保暖。

(4)疼痛护理:CT 引导下经皮肺穿刺活检过程可刺激胸膜或肋间神经,导致术后穿刺局部疼痛。重视患者主诉,采用相应的量表如 Wong Banker 面部表情量表法评估疼痛强度;根据患者对疼痛的感知程度进行解释和安慰,告知患者疼痛经 2～3 d 可逐渐缓解。

(5)并发症的观察及护理:一般较轻微,常见的是气胸与咯血。

1)气胸:①一般发生在穿刺术后 1 h 内;②护理:术后须严密观察患者的呼吸频率,注意有无胸闷、胸痛、气促等症状,发现异常及时通知医师,进行胸片检查可确定诊断;③处理:少量气胸可不必处理。

2)咯血:术后严密观察有无活动性出血,观察咯血量、次数和性质,痰中有血或少量咯血按医嘱给予镇静剂、止咳剂及止血药,治疗后大多能有效止血。若出现大咯血,应立即报告医师;取平卧位头偏向一侧或头低脚高位,迅速清除口鼻内的血块,保持呼吸道通畅,予中流量吸氧;快速建立静脉通路,遵医嘱用止血药;适当心理护理消除患者恐惧、紧张情绪,必要时给予小剂量镇静剂。

(6)宣教:嘱患者卧床休息6～12 h,24 h内避免剧烈活动和咳嗽。

二、经皮肝穿刺活检术

在CT引导下经皮肝穿刺活检获得病变组织进行病理学检查,检查的准确率可达90%～100%,对疾病治疗方案的制订、病情预后估计具有重要的参考价值。

适应证:各种肝脏占位性疾病、肝脏包块、恶性胆道梗阻。

禁忌证:身体情况差、神志不清、不能配合完成操作者;严重心、脑、肝、肾功能不全者;凝血功能障碍;重度黄疸、大量腹腔积液者;肝包虫囊肿;病变性质不明确或侵犯大血管;心肌梗死;严重恶病质不能耐受者。其护理评估与一般护理措施详见"经皮肺穿刺活检术",不同点如下。

1.穿刺方法

(1)使用螺旋CT机,根据病情协助患者取仰卧、俯卧或斜位,双手上举,参考原有的影像学资料,在穿刺部位的皮肤贴上自制的定位线排,先摄定位图,然后用螺旋扫描方式以5 mm的层厚断层扫描6～10层。

(2)确定最佳穿刺点、穿刺深度和穿刺角度后,消毒术野皮肤,铺无菌巾,用2%利多卡因局部浸润麻醉。

(3)嘱患者平静呼吸后屏气,用穿刺针按预定的穿刺点、角度和深度进入肝脏后固定好穿刺针,然后在穿刺点上下范围再以5 mm的层厚,螺旋扫描方式扫描6～10层,明确针尖在最佳靶位后,嘱患者平静呼吸后屏气立即抽吸。通常按同样方法在病灶的不同位置取材2～4次。

(4)术后复查CT以评估是否有并发症发生,患者卧床休息2 h以上,严密观察生命体征,定期观察、记录患者胸腹部情况,如出现并发症应及时处理,必要时请相关科室协助治疗。

(5)标本送病理检查,并跟踪随访。

2.并发症及后遗症

气胸、出血、肠穿孔、腹膜炎、胰腺炎、针道种植转移。

三、经皮甲状腺穿刺活检术

CT引导下经皮甲状腺穿刺活检术是利用CT扫描图像和测量结果、体表定位,引导穿刺针经皮甲状腺穿刺,获取病灶和组织标本,进而获得病理细胞学或组织学结果,为临床诊断、治疗和预后评估提供理论依据的一种技术。

1.适应证

(1)直径>1 cm的甲状腺结节,检查有恶性征象者应考虑行穿刺活检。

(2)直径≤1 cm的甲状腺结节,不推荐常规行穿刺活检。但如果存在下述情况之一者,可考虑:①检查提示结节有恶性征象;②伴颈部淋巴结影像检查异常;③童年期有颈部放射线照射史或辐射污染接触史;④有甲状腺癌家族史或甲状腺癌综合征病史;⑤伴血清将改善水平异常升高。

2.排除指征

(1)经甲状腺核素显像证实为有自主摄取功能的"热结节"。

(2)影像检查提示为纯囊性的结节。

3.禁忌证

(1)有出血倾向,出、凝血时间显著延长,凝血酶原活动度明显减低。

(2)穿刺针途径可能损伤邻近重要器官。

(3)长期服用抗凝药。

(4)频繁咳嗽、吞咽等难以配合者。

(5)拒绝有创检查者。

(6)穿刺部位感染,须处理后方可穿刺。

(7)孕妇。

(8)女性行经期为相对禁忌证。

4.护理评估

与一般护理评估详见"经皮肺穿刺活检术"。

5.护理措施

(1)呼吸训练:做吸气-闭住-呼吸训练,指导训练患者屏气,防止产生运动伪影;穿刺中禁声、禁咳嗽、禁作吞咽动作,原因是呼吸运动不仅会引起病灶的遗漏和误诊,而且对于穿刺定位有很大影响。

(2)体位摆放:根据穿刺位置协助患者摆放正确体位:平卧位,肩下垫枕,头后仰,颈过伸20°~30°,转向一边,充分暴露颈部穿刺部位。

(3)穿刺方法:①患者平躺于 CT 检查床上,颈及肩部垫高,作常规甲状腺扫描,从扫描层面中选择一层甲状腺显示范围最大、最清晰的层作为穿刺活检的定位层面。②在定位层面图像上做穿刺活检的几何学定位,确定体表进针点,标出穿刺路线,测量进针长度和角度。③根据定位图像上测得的进针点、进针深度和进针角度,利用 CT 定位光标指示灯,在实体上定位,并在体表做出标记。④常规消毒,2％利多卡因局部浸润麻醉,助手将甲状腺从头侧双手固定,手术刀片刺破皮肤,用活检针斜行穿刺1~2 cm 到达甲状腺表面。⑤再将扫描床送至穿刺针所处的原定位层面,重新横断面扫描,从扫描图像上观察穿刺是否准确,必要时稍作调整,确认针尖在甲状腺穿刺的最佳位置。⑥然后将针芯推入甲状腺组织内滞留,继之固定针芯,推动套管针切割嵌入针芯活检槽中组织,将针芯连同套管针一起拔出,推出针芯可见甲状腺组织,用4％甲醛固定后送病理学检查。⑦拔针后,穿刺点覆以消毒纱布,压迫 15 min 以防出血。

(4)并发症:甲状腺内外血肿形成,压迫气管、神经;感染;疼痛;喉返神经损伤等。

(杨连清)

第十二节　MRI 常规护理流程

磁共振成像(magnetic resonance Imaging,MRI)起源于 20 世纪 70 年代,是医学影像领域中一种新型检查技术,目前已成为临床检查中广泛应用的先进技术之一。

一、护理评估

1.患者

(1)临床表现:①生命体征是否平稳;②神志意识是否清楚等。

(2)病史:既往史、检查史、用药史、过敏史、家族史。

(3)检查部位:评估患者是否已完成该部位检查需进行的准备:如腹部脏器检查者需禁食、禁水 6~8 h。

(4)风险筛查:①有无检查禁忌证;②是否携带任何含金属的设备;③是否属于跌倒等事件发生的高危人群(如年幼的儿童、老年人及躁动患者等)。

(5)行增强检查者需评估是否使用过类似对比剂,及其静脉情况。

(6)是否具有较好的理解能力与配合能力。

(7)心理状态:是否表现出焦虑、紧张情绪等。

2.医护人员与陪同人员

(1)医护人员:是否具备风险评估与急救能力。

(2)陪同人员:是否具有较好的理解与配合能力。

3.环境

各类检查设备、警示标志、急救设备与物品、药品等是否准备齐全。

二、护理措施

1.检查前

(1)核对患者姓名、年龄、性别、检查申请单,住院患者查对手腕带,小儿注意记录身高体重,以计算药物剂量等。

(2)确认无检查禁忌证,且已完成相关检查准备。

(3)确认未携带任何金属物质。

(4)向患者及陪同人员讲解检查的时长、禁忌证、适应证以及注意事项,并发放相关宣传册,促进患者及陪同人员的理解;耐心解答患者疑虑,减少其紧张恐惧心理。

(5)环境介绍。告知患者:①操作间有监控录像,医护人员会密切关注;②机器发出的嗡嗡声属正常现象,不必惊慌;③呼叫设备的使用方法,如有任何不适,可及时与医护人员对话,避免拍打磁体等过激行为,以免灼伤自己。

(6)行增强检查者,确认其自身与家族中无药物(如对比剂)与食物过敏史等;若为高危人群,应提前做好预防工作;签订知情同意书,选择合适的穿刺工具,建立静脉通道,并提前预热对比剂。

(7)特殊患者:①婴儿检查前 30 min 不可过多喂奶;②儿童或意识不清及烦躁不能配合者,应遵医嘱用镇静剂或麻醉后再行检查;③病情较重者,必须由医师陪同检查;④幽闭综合征高危患者可通过评估患者紧张焦虑情绪后采取相应措施,如环境熟悉、同伴支持、陪同人员陪伴等;若仍十分紧张焦虑,建议告知其医师,不可勉强进行。

(8)医护人员需具备良好的风险评估与急救能力。

(9)各类检查设备、警示标志、急救设备与物品、药品等准备齐全。

(10)检查室空气流通,根据检查设备的要求,室温需保持在 18℃~22 ℃,湿度需保持在 55%~65%,特殊患者注意保暖。

2. 检查中

(1)体位：①根据检查目的与部位，协助患者摆放体位，安放线圈，同时注意保护隐私；②告知患者保持正确的体位，不能随意移动，以免产生伪影；③告知患者在磁体内两手不能交叉放在一起。双手不与身体其他部位的皮肤直接接触，其他部位的裸露皮肤也不能相互接触，以免形成回路；④告知患者其皮肤不能直接接触磁体内壁及各种导线，以免灼伤皮肤；⑤膝部放置软垫，驼背患者可在臀部放置软垫，颈部不适患者可稍微抬高头部，在头后放置软垫。

(2)心理护理：①告知患者不要紧张，平静呼吸，并适时不断鼓励；②可通过播放音乐、给患者佩戴耳塞或磁共振专用耳机等以减少噪声刺激，减轻患者恐惧心理，确保检查顺利完成。

(3)严密观察患者病情变化。

(4)行增强检查者：①正确安装高压注射器管道，排除管道内空气，确保患者静脉通道与高压注射器连接的紧密性，预防管道脱落；②进行试注射，先试注射生理盐水 20～30 mL，将手放到留置针尖的近心端，感觉液体在血管中明显的冲击力。做到"一看，二摸，三感觉，四询问"，以确保高压注射管路与血管连接通畅，并告知患者在注射时如有不适立即告知医护人员。同时密切观察增强图像对比剂的进入情况，及时发现渗漏及不良反应。

3. 检查后

(1)协助患者整理好衣裤与下检查床，询问是否有不适。

(2)指导行增强检查者到观察区休息 30 min，如有不适，及时告知医护人员；对于高危人群，门诊患者建议留观，住院患者建议医护人员陪同回病房。

(3)医护人员定时巡视观察区，询问患者有无不适，及时发现不良反应。

(4)指导患者饮水(不少于 100 mL/h)以利于对比剂的排出，预防对比剂肾病。

(5)观察 30 min 后如无不适方可拔针，指导正确按压穿刺点，无出血方可离开，并提醒携带好随身物品。

(6)告知患者及陪同人员取片时间及地点，回家后继续观察和水化，如有不适及时电话联系或就近医院就诊。

(杨连清)

第十三节　常见部位检查的护理

一、头颈部

头颈部 MRI 检查的一般护理流程同本章"常规护理流程"，以下仅描述此类检查时的护理重点。

(一)颅脑、鞍区、颞叶与海马

1. 重点评估

年龄、性别、受教育程度、病史(既往史、现病史等)，是否对密闭空间感到恐惧。

2. 认知干预

带患者熟悉检查环境，为患者提供耳塞，指导患者正确使用，头部进入狭小空间时需紧闭双眼,提高一次性检查成功率。

3.线圈选择

选择旋头部专用线圈。

4.体位摆放

协助患者仰卧于检查床上,头先进且置于线圈内,人体长轴与床面长轴一致,颅脑、鞍区以眉间线位于线圈横轴中心,眶耳线与检查床垂直;双耳佩戴磁共振专用耳机以减少扫描噪声并固定头部。

双手放于身体两侧或胸前,以感到舒适为宜;对于不合作患者,为了减轻其不适感也可安置侧卧位,膝部放置软垫;驼背患者可在臀部放置软垫;颈部不适患者可稍微抬高头部在头后放置软垫。

5.有幽闭综合征的患者

检查结束后,立即将患者退出检查床,给予患者肯定与表扬,以缓解其焦虑恐惧心理;同时嘱家属多与患者沟通,增加其自信心,若病情允许,可带患者进行相关的治疗,以确保患者独处时的安全。

(二)喉、甲状腺、甲状旁腺、颈部软组织

1.重点评估

患者的口干程度,如饮水的频率、间隔时间及有无其他伴随不适、如能否平卧吞咽、有无吞咽疼痛困难等。

无论口干程度如何,检查前都给予温水湿润口腔。

2.米垫填塞固定头颈部

用丝袜盛装米制成的米垫填塞在患者头颈部两侧,不但能固定患者的头颈部,限制患者的自主运动;而且能使患者感觉舒适,减轻闷热不适。同时大米还能改变磁场的均匀性,提高压脂均匀性的效果,获取高质量图像。

3.线圈选择

选用颈部专用线圈。

4.体位摆放

取仰卧位,头先进,头颈部置于头颈联合线圈内,嘱患者闭眼,眼球保持静止位。

5.患者告知

扫描时呼吸要均匀,不要做吞咽动作,若鼻咽部不适需要做吞咽动作时,需在扫描间隙时进行,以保证图像的清晰、避免重复检测。

二、胸部

胸部 MRI 检查的一般护理流程同"常规护理流程"。以下仅描述此类检查时的护理重点。

(一)肺、纵隔

1.了解患者的心肺功能

心电图有无异常。

2.呼吸训练

训练患者如何配合在机器发出指令时屏好气,并告知患者,机器没发出指令时应平静呼吸,必要时让患者或其家属采用"捏鼻子"的方法配合屏气。

3.线圈选择

采用体表线圈。

4.体位摆放

取仰卧位,扫描中心对准乳头连线上方 2 cm 处,嘱患者在检查时不能移动受检部位。由于检查时间较长,因此摆放体位时,在不影响检查的情况下尽量使其体位摆放得更加舒适。

(二)心脏

1.全面了解患者的相关病史

特别是有无心律不齐、呼吸状况、既往病史(有无搭桥、应用支架、带起搏器等)。

2.呼吸训练

训练患者如何配合在机器发出指令时屏好气,并告知患者,机器没发出指令时应平静呼吸,必要时让患者或其家属采用"捏鼻子"的方法配合屏气。

3.心率要求

需控制在 120 次/分钟以内,若超过,应在临床医师指导用药控制在 120 次以下方可进行扫描。行冠状动脉磁共振检查者,需将心率控制在 70 次/分钟以下。

4.线圈选择

选择心脏专用线圈。

5.体位摆放

患者仰卧在检查床上,头先进,人体长轴与床面长轴一致,双手置于身体两侧。在心前区覆盖相控阵线圈,扫描中心定位于心脏中心区域。

6.安放电极

嘱患者保持体位不动,胸前贴磁共振兼容的心电电极,右上电极(黄色)放右锁骨中线,左上电极(绿色)放左侧第二肋间,左下电极(红色)放心尖处。

7.保暖

因患者胸部暴露,机房温度较低,可根据需要,为其盖上棉被。

(三)乳腺

1.评估

以往有无乳腺手术史。

2.检查时间

女性乳腺的血液循环是随着激素的变化而进行的,其结果造成在乳腺检查中,对比剂的吸收随月经周期的不同阶段而变化。因此对女性的乳腺磁共振检查应依据月经周期安排,以月经的第二周最佳,第三周其次,尽量避免第一周和第四周安排检查。

3.清洁

乳管内乳头状瘤者可有乳头溢液的现象,会污染衣服;在检查前协助患者用温水拭去外溢的分泌物,避免污染检查线圈,必要时在线圈内铺上治疗巾。扫描时若出现溢液应先拭去,再采用磁不敏感胶布贴敷。

4.线圈选择

选用乳腺专用线圈。

5.体位摆放

取俯卧位,人体正中矢状面与线圈及检查床正中线在同一平面上,双手平行前伸,双乳自然悬垂于乳腺线圈的孔洞内,并使患者头部、膝部、足部等部位垫在软垫上保持体位,使之充分舒展,且处于最舒适状态。若无乳腺专用线圈,也可用其他相控阵线圈代替,患者仰卧位检查,但效果较差。

6.保暖

因患者胸部暴露,机房温度较低,可根据需要,为其盖上棉被。

三、腹部

腹部 MRI 检查的一般护理流程同"常规护理流程",以下仅描述此类检查时的护理重点。

(一)肝脏、脾

1.胃肠道准备

禁食禁饮 6～8 h。

2.呼吸指导和训练

训练方式为:深吸气-屏气-呼气,告知患者在扫描时需数次屏气,每次吸气幅度保持一致。另外,训练患者屏气最长时间达 22 s,使患者在实际检查过程中适应憋气扫描。对屏气较差者,可采取加腹带及捏鼻的方法,使其被动屏气,以获得很好的效果。

3.年老、体质衰弱等患者的处理

对于年老、体质衰弱、屏气困难或听力不好无法听清呼吸指令者,可以请其家属或同伴在检查室跟随患者经历完整的磁共振检查,并请其在必要时捂紧患者口鼻并用快速序列完成检查,以减轻患者的呼吸运动伪影。

4.体位摆放

取仰卧位,双手放于体侧,上腹部放置磁共振体部表面线圈,以肝区为中心轴。

5.呼吸配合

嘱患者检查中注意听取技师发出的"吸气""憋气""吐气"的口令,即时准确配合。若呼吸无法配合,可让家属陪伴,必要时捂紧患者口鼻以完成检查。

(二)胰腺

1.胃肠道准备

禁食禁饮 6～8 h。

2.体位摆放

取仰卧位,双手放于体侧。

(三)胰胆管磁共振胰胆管成像(MRCP)

1.胃肠道准备

禁食禁饮 6～8 h,排空大小便。检查前 10 min 肌内注射山莨菪碱 20 mg,并于上检查床前分 2 次饮水 800 mL。

2.体位摆放

取仰卧位,双手放于体侧,上腹部放置磁共振体部表面线圈内,线圈中心对准剑突下缘2～3 cm,以扣带将线圈固定好、松紧适宜。

四、脊柱及四肢

脊柱及四肢 MRI 检查的一般护理流程同"常规护理流程",以下仅描述此类检查时的护理重点。

（一）颈椎

1.适应证

颈椎病、颈椎外伤、颈段脊髓病变、颈椎肿瘤。

2.线圈选择

选用颈线圈。

3.定位线

置于下颌处。

4.体位摆放

取仰卧位,头摆正并置于颈椎线圈内,使人体正中矢状面与检查床正中线在同一平面上,双手平放于身体两侧,盖上颈椎线圈。注意身体不能倾斜。

5.告知患者

保持安静,平静呼吸,检查中不要做吞咽动作,不要咳嗽,以免产生伪影影响图像质量。

（二）胸椎

1.适应证

胸椎病、胸椎外伤、胸段脊髓病变、胸椎肿瘤。

2.线圈选择

选用体表线圈。

3.定位线

置于锁骨处。

4.体位摆放

取仰卧位,头摆正,身体置于胸椎线圈内,使人体正中矢状面与检查床正中线在同一平面上,双手平放于身体两侧。注意身体不能倾斜。

5.告知患者

保持安静,平静呼吸,以免产生伪影影响图像质量。

（杨连清）

第十四节　SPECT 和 PET 检查的常规护理

单光子发射计算机断层成像术（single-photon emission computed tomography,SPECT）和正电子发射断层成像术（positron emission tomography,PET）是核医学的两种 CT 技术,由于它们都是对从患者体内发射的 γ 射线成像,故统称发射型计算机断层成像术（ECT）。

一、SPECT 检查

（一）护理评估

1.患者

核对患者基本信息,评估患者的病情、意识状态、营养状况、心理状态及配合程度、穿刺部位的皮肤、血管状况及肢体活动度,确认检查方法。

2.环境

通风整洁、操作环境无杂物。

3.物品

放射性药品标记情况,辐射防护设备,注射器,放射性防护针筒,常规注射用品(胶布,止血带,无菌棉签,聚维酮碘溶液),吸水纸及放射性垃圾桶。

(二)护理措施

1.检查前

(1)再次核对:姓名、性别、年龄、检查项目等。

(2)健康宣教

1)解释核医学检查的目的、过程、利弊,告知所注射药物对身体辐射损害较小,消除顾虑。

2)告知检查时的注意事项:注射完毕后在房间安静休息,减少走动,便于器官吸收药物;适量饮水(500~1 000 mL),多排小便,有利于图像质量的清晰,加快药物的排泄,降低本底并避免不必要照射。

3)妊娠和哺乳期妇女慎用。

4)取出身上活动性金属物件,防止金属物品干扰图像,形成伪影。

5)了解其耐受能力,疼痛者可使用镇痛药。

6)告知检查者尿液中含有示踪剂,小便过程中尽量不要污染衣物及皮肤。

7)记录检查者基本信息,包括联系方式。

(3)告知不同检查项目的具体检查时间。

2.检查中

(1)根据检查部位的需要更换体位。

(2)特殊检查者:因病情平卧较困难或驼背严重者,可适当垫高头颈部,高度以不影响扫描床的进出为准;反应迟钝者,用约束带固定其体位,必要时留家属陪同(陪护人员必须进行合理的射线安全防护,穿戴好防护用品,在铅屏风后陪同);对于平车推入检查者,家属及工作人员共同配合搬动检查者进行检查,采用合理的搬运方式,避免对其造成身体伤害。

(3)观察检查者有无不适。

3.检查后

(1)多饮水、多排尿:可加速放射性药物的排出,有效减少膀胱及周围器官的吸收剂量。

(2)适当使用缓泻剂可以增加进入或排泄至胃肠道的放射性药物或其他代谢产物的排泄速率。

(3)须按照规范程序处理检查者体液和大小便等排出物。

(4)监护注射点是否出现淤血、血肿、感染、不适和疼痛感。

(5)观察放射性药物的不良反应。

(6)嘱检查者与孕妇及小儿保持适当距离。

二、PET 检查

(一)护理评估

同 SPECT 检查常规护理评估。

（二）护理措施

1. 检查前

（1）再次核对：姓名、性别、年龄、检查项目以及联系方式。

（2）健康宣教

1）解释核医学检查的目的、过程、利弊，穿戴防护服，告知所注射的药物对身体并无伤害，消除检查者顾虑。

2）说明 PET 检查不能进食的原因：进食后血糖增高会影响显像质量。同时，嘱检查者保持安静，避免剧烈运动导致肌肉摄取增高。

3）交代检查时注意事项：注射显像药物完毕后在指定房间安静休息，减少走动，便于药物被器官吸收；进入检查室前足量饮水以充盈胃肠道（500～1 000 mL），多排小便，有利于图像质量的清晰，加快药物的排泄，降低本底并避免不必要照射。

4）取出身上活动性金属物件，防止金属物品干扰图像，形成伪影。

5）了解其耐受能力，疼痛者可使用镇痛药，防止运动干扰图像。

6）告知检查者尿液中含有示踪剂，小便过程中尽量不要污染衣物及皮肤。

（3）告知不同检查项目的具体检查时间。

2. 检查中

同 SPECT 检查中常规护理措施；对进行局部扫描的检查者，应注意对未照射部位的屏蔽（针对 PET/CT）。

3. 检查后

同 SPECT 检查后常规护理措施。

三、放射药物的注射护理要点

（一）护理评估

同 SPECT 检查常规护理评估。

（二）护理措施

1. 操作前

（1）操作环境：要求整洁，符合国家规定无菌操作，并严格按照国家电离辐射防护与辐射源安全基本标准，在配置辐射防护隔离措施房间内进行相关操作。

（2）每日工作开始和结束时用表面沾污检测仪对体表、工作服及工作台面等进行放射性污染监测并进行记录。

（3）向患者说明检查的项目内容，并签署检查知情同意书。

（4）进入操作间进行放射性药物淋洗、标记及分装前，工作人员要严格遵守辐射防护原则做好自身防护，穿戴防辐射铅衣、铅围脖、铅手套、佩戴铅眼镜和个人辐射剂量检测仪。

（5）核查患者的姓名、性别、临床诊断和检查项目、缴费情况，记录身高、体重、不适部位及症状；女性育龄期妇女须询问是否妊娠或哺乳期间，以判断是否符合检查规范。

（6）核对患者检查所需放射药品种类，查看相关记录及使用方法。

（7）对淋洗标记药物应核对发生器是否正确，标记前核对当日淋出总放射性活度及体积，以便分装时易于计算与职出。

（8）核对标记配套药盒是否与检查相符、是否在有效期内；进行放射性药物标记须进行标记率检测与质量控制。

2.操作中

(1)消毒已标记好的药瓶瓶塞表面,抽取所需药量(测定放射性活度并记录),针头套管保护,放入铅套中,准备注射。

(2)指导患者根据检查项目及自身情况取坐或卧姿,选健侧手臂浅表条件好的静脉进行穿刺;另外手臂下操作区域放置吸水纸,以减少放射性污染的可能和发生污染时能及时处理。

(3)弹丸注射时尽量选择右侧贵要静脉,因为该静脉的静脉瓣少,减少了血流阻力,右侧比左侧离心脏近有利于弹丸注射的成功。

(4)注射放射性药物一定要遵循核医学注射原则,不能在病变位置的同侧注射。

(5)穿刺成功(针头回血明显、顺畅)后,固定针头,松止血带,平稳注入药液,确保无渗漏。

(6)注射完毕后,拔针,压迫穿刺点;并指导检查者按压穿刺点 5 min 以上,确定无出血、渗漏。

(7)告知患者药物注射后注意事项及上机检查时间。

(8)在患者检查申请单上登记注射药名、剂量、注射部位、有无渗漏、有无不适等。

3.操作后

(1)将注射完放射性药物的患者安排在指定的待检区内等待检查。

(2)注射后测定针筒内残余剂量并做好记录。

(3)放射性废物放入铅质污物桶内,每周将放射性垃圾移至源库一次,放置 10 个半衰期后,按普通医疗垃圾处理,并做好登记。

(4)对放射性药物分装橱依照常规病房配药室进行消毒处理。

(5)铅衣要平整悬挂,其他辐射防护设施放置指定地点存放。

(6)使用后的发生器应及时移至源库。

(7)对高活室每月进行一次空气细菌培养。

(杨连清)

第十五节　SPECT 和 PET 专项检查护理

一、PET 脑显像

脑的代谢非常旺盛,耗氧量高。在安静状态下,成人脑的血流量达到心排血量的 15%,耗氧量约占 20%;儿童期代谢更加旺盛,氧耗量更高,可占到全身的 50%。脑细胞的能量供应 90% 以上来自葡萄糖的有氧代谢,而脑组织本身不能储备能量,所以需要连续不断地供应氧气和葡萄糖。因此我们可使用放射性核素标记的脱氧葡萄糖([18] F-fluorodexyg lucose,[18]F-FDG)进行脑的葡萄糖代谢成像,反映全脑和局部脑组织的葡萄糖代谢状态。

(一)护理评估

1.患者

(1)核对患者基本信息(姓名、性别、年龄、女性患者有无妊娠、哺乳),了解基本病情、意识状态及营养状况,确认检查方法。

(2)采集基本相关病史,完善身高、体重、血压等记录;了解有无糖尿病病史,有无幽闭恐惧症;癫痫检查者的发作情况、抗癫痫药物治疗情况;询问有无精神异常,能否配合完成检查;评估身体状态,能否按照规定体位配合检查;并收集 CT 及 MRI 等影像学资料、病理资料及脑电图等相关资料。

(3)评估患者受教育及工作基本情况;有无家属陪同,能否与家属做有效沟通。

(4)评估是否存在影响^{18}F-FDG 摄取的因素,包括近期化疗、放疗、手术及其他用药情况(如激素等)。

(5)评估穿刺部位的皮肤、血管状况及肢体活动度等。

2.环境

是否整洁、通风,操作间及注射室无杂物;是否配有专门的安静房间供检查和休息。

3.物品

(1)放射性药品标记情况,辐射防护设备,注射器,放射性防护针筒,常规注射用品,吸水纸及放射性垃圾桶。

(2)常用显像剂主要为^{18}F-FDG。

(二)护理措施

1.检查前

(1)向患者说明检查的目的、方法和注意事项,以充分取得合作。

(2)注射^{18}F-FDG 前禁食 4～6 h,禁止饮用含糖及其添加成分的饮料(不禁水)。

(3)测量指尖血糖,原则上应低于 11.1 mmol/L。

(4)指导患者在安静、温暖、光线昏暗的环境中闭目休息 40 min 左右,避免声、光刺激。

(5)注射放射性药物前,应封闭视听 10～15 min,随后患者继续在安静、避光的房间休息,不要与人交谈,等候注射药物。

(6)选取合适静脉进行穿刺,确定成功后,推注^{18}F-FDG 185～370 MBq,将穿刺部位用胶布粘紧,嘱患者适当按压。

(7)静脉注射显像剂后在安静、避光的房间休息 45～60 min。

(8)检查前取出金属异物,包括头部佩戴的发夹、头花及其他金属饰品,防止金属物品干扰图像,形成伪影。

2.检查中

(1)体位设计:常规取仰卧位,头先进入,双臂置于胸前或身体两侧。头部尽量置于床面头托部正中间,避免偏侧。

(2)特殊检查者的护理:癫痫患者扫描时将室内的灯光调暗,同时注意保暖。神志异常、反应迟钝者,用束缚带固定其体位,必要时留家属陪同(陪护人员必须进行合理的射线安全防护,穿戴好防护用品,于铅屏风后陪同)。

(3)严密观察检查者有无不适及有无癫痫等疾病发作。

3.检查后

(1)要求检查当日与儿童及孕妇有适当的距离。

(2)多饮水、多排尿,以加速放射性药物的排出;排入尿液的便池需用水多次冲洗,以稀释放射性废物。

（3）适当使用缓泻剂可以增加排泄至胃肠道的放射性药物或其他代谢产物的排泄速率。

二、PET 肿瘤显像

随着生物学技术的发展和显像技术的进步,现代核素显像已能从分子和细胞水平认识疾病,阐明病变组织、受体密度、功能的变化、基因的异常表达、生化代谢变化及细胞信息传导等。目前在临床得到广泛应用的^{18}F-FDGPET/CT 显像对于肿瘤疾病的早期诊断和治疗监测发挥了重要作用。

（一）护理评估

1.患者

（1）孕妇原则上应避免 PET/CT 检查,若因病情需要而必须进行此项检查时,应详细向患者说明可能对胎儿产生的影响,并签署知情同意书。

（2）详细采集病史,了解有无糖尿病史、药物过敏史、结核病史、最近有无感染、手术史、恶性肿瘤的位置、病理类型、诊断和治疗的方法(活检、外科手术、放疗、化疗、骨髓刺激因子及类固醇激素的使用情况等)、时间、目前的治疗情况。

（3）评估图像采集期间患者能否静卧,能否将手臂举过头顶。

（4）其他同 PET 检查常规护理评估。

2.环境

环境是否整洁、通风,操作间及注射室无杂物;配有专门的安静房间供患者休息。

3.物品

放射性药品标记情况,辐射防护设备,注射器,放射性防护针筒,常规注射用品,吸水纸及放射性垃圾桶。

（二）护理措施

1.检查前

（1）禁食 4～6 h,禁喝含糖饮料(不禁水),含有葡萄糖的静脉输液或静脉营养也须暂停4～6 h。

（2）测量体重、身高。

（3）测定血糖浓度,血糖水平原则上应低于 11.1 mmol/L;如果血糖大于 11.1 mmol/L,最好先调整血糖至 11.1 mmoL/L 以下再进行检查,或者控制好血糖后重新预约检查时间。需静脉注射胰岛素者,一般需要在注射胰岛素后间隔一段时间再注射^{18}F-FDG,具体时间可根据胰岛素的类型与给药途径而定。

（4）注射显影剂前平静休息 10～15 min,建立静脉通道,确认通畅后,注入显影剂;放射性剂量:成人一般静脉给予 2.96～7.77 MBq/kg,儿童依据情况减量。

2.检查中

（1）对于全身显像,注射显影剂后在安静、避光的房间休息 45～60 min,以使显影剂在体内代谢达到平衡。在此期间应尽量放松,避免应激情况(如运动、紧张或寒冷等刺激)造成受检者出现肌肉紧张、棕色脂肪动员等生理性反应,干扰诊断。

（2）注射显像剂后应注意保暖、放松,必要时可给予 5～10 mg 地西泮处理。

（3）注射后鼓励多饮水,勤排尿,显像前尽量排空膀胱尿液,减少尿液放射性对盆腔病变检查的影响。对于肾脏、输尿管及膀胱病变可给予利尿剂介入后进行延迟显像。

(4)CT 对比剂:对怀疑有胃肠道、骨盆、腹部病变者,显像前可口服阳性或阴性对比剂,对怀疑有肝、肾及头颈部肿瘤者,可根据需要静脉注射对比剂。

(5)显像前尽可能取下患者身上的金属等高密度物件。

(6)对于儿童、精神紧张者可酌情给予镇静剂,对于肿瘤晚期疼痛难以配合检查者可酌情给予止痛剂;特殊情况下在有资质的临床医师陪同下可用麻醉药品。

(7)显像时间通常在注射[18]F-FDG 后 45～60 min 开始。

(8)体部显像取仰卧位,尽量双手上举抱头。

(9)患者的呼吸控制,在 PET 和 CT 扫描过程中患者应当保持自然平静的呼吸,有条件的情况下可进行运动校正或呼吸门控采集。

3.检查后

(1)须按照规范程序处理患者体液和大小便等排出物。

(2)监护注射点是否出现淤血、血肿、感染、不适和疼痛感。

(3)观察放射性药物的不良反应。

(4)要求检查当日与儿童及孕妇保持适当的距离。

(5)若哺乳期妇女注射[18]F-FDG 后,24 h 内避免哺乳。

(6)多饮水、多排尿,以加速放射性药物的排出,有效减少膀胱及周围器官的吸收剂量。

(7)适当使用缓泻剂可以增加进入或排泄至胃肠道的放射性药物或其他代谢产物的排泄速率。

三、SPECT 脑血流灌注显像

成年人全脑血流量平均为 750～850 mL/ min。脑组织对血液供应的变化非常敏感,短暂的脑血流中断就可能造成不可逆的脑损害。脑部各种疾病、功能障碍及各系统的功能紊乱都与脑的血流量变化密切相关。因此对于脑血流量的评价不仅可以评估脑的血流灌注情况,还能评估脑的功能活动与代谢状态,对于多种脑部疾病的功能代谢变化具有重要的研究价值。

(一)护理评估

(1)同 SPECT 检查常规护理评估。

(2)常用显像剂:①[99m]Tc 标记脑血流灌注显像剂:标记药葡庚糖酸钠(GH),亚锡双半胱乙酯(ethyl cysteinate dimer,ECD);②[123]I-安菲他明(^{123}I-IMP);③弥散性脑血流显像剂[133]Xe 是一种脂溶性的惰性气体。

(二)护理措施

1.检查前

(1)器官封闭:使用[99m]Tc-ECD 时,注射显像剂前 1 h 口服过氯酸钾 400 mg,抑制脉络丛分泌,减少对脑灌注图像的干扰;服用后饮水 200 mL 加以稀释,减少药物腐蚀性等不良反应;注射[123]I-IMP 前 7 d 可选择用复方碘溶液,3～5 滴/次,一日三次;或用碘化钾,50 mg/次,一日一次,共用 7 d。使用[133]Xe 显像时,接通呼吸机,并将呼吸面罩戴在口鼻上,适当加压确保其封闭性。

(2)视听封闭:令受检者安静、戴眼罩和耳塞 5 min 后,注射显像剂,并继续封闭 5 min,保持周围环境安静,以减少声音、光线等对脑血流灌注和功能的影响。

(3)保持体位不变和安静:对于检查时不能保持体位不变与安静者或患儿,需应用镇静剂。

（4）相对禁忌证：脑压升高性疾病是介入试验的相对禁忌证。

2.检查中

（1）标记显像剂配置：取出 1 支 GH 备用，根据患者的数量，用注射器抽取适量淋洗获的$^{99m}TcO_4^-$体积在 1～4 mL 加入 GH 中，充分摇匀，静置 5 min 以上，再将其抽取并注入 ECD 中，充分摇匀，再静置 5 min，即可获得^{99m}Tc-ECD 显像剂。

（2）注射显像剂：选取合适的静脉进行穿刺，5 min 后显像。剂量：^{99m}Tc-ECD 740～1110 MBq；^{123}I-IMP 111～185 MBq。

（3）体位：患者取仰卧位于检查床上，头部固定于头托中，使用定位线调整头部位置使其达到脑显像要求，使用胶带固定体位，保持体位不变直至检查完毕。

3.检查后

同 SPECT 检查后常规护理措施。

四、SPECT 心肌灌注显像

心脏是人体的最重要器官之一，可为血液循环提供动力。为了维持其自身的正常生理功能需要由冠状动脉供血提供能量。各种原因引起的冠状动脉管腔的狭窄，均可导致其血流量输出的减少，致使其所供血区域的心肌缺血、缺氧，导致心肌细胞代谢异常。当达到一定的缺血程度时，就会使心脏的舒缩功能受损。心肌血流灌注显像可以很好评估心脏的损伤程度及功能。它对冠心病诊断的灵敏度超过 90％，特异度达 81％～85％，是估计检查者因运动而诱发心肌灌注缺损的病灶是否具有可逆性的基本方法，也是判断是否需要进行冠脉造影的指标，是目前评价冠心病心肌灌注功能的可靠方法。一个完整的心肌灌注显像过程包括静息与负荷心肌灌注显像两部分。

（一）护理评估

1.患者

（1）核对基本信息（姓名、性别、年龄、女性患者有无妊娠、哺乳），了解基本病情、意识状态及营养状况，有无过敏史、哮喘史等，确认检查方法（静息与负荷心肌灌注显像）。

（2）评估患者的一般状态是否适合接受此项检查，了解其目前的临床用药情况。（因大多数检查者在行心肌灌注显像之前，已服用一些治疗性药物，如 β-受体阻断剂、硝酸脂类药物及减慢心率的药物，这些药物对负荷心肌灌注显像的结果有影响，由于达不到目标心率，心肌耗氧量达不到预期要求，易得假阴性的诊断。

2.常用显像剂

主要有^{99m}Tc甲氧基异丁基异腈（^{99m}Tc-MIBI）和铊-201（^{201}TI）。目前国内最常用的以^{99m}Tc-MIBI 为主，本节护理措施主要针对此进行阐述。

3.其他

其他同 SPECT 检查常规护理评估。

（二）护理措施

1.检查前

（1）注重心理护理，对受检者进行耐心细致的解释工作，消除思想顾虑，取得患者及其家属的配合，并签署知情同意书。

（2）停用 β-受体阻断剂、钙拮抗剂和硝酸脂类及减慢心率的药物 48 h；给予负荷药物双嘧达莫和腺苷检查前停用咖啡类饮料 24～36 h。

（3）检查当日空腹 4 h 以上。

（4）自带脂餐,于注射显像剂后 30 min 服用,促进胆汁的排空,减少肝胆对心肌影像的干扰。

（5）注重运动负荷试验过程的护理,运动负荷实验,全过程都要有医护人员在旁指导。

2. 检查中

（1）标记药物的配制:取一支 MIBI(有变色、潮解不得使用)备用,根据检查要求取适量的$^{99m}TcO_4^-$加入 MIBI 冻干品药剂瓶后立即直立沸水浴,水溶液面要高于瓶内液面而低于瓶颈。$^{99m}TcMIBI$ 注射液标记率低于 90％不得使用,标记后 6 h 内有效。保证放射性活度基础上体积控制在 2 mL 以内。

（2）进行药物负荷前先建立静脉通道。

（3）注射显像剂:在静息或负荷状态下,静脉注射$^{99m}Tc-MIBI$ 740～925 MBq(20～25 mCi),0.5～1.5 h 后进行断层显像。MIBI 静脉给药后有一过性异腈臭味伴口苦,偶有面部潮红,不需特殊处理,可自行消退。

（4）静脉注射药物后经 15～30 h 进食脂餐。

（5）体位:患者取仰卧位,双手抱头。检查前应摘除胸部区域的金属物件及不透射线的物件(如不能摘除,提前记录于申请单上)。

（6）连接心电监护仪、血压计监测仪。

3. 运动负荷显像护理注意事项

（1）提前给患者进行静脉穿刺前准备,连好血压计及心电监测仪器,根据患者身高调节好脚踏车。

（2）患者通过运动达到运动负荷终止指标时,护理人员通过静脉注射显像剂$^{99m}Tc-MIBI$,之后再持续运动 1～2 min。运动负荷试验(exercise stress test)的终止指标:心率达到预计标准(极量或次级量);出现典型心绞痛;出现严重心律失常;心电图 ST 段下移≥1 mv;收缩压较运动前下降≥1.3 kPa(10 mmHg),或上升至≥28 kPa(210 mmHg);出现头晕、面色苍白、步态不稳或不能继续运动;达到最大预定心率(心率＝190－年龄)。

（3）取下血压监测仪,协助患者下脚踏车,留存电极片直至检查结束。

4. 药物负荷试验护理注意事项

用于心脏负荷试验的药物有腺苷、双嘧达莫(潘生丁)和多巴酚丁胺等。

（1）腺苷负荷试验方法及护理配合:①再次询问患者有无支气管哮喘近期发作、COPD 急性发作、严重房室传导阻滞、病态窦房结综合征;②测定检查者基础血压、心率(是否大于 60 岁)、观察心电图 ST-T 变化;③建立双静脉通道,以 0.14 mg/(kg・min)的速度微泵缓慢均匀注射腺苷,共持续 6 min,并于第 3 min 时静脉注射心肌显像剂$^{99m}Tc-MIBI$;④继续微泵注射腺苷 2 min;⑤抢救车必备氨茶碱、地塞米松、氧气瓶及其他急救药品及设备。

（2）腺苷负荷试验终止标准:①足量(按千克体重计算)注射腺苷;②出现严重心绞痛和(或)心电图出现 ST 段明显压低或弓背太高均≥3 mV;③出现严重心律失常,如频发室性期前收缩,Ⅱ、Ⅲ度房室传导阻滞,室速等;④收缩压上升过快,超过 28 kPa(210 mmHg);⑤急性支气管哮喘发作;⑥严重不适感且患者不能耐受,如明显胸闷、气短、头痛、憋气等。

（3）腺苷负荷试验不良反应及处理

1)轻度:①临床表现:面色潮红、呼吸急促、气短、胸闷、胸部压迫感、心悸、头胀、头痛、喉部发紧、腹部不适、恶心。②处理:轻度不良反应绝大部分无需特殊处理。监测医师在确定患者无明显血流动力学改变,生命体征稳定后,给予适当的精神抚慰均可自行缓解。对极少数症状明显且伴有明显精神症状者,可给予少量氨茶碱拮抗。氨茶碱用法:首剂量 $100\sim125$ mg 稀释($5\%\sim10\%$葡萄糖或生理盐水)后缓慢推注,必要时可重复此剂量给予氨茶碱。

2)严重:①临床表现:严重心绞痛伴心电图 ST 段明显压低或抬高,急性支气管哮喘发作,严重窦房传导阻滞或二、三度房室传导阻滞,急性心肌梗死等。②处理:临床研究显示,严重不良反应发生率很低($<1\%$),有些甚至罕见,一旦发生需及时救治,避免出现严重后果。

5.检查后

(1)将 ^{99m}Tc-MIBI 注射器及放射性垃圾投入到放射性防护垃圾桶内衰变。

(2)须按照规范程序处理检查者体液和大小便等排出物。

(3)监护注射点是否出现淤血、血肿、感染、不适和疼痛感。

(4)观察放射性药物的不良反应。

(5)其他同 SPECT 检查后常规护理措施。

(杨连清)

第十六节　超声检查前准备

超声研究起源于 18 世纪中期,历史久远。随着超声弹性成像、超声造影、超声三维成像等影像学新技术的迅猛发展,其应用得到很大发展。目前,超声波检查也被用于与其他检查方法的联合应用中,如在超声波检查的监视下进行组织学检查,即超声波下活检,以及与内镜检查联合进行的超声波内镜检查等。

一、药物及用品

1.药物

(1)急救药物:根据医院要求置于抢救车固定位置,必备药品包括抗过敏药物,如肾上腺素、地塞米松、异丙嗪等;升压药物,如去甲肾上腺素、多巴胺、多巴酚丁胺等;强心药物,如异丙肾上腺素、去乙酰毛花苷等;呼吸兴奋剂如洛贝林、尼克刹米等;镇静剂如地西泮等;同时还需备 50% 葡萄糖注射液及其他常用急救药物。

(2)超声造影剂:用于超声造影检查。

(3)生理盐水等。

2.用品

(1)急救设备:处于完好备用易取状态,如氧气筒、电动吸引器、心电监护仪、除颤仪等。

(2)造影检查:无菌物品如常规静脉穿刺用品、5 mL 注射器、三通接头等。

3.环境

光线柔和、环境整洁,室温保持在 20 ℃～25 ℃,湿度为 $40\%\sim60\%$,注意保暖与保护患者隐私。

二、预约

目前,超声检查已成为临床最为普及的常规检查方法之一。调查显示,少数医院无预约服务,大多数医院实行预约服务,尤其是针对医院日趋增多的产科孕妇和住院患者。不同医院预约方法有差异,主要有现场预约和电话预约,现场预约又分为门诊预约、住院预约和自助预约。

三、接诊

1. 核对与评估

护士仔细阅读检查申请单,评估患者病情,明确检查目的和要求,核对患者信息:姓名、性别、年龄、检查部位和检查方法等,详细询问病史(既往史、过敏史、现病史等);对检查目的不明确者,应与临床申请医师核准确认。

2. 检查前准备评估

(1)腹部血管:检查前一天清淡饮食,检查当天空腹,胃肠胀气明显者需行排气或胃肠减压后检查;排空膀胱内尿液。

(2)消化系超声(肝、胆、胰、脾):检查前 3 d 最好禁食牛奶、豆制品、糖类等易于发酵产气的食物;检查前 1 d 晚清淡饮食,禁食 8～12 h,检查当天空腹、禁水;患者若同时要作胃肠、胆道 X 线造影及胃镜检查时,超声波检查应在 X 线造影前或在上述造影 3 d 后进行。

3. 风险筛查

确认受检者无超声检查禁忌证,不同类型的检查禁忌证不同,详见具体检查。

4. 特殊类型检查患者

(1)儿童或意识不清者:若不能配合检查,应用镇静剂后再进行检查。

(2)老年人:评估其语言沟通能力,是否需要家属陪伴,以防跌倒等。

(3)孕妇:评估孕周,是否需要家属陪伴,以防跌倒等。

(4)急危重症患者:开通"绿色通道",严密观察患者的神志、皮肤、黏膜、肢体等情况,确保患者安全。对于昏迷、躁动的患者需家属陪同,防止坠床。对于携带尿管、胃管及其他引流管患者要妥善固定好。对于带有胸腔闭式引流、脑室引流的患者应暂时夹闭管道并放置妥当。

5. 心理护理和健康宣教

耐心介绍检查的目的、方法、注意事项、检查所需要的时间、环境等,并发放健康教育手册,评估受检者精神状况,有无焦虑、恐惧等情绪,过度焦虑紧张者由家属陪同进行。

(杨连清)

第十七节　超声造影检查护理

超声造影(contrast enhanced ultrasonography,CEUS)是指将与人体软组织回声特点明显不同,或声特性阻抗显著差别的物质注入体腔内、管道内或血管内,从而反映和观察正常组织和病变组织的血流灌注情况。超声造影成像技术的出现使超声与其他影像如 CT、MRI 一样实现了增强显像,被称为超声医学的第三次革命(第一次革命:B 型二维灰阶超声出现;第二次革命:彩色多普勒超声出现)。

一、护理评估

1.患者

(1)核对与评估:护士仔细阅读检查申请单,评估患者病情,明确检查目的和要求,核对患者信息:姓名、性别、年龄、检查部位和检查方法等,详细询问病史(既往史、过敏史、现病史等);对检查目的不明确者,应与临床申请医师核准确认。

(2)风险筛查:确认受检者无超声检查禁忌证,并已做好相应准备工作。

(3)特殊类型检查患者:①儿童或意识不清者:若不能配合检查,应用镇静剂后再进行检查;②老年人与孕妇注意防范跌倒;③急危重症患者:严密观察患者的神志、皮肤、黏膜、肢体等情况,并需有医师陪同检查,以确保患者安全。

(4)评估穿刺部位皮肤与血管情况。

2.用物

(1)一般用物:常规静脉穿刺用物、一次性 5 mL 注射器 2 支、20 G 留置针一支、100 mL 生理盐水 1 袋、三通接头一个。

(2)急救药品:肾上腺素、阿托品、地塞米松、琥珀氢化可的松等。

(3)急救物品:除颤仪、心电监护仪、氧气、简易呼吸气囊、吸痰器等。

(4)配置造影剂的物品。

3.环境

光线柔和、环境整洁,室温保持在 20 ℃～25 ℃,湿度为 40%～60%,注意保暖与保护患者隐私。

二、护理措施

1.检查前

(1)向患者详细介绍超声造影检查的目的、方法及注意事项、检查时间等,以减轻患者的焦虑和恐惧。

(2)指导患者或家属签署超声造影使用知情同意书。

(3)训练患者轻度呼气或屏气。

(4)建立静脉通道,对保留中心静脉置管者,在冲管干净、管道通畅后将造影剂直接注入中心静脉管。

2.检查中

(1)再次核对患者信息,按检查要求协助患者摆放体位,避免坠床或跌倒,告知患者勿随意移动身体;有引流管者妥善放置,防止脱落。

(2)再次告知患者检查流程,给予鼓励,缓解患者紧张情绪。

(3)注意保暖与保护患者隐私。

(4)确认静脉通道通畅后,按医嘱准确抽取检查所需剂量,抽造影剂前用力摇晃 5 s 左右,使之混匀;禁止回推(瓶内压力增加会破坏微泡)。

(5)在推药前回抽静脉血确保在血管内,在听到医师指令后将配置好的声诺维造影剂迅速倒置摇晃 3～5 s,抽取造影剂后连接静脉通道,快速团注入静脉,随之用 5 mL 生理盐水冲管,保证药量准确且快速注入静脉。

(6)注药时,严密观察患者生命体征和有无过敏反应。

3.检查后

(1)检查完毕,给予拔针护理,嘱患者按压静脉穿刺点 3～5 min;使用中心静脉导管的患者造影后应注射 10 mL 生理盐水,以脉冲式正压封管。

(2)扶患者下床,询问是否有不适;指导患者到观察区休息 30 min,如有任何不适及时通知医护人员;同时需密切关注患者情况。

(3)告知患者及家属取片的时间与地点。

(4)健康宣教:告知患者及家属声诺维造影剂是一种无肾毒性安全的药物,注射后药物剂量的一半在 1 min 内能经肺循环排出体外,15 min 后药物几乎全部排尽。

(5)告知患者回家后继续观察,病情允许下多喝水,如有不适及时电话联系。

(杨连清)

第十八节　介入性超声检查护理

介入性超声是指在实时超声的监视或引导下将特制的针具、导管、导丝、消融电极等器械直接引入人体,对病变进行诊断,取活检或进行局部治疗,完成各种穿刺活检以明确诊断、抽吸、插管、造影和注药、消融治疗等。

作为现代超声医学的一个重要分支,介入性超声于 1983 年在丹麦哥本哈根世界介入性超声学术会议上被正式命名。

介入性超声与其他介入诊疗方法比较,具有无辐射、操作简便、费用低廉,且不受患者病情限制,可在门诊、床旁、手术室等场合完成诊治等优势,现已成为临床微创诊疗最重要的技术之一。

一、超声引导穿刺治疗

(一)护理评估

1.患者

(1)评估患者的生命体征、神志、面色、尿量、相关实验室检查结果及心理状态等。

(2)评估患者的血管情况。

(3)评估患者对超声引导穿刺治疗手术的了解及适应情况。

2.用物

评估抢救系统是否完善、物品是否齐全。

3.环境

注意超声介入手术室温度,关闭门窗,给患者遮盖非检查部位,注意保护隐私和保暖。

(二)护理措施

1.术前

(1)热情接待患者,向其介绍手术室的环境,使患者尽快适应,消除其因环境陌生而造成的恐惧感。

(2)保持呼吸道通畅,改善呼吸状况,必要时给予低流量氧气吸入。

(3)向患者详细说明超声引导穿刺治疗的目的、过程、注意事项及风险,耐心解释患者及家属的疑惑和担忧,解除患者紧张、焦虑情绪,交代患者术中勿深呼吸或咳嗽,帮助其做好心理和身体上的准备。

(4)签署知情同意书,并协助患者做好各项常规检查,如血常规、肝功能、肾功能及凝血功能、B超、CT及MRI等。

(5)协助患者做好必要的肠道准备,如超声引导下肝脏穿刺治疗,术前一天给予易消化饮食,术前4 h禁食、禁饮,以免麻醉或手术过程中发生呕吐引起窒息。

(6)建立静脉通道,根据病情,术前遵医嘱给予止血、抗过敏及抗生素治疗,以减少或预防术后并发症的发生。

(7)准备一次性穿刺引流套件包、5 mL/10 mL/20 mL注射器、全套输液器具、2%盐酸利多卡因、碘伏消毒液、生理盐水、无菌纱布、药物盒、心电监护仪及常规急救物品等。

(8)选择合适型号引流管备用。

2.术中

(1)心理护理:指导患者遵从医护人员的要求屏气和呼吸,避免用力咳嗽和过度紧张。

(2)根据病灶部位和进针方式选择合适的体位,根据手术需要指导患者更换体位。

(3)保持静脉通道通畅,遵医嘱及时准确应用各种药物。及时更换液体,随时观察静脉针头是否脱出,液体是否外渗。

(4)密切观察并记录患者脉搏、呼吸、血压、神志、血氧饱和度及心电图变化。观察并询问患者感受,根据病情需要遵医嘱对症处理。

(5)严格执行无菌操作原则,减少感染的发生。

(6)迅速、准确地提供手术所需物品,积极配合医师,尽量缩短手术时间。

3.术后

(1)密切观察并记录置管引流术后患者的脉搏、呼吸、血压、神志、血氧饱和度、心电图的变化,以及引流液(气)量、颜色、气味等。观察并判断是否出现并发症,及时对症处理。

(2)对于年老体弱且引流量较多者,应酌情给予夹管,以免因液体引流过多引发晕厥。

(3)术后预防性应用抗生素,预防感染,并教会门诊患者的家属消毒及换药固定的方法。

(4)嘱患者活动时需注意,避免拖拉硬拽,以免引流管滑脱。

(5)并发症:若患者术后出现气胸,应嘱患者避免咳嗽,减少活动,尽量卧床休息。对少量气胸者,密切观察保守处理。若有大量气胸,则应立即进行抽吸,必要时遵医嘱行超声引导下胸腔闭式引流。

二、超声引导射频消融治疗肝肿瘤

(一)护理评估

1.患者

(1)评估患者的生命体征、神志、面色、尿量、相关实验室检查结果及心理状态等。

(2)评估患者的血管情况。

(3)评估患者对超声引导穿刺治疗手术的了解及适应情况。

2.用物

评估抢救系统是否完善、物品是否齐全。

3.环境

注意超声介入手术室温度,关闭门窗,给患者遮盖非检查部位,注意保护隐私和保暖。

4.健康教育

(1)饮食指导:指导患者进食高热量、高蛋白、高维生素,易消化饮食,少量多餐,以增强机体抵抗力。

(2)定期复查:告知患者及家属局部护理与治疗的时间和方法及下次复查就诊时间,如有意外情况,随时就诊。

(二)护理措施

1.术前

(1)协助做好各项常规检查,尤其是肝功能、肾功能及凝血功能检查等。

(2)胃肠道准备:成人术前一般要求禁食、禁饮 8 h 以上,防止因麻醉或术中出现呕吐而引起窒息或吸入性肺炎。

(3)向患者详细说明射频消融的原理、目的、过程及注意事项,耐心解释患者及家属的疑惑和担忧,取得患者的信任和配合。

(4)建立静脉通道,根据病情,术前遵医嘱给予止血、抗过敏、保肝护肝及白蛋白等营养类药物输入。必要时给予镇静剂和止痛药(如肌注地西泮 10 mg,吗啡 50 mg),以减少或预防术后并发症的发生。

(5)物品准备:准备合适型号射频消融穿刺针,调试射频消融机器备用。

2.术中

(1)心理护理:指导患者遵从医护人员的要求进行呼吸,手术过程中避免用力咳嗽和过度紧张,以免损伤周围血管和神经。

(2)根据病变部位和进针方式选择合适的手术体位,如平卧位或侧卧位,根据手术的需要指导患者更换体位。

(3)保持呼吸道通畅,给予氧气吸入(1~2 L/ min),根据需要和病情调节氧流量。

(4)调试机器,接通电源,保证机器的有效运转。手术过程中遵医嘱调整射频的高低及持续时间。

(5)保持静脉通道通畅,遵医嘱及时准确应用各种药物。及时更换液体,随时观察静脉针头是否脱出,局部有无肿胀疼痛,液体是否外渗等。

(6)密切观察并记录患者生命体征的变化。观察并询问患者的感受,尤其对心脏功能较差或年老体弱患者,发现异常及时通知医师,必要时停止手术并根据病情需要遵医嘱对症处理。

(7)严格执行无菌操作原则,减少感染的发生。

(8)迅速、准确地提供手术所需物品,积极配合医师,尽量缩短手术时间。

3.术后

(1)腹带加压包扎穿刺部位,手术室继续观察 30~60 min,观察各项生命体征及局部伤口出血情况,询问患者无不适后送其返回病房。术后需床上平卧 4~6 h,无不适,再下床活动。

(2)遵医嘱给予相关药物治疗,积极预防感染,按时监测生命体征。对应用利尿剂者,应准确记录尿量并观察腹腔积液的消长情况。

(3)指导患者进食富含优质蛋白、能量和维生素的食物,少食多餐以免加重腹胀。必要时遵医嘱适当补充白蛋白和血浆,以提高机体免疫力。

4.健康教育

(1)注意营养,多吃富含能量、蛋白质和维生素的食物和新鲜蔬菜、水果。食物应清淡、易消化。患者若有腹腔积液、水肿,应适当控制食盐的摄入量。

(2)注意肝炎的防治,不吃霉变食物。对高发人群应定期体格检查,早发现,早诊断,早治疗。

(3)保持大便通畅,防止便秘,预防血氨升高。

(4)定期复查,遵医嘱应用药物,不服用对肝有损害的药物。

(5)给予患者精神上的支持,鼓励患者和家属共同面对疾病,互相扶持,保持心情舒畅,树立战胜疾病的信心。

三、超声引导微波治疗肝癌

(一)护理评估

1.患者

(1)评估患者的心理状态。

(2)评估患者的疼痛强度、性质、部位,生命体征、神志、面色、尿量、腹腔积液及相关实验室检查结果等。

(3)评估患者对超声引导微波消融治疗手术的了解及术中反应情况。

(4)治疗后肝肿瘤的控制情况。

2.用物

评估抢救系统是否完善、物品是否齐全。

3.环境

注意超声介入手术室温度,关闭门窗,给患者遮盖非检查部位,注意保护隐私和保暖。

(二)护理措施

1.术前

(1)协助做好各项常规检查,如肝功能、肾功能、出、凝血时间,凝血酶原时间及血小板计数。

(2)胃肠道准备:成人术前一般要求禁食 12 h、禁饮 4 h,防止因麻醉或术中出现呕吐而引起窒息或吸入性肺炎。

(3)加强心理支持,向患者讲解微波消融治疗肝癌的原理、目的、操作过程及注意事项,解除患者及家属的疑惑和担忧,取得患者的信任和配合。

(4)建立静脉通道,根据病情,术前遵医嘱给予止血、抗过敏、保肝护肝等营养类药物输入。必要时给予镇静剂和止痛药(如肌注地西泮 10 mg,吗啡 50 mg),以减少或预防术后并发症的发生。

2.术中

(1)心理护理:指导患者遵从医护人员的要求进行呼吸(如深吸气,呼气,憋住气片刻),尊重患者,鼓励患者表达术中不适,全程陪伴,询问并观察。指导患者手术过程中避免用力咳嗽和过度紧张,以免损伤周围血管和神经。

(2)根据肿瘤部位和进针方式选择合适的手术体位,如平卧位或侧卧位,根据手术需要指导患者更换体位。

(3)保持呼吸道通畅,给予氧气吸入(1～2 L/ min),密切观察,术中根据需要和病情调节氧流量。

(4)调试机器,接通电源,正确连接管道,保证机器的有效运转。手术过程中遵医嘱调整微波消融的频率及时间。

(5)保持静脉通道通畅,遵医嘱及时准确应用各种药物。及时更换液体,随时观察静脉针头是否脱出,局部有无肿胀疼痛,液体是否外渗等。

(6)手术全程持续观察并记录患者各项生命体征的变化,观察并询问患者的感受,尤其对心脏功能较差或年老体弱患者,发现异常及时通知医师,必要时停止手术并根据病情需要遵医嘱对症处理。

(7)严格执行无菌操作原则,减少感染的发生。

(8)迅速、准确地提供手术所需物品,积极配合医师,尽量缩短手术时间。

3.术后

(1)腹带加压包扎穿刺部位,手术室继续观察 30～60 min。

如有脉搏细速、血压下降、面色苍白、烦躁不安、出冷汗等内出血征象,立即通知医师及时处理。询问患者无不适后,送患者返回病房。术后绝对卧床休息 24 h,经 4～6 h 如无不适,再给予清淡易消化的流质、半流质饮食。

(2)遵医嘱给予相关药物治疗,积极预防感染,按时监测生命体征。对应用利尿剂者,应准确记录尿量并观察腹腔积液的消长情况。

(3)由于肿瘤局部的热凝固和坏死,部分患者术后出现吸收热及微波作用后的产热效应。若患者体温过高应遵医嘱及时处理,当体温下降出汗较多时,应及时为患者更换被服,保持皮肤清洁干燥。

(4)一般状况恢复良好者,指导进食富含优质蛋白、能量和维生素的食物,少食多餐以免加重腹胀。必要时遵医嘱适当补充白蛋白和血浆,以提高机体免疫力。

4.健康教育

(1)注意营养,多吃富含能量、蛋白质和维生素的食物和新鲜蔬菜、水果。食物应清淡、易消化。

(2)患者若有腹腔积液、水肿,应适当控制食盐的摄入量。

(3)注意肝炎的防治,不吃霉变食物。对高发人群应定期体格检查,早发现,早诊断,早治疗。

(4)保持大便通畅,防止便秘,预防血氨升高。

(5)定期复诊,遵医嘱应用药物,不服用对肝有损害的药物。

(6)给予患者精神上的支持,鼓励患者和家属共同面对疾病,互相扶持,保持心情舒畅,树立战胜疾病的信心。

(杨连清)

第十九节 经食管超声心电图(TEE)检查护理

经食管超声心动图(transesophageal echocardiography,TEE)是将超声探头置入食管内,从心脏的后方向前近距离探查其深部结构,避开了肺组织和骨组织的干扰,故可显示出清晰的图像,提高了对心血管疾病诊断的敏感性和可靠性,也便于心脏手术的超声检测与评价,目前已成为心血管疾病不可缺少的诊断手段之一。

一、护理评估

1.患者

(1)评估患者的生命体征、神志、面色、尿量、相关实验室检查结果及心理状态等。

(2)评估患者有无咽部或食管疾病。

2.用物

评估抢救系统是否完善、物品是否齐全。

3.环境

注意检查室温度,关闭门窗,给患者遮盖非检查部位,注意保护隐私和保暖。

二、护理措施

(一)检查前

(1)仔细阅读检查申请单,核对患者信息(姓名、性别、年龄等),检查部位和检查方式。

(2)心理护理和健康宣教向患者详细介绍 TE 检查的目的及注意事项,检查后出现咽部不适、恶心、呕吐及呛咳属于正常现象,以及有可能出现的心律失常、食管穿孔、咽喉部出血等并发症,帮助患者消除紧张、焦虑的不良情绪。

(3)指导患者或家属签署 TEE 检查知情同意书。

(4)患者检查前 12 h 内禁食,检查前取下义齿。备好抢救用物和药品。

(二)检查中

(1)再次核对患者信息,协助患者进入检查室,扶患者上检查床以避免坠床或跌倒。

(2)采取左侧卧位,嘱患者解开衣领及裤带,头下垫一高低适合的枕头,使头前倾,下颌内收,以减少脊柱的前凸度,于口侧垫一毛巾,在毛巾上放一弯盘,以盛接口腔流出的唾液和呕吐物。帮助患者含妥撑口器,以防患者牙齿损伤探头。插入超声探头前用盐酸丁卡因胶浆涂抹超声探头以麻醉咽部,密切观察患者有无不良反应。

(3)指导患者做深呼吸,不能吞咽唾液,让其自然流出,在探头插入过程中如有阻力,不能强行插管,让其休息片刻,然后借其吞咽动作,将其端部送入。

(4)检查过程中全程心电监护,密切观察患者的病情变化,防止患者将口腔分泌物吸入气道导致窒息。

(5)检查结束后评估患者,如无不适症状,协助患者下检查床。

(6)指导患者到观察区休息 30 min,如有不适及时告知护士。

(三)检查后

(1)定时巡视观察区,询问患者有无不适,如有不良反应立即通知医师。

（2）观察 30 min 后,患者无不适后方可离开观察区;嘱咐患者 1 h 内禁止饮水,2 h 内禁止饮食,2 h 后可进流质饮食。

（3）③告知患者及其家属取片和报告的时间、地点,以及回家后继续观察,如有不适及时电话联系。

（4）清洗探头,用含酶的溶液去除黏液,以 2% 戊二醛液浸泡 30 min,再用流动的清水冲洗管体,晾干后备用。

（杨连清）

第二十四章 麻醉护理

第一节 蛛网膜下隙阻滞麻醉的护理

一、概述

蛛网膜下隙阻滞是指把局部麻醉药注入蛛网膜下隙,使脊神经根、脊根神经节及脊髓表面部分产生不同程度的阻滞,简称脊麻。

二、护理常规

1.麻醉前准备

(1)患者准备:麻醉前禁食≥8 h,术前 1 d 行全身皮肤清洁。

(2)麻醉器械、设备准备:麻醉机、心电监护仪、氧气、吸引装置。

(3)物品、药品准备:腰麻包(含穿插针、无菌敷料)、2%利多卡因或其他局部麻醉药;急救药品包括麻黄碱、肾上腺素、阿托品等。

(4)急救气管插管用物:麻醉喉镜、气管导管、简易呼吸囊、听诊器。

(5)建立上肢静脉通道。

(6)麻醉开始前测量和记录首次体温、心率、血氧饱和度、呼吸、血压。

2.麻醉中的护理观察及记录

(1)向患者解释麻醉过程,指导患者配合麻醉穿刺。

(2)协助患者取侧卧位,头下垫小枕,背部紧靠床沿,卜颌尽量紧贴胸前,双手抱膝,膝部尽量紧贴腹壁。

(3)按外科手术切口要求行穿刺部位皮肤消毒。穿刺部位:成人腰$_2$以下,儿童腰$_3$以下腰椎间隙。

消毒范围:穿刺点上下 15 cm 以上,两侧腋后线。

(4)连续监测心电图、血压、心率、呼吸、血氧饱和度,每 10~15 min 记录 1 次。

(5)观察口唇黏膜、皮肤及术野血液颜色,面罩供氧。

(6)记录输液/血量与尿量、出血量,根据血容量情况调整输液速度及输液种类。

(7)停留导尿管。

(8)并发症的观察及对症护理

1)低血压:加快输液速度,成人 15 min 内输入液体 200~300 mL,按医嘱予血管收缩药。

2)恶心呕吐:面罩吸氧,流量 4~5 L/ min,加快输液速度,按医嘱静脉使用麻黄碱、镇吐药如恩丹司琼。

3)头痛:去枕平卧轻度头痛卧床休息 2~3 d 可自行缓解;中度头痛应增加晶体液补充。按医嘱使用镇痛药。

4)若麻醉平面在胸 2 及以上,应警惕全脊麻,做好急救气管插管准备。

3.麻醉复苏期护理

(1)检查穿刺部位皮肤覆盖的无菌纱布有无潮湿,及时更换潮湿纱布。

(2)观察下肢活动情况,麻醉后去枕平卧≥6 h。

(3)连续监测血压、心率、呼吸、血氧饱和度,每 10～15 min 记录 1 次。

(4)面罩或鼻导管供氧。

(5)继续密切观察麻醉平面及患者主诉。

(6)转出麻醉恢复室标准:距离最后 1 次使用局部麻醉药时间≥20 min。

(李　斌)

第二节　蛛网膜下隙-硬膜外腔联合麻醉的护理

一、概述

蛛网膜下隙-硬膜外腔联合麻醉已广泛应用于下腹部、盆腔以及下肢手术。但精神病、严重神经官能症以及小儿等不合作患者、严重低血容量、凝血功能异常、穿刺部位感染、中枢神经系统疾病以及脊椎外伤患者禁用。

二、护理常规

1.麻醉前准备

(1)患者准备:麻醉前禁食≥8 h,术前 1 d 行全身皮肤清洁建立上肢静脉通道。麻醉开始前测量和记录首次体温、心率、血氧饱和度、呼吸、血压。

(2)麻醉器械、设备准备:麻醉机、心电监护仪、氧气、吸引装量。

(3)物品、药品准备:腰硬联合麻醉包(含穿插针、导管、无菌敷料)、2 ％利多卡因或其他局部麻醉药;急救药品包括麻黄碱、肾上腺素、阿托品等。

(4)急救气管插管用物:麻醉喉镜、气管导管、简易呼吸囊、听诊器。

2.麻醉中的护理观察及记录

(1)向患者解释麻醉过程,指导患者配合麻醉穿刺。

(2)协助患者取侧卧位,头下垫小枕,背部紧靠床沿,下颌尽量紧贴胸前,双手抱膝,膝部尽量紧贴腹壁,严重肥胖患者,可采用坐位。

(3)按外科手术切口要求行穿刺部位皮肤消毒。消毒范围:穿刺点上下 15 cm 以上,两侧腋后线。

(4)连续监测心电图、血压、心率、呼吸、血氧饱和度,每 10～15 min 记录 1 次。

(5)观察口唇黏膜、皮肤及术野血液颜色,面罩供氧。

(6)记录输液、输血量与尿量、出血量,根据血容量情况调整输液速度及输液种类。

(7)停留导尿管。

(8)并发症的观察及对症护理

1)蛛网膜下隙阻滞麻醉后,须严密监测血压、心率,每 60～90 s 测量 1 次,每 10～15 min 测定呼吸功能。若出现低血压,可保持患者头低足高位,同时按医嘱补充血容量或给予血管活性药物(如麻黄碱、间羟胺等),直到血压回升为止。对心率缓慢者可考虑静脉注射阿托品 0.2～0.5 mg 以降低迷走神经张力。

2)当蛛网膜下隙阻滞麻醉作用开始减弱或消退(在用药 60 min 左右),需要经硬膜外腔追加药物时,注意观察硬膜外麻醉的并发症。

3.麻醉复苏期护理

(1)检查穿刺部位皮肤覆盖的无菌纱布有无潮湿,及时更换潮湿纱布。

(2)观察下肢活动情况,麻醉后去枕平卧≥6 h。

(3)连续监测血压、心率、呼吸、血氧饱和度,每 10～15 min 记录 1 次。

(4)面罩或鼻导管供氧。

(5)继续密切观察麻醉平面及患者主诉。

(6)外科专科情况及皮肤情况。

(7)转出麻醉恢复室标准:距离最后 1 次使用局部麻醉药时间≥20 min。

(李　斌)

第二十五章　体检护理

第一节　护理体检的准备和基本方法

一、检查前准备

（1）用物准备：治疗盘内应放置体温计、血压计、手电筒、压舌板、听诊器、叩诊锤、软皮尺、消毒棉签等。

（2）环境准备：检查环境应安静，有适宜的光线，必要时用屏风遮挡和有第三者陪伴在场。

（3）患者准备：检查前做好解释工作，使患者了解检查的目的及配合的方法，避免引起惊慌不安，并让患者舒适地平卧于检查床上，适当被盖。

二、基本方法

（一）视诊

用视觉来观察患者全身或局部病变特征的检查方法。视诊能观察全身一般状态及局部特征。视诊是护士观察病情的一种基本和重要的方法，可获得重要的病情资料。视诊应在适宜的自然光线下进行，灯光下不易辨别黄疸、轻度发绀和皮疹。

（二）触诊

通过手的触觉来判断患者某些器官或组织物理特征的检查方法，可以弥补视诊的不足。触诊适用于全身各部，尤以腹部检查更为重要。

（三）叩诊

用手指叩击患者体表某部使之震动而产生音响，根据震动和声响的特点判断被检查部位的脏器有无异常的检查方法。叩击人体时产生的音响称叩诊音，分为清音、浊音、实音、鼓音、过清音五种。

（四）听诊

直接用耳或借助听诊器听取人体内器官或组织发出的微弱声音，以判断正常与否的检查方法。在诊断心、肺疾病中尤其重要。听诊特别应注意环境安静、温暖、避风及采取适当的体位。另外，应正确使用听诊器。

（五）嗅诊

嗅诊指以嗅觉感受患者体表、呼气、尿、粪、痰等发出的异常气味，以判断其与疾病关系的检查方法。如呼气带刺激性蒜味常见于有机磷中毒，烂苹果味为糖尿病酮症酸中毒，氨味见于尿毒症，腥臭味见于肝性脑病。嗅诊时检查者应用手将患者散发的气味扇向自己的鼻部，然后仔细判断气味的性质。

（高建平）

第二节　全身一般状况检查

一、体温

(1)体温高于正常范围(高于 37.2℃)称发热。据口测法结果将发热分为:低热(37.3℃～38℃)、中等度热(38.1℃～39℃)、高热(39.1℃～41℃)和超高热(41℃以上)。发热见于感染、无菌性坏死物质吸收、抗原-体反应、内出血、恶性肿瘤、体温调节中枢功能失常等。

(2)体温低于正常(低于 36.3℃),称体温过低,见于休克、急性大出血、慢性消耗性疾病、极度衰弱、甲减及在低温环境下暴露过久等。

二、脉搏

测量脉搏对了解患者全身状态及循环功能状态有重要意义。对循环系统疾病患者,护士应经常观测脉搏的变化,每次测量时间不少于 1 min。

常见异常脉搏如下。

(一)速脉

脉率超过 100 次/分钟,见于情绪激动、剧烈体力活动、发热、贫血、休克、心力衰竭、甲状腺功能亢进、心肌炎等。一般体温升高 1℃,脉搏每分钟约增加 10 次。

(二)缓脉

脉率低于 60 次/分钟,见于老年人和运动员,病态窦房结综合征、颅内压增高、阻塞性黄疸、甲状腺功能减退、伤寒等。若在 40 次/分钟以下,可能为房室传导阻滞。

(三)水冲脉

脉搏骤起骤落,急促有力,犹如潮水涨落,系脉压增大所致,见于主动脉瓣关闭不全、动脉导管未闭、甲状腺功能亢进、严重贫血等。

(四)交替脉

脉搏强弱交替而节律规则,系左心室收缩力强弱交替所致,是左心室衰竭早期的重要体征,见于高血压性心脏病、冠心病等。

(五)奇脉

平静吸气时脉搏明显减弱或消失的现象,又称吸停脉,是心脏压塞或心包缩窄使心脏舒张充盈受限所致,见于心包积液和缩窄性心包炎。

(六)不整脉

脉搏节律不规则,见于心律失常。触及不整脉时,应同时测脉率和心率 1 min 以上,若脉率少于心率称脉搏短绌,见于心房颤动、频发期前收缩等。

三、呼吸

正常男性以腹式呼吸为主,女性以胸式呼吸为主。检查时要注意呼吸频率、深度、节律、呼吸运动及呼气气味的改变。

常见异常呼吸有如下。

(1)呼吸频率异常,如呼吸频率超过 24 次/分钟(正常成年人呼吸为 16～20 次/分钟),称呼吸过速,见于强体力活动、发热、贫血、甲状腺功能亢进、心功能不全、肺及胸膜病变等;若呼吸频率低于 12 次/分钟,称呼吸过缓,见于颅内压增高、麻醉剂或镇静剂使用过量等。

(2)呼吸深度异常,如呼吸浅快见于呼吸器官病变;呼吸深大稍快(称酸中毒大呼吸或 Kussmaul 呼吸)见于糖尿病酮症酸中毒、尿毒症等。

(3)呼吸节律异常,包括潮式呼吸(Cheyne-Stoke 呼吸)及间停呼吸(Biots 呼吸),系呼吸中枢兴奋性降低,使调节呼吸的反馈系统失常所致,见于中枢神经系统疾病及某些中毒。间停呼吸较潮式呼吸更为严重,提示预后不良,常在呼吸停止前发生,但应注意有些老年人在深睡时也可出现潮式呼吸,无临床意义。

四、血压

正常血压值为收缩压低于 18.7 kPa(140 mmHg),舒张压低于 12 kPa(90 mmHg)。①成人血压平均值收缩压高于等于 18.7 kPa(140 mmHg)和(或)舒张压高于等于 12 kPa(90 mmHg),称高血压。临床高血压多为原发性高血压,少为继发性高血压;②血压低于 12 / 8 kPa(90/60 mmHg),称低血压,常见于休克、心肌梗死、心功能不全、肾上腺皮质功能减退等;③脉压高于 5.3 kPa(40 mmHg)称脉压增大,见于主动脉瓣关闭不全、原发性高血压、主动脉粥样硬化、甲状腺功能亢进、严重贫血等;脉压低于 4 kPa(30 mmHg)称脉压减小,见于低血压、心包积液、严重二尖瓣狭窄、主动脉瓣狭窄、严重心力衰竭等。

体温、脉搏、呼吸、血压称为生命体征,是评价生命活动存在和质量的重要指标,是护理体检的必检项目。

五、意识状态

意识障碍按抑制程度的轻重分为:①嗜睡,指患者处于病理性睡眠状态,可被唤醒,醒后尚能保持短时间的醒觉状态,但反应较迟钝,一旦刺激去除,则又迅速入睡。②意识模糊,又称朦胧状态,指患者仍保持基本的应答和简单的精神活动,但有定向障碍,思维和语言不连贯,注意力涣散,记忆力减退,对周围环境的理解和判断失常。临床上有一种以兴奋为主的意识模糊,伴有知觉障碍(幻觉、错觉)称谵妄,表现为意识模糊、定向力消失、感觉错乱、乱语躁动。③昏睡,是近乎人事不省的意识模糊,患者熟睡,易唤醒,但可在强烈刺激下勉强唤醒。唤醒后毫无表情,表答含糊,答非所问,很快又再入睡。④昏迷,是最严重的意识障碍,分浅昏迷和深昏迷。浅昏迷是指患者意识大部丧失,无自主运动,对声、光等刺激无反应,而对强烈的疼痛刺激可出现痛苦表情,各种反射存在,呼吸、血压、脉搏一般无变化,大小便失禁或潴留。深昏迷是指患者意识全部丧失,对强烈的疼痛刺激也全无反应,瞳孔扩大,一切反射均消失,全身肌肉松弛,呼吸不规则,血压可下降,大小便失禁。

六、面容与表情

健康人表情自然,神态安详。患病后常可出现面容与表情的改变,称病容。①急性病容,即面色潮红,表情痛苦,兴奋不安,呼吸急促,鼻翼扇动,口唇疱疹,见于急性感染性疾病;②慢性病容,即面容憔悴,面色灰暗或苍白,双目无神,见于慢性消耗性疾病;③二尖瓣面容,即面色晦暗,双颊暗红,口唇发绀,见于风湿性心脏病二尖瓣狭窄;④甲状腺功能亢进面容,即面容惊愕,眼裂增大,眼球凸出,目光炯炯而凝视,兴奋不安,见于甲状腺功能亢进;⑤肢端肥大症面容,即头颅增大,面部变长,下颌增大前突,眉弓与两颧隆起,唇舌肥厚,耳鼻增大,见于肢端肥大症;⑥满月面容,即面圆如满月,皮肤发红,常伴痤疮和小须,见于库欣综合征及长期应用糖皮质激素者;⑦病危面容,即面容枯槁,面色苍白或铅灰,表情淡漠,目光无神,眼眶凹陷,见于大出血、严重休克、脱水等患者。

七、营养状态

营养状态与食物的摄入、消化吸收、内分泌及代谢、遗传、生活方式等因素有关,是评估机体健康状态和疾病程度的指标之一。可根据皮肤、毛发、皮下脂肪、肌肉发育情况、体重变化、体重指数等综合判断。

标准体重简易计算公式为:标准体重(kg)=[身高(cm)-100]×0.9(男性)或0.85(女性)。

体重指数(BMI)=体重(kg)/身高(m)^2。

营养状态分为三个等级。①良好:即皮肤光泽、黏膜红润、皮下脂肪丰满而有弹性、肌肉结实、毛发指甲润泽、肋间隙及锁骨上窝平坦,肩胛骨和臀部肌肉丰满;②不良:即皮肤黏膜干燥、弹性减低、皮下脂肪微薄、肌肉松弛、指甲粗糙无光泽、毛发稀疏、肋间隙及锁骨上窝凹陷、肩胛骨和髂骨棱角突出,见于慢性消耗性疾病;③中等:介于以上两者之间。

营养失调时,可表现为营养不良或营养过度。体重减少超过标准体重的10%时称消瘦,极度消瘦者称恶病质。体重超过标准体重的20%或BMI大于24、体内中性脂肪过多积聚时称肥胖。

八、体位

体位指人体休息时身体所处的状态。健康人体位自如,疾病常使患者的体位发生改变。①自主体位:指身体活动自如,不受限制,见于健康人轻症患者;②被动体位:指患者不能自己调整或变换肢体的位置,见于极度衰弱或意识丧失的患者;③强迫体位:指患者为了减轻疾病痛苦而被迫采取的某种体位。例如:急性腹膜炎患者采取强迫仰卧位;脊柱疾病患者采取强迫俯卧位;一侧胸膜炎或大量胸腔积液患者采取强迫侧卧位;心、肺功能不全患者采取强迫坐位(端坐呼吸);心绞痛发作患者采取强迫停立位;发绀型先天性心脏病患者采取强迫蹲位。

九、四肢、脊柱与步态

1.四肢

正常人四肢与关节左右对称,形态正常,无红肿、压痛、变形,活动自如。常见的形态异常有:①杵状指(趾),见于支气管扩张症、肺脓肿、支气管肺癌、发绀型先天性心脏病等;②匙状甲(反甲),多见于缺铁性贫血。

2.脊柱

脊柱检查应注意:①弯曲度、畸形;②活动;③压痛或叩击痛。正常人坐位或立位时脊柱无畸形,活动自如,无压痛及叩击痛。脊柱病变时主要表现为疼痛、姿势或形态异常、活动度受限等。

3.步态

健康人走动时步态稳健。某些疾病可有步态改变:①慌张步态,见于帕金森病;②醉酒步态,见于小脑疾病、乙醇或巴比妥中毒;③蹒跚步态,见于佝偻病、先天性髋关节脱位等。

(高建平)

第二十六章 护理管理

第一节 护理管理学基本知识

护理学是在自然科学、社会科学理论指导下的综合性、应用性学科,是医学领域中的一门独立学科。它研究的内容包括护理理论、护理实践、护理教育、护理科研和护理管理等。护理管理学是管理学在护理专业领域中的具体运用,是系统地研究护理管理过程中的普遍规律、基本原理和一般方法的科学。

一、护理管理的概念及其内容

护理管理是运用科学管理的理论和方法,根据管理基本要求,对护理技术过程中的人员、技术、设备、信息等进行科学的计划、组织、协调和控制,以提高护理工作的效率和效果,提供优质的护理服务。

1.护理行政管理

护理行政管理是指护理的组织机构为达到既定目的,制订完备周密的工作计划和方案,配合适当的人、财、物所建立的合理化组织,用有效的领导方式、积极的激励方法推动工作,力求各单位、人员之间的协调和意见的沟通,并兼顾时间和空间的运用,不断评估和改善管理手段和方法,圆满完成护理组织总目标,提供高质量的护理。

2.护理业务管理

护理业务管理是指为保持和提高护理工作效率和质量而进行的业务技术管理活动,包括护理规章制度,技术规范,质量标准的制订、执行和控制,新技术、新业务的开展和推广,护理科研的组织领导等。

3.护理教育管理

护理教育管理是指为提高各级护理人员的素质及业务水平而采取的培训活动的管理过程,包括护生的教学安排、新护士岗位培训以及在职护士的培训等。

二、护理管理学的概念及其特点

护理管理学是管理科学在护理工作中的具体应用,它既属于专业领域管理学,是卫生事业管理中的分支学科,又是现代护理学科的一个分支。目前学界认为,护理管理学是研究护理管理活动的基本规律、基本原理、方法和技术的一门科学。

护理管理是根据护理学的特点和规律,运用管理学的原理和方法,对护理工作实施科学管理,以控制护理系统,优化护理效果,激励护理人员最大限度地发挥潜能,不断提高护理人员的素质及能力,并协调好与其他部门的关系,达到保证及提高护理质量,提供高水平护理服务的目的。护理管理是实现护理学科目标的重要手段和根本保证。护理管理作为护理专业领域的一种管理活动,除了具有管理的二重性、目的性、人本性、综合性、创新性、科学性和艺术性等外,还有以下特点。

1. 学科的综合性与交叉性特点

现代护理学是一门涉及多学科的综合交叉科学，包括管理学、护理学、临床医学、社会医学、心理学、相关人文科学等的理论和知识，其宗旨是帮助、指导、照顾人们保持或重新获得机体内外环境的相对平衡，达到身心健康、精力充沛。护理学有自己独特的理论知识体系和实践规范，而医学模式的转变，促使护理工作更具有独立性、规律性。护理学的发展变化，要求护理管理工作与之相适应，护理管理体制和管理方法必须适应护理学专业综合性和交叉性的特点，从事护理管理工作的人员，必须熟练掌握上述有关的理论、方法和技术，并将其综合应用于护理管理中。

2. 技术与管理的双重属性特点

护士既是护理理论、护理技术的履行者，又是患者、病房、药品和医疗护理器械的管理者。因此，护理管理既是一项技术工作，又是一项管理工作，有技术、管理的属性，护理工作者不但要熟悉护理诊断、治疗等技术，又要掌握和运用科学的管理方法。

在医院内，各层次护理人员各有不同的管理职责，因为在护理工作中，护士、患者及其他有关人员构成一个管理体系，护士是管理者，患者是被管理者。护理过程就是管理过程，护理过程要运用管理学的科学方法，所以每个护理人员都是护理管理者，护理工作的计划、组织、协调和控制等活动，是护理人员在管理中的主要职能。而现代护理理论和实践的不断发展，新技术、新知识的引入，更加强了护理工作的科学性和技术性。因此，要求在护理管理中重视护理业务技术的管理，加强专业化、信息化建设，注重通过各种不同途径提高护理人员的业务水平，培养专业骨干人才，并重视医疗仪器、设备的建设与管理。

3. 护理管理的实践性特点

护理管理的实践性即具有可行性，能够将护理管理理论联系临床实际工作并加以应用。护理管理学是以管理学为基础，同时综合了多学科的知识及研究成果，护理管理活动广泛存在于护理实践过程中。如它重视护理人员的因素和团队的作用，注重与患者、医师及一切与患者有关的人员进行沟通和交流，并在临床护理活动中广泛、及时、准确地收集、传递、储存、反馈、分析和使用护理管理信息，用科学的方法预测未来，对意外事件进行前瞻性控制，创造性地开展工作。目前，国外护理管理理论较多，我们应在临床实践中积累本土的管理经验，不断提高管理工作的艺术性，逐步建立适合于我国护理模式的管理理论和管理模式。

4. 护理管理的广泛性特点

护理管理涉及学科多、内容广、范围大，是一项复杂的系统工程。包括组织管理、人员管理、业务管理、教学管理、科研管理、质量管理、病房管理等。护理管理人员不但要协调医院内部各部门之间的关系，还要协调医院与社会方面的关系。因此，要求护理管理人员具备丰富的管理学知识和广博的社会人文科学知识。

在医院内，各层次护理管理人员各有不同的管理职责。护理部主任主要是制订全院护理工作目标，指导和协调全院性的护理活动，控制护理质量等。科护士长主要是贯彻执行上级护理管理部门提出的任务、决策，指导和管理本部门的病房护士长及护理工作。病房护士长主要管理指导护士工作、管理患者。护士则参与管理患者、管理病房、管理药品等活动，也是一名管理者。因为在护理工作中，参与护理管理的人员层次多，护理管理涉及的范围大，所以具有广泛性。

三、护理管理学的研究对象

现代护理管理学是在总结护理管理发展历史经验的基础上,综合运用现代社会科学、自然科学和技术科学的理论和方法,研究现代条件下护理管理活动的基本规律和一般方法的科学。它既是现代医院管理学的分支学科,又是现代护理学的一个分支。根据管理学的研究内容和特点,护理学研究的领域或护理活动所涉及的范围都是护理管理学的研究范围。因此,护理管理学研究的对象就是护理领域内护理管理活动的基本规律和一般方法。探索现代护理管理活动的有关规律,是一个复杂的综合过程,它既要总结国内外护理管理经验,又要分析国内现状,同时还要综合运用管理学的一般原理与方法及现代科学技术提供的先进手段。研究和应用现代护理管理学,有助于提高整个护理管理队伍的素质和科学管理水平,有助于改善护理管理的现状和提高护理工作的效率和效果,有助于推动护理学科的发展。

(赵金荣)

第二节　护理管理的发展趋势

目前世界发达国家的护理管理模式随着护理对象、内容、观念的改变而发生了很大的变化。护理管理的宗旨是以优质的护理服务满足人的生理、心理、精神、文化方面的健康需要;尊重及保护患者的权益,以护理质量的标准化及护理质量保证体系,培养高素质的护理人员来体现护理管理目标。护理管理全部采用微机化、标准化管理,保证了护理质量标准的统一落实。

一、以人为本将成为未来护理管理的基本点

在现代管理的各要素中,人是最重要、最积极的因素。作为管理对象的其他要素,如财力、物力、时间、信息等,只有在被人所掌握、所利用时,才有价值。因此,要把对人的管理放在首位,重视人的需求,激励人的积极性和创造性,并给予人更好的教育和培训,使人与组织共同发展。在医院的工作人员中,护理人员的比例最高,分布最广,与患者的接触最密切,护理人员综合素质水平,直接影响整个医院的工作质量。另外,护理学科的发展,护士角色的多元化,对护士的职业素质提出了更高的要求,积极培养、合理使用、充分挖掘和发挥护理人员的积极性和创造性,把以人为本的管理思想贯穿于整个管理活动中,将是护理管理者今后的一项长期任务。

在以人为本的宗旨下,护理管理者必须把培养和提高护士整体素质放在工作首位,各种形式的护理培训、继续教育将会受到普遍的重视;在以人为本的宗旨下,护理管理者必定会对现有的传统管理模式进行改革创新,探索和完善岗位责任制,增加护士对护理专业的热爱,减少护士的流失;在以人为本的宗旨下,护理管理者将更多地学习、运用社会人文学科的知识,系统研究护士的心理和行为,提高护理管理人员对护士行为的预测、引导和控制能力,更好地实现护理目标,进一步完善护理管理的科学性。

二、探索中国特色的护理模式

护理工作模式历经个案护理、功能制护理、小组护理、责任制护理和整体护理几大过程。

功能制护理是生物医学的体现,它是一种流水作业的工作方法,以完成各项医嘱和常规基础护理为主要工作内容。在这一护理模式下,护士分工明确,易于组织管理,省时省力,可保证患者治疗护理工作的顺利完成,但护士工作机械,缺少与患者交流的机会,较少考虑患者的心理社会需求,较难掌握患者的全面情况,无法体现护理工作的主动性、独立性;而且功能制护理不考虑护理人员的知识、能力、学历和职称结构,不能按能级原则分层使用护士,影响了各级护理人员的工作积极性。因此功能制护理已不能满足护理学发展的需要。

责任制护理是由责任护士和辅助护士按护理程序对患者进行全面、系统和连续的整体护理,其结构是以患者为中心,要求从患者入院到出院均由责任护士对患者实行 8 h 在岗、24 h 负责制。这种模式提高了护理质量,改变了护士被动执行医嘱的情况,但由于对患者 24 h 负责难以实现,加上文字记录任务多,而在编护士少,使责任制护理的推行在 20 世纪 80 年代遇到一定的困难,未能真正替代功能制护理。

三、建立临床护理支持系统,使护士分工专业化

护理学是一门独立的专业,护士的权利和义务是"保持生命、减轻痛苦、促进健康"。目前,我国护理人员在履行基本义务外,还要承担大量的非护理、非技术性的工作。这样既降低了护理工作的专业性、科学性,又降低了护理人员工作的积极性和创造性,更影响了护理专业的社会地位,造成各层次护理人才的流失。因此,如何建立护理专业支持系统,保证具有不同经验、能力、学历层次的护理人员在工作中得到合理的分配和使用,以最佳地使用人力资源并促进其发展,将是未来护理管理的一个重要课题,护士分工专业化,将推动护理学科的发展,必将有广阔的发展前景。

四、全面普及计算机网络化操作

计算机的发展规模和应用程度已经成为衡量管理水平现代化的重要标志之一。计算机可准确迅速地处理和储存各种信息,改变了传统的手工收集、整理护理信息和资料的方法,它把护理管理人员从繁重的重复劳动中解放出来,提高了管理效率。护理系统作为医院的一个子系统,应用计算机网络技术,提高现代化管理水平势在必行。

五、现代管理学将成为护理教育、护理培训的重要内容

在我国,医院护理管理人员历来都是从临床优秀护士中培养而成的,她们具有丰富的临床护理经验和一定的管理能力。但是,由于没有接受过正规、系统的管理科学的培训,她们的管理经验主要来源于自身的工作实践及他人的工作经验,护理管理仍处于经验管理的状态。

随着我国医院的现代化发展和护理学科发展的需要,卫生部自提出护理管理人员必须经过管理理论培训才能上岗的规定,一大批的护理管理人员经过各种级别的培训走上了管理岗位,给临床护理管理活动带来了科学管理的春风。但是,与国外发达国家的护理管理相比,还有一定的差距。因此,在高等医学院校护理专业增设管理学课程,对在职的护理部主任、护士长、护士举办不同层次的管理学培训班,加强护理人员群体管理素质的提高,将成为现在及未来一段时间内护理管理工作的重要内容。并且,随着管理科学理论和技术与护理实践的密切结合,将进一步提高护理管理的效率和效果,推动护理学科的发展。

(赵金荣)

第三节　护理部行政管理制度

一、护理行政管理组织体系

1.实行分管院长领导下,护理部主任负责制

护理部在分管院长的领导下,负责全院护理工作。它既是院部职能部门又是护理工作的指挥体系。作为职能部门,应主动与各职能科室合作,共同完成各项任务;作为护理工作指挥系统,应对全院护理工作进行组织和管理,承担组织发展的职责。

2.护理管理实行三级管理责任制

护理管理实行三级管理责任制即护理部主任、科护士长、护士长。

3.各管理层职、权、利相匹配

(1)护理部负责院内护理人员选留、调配、培训、奖励、晋升、聘任等职能,参与全院护理人员劳务绩效的考核和分配工作。

(2)科护士长对科内护理人员有调动权,参与科室护理人员的奖惩等工作事宜。

(3)病区护士长有权调配病区护理人员,并参与奖惩等各项工作。

4.护理人力资质结构合理

(1)从事护理专业人员必须是注册护士。

(2)护理人员编制占全院卫技人员的50%。

(3)护理人员中具有大专及以上学历者不低于70%。

(4)普通病房床护比≥1∶0.4。

(5)ICU床护比≥1∶(2.5~3)。

(6)护理人员使用必须做到岗职对应、优势互补的原则。

5.各级管理人员岗位职责明确。

二、护理业务管理组织体系

护理业务管理是护理管理的核心,是提高护理质量,培养合格人才,促进护理学科发展的根基,为此必须有健全、完善的护理业务管理体系,实行分级、分类管理,共同负责,保障有效健康运行,不断提升护理业务水平。

护理业务分类、分级管理:即护理部主任领导,由护理部副主任等分别负责护理质量管理、护理教育、护理学术发展等工作。

三、护理部工作制度

(1)领导体制健全,在分管院长领导下,实行护理部主任负责制和护理部、科护士长、护士长三级管理制,各级有对应的职、权、利,充分发挥管理职能。

(2)根据医院建设总目标,制订护理部管理目标,为保证目标的实现必须做到年、季有工作计划、总结,月、周有工作重点及小结,狠抓落实,落实率必须大于95%。

(3)有健全的护理工作管理制度:各级人员岗位职责、各项护理工作制度、各科疾病护理常规、各项护理技术操作规范等,并在实践中不断补充完善,符合时代要求。

(4)有稳定的护理质量标准和实施细则,做到护士人手一册,自觉参照执行。

(5)有完善的护理质控组织网络、护理质量监控制度和运行程序,护理质量实行三级监控,将全院护理工作的全部、全程纳入监控系统,并尽力扩大质控参与面,逐步实现全员监控。

(6)坚持逐级考核制度,护理部对科护士长、护士长,护士长对护士,每年考评 1 次,考评结果及时反馈。

(7)有计划、有目标、分层次实施各级护理人员的教育培训,不断提高专业理论水平和专业技能,有护理梯队建设和各类护理人员培养计划,并负责组织实施。

(8)有全院性的职业道德教育和法律、法规等教育计划,努力提高护理人员的职业道德情操和懂法、知法、执法的职业行为。

(9)加强护理信息管理,充分利用网络信息化管理,将医院护理动态,如工作量、安全状况、危重患者状况等纳入护理部信息网络,及时分析、掌握动态、适时指导、管理,并注意收集医院内外、国内外护理专业发展动态,注意分析和利用。

(10)护理部有健全的会议制度并规范运行,充分体现会议的重要性、必要性、有效性。

(11)有重大抢救及特殊事件报告制度:各科室有重大抢救及特殊事件,如突发意外、纠纷、大型活动、护士长外出参观学习、工伤等,必须及时汇报护理部,护理部酌情向医院有关部门及院领导报告并做好记录。

(12)有资料管理制度:由护理部干事负责资料汇总、归档管理等事宜,每项任务、重大事件活动结束后都必须按要求做好资料分类整理,进行规范有序整理,如需毁损必须经过主管领导同意。

四、护理部会议制度

(1)护理部主任参加院务交班会、周会、办公会等会议。掌握信息,保持护理工作与院部工作的一致性。

(2)每年召开全院护理工作大会 1～2 次,由护理部主任向全院护理同仁汇报阶段性护理工作概况(总结),提出下阶段护理工作目标、计划,全院护理人员讨论、补充、修改,并表彰各类先进,通过上下沟通、互动,增强了解,增加护理人员的主人翁意识和参与意识,奠定良好的工作基础。

(3)进一步继承和弘扬南丁格尔精神,发扬优良传统,使每位护理人员能从护理事业的发展史中得到启示,崇尚职业精神,热爱护理事业,每年借助国际护士节之际,组织系列纪念活动,如出版报刊、画册,召开纪念大会,组织游园活动,开展知识竞赛等,展现护理队伍新风貌。

(4)护理是一门独立的学科,必须在科研探索中不断成长、发展,为振兴护理、繁荣学术,护理部必须积极倡导广大护理实践者在临床护理中大胆探索,勇于革新,善于总结,勤于写作,每年组织护理学术论文报告会 1 次,并聘请院内专家进行评审,评选优秀论文并给予表彰奖励。

(5)每年召开护理教学研讨会和实习生座谈会 2～3 次,研究、了解临床带教情况,改进工作,保证教学计划圆满完成。

(6)每季召开护理质量讲评会,分析全院本季度护理质量现状,剖析存在问题,提出有效整改措施。

(7)定期召开护士长管理经验交流会,传递信息,分享成果,借鉴启示,改进工作,共同发展。

(8)每周召开科护士长会议 1 次(例会定为周一下午),每个月召开护士长会议 1 次。

（9）护理部业务技术管理委员会,如护理质量管理委员会、护理学术委员会、教育委员会等,定期召开会议,研讨、部署本委员会工作或学习。

（10）会议是为解决问题、沟通信息而召开,因此每次会议之前主持人必须精心组织,有完整的会议程序和会议记录,会后归纳汇总,达成的共识要认真执行,做到开短会、开好会,提高会议质量。

五、护理部奖惩制度

（1）护理部为表彰优秀,弘扬先进,激励全体护士共同进步,定期对各级护理人员进行绩效考核,评选出各类先进的单元及个人进行精神及物质奖励。

（2）每年通过擂台赛的方式评选出在"病房管理、学科建设、临床教学、护理安全、优质服务"方面成绩突出的病区,作为单项最佳病区进行奖励和表彰。

（3）根据护理质量排行榜和院部对出院患者满意度的调查,护理部制订相关奖惩方案。

（4）对管理工作中具有奉献开拓精神,经"德、能、勤、绩"方面综合考评,评选出优秀护士长,进行奖励和表彰。

（5）每年对在临床带教工作中认真负责、关爱学生,按计划保质保量完成带教计划,受学生爱戴并经学生推荐的优秀带教老师进行奖励。每年护理部对全院护理论文进行筛选后,组织护理论文演讲比赛,经专家评审及与会护士评选出一等奖 1 名,二等奖 2 名,三等奖若干名进行奖励。

（6）每年全院评选 10 名"五心护理服务明星"。

（7）每年组织全院护理人员理论、操作考试,前 10 名给予表彰和奖励。

（8）积极鼓励护理人员撰写护理论文及参加科研课题活动,年内在正式期刊上发表论文者、承担院级以上课题科研和市级继续教育项目的主要负责人进行奖励。

（9）患者发生护理不良投诉,配合医院投诉办公室参照医院相关制度进行处理。

（10）护理部查房发现的一般问题扣质量分 0.2～0.5 分,扣款 30～50 元,原则性问题扣质量分 1～2 分,扣款 100～500 元。

六、护理人员管理制度

（1）护理人员必须获得《中华人民共和国护士执业证书》,经护士执业注册后方可从事护士工作。

（2）凡经院人事科分配或招聘来院的护理人员,均由护理部统一安排调配,并报分管护理的院长审核。

（3）护理部依据人事科下达的编制,合理分配护理人员至各护理单元,由护士长安排上岗,护理人员调整由护理部统一安排。

（4）为保证医院大型抢救及临床救护、外援等紧急任务,护理部经与护士长联系后有权抽调各科护理人员,各科室护士长应予以支持。

（5）护理人员不安心护理工作,无充足理由要求调离原科室时,由本人提出申请,护理部讨论同意,报分管院长、院领导审批,方可调离护理队伍或本院。

（6）护理人员入院后,经培训后上岗,上岗后经 3～5 年的内科、外科、妇科、儿科轮转后再定科室,不得自行选择。凡定科后不得再调科室,若有特殊情况,经本人申请,护理部讨论同意,报分管院长审批后,方可调整科室。

(7)为提高护理人员专业水平,护理部依据工作计划,每年选送德才兼备的人员外出进修学习。

(8)护理人员依据各自不同职称按职或能力上岗。

七、护理人员劳动纪律管理制度

(1)护理人员应严守工作岗位,履行职责,正确及时地完成各项治疗和护理工作。

(2)护理人员应严格执行全院统一的工作时间规定,不得迟到、早退、脱岗、串岗、旷工。

(3)各班必须衔接紧密,认真交接班(口头、书面、床旁),手术室洗手护士必须对手术患者的全过程负责,手术中途不得换人。

(4)护理人员上岗后,应全神贯注投入工作,确有急事或遇特殊情况需暂时外出时,必须请假,并速去速回。上班时间不允许会客,不得打或接听私人电话。上午不得外出办事、请领物品等。

(5)发现违反劳动纪律者,发现一次依据情节与奖惩挂钩。

(6)特殊情况(如家有急事、本人身体不适等),应于前一天提出,护士长在不影响工作的前提下,可安排休假。

(7)凡轮值中夜班时,不得请假,如因病需要请假者,应在上午将病假条交护士长手中(病假条须经护理部签字同意),由护士长安排代班。下午请假者,夜班自行解决(特殊意外、急诊手术、危重抢救例外)。电话请假一律无效。

(8)病假 7 d 以内(凭诊断证明书),事假 3 d 以内请假条由该科护士长同意、签名,报护理部审批后方可休假。

(9)凡病假 7 d,事假 3 d 以上者,由该科护士长签名后,报护理部登记,经人事科、分管院长审批后方可休假。

(10)各班一律不累计时数补休,喂奶时间、产假、探亲假不得累计存休。

(11)参加医院派遣的外出会诊、讲课及协助医疗、科研等活动者,经护士长同意后,报护理部备案。若个人利用业余时间接受外单位邀请讲学等活动,报护理部备案。

(沈兆媛)

参 考 文 献

[1] 孔维佳.耳鼻咽喉头颈外科学[M].2版.北京:人民卫生出版社,2010.

[2] 许虹.急救护理学[M].北京:人民卫生出版社,2012.

[3] 马玉萍.基础护理学[M].北京:人民卫生出版社,2012.

[4] 杨丽丽,陈小杭.危重症护理学[M].2版.北京:人民卫生出版社,2012.

[5] 李小寒,尚少梅.基础护理学[M].北京:人民卫生出版社,2013.

[6] 吕希峰.临床常见疾病的诊疗及护理[M].青岛:中国海洋大学出版社,2014.

[7] 董燕斐,张晓萍.内科护理[M].北京:人民军医出版社,2015.

[8] 倪红波,刘飞,王文勇,等.外科护理[M].上海:复旦大学出版社,2015.

[9] 朱秀勤,李幗英.内科护理细节管理[M].北京:人民军医出版社,2015.

[10] 李海燕,钱火红,毛燕君 等.血管外科实用护理手册[M].上海:第二军医大学出版社,2015.

[11] 徐筱萍,赵慧华.基础护理[M].上海:复旦大学出版社,2015.

[12] 丁蔚,王玉珍,胡秀英等.消化系统疾病护理实践手册(实用专科护理培训用书)[M].清华大学出版社,2016.

[13] 杜成芬,肖敏.院前急救护理[M].武汉:华中科技大学出版社,2016.

[14] 施雁,朱晓萍.现代医院护理管理制度与执行流程[M].上海:同济大学出版社,2016.